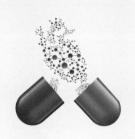

儿科呼吸系统疾病药物治疗学

主　编　李德爱　舒　强　陈　强　张铁松

副主编　陈尔真　张晓坚　李志业　陈志敏　乔云洁　宿怀予
　　　　吕剑涛　刘　杰　邓小玲　张　韬

编　者　（以姓氏笔画为序）

丁国标　王　怡　王　浩　王颖硕　邓小玲　石浩强
龙春根　卢庆红　宁宇杉　吕宏宇　吕剑涛　朱正怡
朱晓华　乔云洁　任春玲　刘　杰　孙　楠　李　岚
李　明　李　峰　李云巍　李志业　李国林　李浩飞
李惠英　李德爱　吴　坚　余子兰　沈　雁　宋　军
张　韬　张园园　张君利　张春玲　张晓坚　张铁松
张玺城　张晶敏　张煊烃　张慧明　陈　涛　陈　强
陈　楠　陈尔真　陈志敏　陈瑞杰　林　茹　赵小琳
饶跃峰　娄朝旺　倪映华　高　阳　郭　其　郭　睿
宿怀予　舒　强　谢珊珊　蔺　千　熊爱珍　冀建伟

U0245833

人民卫生出版社
·北京·

图书在版编目（CIP）数据

儿科呼吸系统疾病药物治疗学 / 李德爱等主编 . —
北京：人民卫生出版社，2024.3
ISBN 978-7-117-36090-6

Ⅰ. ①儿… Ⅱ. ①李… Ⅲ. ①小儿疾病 －呼吸系统疾
病 －药物疗法 Ⅳ. ①R725.6

中国国家版本馆 CIP 数据核字（2024）第 058092 号

人卫智网	www.ipmph.com	医学教育、学术、考试、健康，购书智慧智能综合服务平台
人卫官网	www.pmph.com	人卫官方资讯发布平台

儿科呼吸系统疾病药物治疗学
Erke Huxi Xitong Jibing Yaowu Zhiliaoxue

主　　编：李德爱　舒　强　陈　强　张铁松
出版发行：人民卫生出版社（中继线 010-59780011）
地　　址：北京市朝阳区潘家园南里 19 号
邮　　编：100021
E - mail：pmph @ pmph.com
购书热线：010-59787592　010-59787584　010-65264830
印　　刷：三河市国英印务有限公司
经　　销：新华书店
开　　本：787 × 1092　1/16　　印张：37　　插页：4
字　　数：900 千字
版　　次：2024 年 3 月第 1 版
印　　次：2024 年 4 月第 1 次印刷
标准书号：ISBN 978-7-117-36090-6
定　　价：108.00 元

打击盗版举报电话：**010-59787491**　**E-mail：WQ @ pmph.com**
质量问题联系电话：010-59787234　**E-mail：zhiliang @ pmph.com**
数字融合服务电话：4001118166　**E-mail：zengzhi @ pmph.com**

主编简介

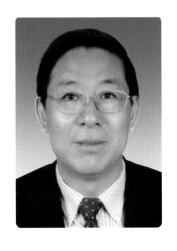

李德爱 主任药师、教授,主要从事临床药学、新药研究、药事管理等工作。原任青岛市市立医院药学部主任、国家食品药品监督管理局青岛市市立医院临床药理基地副主任、青岛市市立医院科研科主任,现任《临床普外科电子杂志》编辑部主任、青岛市医药行业协会名誉会长、青岛市药学会医院药师教育及信息化管理专业委员会主任委员等职。

先后获得山东省科学技术奖 15 项、青岛市科学技术奖 21 项。主编专著 40 余部,发表国家级核心期刊论文 50 余篇。不断开展学术交流和学术活动,成功研发国家级三类新药。督查指导抗生素的合理应用、进行抗肿瘤药物流行病学的调查研究等取得了一定的成绩,在保证人们安全、有效、合理、经济用药,增长人的生存价值及健康长寿方面起到了一定的作用。担任 5 个大学兼职教授。承担国家、省、市下达课题 20 多项。工作中不断开拓创新,以科学发展观为准则,获青岛市卫生科研管理先进个人及山东省卫生科研教育先进个人等荣誉称号。连续四届被青岛市委、市政府评为专业技术拔尖人才。被评为山东省优秀科技工作者并记二等功,被中国药学会评为全国优秀药师,被世界临床药学委员会接受为中国会员。

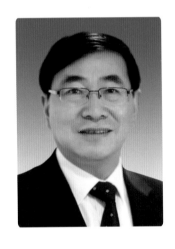

舒 强 主任医师、教授、博士研究生导师,浙江大学医学院附属儿童医院党委书记、浙江大学医学院儿科学院院长,浙江省特级专家,浙江大学求是特聘教授,享受国务院政府特殊津贴。担任国家儿童健康与疾病临床医学研究中心主任,国家儿童区域医疗中心主任,中华医学会小儿外科学分会副主任委员,教育部儿科学专业教学指导分委员会副主任委员,浙江省医学会小儿外科学分会主任委员等学术职务;*World Journal of Pediatrics*(SCI)、*World Journal of Pediatric Surgery*(ESCI)主编,《中华小儿外科杂志》《临床小儿外科杂志》副主编,*Chinese Medical Journal*(SCI)、《中华医院管理杂志》编委等。主要从事小儿先天性心脏病综合诊治、外科围手术期多器官功能损伤发生发展机制和出生缺陷综合防治等领域研究,并取得了重要创新成果。

作为负责人承担国家重点项目1项,国家科技支撑项目1项,国家自然科学基金项目4项,省部共建重大项目2项,浙江省重点研发计划项目2项。发表SCI论文200余篇,获得发明专利10项,出版专著10部。以第一完成人获2012年和2016年浙江省科学技术奖一等奖,2016年中国出生缺陷干预救助基金会科技成果奖,2018年浙江省标准创新重大贡献奖;以第二完成人获2019年国家科学技术进步奖二等奖,2017年浙江省科学技术奖二等奖。2013年获"浙江省有突出贡献中青年专家"称号,2015年获第七届"国家卫生计生突出贡献中青年专家"称号,2016年入选"浙江省卫生领军人才",2019年获第三届"国之名医·优秀风范"称号,2021年获第十四届"最具领导力中国医院领导者·卓越贡献奖"。

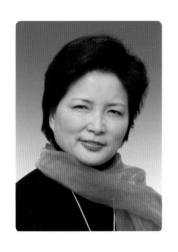

陈 强 江西省儿童医院/南昌医学院附属儿童医院一级主任医师、教授、博士研究生导师，享受国务院政府特殊津贴。担任国家卫生健康委儿童用药专家委员会委员，江西省儿童感染性疾病临床医学研究中心主任，国家呼吸系统疾病临床医学研究中心江西省儿童医院分中心主任，江西省儿童医疗联盟学术委员会主任；中国研究型医院学会儿科学专业委员会副主任委员，中国医师协会儿科医师分会常务委员；江西省研究型医院学会儿科学分会主任委员，江西省女科技工作者协会副会长；《江西医药》副主编，《中华实用儿科临床杂志》等 5 个北大核心期刊编委。

中组部"西部之光"访问学者，入选江西省百千万人才工程和江西省"赣鄱英才 555 工程"领军人才。获"全国三八红旗手"、中国儿科医师奖、中国医师协会"白求恩式好医生"、江西省先进工作者、江西省女职工建功立业标兵、首届"江西省医师奖"、江西省卫生科技工作先进个人、有突出贡献中青年专家、南昌大学优秀研究生指导老师等荣誉。先后获江西省科学技术进步奖二等奖、三等奖，"宋庆龄儿科医学奖"共 4 项(均为第一完成人)，以及江西医学科学技术普及奖。主持/参与发表国家专家指南共识 49 篇，主编、副主编/参编著作 20 部。承担国家自然科学基金、省自然科学基金、省科技厅重大项目及卫生厅重大招标项目等 20 项，研究成果分别达国际先进等水平。发表论文百余篇，其中核心期刊 51 篇，被 SCI 收录 16 篇。组建了江西省首个小儿呼吸内科病房、儿科呼吸学组、儿童哮喘协作组，并担任呼吸科首任科主任。

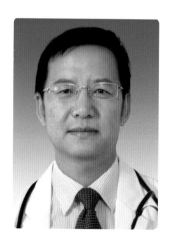

张铁松　主任医师、教授、硕士研究生导师,昆明市儿童医院院长。主要从事小儿耳鼻咽喉科临床、教学和科研工作。担任中华医学会耳鼻咽喉头颈外科学分会小儿学组副组长,中国医师协会儿科医师分会儿童耳鼻咽喉专业委员会委员,云南省医学会变态反应学分会副主任委员,云南省新生儿听力筛查专家组组长,昆明医学会耳鼻咽喉头颈外科学专科分会名誉主任委员,《中国医学文摘·耳鼻咽喉科学》杂志编辑委员。

获昆明市"青年科技奖"、有突出贡献优秀专业技术人员、中青年学术和技术带头人。先后在国家及省级学术刊物发表学术论文40余篇,出版学术论著2部,获国家专利1项,获省市级科技成果奖励4次。

前　言

儿童是人类的未来和希望，儿童的身心健康不仅关系到民族的兴衰和国家的前途，而且牵系着千千万万个家庭的幸福，因此，保障儿童的健康是我国一项长期的重要任务。小儿时期是人生的基础阶段，是处在全身组织和器官逐步发育成长，体格、生理、心理、精神行为均在不断发育的过程中。这一时期中，遗传性、先天性疾病最为多见，感染性及其他后天性病症极容易发生，环境因素和父母因素等对儿童机体的影响也非常明显。这个时期儿科的呼吸系统疾病发病率远远超过成年人，严重危害小儿的身体健康和成长，所以对儿科呼吸系统疾病的预防和治疗工作比任何时候都更加重要和紧迫。虽然在儿科呼吸系统疾病的诊治方面涌现出一些新技术、新方法、新思路，但药物治疗仍发挥着不可替代的作用。由于儿科呼吸系统疾病治疗药物存在着固有毒性及不良反应，为临床安全、有效、合理用药带来一定的困惑。为了更好地促进儿科患者安全、有效、经济、合理用药，帮助临床儿科医师、临床药师不断提高对儿科呼吸系统疾病诊断、治疗和预防的技术水平，减少儿科患者的痛苦，保障儿童茁壮成长，同时满足广大医、药、护等医务人员正确处理治疗中药物带来的各种不良反应及安全用药的需求，受人民卫生出版社的委托，我们组织了全国有丰富实践工作经验的长期从事医疗及教学的儿科临床专家和临床药学专家编写了《儿科呼吸系统疾病药物治疗学》一书。本书理论与实践相结合、临床与药学相结合、预防与治疗相结合、治疗与保健相结合，以临床工作经验为基础，以安全、有效用药为目的，紧密结合临床病症，论述了用药的相关知识和理论，包括：疾病的临床特征、诊断、治疗原则与策略；单药应用、联合方案的安全应用、不良反应预防及对应处理、注意事项及药物相互作用等。本书共二十二章，重点介绍药物治疗学等方面的内容。本书尽力做到新颖实用、通俗易懂，保持科学性、先进性、创新性和实用性。适于各级医务工作者参考阅读，也适用于医药大、中、专院校学生参考使用。

本书所述及的各种临床处置、方法和药物剂量均已经过临床试验验证，部分已经应用于临床，并有相应文献记述，是按一般情况提出的，具有一定的参考价值。任何使用必须在国家相关法律的允许下，在行业行政部门的监管下，由合法的医务人员进行操作实施。由于临床情况复杂，存在个体差异，医务人员应根据所处的具体情况，对本书提供的资料酌情参考，作出自己的独立判断。

本书在编写过程中参考了很多国内外文献，在此对原作者表示衷心感谢！

为了进一步提高本书的质量，以供再版时修改，因而诚恳地希望各位读者、专家提出宝贵意见。

李德爱

2023 年 12 月

目 录

第一章

儿科呼吸系统生理及病理生理特点

第一节　儿科呼吸系统的发育及解剖特点

一、胎儿呼吸系统的发育

在胎儿的呼吸系统中,除鼻腔上皮起源于外胚层外,其他部分如咽、喉、气管、支气管和肺等都起源于内胚层组织。鼻腔发育开始于胚胎第4周,起源于额鼻突的外胚层,形成原始鼻腔,其一端形成外鼻孔,另一端与口腔相通,形成原始后鼻孔。咽部发育起始于胚胎第3周,起源于原肠。原肠分为前、中、后三部分。前肠头部形成原始咽和喉,中部发育成气管,末端发育成肺。胎儿至儿童肺部发育分为5个阶段:

1. **胚胎期**　从妊娠4~6周开始。主要标志是主呼吸道的出现。除鼻腔上皮来自外胚层,其他呼吸道上皮均由原始消化管内胚层分化而来。先在前原肠的内胚层出现原始气道,并逐渐分为左、右主支气管及肺段支气管(肺芽、支气管芽和原生支气管)。

2. **假腺体期(7~16周)**　此期肺组织切片与腺泡相似。原始气道已逐渐开始形成管腔,主要是主呼吸道的发育到末端支气管的形成。所有传导区均已出现,此后的发育只有长度和管径的增长,数量上不再增加。移行区呼吸性细支气管已开始发育。此期气管与前原肠分离,如分离不全则形成气管食管瘘,后者是一种先天性畸形。

3. **导管形成期(17~27周)**　此期支气管分支继续延长,形成呼吸管道,毛细血管和肺泡结构逐渐出现。此期最大特点是血管形成和肺呼吸部分(腺泡)的发育。此期是肺组织从不具有气体交换功能到有潜在交换功能的过渡期。

4. **终末囊泡期(28~35周)**　末端呼吸道在此期加宽并形成柱状结构,为肺泡小囊。随着肺泡隔及毛细血管、弹力纤维和胶原纤维的出现,终末囊泡最先肺泡化。支气管分支已经达到20级以上,伴随肺泡结构出现,同时有丰富毛细血管在肺泡隔出现,加上肺表面活性物质开始合成,此阶段出生的早产儿已具备了生存的基本条件。

5. **肺泡期(36周至生后3岁)**　是肺泡发育和成熟的时期。胎儿出生时肺发育已基本成熟,但进一步发育完善需到3岁。此期出现有完整毛细血管结构的肺泡,肺泡表面扩大。同时,呼吸道液体中出现由肺泡Ⅱ型细胞分泌的肺表面活性物质。

二、解剖特点

(一) 上呼吸道

1. **鼻** 鼻腔相对短小,鼻道较窄。当呼吸加快和呼吸困难时,易出现鼻翼扇动和呼吸音粗糙。婴幼儿没有鼻毛,鼻黏膜柔嫩且血管丰富,易感染并充血肿胀,使鼻腔狭窄甚至闭塞,因而易出现呼吸困难和张口呼吸。由于婴儿时期鼻黏膜下缺乏海绵样组织,故鼻出血少见。

2. **鼻窦** 鼻窦共 4 对,左右对称,分别为上颌窦、筛窦、额窦和蝶窦。由于鼻窦黏膜与鼻腔黏膜相连续,而儿童鼻窦开口相对大,因而急性鼻炎时易累及鼻窦。但儿童各鼻窦发育先后不同,感染情况各异。新生儿期上颌窦和筛窦很小,随后逐渐发育,2 岁后迅速增大,12 岁时发育已较为充分;额窦及蝶窦发育较迟,至 2~4 岁才出现并与鼻腔相通,12~13 岁才发育完善。因此婴儿期鼻窦炎较少见。

3. **鼻泪管和咽鼓管** 婴幼儿鼻泪管短,开口接近于内眦部,且瓣膜发育不全,易造成堵塞,且易于感染。婴儿咽鼓管较宽,且直、短而呈水平位,故鼻咽炎时易致中耳炎。

4. **咽部** 咽部是上呼吸道和消化道的共同通道,位置重要。咽部分为鼻咽、口咽和喉咽三部分。主要脏器为扁桃体,包括腭扁桃体、咽扁桃体和舌扁桃体。腭扁桃体 1 岁末才逐渐增大,4~10 岁发育达高峰,故扁桃体炎常见于年长儿。咽扁桃体又称增殖体或腺样体,位于鼻咽顶部与后壁交界处,6 个月开始发育,严重的腺样体肥大是婴儿阻塞性睡眠呼吸暂停综合征、颌面及牙齿发育异常的重要原因。

5. **喉** 喉部呈漏斗形,喉腔较窄,声门狭小。声门以下至环状软骨以上为声门下区,是小儿呼吸道最狭窄的部位,与成人最狭窄之处在声门不同。加之气道黏膜柔嫩而富有血管及淋巴组织,故轻微炎症即可引起声音嘶哑和吸气性呼吸困难(喉梗阻)。

(二) 下呼吸道

下呼吸道包括气管、主支气管及肺叶支气管、肺段支气管、亚段支气管、细支气管、呼吸性细支气管、肺泡管、肺泡囊及肺泡。从气管到肺泡逐级分支共 23 级,形成树状结构,称为支气管树。其中,0~16 级气管和支气管为传导性气道,包括从气管到细支气管各级分支,专管通气功能;17~19 级为移行区,由呼吸性细支气管构成,有部分呼吸功能;20~23 级为呼吸区,由肺泡管及肺囊组成,为肺的呼吸部分。

小儿气管、支气管管腔相对窄,气管软骨柔弱,而且黏膜血管多,管腔弹性组织发育差和纤毛功能相对弱,因此,小儿容易发生呼吸道感染,并易发生呼吸道阻塞。

1. **气管** 气管(0 级)是一个软骨膜性管,上起自环状软骨下缘,下至胸骨角平面分叉。新生儿气管位置上端相当于第 4 颈椎水平,其分叉处相当于第 3 胸椎水平。此后随年龄增长而逐渐下降,至 12 岁时气管分叉降至第 5、6 胸椎水平。气管由 16~20 个 C 形软骨环以及平滑肌和结缔组织构成,其 C 形软骨约占气管周径的 2/3,缺口向后,软骨环之间由结缔组织和平滑肌连接,构成气管膜部。其中软骨环起支撑作用,而平滑肌控制气管管径的舒缩。

气管基本处于正中线,气管下段略向右侧偏移。以胸骨柄上缘平面为界,气管分颈段和胸段两部分。气管颈段比较粗,位置表浅。气管胸段完全位于上纵隔,前有胸腺、左头臂静脉、主动脉弓,后有食管。气管与周围组织的关系较疏松,两端均有一定的活动范围。因此,容易受肺、胸膜腔或淋巴结病变的牵拉或压迫导致气管移位。

小儿气管长度、直径与年龄、身高及体重有关。新生儿长 2~3cm；从新生儿至成人，气管的长度增加约 3 倍，直径增加约 4 倍。国外有专家通过 CT 测量了不同年龄儿童气管直径，平均年龄 1 岁儿童的平均气管长度为 (5.40 ± 0.70) cm，平均前后径为 (0.53 ± 0.10) cm，平均横径为 (0.64 ± 0.12) cm。

2. 主支气管 主支气管 (1 级支气管) 是指气管分叉与肺门之间的管道。管壁结构与气管相同，以马蹄状软骨环作为支架，但软骨环相对小，膜壁相对大，其远端软骨逐渐变稀疏、不规则。主支气管左右各一，为左、右主支气管，位于第 3~4 胸椎水平之间；分叉成 65°~80° 角，角度大小与胸廓形状有关，胸廓宽短则夹角较大，反之则小。

右主支气管较粗，有 3~4 个软骨环，与气管中线成 25°~30° 角，比较陡直，恰似气管的直接延续，呛入的异物易于落入其中。右主支气管约在第 5 胸椎处经右肺门入肺，分为上、中、下叶支气管 (2 级支气管)。左主支气管与气管中线成 50° 左右，自气管侧方分出，有 7~8 个软骨环，较右主支气管细长。约在第 6 胸椎处经左肺门入左肺，分为上、下叶支气管。主动脉弓绕过左主支气管中段上方，在气管镜检查时，可见主动脉弓搏动。

3. 肺叶支气管 肺叶支气管 (2 级支气管) 是指左、右主支气管在肺门处以肺叶分级的支气管。右肺分为上、中、下三叶，左肺有上叶及下叶两叶，左肺无中叶，但左肺上叶前下部称为舌叶，相当于右肺中叶。

右主支气管进入右肺门后，由右外后侧壁发出右上叶支气管，较短，开口部约与隆突等高，其长轴与右主支气管之间几乎呈直角，向外上方行进，入右肺上叶后多数分为三支。右主支气管发出上叶支气管后继续下行，延续成叶间干进入斜裂，为右肺中叶支气管。上叶支气管至中叶支气管起点之间的主干称为叶间干。右中叶支气管起自叶间干前壁，短而细，其起点周围有三组淋巴结，分别位于它的前、外、内三面，可因淋巴结肿大而受到压迫导致管腔狭窄甚至完全阻塞，严重时发生右肺中叶肺不张 (中叶综合征)。右下叶支气管为右主支气管的延长部分，开口于中叶支气管后下方，较中叶支气管开口对侧略低。

左主支气管进入肺门后，由前外侧壁发出左上叶支气管，然后继续下行进入下叶，称为下叶支气管。左上叶支气管呈弧形弯曲向前外方经过继续分支，分为左上叶上支气管 (又称升支) 和左上叶下支气管 (又称降支)。左上叶上支气管较短，为左肺上叶的固有支，分布于左肺上叶的上部，范围与右肺上叶相当。左上叶下支气管起自左上叶支气管的前下部，与左主支气管并行向前下外侧方，下支分布于左肺舌段，故又称舌段支气管，分布范围相当于右肺的中叶。左下叶支气管为左主支气管的延续，进入左肺下叶。

4. 肺段支气管 肺叶支气管经肺门入肺后，再分为肺段支气管，为 3 级支气管。右肺一般为 10 个段支气管，其中上叶 3 个、中叶 2 个、下叶 5 个段支气管。左肺各段支气管易出现共干，例如尖段与后段、内基底段与前基底段，常有一个共干段支气管分布，故左肺分为 8 个或 10 个肺段支气管。

(1) 右肺各肺段支气管：右肺上叶尖段支气管 (BⅠ) 来自右肺上叶支气管内侧支，斜向外上方弯曲，分布于肺尖。此处通气较其他部位差，常为肺结核的好发部位，但此处引流通畅，因而不易形成肺空洞。右肺上叶后段支气管 (BⅡ) 来自右肺上叶支气管后侧支，向后外并稍偏向上方，分布于右肺上叶下部。右肺上叶前段支气管 (BⅢ) 来自右肺上叶支气管前侧支，行向前下方，分布于右肺上叶的前下部。

右中叶支气管多数分为内外 2 支,分别为外侧段支气管(B Ⅳ)和内侧段支气管(B Ⅴ)。少数为上下位开口,如同左肺上叶舌段。外侧段支气管伸向外侧,分布于中叶外侧部,内侧段支气管伸向前下方,分布于中叶内侧部。

右肺下叶支气管首先从支气管后外侧壁发出上段支气管,也称下叶背段(下叶尖支)支气管(B Ⅵ)。其起始部与右中叶支气管起始部相对应,分布于右肺下叶上部。右肺下叶主干继续向后下外侧行进再发出的支气管为基底段支气管或基底干支气管,在临床上为异物容易停留部位,也是气道炎症和支气管扩张症的好发部位。

右下叶基底段支气管按顺时针方向分别称为内基底段、前基底段、外基底段及后基底段支气管。内基底段支气管,又称心段支气管(B Ⅶ),起始于基底干内前壁,向下内方而进,分布于右肺下叶的内侧部肺门以下的部位。前基底段支气管(B Ⅷ),多数直接起自基底干的前外侧面,向前下方行进,分布于右肺下叶前面的下外侧部和邻近膈面及肋面的下部。外基底段支气管(B Ⅸ)向外下行进,分布于肋面的后外侧部和邻近的膈面。后基底段支气管(B Ⅹ)比较恒定和粗大,恰似基底干的直接连续,此段支气管大多数与外基底段支气管共干,向下后方行进,分布于肋面的后下叶部和相邻的膈面及椎旁面。此外,少数可有右肺下叶基底段支气管分出的额外支(亚上段支气管,B sub 6),位于右肺下叶上段与外基底段和后基底段之间。

(2)左肺各肺段支气管:左上叶上支气管发出后分为尖后段(B Ⅰ+Ⅱ 支气管)与前段(B Ⅲ)支气管,也有分为尖段(B Ⅰ)、后段(B Ⅱ)和前段(B Ⅲ)支气管。左上叶下支气管即舌段支气管,分布于左肺舌段尖部,相当于右肺中叶,绝大多数分成 2 支段支气管,即上舌段支气管(靠外)和下舌段支气管(靠内下),上舌段支气管(B Ⅳ)分布于左肺舌段根部的肋面、内侧面及斜裂面的中部,下舌段支气管(B Ⅴ)分布于左肺舌段尖部。

左下叶段支气管为左主支气管延续,左主支气管进入左下叶后,继续向后外侧分出上段支气管也称下叶背支(下叶尖支)气管(B Ⅵ),分布于左肺下叶的尖端部分。左主支气管下行分出下叶上段支气管后再发出的各分支,称基底段支气管。基底段支气管由内而外逆时针方向再分出内基底段(B Ⅶ)、前基底段(B Ⅷ)、外基底段(B Ⅸ)及后基底段支气管(B Ⅹ)。内基底段支气管又称心段支气管,多与前基底段支气管共干,故前内基底段(B Ⅶ+Ⅷ)支气管为左下叶支气管的正常分支类型。分布于左肺下叶肋面前下部和膈面,其内侧有肺韧带为与后基底段的分界线。外基底段支气管,起源于基底干末端,向前外下行进,继续分出亚段支气管分布于肋面中下部及邻近膈面。后基底段支气管也起自基底干末端,比较恒定和粗大,恰似基底干的直接连续,向后外侧行进,分布于下叶后部的 2/3,即肋面和膈面的后部及内侧面的下部。后基底段与外基底段支气管共干占 64%。

5. 亚段支气管　多数段支气管可分出 2 个亚段支气管,为 4 级支气管。少数段支气管分出 3 个亚段支气管,如左、右下叶尖(背)段支气管。

6. 细支气管　肺内支气管分支直径在 1mm 以下者称为细支气管。也有称 8 级以下支气管为细支气管。其特点是软骨支架变成许多软骨片,纤维膜中平滑肌相对增加,平滑肌收缩管壁内产生皱褶,杯状细胞逐渐减少,管壁更薄。细支气管反复分支管径在 0.35~0.5mm (20 级以下)时,为终末细支气管,特点是黏膜上皮变为单层柱状纤毛上皮,杯状细胞减少至完全消失,基膜不易分清,平滑肌形成一层完整的膜。但细支气管平滑肌较稀疏,故喘息并非完全由平滑肌痉挛所致,多由气道分泌物过多、气道阻塞所引起。因此,单一使用解痉药物效果常不理想,需综合治疗。

7. 呼吸性细支气管　终末细支气管继续分支后,管壁出现肺泡,开始有呼吸功能,称为呼吸性细支气管。其管壁上皮由单层柱状逐渐移行于单层扁平上皮,无纤毛,固有膜很薄,含有弹性纤维、网状纤维和平滑肌。上皮细胞中没有杯状细胞。呼吸性细支气管除了与肺泡相通外,细支气管之间有侧管相通。每个呼吸性细支气管有 4~11 个侧通管,侧通管的直径为 1~30μm。侧通管在维持肺的呼吸功能上具有重要作用,当呼吸性细支气管由于炎症或其他因素被阻塞时,侧通管起到代偿作用,执行其功能。

8. 肺泡　呼吸性细支气管再分支称为肺泡管。肺泡管末端膨大,称为肺泡囊,在肺泡囊上出现更多肺泡。肺泡是气体交换的主要场所。成人肺泡有 3 亿 ~ 4 亿个。足月儿出生时为 2 500 万 ~ 5 000 万个。出生后肺泡内不断有新的肺泡隔出现,使原来的肺泡数量增加。同时肺泡隔变薄,肺泡直径逐渐扩大,足月儿出生时为 150μm,成人约为 300μm。

肺泡含有上皮细胞和肺巨噬细胞两种细胞。肺泡上皮细胞由肺泡Ⅰ型细胞(又称扁平细胞)和肺泡Ⅱ型细胞(又称分泌细胞)共同构成。肺泡腔内气体与毛细血管血流内气体进行交换时,必须经过肺泡上皮、上皮基膜、毛细血管内皮细胞基膜和内皮。这就是生理学所说的血液 - 空气屏障,是气体交换必须透过的薄膜层。肺泡Ⅱ型细胞的分泌物涂布于肺泡表面,形成一层很薄的液膜,具有表面活性剂的作用,有利于降低肺泡表面张力,也可维持肺泡壁的稳定性,在呼气末时肺泡不致完全塌陷。

肺泡巨噬细胞具有明显吞噬功能。它可以穿过肺泡上皮进入肺泡腔,在肺泡内吞噬吸入灰尘颗粒和异物,再经过肺内各级细支气管,进入支气管。在支气管内借助纤毛的作用,向咽部推动,最后随痰排出体外。

(三) 胸廓与胸膜

胸廓是脊柱、肋骨、肋软骨、胸骨及肋间肌等胸壁软组织共同围成空腔,胸廓发育除了与自身结构发育有关外,还与呼吸系统发育密切相关。婴幼儿胸廓较短,呈桶状,前后径与横径相近,肋骨呈水平位。横膈位置较高,倾斜度较小,几乎呈横位,因而使心脏呈水平位。随着年龄增长,小儿开始站立行走后,腹腔脏器下移,横膈下降,肋骨逐渐向下倾斜,形成椭圆形胸廓而接近成人。小儿胸壁柔软,用力吸气时易出现三凹征,使胸骨上部、剑突下部、肋间及肋弓下内陷,胸腔变小,致使呼吸效率降低。

胸膜分为脏层与壁层胸膜,两者相连续构成胸膜腔。正常情况下,胸膜腔内仅有少量浆液,呼吸时浆液起到减少两层胸膜之间摩擦的作用。小儿胸膜对炎症局限能力差,故一旦发生胸膜感染,病菌易于扩散而成为败血症等全身感染。肋膈角位置较低,深吸气时亦不能完全被肺充盈,胸膜炎时往往在此处发生积液,并易在此处形成胸膜粘连。

呼吸肌是肺通气功能的动力基础。平静呼吸时只需肋间外肌和膈肌的参与。膈肌收缩,使胸廓上下径增大;膈肌松弛,则胸廓上下径缩小。膈肌舒缩引起腹壁起伏,称为腹式呼吸。肋间外肌收缩时,胸廓上抬,胸廓前后径及横径增大;肋间外肌松弛时,胸廓复位,口径缩小,称为胸式呼吸。深呼吸时需其他辅助呼吸肌的参与,如胸锁乳突肌及斜角肌收缩时加强吸气,肋间内肌及腹壁肌收缩时加强呼气。小儿膈肌较肋间肌相对发达,且肋骨呈水平位,肋间隙小,故婴幼儿以腹式呼吸为主。2 岁后已能行走,呼吸肌也随年龄而增强,出现胸腹式呼吸。4~7 岁逐渐以胸式呼吸为主,7 岁以后接近成人的胸式呼吸。

第二节　儿科呼吸的生理特点及功能检查

一、生理特点

（一）呼吸频率与节律

小儿呼吸频率相对快,年龄越小频率越快。新生儿为 40~45 次 /min,至 1 岁为 30~40 次 /min,至 3 岁为 25~30 次 /min,至 7 岁为 20~25 次 /min,至 14 岁为 18~20 次 /min。新生儿尤其是早产婴儿呼吸中枢和呼吸系统发育尚不成熟,呼吸浅表且呼吸节律不整,可出现深、浅呼吸交替或呼吸暂停等现象。

（二）呼吸型

婴幼儿为腹式呼吸,随着年龄增长,至 4~7 岁时逐渐以胸式呼吸为主,7 岁以后呈胸式呼吸。小儿呼吸肌发育差,肌纤维较细,间质较多,而且膈肌和肋间肌中耐疲劳肌纤维数量少,早产儿不到 10%,新生儿只有 25%~30%,3 个月时亦只有 40%,1 岁时达成人水平(50%~60%),故婴儿呼吸肌容易疲劳。婴儿的膈呈横位,呼吸动度较小,且深呼吸时易牵拉肋弓,使胸廓内陷,肺扩张受限。同时,如有明显腹胀,则膈肌活动度更低。这些因素都使儿童肺通气及换气功能降低,易致呼吸衰竭。

（三）呼吸功能特点

进入肺部气体约 1/3 在传导性气道,不参与气体交换,完成通气功能;基本肺容积包括潮气量、吸气储备量(补吸气量)、呼气储备量(补呼气量)、残余气量,前三部分加在一起为肺活量。进入肺部的 2/3 气体达到呼吸性细支气管和肺泡,参与气体交换。

1. 肺活量　小儿肺活量为 50~70ml/kg。按体表面积计算,成人大于小儿 3 倍。在安静情况下,年长儿仅用肺活量的 12.5% 来呼吸,而婴幼儿则需用 30% 左右,说明婴幼儿呼吸储备量较小。小儿发生呼吸障碍时其代偿呼吸量最大不超过正常的 2.5 倍,而成人可达 10 倍,因此易发生呼吸衰竭。

2. 潮气量　潮气量指一次呼吸时进入或排出肺部气量。小儿潮气量为 6~10ml/kg,年龄越小,潮气量越小;不仅潮气量绝对值小,按体表面积计算每平方米潮气量亦小于成人,无效腔 / 潮气量比值大于成人。

3. 每分通气量　正常婴幼儿由于呼吸频率较快,每分通气量若按体表面积计算与成人相近。

4. 气体弥散量　小儿肺脏小,肺泡毛细血管总面积与总容量均较成人小,故气体弥散量亦小。但以单位肺容积计算,则与成人相近。

5. 气道阻力　气道阻力与管道半径 4 次方成反比,小儿气道管径细小,因而小儿气道阻力大于成人,婴儿更甚,在呼吸道梗阻时尤为明显。小儿发生喘息的机会较多。随着年龄增大,气道管径逐渐增大,从而阻力递减。

二、功能检查

(一) 体格检查

1. **呼吸频率改变** 呼吸急促是指：婴幼儿<2 月龄，呼吸 ≥60 次 /min；2~12 月龄，呼吸 ≥50 次 /min；1~5 岁，呼吸 ≥40 次 /min。呼吸频率减慢或节律不规则也是危险征象。

2. **发绀** 是血氧下降的重要表现，分为中央性和周围性发绀。一般而言，中央性发绀发生较周围性迟，提示缺氧严重。

3. **吸气时胸廓凹陷** 上呼吸道梗阻或严重肺病变时，胸骨上、下，锁骨上窝及肋间隙软组织凹陷，称为"吸气性凹陷"。

4. **鼻翼扇动** 为呼吸困难表现，常提示肺部病变严重。

5. **吸气喘鸣(stridor)和呼气喘息(wheeze)** 正常儿童吸呼时间比(I：E)为 1：(1.5~2.0)，如果吸气时出现喘鸣音，同时伴吸气延长，是上呼吸道梗阻的表现。呼气时出现哮鸣音，同时伴呼气延长，是下呼吸道梗阻的表现。

6. **肺部听诊** 哮鸣音常于呼气相明显，提示细小支气管梗阻。不固定的中、粗湿啰音常来自支气管分泌物。于吸气相，特别是深吸气末，听到固定不变的细湿啰音提示肺泡内存在分泌物，常见于各种肺炎。

7. **呻吟** 肺部病变严重时常有呻吟表现。

8. **杵状指** 肺部慢性病变如支气管扩张、长期缺氧可有杵状指。

(二) 血气分析

反映气体交换和血液的酸碱平衡状态，为诊断和治疗提供依据。当动脉血氧分压(PaO$_2$)<50mmHg(6.67kPa)、动脉二氧化碳分压(PaCO$_2$)>50mmHg(6.67kPa)、动脉血氧饱和度(SaO$_2$)<85% 时，为呼吸衰竭。

(三) 胸部影像学

胸部 X 线片仍为呼吸系统疾病影像学诊断的基础，可基本满足大部分的临床需要。CT，特别是高分辨率 CT(high-resolution CT，HRCT)和螺旋 CT(spiral CT)技术发展，使小儿呼吸系统疾病的诊断率已大为提高。MRI 在显示肿块与肺门、纵隔血管关系方面优于 CT。

(四) 儿童支气管镜检查

利用纤维支气管镜和电子支气管镜不仅能直视气管和支气管内的各种病变，还能利用黏膜刷检技术、活体组织检查技术和肺泡灌洗技术提高对儿童呼吸系统疾病的诊断率。近年来球囊扩张、冷冻、电凝等支气管镜下介入治疗也已应用于儿科临床。

(五) 肺功能检查

5 岁以上儿童可进行较全面的肺功能检查。脉冲震荡(impulse oscillometry，IOS)需要患儿配合较少，可对 3 岁以上患儿进行检查。应用人体体积描记法(body plethysmography)和潮气 - 流速容量曲线(tidal flow-volume curve，TFV)技术使婴幼儿肺功能检查成为可能。

三、呼吸系统免疫特点

(一) 气道屏障与清理作用

1. **咳嗽与黏液 - 纤毛系统** 咳嗽反射是气道最原始、最基本的防御机制，同时气道上皮细胞表面有大量黏液分泌,与上皮细胞端面的纤毛形成黏液-纤毛屏障,通过纤毛有规律的运动,结合咳嗽反射,形成渐进式向上清除活动,可以将每日吸入的大量灰尘、颗粒、气雾、病原体清除出体外,或经吞咽入胃。在气道中,从咽部到终末细支气管均存在着黏液纤毛装置。但如纤毛结构发育上存在异常(如纤毛不动综合征、Kartegener 综合征)或因呼吸道感染、吸入有毒气体等病理性损伤、呼吸管理不善导致纤毛结构和功能障碍,影响黏液-纤毛保护功能,可导致反复呼吸道感染。同时,婴儿尤其是新生儿与早产儿咳嗽反射较弱,易发生痰液堵塞。

2. **黏膜屏障功能**　气道上皮细胞间及细胞和基底膜的紧密连接使上皮细胞以及细胞下基质作为连续性界面,通过生物与物理作用而成为生理屏障。

(二) 局部免疫活性

1. **特异性免疫**　气道黏膜下层浆细胞可合成 IgA 和 J 链,并与气道上皮细胞合成的分泌片段结合后形成分泌型 IgA(sIgA)。sIgA 在气道上皮表面发挥抑制外来抗原和一些细菌、病毒的作用。但新生儿和婴幼儿 sIgA 及其他免疫球蛋白如 IgG 和 IgG 亚类含量均较低,因此容易发生呼吸道感染。

2. **其他抗微生物活性物质**　气道上皮具有分泌抗微生物活性物质的作用,通过溶菌、中和、调理等作用,直接或间接抑制病原体侵袭,对气道上皮起保护作用。但小儿呼吸道局部溶菌酶、干扰素、乳铁蛋白、补体等数量和活性均不足。

3. **肺泡巨噬细胞**　来源于骨髓,经血流到达肺部后再发育成熟、转化而形成,是机体重要的非特异性防御功能。肺泡巨噬细胞胞质中含大量溶酶体、吞噬体,通过吞噬细菌、尘粒和衰老死亡细胞,参与抗感染及肺表面活性物质代谢。但新生儿、婴儿肺泡巨噬细胞功能尚不成熟,也是年幼儿童易发生肺部感染的重要原因。

第三节　儿科呼吸的病理生理特点

一、通气功能障碍

通气功能障碍包括阻塞性和限制性两类。

1. **阻塞性通气功能障碍**　由气道阻塞引起。上气道阻塞时,可出现吸气延长和吸气性喘鸣;下气道梗阻时,可出现呼气延长和呼气性喘鸣。

2. **限制性通气功能障碍**　由肺扩张受限制引起,包括肺实质与胸廓和胸腔病变。

二、换气功能障碍

换气功能障碍包括气体分布不均、肺泡弥散功能异常、肺泡通气和血流比例失调和肺内分流增加。换气功能障碍,主要引起动脉血氧饱和度下降。

(舒　强　王颖硕)

参考文献

［1］王晓明, 桂永浩. 临床儿科学 [M]. 2 版. 北京: 人民卫生出版社, 2013: 371-374.

［2］常立文, 李文斌. 胎儿和新生儿肺发育 [J]. 实用儿科临床杂志, 2011, 26 (14): 1065-1067.

第二章

儿科疾病特点及合理用药

第一节 儿童发育分期及疾病特点

一、儿童发育分期

0~14 岁属于儿童期,儿童一直处于不断生长和发育中,身体的各系统和器官由不成熟逐渐迈向成熟。这是一个连续的过程,又具有一定的阶段性,并不是平稳、均匀地增长。首先,不同年龄的生长速率是不同的,分为高峰期和平台期,在生长过程中,总共有两个生长高峰期,即婴幼儿期和青春期。其次,在同一年四个不同季节里也存在生长速率的差异,有的孩子春天长身体,冬天出现生长缓慢甚至停滞现象。在这一过程中,根据儿童年龄及生长发育特征,可将其划分为不同的年龄期。不同年龄期儿童身体各个系统和器官具有不同的特点,在解剖、生理、生化、病理、病理生理、免疫等诸方面均有差异。了解儿童发育分期,将有助于掌握儿童疾病特点及合理用药。儿童时期大致划分为 7 个年龄期:

1. 胎儿期 妊娠前 8 周为胚胎期,第 9 周到分娩为胎儿期,自妊娠期 28 周至出生后 1 周为围产期。胎儿期胎儿完全靠母体生存,母体状况对胎儿健康影响很大。除遗传因素外,妊娠期妇女还应保证充足的营养供应及良好的精神状态,并注意防止感冒和病毒感染,避免接触有害物质,坚持定期体检。胚胎期最易受到各种病理因素伤害,造成流产或先天畸形。第 9 周后胎儿受到伤害,易造成早产。围产期小儿病死率约占新生儿病死率的 70%,尤其应重视围产期保健,防止胎内感染和早产。因此,除常规妊娠期检查如妊娠妇女体重、腹围、宫高、血压、尿样检查,胎儿胎心、胎动监测,孕母感染性疾病的筛查(如弓形体、巨细胞病毒、风疹、疱疹病毒以及梅毒等)外,必要时妊娠期妇女应进行羊水脱落细胞染色体以及其他生化检查,对某些遗传性疾病和先天性畸形作出产前诊断,以便及时采取相应措施,降低围产期小儿病死率。

2. 新生儿期 新生儿期是从胎儿娩出、脐带结扎后至满 28 天。此期在生长发育和疾病方面具有非常明显的特殊性,是胎儿出生后生理功能进行调节并适应宫外环境时期,且发病率高,死亡率也高,因此将婴儿期中的这个特殊时期单独列为新生儿期。脐带结扎后,新生儿即建立起自己的血液循环。新生儿免疫功能不足,皮肤黏膜及其他屏障功能差,易于感染。新生儿体温调节机制不成熟,对不稳定的环境温度很难适应。环境中强烈光线、嘈杂的声响对新生儿都是刺激和干扰。因此,新生儿期的保健尤为重要,重点是合理喂养,最好选用母乳喂养,保护隔离,预防感染。新生儿生长发育快而消化功能差,故开始喂养起即应十分重视逐渐适应其消化功能。近年来强调产妇与新生儿即刻接触并于数小时内开始哺乳,这不仅可以促进母乳分泌,而且对建立母婴相依的感情有重要作用。新生儿期疾病除先天性缺陷、早产、畸形等原因外,多由适应不良所引起,如环境过冷或过热。

3. **婴儿期**　个体从出生到1周岁以前的时期为婴儿期,包括新生儿期。此期是生长发育极其迅速的阶段:身长增长50%,体重增加200%,头围增加30%,开始出乳牙,能坐,会爬并开始学走,也是智力和个性形成关键时期。婴儿期对营养的需求量相对高,并且以乳类为主食。此时,各系统器官的生长发育虽然也在继续进行,但是不够成熟完善,免疫功能差,易患急性感染性疾病,尤其是消化系统常难以适应对大量食物消化与吸收,容易发生营养不良和消化功能紊乱。此期应尽可能提供母乳喂养,加上合理人工喂养,及时添加辅食,并按照儿童保健要求有计划地进行各种预防接种,注意预防致病细菌和病毒的侵害,防止各类急性感染性疾病的发生,保障婴儿期正常生长发育。

4. **幼儿期**　1周岁至满3周岁以前时期为幼儿期。该期生长发育速度较前稍减慢,2年身长增长18cm左右,体重增长4kg左右。乳牙逐渐长齐,幼儿开始断奶,食用固体食物,并开始学会自我控制,可训练控制大小便。此时应进行合理喂养并培养幼儿养成良好饮食及卫生习惯。大脑皮质功能进一步完善,智能发育迅速,语言、思维和社交能力发育日渐增速。幼儿学会说话,语言表达能力逐渐丰富,模仿性增强,可进行语言训练及早期教育。能独立行走、活动,同时活动范围渐广,接触社会事物增多,由于幼儿活动范围增加和缺乏对危险性的认识,意外伤害概率增加。此期消化功能紊乱、感染性疾病及传染病仍很多。

5. **学龄前期**　3周岁至满6周岁以前时期为学龄前期。学龄前期儿童体格发育速度稳定且缓慢,身高每年增长约5cm,体重每年增长约2kg。脂肪减少,体形相对幼儿较瘦,脊柱前凸消失,腹部不再突出,淋巴组织开始加快发育,应注意供应充足营养。智能发育趋于完善,6岁时脑重达成人的90%。词汇量激增,基本掌握人类的语法规则。求知欲强,好奇心强,自我控制能力仍差,应注意安全保护。这是进行学前教育的重要时期,应重视潜在智能开发,并培养儿童形成良好的基本素质。学龄前儿童发病率有所下降,但身体免疫力仍有待进一步提高。

6. **学龄期**　6周岁至青春期前为学龄期。学龄期儿童体格发育速度稳定,身高每年约增长5cm,体重增长2kg。除生殖系统以外大部分器官已发育成熟,脏器功能特别是大脑发育更加完善,12岁时脑重基本达成人水平,记忆力强,智力发育迅速,能运用具体思维,逐渐发展逻辑思维。运动能力进一步增强,机体抵抗力增强,感染性疾病减少,但变态反应性疾病如结缔组织病、肾炎、过敏性紫癜等增多,疾病的表现基本上与成人相似。此时期更应加强体格锻炼,并参加适当劳动。

7. **青春期**　青春期年龄范围一般为10~20岁,青春期的进入和结束年龄存在较大的个体差异,可相差2~4岁。女孩青春期开始年龄和结束年龄一般比男孩早2年左右。此期儿童身体迅速长高,每年增高6~8cm,体重明显增加,每年平均增加5~6kg。同时生殖系统也加速并渐趋成熟,第二性征出现。生殖器官发育成熟、骨骼完全钙化、心脑等重要器官发育完善,要到25岁左右。此时疾病表现与成人相似。

二、儿科疾病特点

儿童一直处于不断生长发育过程中，身体各系统、器官功能不完善，因此，儿童时期患病率高、感染性疾病多、病死率也较高。根据患儿年龄不同，相同的疾病临床表现不完全相同，并且存在着许多与成人明显不同的特点，年龄越小，差别越大。疾病差异主要表现在疾病种类、临床表现、诊断与治疗、预后等方面。

1. **疾病种类**　不同年龄的儿童患病种类有差别，比如新生儿疾病常与先天遗传和围产期因素有关，婴幼儿疾病中感染性疾病占多数。儿童患病种类与成人也有许多不同之处，例如：心血管疾病方面小儿以先天性心脏病为多，成年人则以冠心病为多；呼吸系统疾病方面小儿易患支气管肺炎，成人则以大叶性肺炎为多。

2. **临床表现**　儿童免疫功能不完善，因此易患病，病情发展快，病程中变化多，易出现全身症状。儿科患者在临床表现方面的特殊性主要集中在低龄儿童，年幼体弱儿对疾病的反应差，且无明显定位症状和体征。病情发展快，可能刚发现了孩子有些异常，就突然会变得很严重。病程中变化多，易反复、易波动、易发生突然变化。例如：婴幼儿高热常易引起惊厥；急性感染性疾病容易扩散甚至发展成败血症；感冒不仅限于上呼吸道感染，还会引起腹泻等消化道症状，甚至还会引起脱水等全身症状。家长及医护人员应密切观察患儿表现，随时注意疾病出现的细微变化，做到早发现、早治疗。

3. **诊断与治疗**　由于患儿年龄不同，同样疾病可能会出现不同的临床表现，故儿科疾病诊断时必须重视年龄因素。正确的治疗来源于正确的诊断。小儿免疫功能不完善，代偿能力差，患病后多数患儿病情重、发展快、易发生并发症，因此儿科疾病诊断与治疗原则是：早期发现，早期诊断，早期正确治疗，密切观察护理患儿，做到彻底根治，防止复发恶化。

4. **预后**　儿童患病起病急，变化快，自身调节能力差，比成人更易出现危重症状，因此小儿疾病病死率明显高于成人，年龄越小，死亡率越高。但如果能及时加以适当的治疗，严密细致观察患儿病情变化，积极处理，小儿因生长旺盛，机体修复能力强，大多数患儿恢复较快，较少留下后遗症。

第二节　儿科各期生理与合理用药的关系

由于儿童处在不断发育时期，新陈代谢旺盛，身体各个器官如肝、肾等功能尚不成熟，一般来说对药物排泄较快，随着年龄增长，身体器官功能不断完善，对药物转运、分布、解毒、排泄等也日趋完善，因此对于儿童安全、有效、合理用药来说，并不是简单的"按年龄折算剂量"即可，而是依据儿童生长发育分期特点合理用药。

一、胎儿期用药特点

妊娠期用药，药物可透过血胎屏障进入羊水和胎儿循环，对胎儿产生影响，特别是妊娠前3个月，是胎儿各器官发育形成的关键时期，也是对药物最为敏感的时期。有些药物进入胎膜少或对胚胎危害较轻，有些药物有较强的危害胚胎的作用，属致畸药物，比如沙利度胺、具有细胞毒性的抗肿瘤药物、维生素 D（高剂量）、华法林、异维生素 A、多数抗癫痫药、雄激素、孕激素、己烯雌酚、放射性药物、活疫苗、四环素类等。不同药物对胎儿的影响各不相同，美国食品药品监督管理局根据药物对动物和人类不同程度致畸危险，颁布了《妊娠期使用药物危险性等级》，将药物分为 A、B、C、D、X 五个等级，其危险性依次升高。

二、新生儿期用药特点

乳母用药可通过乳汁作用于新生儿。根据给药途径不同，新生儿对药物吸收不同：①新生儿口服给药胃肠道吸收差别很大，给药剂量难以估计，比如氯霉素吸收慢，而磺胺药可全部吸收；②直肠给药比较方便，避免了肝脏的首过效应；③新生儿皮肤薄，体表面积相对大，药物透皮的速度和程度高于成人，应注意防止引起中毒；④新生儿由于肌肉组织和皮下脂肪少，周围血液循环不足，皮下和肌内注射往往影响药物吸收和分布，而静脉吸收最快，药效可靠，危重患儿需静脉给药。新生儿肝脏、肾脏发育不成熟，会出现某些药物代谢酶类缺乏或药物排泄缓慢，如氯霉素可引起新生儿灰婴综合征。有些药物如磺胺药应用后，可加重新生儿黄疸，甚至侵入脑组织造成核黄疸，因此此类药物不宜用于新生儿。总之，一般新生儿用药量应较成人少，用药间隔应适当延长，否则易发生中毒。

三、婴幼儿期用药特点

婴幼儿肝脏、肾脏发育尚不健全，药物代谢率低，个体差异大，因此对药物选择、剂量掌握和给药方式的选择都非常重要。婴幼儿期大多数不会自服药品，所以口服给药要注意不要误入气管，以免引起吸入性肺炎。婴幼儿期腹泻不要过早应用止泻剂，以免肠内毒素吸收增加，病情加重，也不必常规使用抗菌药物，以免诱发菌群失调；便秘时应注意改善饮食，加些纤维素丰富的蔬菜、水果等，不要立即使用泻药。婴幼儿应避免使用吗啡、哌替啶等药物，因为此类药物抑制呼吸，容易引起中毒；相反，婴幼儿对苯巴比妥、水合氯醛等镇静药耐受性都较大。

四、学龄前及学龄期儿童用药特点

学龄前及学龄期儿童正处于生长发育阶段，但机体尚未成熟，应慎重选择新药、特药，并且用药种类不宜过多，特别应谨慎使用抗菌药物。这一时期的儿童对药物反应有其特殊性，例如：对镇静药、阿托品、磺胺类药、激素等的耐受性较大；对酸碱类药物较易发生酸中毒或碱中毒；应用利尿药较易引起低血钾、低血钠现象；四环素 7 岁以内忌用，因其可使儿童牙釉发育不良、牙龈发黄。学龄前及学龄期儿童用药时，必须熟悉使用方法、注意事项及可能出现的毒性反应和不良反应。

第三节　儿科合理用药的特殊性

儿科患者在临床上是一个特殊群体，尽管儿童治疗手段不断推陈出新，但药物治疗仍是儿科治疗的基本方法。儿科用药特殊性是由儿童生理、解剖特点所决定的，药物在儿童体内的药动学、药效学及不良反应与成人相比存在明显差异,而且年龄越小,差异越大。因此,儿科药物选择、给药途径及药物剂量掌握都非常重要。药物是把双刃剑,用药过程中,既要使药物发挥疗效,达到最佳治疗效果,又要注意儿童用药安全的特殊性,尽量避免不良反应,特别强调合理用药的重要性。

一、儿科患者药动学和药效学的特点

医护人员应重视儿科患者与成年患者之间药物反应的显著差异,以及在不同年龄的儿科患者中由于器官功能和疾病状态不同所导致药物反应的差异。例如:20 世纪 60 年代,根据成年人对氯霉素的资料外推在新生儿中使用该药,结果导致患儿用药后出现严重的“灰婴综合征”。

(一) 药动学特点

1. 吸收　新生儿和婴幼儿的消化液分泌少,胃酸及酶相对缺乏,胃肠 pH 较成人偏碱性,肠管相对长,影响药物的溶解和解离,可使某些药物的吸收增加;小儿胃肠蠕动差,胃排空时间长,又使某些药物吸收减少。在新生儿特别是早产儿,肌肉脂肪组织较少,外周血管活动不稳定,肌肉或皮下给药药物吸收慢而不规则。因此,在出现紧急情况时需静脉滴注给药。小儿相对体重皮肤表面积大约为成年人的 3 倍,加之体液中水含量较高,其药物经皮吸收程度相比成年人大大增加。

2. 分布　新生儿药物分布容积相对比成年人大,药物半衰期延长。>1 个月的婴儿及学龄前、学龄期儿童随着年龄的增长,分布容积逐渐降低,到青春期时与成年人相似。新生儿体内水含量为 78%,1 岁时下降到大约 60%,达到成年人水平,血浆总蛋白水平较低,使得药物蛋白结合率较低。

3. 代谢　药物代谢的主要器官是肝脏。新生儿及婴幼儿对药物代谢速度明显低于成年人。新生儿时期,体内葡萄糖醛酸转移酶活性低,结合不成熟,肝微粒体酶活性也低,可导致许多药物在体内蓄积中毒。而硫酸化结合已达到完全成熟,乙醇脱氢酶的转化需要更长时间,可能要到 5 岁以后才能达到成年人水平。

4. 排泄　大多数药物主要通过肾脏排泄。新生儿肾小球滤过功能、肾小管分泌功能和肾小管重吸收功能在出生后数周才完全发育成熟。肾脏功能不成熟使得很多药物都可能在体内消除减慢,以致蓄积中毒。学龄前期以后的儿童时期,药物代谢能力加强可弥补肾排泄能力方面的缺陷,临床医师能够更好和更安全地进行相应的药物治疗。

(二) 药效学特点

儿童处于生长发育阶段,受体数量、与配体的亲和力、效应器官的结构和功能特点都会对药物效应产生影响。儿童存在比较特殊的病理生理学改变,更加会导致与成年人之间药效学的显著差异。例如:小儿血 - 脑屏障发育不健全,药物易透过血 - 脑屏障作用于中枢神经而产生不良反应;小儿体液与体重、细胞外液与体重的比例大,对酸碱和水电解质平衡调节能力差,应慎用利尿剂等酸碱和水电解质调节剂。儿童与成年人在药物疗效、毒性和蛋白结合方面的差异导致一些药物治疗范围也会不同。

二、儿科药物治疗的安全性

1. 药物不良反应　儿童由于其生理及病理过程的特殊性,易于发生药物不良反应。儿科患者病种涉及各个专业,用药种类多;大部分药物没有儿童使用的剂型,需要通过体重来核算用药剂量,患儿体重及身体状况差异大,用药缺少足够的儿科药理学资料;胎儿和新生儿药物代谢和排泄功能缺陷,可能会导致体内药物蓄积过量。以上因素最终增加了儿科患者中药物不良反应的发生率。

2. 用药失误 儿科用药失误常发生于药物处方和调配阶段,选用药物错误、给药剂量错误和给药方法错误是儿科治疗中 3 种最常见的错误,与没有掌握儿科的个体信息及相关药物信息有关。用药失误是导致儿童发病和死亡的主要原因。

3. 依从性差异 儿科患者通常自我意识和认知能力较低,用药依从性相对差。导致儿科患者产生用药不依从的主要原因有药物因素、患儿因素、监护人因素、医护人员因素。此时,应进行有效的监测、评估和干预,比如:使用儿童剂型药物;对作为监护人的患儿家长开展用药教育,以加强患儿家长对医嘱重视度等,从而提高儿科患者用药依从性。

三、儿科用药存在的问题

1. 儿科用药剂型 大多数药物只有成人剂量规格的口服片剂、胶囊剂或静脉制剂,没有适合儿科患者使用的剂型。儿科患者往往将用于成人的药物进行改变,根据体重换算用药量,如将成人剂量规格的片剂掰开、将胶囊内容物倒出、将高浓度静脉药物制剂稀释后使用,这些操作不仅麻烦,而且很难使得用药剂量精准,还会导致给药口感或剂型不恰当;在将供成人使用的静脉制剂稀释用于儿科患者治疗时,除了用药剂量难以把握外,如果选择溶媒不恰当,将会影响药物的作用和稳定性。

2. 药品说明书的缺陷 药品说明书是指导临床合理用药的重要依据,尤其是对于保障儿童用药安全性有着非常重要的意义。但目前从美国食品药品监督管理局批准的药物来看,只有 1/4 药物说明书的适应证中提到了儿科患者,多数厂家的药品说明书中有关儿科安全和有效使用药物信息不明确。许多说明书上儿科使用部分常见“在儿童中使用的安全性和有效性尚未被确认”,更无儿科用药剂量信息提供,只是标注“儿童用量酌减”或“遵医嘱”等模糊词句。

3. 新药研究开发中儿科用药相关情况 过去由于法律法规不要求提供新药在儿科患者中的临床研究信息,伦理道德准则不支持在儿科患者中进行常规 I 期和 II 期临床药物试验,加上知情同意难、试验者招募难等原因,使得上市新药一直缺少可以用于指导儿科患者用药的信息,因而普遍存在儿科用药品种和剂型规格少、药效和不良反应不明确、缺少专门针对儿童的临床试验数据等问题。但这一现象正日渐引起各国卫生、药品监督管理部门的重视,不少国家还决定制订或已经制订出旨在推动儿科用药领域快速、健康发展的战略计划。国家药品监督管理局已于 2003 年 6 月至 2018 年颁布的《药物临床试验质量管理规范》和重新修订的管理规范,规定儿童可以作为受试者,但必须在严格控制的条件下进行临床试验。

四、儿科用药中的药学监护

儿科患者是一个特殊患者群体,他们在药动学、药效学、药物治疗作用和不良反应等各个方面都与成年人有明显差异,这就使儿科用药中的药学监护显得格外重要。药师应在儿科用药领域积极承担责任,如在评估医师用药处方、对治疗药物进行血药浓度监测、设计个体化给药方案等各个方面及时干预,为临床医师和儿科患者提供全面的药学服务。目前,在儿科药学监护工作中还存在多方面的局限性,如缺乏药物在儿科组的专属治疗范围,婴幼儿以及年龄较小的儿童很难鉴别药物临床效应,多方面因素使得血药浓度与临床效应不能很好相关,这些都妨碍了儿科治疗药物监测的开展。

目前,在药学高等院校课程中有关儿科学内容少,大多数药品说明书上缺少儿科用药信息,使得许多药学工作人员缺乏对儿科药学监护所必需的、全面的儿科学知识和儿科药物研究资料。因此,药学院校、制药企业、管理部门、医院药学部门以及社会药房各个环节中重视儿科知识的补充及相关教育,从生产厂家开始完善儿科用药的相关药品信息,或进行相关药学信息服务,在预防儿科用药失误方面各司其职;收治儿科患者的医院,应开展儿科药学继续教育。另外,药品零售店应配备执业药师和临床药师,对购药者进行用药指导,以尽量做到安全、有效、合理用药。

第四节 儿科合理用药的原则

一、正确诊断并选择安全用药

1. 正确诊断,对症下药 正确诊断是安全、合理用药的重要前提,没有正确的诊断就没有正确的用药。根据疾病性质、疾病发生的轻重缓急、疾病的病原学诊断等方面确立治疗方案,掌握好用药指征,对症下药。针对疾病危及生命和身体重要脏器情况,应及时加以重点安全、治疗用药,以免对儿童身体造成不可逆损害。

2. 合理用药 安全、有效、经济、合理使用药物是合理用药的基本原则。根据诊断有针对性地选择药物,不可简单地将成人的药品直接减量服用,尽量选用儿童剂型药物。有些药物在可用可不用时,应尽量不用药。针对某种疾病的治疗效果,尽可能选用一线药物,并且在用药前,应充分考虑药物不良反应,权衡利弊后再使用。在可供选择的药物中,性价比最高的药物才是最适宜药物,而并不一定选用价格高的药物。

3. 合理联合用药 联合用药是指为了达到治疗目的而采用2种或2种以上药物同时或先后应用。由于药物之间能够产生物理吸附或化学络合作用从而形成配位化合物,联合用药不当时不仅会影响药物疗效,而且不良反应的发生率也随之增高。一种药物可治疗疾病,不应使用多种药物;一般药物可治疗疾病,不应使用高级药物。联合用药时药物品种越多,越影响药物疗效,药物相互作用的发生率越高,药物毒性也增加。小儿用药品种应尽量减少,并应选用安全、有效、不良反应小、适合儿童的药物。

抗菌药物是儿科常用药物,当有严重的细菌性感染(如败血症等)或混合感染时,应选择2~3种抗菌药物联合使用。抗菌药物联合使用时,以杀菌类加杀菌类联用为优;抑菌类加抑菌类抗菌药物能起相加作用,而不能起协同作用;杀菌剂与抑菌剂联用,则疗效不确定。应限制常规预防性使用抗菌药物,坚持合理应用。

二、掌握正确的给药途径和给药剂量

1. 选择药物剂型和给药途径　药物剂型和给药途径关系到药物生物利用度和药代动力学,直接影响疗效,临床上应根据疾病种类和严重程度,遵循"能口服不肌注,能肌注不静滴"的原则慎重选择。门诊和轻症患儿大多采用口服为主,溶液剂、分散片和泡腾片更适合小儿,应减少不必要的静脉注射;疾病急重期儿童应先静脉注射,病情稳定后可改为肌内注射,恢复期可口服药物治疗。

2. 计算给药剂量　严格按照药品说明书规定剂量执行,小儿用药剂量一般可按照小儿的年龄、体重、体表面积 3 种方法计算。按年龄计算比较简单(肥胖或瘦弱患儿除外),即不同年龄儿童用药是成人剂量的:1 个月为 1/14,6 个月为 1/7,1 岁为 1/5,2 岁为 1/4,4 岁为 1/3,6 岁为 2/5,9 岁为 1/2,14 岁为 2/3。按体重或体表面积计算每日(或每次)给药剂量的方法更精确,许多儿科医师经常采用。在计算出儿童给药剂量后,还要根据病情轻重,决定用平均量、高限量或低限量。此外应注意联合用药时,同一类药物总用量是否有调整,例如服用小儿氨酚黄那敏颗粒(小儿速效感冒颗粒)的同时使用退热药物,因两者都含有解热镇痛药成分,剂量应适当减少。

三、注意药物不良反应并避免药物滥用

药品不良反应是指合格药品在正常用法与用量下出现的与用药目的无关的有害反应,包括致死性不良反应、严重反应、中度反应及轻微反应。临床上药品不良反应的出现存在个体差异性,一般大多数人能耐受或无明显不良反应,但仍应注意监测。儿童(特别是新生儿和婴幼儿)各种器官和生理功能不健全,肝脏对药物解毒作用及肾脏对药物排泄能力低下,肝酶系统及血 - 脑屏障发育尚未完善,药动学和药效学特点与成人不同,对药物不良反应不敏感,加之儿童自我表述能力较差,主诉不明确,容易造成医师判断失误或漏诊,所以医护人员和家长在儿童用药后更应密切关注,当出现不良反应后,应立即停用怀疑的药品,并做对症处理。

儿童还应避免因滥用药物而引发的药源性疾病,如杜绝滥用抗菌药物、非甾体抗炎药、糖皮质激素等。另外,小儿生长中需要的微量元素和维生素应主要从食物中获取,不可依赖药物。有些儿童因某种原因缺乏维生素和微量元素需要补充时,应在医师的指导下适当补充。

四、阅读药品说明书与正确的用药指导

药品说明书是载明药品重要信息的法定文件,也是医师、药师、护师和患者治疗用药时的科学依据。在使用药物前,务必先仔细阅读药品说明书。查看药物有无国家正式药品批准文号,核对药品名称和药品有效期。儿童用药前,家长更要仔细阅读药品说明书中的适应证、禁忌证、用法与用量和可能出现的不良反应。药师应对患儿父母作出正确的用药指导,让家长了解药品不良反应及用药注意事项,叮嘱家长仔细观察儿童用药后反应,一旦发现问题,应及时就诊咨询医师,并就小儿给药方法作出指导。对婴幼儿不建议家长捏着鼻子、掰开嘴强行灌入,也不能在小儿睡熟、哭闹或挣扎时喂药,以免呛入气管发生危险,可将药物研碎(肠溶片、控释片、薄膜衣片除外)裹在易消化食物中服用;哺乳期婴儿除可将药研粉溶入

糖水外,还可将药粉附着于奶嘴上,使药物与奶水一起服下。

（李德爱　宁宇杉　刘 杰　王 怡）

参考文献

［1］沈晓明,王卫平.儿科学[M].北京:人民卫生出版社,2012.

［2］谷容.儿科疾病的合理用药[M].北京:人民卫生出版社,2011.

［3］沈刚.新编实用儿科药物手册[M].北京:人民军医出版社,2009.

［4］薛征.儿科疾病[M].北京:科学出版社,2011.

［5］李振芳.实用儿科药物剂量速查手册[M].北京:中国医药科技出版社,2010.

［6］焦红星.儿科疾病安全用药手册[M].北京:军事医学科学出版社,2009.

［7］张志清.儿童用药指导[M].北京:人民卫生出版社,2012.

［8］李德爱.儿科治疗药物安全应用[M].北京:人民卫生出版社,2015.

［9］陈文彬.临床药物治疗学[M].北京:人民卫生出版社,2004.

第三章

液体平衡及液体疗法

体液是人体的重要组成部分,其生理平衡对于维持生命至关重要。体液平衡可通过人体的神经、内分泌、肺、肾脏等系统参与调节而保持相对稳定。当环境因素、自身病理状态等因素变化导致体液动态平衡打破并超过人体调节能力时,就会导致体液平衡失调。

体液是以水作为溶媒,以 Na^+、K^+、Mg^{2+}、Ga^{2+}、HCO_3^-、Cl^-、PO_4^{3-} 等无机物成分和蛋白质、葡萄糖、激素、脂质等有机物成分作为溶质液体。小儿新陈代谢旺盛,器官发育尚未成熟,体液占比较大且每日出入量相对多,机体的调节能力较差,易发生水、电解质代谢紊乱,若未及时恰当处理,可能会危及儿童生命。由于小儿的生理特点,水、电解质和酸碱平衡紊乱在儿科较为常见。

第一节 液体平衡特点

一、体液含量与分布

小儿的间质液比例较高,年龄越小,体液含量越高,足月新生儿体液含量可达体重的78% 左右。新生儿在出生后数天内常有体液迅速丢失,可达到体重的 5% 或更多,称为生理性体重下降。随着月龄增长,体液含量则明显下降,至 1 周岁时体液含量可降至 65%,在 8 岁时达到成人的水平(60%)。脂肪不含水分,故肥胖者体液占比相对低。肥胖儿体液总量占体重的比例相对低,在相同失水量的情况下,普通儿童是中度脱水,而肥胖儿则可能是重度脱水。青春期时,会因性别不同而出现体液含量差异,成年男性肌肉发育较好,体液含量可达 60%;女性脂肪较多,体液含量约 55%。1 周岁后,儿童体液含量相对较为稳定,一般体液含量与体重相关,可由公式进行计算:体液总量(L)=0.61×体重(kg)+0.251。

体液主要由细胞外液和细胞内液组成,细胞外液包括血浆与组织间液。年龄越小,相应的间质液含量越高(表 3-1)。

表 3-1　不同年龄的体液分布（占体重的比例，%）

| 年龄 | 总量 | 细胞外液 | | 细胞内液 |
		血浆	间质液	
足月新生儿	78	6	37	35
至 1 岁	70	5	25	40
至 14 岁	65	5	20	40
成人	50~60	5	10~15	40~45

二、体液成分

体液主要分布于血浆、组织间隙及细胞内，其中分布于血浆、组织间隙的体液称为细胞外液，分布于细胞内的体液称为细胞内液。在溶质组成上，细胞外液与细胞内液有着较大的差异，主要由细胞膜半透性、溶质跨膜转运方式及细胞生理活动导致。细胞外液中血浆最易取得，可通过血浆精确地测定电解质成分，其中主要阳离子为 Na^+、K^+、Ca^{2+} 和 Mg^{2+}，以 Na^+ 含量最高，占 90% 以上，浓度为 137~142mmol/L，对维持细胞外液的渗透压起主导作用。细胞外液的主要阴离子为 Cl^-、HCO_3^-、蛋白质。此外，还有一部分阴离子未测定，称为未测定阴离子（undetermined anion，UA），主要为无机硫、无机磷、乳酸根、酮体等。组织液中 Ca^{2+} 含量比血浆低 1/2 左右，其余电解质成分与血浆相同。细胞内液中的电解质组成较难测定，且不同组织之间存在差异较大，总的来说，细胞内液主要的阳离子为 K^+、Mg^{2+}、Na^+，其中 K^+ 含量最高，占 78% 左右。细胞内液主要的阴离子为 HPO_4^{2-}、蛋白质、HCO_3^- 和 SO_4^{2-} 等。新生儿在生后数天内血钾、氯、磷和乳酸偏高，而血钠、钙、碳酸氢盐偏低。小儿体液电解质组成与成人无明显差异。

三、水代谢特点

尽管健康小儿每天的水与电解质摄入量波动较大，但其体液仍保持着相对稳定，水与电解质摄入量与排出量大致相当。

（一）水生理需求量

水的需求量与新陈代谢、摄入热量、食物性质、经肾排出溶质量、不显性失水量、活动量及环境温度有关。儿童水需求量相对大、交换率快，主要原因为儿童生长发育较快，组织增长需蓄积水分；新陈代谢旺盛，摄入热量、蛋白质和经肾排出的溶质量高；体表面积大，呼吸频率快，不显性失水高于成人，活动量大等。按照体重计算，儿童年龄越小，每日需水量则越高。初生婴儿液体的需求量与体重和日龄有关，出生体重越低、日龄越小，需水量越高。足月儿钠需要量为 1~2mmol/（kg·d），<32 周的早产儿为 3~4mmol/（kg·d）；初生婴儿 10 天内血钾水平较高，一般不需补钾，以后需要量为 1~2mmol/（kg·d）。早产儿体内皮质醇和降钙素分泌较多，常有低钙血症。不同年龄小儿需水量见表 3-2。

（二）水的排出

水主要经肾以尿的形式排出，其次为经皮肤和肺的不显性失水及消化道粪便排水，另有少量水贮存在体内，提供给新生组织。不显性失水为水分经皮肤和肺蒸发排出，可调节体温,人体约有 1/4 热量经不显性失水散失。不显性失水仅为水的损失并未有电解质的损失,其失水量与体表面积成正比,儿童失水较成人多。此外,体温、呼吸频率、环境温度、湿度以及空气的对流情况等因素对于不显性失水均有一定的影响。婴儿特别是新生儿需格外重视不显性失水量,体表面积越大、呼吸频率越快、体温及环境温度越高以及活动量越大,不显性失水量就越多。不显性失水量不受体内水分多少的影响,即使长期不进水,机体也会动用组织氧化产生水分和组织中本身含有水分来抵偿,故在供给水分时应将其考虑在常规补液的总量内。小儿不同年龄不显性失水量见表 3-3。

表 3-2　不同年龄小儿每日需水量

年龄	需水量/(ml·kg⁻¹)
<1 岁	120~160
>1~3 岁	100~140
>3~9 岁	70~110
>9~14 岁	50~90

表 3-3　不同年龄儿童每日不显性失水量

年龄	不显性失水量/(ml·kg⁻¹·d⁻¹)
早产儿或足月新生儿	
750~1 000g	82
1 001~1 250g	56
1 251~1 500g	46
>1 500g	26
婴儿	19~24
幼儿	14~17
儿童	12~14

年幼儿童水代谢与交换率较成人更快,年龄越小,出入量相对也越大。婴儿水交换量为细胞外液量的 1/2,成人则为细胞外液量的 1/7。故婴儿体内水交换率比成人快 3~4 倍。因婴儿对缺水耐受力差,在病理情况下,如进水不足且又有水分继续丢失时,因肾脏浓缩功能有限,将比成人更易脱水。

（三）水平衡调节

肾脏是体液调节的重要器官,机体每日都会产生代谢废物,如蛋白质代谢产物尿素、盐类(主要为钠盐)等,需有足够的尿液使其排出。水经肾脏排出与抗利尿激素(antidiuretic hormone,ADH,又称血管升压素)分泌及肾小管上皮细胞对 ADH 反应性有密切关系。正常引起 ADH 分泌血浆渗透压阈值为 280mOsm/L,当血浆渗透压变化 1%~2% 即可影响 ADH

分泌。当液体丢失达总量的 8% 或以上时,ADH 分泌会显著增加,严重脱水会使 ADH 增加呈指数变化。

正常情况下,水分排出的多少主要靠肾脏的浓缩和稀释功能进行调节。肾功能正常时,水分摄入多,尿量就多;水分摄入量少或有额外的体液丢失(如大量出汗、呕吐、腹泻)而导致液体补充不足时,人体会通过调节肾功能以提高尿比重、减少尿量的方式来排泄体内的代谢废物,最终使水丢失减少。小儿年龄越小,肾脏浓缩和稀释功能则越不成熟,新生儿和幼婴儿由于肾小管重吸收功能发育尚不完善,其最大浓缩能力只能使尿液渗透压浓缩到约 700mOsm/L(比重 1.020),即在排出 1mmol 溶质时需带出 1.0~2.0ml 水;而成人的浓缩能力可使渗透压达到 1 400mOsm/L(比重 1.035),只需 0.7ml 水即可排出 1mmol 溶质,因此小儿在排出相同量的溶质时需水量比成人多,尿量相对多。当入水量不足或失水量增加时,易超过肾脏浓缩能力限度,从而发生代谢产物滞留和高渗性脱水。年龄越小,肾脏排钠、排酸、产氨能力也越差,因而也容易发生高钠血症和酸中毒。另外,正常成人可使尿液稀释到 50~100mOsm/L(比重 1.003),新生儿出生 1 周后肾脏稀释能力虽可达成人水平,但由于肾小球滤过率低,水的排出速度较慢,若摄入水量过多,又易引起水肿和低钠血症。肾脏在体液平衡调节中起着十分重要的作用,在液体治疗时应优先考虑恢复肾循环。

正常粪便失水量很少,不会引起体液平衡失调,但在腹泻时可丢失大量水分与电解质,引起脱水和电解质紊乱。

第二节 水与电解质平衡失调

一、脱水

脱水主要是由摄水不足或水分丢失过多引起体液总量的减少,尤其是细胞外液量减少。摄水不足可能是进食减少或饮水过少引起,丢水过多则可能是呕吐、腹泻、出汗、大面积烧伤等引起。脱水的同时往往还伴随着电解质丢失,常见钠、钾的损失,严重腹泻时伴有钙、镁的损失。在钠与钾丢失的同时,可存在负离子氯离子与碳酸氢根离子的损失,如呕吐损失氯离子,易发生碱中毒,腹泻损失碳酸氢盐较多,可发生酸中毒。失水的原因不同,损失电解质与水的比例也不同,若失水多于失钠,细胞外液为高张,细胞内液转移至细胞外,发生细胞内脱水;失钠多于失水,则细胞外液为低张,水向细胞内转移,而发生细胞外脱水。体液和电解质丢失严重程度取决于丢水的速度与幅度。

(一)脱水的程度

小儿脱水的程度一般以损失体重来估计,因为体重急剧损失可认为是体液损失所致,凡体重丢失 1% 以上时可认为存在着体液损失。脱水引起体重损失变化较大,一般在 5%~15%,相当于 50~150ml/kg 体液损失。根据体重损失的程度,可将脱水分为轻度、中度、重度 3 种。轻度脱水体重损失在 5% 以下,中度脱水损失在 6%~10%,重度脱水损失在 11%~15%,脱水的临床特征及程度见表 3-4。

表 3-4　脱水的程度与临床特征

临床特征	轻度脱水	中度脱水	重度脱水
体重减少 /%	3~5	6~10	11~15
皮肤弹性	正常（或稍减低）	减低	显著减低
皮肤色泽	正常	苍白	灰暗
黏膜	干燥	干燥	干裂
脉搏	正常	稍增快	增快
毛细血管充盈 /s	2~3	3~4	>4
血压	正常	正常	下降
灌注	正常	正常	静脉塌陷
尿量	轻度少尿	少尿	无尿
泪水	减少	减少	无泪
尿比重	>1.020	>1.020	无尿
尿钠	<20mmol	<20mmol	无尿

（二）脱水性质与临床表现

脱水性质常反映了水和电解质的相对丢失量。钠离子占细胞外液阳离子总量的 90% 以上，对于细胞外液渗透压起主导作用，一般根据血浆钠离子浓度作为估计脱水性质的标准，可将脱水分为等渗（等张）、低渗（低张）、高渗（高张）性 3 种。临床上以等渗性脱水最为常见，其次为低渗性脱水，高渗性脱水较为少见。

脱水性质与病理生理、治疗及预后均有密切的关系。详细病史常能提供估计失水性质与程度的信息，故应详细询问患儿摄入量与排出量、体重变化、排尿次数及频率、一般状况及儿童性情改变。当患儿有腹泻数天，摄入水量正常而摄入钠盐极少时，常表现为低渗性脱水；当高热数天而摄入水很少时，或将配方奶不正确地配成高渗或使用高渗性液体冲泡时，可出现高钠血症；当使用利尿剂、有肾脏失盐因素存在而摄入又不足时，可出现低钠血症。但是，当患儿有原发性或继发性肾性尿崩症而水摄入受限时，也可能发生高渗性脱水。一般腹泻的大便多呈低渗，但随着低渗液体的部分口服补充，可使最终脱水呈等渗性。

对于小儿脱水，临床上可表现出血压、心率改变，口唇、黏膜干燥，泪少，婴儿前囟凹陷、少尿以及神志状态改变等。脱水损失达体重的 2% 时，即可产生口渴症状。中枢神经细胞对脱水最为敏感，脱水可引起精神烦躁、疲乏、嗜睡、昏迷、惊厥等。此外，脱水可致皮肤干燥、弹性减少，泪液分泌减少，小儿啼哭无泪且眼球干燥。脱水引起的尿少或无尿会导致代谢的酸性物质排出减少，累积后可出现酸中毒，引起代偿性呼吸加快加深，呼出气体凉而有酮味。小儿对脱水引起的循环血量减少会出现代偿反应，可表现为脉搏加快，因此，严重脱水时仍可以维持正常血压，但一旦出现血压下降，就是小儿休克信号，应给予紧急处理。

1. **等渗性脱水**　水与电解质（主要为钠）成比例丢失，血清 Na^+ 浓度为 130~150mmol/L。主要由腹泻、呕吐、胃肠引流、肠瘘及短时间饥饿引起，主要为细胞外液失水，一般表现为口渴、尿少、皮肤与黏膜干燥失去弹性、前囟下陷等，而血液渗透压正常，故很少发生中枢神经系统症状。

2. **低渗性脱水** 失钠多于失水,血清 Na^+ 浓度低于 130mmol/L,常见于腹泻时口服大量清水或静脉注射大量非电解质溶液,长期限制食盐摄入,肾上腺皮质功能不全,大面积烧伤,损失较多血浆者。低渗性脱水不但细胞外液损失,而且由于渗透作用,部分水还会转入细胞内,从而使细胞外液损失严重。临床上口渴感较轻,尿减少不明显。血钠低,可表现为疲乏、无力、肌肉低张,低钠严重者可发生脑水肿,颅内压增高,表现出头痛、嗜睡、视力模糊,甚至发生昏迷、惊厥等。

3. **高渗性脱水** 失水多于失钠,血清 Na^+ 在 150mmol/L 以上。一般多见于肾性尿崩症、使用大量脱水药、口服或静脉输入过多等渗液或高渗溶液等。由于水可从细胞内转移至细胞外,不易发生休克,但有严重口渴感。患儿可表现出尿少而比重高、高热、烦躁、嗜睡、肌张力增高等。由于脱水后肾脏负担加重,在回收水分的同时还要排出废物,若脱水继续加重,则可出现氮质血症。了解脱水性质,有助于选择正确的手段进行治疗。各类脱水性质的鉴别及婴儿水与电解质缺乏可能值见表 3-5 和表 3-6。

表 3-5 脱水性质与症状

项目	脱水性质		
	低渗性脱水	等渗性脱水	高渗性脱水
神志	头晕、眼不睁	淡漠、疲乏	烦躁不安
口渴	轻	明显	严重
皮肤弹性	极差	差	尚好
皮肤黏膜	湿黏	干	干燥
体温	过低	正常	发热
脉搏	较弱,摸不到	较弱	正常或稍快
血压	极低	低	正常
尿量	正常或稍减	少	极少
尿比重	低	正常	高

表 3-6 中至重度脱水婴儿水、电解质缺乏可能值

脱水类型	损失值			
	水 /(ml·kg^{-1})	[Na^+]/(mmol·kg^{-1})	[K^+]/(mmol·kg^{-1})	[Cl^-+HCO_3^-]/(mmol·kg^{-1})
等张性脱水	100~150	7~11	7~11	14~22
高张性脱水	120~170	2~5	2~5	4~10
低张性脱水	40~80	10~14	10~14	20~28

二、钠平衡失调

(一)低钠血症

钠离子是细胞外液的主要阳离子,对于维持细胞外液渗透压起主导作用。正常血清钠

浓度为 130~150mmol/L,当血清钠低于 130mmol/L 时,称为低钠血症。低钠血症时,体内钠总量可降低、正常或增加,临床上常见的低钠血症主要是细胞外液缺钠或细胞外液容量过高引起。以血清钠低于 130mmol/L 作为低钠血症的标准时,需排除以下两种情况:①原发性或继发性高脂血症与高蛋白血症,由于所测钠只存在于血浆水中,蛋白与脂质不含水,以血浆容积去计算血浆钠浓度时,会使血浆钠低于正常值,为假性低钠血症。②糖尿病高血糖和静脉输注高渗溶液,如葡萄糖、20% 甘露醇等,可使细胞内液中的水分外流,从而引起细胞外液钠离子浓度下降。一般无须按低钠血症处理,但是高渗细胞外液可能会引起渗透性利尿,为防止脱水可能导致高钠血症,应适当补充水与电解质。

1. 病因　低钠血症可能是由体内钠缺失或水分过多引起,可根据低钠血症与伴随细胞外液量关系,将低钠血症分为低容量性低钠血症、正常容量性低钠血症、高容量性低钠血症。

低容量性低钠血症又称为低渗性脱水,血清钠<130mmol/L,血浆渗透压<280mmol/L,可引起细胞内水肿,一般由消化液大量丢失、体液在体腔大量聚集、大量出汗、长期服用利尿剂、肾实质性疾病、大面积烫伤等引起。

正常容量性低钠血症的特点是血清钠下降,细胞外液容量不变或轻度增高,一般由各种原因导致抗利尿激素不适当分泌综合征(syndrome of inappropriate secretion of antidiuretic hormone,SLADH),如恶性肿瘤(如胰腺癌、白血病等)、肺部疾病(如支气管肺癌、肺结核、肺炎、肺脓肿)、中枢神经系统疾病(如脑膜炎、脑出血等)等。此外,某些内分泌疾病如甲状腺功能减退、肾功能不全等也可引起正常容量性低钠血症。

高容量性低钠血症为稀释性低钠血症,主要由水钠潴留、水多于钠引起,常见于肾病综合征、充血性心力衰竭、肝硬化等。此外,水中毒是高容量性低钠血症的病因之一,常见于饮水过多,肾功能排水出现障碍,如较小婴儿肾功能不全。另外,胃肠道外输入水分过多或巨结肠用大量水灌肠等也可引起水中毒。

2. 临床表现　低钠血症的症状与低钠程度及形成低钠过程快慢有关。低钠血症在临床上可引起细胞内水肿,其中脑细胞水肿则可引起精神萎靡、嗜睡、面色苍白,严重时可发生昏迷、惊厥等。水钠潴留引起的低钠血症表现为皮下水肿。钠有保持神经、肌肉应激性生理功能,低钠较严重时,可引起肌张力下降、腱反射消失,心音低钝及肠麻痹、腹胀等。

3. 治疗　对于低渗性脱水患儿,缺钠量 =(钠期望值 – 钠实际值)× 体重(kg)× 0.6。缺失量的 1/2 应在治疗的前 8 小时内给予补充,剩余量则应在之后的 16 小时内补足。血钠上升速度不宜过快,不应超过每小时 2mmol/L 的速度。

累积损失量用 2/3 张至等张钠溶液补充,开始用等张液,好转后改用 2/3 张液。低渗性脱水在严重低钠并伴有中枢神经系统症状时,可静脉给予 3% NaCl 溶液,宜缓慢滴注,在 1 小时以上的时间将血钠提高至 >120mmol/L。症状缓解后,患儿常出现大量利尿,可继续输入 2/3 张至等张含钠液,至脱水症状缓解。

SLADH 的治疗主要在于限制入水量,在有症状时可以采用利尿剂治疗,同时再用 2/3 张至等张的补液补充丢失的钠量。脑症状严重时,可以采用 3% NaCl 进行治疗。

水钠潴留引起的低钠血症应在治疗原发性疾病的基础上限制水钠摄入,严重时可以使用利尿剂治疗,并同时补充排尿所致的钠损失。水中毒时,轻症可以限制摄水,重症则可使用利尿剂,并以等渗或高渗含钠液补充经尿损失的钠量。

慢性低钠血症升钠速度不宜过快,每日升钠量不高于 12mEq/L,否则可能会引起脑桥脱髓鞘病。

（二）高钠血症

高钠血症主要由体内水缺失或钠摄入过多引起,当血钠>150mmol/L 时,则称为高钠血症。高钠血症时,细胞内液可外流至细胞外液,从而引起细胞脱水。水摄入不足可导致细胞外液量减少,摄入钠量过多则可引起细胞外液量增多。

1. **病因** 高钠血症的病因之一是水缺失,可由摄水过少、丢失水过多或低渗液丢失过多引起。无法表达口渴的人如意识不清、婴儿、智能低下者,若不注意适量补充水分,可引起高钠血症。新生儿喂奶与喂水不足也可引发高钠血症。丢失水分常见由急性腹泻、垂体或肾性尿崩症、肺通气过度、高热、环境温度过高等原因引起。

钠盐摄入过多引起的高钠血症以医源性病因较为多见,其中,为了纠正脱水、酸中毒时补充含钠液浓度过高或量过多是最为常见病因。此外,奶粉在冲调不当如加盐或兑水过少时,也可引起高钠血症。

2. **临床表现** 细胞内脱水患儿可表现为烦渴、超高热(40℃以上)、口腔黏膜干燥、无泪等症状。非肾途径排水过多引起高钠血症,可表现为尿量减少、尿比重增高。脑细胞脱水时,可表现出意识障碍、烦躁不安、颈强直,严重时出现角弓反张、肌震颤、局部或全身抽筋等,严重时可引起脑出血与血栓形成,可危及生命或留下后遗症。

由于失水过度或低渗液损失过多引起高钠血症,可产生高渗性脱水症状。钠盐摄入过多则可引起细胞外液容量的增加,严重时则可引起心力衰竭与肺水肿。

钠含量增高,可引起神经、肌肉应激性增高,使得患儿肌张力增高、腱反射亢进,严重时可致角弓反张。

3. **治疗** 严重的高钠血症患儿,不宜过速输入葡萄糖注射液或含钠低渗液,否则会导致细胞外液渗透压降低过快,而导致细胞外液进入细胞内,引起细胞水肿。在静脉补液时,张度不宜过低,可加 0.1%~0.3% 钾,常用 0.15%,不宜超过 0.3%。

单纯性失水过多,症状轻者饮水即可。重症患者静脉补充 1/8~1/4 张含钠溶液,其中加入 0.1%~0.3% 钾,补充葡萄糖时以 2.5% 的含量为佳。累积损失量可在 2 天内补足,即每天输液量为 1/2 累积损失量加上每日生理需求量。

丢失低渗液患儿,应先恢复血液循环量与尿量,可快速输入 1/2~2/3 张含钠液 20~30ml/kg。症状改善后,可用含钾 1/6~1/4 张含钠液,补充累积损失,输液速度为 5~7ml/kg 或累计损失在 2 天补足。

对于盐、水均过多高钠血症,血容量较高,输入过多液体可能会引起心力衰竭、肺水肿,可先用利尿剂排钠,同时输入低渗液,如 1/8~1/3 张低渗液。对于盐中毒或伴随肾功能不良时,需采用透析治疗。

三、钾代谢异常

人体内钾主要存在于细胞内,细胞内钾浓度约为 150mmol/L。正常血清钾维持在 3.5~5.0mmol/L,它在调节细胞的各种功能中起重要作用。

（一）低钾血症

当血清钾浓度低于 3.5mmol/L 时称为低钾血症。

1. **病因** 低钾血症在临床较为多见,主要原因有:

（1）钾摄入量不足,可由长期的禁食或进食减少引起。

（2）钾丢失过多:由消化道丢失过多,如呕吐、腹泻、各种引流或频繁灌肠而又未及时补充钾;肾脏排出过多,如酸中毒所致钾从细胞内释出,随即大量由肾脏排出。此外,库欣综合征、原发性醛固酮增多症、糖尿病酮症酸中毒、甲状腺功能亢进、低镁、大量利尿、碳酸酐酶抑制剂的应用和原发性肾脏失钾性疾病如肾小管性酸中毒等也可引起低钾。

（3）出汗过多,也可引起钾丢失,每升汗中含 5~10mmol 钾。

（4）输入不含钾溶液后,由于血浆被稀释,钾随尿量增加而排出;酸中毒纠正后,钾则向细胞内转移;糖原合成时可消耗钾。由于上述原因,使血清钾下降,并出现低钾症状。

（5）钾在体内分布异常:如在家族性周期性瘫痪,钾由细胞外液迅速进入细胞内而产生低钾血症;代谢性碱中毒时,细胞外液中的钾进入细胞内与 H^+ 进行交换也可引起低钾血症;胰岛素、β 受体激动剂(如沙丁胺醇)也可使钾进入细胞内从而引起血钾下降。

2. **临床表现** 低钾血症的临床表现不仅取决于血钾浓度,还与缺钾发生速度有关。起病缓慢者,体内缺钾虽达到严重的程度,而临床症状不一定很重,一般当血钾<3mmol/L 时可出现症状。

低血钾的临床表现主要为三个方面:

（1）神经肌肉生理功能障碍:神经肌肉应激性与传导性降低及肌肉的收缩障碍,表现为骨骼肌、平滑肌及心肌功能改变,如肌肉软弱无力,腱反射消失,重者出现呼吸肌麻痹或麻痹性肠梗阻、胃扩张,膝反射、腹壁反射减弱或消失,心肌收缩力减弱,心音低钝。

（2）心血管方面:出现心律失常、血压降低,甚至发生心力衰竭,心电图表现为 T 波低宽、出现 U 波、QT 间期延长、T 波倒置以及 ST 段下降等。

（3）肾损害:长期低钾可致肾单位硬化、间质纤维化,在病理上与慢性肾盂肾炎很难区分。肾脏浓缩功能下降,出现患儿多尿、夜尿。慢性低血钾可影响蛋白质代谢,减少生长激素合成,从而引起患儿生长发育障碍。重者有碱中毒症状。

3. **治疗** 低钾的治疗主要为消除原发病因及补钾。应积极治疗原发病,控制钾进一步丢失。补钾时,既要快速消除低血钾可能造成的呼吸肌麻痹、严重心律失常等风险,但又不可快速将体内的钾全部补足,以免短时快速补钾而引发心搏骤停。对于患儿而言,肾功能障碍无尿时影响钾排出,此时应见尿才能补钾,有利于防止高血钾发生。一般每天补钾3mmol/kg,严重低钾者补钾 4~6mmol/kg。补钾常以静脉输液补充,但如患者情况允许,口服缓慢补钾更安全,可采用 10% 氯化钾口服,每日剂量为 200~250mg/kg,分 4~6 次服用。静脉补钾浓度不应超过 0.3%,滴注速度不宜超过每分钟 0.5mmol/kg。静脉补钾时应精确计算补充速度与浓度。在补钾时应监测血清钾水平,有条件时应心电监护。当低钾伴有碱中毒时,常伴有低氯,故采用氯化钾液补充可能是最佳策略,如有肾小管酸中毒时,可选用碳酸氢钾、枸橼酸钾、葡萄糖酸钾,糖尿病酸中毒恢复时补钾可用磷酸钾。

（二）高钾血症

血清钾浓度 ≥ 5.5mmol/L 时称为高钾血症。高钾血症时不一定人体的总血钾过多,当细胞内的钾向细胞外转移时,也可引起血钾升高。高钾血症一般可分为钾过量性高钾血症、转移性高钾血症、浓缩性高钾血症。

1. **病因** 高钾血症常见病因有:

（1）钾摄入过多,如口服钾盐过多、静脉输钾过多、输入库存血。

（2）钾排泄减少，如急慢性肾炎少尿期、肾上腺皮质功能减退、应用保钾利尿剂。

（3）转移性高血钾，如高热、缺氧、大量溶血、酸中毒时 H^+ 进入细胞与钾交换等。

（4）浓缩性高血钾，如严重脱水、大面积烧伤患者的血液浓缩等。

2. 临床表现　高钾血症的主要表现：

（1）心电图异常与心律失常：高血钾对心肌产生抑制作用，导致心率减慢而不规则，可出现室性期前收缩和心室颤动，甚至心搏停止。心电图可出现高耸 T 波、P 波消失或 QRS 波群增宽、心室颤动及心脏停搏等。心电图异常对于决定是否需治疗有很大帮助。

（2）神经、肌肉症状：高血钾可引起神经肌肉应激性降低，肌肉软弱无力，严重时可瘫痪，常自下肢开始，呈现上升性麻痹，腱反射减弱甚至消失。

3. 治疗　确诊后，应停用所有含钾补液及口服补钾药物，其他隐性的钾来源，如抗菌药物、肠道外营养等也应注意。血钾 ≥ 7mmol/L 时，可出现肌无力与心电图改变，应紧急处理，以防止心律失常发生与恶化。高钾血症治疗有 4 个基本目标：

（1）防止致死性心律失常。

（2）去除体内过多钾。高血钾的主要治疗措施包括：钾拮抗剂，可用 10% 葡萄糖酸钙 0.2~0.5ml/kg 缓慢静脉注射 2~10 分钟以上，同时做好心电监护，一旦出现心动过缓，应停止注射。

（3）促进钾转移入细胞内，可用 5% 碳酸氢钠 3~5ml/kg 碱化细胞外液，促使钾向细胞内转移；或胰岛素加入葡萄糖溶液中，如用 10% 葡萄糖加 0.15~0.3U 普通胰岛素静脉滴注 2 小时以上；或 1~2 小时内输入 10% 葡萄糖 5ml/kg；或 β_2 受体激动剂，如沙丁胺醇（sallbutamol）5μg/kg，15 分钟静脉应用或以 2.5~5mg 雾化吸入常能有效降低血钾，并能持续 2~4 小时。

（4）促进钾的排泄，聚苯乙烯磺酸钠离子交换树脂 1~2g/（kg·d），2~3 次 /d 服用；或使用排钾利尿剂；或采用腹膜透析或血液透析方法促进钾的排泄等。

四、钙代谢异常

（一）低钙血症

小儿低钙血症又被称为手足搐搦症，主要是因为血钙下降时，神经肌肉兴奋性增高。当血清钙低至 2.1mmol/L 或游离钙降低至 1mmol/L 时，称为低钙血症，可出现低钙症状。

1. 病因

（1）钙摄入不足，如小儿喂养不当，未补充维生素 D、阳光照射时间过少、未及时添加辅食；服用与钙结合影响其吸收的碱性药物，进食含草酸、磷酸的食物。

（2）经胃肠道与肾脏丢失，如呕吐、腹泻；肾功能不全、肾小管酸中毒、高磷血症、25-（OH）D_3 合成障碍等。

（3）甲状旁腺功能减退症。

（4）游离钙下降，常见于碱血症，如呕吐、肺通气过度、静脉注射碳酸氢盐过量等。

2. 临床表现　低钙血症可表现为神经肌肉应激性增高，可致口周、手足麻木，儿童可发生手足搐搦、惊厥、喉痉挛等。

3. 治疗　低钙血症的治疗主要应治疗原发性疾病，同时补充钙剂。静脉注射钙剂是迅速提高血钙的方法，可静脉缓慢注射或静脉滴注 10% 葡萄糖酸钙 0.5ml/kg，不超过 10ml，同时要注意患儿的心率。此外，可以口服氯化钙溶液，但较小婴儿不宜长期服用，一般不超过

1周。缺乏维生素D引起低钙血症,应先补钙再补充维生素D,同时患儿应多晒太阳。对于伴有低镁低钙血症,还应补充镁。

(二)高钙血症

当血钙高于或等于2.75mmol/L时称为高钙血症;当血钙高于或等于3.75mmol/L时则为高钙危象。

1. 病因

(1)钙吸收增加,如甲状腺功能亢进、恶性肿瘤。

(2)肠钙吸收增加,维生素D补充过量。

(3)钙排泄减少,如使用噻嗪类利尿剂、急慢性肾衰竭等。

2. 临床表现　血钙升高可引起多器官出现症状:

(1)消化系统:可出现食欲减退、口渴、便秘、恶心等症状。

(2)呼吸系统:咳嗽、喘息。

(3)心血管系统:由于钙促心力与促心率作用,可表现为心搏加快、QT间期缩短、血压升高等。

(4)神经肌肉兴奋性下降,烦躁不安、易哭、记忆力减退、肌肉软弱无力,反射减弱或消失。

(5)泌尿系统:肾小管钙盐沉着、肾结石、肾组织损伤,并最终引起肾衰竭。当血钙高于3.75mmol/L时,多数患儿病情较为危险,需紧急抢救,以免发生肾衰竭。

3. 治疗　高钙血症治疗时,消除病因是根本。患儿应减少食物中钙与维生素D摄入,存在脱水情况时,应首先纠正脱水,无脱水患儿可以输入1/2~2/3张含钠溶液10~20ml/kg,再注射呋塞米促进钙经尿排出。皮质类固醇可减少钙的肠道吸收,增加尿钙排出,可用地塞米松0.3~0.4mg/kg滴注,但作用比较缓慢,常需数天。降钙素静脉注射2~8U/kg可迅速降低血钙。己二胺四乙酸(ethylene diamine tetraacetic acid,EDTA)可与钙形成络合物,促进钙的排泄,一般15~50mg/kg置于10%葡萄糖中静脉滴注,但存在肾毒性,肾功能不良患者不宜使用。

五、镁代谢异常

(一)低镁血症

镁缺乏症状与低钙、低钾相似。镁是细胞内第二个重要的阳离子,主要存在于细胞内,67%存在于骨骼内,31%存在于细胞内液,2%在细胞外液中。临床上将血镁低于0.74mmol/L称为低镁血症。

1. 病因　低镁血症主要见于镁摄入不足,如长期饥饿、禁食、喂养不当、静脉全营养时未添加镁盐、慢性腹泻、小肠吸收不良等。镁经尿中过多代谢也是低镁血症的病因之一,常见于慢性肾炎、肾盂肾炎、肾小管酸中毒等引起多尿。此外,各种内分泌疾病,如甲状腺功能亢进、糖尿病酮症酸中毒、抗利尿激素分泌不当综合征等也可增加尿中镁的流失。

2. 临床表现　缺镁可导致患儿出现食欲减退、淡漠、记忆力减退、精神错乱、烦躁等症状。低镁可致心律失常,心电图表现为PR间期、QT间期延长,QRS波增宽。

3. 治疗　患儿多食含镁丰富的食物,如鱼类、绿叶蔬菜、花生等。轻度缺镁可以口服镁剂进行补充,0.25g氧化镁或10%氢氧化镁0.5~1.5mmol/kg。口服不能耐受的患者,可以肌内注射25%硫酸镁0.2~0.4ml/kg。若严重缺镁,则应通过静脉输液进行补镁,可用25%硫酸镁0.4ml/kg加至5%葡萄糖中稀释至1%硫酸镁溶液进行静脉滴注,注意血压与呼吸频率的监测,有严重不良反应时,可用10%葡萄糖酸钙进行解救。

(二)高镁血症

血镁高于1.03mmol/L时为高镁血症。

1. **病因**　高镁血症常见病因为肾衰竭,此外,医源性摄入镁过多也是引起高血镁的病因之一,如妊娠妇女患妊娠期高血压疾病时静脉滴注硫酸镁,可致新生儿早期高血镁。

2. **临床表现**　当血镁高于2mmol/L时,神经肌肉应激性下降,全身肌肉无力,血管扩张,血压下降,房室传导阻滞,心电图可见PR间期延长、QRS波增宽、T波改变等。

3. **治疗**　首先应停用含镁制剂,同时积极治疗原发病。高镁血症时,可能存在着脱水,应按脱水的性质进行液体治疗。纠正脱水后,可利用利尿剂促进尿镁的排泄。钙是镁的拮抗剂,可静脉给予10%葡萄糖酸钙10~20ml缓慢注射。此外,葡萄糖加胰岛素静脉滴注有助于镁向细胞内转移。对于肾衰竭患者,可通过血液透析或腹膜透析的方法排镁。

六、酸碱平衡紊乱

正常儿童血pH与成人一样,为7.4,但范围稍宽,为7.35~7.45。人体主要通过缓冲系统和肺、肾调节使体内酸碱保持在正常的生理范围内。然而,人体维持酸碱平衡的能力是有限的,当进入机体或机体产生的酸碱过多时,或肺与肾调节功能出现障碍时,人体酸碱动态平衡就可能会被破坏。

缓冲系统主要包括碳酸、碳酸氢盐系统和非碳酸氢盐两个系统,非碳酸氢盐系统主要为血红蛋白、有机及无机磷,血浆蛋白占较少部分。细胞外液pH主要取决于血液中HCO_3^-和H_2CO_3两者含量比值,HCO_3^-和H_2CO_3比值保持在20/1时,pH=7.4。当某些因素导致HCO_3^-和H_2CO_3比值改变,并超出7.35~7.45的正常范围时,就会出现酸碱平衡紊乱。

肺通过排出或保留CO_2来调节血液中碳酸浓度,肾脏负责排酸保钠,但两者调节酸碱平衡的能力都有一定的限度。肺呼吸功能障碍使CO_2排出过少或过多,而使血浆中H_2CO_3量增加或减少所引起酸碱平衡紊乱,称为呼吸性酸中毒(呼酸)或碱中毒(呼碱)。若因代谢紊乱使血浆中HCO_3^-量增加或减少而引起酸碱平衡紊乱,则称为代谢性酸中毒(代酸)或碱中毒(代碱)。出现酸碱平衡紊乱后,机体可通过肺、肾调节使HCO_3^-/H_2CO_3比值维持在20/1,使pH维持在正常范围内,称为代偿性代谢性(或呼吸性)酸中毒(或碱中毒);如果HCO_3^-/H_2CO_3比值不能维持在20/1,则称为失代偿性代谢性(或呼吸性)酸中毒(或碱中毒)。常见的酸碱失衡为单纯型(呼酸、呼碱、代酸、代碱);临床上的患者也可能同时存在酸、碱中毒的情形,称为混合性酸碱失衡。

(一)代谢性酸中毒

1. **病因**　代谢性酸中毒可能是细胞外液产酸过多或HCO_3^-丢失过多所致。病因主要有:

(1)体液丢失过多HCO_3^-,常发生于腹泻、小肠瘘管引流等。

(2)酮症酸中毒,肾衰竭时磷酸、硫酸及组织低氧时产生乳酸增多。

(3)急慢性肾衰竭时,肾脏排酸功能出现障碍。

(4)药物引发,如碳酸酐酶抑制剂。

代谢性酸中毒时主要的缓冲成分是碳酸氢盐,也可通过呼吸代偿使 $PaCO_2$ 降低,但通过呼吸代偿很少能使血液 pH 完全达到正常。呼吸代偿只是改善 pH 下降(部分代偿),完全代偿取决于肾脏酸化尿液,使血碳酸氢盐水平达到正常,再通过呼吸的重新调节,最终才能使血酸碱平衡达到正常。

阴离子间隙(anion gap,AG)是主要测得阳离子与阴离子的差值,有助于代谢性酸中毒的诊断及其病因的鉴别。其反映的是细胞外液中未被测定阴离子(如 HPO_4^{2-}、SO_4^{2-}、乳酸根等)浓度,有助于代谢性酸中毒的诊断。阴离子间隙(AG)$=Na^+-(Cl^-+HCO_3^-)$,正常为 12mmol/L(范围:8~16mmol/L),由于阴离子蛋白、硫酸根和其他常规不测定阴离子的存在,正常阴离子间隙为 (12 ± 4) mmol/L。AG>20mmol/L 时提示存在代谢性酸中毒。

根据 AG 值可将代谢性酸中毒分为两类:①高 AG 代谢性酸中毒,包括肾衰竭时酸性代谢产物的堆积,酮症酸中毒、乳酸中毒等内源性产酸过多,水杨酸中毒等外源性摄入酸过多等;② AG 无明显增高的代谢性酸中毒,包括 HCO_3^- 丢失过多引起的酸中毒(如腹泻)、近端及远端肾小管酸中毒、过多摄入含 Cl^- 酸性药物(如氯化铵)、静脉输入盐酸氨基酸溶液等。

2. **临床表现**　酸中毒较重时,可引起呼吸加深加快,部分患者可能会出现呕吐症状。精神不振、嗜睡,甚至会出现昏迷、惊厥等症状。酸中毒可引起心肌收缩力下降、低血压、心力衰竭等心血管症状。

3. **治疗**　积极治疗缺氧、组织低灌注、腹泻等原发病,尽早恢复肾循环,不可单纯依靠补充碱液。若只按 $NaHCO_3$ mmol 量 =(24 – 患儿 HCO_3^- mmol/L 值)× 0.3 ×体重(kg),迅速纠正酸中毒,则可能会引起以下不良后果:①高钠血症;②血容量扩充过快,导致心力衰竭及肺水肿;③酸中毒迅速解除,K^+ 又回到细胞内,若不注意及时补钾,可引起低钾血症;④佝偻病、慢性肾衰竭患者可引起血游离钙下降而致手足搐搦症等。

代谢性酸中毒采用碱液治疗指征:① HCO_3^- 丢失过多或肾小管排 H^+ 障碍。②酸中毒严重,需争取抢救时间时。一般 pH<7.2 才是碱性液使用的指征,一般纠正至 7.2~7.3 为宜。多数情况下,可每次补充 1~2mmol/kg(相当于 1.4% 碳酸氢钠或 1/6M 乳酸钠溶液 6~12ml/kg)碱性溶液。慢性肾衰竭及肾小管酸中毒可口服枸橼酸钠、钾溶液进行纠正。严重代谢性酸中毒还应保持气道畅通、充分给氧。此外,纠正酸中毒后钾离子进入细胞内使血清钾降低,游离钙也减少,故应注意补钾、补钙。

(二)代谢性碱中毒

1. **病因**　细胞外液强碱或碳酸氢盐增加,使 pH 上升到 7.45 以上。主要原因有:

(1)胃酸大量丢失,常见于胃炎、幽门狭窄、习惯性呕吐等。

(2)摄入或输入过多碳酸氢盐、氢氧化铝等碱性物质。

(3)利尿剂使用,如长期反复使用呋塞米或噻嗪类利尿剂。

(4)钾大量损失,肾脏碳酸氢盐重吸收增加,原发性醛固酮增多症、库欣综合征等。

(5)呼吸性酸中毒被快速纠正时,肾脏代偿性分泌氢,增加碳酸氢根重吸收,使酸中毒得到代偿,当肺通气经应用机械通气或自然呼吸迅速改善后,血 $PaCO_2$ 能迅速恢复正常,而血浆 HCO_3^- 含量仍高,导致代谢性碱中毒。

(6)细胞外液丢失 Cl^- 过多。代谢性碱中毒时为减少血 pH 变化,会出现一定程度的呼吸抑制,以 $PaCO_2$ 略升高作为代偿,但这种代偿很有限,因为呼吸抑制时可出现低氧症状,后者又能刺激呼吸。通过肾脏排出 HCO_3^- 使血 pH 降低,此时常见有碱性尿(pH 可达

8.5~9.0);当临床上常同时存在低血钾和低血容量,除非给予纠正,否则碱中毒常较难治疗。

2. 临床表现　代谢性碱中毒无特征性临床表现。患儿可表现为呼吸浅慢,因碱中毒致游离钙降低时,可引起抽搐;有低血钾时,可出肌张力减低。血气分析见血浆 pH 增高,$PaCO_2$ 和 HCO_3^- 增高,常见低氯和低钾。典型病例尿呈碱性,但在严重低钾时尿液 pH 也可很低。

3. 治疗　积极治疗原发病为根本,但单纯治疗原发病常不能纠正代谢性碱中毒,需另外给予纠正。此外,应停用碱性药物,纠正水、电解质平衡失调。部分代谢性碱中毒患者对生理盐水敏感,只需静脉滴注生理盐水或其 1/2~2/3 张稀溶液即可纠正。生理盐水不敏感患儿,如醛固酮增多症,需治疗原发病,同时适当补充氯化钾、给予螺内酯或阿米洛利进行治疗,并做好血钾的监测。

盐酸、氯化铵或盐酸精氨酸等酸性药物仅适用于重症代谢性碱中毒患者、伴有充血性心力衰竭或肾衰竭的患儿。这些药物不良反应较多,一般不主张采用。

碱中毒如同时存在低钠、低钾和低氯血症常阻碍其纠正,故必须在纠正碱中毒的同时纠正这些离子紊乱。

(三) 呼吸性酸中毒

呼吸性酸中毒是由呼吸功能发生障碍,使体内产生的 CO_2 不能被及时、充分排出体外引起的,表现为动脉血 pCO_2 增高,pH 下降,可继发肾脏代偿引起 HCO_3^- 增高。

1. 病因　各种因素引起肺通气或换气障碍,如呼吸系统本身疾病,如肺炎、肺气肿、呼吸道阻塞(如异物、黏稠分泌物、羊水堵塞、喉头痉挛水肿)、支气管哮喘、肺水肿、肺不张、肺萎陷、呼吸窘迫综合征等;胸部疾病所致呼吸受限,如气胸、胸腔积液、创伤和手术等;神经 - 肌肉疾病,如重症肌无力、急性感染性多发性神经根炎、脊髓灰质炎等;中枢神经系统疾病如头颅损伤,麻醉药中毒以及人工呼吸机使用不当、吸入 CO_2 过多等。呼吸性酸中毒时通过肾脏代偿使血碳酸氢盐增加,同时伴有肾脏因酸化尿液、氯分泌增加(Cl^- 与 NH_3^- 交换)而致的血氯降低。在血 $PaCO_2 < 60mmHg$ 时,常可通过代偿使 pH 维持正常。

2. 临床表现　呼吸性酸中毒时,常伴有低氧血症及呼吸困难。呼吸性酸中毒本身缺乏特异性表现,高碳酸血症可引起血管扩张,颅内血流增加,致头痛及颅内压增高,严重高碳酸血症可出现中枢抑制及心脏抑制作用。患儿多伴有鼻翼扇动、三凹征等缺氧症状。

3. 治疗　呼吸性酸中毒治疗主要应针对原发病,必要时应用人工辅助通气,对于病情严重或缺乏改善通气条件的患者,可应急给予碱性药物,如碳酸氢钠,一般每次提高 HCO_3^- 浓度 5mmol/L 为宜(相当于 1.4% 碳酸氢钠溶液 9ml/kg)。

(四) 呼吸性碱中毒

各种原因导致肺通气过度,以致体内的 CO_2 排出过多,其特征为动脉血 PCO_2 原发性降低,pH 升高,经肾代偿可致 pH 趋于正常偏高的程度(代偿性呼吸碱中毒)。当超过肾脏代偿能力时(pH > 7.45),即呼吸性碱中毒(失代偿)。

1. 病因　其原发病因可为机械通气过度;小儿过度啼哭、脑炎、脑膜炎、高热等刺激呼吸中枢,也可见于水杨酸中毒所致的呼吸中枢过度刺激而使呼吸增加。低氧、贫血、CO 中毒、肺炎、肺水肿时呼吸加快,也可使 $PaCO_2$ 降低而出现碱中毒。

2. 临床表现　呼吸性碱中毒临床主要出现原发病所致的相应症状及体征,呼吸深而快,胸闷。过度换气可使患儿出现眩晕、耳鸣等症状,急性低碳酸血症可使神经肌肉兴奋性增加、肌腱反射亢进,患儿还可感觉心悸,严重时可致心律失常。血气分析见 pH 增加、

$PaCO_2$ 降低、血 HCO_3^- 浓度降低、尿液常呈酸性。

3. 治疗　呼吸性碱中毒的治疗主要针对原发病,短时间吸入含 3% 二氧化碳的气体可能会有所帮助;使用纸袋盖于患儿口鼻上,回吸呼出的二氧化碳可能也会有所帮助。患儿出现手足搐搦,可静脉缓慢注射葡萄糖酸钙。本病不宜采用酸性药物如氯化铵治疗。

(五)混合性酸碱平衡紊乱

当有 2 种或 2 种以上酸碱紊乱分别同时作用于呼吸或代谢系统,称为混合性酸碱平衡紊乱。当代偿能力在预计范围之外时,就应考虑存在混合性酸碱平衡紊乱。例如糖尿病酮症酸中毒患者同时存在肺气肿,呼吸窘迫综合征(respiratory distress syndrome,RDS)患者有呼吸性酸中毒与代谢性酸中毒同时存在。呼吸系统本身疾病阻碍了通过降低 $PaCO_2$ 代偿机制,结果使 pH 下降显著。当慢性呼吸性酸中毒伴有充血性心力衰竭时,如过度使用利尿剂,可出现代谢性碱中毒,此时血浆 HCO_3^- 水平和 pH 将高于单纯的慢性呼吸性酸中毒。肝功能衰竭时可出现代谢性酸中毒与呼吸性碱中毒,此时 pH 可能变化不大,但血浆 HCO_3^- 和 $PaCO_2$ 显著降低。

混合型酸碱平衡失调临床上并不少见,可分为两类:

1. 相加性混合性酸碱平衡失调,如呼吸、代谢性酸中毒或呼吸、代谢性碱中毒同时存在。

2. 相互抵消性混合酸碱平衡失调,即酸中毒与碱中毒同时存在,动脉血 pH 变化不大,甚至正常。

2 种以上酸碱紊乱同时存在,称为多元性酸碱平衡失调,临床上比较少见。

(六)临床酸碱平衡状态评估

临床上酸碱平衡状态常通过血 pH、$PaCO_2$ 及 HCO_3^- 三项指标来评估。pH 与 $PaCO_2$ 可直接测定,HCO_3^- 虽能直接测定,但常用血清总二氧化碳含量,通过计算图估计。应该指出的是,一般血气分析仪只含测定 pH、$PaCO_2$ 和 PaO_2 三项指标电极,HCO_3^- 是按 Henderson-Hasselbalch 方程计算的。判断单纯的酸碱平衡紊乱并不困难,pH 变化取决于 $PaCO_2$ 与 HCO_3^- 比值变化。在临床判断时,第一,应确定是酸中毒还是碱中毒;第二,确定引起的原发因素,是代谢性还是呼吸性;第三,如是代谢性酸中毒,其阴离子间隙是高还是低;第四,分析呼吸或代谢代偿是否充分。单纯性酸碱失衡的血气分析特征与代偿范围见表 3-7,若代偿指标超过预计代偿限度,应考虑患者存在混合酸碱平衡失调。

表 3-7　单纯性酸碱失衡血气特征及预期代偿范围

类型	原发改变	代偿改变	预期代偿范围
代谢性酸中毒	↓ HCO_3^-	↓ PCO_2	PCO_2=1.5 × $[HCO_3^-]$+8 ± 2
代谢性碱中毒	↑ HCO_3^-	↑ PCO_2	HCO_3^- 每 ↑ 10ml/L,PCO_2 ↑ 7mmHg
呼吸性酸中毒			
急性	↑ PCO_2	↑ HCO_3^-	PCO_2 ↑ 10mmHg,HCO_3^- ↑ 1mmol/L
慢性			PCO_2 ↑ 10mmHg,HCO_3^- ↑ 3.5mmol/L
呼吸性碱中毒			
急性	↓ PCO_2	↓ HCO_3^-	PCO_2 ↓ 10mmHg,HCO_3^- ↓ 2mmol/L
慢性			PCO_2 ↓ 10mmHg,HCO_3^- ↓ 4mmol/L

第三节　液　体　疗　法

液体疗法的目的是维持或恢复正常体液容量和成分,以恢复正常的生理功能,是儿科临床治疗的重要组成部分。由于体液失衡的原因和性质非常复杂,在制订补液方案时,必须全面掌握病史、查体和实验室检查资料及患儿的个体差异性,根据患儿具体的水与电解质紊乱性质与程度,制订合理的方案,确定补液量、组成及补液速度等。一般情况下,肾、肺、心血管及内分泌系统对体内液体平衡有较强的调节作用,故补液成分及量如基本合适,机体就能充分调整,以恢复体液的正常平衡;但如上述脏器存在功能不全,则应较严格选择液体成分,根据其病理生理特点选择补液量及速度,并根据病情变化而调整。一般补液需从三个方面进行考虑,即累积损失量、生理需求量、继续丢失量。补液的总原则为定量、定速、定性;先快后慢;见尿补钾;见痉补钙;先浓后淡;先盐后糖。同时还应根据病情随时进行调整。

一、补液常用的液体与补液途径

补液常用的液体可以分为非电解质与电解质两类。

1. 非电解质溶液　非电解质溶液包括饮用水及 5%~10% 葡萄糖溶液,可用于补充水分的丢失,纠正体液的高渗状态。5% 与 10% 葡萄糖溶液是临床上常用的非电解质溶液,5% 葡萄糖溶液渗透压为 278mOsm/L,与血浆渗透压较为接近,进入体内可被迅速代谢氧化提供能量并最终生成 CO_2 和水,或转变为糖原储存在肝、肌细胞内。10% 葡萄糖溶液渗透压为 5% 葡萄糖溶液的 2 倍,可提供更多能量,效果与 5% 葡萄糖溶液类似。葡萄糖溶液起不到维持渗透压的作用,都属于无张力溶液,其中 5% 葡萄糖溶液为等渗,10% 葡萄糖溶液为高渗。葡萄糖的静脉输液速度为每小时 0.5~0.85g/kg,输注速度过快可引起高血糖与渗透性利尿。

2. 电解质溶液　电解质溶液常用的有等渗电解质溶液、1/3~1/2 张含钠电解质溶液等。等渗电解质溶液渗透压在 300mOsm/L 左右,可用于补充体液丢失,纠正低渗状态、酸碱失衡。0.9% 氯化钠溶液为生理盐水,含 5%~10% 葡萄糖溶液的生理盐水为葡萄糖氯化钠溶液,可提供能量。生理盐水中含有的 Cl^- 高于正常血浆,对于代谢性酸中毒的纠正不利。当肾脏排 Cl^- 功能较差时,尤其是婴幼儿,大量输入生理盐水可能会导致高氯性酸中毒。临床上常用等渗性碱性液取代 1/3 生理盐水。对于呕吐所致的低氯性碱中毒,可使用生理盐水纠正。复方氯化钠注射液也是一种等渗性电解质溶液,其所含的 Na^+、K^+、Ca^{2+} 浓度与血浆相近,但是含氯量高于血浆,不利于代谢性酸中毒的纠正。乳酸钠林格溶液各种电解质浓度均接近血浆,且含有乳酸根离子,有利于纠正酸中毒,但由于溶液中含有钙离子,不适于输血时使用。

氯化钠乳酸钠注射液(2∶1 溶液)是由 2 份生理盐水与 1 份 1/6M 乳酸钠或 1.4% 碳酸氢钠配制而成,其含氯量与血浆相近,且可提供碱,利于纠正酸中毒。

1.4% 碳酸氢钠溶液与 1/6M 乳酸钠溶液,可增加机体的碱贮备,利于纠正酸中毒。乳酸钠进入体内需经肝脏代谢转变为 HCO_3^- 才能用于纠正酸中毒,当患者缺氧、休克、心力衰竭或肝功能异常时不宜使用。

1/3~1/2 张含钠电解质溶液是等渗含钠电解质溶液经 5% 葡萄糖稀释获得的,这类液体既可补充液体的累积损失量,又可补充不显性失水及肾排水的需要,还可防止高钠血症的发生。3:4:2 溶液由 3 份 5% 葡萄糖溶液、4 份生理盐水、2 份 1/6M 乳酸钠或 1.4% 碳酸氢钠溶液组成,为 2/3 张。3:2:1 溶液由 3 份葡萄糖溶液、2 份生理盐水和 1/6M 乳酸钠或 1.4% 碳酸氢钠组成,为 1/2 张。其他等渗电解质溶液也可经葡萄糖溶液稀释获得 1/3~1/2 张液,如复方电解质葡萄糖液 M3A、M3B、MG3 及 R2A 等。

口服补液盐(oral rehydration salts,ORS)是世界卫生组织推荐用以治疗急性腹泻合并脱水的一种溶液,其成分为氯化钠 3.5g、碳酸氢钠 2.5g、氯化钾 1.5g、无水葡萄糖 20g,以饮用水稀释至 1L 供口服。ORS 适用于轻中度脱水患儿补充累积损失量,但新生儿应慎用。之后,1984 年 WHO 又推荐以枸橼酸钠 2.9g 取代原配方中的碳酸氢钠,枸橼酸钠便于保存,口味更好,患儿耐受性较好,为 ORS Ⅱ。近年来也有使用 50~80g 谷物(米汤、米粉)代替葡萄糖,制成谷物 ORS。将标准 ORS 多加半倍水,其电解质浓度相当于 1/2 张液,作为减渗 ORS 用于治疗与预防脱水。不同 ORS 的成分与电解质渗透浓度见表 3-8。

表 3-8　不同 ORS 的成分及电解质渗透浓度

ORS 成分	电解质浓度 /(mmol·L^{-1})				渗透压	
	Na$^+$	K$^+$	Cl$^-$	HCO$_3^-$	mOsm/L	张度
标准 ORS	90	20	80	30	220	2/3
ORS Ⅱ	90	20	80	30	220	2/3
减渗 ORS	75	20	65	30	170	>1/2
ORS 稀释至 1.5L	60	13.5	53.3	20	147	1/2

二、液体疗法

1. 补充生理需要量　生理需要量涉及热量、水和电解质。维持液量和电解质直接与代谢率相关,代谢率的变化可通过碳水化合物、脂肪和蛋白质氧化影响体内水的产生。肾脏溶质排出可影响水的排出。由于 25% 水是通过不显性失水丢失的,热量的产生必然会影响到水的丢失,故正常生理需要量的估计可按热量需求计算,一般按每代谢 100kcal 热量需 100~150ml 水;年龄越小,需水相对越多,故也可按简易计算表计算(表 3-9)。

表 3-9　生理需要量 4 种计算方法

体重 /kg	液体量
体表面积法	500ml/ [BSA(m^2)/d]
100/50/20 法	
0~10	100ml/(kg·d)
11~20	1 000ml + 超过 10kg 体重数 × 50ml/(kg·d)
>20	1 500ml + 超过 20kg 体重数 × 20ml/(kg·d)

续表

体重 /kg	液体量
4/2/1 法	
0~10	4ml/(kg·h)
11~20	40ml/h + 超过 10kg 体重数 ×2ml/h
>20	60ml/h + 超过 20kg 体重数 ×1ml/h
不显性失水 + 测量损失法	(400~600)/(m²·d)+ 尿量(ml)+ 其他测得的损失量(ml)

机体每日排出的水分及电解质与热量代谢有关,正常情况下,人体每代谢 100kcal 所消耗的水约 150ml、钠 3mmol、钾 2mmol,需饮食补充,具体排出量见表 3-10。

表 3-10 人体代谢 100kcal 所消耗的水、钠、钾

丢失途径	水 /ml	钠 /mmol	钾 /mmol
皮肤	30	0	0
肺(呼吸)	15	0	0
汗	20	0.1	0.2
尿	80	2.8	1.6
大便	5	0.1	0.2
总计	150	3.0	2.0

生理需要量取决于尿量、大便丢失及不显性失水。大便丢失常可忽略不计,不显性失水约占液体丢失的约 1/3,在发热时增加(体温每增加 1℃,不显性失水增加 12%),肺不显性失水在过度通气如哮喘、酮症酸中毒时增加,在有湿化功能的人工呼吸机应用时肺不显性失水降低。在极低体重儿,不显性失水可多达每天 100ml/kg 以上。

电解质的需求包括每日出汗、正常大小便、生理消耗的电解质等,变化很大。平均钾、钠、氯的消耗量为 2~3mmol/100kcal。生理需要量应尽可能口服补充,不能口服或不足者可以静脉滴注 1/5~1/4 张含钠液,同时给予生理需要量的钾。发热、呼吸加快的患儿应适当增加进液量;营养不良者应注意能量和蛋白质补充;必要时用部分或全静脉营养。

2. 补充累积损失量 根据脱水程度及性质补充:即轻度脱水为 30~50ml/kg;中度为 50~100ml/kg;重度为 100~120ml/kg,先按 2/3 量给予,学龄前期及学龄期儿童补液量应酌情减少 1/4~1/3。通常对低渗性脱水补 2/3 张含钠液;等渗性脱水补 1/2 张含钠液;高渗性脱水补 1/5~1/3 张含钠液,如临床上判断脱水性质有困难,可先按等渗性脱水处理。补液的速度取决于脱水程度,原则上应先快后慢。对伴有循环不良和休克的重度脱水患儿,开始应快速输入等张含钠液(生理盐水或 2:1 等张液),按 20ml/kg 于 30 分钟至 1 小时输入。其余累积损失量补充常在 8~12 小时内完成。在循环改善、出现排尿后,应及时补钾。对于高渗性脱水,需缓慢纠正高钠血症(每 24 小时血钠下降 <10mmol/L),也可在数天内纠正。有时需用张力较高甚至等张液体,以防血钠迅速下降出现脑水肿。

3. 补充继续丢失量 在开始补充累积损失量后,腹泻、呕吐、胃肠引流等损失大多继续存在,以致体液继续丢失,如不予以补充,又将成为新的累积损失。此种丢失量依原发病而

异,且每日可有变化,对此需作出具体的判断,根据实际损失量用类似溶液补充(表3-11)。

表 3-11　各种体液损失成分表

体液	Na$^+$/(mmol·L^{-1})	K$^+$/(mmol·L^{-1})	Cl$^-$/(mmol·L^{-1})	蛋白/(g·dl^{-1})
胃液	20~80	5~20	100~150	—
胰液	120~140	5~15	90~120	—
小肠液	100~140	5~15	90~130	—
胆汁液	120~140	5~15	50~120	—
回肠造瘘损失液	45~135	5~15	20~115	—
腹泻液	10~90	10~80	10~110	—
正常出汗	10~30	3~10	10~25	—
烫伤	140	5	110	3~5

对于不能口服补液的患儿可采用静脉补液,输液步骤为先补充累积损失量,接着补充继续损失量和生理需要量。在补液速度上,原则上应先快后慢,对于累积损失量应于前8~12小时内完成。中、重度脱水并伴有外周循环障碍的患儿,应优先扩充血容量,20ml/kg 等渗含钠液,30~60 分钟内快速输入。对于低钠血症的纠正可稍快,出现水中毒症状时,可用3% 氯化钠静脉滴注,12ml/kg 将血钠纠正至 125mmol/L。高钠血症的纠正则不宜过快,否则水分进入脑细胞,易引起脑水肿,从而导致惊厥,以每日下降 10mmol/L 为宜。继续损失量与生理需要量应在 24 小时内均匀滴入。

第四节　常用治疗药物

常用液体包括非电解质溶液和电解质溶液。其中,非电解质溶液常用 5% 或 10% 葡萄糖液。葡萄糖输入体内将被氧化成水,属无张力溶液。电解质溶液包括氯化钠、氯化钾、乳酸钠、碳酸氢钠等,以及它们的配制液。

氯　化　钠
Sodium Chloride

【其他名称】氯化钠注射液。

【制剂与规格】注射液:100ml∶0.9g,250ml∶2.25g,500ml∶4.5g。

【药理作用】保持细胞外液渗透压和体液容量的稳定,此外钠还以碳酸氢钠形式构成缓冲系统,对调节体液的酸碱平衡具有重要作用。血液中氯化钠浓度经常保持在 136~145mmol/L 水平。此浓度钠是维持细胞兴奋性、神经肌肉应激性的必要条件。

【用法与用量】

(1)高渗性失水:一般认为,在治疗开始的 48 小时内,血浆钠浓度每小时下降不超过 0.5mmol/L。若患者存在休克,应先予氯化钠注射液,并酌情补充胶体,待休克纠正,血钠>155mmol/L,血浆渗透浓度>350mOsm/L,可予0.6%低渗氯化钠注射液。待血浆渗透浓度<330mOsm/L,改用0.9%氯化钠注射液。

补液总量根据下列公式计算,作为参考:

所需补液量(L)=［血钠浓度(mmol/L)-142］/血钠浓度(mmol/L)×0.6×体重(kg)。

一般第一日补给1/2量,余量在以后2~3日内补给,并根据心、肺、肾功能酌情调节。

(2)等渗性失水:原则给予等渗溶液,如0.9%氯化钠注射液或复方氯化钠注射液,但上述溶液氯浓度明显高于血浆,单独大量使用可致高氯血症,故可将0.9%氯化钠注射液和1.25%碳酸氢钠或1.86%(1/6M)乳酸钠以7:3的比例配制后补给。后者氯浓度为107mmol/L,并可纠正代谢性酸中毒。补给量可按体重或血细胞比容计算,作为参考。

按体重计算:补液量(L)=［体重下降(kg)×142］/154。

按血细胞比容计算:补液量(L)=［实际血细胞比容－正常血细胞比容×体重(kg)×0.2］/正常血细胞比容。

(3)低渗性失水:严重低渗性失水时,脑细胞内溶质减少以维持细胞容积。若治疗使血浆和细胞外液钠浓度、渗透浓度迅速回升,可致脑细胞损伤。一般认为,当血钠低于120mmol/L时,治疗使血钠上升速度在每小时0.5mmol/L,不超过每小时1.5mmol/L。

当血钠低于120mmol/L时或出现中枢神经系统症状时,可给予3%~5%氯化钠注射液缓慢滴注。一般要求在6小时内将血钠浓度提高至120mmol/L以上。补钠量(mmol/L)=［142-实际血钠浓度(mmol/L)］×体重(kg)×0.2。待血钠回升至120~125mmol/L以上,可改用等渗溶液或等渗溶液中酌情加入高渗葡萄糖注射液或10%氯化钠注射液。

(4)低氯性碱中毒:给予0.9%氯化钠注射液或复方氯化钠注射液(林格液)500~1 000ml,以后根据碱中毒情况决定用量。

(5)外用:用生理氯化钠溶液洗涤伤口、脑水肿等。

(6)口服:用于轻度急性胃肠患者恶心、呕吐不严重者。

【注意事项】

(1)下列情况慎用:水肿性疾病,如肾病综合征、肝硬化、腹水、充血性心力衰竭、急性左心衰竭、脑水肿及特发性水肿等;急性肾衰竭少尿期,慢性肾衰竭尿量减少而对利尿药反应不佳者;高血压;低钾血症。

(2)根据临床需要,检查血清中钠、钾、氯离子浓度;血液中酸碱平衡指标、肾功能及血压和心肺功能。

(3)肾、心脏功能不全者禁用。

(4)夏季开瓶后24小时不宜再继续使用。

【适应证】各种原因所致的失水,包括低渗性、等渗性和高渗性失水;高渗性非酮症糖尿病昏迷,应用等渗或低渗氯化钠可纠正失水和高渗状态;低氯性代谢性碱中毒;外用生理盐水冲洗眼部、洗涤伤口等;还用于产科的水囊引产。

【不良反应】

(1)输注过多、过快,可致水钠潴留,引起水肿、血压升高、心率加快、胸闷、呼吸困难,甚至急性左心衰竭。

(2)过多、过快给予低渗氯化钠可致溶血、脑水肿等。

【禁忌证】对本品过敏者。

【药物相互作用】作为药物溶剂或稀释剂时,应注意药物之间的配伍禁忌。

【药物过量】输入过量可引起组织水肿,也可致高钠血症和低钾血症,并能引起碳酸氢盐丢失,应根据相应水肿、高钠血症、低钾血症等症状给予相应的处理。

碳 酸 氢 钠
Sodium Bicarbonate

【其他名称】酸式碳酸钠,小苏打,重碳酸钠。

【制剂与规格】碳酸氢钠片:0.25g,0.3g,0.5g。碳酸氢钠注射液:10ml:0.5g,100ml:5g,250ml:12.5g。碳酸氢钠滴耳液:5%。

【药理作用】

(1)药效学:①治疗代谢性酸中毒:本药可直接增加机体的碱储备,其解离度大,可提供较多碳酸氢根离子以中和氢离子,使血液中 pH 较快升高;②碱化尿液:本药可使尿中碳酸氢根浓度升高,尿液 pH 升高,从而使尿酸、血红蛋白等不易在尿中形成结晶或聚集,使尿酸结石或磺胺类药物得以溶解;③制酸作用:本药口服可迅速中和或缓冲胃酸,缓解胃酸过多引起的症状,对胃酸分泌无直接作用。

(2)药动学:本药口服肠道易吸收。当机体呈酸中毒时,HCO_3^- 与 H^+ 结合成碳酸,再分解为水和二氧化碳,后者经呼气排出,当酸碱平衡时,本药则以原形随尿排出。

【用法与用量】成人:

(1)代谢性酸中毒:

1)口服给药,一次 0.5~2g,一日 3 次。

2)静脉滴注,所需剂量按以下两个公式之一计算:

①补碱量(mmol)=(-2.3- 实际测得的 BE 值)×0.25×体重(kg)。

②补碱量(mmol)=(正常 CO_2-CP- 实际 CO_2-CP)(mmol)×0.25×体重(kg)。如果体内丢失碳酸氢盐,则一般先给计算量的 1/3~1/2,于 4~8 小时内滴注完毕,以后根据血气分析结果等调整剂量。

(2)心肺复苏抢救:静脉滴注,首剂量 1mmol/kg,以后根据血气分析结果等调整剂量。

(3)碱化尿液:①口服给药:首剂量 4g,以后每 4 小时 1~2g;②静脉滴注:单剂 2~5mmol/kg,滴注时间为 4~8 小时。

(4)胃酸过多:口服给药,一日 0.3~1g,一日 3 次。

【注意事项】

(1)治疗轻至中度代谢性酸中毒时,宜口服给药;治疗重度代谢性酸中毒,则应静脉给药。

(2)本药疗程不宜过长,以避免发生代谢性碱中毒和钠离子大量潴留,用药 2 周以上无效或复发者不宜再使用本药。

(3)本药注射液用于代谢性酸中毒和高钾血症诱导的心搏骤停,不应用于一般心搏骤停。

(4)静脉给药的浓度范围为 1.5%(等渗)~8.4%。滴注本药 5% 注射液时,速度每分钟不可超过 8mmol(以钠计算)。在心肺复苏时,因存在致命性酸中毒,则应快速滴注。

(5)口服本药后 1~2 小时内不宜服用其他药物;不应用于消化性溃疡。

(6)应用本药后有影响胃酸分泌实验及血、尿 pH 测定结果的可能。

【适应证】

(1)用于治疗代谢性酸中毒。

(2)用于碱化尿液,以防止尿酸性肾结石、减少磺胺类药物的肾毒性等。

(3)作为制酸药,可缓解胃酸过多引起的胃痛、烧心、反酸等症状。

(4)静脉滴注本药可治疗某些药物中毒,如甲醇、巴比妥类及水杨酸类药物。

【禁忌证】

(1)对本药过敏者。

(2)限制钠摄入的患者。

【慎用】

(1)少尿或无尿患者(因本药可增加钠负荷)。

(2)钠潴留有水肿的患者(如肝硬化、充血性心力衰竭、肾功能不全者)。

(3)原发性高血压患者(因钠负荷增加可能加重原发性高血压)。

(4)妊娠期妇女。

【药物相互作用】

(1)与肾上腺皮质激素、促肾上腺皮质激素、雄激素合用,易导致高钠血症和水肿。

(2)与排钾利尿药合用,可导致低氯性碱中毒的风险增加。

(3)与含钙药物合用,可致乳 - 碱综合征。

(4)与左旋多巴合用,可增加其口服吸收率。

(5)与氨基糖苷类药物合用,可增强其疗效(因碳酸氢钠可以升高尿液 pH)。

(6)与锂剂合用,可增加其肾脏排泄(因会使钠负荷增加,合用时应酌量调整剂量)。

(7)与苯丙胺、奎尼丁、麻黄碱合用,可因碱化尿液而减少这些药物的肾脏排泄。

(8)与乌洛托品合用,可减弱其疗效,故不宜合用(因碱化尿液后可抑制乌洛托品转化成甲醛)。

(9)与弱酸性药物(如苯巴比妥、水杨酸制剂等)合用,可降低血药浓度(增加肾脏对弱酸性药物的排泄)。

(10)可抗凝药物(如华法林)、H_2 受体拮抗剂(如西咪替丁、雷尼替丁等)、四环素、口服铁剂等合用,可减少药物吸收。

(11)与胃蛋白酶、维生素 E 合用,可降低药物疗效。

【药物过量】静脉用药的浓度范围为 1.5%~8.4%。从小剂量开始,根据血 pH、HCO_3^- 浓度变化决定追加剂量。短期大量静脉滴注可致严重碱中毒、低钾血症和低钙血症。当高渗溶液用量每分钟超过 10ml 时,可导致高钠血症。滴注本药 5% 溶液时,速度每分钟不可超过 8mmol(以钠计)。在心肺复苏时,因存在致命的酸中毒,需要快速静脉滴注。

碳酸氢钠过量时,首先应停止给药,其过量可引起代谢性碱中毒,抑制呼吸,程度较重时需吸氧治疗,以纠正代谢性碱中毒,伴有低钾时需补钾,同时对症治疗。

乳　酸　钠

Sodium Lactate

【其他名称】Lacolin,Purasal,NatrilLactas。

【药理作用】正常情况下,人体血液中含有少量乳酸,主要由肌肉、皮肤、脑及细胞等组织中的葡萄糖或糖原酵解生成。乳酸生成后进一步转化为糖原或丙酮酸,或进入三羧酸循环被降解为水与二氧化碳,故乳酸钠的最终代谢产物为碳酸氢钠。本药可纠正酸中毒,并使钾离子自血及细胞外进入细胞内。乳酸降解的主要脏器为肝脏、肾脏,当体内乳酸代谢失常时,本药疗效下降。本药作用不及碳酸氢钠迅速。

【用法与用量】

(1)成人的常规用药剂量:

1)代谢性酸中毒,静脉滴注:应根据患者碱缺失情况计算给药量,所需乳酸钠(mol/L)的体积(ml)=碱缺失(mmol/L)×0.3×体重(kg)。目前已不常采用本药纠正代谢性酸中毒。

2)高钾血症:首次可静脉滴注本药11.2%注射液40~60ml,以后酌情给药。严重高钾血症患者应于心电图监护下给药,有时用量需高达200ml方可显效,应注意监测,以防出现血钠过高及心力衰竭。

(2)儿童:静脉滴注,儿童应酌情减量。

【注意事项】

(1)本药静脉滴注速度不宜过快,以免发生碱中毒、低钾及低钙血症。

(2)临床应用时,可根据需要使用本药的高渗溶液(11.2%)配制成不同渗透压浓度的溶液,5%或10%葡萄糖注射液5份加入11.2%乳酸钠溶液1份,即配制成本药等渗溶液(浓度为1.86%)。

(3)本药不宜用生理盐水或其他含氯化钠的溶液稀释,以免渗透压升高。

(4)轻至中度代谢性酸中毒,一般口服碳酸氢钠即可,通常无须静脉注射乳酸钠。

【适应证】

(1)用于纠正代谢性酸中毒。

(2)用作腹膜透析液中的缓冲剂。

(3)用于伴严重心律失常、QRS波增宽的高钾血症。

【禁忌证】

(1)心力衰竭及急性肺水肿患者。

(2)脑水肿患者。

(3)严重乳酸性酸中毒患者。

(4)严重肝功能不全者。

(5)严重肾衰竭(少尿或无尿时)患者。

(6)高钠血症患者。

【慎用】

(1)伴有钠潴留倾向的水肿患者。

(2)轻中度肾功能不全者。

(3)高血压(包括妊娠期高血压疾病)患者。

(4)心功能不全者。

(5)肝功能不全者。

(6)缺氧及休克者。

(7)酗酒、水杨酸中毒或Ⅰ型糖原贮积病患者。

(8)服用双胍类药物(尤其是苯乙双胍)治疗糖尿病者或糖尿病酮症酸中毒患者。

(9)脚气病患者。

(10)存在隐匿性心、肾功能不全的老年患者。

【不良反应】低血钙者应用本药纠正酸中毒后,常因血清钙离子浓度降低,出现手足发麻、疼痛、呼吸困难等,此外也可出现心力衰竭、肺水肿(如心率加快、胸闷、气急等),血压升高、体重增加、水肿、低钾血症。还可出现焦虑、惊恐、出汗、感觉异常、震颤、眩晕等。

【药物相互作用】乳酸钠与新生霉素钠、盐酸四环素、磺胺嘧啶钠呈配伍禁忌。

【药物过量】本药过量可致碱中毒、钠潴留等。应先停用乳酸钠,并对碱中毒与钠潴留给予相应的对症处理。

氯 化 钾
Potassium Chloride

【其他名称】补达秀,莱丁甲,立贝甲。

【制剂与规格】氯化钾片:0.25g,0.5g。氯化钾缓释片:0.5g。氯化钾胶囊:0.6g,0.75g。氯化钾溶液:10%(10ml∶1g)。氯化钾颗粒:1.6g(相当于0.524g钾)。氯化钾注射液:10ml∶1g,10ml∶1.5g。注射用氯化钾:1g,1.5g。

【药理作用】氯化钾是一种电解质补充药物。钾是细胞内的主要阳离子,是维持细胞内渗透压的重要成分。在细胞内浓度为150~160mmol/L,在细胞外液浓度较低,仅为3.5~5.0mmol/L。机体主要依靠细胞膜上的 Na^+、K^+ 及 ATP 酶来维持细胞内外的 K^+、Na^+ 浓度差。

【注意事项】

(1)合用库存血(血液库存10日以下含钾量为30mmol/L,库存10日以上含钾量可达65mmol/L)、含钾药物或保钾利尿药时,发生高钾血症的概率增加,尤其是肾功能损害者。

(2)缓释型钾盐可以抑制肠道对维生素 B_{12} 的吸收。

(3)食管受压或胃排空延迟的患者应使用口服溶液。

(4)用药期间应监测血钾、血镁、血钠、血钙、酸碱平衡指标、心电图、肾功能和尿量。

(5)口服制剂对胃肠道有强刺激作用,普通片剂和缓释片宜溶解成溶液后服用,口服液可稀释于温水中服用,餐后服用。

(6)静脉补钾浓度一般不超过0.2%~0.4%,特殊情况可以增加至0.6%~0.7%,否则不仅可引起局部剧痛,且有心脏停搏的风险。

【用法与用量】

(1)成人常规剂量(对于低钾血症、心律失常):

1)口服给药:①片剂、缓释片、控释:一次0.5~1g,一日2~4次,最大剂量一日6g;②颗粒:一次0.5~1g,一日1~3次,最大剂量一日6g;③口服溶液:一次1~2g,一日3次。

2)静脉滴注(用于严重低钾血症而不能口服的患者):①一般将10%氯化钾注射液10~15ml加入至5%葡萄糖液500ml中静脉滴注。钾浓度不超过3.4g/L(45mmol/L),补钾速度不超过0.75g/h(10mmol/h),补钾量为一日3~4.5g。②体内缺钾引起的严重快速室性异位心律失常,补钾浓度要高(可达0.5%,甚至1%),滴速要快,以1.5g/h(20mmol/h)滴注,补钾量一日可达 10g 或更高。如病情危重,补钾浓度和速度可以超过上述规定,但需严密观察血钾和心电图,防止高钾血症发生。

(2)儿童常规剂量(对于低钾血症、心律失常):

1)口服给药:口服溶液一日 1~3g/m^2(15~40mmol/m^2)或 0.075~0.22g/kg,稀释于凉水或饮料中,分次服用。

2)静脉滴注:一日 0.22g/kg(3mmol/kg)或 3g/m^2。

【适应证】

(1)预防低钾血症:当患者存在失钾情况,尤其是发生低钾血症对患者危害较大时,或有进食不足、严重或慢性腹泻、长期服用肾上腺皮质激素、失钾性肾病、Bartter 综合征时,需预防性补充钾盐。

(2)治疗各种原因引起的低钾血症:如进食不足、呕吐、严重腹泻、使用排钾利尿药、低钾性家族性周期性瘫痪、长期应用糖皮质激素和使用高渗葡萄糖等。

(3)治疗洋地黄类药物中毒引起的频发、多源性期前收缩或快速性心律失常。

【禁忌证】

(1)过敏者。

(2)高钾血症患者。

(3)少尿或尿闭患者。

(4)急、慢性肾功能不全患者。

(5)钾潴留患者。

(6)伴有食管压迫的心脏病患者。

(7)未经治疗的肾上腺皮质功能减退症患者。

(8)热痉挛患者。

【慎用】

(1)代谢性酸中毒伴有尿量减少者。

(2)肾上腺皮质功能减弱者。

(3)急性脱水患者。

(4)传导阻滞性心律失常者。

(5)大面积烧伤、肌肉创伤、严重感染、大手术后 24 小时内或严重溶血者。

(6)先天性肾上腺皮质增生伴盐皮质激素分泌不足者。

(7)家族性周期性瘫痪患者。

(8)慢性或严重腹泻患者。

(9)胃肠道梗阻、慢性胃炎、胃溃疡、食管狭窄、憩室、肠张力缺乏、溃疡性肠炎者。

(10)酸碱失衡者。

(11)心力衰竭患者。

【不良反应】

(1)口服可有胃肠道刺激症状,如恶心、呕吐、咽部不适、胸痛、腹痛、腹泻、消化道溃疡、胃肠道出血、胃穿孔、胃肠道梗阻。空腹服用、较大剂量或原有胃肠道疾病者更易发生。

(2)静脉滴注浓度较高、速度较快或静脉较细小者易刺激静脉内膜引起疼痛。滴注速度较快或原有肾功能不全时易导致高钾血症。

【药物相互作用】

(1)与抗胆碱药物、非甾体抗炎药合用,可加重胃肠道刺激症状。

(2)与血管紧张素转换酶抑制剂、环孢素、肝素合用,易发生高钾血症,还有胃肠道出血可能。

(3)与肾上腺皮质激素、肾上腺盐皮质激素、促皮质素合用,可减弱疗效。

【药物过量】

(1)过量表现:过量应用本药易致高钾血症,临床表现为软弱乏力、手足口唇麻木、不明原因焦虑、呼吸困难、心率减慢、心律失常、传导阻滞,甚至心脏停搏;心电图表现为高而尖的T波,并逐渐出现PR间期延长、P波消失、QRS波变宽等。

(2)过量处理(出现高血钾时):

1)立即停止补钾,避免进食含钾食物,避免使用含钾药物或保钾利尿剂。

2)静脉滴注高浓度葡萄糖注射液和胰岛素,促使钾离子进入细胞内(每小时使用10%~25%葡萄糖注射液300~500ml,每20g葡萄糖中加入正规胰岛素10U)。

3)若伴有代谢性酸中毒,应立即使用5%碳酸氢钠注射液,无酸中毒者可使用11.2%乳酸钠注射液,尤其是QRS波增宽。

4)应用钙剂对抗K^+的心脏毒性。

5)口服聚磺苯乙烯钠用以阻滞肠道K^+的吸收。

6)伴有肾衰竭的严重高钾血症,可行血液透析或腹膜透析。

7)应用袢利尿剂,必要时应同时补充生理盐水。

葡萄糖酸钙
Calcium Gluconate

【其他名称】弘泰,维立添,CalciiGluconas,Calglucon。

【制剂与规格】葡萄糖酸钙片:0.1g,0.5g。葡萄糖酸钙含片:0.1g,0.15g,0.2g。葡萄糖酸钙颗粒:3.5g:1g。葡萄糖酸钙口服液:10%。葡萄糖酸钙注射液:10ml:1g。

【用法与用量】

(1)钙缺乏:口服给药,片剂0.5~2g,一日3次;含片,一次0.6~0.9g,一日3次;颗粒,一日2~12g,分次服用;口服溶液,一次10~20ml,一日3次。

(2)急性低钙血症:静脉注射,一次1g,必要时可重复。

(3)高镁血症和高钾血症:静脉注射,一次1~2g,必要时可重复,最大剂量每日不超过10g。

【注意事项】

(1)使用强心苷期间,禁用本药注射液。

(2)本药不宜与洋地黄类药物合用。

(3)本药与氟化物合用时,两药服用时间间隔最少1~2小时。

(4)用药期间大量饮酒、大量饮用含咖啡因的饮料、大量吸烟、大量进食富含纤维素的食物均可抑制钙剂吸收。

(5)若肾衰竭患者使用本药,必须常规监测血清钙、磷浓度。

(6)餐中服用钙剂(≤500mg)可促进钙吸收。

(7)若注射时药液外漏,应立即停止注射,并用氯化钠注射液作局部冲洗注射,局部给予氢化可的松、1% 利多卡因和透明质酸,并抬高局部肢体及热敷。

(8)口服给药:宜餐后服用。

(9)静脉给药:不宜皮下或肌内注射,应缓慢静脉注射或静脉滴注。使用本药 10% 注射液时,应于等量的 5%~25% 葡萄糖注射液中稀释后缓慢注射(不超过 2ml/min),以免血钙升高过快而引起心律失常。

【适应证】

(1)用于预防和治疗钙缺乏症以及血钙过低、碱中毒、甲状旁腺功能减退所致的手足搐搦症。

(2)用于镁中毒及氟中毒时的解救。

(3)用于心脏复苏,如高钾血症、低钙血症或钙通道阻滞引起的心功能异常的解救。

【禁忌证】

(1)对本药过敏者。

(2)高钙血症及高钙尿症患者。

(3)患有含钙肾结石或有肾结石病史者。

【慎用】

(1)过敏体质者。

(2)心肾功能不全者。

(3)心室颤动者。

(4)电解质紊乱(脱水或低钾血症等)患者。

(5)慢性腹泻或胃肠道吸收功能障碍者。

(6)呼吸性酸中毒或呼吸衰竭者。

(7)严重高磷血症患者。

(8)肾衰竭患者。

【不良反应】

(1)口服本药偶见便秘、恶心、呕吐、腹泻、荨麻疹、面部斑丘疹、面部潮红、瘙痒、咽部充血、胸闷、过敏反应等。

(2)可致血钙过高,早期可表现为便秘、嗜睡、持续头痛、食欲减退、口腔金属味、异常口干等,晚期表现为精神错乱、高血压、眼和皮肤对光敏感、恶心、呕吐、心律失常等。血钙过高还可以导致钙沉积在眼结膜和角膜上,影响视觉。

(3)静脉注射给药可出现全身发热、血清淀粉酶升高,血清 - 羟基皮质醇浓度短暂升高,长期或大剂量应用可见血清磷酸盐浓度降低。静脉注射过快可产生恶心、呕吐、心律失常甚至心搏骤停,同时使用洋地黄类药物治疗的患者反应尤其明显。静脉注射时如药液外漏,可致静脉炎及注射部位皮肤发红、皮疹和疼痛,随后可出现脱皮和皮肤坏死。

【药物相互作用】

(1)与维生素 D、避孕药、雌激素合用,可增加钙吸收。

(2)与含铝的抗酸药合用时,铝的吸收增多。

(3)与噻嗪类利尿药合用,可引起高钙血症(增加肾脏对钙吸收)。

(4)与含钾药物合用,可能发生心律失常。

（5）与苯妥英钠及四环素类药物合用,使以上药物吸收减少。

处理:服药时间至少间隔 2 小时。

【药物过量】未进行该项实验且无可靠参考文献。

门冬氨酸钾镁
Aspartate Potassium Magnesium

【其他名称】佳和美,佳美,派可欣,天甲美,Panlengen,Perikursal。

【制剂与规格】注射用门冬氨酸钾镁:5ml,10ml。门冬氨酸钾镁注射液:10ml,20ml。门冬氨酸钾镁葡萄糖注射液:100ml,250ml。

【药理作用】本药为 L-门冬氨酸与氧化镁、氢氧化钾形成的钾镁盐,可提高细胞内钾离子浓度。钾离子可改善心肌代谢,促进细胞去极化,维持心肌收缩张力,从而改善心肌收缩功能并降低耗氧量,镁离子是多种酶的辅助因子,是生成糖原及高能磷酸酯不可缺少的物质,可增强钾盐的作用。L-门冬氨酸是草酰乙酸的前体,可加速肝细胞内三羧酸循环,改善肝功能;同时参与鸟氨酸循环,促进氨和二氧化碳生成尿素,从而降低血中氨和二氧化碳含量。

【用法与用量】

（1）口服给药:

1）片剂:一次 158~316mg(以门冬氨酸钾计),一日 3 次。可增至一次 474mg,一日 3 次。

2）口服溶液:一次 451mg,一日 3 次。

（2）静脉滴注:

1）粉针剂:一次 500~1 000mg,加入 5% 葡萄糖注射液 250ml 或 500ml 中缓慢静脉滴注,必要时可在 4~6 小时后重复此剂量。

2）注射液:一次 452~904mg,加入 5% 葡萄糖注射液 250ml 或 500ml 中稀释后缓慢静脉滴注,必要时可在 4~6 小时后重复此剂量。

3）葡萄糖注射液:一次 850~1 700mg,缓慢静脉滴注,一日 1 次。

【注意事项】电解质紊乱者应常规检查血镁、血钾浓度。

（1）口服给药:因胃酸可影响本药疗效,故本药应餐后服用。

（2）静脉滴注:本药静脉滴注速度宜缓慢,不可肌内注射和静脉注射。

【适应证】电解质补充药,用于低钾血症、洋地黄中毒引起的心律失常(室性心律失常为主)以及心肌炎后遗症、充血性心力衰竭、心肌梗死的辅助治疗。

【禁忌证】

（1）对本药过敏者。

（2）高镁血症患者。

（3）高钾血症患者。

（4）急、慢性肾衰竭患者。

（5）艾迪生病患者。

（6）三度房室传导阻滞者。

（7）心源性休克者［收缩压低于 12kPa(90mmHg)］。

（8）活动性消化性溃疡者禁用本药片剂。

【慎用】

(1)肾功能损害者。

(2)房室传导阻滞者(除外洋地黄中毒所致)。

(3)糖尿病患者。

(4)老年人。

(5)妊娠期妇女。

(6)哺乳期妇女。

【不良反应】

(1)本药静脉滴注速度过快可引起高钾血症和高镁血症,出现恶心、呕吐、面部潮红、胸闷、血压下降等,偶见血管刺激性疼痛。极少数患者出现心率稍减慢,减慢滴速或停药后即可恢复正常。大剂量用药可致腹泻。有本药注射液引起过敏性休克、寒战、发热、呼吸困难、胸闷、心悸、发绀等严重过敏反应的报道。

(2)口服给药可见食欲减退、恶心、呕吐、腹泻等胃肠道反应,停药后可恢复。

【药物相互作用】

(1)与保钾利尿药、血管紧张素转换酶抑制剂(angiotensin converting enzyme inhibitor, ACEI)合用,可能发生高钾血症。

(2)与四环素、铁盐、氟化钠合用,可抑制以上药物的吸收。

处理:合用时应间隔 3 小时以上。

【药物过量】尚无本药过量使用的报道。一旦过量,可出现高钾血症和高镁血症。此时应立即停药,并予以对症治疗,可静脉注射氯化钙(每分钟 100mg),必要时可应用利尿药或采用透析治疗。

硫 酸 镁
Magnesium Sulfate

【其他名称】苦盐,硫苦,泻盐。

【制剂与规格】注射用硫酸镁:2.5g。硫酸镁注射液:10ml:1g,10ml:2.5g,20ml:2g。硫酸镁结晶粉:500g。硫酸镁溶液:33%。

【药理作用】本药可因给药途径不同而呈现出不同的药理作用:

(1)抗惊厥和肌肉疼挛作用:注射本药后,镁离子能抑制中枢神经系统,减少神经肌肉接头乙酰胆碱的释放,并降低运动神经元终板对乙酰胆碱的释放,并降低横纹肌收缩作用,也能降低颅内压,对于子痫有预防和治疗作用。本药尚可抑制子宫平滑肌细胞的动作电位,使宫缩频率减少,强度减弱,故可用于治疗早产。

(2)导泻作用:本药口服吸收少,在肠道形成一定的渗透压,使肠内保有大量水分,刺激胃肠道蠕动而起导泻作用。

(3)利胆作用:小剂量硫酸镁可刺激十二指肠黏膜,反射性地引起胆总管括约肌松弛,胆囊收缩,加强胆汁引流,促进胆囊排空,起利胆作用。

(4)对心血管系统的作用:注射给药,过量镁离子可直接舒张外围血管平滑肌及引起交感神经节冲动传递障碍,从而使血管扩张,血压下降。此外,静脉用药能延长心脏传导系统的有效不应期,提高心室颤动阈值,并使心肌复极均匀,减少或消除折返激动,有利于快速型室性心律失常的控制。

(5)消炎去肿:本药50%溶液用于外敷,有消炎去肿作用。

【用法与用量】

(1)成人常规剂量(用于低镁血症的治疗):①肌内注射:轻度缺镁,一次1g(25%硫酸镁注射液4ml),一日总量为2g;重度镁缺乏,一次0.03g/kg。②静脉滴注:轻度缺镁,一次1g,溶于5%葡萄糖注射液500ml中静脉滴注,一日总量为2g;重度缺镁,将2.5g硫酸镁溶于5%葡萄糖注射液或生理盐水中,缓慢滴注3小时。

(2)儿童常规剂量(国外,低镁血症):静脉滴注一次25~50mg/kg,滴注30~60分钟,必要时可重复,最大剂量1次2g。

【注意事项】

(1)体重较轻者,不可在短时间内大量使用本药,以免中毒。

(2)用药前应了解患者的心肺情况,心肺毒性(呼吸抑制)是注射硫酸镁最危险的不良反应,可较快达到致死的呼吸麻痹,注射前呼吸频率在每分钟16次以上。

(3)美国安全用药规范研究院将本药静脉注射剂定为高警示药物,使用不当会给患者带来严重的危害。

【适应证】用于低镁血症治疗、抗惊厥、容积性泻药等。

【禁忌证】对本药过敏者禁用,严重心功能不全者、重症肌无力患者、低张性脱水禁用本药注射剂,肠道出血、急腹症、经期妇女与妊娠期妇女禁用本药导泄。哺乳期妇女禁用。

【慎用】肾功能不全慎用本药注射剂,呼吸衰竭者、低血压患者、妊娠期妇女慎用本药注射液,儿童、老年人慎用。

【不良反应】

(1)呼吸系统:部分妊娠期妇女用药后可出现肺水肿。

(2)泌尿生殖系统:有发生进行性肾衰竭的报道。

(3)血液:有血小板聚集障碍、出血时间延长的报道。

(4)静脉注射常引起潮红、出汗、口干等症状,快速静脉注射可引起恶心、呕吐、心慌、头晕,个别出现眼球震颤。静脉滴注过快也可引起血压下降、呼吸骤停。

【药物相互作用】

(1)钙化醇与之合用,可致高镁血症。

(2)保钾利尿药与之合用,可增加血清、淋巴细胞和肌肉中的钾和镁。

(3)尿激酶与之合用,可增加尿激酶的溶栓疗效。

(4)洋地黄与之合用,可发生严重的心脏传导阻滞甚至心脏停搏。

(5)奎尼丁与之合用,可减慢奎尼丁的肾脏排泄。

(6)双香豆素、地高辛、异烟肼与之合用,作用会受到减弱。

【药物过量】在用药过程中出现胸闷、胸痛、呼吸急促,应及时听诊,必要时摄胸部X线片,以便及时发现肺水肿。

葡　萄　糖
Glucose

【其他名称】右旋糖,Dextrose。

【制剂与规格】粉剂:每袋 250g,500g。注射液:100ml∶5g,100ml∶10g,200ml∶20g,250ml∶12.5g,250ml∶25g,500ml∶25g,500ml∶50g。

【药理作用】补充能量、保护肝脏、提高血液渗透压,降低血钾。

【用法与用量】

(1)补充热能:患者因某些原因进食减少或不能进食时,一般可予 10%~25% 葡萄糖注射液静脉注射,并同时补充体液。葡萄糖用量根据所需热能计算。

(2)全静脉营养疗法:葡萄糖是此疗法最重要的能量供给物质。在非蛋白质热能中,葡萄糖与脂肪供给热量之比为 2∶1,具体用量依据临床热量需要而定。根据补液量的需要,葡萄糖可配制为 25%~50% 的不同浓度,必要时加入胰岛素,每 5~10g 葡萄糖加入正规胰岛素 1U。由于常应用高渗葡萄糖溶液,对静脉刺激性较大,并需输注脂肪乳剂,故一般选用大静脉滴注。

(3)低糖血症:轻者口服,重者可先予用 50% 葡萄糖注射液 20~40ml 静脉推注。

(4)饥饿性酮症:严重者应用 5%~25% 葡萄糖注射液静脉滴注,每日 100g 葡萄糖可基本控制病情。

(5)失水:等渗性失水给予 5% 葡萄糖注射液静脉滴注。

(6)高钾血症:应用 10%~25% 注射液,每 2~4g 葡萄糖加 1U 正规胰岛素输注,可降低血清钾浓度。但此疗法仅使细胞外钾离子进入细胞内,体内总钾含量不变。如不采取排钾措施,仍有再次出现高钾血症的可能。

(7)组织脱水:高渗溶液(一般采用 50% 葡萄糖注射液)快速静脉注射 20~50ml,但作用短暂。临床上应注意防止高血糖,目前少用。用于调节腹膜透析液渗透压时,50% 葡萄糖注射液 20ml 即 10g 葡萄糖可使 1L 腹膜透析液渗透压提高 55mOsm/(kg·H$_2$O)。

【注意事项】

(1)禁忌:糖尿病酮症酸中毒未控制者;高血糖非酮症性高渗状态。

(2)下列情况慎用:胃大部分切除患者作口服糖耐量试验时易出现倾倒综合征及低血糖反应,应改为静脉葡萄糖试验;周期性瘫痪、低钾血症患者;应激状态或应用糖皮质激素时容易诱发高血糖;水肿及严重心肾功能不全、肝硬化腹水者,易致水潴留,应控制输液量;心功能不全者尤应控制滴速。

【适应证】

(1)补充能量和体液,用于各种原因引起的进食不足或大量体液丢失(如呕吐、腹泻等),全静脉内营养,饥饿性酮症。

(2)低糖血症。

(3)高钾血症。

(4)高渗溶液用作组织脱水剂。

(5)配制腹膜透析液。

(6)药物稀释剂。

(7)静脉法葡萄糖耐量试验。

(8)供配制 GIK(极化液)液用。

【禁忌证】

糖尿病酮症酸中毒未控制者。高血糖非酮症性高渗状态。

【不良反应】

(1)静脉炎,发生于高渗葡萄糖注射液滴注时。如用大静脉滴注,静脉炎发生率下降。

(2)高浓度葡萄糖注射液外渗可致局部肿痛。

(3)反应性低血糖:合并使用胰岛素过量,原有低血糖倾向及全静脉营养疗法突然停止时易发生。

(4)高血糖非酮症昏迷:多见于糖尿病、应激状态、使用大量糖皮质激素、尿毒症腹膜透析患者腹腔内给予高渗葡萄糖溶液及全静脉营养疗法时。

(5)电解质紊乱:长期单纯补给葡萄糖时易出现低钾、低钠及低磷血症。

(6)原有心功能不全者。

(7)高钾血症,1型糖尿病患者应用高浓度葡萄糖时偶有发生。

【药物相互作用】未进行该项实验且无可靠参考文献。

【药物过量】药物过量可引起高血糖。

口服补液盐
Oral Rehydration Salts

【其他名称】ORS,口服补液盐Ⅰ,口服补液盐Ⅱ,口服补液盐Ⅲ。

【制剂与规格】口服补液盐Ⅰ:每大包含主要成分葡萄糖11g、氯化钠1.75g,每小包含主要成分氯化钾0.75g、碳酸氢钠1.25g。口服补液盐Ⅱ:每包含钠(Na)应为0.926~1.131g,含钾(K)应为0.354~0.433g,含总氯(Cl)应为1.276~1.560g,含枸橼酸钠($C_6H_5Na_3O_7 \cdot 2H_2O$)应为1.305~1.595g,含无水葡萄糖($C_6H_{12}O_6$)应为9.00~11.00g。口服补液盐Ⅲ:每袋含氯化钠0.65g,枸橼酸钠0.725g,氯化钾0.375g,无水葡萄糖3.375g。

【药理作用】口服水溶液可以治疗和预防急、慢性腹泻造成的脱水。

【用法与用量】

(1)预防和治疗因腹泻、呕吐、经皮肤和呼吸道等液体丢失引起的轻、中度失水,可补充水、钾和钠,重度失水需静脉补液。

1)轻度失水:成人口服,开始时50ml/kg,4~6小时内饮完,以后酌情调整剂量。儿童口服,开始时50ml/kg,4小时内饮完,直至腹泻停止。

2)中度失水:成人口服,开始时50ml/kg,6小时内饮完,其余应以静脉补液。儿童应以静脉补液为主。

(2)急性腹泻:

1)轻度腹泻:口服,成人每日50ml/kg。

2)重度腹泻:应以静脉滴注为主,直至腹泻停止。

【注意事项】

(1)一般不用于早产儿。

(2)随访检查:血压、体重、电解质(K^+、Na^+)、失水体征、粪便量。

(3)严重失水或应用本品后失水无明显纠正者需改为静脉补液。

(4)因严重呕吐等原因不能口服者不宜使用本药。

【适应证】用于补充水、钠和钾丢失的失水。治疗急、慢性腹泻。

【禁忌证】

(1)少尿或无尿者。

(2)葡萄糖吸收障碍者。

(3)肠梗阻、肠麻痹或肠穿孔者。

(4)ORS Ⅲ禁用于酸碱平衡紊乱伴碱中毒者。

【不良反应】

(1)高钠血症、水过多;出现上述两种情况应立即停药。

(2)呕吐,多为轻度。常发生于开始服用时,此时可分次少量服用。

【药物相互作用】未进行该项实验且无可靠参考文献。

【药物过量】本品过量服用危害较小,可能出现高钠血症。

小儿电解质
Pediatric Electrolyte

【其他名称】小儿电解质补给注射液。

【制剂与规格】注射液:每100ml中含葡萄糖3.75g、氯化钠0.225g。

【药理作用】补充维持机体水分和电解质。

【用法与用量】静脉滴注。小儿输液速度为每小时50~100ml,新生儿、早产儿输液速度为每小时不得超过100ml。并根据患者的年龄、症状和体重酌情调节。

【注意事项】

(1)下列情况慎用:①水肿性疾病及严重心肾功能不全、肝硬化腹水者;②急性肾衰竭少尿期,慢性肾衰竭尿量减少而对利尿药反应不佳者,因梗阻性泌尿道疾病致尿量减少的患者;③周期性瘫痪、低钾血症患者;④糖尿病患者;⑤高血压患者;⑥血浆蛋白过低者;⑦脑水肿患者。

(2)定期检查:①血清钠、钾、氯浓度;②血液酸碱平衡指标;③肾功能;④血压和心肺功能。

(3)小儿补液量和速度应严格控制。

【适应证】补充热能和体液。

【禁忌证】

(1)糖尿病及酮症酸中毒未控制患者。

(2)高血糖症高渗状态。

【不良反应】

(1)大量、急速静脉滴注:大量、急速给药,有致脑水肿、肺水肿、肢端性水肿、酸中毒、水潴留、急性左心衰竭、溶血等发生的可能。

(2)急速静脉滴注:对于新生儿、早产儿急速静脉滴注(每小时超过100ml),有致水潴留发生的可能。

(3)糖尿病酮症酸中毒患儿在治疗中由于输入葡萄糖盐水过多,有发生医源性高渗性非酮症性昏迷的可能。

(4)电解质紊乱:长期单纯补给易出现低钾、低磷血症。

(5)反应性低血糖:合并使用胰岛素过量,原有低血糖倾向及全静脉营养疗法突然停止时易发生。

(6)一旦发生不良反应,应停止给药等并给予适当处置。

【药物相互作用】应用糖皮质激素时容易诱发高血糖。

【药物过量】过量可导致脑水肿、肺水肿、肢端性水肿、酸中毒、高血糖、高渗性非酮症性昏迷等。

复方电解质葡萄糖注射液 MG3
Compound Electrolytes and Glucose Injection MG3

【制剂与规格】注射液:每 1 000ml 中含氯化钠 1.75g,氯化钾 1.50g,乳酸钠 2.24g,葡萄糖 100.00g,敷料冰醋酸适量。

【药理作用】热量和水分、电解质补充。

【用法与用量】静脉滴注。成人静脉滴注一次 500~1 000ml,给药速度按年龄、体重及症状的不同可适量增减。小儿静脉滴注一般用量为一次 50~100ml,新生儿、早产儿输液速度为每小时不得超过 100ml。并根据患者的年龄、症状和体重酌情调节。

【注意事项】

(1)不伴有高钾血症的肾功能不全、心功能不全、重症肝障碍、因闭塞性尿路疾病而尿量减少者与糖尿病患者慎用。

(2)最好患者的尿量为一日 500ml 或每小时 20ml 以上时使用本品。

(3)乳酸血症患者、高钾血症、缺尿患者、艾迪生病、重症灼伤、高氮质血症患者禁用。

【适应证】

(1)用于经口服摄取水分和电解质发生困难时,可以补充热量和水分、电解质。用于低钾血症的高渗性脱水症。

(2)外科手术前及术后的水分和电解质补充。

【不良反应】

(1)急速给药时,可能出现肺水肿、脑水肿、肢体水肿、水中毒、高钾血症。

(2)可能偶然出现血栓静脉炎。

【药物相互作用】无更多文献报道。

【药物过量】药物过量可引起高血糖、高血钾。应根据相应高血糖、高血钾给予对症处理。

复方电解质葡萄糖注射液 R2A
Compound Electrolytes and Glucose R2A Injection

【制剂与规格】本品为复方制剂,其主要组分每 1 000ml 含:氯化钠 1.92g,氯化钾 1.00g,乳酸钠 2.80g,氯化镁 0.10g,磷酸二氢钠 0.14g,磷酸氢二钾 1.00g,葡萄糖 23.50g。

【用法与用量】静脉滴注:

成年:一次 500~1 000ml。每小时 300~500ml(每分钟 80~130 滴)。

小儿:每小时 50~100ml。按年龄、体重及症状的不同可适量增减。

【注意事项】

(1)以下患者慎用:肾功能不全、心功能不全、重度肝功能不全、糖尿病、因阻塞性尿路疾病而引起尿量减少的患者。

(2)使用时的注意事项:

1)最好在患者尿量为每日 500ml 或每小时 20ml 以上时使用本品。

2)防止感染(对患者皮肤和器具消毒)。

3)在寒冷季节,最好将药液温暖至体温后再使用。

4)开封后立即使用,禁止使用残液。

(3)取用注意:

1)注射针应垂直刺入橡胶塞的 O 记号中。斜刺有可能会使注射针穿透容器颈部,导致漏液。

2)当外包装内发现水滴或内容液变色、混浊时,严禁使用。

3)容器液面刻度仅作大致参考。

【适应证】用于脱水症及手术前后水分和电解质的补充和调整。

【禁忌证】

(1)高乳酸血症患者禁用。

(2)电解质代谢异常,如高钾血症(少尿、艾迪生病、重症灼烧、高氮血症等)、低钙血症、高磷血症(甲状旁腺功能减退症等)、高镁血症(甲状腺功能减退症等)等患者禁用。

【不良反应】快速大量给药时,有可能出现脑水肿、肺水肿、末梢水肿、高钾血症。

【药物过量】可能有高钾血症潜在风险,如发生高钾血症时,应停用,并对症治疗。

(陈尔真　石浩强　陈 涛)

参考文献

[1] 卫生部合理用药专家委员会组织. 中国医师药师临床用药指南 [M]. 重庆: 重庆出版社, 2014.

[2] 王卫平. 儿科学 [M]. 8 版. 北京: 人民卫生出版社, 2013.

[3] 唐典俊. 小儿水电解质平衡与液体治疗 [M]. 北京: 中国医药科技出版社, 2006.

[4] 万力生, 袁雄伟. 儿科临床液体治疗 [M]. 北京: 人民军医出版社, 2009.

[5] 江载芳, 申昆玲, 沈颖. 诸福棠实用儿科学 [M]. 8 版. 北京: 人民卫生出版社, 2015.

[6] 陈新谦, 金有豫, 汤光. 新编药物治疗学 [M]. 17 版. 北京: 人民卫生出版社, 2015.

第四章

呼吸系统疾病的药物治疗

第一节 概　　述

呼吸系统是机体和外界进行气体交换的器官总称,也是与外环境持续接触、表面积最大的器官系统,因此在呼吸运动过程中,大气污染和感染因子可直接侵入。外界环境中有机或无机粉尘,包括各种微生物、蛋白变应原、有害气体等,皆可进入呼吸道及肺部引起各种疾病。在正常状态下,肺和呼吸道的防御功能可将这些致病因子排出、灭活及清除。但如果吸入的致病因子过多或作用过强,或肺的防御功能降低时,就可能引发疾病。呼吸系统疾病大多数是常见病、多发病。对于小儿,常见呼吸系统疾病有鼻部、咽部及喉部疾病,上呼吸道疾病,气管、支气管疾病,肺部感染性疾病,肺部非感染性疾病,胸膜疾病及支气管哮喘等。

药物是防治疾病的重要物质。根据 WHO 统计资料显示,全球约有 1/3 死亡患者是由于不合理用药。因此,安全、有效、合理和经济地选用药物,使用药物显得尤为重要。药物治疗学(pharmacotherapeutics)是一门研究药物预防、治疗疾病的理论和方法的综合性和应用性学科,以临床疾病为基础,重点研究如何选择药物,如何设计调整给药方案及合理用药等临床实践相关问题,是传统的药理学和临床医学之间的桥梁与纽带。治疗呼吸系统疾病的药物种类繁多,在增加用药种类的同时,药物的不良反应发生率也可能随之提高,因此在选药时应尽量采用已得到循证医学证实有效、安全的药物,且尽量减少用药数量。另外,呼吸系统疾病大多数是慢性病,常需要长期甚至终身的药物治疗。因此,在选用药物治疗时,一方面应向患儿及家属强调治疗的终身性,另一方面应注意药物长期使用的疗效、安全性及经济上的可接受性。

治疗药物监测(therapeutic drug monitoring,TDM)可有效监督临床用药,确定最佳治疗剂量,制订给药方案,提高药物疗效并减少不良反应发生。TDM 的主要目的是获得有效治疗浓度和避免中毒,然而药物浓度范围不能绝对地反映有效的治疗。小儿因为独特的生理学特点,对药物反应与成人明显不同,因此在临床药物治疗中应将患儿反应,而非药物的浓度范围作为治疗的终点。目前,在我国儿科领域常用的 TDM 监测品种主要包括强心苷类、抗癫痫药、抗哮喘药、抗菌药物、抗肿瘤药物以及免疫抑制剂等。另外,遗传药理学和药物基因组学为临床药物治疗带来了新的帮助。药物代谢酶和药物转运体的遗传变异在一个特定的个体中可产生显著影响。在儿童患者中,通过对遗传药理学和药物基因组学的研究,了解药物在体内过程,尤其是药物代谢和消除,可以有效避免很多药物不良反应的发生。此外,因为许多药物代谢酶系在生命的最初几年如新生儿时期、幼儿时期及青少年时期等是一个不断成熟的过程,所以有时很难确定是遗传变异还是生长发育程度所导致的药物代谢差异。由简单的体重或体表面积指数进行药物剂量调整并不能完全弥补小儿与成人之间的差异。因此,通过对特定 CYP 同工酶的研究,可以更好地了解酶的成熟过程及在药物动力学中发挥作用。对影响药物代谢关键酶的成熟程度和存在形式,以及与药物不良反应相关的主要基因及位点的研究,将有助于更好地理解人体药物代谢过程及药物不良反应的发生率,为药物剂量调整提供依据,以提高药物治疗效果。

根据呼吸系统疾病的发病机制、特征,治疗这类疾病常用药物种类主要包括抗感染药物、糖皮质激素、解热镇痛药以及其他药物,如支气管舒张剂、祛痰镇咳药等。以下各节将详细介绍各类药物的常用品种、药理作用和特点、用药原则及注意事项。

第二节　抗感染药物

抗感染药物包括抗微生物药和抗寄生虫药。抗微生物药是用于治疗病原微生物(细菌、真菌、衣原体、支原体、病毒、立克次体、螺旋体等)感染性疾病的药物,能抑制或杀灭病原微生物,包括抗菌药、抗真菌药和抗病毒药。抗生素是指具抗菌作用的微生物产物及其半合成衍生物,如青霉素类、头孢菌素类的各品种。抗菌药物是指抗生素 + 具抗菌活性的人工合成药物,包括喹诺酮类(如环丙沙星)、磺胺药、呋喃类(如呋喃妥因)、硝基咪唑类(如甲硝唑)、唑烷酮类(如利奈唑胺)、吡咯类(如氟康唑)等,但不包括消毒剂如碘酊、苯扎溴铵等。

一、常用抗菌药物的安全、合理应用

抗微生物药物尤其是抗菌药物是临床广泛使用的一类药物。小儿发生感染性疾病居多,也是应用抗菌药物最多的群体。研究资料显示,超过 75% 的抗菌药物被用于呼吸道感染的治疗。抗菌药物是强有力的抗感染武器,但同时也是有限资源,细菌一旦产生耐药,将带来几乎无法挽回的危害。近年来由于抗菌药物不合理应用,细菌耐药性迅速上升,导致感染性疾病发病率、治疗失败率和病死率增加。儿科抗菌药物的使用不仅导致细菌耐药产生,还会影响到体内微生态,尤其在儿童早期使用,会导致机体免疫稳态失调,并且与过敏性疾病有关,因此对于儿童应该加强呼吸系统疾病的呼吸道管理,开发研制新型湿化气道及抗炎药物,减少不必要抗菌药物使用。我国儿科抗菌药物使用与国外比较显示:①抗菌药物使用强度高;②用药种类多;③药物抗菌谱广;④注射用药比例高;⑤新型、昂贵、广谱的第三代头孢菌素、β- 内酰胺类 /β- 内酰胺酶抑制剂复合制剂类药物使用逐年增加。2011 年开始的全国抗菌药物临床应用专项整治活动,表明我国对抗菌药物合理使用的高度重视。2013 年《儿童社区获得性肺炎管理指南》、2014 年《毛细支气管炎诊断、治疗与预防专家共识》及 2015 年《儿童肺炎支原体肺炎诊治专家共识》等指南及专家建议旨在规范儿童呼吸道疾病的治疗,尤其是抗菌药物合理应用。合理应用抗菌药物是阻止耐药菌株产生的最有效手段。

抗菌药物合理应用是指:尽早确立感染性疾病的病原诊断,特别是经验性治疗前的病原学诊断；选择正确的抗菌药物，即病原菌敏感的抗菌药物；确定合适的给药方案，包括最适当剂量、适当的给药途径以确保药物渗透感染部位、适当疗程、必要时联合用药、适时换药时机、特殊生理病理状态下的利弊权衡；注意药物间相互作用与配伍禁忌。

（一）儿科抗菌药物应用的一般原则

1. 小儿使用抗感染药的基本原则与成人相同，根据《抗菌药物儿科临床应用的基本意见》，主要内容如下：

（1）病毒性疾病（如上呼吸道感染、轮状病毒性肠炎等）以及不明原因发热者，除非合并细菌感染，否则不宜使用抗菌药物。

（2）如果确定为细菌感染，应选用合适抗菌药物、合适剂量、恰当疗程、合适用药途径以及合适给药频次。

根据临床表现，初步判断与疾病有关最常见的病原种类，选择常见病原菌的敏感抗生素类型，进行初始经验性治疗，并且在经验性治疗前，应进行病原菌培养和药敏试验。

儿童用药剂量应根据其年龄、体重以及体表面积来计算，没有儿童参考用量时，可根据成人剂量进行计算。

（3）根据药物药动学和药效学参数，选择合适的给药途径和方式。给药途径一般以口服为主，可以选择液体制剂、糖浆剂、颗粒剂、粉剂等，但严重感染时应使用静脉制剂。

（4）儿童皮肤黏膜用药比成人更容易吸收，因此应尽量避免皮肤黏膜局部用药。

（5）一般情况下，患儿的症状、体征好转后48~72小时可停药，特殊感染按特定疗程执行。

2. 小儿患者抗菌药物使用注意事项

（1）药物变态反应的首次发生通常在幼儿及儿童，且反应严重，应引起重视。

（2）氨基糖苷类药物有明显的耳、肾毒性，小儿患者应避免应用。临床有明确应用指征且又无其他毒性低的抗菌药物可供选用时，方可选用该类药物，并在治疗过程中严密观察不良反应。有条件者应进行TDM，根据结果个体化给药。如长期使用庆大霉素，可致失语、偏瘫。

（3）糖肽类药物有一定的肾、耳毒性，小儿患者仅在有明确指征时方可选用。在治疗过程中应严密观察不良反应。有条件者应进行TDM，根据结果个体化给药。

（4）氯霉素对造血系统有不良反应，尤其口服剂型可能导致再生障碍性贫血，还可引起新生儿发生灰婴综合征。除治疗化脓性脑膜炎外，在儿科使用已经很有限了。

（5）四环素类可沉积在牙齿和骨骼中，与钙结合会引起牙釉质和骨质发育不全、牙齿黄染，影响婴幼儿骨骼正常发育，不可用于8岁以下小儿。

（6）喹诺酮类药物可能损害幼年时期的关节软骨组织，避免用于18岁以下未成年人。

（7）磺胺类可能引起肝、肾损害，高铁血红蛋白症，婴幼儿慎用，2月龄以下禁用。

（8）一般感染以选用1种抗生素为宜，严重感染可考虑联合用药。如需联合用药，应以疗效好、不良反应小为原则。为防止累积毒性作用，严禁联合使用对同一器官具有毒性的抗生素，如头孢唑林与阿米卡星都具有严重的肾毒作用，应尽量避免联合使用；并且应避免同类抗菌药物同时使用，如左氧氟沙星＋环丙沙星、阿米卡星＋庆大霉素等。忌滥用新药，因新药ADR尚不明确，有时可造成不良后果。

根据PK/PD理论指导抗菌药物使用。

(二)基本概念

药代动力学(pharmacokinetics,PK)主要研究机体对药物作用的动态变化,如药物在体内吸收、分布、代谢和排泄连续变化的过程,这个体内过程可用血药浓度-时间曲线定量表现出来;药效动力学(pharmacodynamics,PD)主要研究药物对机体的作用,反映药物的生物学效应及临床疗效,如药物剂量对临床疗效的影响。

1. PK/PD 相关参数 在 PK/PD 研究中,PK 涉及的参数主要有:①药时曲线下面积(area under the concentration-time curve,AUC):是指药物浓度-时间曲线下面积,特指稳态下 24 小时药时曲线下面积。药时曲线反映药物进入人体后其浓度随时间而变迁的情况。②表观分布容积(apparent volume of distribution,Vd):是指药物在体内分布房室的大小。③清除率(clearance,CL):是指药物经肾、肝、肺和皮肤等各种途径自体内清除的速率,包括总体清除率(CLtotal)和肾清除率(CLrenal)。④ Cmax(peak concentration):是指吸收过程中的最大浓度,可通过房室模型计算得到,反映制剂疗效和毒性水平。⑤ Tmax:是指浓度达到 Cmax 时的时间,反映药物的吸收速度。⑥半衰期(biological half-life,$t_{1/2}$):是指药物自体内消除半量所需要的时间,包括吸收半衰期($T_{1/2\kappa\alpha}$)、分布半衰期($T_{1/2\alpha}$)和消除半衰期($T_{1/2\kappa e}$、$T_{1/2\beta}$、$T_{1/2\lambda z}$)。PD 相关参数包括反映抑菌/杀菌效能的静态指标,如最低抑菌浓度(minimal inhibitory concentration,MIC)、最小杀菌浓度(minimal bactericidal concentration,MBC)等;反映杀菌效能的动态指标,如杀菌曲线等;反映抗菌药物持续作用效应的指标,如抗生素后效应(post antibiotic effect,PAE)、抗菌药物亚 MIC 效应等;其他参数包括防耐药突变浓度(mutant prevention concentration,MPC)、联合药敏指标(fractional inhibitory concentration index,FIC)、血清杀菌效价等。单纯的 PD 参数如 MIC 等,由于其测定方法是将细菌置于固定的抗菌药物浓度中测得,而体内抗菌药物浓度是一个连续变化的状态,故无法体现抗菌药物杀菌的动态过程。PK/PD 研究将两者的参数结合起来,可以实现动态监测,主要参数包括:

(1)T>MIC:指 24 小时内累计药物浓度高于相应菌株 MIC 的时间。

(2)AUC/MIC:药时曲线下面积除以相应菌株的 MIC。

(3)Cmax/MIC:血药峰浓度除以相应菌株的 MIC。

2. PK/PD 分类及优化给药方案 目前有关抗菌药物的 PK/PD 分类一般采用 Craig 分类方法,将抗菌药物分为 3 类,即浓度依赖型、时间依赖型和浓度-时间依赖型(表 4-1),针对这 3 类抗菌药物的给药方式及优化方案也有所不同。

表 4-1 抗菌药物按 PK/PD 分类及优化方案

分类	PK/PD 参数	药物	剂量方案目标
浓度依赖型(长 PAE)	AUC_{24h}/MIC、Cmax/MIC	氨基糖苷类、喹诺酮类、两性霉素 B、达托霉素、多黏菌素、磷霉素、吡咯类、硝基咪唑类、棘白菌素类	提高至最大剂量
时间依赖型(短 PAE)	T>MIC	青霉素类、头孢菌素类、氨曲南、红霉素、林可霉素类、氟胞嘧啶	提高至最长接触时间
浓度-时间依赖型(长 PAE 或 $t_{1/2}$)	AUC_{24h}/MIC	四环素、氟康唑、克林霉素、阿奇霉素、克拉霉素、替加环素、糖肽类、碳青霉烯类	提高至最长接触时间(血清药物浓度可以低于 MIC)

（1）浓度依赖型抗菌药物和较长的 PAE：这类药物浓度越高，杀菌率和杀菌范围也相应增加，这些药物可以诱发较长 PAE，可以使用药间隔拉长。这类药物疗效预测指标为 AUC_{24h}/MIC、$Cmax/MIC$，其对致病菌的杀菌作用取决于 Cmax，而与作用时间关系不密切。这类药物用药方案目标是把药物浓度提高到最大限度，多为每天 1 次给药，但 Cmax 不能超过最低毒性浓度，尤其是对于治疗窗比较窄的药物如氨基糖苷类，要特别注意。

（2）时间依赖型抗菌药物和较短的 PAE 或无 PAE：这类药物往往高浓度并不比低浓度能更迅速杀死细菌，当血清和组织的药物浓度低于 MIC 时细菌又开始生长。这类药物的疗效预测指标为 T>MIC，因此用药方案的目标是尽可能增加药物和细菌的接触时间，临床中的具体措施包括适当增加给药剂量、延长滴注时间、增加给药频次。需要注意的是，当药物浓度在 Cmax/MIC 倍数为 4~5 时，即使剂量继续加大，抗菌活性也不会明显升高，所以应维持时间依赖型抗菌药物最大抗菌活性的 Cmax/MIC 为 4~5。

（3）浓度 - 时间依赖型抗菌药物具有一定的 PAE 或 $t_{1/2}$：这类药物在体内情况及 PD 特征差异较大，难以用某一参数描述其特征，其 PAE 和药物浓度及细菌与药物的接触时间都有关系，药物浓度 ≥ MIC 时才会产生 PAE 作用，且在 5~10 倍 MIC 时 PAE 最长，细菌与药物接触时间越长，其 PAE 越长。

（三）抗菌药物的一般治疗疗程

不同的病原微生物引起呼吸系统疾病的抗感染疗程不尽相同。常见社区获得性肺炎（community acquired pneumonia，CAP）的抗感染治疗用至热退和主要呼吸道症状明显改善后 3~7 天。而医院获得性肺炎（hospital acquired pneumonia，HAP）治疗通常不少于 10 天，以免反复感染。对于有并发症的难治性肺炎，应适当延长治疗时间。肺炎球菌肺炎疗程为 7~10 天；流血嗜血杆菌肺炎疗程为 14 天左右；葡萄球菌尤其是耐甲氧西林金黄色葡萄球菌（MARS）、耐甲氧西林表皮葡萄球菌（MRSE）疗程适当延长，平均为 28 天；肠杆菌肺炎为 14~21 天；铜绿假单胞菌等肺炎为 21~28 天；支原体、衣原体或嗜肺军团菌肺炎需要 21 天或更长；真菌性肺炎则需 1~2 个月。

（四）儿科呼吸系统常用抗菌药物应用特点

1. β - 内酰胺类　该类药物是临床上儿科最为常用的一类药物，该类药物主要包括青霉素类、头孢菌素类、头霉素类、单酰胺类、碳青霉烯类、青霉烯类、氧头孢烯类和 β- 内酰胺酶抑制合剂。其主要特点见表 4-2。

表 4-2　β - 内酰胺类药物的共性及特性

共同特性	不同特性
结构上均具有 β- 内酰胺环 杀菌剂	各亚类品种间抗菌谱也不完全相同，如第三代头孢菌素间的抗菌谱不同
多数品种 $t_{1/2}$ 较短，1 小时左右，需每日多次给药 临床应用指征广，用于各类细菌性感染	各品种的代谢、排泄途径不同，在脏器功能不全等特殊人群需作不同的剂量调整
多数品种 ADR 少，必要时可大剂量给药	各品种间 ADR 不同
相同特性品种间存在交叉耐药	

(1)青霉素类:青霉素类杀菌作用强、毒性低,抗菌谱较广,在体内的分布好且价格相对适中,但其过敏反应发生率较高。青霉素类的 β- 内酰胺环与抗菌活性有关,而噻唑环与变态反应有关。青霉素与青霉素结合蛋白(penicillin-binding protein,PBP)结合后,青霉素的 β- 内酰胺环抑制 PBP 中转肽酶的交叉联结反应,阻碍细胞壁黏肽生产,使细胞壁缺损;另外,青霉素还可激活细菌的自溶酶,从而使细菌体破裂死亡。根据其来源及稳定性,又分为以下 3 类:

1)不耐酶青霉素:主要包括青霉素 G、青霉素 V、普鲁卡因青霉素和苄星青霉素。青霉素 G 对链球菌属如 A 族链球菌、草绿色链球菌及肺炎球菌等具有较好的抗菌活性,可作为溶血性链球菌、肺炎球菌及脑膜炎球菌所致肺炎的首选药物,不良反应主要为过敏反应,如过敏性休克、皮疹和药物热等。青霉素 V 抗菌谱与青霉素 G 相仿,抗菌活性相对差,对胃酸稳定性高,可口服给药。

2)耐酶青霉素:主要包括苯唑西林、氯唑西林和氟氯西林等。苯唑西林对甲氧西林敏感金黄色葡萄球菌(methicillin-susceptible *Staphylococcus aureus*,MSSA)、表皮葡萄球菌、化脓性链球菌、肺炎球菌、草绿色链球菌等革兰氏阳性菌具有较好的抗菌活性。耐甲氧西林金黄色葡萄球菌(methicillin-resistant *Staphylococcus aureus*,MRSA)及革兰氏阴性杆菌对其耐药,常用于治疗 MSSA 所致肺炎。

3)广谱青霉素:①氨基青霉素:如氨苄西林是肠球菌、李斯特菌、流感嗜血杆菌所致肺部感染的首选用药,以及溶血性链球菌、肺炎球菌、伤寒沙门菌所致呼吸道感染的用药。阿莫西林的抗菌谱同氨苄西林,口服生物利用度为 60%~75%。②羧基青霉素:临床常用哌拉西林,对铜绿假单胞菌具有良好的抗菌活性,可作为铜绿假单胞菌和各种敏感革兰氏阴性杆菌所致呼吸道感染的用药选择;严重感染时,常与氨基糖苷类合用。近年来,对铜绿假单胞菌的耐药率为 30%。替卡西林和磺苄西林的抗菌活性较差,临床应用少。③脲基青霉素:如阿洛西林和美洛西林,对链球菌、肠球菌及铜绿假单胞菌有较好的抗菌活性,主要用于治疗铜绿假单胞菌及其他敏感革兰氏阴性杆菌所致下呼吸道感染。严重感染时,常与氨基糖苷类合用。

(2)头孢菌素类:为 7- 氨基头孢烷酸(penicillin-binding protein,7-ACA)衍生物,作用机制同青霉素。头孢菌素类具有抗菌谱广,杀菌力强、变态反应少,与青霉素交叉过敏反应发生率为 3%~8%,以及对 β- 内酰胺酶具有不同程度的稳定性等优点。本类药物多数主要经肾脏排泄,中度以上肾功能不全患者应根据肾功适当调整剂量。根据其抗菌谱、抗菌活性、对 β- 内酰胺酶的稳定性以及肾毒性不同,目前分为 4 类(表 4-3)。

表 4-3 各代头孢菌素的特点

	G⁺ 菌	G⁻ 菌	铜绿假单胞菌	肾毒性	酶稳定性	常用品种
一代	++++	+	−	++	+	头孢唑林、头孢氨苄
二代	++	++	−	+	++	头孢呋辛、头孢克洛
三代	+	+++	+++/+	−	+++	头孢哌酮、头孢曲松
四代	++	++++	+++		++++	头孢吡肟

注:+~++++ 表示作用越来越强。G⁺ 菌,革兰氏阳性菌。G⁻ 菌,革兰氏阴性菌

1）第一代头孢菌素：对革兰氏阳性菌（除肠球菌、MRSA 外）有良好的抗菌活性。对革兰氏阴性菌作用较差。对 β- 内酰胺酶不稳定，大多数药物半衰期较短，不易进入血 - 脑屏障，对肾脏有一定的毒性，可作为轻、中度呼吸道感染的用药备选。注射剂代表品种为头孢唑林适用于 MSSA、A 族溶血性链球菌和肺炎球菌等所致的上、下呼吸道感染；亦可用于流感嗜血杆菌、奇异变形杆菌、大肠埃希菌敏感株所致的肺炎。头孢唑林半衰期略长，对酶稳定性较头孢噻吩高，常作为外科手术预防用药。头孢拉定、头孢氨苄等口服制剂的抗菌作用较唑啉差，用于敏感菌所致的轻中度呼吸道感染。

2）第二代头孢菌素：对革兰氏阳性菌的活性与第一代相仿或略差，对部分革兰氏阴性菌具有抗菌活性。对铜绿假单胞菌无活性，对 β- 内酰胺酶较稳定，个别药物能透过血 - 脑屏障并达到一定浓度，肾毒性较轻，适用于敏感菌所致的呼吸道感染。注射剂品种头孢呋辛主要用于治疗 MSSA、链球菌属、肺炎球菌等革兰氏阳性球菌，以及流感嗜血杆菌、大肠埃希菌、奇异变形杆菌等敏感株所致的呼吸道感染。头孢克洛、头孢丙烯等口服制剂主要适用于上述感染的轻症病例。

3）第三代头孢菌素：对葡萄球菌的作用较第一、二代弱，对革兰氏阴性菌包括肠杆菌科中的耐药菌具有强大抗菌作用，部分品种对铜绿假单胞菌作用良好。对 β- 内酰胺酶稳定，在脑脊液中能达到一定浓度，基本无肾毒性。其中头孢曲松 $t_{1/2}$ 为 8 小时，每日用药 1~2 次。头孢噻肟、头孢曲松适用于敏感肠杆菌科细菌等革兰氏阴性杆菌所致的严重的下呼吸道感染。头孢哌酮和头孢他啶对革兰氏阳性菌的抗菌作用差，适用于革兰氏阴性菌包括铜绿假单胞菌感染所致的医院获得性肺炎。

4）第四代头孢菌素：与第三代相比抗菌谱更广，对细胞膜通透性强，几乎全部经肾脏排泄，因此肾功能减退者需减量。该类药物主要适用于多重耐药菌所致的医院内感染，中性粒细胞减少致难治性感染和耐药肺炎球菌感染。头孢吡肟对于 12 岁以下儿童用药的安全性及疗效尚未确定。

（3）头霉素类：主要品种有头孢西丁、头孢米诺、头孢美唑。其抗菌谱和抗菌作用与第二代头孢菌素相仿，对大多数超广谱 β- 内酰胺酶（extended-spectrum β-lactamase，ESBL）稳定，对厌氧菌有效。适用于肺炎球菌及其他链球菌属、MSSA、大肠埃希菌等肠杆菌科细菌、流感嗜血杆菌以及拟杆菌属引起的下呼吸道感染。3 个月及以上幼儿给予高剂量头孢西丁可使嗜酸性粒细胞增多和血谷丙转氨酶水平增高，故 3 个月以上婴幼儿用药时应注意掌握剂量。

（4）单酰胺类：代表药物为氨曲南。该类药物具有肾毒性低、免疫原性弱，与青霉素及头孢菌素交叉过敏反应发生率低。适用于肠杆菌科细菌、铜绿假单胞菌等敏感需氧革兰氏阴性菌所致的下呼吸道感染，也可用于替代氨基糖苷类药物与其他抗菌药物联合治疗肾功能损害患者的需氧革兰氏阴性菌感染。对需氧革兰氏阳性菌和厌氧菌无抗菌活性。

（5）氧头孢烯类：该类药物抗菌谱广，对铜绿假单胞菌及脆弱拟杆菌具抗菌活性，对革兰氏阳性菌的活性差，约 90% 以原形经肾脏排泄，常用于肠杆菌科细菌及拟杆菌等敏感菌引起的肺炎、肺脓肿、血流感染等。

（6）碳青霉烯类：是 β- 内酰胺类中抗菌谱最广、抗菌活性最强的一类药物，主要品种有亚胺培南、美罗培南、帕尼培南、厄他培南、比阿培南。该类药物具有对 β- 内酰胺酶包括 ESBL 及头孢菌素酶均高度稳定、毒性低等特点。该类药物不宜用于轻症感染，主要用于重症感染，如医院获得性肺炎、多重耐药菌感染和第三代、四代头孢菌素及其复合制剂疗效不理想细菌引起的肺炎、败血症等。亚胺培南可能导致惊厥等严重的中枢神经系统不良反应，不宜用于中枢神经系统感染及体重<30kg 的肾功能不全儿童。有指征可应用美罗培南或帕尼培南 / 倍他米隆时，仍要严密观察抽搐等严重不良反应。

(7) β- 内酰胺酶抑制剂合剂：酶抑制剂主要包括舒巴坦、克拉维酸、他唑巴坦和阿维巴坦。其特点为：除舒巴坦对不动杆菌属具有良好的抗菌活性外，其他酶抑制剂抗菌作用微弱；酶抑制剂的主要作用是扩大抗菌谱，增强抗菌活性，但不增强对 β- 内酰胺类敏感细菌的抗菌活性。抑酶作用：阿维巴坦＞他唑巴坦＞克拉维酸＞舒巴坦。适用于中重度感染的经验治疗，产 β- 内酰胺酶细菌感染，需氧菌与厌氧菌的混合感染，口服制剂也可用于社区常见感染治疗。

2. **大环内酯类** 由链霉菌产生的一类具有内酯结构的 14 或 16 元环的弱碱性亲脂性抗菌药物，作用于细菌细胞核糖体 50S 亚单位，抑制细菌蛋白质合成，为快速抑菌剂。高浓度时对敏感菌为杀菌剂。该类药物不同品种间有一定的交叉耐药性，血浓度低，不宜透过血 - 脑屏障。抗菌谱广，对大多数革兰氏阳性菌、部分革兰氏阴性菌及一些非典型致病菌如支原体、衣原体、军团菌等均有效。以克拉霉素、阿奇霉素为代表的新型大环内酯类，对胃酸的稳定性增高，生物利用度提高，对流感嗜血杆菌、卡他莫拉菌及淋病奈瑟菌抗菌活性增强，对支原体、衣原体的作用增强，已广泛用作治疗呼吸道感染的一线药物，尤其是小儿支原体、衣原体肺炎、军团菌最有效的药物，但近年来肺炎球菌等革兰氏阳性菌对其耐药性逐渐增高。然而，对于<6 个月社区获得性肺炎儿童，阿奇霉素的疗效和安全性尚未确立，应慎用。

3. **喹诺酮类** 该类药物通过抑制细菌 DNA 旋转酶和拓扑异构酶Ⅳ，阻碍细菌 DNA 复制而起到抗菌作用，属于繁殖期杀菌剂。喹诺酮类药物抗菌谱广，对需氧革兰氏阳性菌和革兰氏阴性菌均具有良好抗菌作用，尤其对革兰氏阴性杆菌具有强大抗菌活性，体内分布广，在多数组织体液中药物浓度高于血药浓度，口服生物利用度高、消除半衰期长，与其他抗菌药物不具有交叉耐药性等优点。尤其是新合成的三、四代喹诺酮类药物如左氧氟沙星、环丙沙星、司帕沙星、莫西沙星等在呼吸道及痰、炎症组织中的浓度很高，在治疗呼吸道感染中具有很好的抗菌效果，因此在防治成人多种感染疾病中得到广泛应用。由于该类药物对骨骼发育尤其是软骨发育可能产生不良反应，故大多数说明书规定喹诺酮类药物不宜用于、避免用于或禁用于 18 岁以下患儿。但权威指南及专家共识也给出了一些喹诺酮在儿童中应用的特定适应证，其中属于呼吸系统疾病的包括：根据欧洲药品管理局批准，环丙沙星可用于治疗儿童由铜绿假单胞菌引起的囊性纤维性变体支气管肺感染；由儿科感染病学会和美国感染病学会联合制定的首个美国婴儿及>3 个月儿童的社区获得性肺炎（CAP）处理指南推荐，环丙沙星可作为由流感嗜血杆菌感染的备选治疗；左氧氟沙星可作为由肺炎球菌、流感嗜血杆菌、肺炎支原体、肺炎衣原体感染的备选治疗。莫西沙星可作为由肺炎支原体、衣原体感染的备选治疗。美国传染病学会推荐，对于儿童急性细菌性鼻窦炎，阿莫西林克拉维酸为一线治疗药物。而对于既往出现青霉素Ⅰ型超敏反应或初始经验治疗效果不佳 / 存在耐药的严重感染儿童，可选左氧氟沙星作为二线替代药物。使用喹诺酮类药时应谨慎严格控制剂量和时间，避免长期用药，同时密切注意短期可能出现不良反应（如关节软骨的变化、中枢神经系统影响等）。

4. **氨基糖苷类** 该类药物是一类由氨基糖和氨基环醇以苷键相连接而形成的碱性抗菌药物，作用于细菌核糖体的 30S 亚基，抑制蛋白质合成，具有高效、广谱的特点，尤其适用于革兰氏阴性菌引起的严重感染,对厌氧菌无作用,具有耳毒性和神经肌肉接头阻滞不良反应。氨基糖苷类不宜作为儿科轻 - 中度感染和门急诊的一线用药,仅在应用指征明确却又无其他毒性低的抗菌药物可供选用时方可选用,并在治疗过程中严密观察不良反应,有条件者应进行 TDM 个体化给药。

5. **多肽类**　包括糖肽类(万古霉素、去甲万古霉素、替考拉宁等)与多黏菌素类(多黏菌素 B 和多黏菌素 E)。糖肽类的作用机制与 β- 内酰胺类抗生素相同,都是通过干扰细菌细胞壁肽聚糖的交联,从而使细菌细胞发生溶解,具有快速杀菌的作用。包括万古霉素及去甲万古霉素,适用于 MRSA 及其他革兰氏阳性菌所致的感染,如肺炎、肺脓肿、脓胸及骨髓炎等。在 TDM 的条件下,对儿童慎重给药。治疗期间应定期检查听力,尿液中蛋白、管型、细胞数及测定尿相对密度等。替考拉宁对厌氧及需氧革兰氏阳性菌均具有抗菌活性,主要用于耐青霉素类、头孢菌素类、其他抗生素的葡萄球菌感染,或用上述抗生素治疗无效的严重葡萄球菌感染,如呼吸系统感染、泌尿系统感染、败血症等。2 个月以上儿童革兰氏阳性菌感染可用替考拉宁治疗,消除半衰期为 47~100 小时,每日单次给药。用药期间定期监测肾功能、尿常规、血常规、肝功能、注意听力改变,必要时监测听力。多黏菌素类是一组从芽孢杆菌分离获得的抗菌药物,主要作用于细菌细胞膜,可产生慢效杀菌作用。临床仅选用多黏菌素 B 和 E,多黏菌素 B 的抗菌作用强于多黏菌素 E。多黏菌素 B 为窄谱抗菌药物,主要用于铜绿假单胞菌引起的感染,但其不易渗透到胸腔,治疗不动杆菌所致的肺炎低于泌尿系统感染和血流感染,其难以进入脑脊液中,因此常鞘内注射用于脑膜炎。

6. **噁唑烷酮类**　代表药物为利奈唑胺,通过占据核糖体肽基转移酶中心的 P 位来阻断蛋白质合成中肽键形成的第一步,从而抑制细菌的作用,作用机制独特,与其他抗菌药物无交叉耐药性,对多重耐药革兰氏阳性球菌,包括 MRSA、耐青霉素肺炎球菌(penicillin-resistant *Streptococcus pneumoniae*,PRSP)、耐甲氧西林表皮葡萄球菌(methicillin-resistant *Staphylococcus epidermidis*,MRSE)等,尤其是万古霉素耐药的肠球菌抗菌作用强。适用于肺炎球菌或金黄色葡萄球菌引起的社区获得性肺炎、医院内获得性肺炎。使用本品超过 2 周的患儿,均应监测血小板计数。当患儿服药超过 28 日时,一定要注意该药引起周围神经病变风险。

7. **林可霉素类**　该类药物为窄谱抗生素,作用机制与红霉素类似,属抑菌剂。林可霉素适用于敏感葡萄球菌、肺炎球菌、链球菌及厌氧菌引起的呼吸系统感染等,还可用于患儿对青霉素类过敏或不宜用青霉素者的替代治疗。1 月龄以下婴儿不宜应用本药。该药注射剂含有苯甲醇,故儿童禁用该药肌内注射,18 岁以下患儿可产生听力下降。克林霉素适用于革兰氏阳性菌和厌氧菌引起的呼吸系统感染,如肺炎、急性支气管感染等。<4 岁儿童慎用,16 岁以上儿童应用时注意监测重要器官功能。服用本类药物期间须密切注意大便次数,如出现排便次数增多,应注意假膜性肠炎的可能性,须及时停药并做适当处理。

8. **磷霉素**　与细菌细胞壁合成酶结合,阻碍细菌细胞壁合成的第一步反应,从而发挥杀菌作用。对革兰氏阳性和革兰氏阴性需氧菌具广谱抗菌作用。口服给药用于治疗敏感菌所致的急性单纯性下尿路感染和肠道感染。静脉用药可用于治疗敏感菌所致的呼吸系统感染等较重感染,单独使用抗菌作用不强,儿科常将此药与 β- 内酰胺类抗生素联合使用。5 岁以上儿童应慎用并减量用药。

9. **磺胺类及甲氧苄啶磺胺类药物**　具有抗菌谱广、可以口服、作用迅速、有的药物可透

过血 - 脑屏障渗入脑脊液中、较为稳定、不易变质等特点。通常与甲氧苄啶联合使用以增强其抗菌活性和降低耐药性。磺胺类药物由于可替代胆红素与蛋白的结合位置,容易引起脑性核黄疸,通常禁用于早产儿和<2 个月的婴儿。另外,磺胺类药物易在泌尿道析出结晶,引起结晶尿、血尿等,故用药期间可加用适量碳酸氢钠碱化尿液或大量饮水以减少不良反应的发生。这类药物主要包括磺胺嘧啶、复方磺胺甲噁唑和甲氧苄啶。磺胺嘧啶对多数革兰氏阳性菌和革兰氏阴性菌敏感,对酵母菌和其他真菌亦有良好的抗菌作用,用于上呼吸道感染、流行性脑膜炎、中耳炎、泌尿系统感染及急性痢疾等。试用期间忌用葡萄糖注射液稀释,忌与碳酸氢钠配伍;复方磺胺甲噁唑为磺胺甲噁唑和甲氧苄啶的复合制剂,用于敏感菌所致的各种感染,如慢性支气管炎、尿路感染、肠道感染以及脑膜炎,同时也是卡氏肺孢子虫肺炎的首选药。长期使用可引起维生素 B 和叶酸缺乏,另外也可阻滞叶酸代谢,加重巨幼红细胞性贫血患儿叶酸盐的缺乏,因此该类患儿禁用;甲氧苄啶适用于对其敏感的大肠埃希菌、奇异变形杆菌、肺炎杆菌、某些肠杆菌属和腐生葡萄球菌等细菌所致的急性单纯性尿路感染。本品对铜绿假单胞菌无效。与磺胺药合用于治疗肺部感染、急慢性支气管炎、细菌性痢疾、尿路感染、肾盂肾炎、肠炎、疟疾、伤寒等。由于本品对叶酸代谢干扰可产生血液系统不良反应,及时停药有望恢复,同时也可加服叶酸制剂。对于长期、过量使用本品者,可给予高剂量叶酸并延长疗程。

10. 硝基咪唑类 该类药物含有硝基,在无氧环境中还原为氨基而发挥抗厌氧菌作用,对需氧菌或兼性需氧菌则无效。此外,还具有抗阿米巴虫、抗滴虫及抗贾第鞭毛虫的作用。主要包括甲硝唑、替硝唑和奥硝唑,用于治疗或预防敏感厌氧菌引起的系统或局部感染,如脓胸、肺脓肿等。甲硝唑对于患有活动性中枢神经系统疾病和血液病患儿禁用此药。替硝唑用于治疗原虫病时,仅限 3 岁以上儿童治疗贾第鞭毛虫和阿米巴虫病。12 岁以下儿童使用本药治疗厌氧菌感染及预防术后感染的安全性和有效性尚不明确。奥硝唑注射剂对于 3 岁以下儿童不建议使用,对于脑和脊髓发生病变的患儿、癫痫及各种器官硬化症患儿禁用。

二、常用抗真菌药物

临床常用的抗真菌药物根据其化学结构,可分为多烯类、吡咯类、棘白菌素类、嘧啶类、烯丙胺类。多烯类抗真菌药,如两性霉素 B 适用于敏感真菌所致的深部真菌感染且病情呈进行性发展者本品不良反应多见,但它又是治疗危重深部真菌感染的有效药物,故使用时应权衡利弊。肾功能轻、中度损害的患儿如病情需要,仍可以使用。肾功能损害的患儿需延长给药间隔或减量应用。肝病患儿尽量避免使用本品。其静脉滴注会引起寒战 / 发热、肌痛、畏食、恶心,偶尔可引起血流动力学不稳定 / 低血压,可能与促炎反应的细胞因子有关;吡咯类抗真菌类,如氟康唑为全化学合物合成药物,为抑菌剂,其对大部分念珠菌属、隐球菌属、球孢子菌属等有高效,但对曲霉菌无效。氟康唑有良好的生物利用度,静脉注射和口服剂量相等;伏立康唑为广谱的三唑类抗真菌药,主要用于侵袭性曲霉菌病、尖端足分支霉菌、镰刀菌属所致严重感染、念珠菌(包括克柔念珠菌)或经其他抗真菌药治疗无效或不能耐受者。伏立康唑既是 CYP2C19、CYP2C9 和 CYP3A4 的底物,也是其抑制剂,可能导致有害药物相互作用(如蛋白酶抑制剂),用药前必须仔细评估患儿的其他用药。不推荐 2 岁以下儿童使用本品。伏立康唑片剂应在餐后或餐前至少 1 小时服用;棘白菌素类化合物是一类新的半合成环状脂肽抗真菌药物,如卡泊芬净可用于 3 个月及以上患儿,用于治疗难治性或不能耐受其他治疗如两性霉素 B、两性霉素脂质体制剂和 / 或伊曲康唑的侵袭性曲霉病的治疗,也可用于发热性中性粒细胞减少症患儿真菌感染的治疗。本品在葡萄糖溶液中不稳定,故不能用葡萄糖注射液稀释。该药在儿童患者中使用时应根据患儿体表面积制订给药剂量。

三、常用抗病毒药物

病毒是病原微生物中最小的一种,其核心是核酸,外壳是蛋白质,不具有细胞结构,具有遗传性和变异性,分为 DNA 病毒和 RNA 病毒两大类。病毒引起的疾病常见有流行性感冒、普通感冒、麻疹、腮腺炎、传染性肝炎、疱疹性角膜炎等。病毒性疾病发病率高、传播快、流行广、一般治疗效果差,对人类危害极大。病毒在体内环节包括吸附、穿入、脱壳、生物合成、成熟和释放等。抗病毒药物通过组织上述任何一个环节便能达到抑制病毒增殖目的。目前临床上常用的抗病毒药物可分为抗 DNA 病毒类、抗 RNA 病毒类以及广谱和其他抗病毒类药物。对于呼吸系统疾病,常见的有普通感冒,主要由鼻病毒、冠状病毒、呼吸道合胞病毒、副流感病毒和腺病毒等引起。尚无专门针对普通感冒的特异性抗病毒药物。流行性感冒主要由甲、乙、丙 3 型流感病毒引起,主要的抗流感病毒药物为 M2 离子通道阻滞剂和神经氨酸酶抑制剂。

儿科患者适用的抗病毒药物有:

1. **M2 离子通道阻滞剂**　金刚烷胺,本品能阻断甲型流感病毒脱壳及其核酸释放至呼吸道上皮细胞中,对已经穿入细胞内病毒亦有影响其初期复制的作用,用于防治甲型病毒所引起的呼吸道感染。本品可引起中枢神经系统的异常,对于癫痫、麻疹流行期的患儿及新生儿和 1 岁以下婴幼儿禁用。目前监测资料显示甲型流感病毒对其耐药,临床多不建议使用。

2. **神经氨酸酶抑制剂**　奥司他韦、扎那米韦和帕拉米韦。神经氨酸酶是病毒表面的一种糖蛋白酶,其活性对新形成的病毒颗粒从被感染细胞中释放和感染性病毒在人体内进一步散播至关重要。奥司他韦的活性代谢产物能够抑制甲型和乙型流感病毒的神经氨酸酶活性,用于 1 岁及 1 岁以上甲型和乙型流感患儿的治疗,13 岁及 13 岁以上青少年甲型和乙型流感的预防,对于肌酐清除率<30ml/min 的患儿建议做剂量调整。奥司他韦是治疗流感的重要药物,应合理同时避免过度应用。扎那米韦为粉雾吸入剂,适用于 7 岁及 7 岁以上儿童的甲型和乙型流感治疗,通常不建议用于重症或有并发症的患儿,对于有支气管哮喘等基础疾病的患儿要慎重使用。帕拉米韦是一个新颖的环戊烷类抗流感病毒神经氨酸酶抑制剂,用于甲型和乙型流行性感冒,常见不良反应为中性粒细胞计数降低、腹泻和呕吐。对于肌酐清除率在 10~30ml/min 的患儿建议做剂量调整。

3. **核苷类抗病毒药物**　利巴韦林,既往认为利巴韦林是一种广谱抗病毒药物,可作为治疗感冒的常规药物。但大量循证医学研究证实,其对呼吸道合胞病毒具有选择性抑制作用,但临床效果不确定,其适应证为呼吸道合胞病毒引起的下呼吸道感染,气雾剂可用于病毒性上呼吸道感染,如病毒性鼻炎、咽峡炎、咽结膜热和口咽部病毒感染。利巴韦林的不良反应主要有溶血性贫血,出现血红蛋白下降、红细胞下降和白细胞下降,以及生殖毒性。临床使用应合理,不应盲目滥用。

四、常用抗肺寄生虫药物

肺寄生虫是指经血液循环传播到人体各处的寄生虫在肺内停留,并引起病变,其临床表现和 X 线特征常与肺部其他疾病相似。常见疾病有卡氏肺孢子虫肺炎和肺吸虫病,以及肺棘球蚴病、肺阿米巴病和肺弓形体病等。此外,蛔虫、钩虫、旋毛虫等也可在肺部寄生引起病变,轻度感染时可无明显症状,重度感染可出现支气管炎、哮喘等症状。幼虫在肺内游动可出现发热、咳嗽、痰中带血丝,黏液痰和气急等症状,有时可伴有荨麻疹、腹胀、腹泻等。常用治疗药物中,阿苯达唑、甲苯达唑等对蛔虫、钩虫有效。左旋咪唑、阿苯达唑等对粪类圆线虫有效。阿苯达唑、噻嘧啶可用于蛲虫感染。

儿科临床常用抗肺寄生虫药物主要包括以下几种:

1. 吡喹酮　本品为广谱抗寄生虫药,主要用于血吸虫病,也可用于华支睾吸虫病、肺吸虫病、姜片虫病、囊虫病、棘球蚴病以及绦虫病。儿童常用于 4 岁及 4 岁以上儿童。服用后儿童多数会出现心率增快,偶见心电图改变,因此心律失常患儿用药期间应注意监测。本药可诱发精神失常,因此有癫痫史和 / 或有潜在中枢神经系统其他体征的患儿,通常不建议使用。

2. 阿苯达唑　本品在体内迅速代谢为亚砜和砜,不可逆地抑制寄生虫对糖原吸收,同时抑制延胡索酸还原酶系统,阻碍三磷腺苷的产生,致使寄生虫无法生存和繁殖,可用于治疗线虫病,还可用于囊虫病和棘球蚴病、华支睾吸虫病和肺吸虫病等。禁用于 2 岁以下儿童。治疗肺棘球蚴病时,需注意囊壁破裂所致严重变态反应。

3. 氯喹　本品主要对疟原虫的红内期起作用,导致虫体内因缺乏氨基酸而死亡,对阿米巴滋养体也有较强的杀灭作用,对阿米巴肝脓肿和肺脓肿等肠外阿米巴有显著疗效。本品用于治疗疟疾急性发作,控制疟疾症状和预防性控制疟疾症状发作;用于治疗阿米巴肝脓肿、华支睾吸虫病、肺吸虫病等;用于治疗红斑狼疮和类风湿关节炎等结缔组织病及光敏性疾病。在治疗华支睾吸虫病、肺吸虫病等及结缔组织疾病时,用药量大、疗程长,可能会有较重反应,常见对眼毒性,可引起泪腺分泌,并由角膜吸收,在角膜上出现弥漫性白色颗粒,停药后可消失。

4. 乙胺嘧啶　主要用于疟疾预防,也可用于治疗弓形体病,但对已发育完成的裂殖体无效。对于弓形体病治疗通常需要大剂量、长疗程,过量时可引起急性中毒症状,影响患儿的中枢神经系统。禁用于 2 个月以下婴儿。临床常用为磺胺多辛乙胺嘧啶复合制剂,用于急性疟疾治疗和预防疟疾(通常不推荐)。不良反应有血液系统疾病如粒细胞缺乏等,皮肤和过敏反应,可引起 Stevens-Johnson 综合征、中毒性表皮坏死松解症等严重不良反应。因未满 2 个月的婴儿葡萄糖醛酸苷酶系统尚未完全发育,故禁用本药。另外本药可引起叶酸缺乏,故叶酸盐缺乏引起巨幼红细胞贫血患者禁用。

5. 用于抗阿米巴虫、抗滴虫及抗贾第鞭毛虫感染的硝基咪唑类药物,如甲硝唑、替硝唑,以及治疗卡氏肺孢子虫病的首选药物复方磺胺甲噁唑详见相应章节。

第三节　糖皮质激素

糖皮质激素是由肾上腺皮质中层束状带分泌的肾上腺皮质激素,主要为皮质醇(氢化可的松)和少量可的松。糖皮质激素进入细胞后,与糖皮质激素受体结合。受体激活后,发生变构,暴露出一个 DNA 结合域。类固醇 - 受体复合物形成二聚体,然后进入细胞核,结合到 DNA 的类固醇反应元件上,引起不同的效应产生。它可有效抑制多种细胞因子、黏附因子和炎症介质的合成,多环节阻断气道性炎症的发生、发展,具有强大的抗炎作用和免疫调节作用,还可以减轻黏膜水肿和充血、抑制气道腺体分泌和缓解支气管痉挛,是目前最为有效的抗变态反应药物,亦作为一线平喘药物用于临床,在支气管哮喘、慢性阻塞性肺疾病、细支气管炎等呼吸系统疾病中具有举足轻重的作用。

根据其给药方式不同,将糖皮质激素分为吸入性糖皮质激素和全身用糖皮质激素。以下将分别介绍两类药物中常用药物及其特点。

一、全身用糖皮质激素

全身用糖皮质激素是治疗儿童严重哮喘或哮喘持续状态经其他药物治疗无效时,可通过口服或注射方式给予糖皮质激素,早期使用可以减轻疾病的严重程度。一般待症状缓解后改为维持量或改为吸入给药,直至停用。静脉用药常用于重度慢性哮喘、中度以上急性哮喘发作、危重度哮喘伴有呼吸衰竭的治疗。口服给药用于重度哮喘发作、慢性持续哮喘使用大剂量吸入激素联合治疗无效的患者和作为静脉应用激素治疗时的序贯治疗。口服糖皮质激素中推荐泼尼松、泼尼松龙、甲泼尼龙,因为其盐皮质激素效应微弱,$t_{1/2}$ 相对短,可以隔天使用,全身不良反应相对小。口服糖皮质激素治疗推荐每日早晨或隔日早晨一次给药,晨间一次蹲伏有利于减少对肾上腺皮质功能的干扰,减少不良反应。对于非常严重的哮喘患者,可能需要每日 1 次甚至每日 2 次口服糖皮质激素。

平喘作用机制:

1. 抑制参与炎症反应的免疫细胞如 T 或 B 淋巴细胞、巨噬细胞、嗜酸性粒细胞的活性和数量。

2. 干扰花生四烯酸代谢,减少白三烯和前列腺素合成。

3. 抑制炎性细胞因子如 IL-1β、TNF-α 及干扰素等生成。

4. 稳定肥大细胞溶酶体膜,减少细胞黏附分子、趋化因子等炎性介质合成与释放。

5. 增强机体对儿茶酚胺的反应性,减少血管渗出及通透性。此外,还可能与抑制磷酸二酯酶、增加细胞内 cAMP 含量、增加肺组织中 β 受体密度、具有黏液溶解作用等有关。

临床常用药物有泼尼松、泼尼松龙、甲泼尼龙和地塞米松等。它们的主要药理及药动学特性见表 4-4。

(1)氢化可的松:其抗炎作用是可的松的 1.25 倍,还具有免疫抑制、抗毒素、抗休克的作用,对造血系统、中枢神经系统、消化系统亦有作用,此外还具有一定的盐皮质激素活性。适用于中重度哮喘急性发作的治疗,应早期给予快速静脉糖皮质激素疗法。急性期快速疗法时应遵循早期使用、高剂量、短疗程的原则。静脉给药剂量一般为 5~10mg/(kg·次),依据病情可间隔 4~8 小时后重复使用。口服按儿童体表面积每日 20~25mg/m²,分 3 次,每 8 小时 1 次。在短期及应用生理剂量替代治疗时无明显不良反应。不良反应多发生在应用药理剂量时,而且与疗程、剂量、用法及给药途径等有密切关系。长期口服 10mg/d 的儿童有生长迟缓现象,特别见于 2 岁以下儿童、青春前期及青春期,这是由于抑制生长激素的分泌激素蛋白质分解代谢造成负氮平衡所致。如有可能,尽量将剂量减到 10mg/d,使用时定期监测生长和发育情况。其他不良反应有对 HPA 轴的抑制,因此,长期口服治疗后停药太快也会引起急性肾上腺功能不足,即糖皮质撤药综合征。另外还可能出现类肾上腺皮质功能亢进综合征(库欣综合征),表现为满月脸、水牛背、向心性肥胖、皮肤变薄、痤疮、多毛、水肿、低血钾、高血压、糖尿病等,停药后症状可自行消退,必要时采用对症治疗。儿童、老年人及绝经期妇女使用时还易出现骨质疏松和骨质缺少,可表现为骨密度下降、骨质疏松、骨折的危险性增加。同时可诱发或加重感染,伤口愈合迟缓、皮肤萎缩,可出现精神症状、欣快感、激动、谵妄、不安和定向障碍,也可表现为抑制等。因此,在哮喘急性发作全身激素使用一般不超过7天,且不宜骤然停药或过快减药,应逐步递减。

表 4-4 常用糖皮质激素的种类和药理及药动学特性

药物种类	等效口服剂量/mg	药理活性					给药途径	药动学特点		
		受体亲和力	与白蛋白亲和力	抗炎作用(比值)	糖代谢(比值)	水钠潴留(比值)		药理 $t_{1/2}$/h	HPA 抑制时间 /d	血清 $t_{1/2}$/min
短效糖皮质激素类										
氢化可的松	20	100	100	1	1	1	注射,局部	8~12	1.25~1.50	90
可的松	25	1	128	0.8	0	0.8	注射,局部	8~12	1.25~1.50	30
中效糖皮质激素类										
泼尼松	5	5	68	4	0	0.3	口服	12~36	1.25~1.50	60
泼尼松龙	5	220	61	5	4	0.3	注射,局部	12~36	1.25~1.50	200
甲泼尼龙	4	1 190	74	5	5	0	注射,局部	12~36	1.25~1.50	180
长效糖皮质激素类										
地塞米松	0.75	710	>100	30	10	0	注射,局部	36~72	2.75	200
倍他米松	0.6	540	>100	25~40	10	0	注射,局部	36~72	3.25	>300

注:HPA,下丘脑-垂体-肾上腺。表中抗炎作用、糖代谢、水钠潴留的比值均以氢化可的松为 1 计。

(2)醋酸泼尼松:又名醋酸强的松、去氢可的松,其水钠潴留及排钾作用比可的松小,抗炎抗过敏作用增强。故适宜于重度慢性哮喘的长期维持治疗,是目前临床上使用最广泛的口服糖皮质激素。在哮喘急性发作期,静脉滴注甲泼尼龙、氢化可的松或地塞米松,症状缓解后也通常改用泼尼松维持口服。目前泼尼松治疗主要有短程、中程和长期维持治疗三种。不良反应比氢化可的松少而轻,长期或大剂量应用可有:药源性肾上腺皮质功能亢进症,并发和加重感染,诱发神经精神症状,抑制生长发育,引起肾上腺皮质功能不全。

(3)甲泼尼龙:本品属于合成的糖皮质激素,4mg 甲泼尼龙的糖皮质激素样作用(抗炎作用)与 20mg 氢化可的松相同。该药是肾上腺皮质激素类药,主要用于过敏性与炎症性疾病,由于本品潴钠作用较弱,故一般不作为肾上腺皮质功能减退的替代治疗。该药用于结核活动期患者时,应仅限于暴发性或扩散性结核病,这时皮质激素可与适当的抗结核病药物联用以控制病情。如皮质类固醇用于结核病潜伏期或结核菌素试验阳性的患者时,必须密切观察以防疾病复发,其他不良反应及注意事项同氢化可的松。

(4)地塞米松:属于肾上腺皮质激素类药,其抗炎、抗过敏和抗毒作用较泼尼松强,水钠潴留和促进排钾作用较轻,可肌内注射或静脉滴注。主要用于过敏性与自身免疫性炎症性疾病,如结缔组织病、严重的支气管哮喘、皮炎等过敏性疾病,溃疡性结肠炎、急性白血病、恶性淋巴瘤等。本品还可用于预防新生儿呼吸窘迫综合征、降低颅内高压以及库欣综合征的诊断与病因鉴别诊断。对危重型哮喘通常第 1 天静脉应用地塞米松,可分次推注或稀释后静脉滴注维持。地塞米松 $t_{1/2}$ 长对垂体肾上腺皮质功能抑制作用强,不推荐为哮喘急性发作的首选用药,更不推荐用于维持治疗。不良反应及注意事项同氢化可的松。

二、吸入性糖皮质激素

吸入性糖皮质激素(inhaled corticosteroid,ICS)是为避免长期全身用药所致的严重不良反应,将局部作用强的糖皮质激素制备成吸入剂型,具有局部作用强、疗效理想、全身不良反应小等优点,已成为哮喘治疗的首选途径。ICS 的高效性和局部选择性的化学基础是在糖皮质激素甾体核的 16α 和 17α 或 17β 位置上有一个亲脂基团的指环。当甾体核的 D 环上用亲脂基团替换后可得到三种重要特性:①有高度亲和性;②能增加糖皮质激素的局部摄取,并延长在组织中储存时间;③全身吸收后,已被肝脏转化,快速灭活。临床常用的吸入激素有 3 种,包括二丙酸倍氯米松、布地奈德、丙酸氟替卡松。

(一) 特点

ICS 是儿童哮喘长期控制治疗的首选药物,其与全身用糖皮质激素相比,具有以下特点:

1. 吸入后能增加呼吸道浓度和延长在局部停留时间,局部抗炎作用强,低剂量即有显著的抗炎作用。

2. 经呼吸道吸入,生物利用率高,消化道吸收率和肝脏首关代谢率均低,进入血液循环量少,故高效低毒。

3. 早期应用大剂量 ICS 可能有助于哮喘急性发作的控制,但病情严重时不能以 ICS 代替全身用糖皮质激素,以免延误病情,通常作为预防性平喘用药。

4. ICS 不能治愈哮喘,通常在用药 3~4 周后症状明显改善,但停药数周或数月后部分患儿又出现症状,需要长期、规范吸入才能起到预防作用。

(二) 吸入装置的选择及使用

ICS 常用的吸入方式有雾化吸入、压力型定量气雾剂(pressure pressurised metered-dose inhaler,pMDI)和干粉吸入剂(dry powder inhalant,DPI)。各种吸入装置都有一定的吸入技术要求,根据患儿年龄选择不同的吸入装置,使患儿掌握正确的吸入技术,以确保临床疗效。雾化时让患儿正常呼吸即可,如患儿哭闹,宜暂停雾化,因为哭闹时吸气短促,药物微粒主要以惯性运动方式留在口咽部,最好在安静状态下吸入。另外,对于使用面罩的患儿,面罩应罩住口鼻,防止药物进入眼睛,引起不适。具体使用要点见表 4-5。

表 4-5　吸入装置的选择和使用要点

吸入装置	适用年龄	吸入方法	注意点
pMDI	>6 岁	在按压气雾剂前或同时缓慢地深吸气(30L/min),随后屏气 5~10 秒	吸 ICS 后必须漱口
pMDI 加储雾罐	各年龄	缓慢地深吸气或缓慢潮气量呼吸	同上,尽量选用抗静电的储雾罐,<4 岁者加面罩
DPI	>5 岁	快速深吸气(理想流速为 60L/min)	吸 ICS 后必须漱口
雾化器	各年龄	缓慢潮气量呼吸伴间隙深吸气	选择合适的口器(面罩);如用氧气驱动,流量 ≥6L/min;普通超声雾化器不适用于哮喘治疗

（三）常用药物

1. 二丙酸倍氯米松（beclomethasonide,BDP）　如必可酮,BDP 是丙酸倍氯米松（BMP）的前体,BMP 比 BDP 具有更高的受体亲和力,BDP 水溶性小,在肺组织中转化成 BMP。肝脏灭活慢,并且在肝脏代谢后会产生另一种活性产物（倍氯米松）,因而周身不良反应相对大,吸入药物后要注意反复漱口,以减少药物从胃肠道进入机体。必可酮为定量气雾剂,50μg/ 揿。适用于支气管哮喘,特别是支气管扩张剂或其他平喘药不足以控制、依赖激素治疗者。儿童用量根据年龄酌减,每日最大用量不超过 0.4mg,应根据个体反应调节剂量至最低有效剂量。注意事项:气雾剂只用于慢性哮喘,哮喘突发及进行性加重时,应考虑增加激素用量或使用全身性皮质激素,或使用其他平喘药,待控制症状后再加用本品。即使无症状时亦应定期用药,不可突然停药。吸入本品后应立即漱口。个别患者在使用过程中可出现刺激感,咽喉部白念珠菌感染,偶见声音嘶哑或口干。

2. 布地奈德（budesonide,BUD）

（1）单一制剂:普米克都保、吸入用布地奈德混悬液和普米克气雾剂,BUD 比 BDP 有较高的受体亲和性和水溶性,而与 BMP 接近。BUD 以无活性脂肪酸酯化物形式滞留在气道细胞内,从而延长了 BUD 的局部抗炎效果,BUD 肝脏灭活速度较 BMP 快,肝脏通过两种代谢途径进行代谢,首关代谢为 90%,$t_{1/2}$ 为 2.8 小时。其吸入液为 1mg/2ml,干粉吸入剂为 100μg/ 吸。适用于需使用糖皮质激素维持治疗以控制基础炎症的支气管哮喘和慢性阻塞性肺疾病患者。吸入液可替代或减少口服类固醇治疗。2 岁及以下患儿应慎用或不用本品。由于吸入类固醇存在全身吸收的可能,应对接受本药治疗的患者出现全身类固醇作用进行观察,如果出现,应逐渐减少吸入本药。另外仅靠本品无法快速缓解哮喘急性发作,仍需吸入短效支气管扩张剂。本品存在轻度局部不良反应。

（2）复合制剂:本品含有 BUD + 富马酸福莫特罗（信必可都保）两种成分,通过不同的作用模式在减轻哮喘的加重具有协同作用。BUD 对肺具有糖皮质激素的抗炎作用,可减轻哮喘症状,缓解病情恶化,且相对不良反应比全身性用药少。福莫特罗是一个选择性 β_2 受体激动剂,对可逆性气道阻塞患者有舒张支气管平滑肌的作用。支气管扩张作用起效迅速,在吸入后 1~3 分钟起效。适用于需要联合应用两者的哮喘患者的常规治疗:吸入皮质激素和"按需"使用短效 β_2 受体激动剂不能很好控制症状的患者;或应用吸入皮质激素和长效 β_2 受体激动剂症状已得到完全控制的患者,但对于严重哮喘患者不适用。使用本品缓解治疗时,任何一次加重情况下都不能超过 6 吸。本制剂中含有乳糖,因此对 BUD、福莫特罗及吸入乳糖过敏的患者均禁用。不能在哮喘急性发作、症状明显加重或急性恶化时使用本品治疗。和其他吸入型治疗一样,可发生反常的支气管痉挛现象,表现为吸入后喘鸣立刻加重。如果出现严重反应,应重新评价治疗方案。使用高剂量 β_2 受体激动剂可能会导致严重的低钾血症。另外,长期大剂量使用时可能会出现全身作用,儿童和青少年主要表现为生长迟缓,骨密度下降,因此 ICS 应调节到最小有效维持剂量。患儿在合并甲状腺毒症、嗜铬细胞瘤、糖尿病、未治疗的低钾血症、先天性瓣膜下主动脉狭窄、严重高血压、动脉瘤或其他严重心血管疾病时应小心使用,注意观察。在停用本品时需要逐渐减少剂量。为减少口腔真菌感染风险,在每次用药后应用水漱口。

3. 氟替卡松(fluticasone propionate,FP)

(1)单一制剂:如丙酸氟替卡松(辅舒酮),FP 与 BDP 一样水溶性低,但受体亲和力高。FP 只通过一种代谢途径,首关代谢为 100%,$t_{1/2}$ 为 8~14 小时。FP 的长 $t_{1/2}$ 可能与其高脂性有关,可增加组织结合分布容积,反复用药可有一定程度的蓄积作用。本品主要用于预防性治疗各种程度哮喘。通常对于 4 岁以上应用开始剂量为 50~100μg,每日 2~3 次,根据病情的严重程度而定。以上剂量均经口腔吸入,应将剂量逐步减少至最低有效剂量。对于该气雾剂不能达到医师处方的准确儿童剂量,请使用其他制剂如准纳器、碟式吸纳器。另外,对于较小的儿童不能够配合或者自我控制时,建议采用储雾罐形式给药。本药主要用于哮喘长期的常规控制而不适用于缓解急性哮喘症状。哮喘突然和进行性恶化时,应考虑增加糖皮质激素剂量。不可突然中断本药治疗。使用中应注意出现的支气管痉挛,此时应立即吸入速效支气管扩张剂,停用本药。部分患者可出现口腔及咽部念珠菌感染、声音嘶哑,应注意漱口。

(2)复合制剂:本品含有 FP+沙美特罗(舒利迭)两种成分。FP 主要改善肺功能并预防病情恶化,沙美特罗起控制症状的作用。吸入推荐剂量的 FP 在肺内产生强效糖皮质激素抗炎作用,因为减轻哮喘的症状及恶化,且没有使用全身性糖皮质激素的不良反应。沙美特罗的结构为一条能与受体结合的长链,为一种选择性长效 β_2 受体激动剂,其可提供更有效的针对组胺诱导支气管收缩的保护作用,并产生至少持续 12 小时更持久的支气管扩张作用。用于儿童哮喘,包括接受有效维持剂量长效 β 受体激动剂和 ICS 治疗的患儿,目前使用 ICS 治疗但仍有症状的患儿和接受支气管扩张剂常规治疗但仍然需要 ICS 治疗的患儿。也可用于成人哮喘及慢性阻塞性肺疾病患者(慢性支气管炎和肺气肿的常规治疗)。4 岁及 4 岁以上儿童每次 1 吸(50μg 沙美特罗 /100μg FP)、每日 2 次。12 岁及 12 岁以上则每次 2 吸、每日 2 次,或者每次 1 吸(50μg 沙美特罗 /250μg FP)、每日 2 次。对本品中任何成分、乳糖及牛奶过敏的患儿禁用本品。不良反应及注意事项详见说明书。

第四节　解热镇痛药

发热是儿童常见症状和就医原因,也是小儿急诊留院观察和住院者中的第一位。发热是指体温升高超出 1 天中正常体温波动的上限。以某个固定体温值定义发热过于绝对,但大多数医学研究采用肛温≥38℃为发热,临床工作中通常采用肛温≥38℃或腋温≥37.5℃定义为发热。普通感冒、急性扁桃体炎、肺炎等呼吸系统疾病和某些急性传染性疾病是引起患儿发热的主要疾病。持续高热对患儿健康具有直接威胁,它不仅使机体耗氧量和各种营养素的代谢增加,而且可猝发高热惊厥,还可使机体消化功能和防御感染的能力下降。因此,适当应用解热药可以快速降低温度,缓解高热引起的并发症。临床常用解热药是一类具有解热、镇痛作用,绝大多数还具有抗炎、抗风湿作用的药物。但其化学结构与肾上腺皮质激素不同,故称为非甾体抗炎药(non-steroidal anti-inflammatory drugs,NSAIDs)。

一、分类

根据对环氧合酶(cyclooxygenase,COX)抑制的选择性,分为非选择性COX抑制剂和选择性COX-2抑制剂。其中,前者按药物的化学结构又分为:①水杨酸类,如阿司匹林、精氨酸阿司匹林、赖氨酸阿司匹林、水杨酸钠等;②吡唑酮类,如氨基比林、安乃近、安替比林、保泰松、非普拉宗等;③苯胺类,如非那西丁、贝诺酯、对乙酰氨基酚等;④吡咯乙酸类,如托美丁、双氯芬酸钠、苄达明、阿西美辛等;⑤吲哚类,如吲哚美辛、辛法尼酯等;⑥昔康类,如吡罗昔康、美洛昔康、替诺昔康等;⑦其他,如苯丙酸衍生物,包括布洛芬、萘普生、牛磺酸等。选择性COX-2抑制剂包括塞来昔布、罗非昔布、尼美舒利等。

二、共同作用机制及特点

1. 解热作用 前列腺素(prostaglandins,PGs)是一类具有高效生物活性的物质,参与机体发热、疼痛、炎症、血栓、速发型过敏等多种生理、病理过程。病理条件下,发热激活物刺激机体血单核细胞和组织巨噬细胞产生并释放内生致热原,内生致热原在下丘脑引起PGs合成和释放增加,使体温定点升高,引起发热。NSAIDs通过抑制PGs的合成酶,如COX等,使PG合成减少,使发热患者的体温降至正常。因此,NSAIDs只能降低发热者的体温,但不能降至正常体温以下;而且不影响正常人的体温。

2. 镇痛作用 NSAIDs通过抑制外周病变部位COX,使PGs合成减少而减轻疼痛。该类药物仅有中等程度镇痛作用,且作用部位主要在外周,对慢性钝痛有效,对急性锐痛、严重创伤剧痛、平滑肌绞痛无效。长期应用一般不产生欣快感和成瘾性。

3. 抗炎作用 炎症局部产生大量PGs,可扩张血管和增加白细胞趋化性。PGs与其他致炎物质如缓激肽、组胺等有协同作用,使炎症进一步加重。NSAIDs可抑制炎症部位COX,使PGs合成减少,炎症减轻;间接发挥抑制炎症反应中白细胞游走、聚集,减少缓激肽形成,稳定溶酶体膜并抑制溶酶体释放等多种作用。除苯胺类外,其他均具有抗炎和抗风湿作用,但只是对症治疗,不能根治。

三、治疗原则

1. 对于发热性疾病 在退热的同时,要积极查找发热原因,不可滥用退热药。同时也不可滥用糖皮质激素退热,因其有免疫抑制作用,使用不当可促使细菌或病毒感染扩散而加重病情。

2. 退热药只是对症治疗,药效仅维持几小时,药理作用消除后体温可能会再度上升,因此查找病因才是根本。儿童发热多具有自限性,一般不会危及生命,因此选用退热药主要依据是其疗效及不良反应。根据儿童年龄和体重计算药量,避免用药过量或过频。

3. 儿童发热应选择毒性低、不良反应少、儿童易接受剂型,一般不推荐使用针剂。目前根据《中国 0 至 5 岁儿童病因不明的急性发热诊断处理指南》建议,对于体温 ≥ 38.5℃和 / 或出现明显不适时,可采用退热药物治疗。根据 WHO 制定的儿童常见疾病管理指南关于发热儿童管理的推荐意见和美国 FDA 批准的儿童用布洛芬、对乙酰氨基酚混悬液药物说明书,推荐对于 ≥ 2 月龄的患儿使用对乙酰氨基酚。对于 ≥ 6 月龄的儿童推荐使用对乙酰氨基酚或布洛芬。根据多项循证研究显示,不推荐对乙酰氨基酚联合布洛芬用于儿童退热,也不推荐对乙酰氨基酚与布洛芬交替用于儿童退热。虽然对乙酰氨基酚联合布洛芬或与布洛芬交替使用,降低体温比单用其中任一药物效果要好,但不能改善舒适度。当患儿拒绝口服药物时,退热栓剂用来塞肛门,由肠道吸收,退热效果迅速,但应注意要小剂量给药,切忌反复多次使用退热过度,引起体温骤降或腹泻。

4. 关于物理降温在发热儿童中的疗效与安全性研究显示,虽然在对乙酰氨基酚退热基础上联合温水擦浴短时间内退热效果更好些,但会明显增加患儿不适感,不推荐使用温水擦浴退热,更不推荐冰水或乙醇擦浴方法退热,患儿出现寒战、鸡皮疙瘩及哭闹的情况明显增加,舒适度明显下降。但半岁以内婴儿发热时一般不首选退热药来降低体温,而应打开包被,洗温水澡(及时擦干)。

四、常用药物

(一) 对乙酰氨基酚

又称扑热息痛,是一种比较安全的退热药,其解热镇痛作用强度与阿司匹林相似,几乎没有抗炎作用,是 WHO 推荐 2 个月以上婴儿和儿童高热时首选用药。口服对乙酰氨基酚后体温下降速度在服药后 0.5 小时比布洛芬更明显。常规剂量短时间服用该药,不良反应很少,偶见轻微胃肠道刺激如恶心、呕吐和腹痛等。罕见过敏性皮炎、粒细胞缺乏、血小板减少等。但如果大剂量或较长时间应用,则有可能发生肝毒性。对于本药因阿司匹林过敏发生哮喘患者中,会有少数可以服用本品后发生轻度支气管痉挛反应,注意临床观察,用于解热镇痛建议不超过 3 天。严重肝肾功能不全者禁用。肝病或病毒性肝炎、轻 - 中度肝肾功能不全者、严重心肺疾病患儿、葡萄糖 -6- 磷酸脱氢酶缺乏症患儿慎用。

(二) 布洛芬

该药具有明显的解热、镇痛、抗炎作用,退热起效时间平均为 1.16 小时,退热作用比对乙酰氨基酚强且维持时间久,持续时间平均为 5 小时。儿科专家认为,本品可代替肌内注射退热药,适用于感染性疾病所致的高热患儿。其不良反应及注意事项:

1. 可见消化不良,也较多见胃烧灼感、胃痛、恶心和呕吐等,但症状较轻,停药消失,不停药也可耐受。

2. 偶见消化性溃疡和消化道出血者,一般不足 1%。

3. 少数患者用药后会出现下肢水肿。

4. 1%~3% 患儿出现神经系统不良反应,如头痛、嗜睡、眩晕、耳鸣等。

5. 大剂量用药可见血液系统不良反应。用药期间需监测肝、肾功能,血常规。

6. 消化性溃疡病史、支气管哮喘、心功能不全、高血压或出血性疾病、有骨髓功能减退病史患儿慎用。

五、常用药物用法与用量

退热药物不可以同时联合应用,避免药物使用量过大。另外也不可以自行增加剂量,以免造成患儿出汗过多,导致虚脱、低体温,甚至休克。表 4-6 列出了常用退热药的用法与用量,以供参考,但具体还应参照药物使用说明书。

表 4-6　退热药用法与用量

商品名	药品名	规格	年龄	用药量	用药方法	适应证
百服宁退热糖浆	对乙酰氨基酚	160mg/5ml×60ml	1~3 岁	4~5ml/ 次	儿童常规剂量口服给药,每次 10~15mg/kg,或每日 1.5g/m²,4-6 小时可重复,24 小时 ≤4 次	适用于普通感冒或流行感冒等引起的发热;也可用于缓解轻 - 中度疼痛,如头痛、牙痛、关节痛等
			4~6 岁	6~7ml/ 次		
			7~9 岁	7~9ml/ 次		
			10~12 岁	9~10ml/ 次		
泰诺林混悬液	对乙酰氨基酚	160mg/5ml×100ml	1~3 岁	3ml/ 次		
			4~6 岁	5ml/ 次		
			7~9 岁	8ml/ 次		
			10~12 岁	10ml/ 次		
泰诺林滴剂	对乙酰氨基酚	100mg/ml×15ml	2~3 岁	1~1.5ml/ 次		
			4~6 岁	1.5~2ml/ 次		
			7~9 岁	2~2.5ml/ 次		
小儿退热栓	对乙酰氨基酚栓	0.15g/ 枚	<12 岁	1 枚	肛塞	
美林混悬液	布洛芬	100mg/5ml×100ml	1~3 岁	4ml	分散片、混悬液:推荐剂量每日 20mg/kg,分 3 次服用。混悬滴剂:每次 5~10mg/kg,6~8 小时重复使用,每 24 小时 ≤4 次	适用于普通感冒或流行感冒等引起的发热;也可用于缓解中度疼痛,如关节痛、神经痛、偏头痛和牙痛等
			4~6 岁	5ml		
			7~9 岁	8ml		
			10~12 岁	10ml		
美林滴剂	布洛芬	50mg/(1.25ml·滴管)×15ml	<6 个月	遵医嘱		
			6~11 个月	1 滴管 / 次		
			1~2 岁	1.5 滴管 / 次		
			2~3 岁	2 滴管 / 次		
小儿布洛芬栓	布洛芬	50mg/ 枚	1~3 岁	1 枚 / 次		
			>3 岁	2 枚 / 次		

第五节　其 他 药 物

一、支气管舒张剂

支气管舒张剂是缓解气道痉挛、改善通气,从而缓解喘息的主要治疗药物。目前儿科临床广泛使用的支气管舒张剂主要包括 β₂ 受体激动剂和胆碱能受体拮抗剂。茶碱类由于其治疗面窄,临床使用时需要进行茶碱血药浓度监测,已不推荐作为儿童哮喘的缓解治疗。由于支气管扩张剂作用快而明显,易被患者接受,但不能过度依赖这些缓解症状的药物。中重度哮喘患者在 β₂ 受体激动剂时,应和糖皮质激素同时使用,才能够取得更好的治疗效果。

(一)β₂ 受体激动剂

主要作用机制:

1. 通过选择性激活气道平滑肌细胞表面的 β₂ 肾上腺素能受体,激活腺苷酸环化酶,提高细胞内环磷酸腺苷(cyclic adenosine monophosphate,cAMP)浓度,使肌细胞膜电位稳定,胞质内蛋白激酶 A 活化,肌浆球蛋白磷酸化,降低细胞内 Ca^{2+} 浓度,达到松弛气道平滑肌的作用。

2. 通过肥大细胞膜保护作用,抑制肥大细胞脱颗粒、减少组胺和白三烯等炎症递质释放,从而减轻气道黏膜充血水肿、缓解气道痉挛。

需要注意的是,β₂ 受体激动剂无消除气道炎症的作用,长期使用可引起气道平滑肌 β 受体减少或反应较弱,易产生耐受。

3. **常用治疗药物** 本类药物较多,按照起效时间可分为速效和缓效;按照作用持续时间可分为短效和长效。短效一般为速效,但长效不一定缓效(表 4-7)。

表 4-7 β₂ 受体激动剂分类

起效时间	作用维持时间	
	短效(作用持续 3~4 小时)	长效(作用维持 12 小时)
速效(数分钟起效)	沙丁胺醇吸入剂 特布他林吸入剂	福莫特罗吸入剂
缓效(30 分钟起效)	沙丁胺醇口服剂 特布他林口服剂	沙美特罗吸入剂

(1)短效 β₂ 受体激动剂(short-acting β₂-agonist,SABA):代表药物为沙丁胺醇和特布他林,可吸入、口服、静脉或透皮给药。这类药物特点是起效迅速、维持时间短,与吸入型糖皮质激素具有协同作用,是治疗急性喘息主要药物。其中,吸入型速效 β₂ 受体激动剂是目前最有效的缓解药物,是所有年龄儿童急性哮喘的首选治疗药物。

1)沙丁胺醇:本品为选择性 β₂ 受体激动剂,对于哮喘患者其支气管扩张作用与异丙肾上腺素相当。本品对心脏 β₁ 受体的激动作用较弱,故其增加心率作用仅为异丙肾上腺素的 1/10。因此不易被消化道的硫酸酯酶和组织中的儿茶酚氧位甲基转移酶破坏,故本品口服有效,沙丁胺醇吸入后 5~10 分钟起效,作用最强时间在 1~1.5 小时,作用维持时间为 3~4 小时;口服 15~30 分钟起效,作用维持时间为 3~4 小时。本品适用于缓解支气管哮喘、喘息型支气管炎和肺气肿患儿伴有支气管痉挛的病症。口服,儿童每次 0.1~0.15mg/kg,每日 2~3 次。气雾吸入,儿童 1 喷 / 次,按需使用,最大剂量为每日 4 次、每次 2 揿,经口腔吸入,可用于预防急性运动诱发性哮喘、其他过敏原诱发的支气管哮喘。雾化器雾化吸入,给药 0.15mg/kg(最低 2.5mg,最多 5mg)5~15 分钟内吸入。如果用药后 1 小时内与用药前对比呼吸窘迫的症状和体征有改善,则可以根据呼吸困难情况每 4~6 小时给予 1 次。根据症状和体征改善的程度及时停用药物。其不良反应为：①常见肌肉震颤，通常表现为手颤，罕见肌肉痉挛；②偶见头晕、头疼、不安和失眠；③可见心悸、心动过速，罕见心律失常，需监测心率及心律；④口、咽刺激感，患儿可能表现为哭闹、拒绝雾化和吸入；⑤罕见过敏反应，如有，及时停药；⑥大剂量使用可致严重低血钾，需监测血清钾浓度。在使用中需要注意，吸入一般剂量无效时，不能随意增加药物剂量或使用次数，反复过量使用可导致支气管痉挛，无效发生应立即停药或更改治疗方案。

2）特布他林：本品支气管扩张作用与沙丁胺醇相似，其对心脏的兴奋作用比沙丁胺醇小7~10倍。但临时应用时，特别是大量或注射给药仍有明显心血管系统不良反应。特布他林吸入后5~10分钟起效，作用最强时间在1~1.5小时，作用维持时间为3~4小时；口服15~30分钟起效，作用维持时间为3~4小时。本品使用于支气管哮喘、哮喘型支气管炎和慢性支气管炎、肺气肿和其他伴有支气管痉挛的肺部疾病。12岁以下儿童不宜使用本药片剂和注射剂，5岁以下儿童不宜使用本药吸入雾化剂。儿童口服最大剂量为1.25mg/次，每日2~3次。对于体重>20kg以上的患儿，可经雾化器吸入5mg。本药在使用时建议短期间断应用，以吸入为主，只在重症哮喘发作时才可考虑静脉应用。β_2受体激动剂可引起血糖升高，因此对伴有糖尿病的患儿使用特布他林时应监测血糖，大剂量应用可使有癫痫病史的患儿发生酮症酸中毒。主要不良反应为手指震颤、头痛、恶心、强直性痉挛，心动过速或心悸，大多数在用药后1~2周可自然消失。

（2）长效β_2受体激动剂（long-acting β_2-agonist，LABA）：主要包括沙美特罗和福莫特罗。该类药物具有强亲脂性，能完全被细胞膜吸收，与β_2受体结合位点牢固结合，对支气管平滑肌细胞产生强而持久的扩张作用，气道扩张程度是沙丁胺醇的4倍。此类药物对哮喘的气道炎症无影响，因此不应单独用于哮喘。GINA推荐LABA与ICS联合应用具有协同抗炎和平喘作用，能发挥最大效应，主要用于经中等剂量ICS仍无法完全控制、≥5岁儿童哮喘的联合治疗。

1）沙美特罗：本品的强亲脂性使其迅速进入细胞膜脂质层，随后缓慢地侧向扩散至受体结合位点，因起始动作慢，且其与膜脂质层解离的速度也非常缓慢，可不间断发挥作用，所以其特点是起效缓慢，作用持续时间长，吸入后15~30分钟起效。本品是沙丁胺醇的衍生物，作用强度在一定范围内呈剂量依赖关系。临床使用的联合制剂为沙美特罗替卡松粉吸入剂，主要用于学龄期儿童持续哮喘的控制治疗和运动性哮喘的预防，不作为哮喘急性发作的缓解治疗药物。不良反应及注意事项见ICS丙酸氟替卡松复合制剂章节。

2）福莫特罗：本品属于速效和长效β_2受体激动剂，对β_2受体选择性增强，其内在活性及其与β_2受体亲和力更高，主要特点是起效迅速，作用时间持续长，支气管扩张效应呈剂量依赖性，吸入福莫特罗后支气管扩张效应是沙丁胺醇的10倍以上，吸入后2分钟起效，2小时效应达高峰，作用维持时间为12小时，是目前唯一的速效、长效选择性β_2受体激动剂，适用于学龄儿童急性和持续性哮喘的治疗及运动性哮喘的预防，可重复给药。目前临床常用的联合制剂为布地奈德+福莫特罗和倍氯米松+福莫特罗。不良反应及注意事项见ICS布地奈德复合制剂章节。

（二）胆碱能受体拮抗剂

M受体广泛存在于迷走神经节后纤维支配的效应器细胞上。当乙酰胆碱与M受体结合后，可产生一系列迷走神经末梢兴奋效应，如心脏抑制，支气管平滑肌、胃肠平滑肌、膀胱逼尿肌和瞳孔括约肌收缩,以及腺体分泌增加等反应。呼吸道内 M 受体主要有三种亚型,其中 M3 受体主要分布于气道平滑肌黏膜下腺体、杯状细胞、血管内皮细胞和气道上皮细胞,M3 受体激动时可引起气道平滑肌收缩和腺体分泌。抗胆碱能药物的支气管舒张作用弱于 β_2 受体激动剂,对中央气道的作用强于对周围气道,起效较慢,但持续时间更为长久。

吸入用异丙托溴铵(500μg/2ml)是儿科临床常用的抗胆碱能药物,为短效抗胆碱能药物,雾化器雾化吸入给药,250μg/ 次,24 小时内最多可给药 4 次。该药为非选择 M 受体拮抗剂,起效时间较 SABA 慢。吸入后 15~30 分钟起效,支气管舒张效应达峰时间为 1~1.5 小时,维持时间为 4~6 小时。临床一般不单独使用抗胆碱能拮抗剂治疗儿童急喘息,多与 SABA 联合雾化吸入,常用于中重度急性喘息发作时治疗。常见不良反应为:①头痛、头晕和恶心;②咽喉刺激、咳嗽和口干;③胃肠动力障碍(如便秘、腹泻、呕吐);④瞳孔增大,眼压升高等;⑤偶见过敏反应。吸入后如果出现支气管痉挛症状或原有症状加重,应立即停止雾化吸入,评估患儿状况后改用其他药物治疗。

二、祛痰镇咳药

临床使用中通常将祛痰和镇咳联系在一起,对于无痰或少痰且咳嗽过于频繁剧烈、影响休息时,应适当应用镇咳药。对有痰而咳嗽剧烈者,可使用祛痰药与弱镇咳药合用,禁止单用中枢性镇咳药,避免因抑制咳嗽反射而引起痰液阻塞,加重病情,甚至窒息。因此,合理使用祛痰镇咳药可减轻患儿痛苦,还可以防止并发症发生和疾病进一步恶化。

(一)祛痰药

1. **概念及分类**　痰是呼吸道炎症的产物,可刺激呼吸道黏膜引起咳嗽,并加重感染。祛痰药是一类稀释痰液或液化黏痰,使痰液黏稠度降低而易于咳出的药物,同时能加速呼吸道黏膜纤毛运动,改善痰液运转功能,又称黏液促动剂。祛痰药促进呼吸道内积痰排出,使呼吸道恢复畅通,减少痰液对呼吸道黏膜的刺激,间接起到镇咳和平喘作用,也有利于控制继发感染。

祛痰药根据其作用方式分为三类:

(1)恶心性祛痰药或刺激性祛痰药:前者如愈创甘油醚、氯化铵、碘化钾等,口服后刺激胃黏膜,引起轻微恶心,反射性促进支气管分泌增加,使痰液变稀,易于咳出。刺激性祛痰药是一些挥发性物质,如桉叶油、安息香酊等,其蒸汽可刺激呼吸道黏膜,增加腺体分泌,使痰液稀释,易于咳出。

(2)黏液溶解剂:如 N-乙酰半胱氨酸可分解痰液黏性成分如黏多糖、黏蛋白,能使稠厚的痰液溶解,黏度降低而易于咳出。另外,还有一些酶制剂及表面活性剂。

(3)黏液调节剂:如溴己新、氨溴索、羧甲司坦等,主要作用于气管、支气管上皮的腺体细胞,促其分泌黏滞性低的分泌物,使呼吸道分泌的流变性恢复正常,痰液由黏变稀,易于咳出。

2. **使用原则及注意事项**

(1)使用祛痰药前,宜先查明咳嗽、咳痰的原因,区别咳嗽性质和痰的性状,有针对性地选择祛痰药。

(2)糖浆剂不应用于母乳喂养婴儿,因为糖可降低婴儿对母乳的兴趣。

(3)祛痰药多数可致恶心、呕吐,所以用量不宜过大,以免导致电解质紊乱。恶心性祛痰药可促使胃酸分泌增加,对溃疡患者应慎用。

(4)多痰或痰液黏稠的患者要选择祛痰或化痰的止咳药。

3. 常用药物

(1)氯化铵:本品用于急慢性呼吸道炎症痰黏稠不易咳出者,常与其他止咳祛痰药配成复方制剂使用。除祛痰作用外,氯化铵还有利尿和酸化体液和尿液的作用,服药过程中应多饮水。儿童使用的常规剂量为每日 40~60mg/kg,或 1.5g/m²,分 4 次口服给药。饭后服用。2 岁以下须遵医嘱。

常见不良反应为恶心、呕吐、胃痛等胃黏膜刺激症状。肝、肾功能不全者及消化性溃疡患儿慎用,镰状细胞贫血患儿可引起缺氧。代谢性酸中毒、尿毒症患儿忌用。过量和 / 或长期服用可能造成酸中毒和低钾血症。与磺胺嘧啶、呋喃妥因等合用,可产生配伍禁忌。该药可降低伪麻黄碱、美沙酮等药的疗效,可增强四环素、青霉素抗菌作用。

(2)愈创甘油醚:为恶心性口服祛痰药,能刺激胃肠道黏膜反射性引起支气管黏膜腺体分泌增加,降低痰液黏稠度,使黏痰易于咳出。同时还具有一定的防腐和抗炎作用,对支气管平滑肌有一定的舒张作用。用于各种原因引起咳嗽。儿童常规剂量:2 岁以下须遵医嘱;2~6 岁,每次 0.05~0.1g;6~12 岁,每次 0.1~0.2g/ 次;每日 2~3 次,口服给药,饭后服用。

常见不良反应为恶心、胃部不适、头晕、嗜睡等。另外,该药过敏者、肺出血患儿、急性胃肠炎患儿、肾炎及肾功能减退患儿禁用。

(3)N- 乙酰半胱氨酸:本品具有强大的黏液溶解作用,主要用于大量黏痰阻塞引起呼吸困难,如急慢性支气管炎、支气管扩张、肺结核、肺炎、肺水肿以及手术等引起痰液黏稠、咳痰困难。还可用于对乙酰氨基酚中毒解救。儿童常规剂量:非急救情况下,以 10% 溶液喷雾吸入,每次 1~3ml,每日 2~3 次。急救情况下要及时送医院,由专业医师经气管插管或滴入气管给药。其水溶液在空气中易变质,应临用前配制,剩余溶液置于冰箱冷藏,48 小时内使用。口服颗粒剂可加少量温水(低于 80℃)混匀。

不良反应为呛咳、支气管痉挛、恶心、呕吐、胃炎、皮疹等,一般经减量后可缓解。其他还有心血管系统、中枢神经系统、发热、寒战、转氨酶升高、凝血酶原时间缩短等不良反应报道。糖尿病患儿、婴幼儿慎用。支气管哮喘、严重呼吸道阻塞等患儿禁用,尤其是雾化吸入或气管内滴注。如发生支气管痉挛应立即停药,用异丙肾上腺素缓解。本药直接滴入呼吸道可产生大量痰液,需用吸痰器吸引排痰。应避免同时服用强效镇咳药。本药可减弱青霉素、四环素、头孢菌素类抗菌活性,因此不宜与这些药合用。与碘化油、胰蛋白酶、糜蛋白酶有配伍禁忌。

(4)溴己新:本品为痰液调节剂,同时可溶解痰液。祛痰作用还与其促进呼吸道黏膜的纤毛运动及具有恶心性祛痰作用有关。主要用于急性及慢性支气管炎、哮喘、支气管扩张、肺气肿,尤其适用于白色黏痰咳出困难者及因痰液广泛阻塞小支气管引起的危急重症等。儿童常规剂量:5 岁以下,每次 4mg,每日 2 次;5 岁及 5 岁以上,每次 4mg,每日 3~4 次;口服给药。

不良反应相对轻微,主要有胃部不适、恶心、胃痛、腹泻等胃肠道反应,以及头痛、头晕等,经减量或停药后可消失。血清氨基转移酶可一过性升高。严重不良反应为皮疹、遗尿。消化性溃疡患儿慎用。溴己新可使四环素类抗生素在支气管的分布浓度升高,增加其抗菌疗效。

（5）氨溴索：本品为溴己新的活性代谢产物，适用于伴有痰液分泌不正常及排痰功能不良的急慢性呼吸系统疾病，慢性支气管炎急性加重、喘息型支气管炎、支气管哮喘的祛痰治疗，此外还具有一定的镇咳作用。儿童常规剂量（口服溶液）：<2 岁，7.5mg/ 次，每日 2 次。2~6 岁，7.5mg/ 次，每日 3 次。6~12 岁，每次 15mg；>12 岁，每次 30mg；每日 2~3 次，饭后服用，长期服用者可减为每日 2 次。

常见不良反应为上腹部不适、食欲减退、腹泻，偶见皮疹，有报道快速静脉注射可引起患儿腰部疼痛和疲乏无力感。应避免同时服用强效镇咳药。注射液不应与 pH>6.3 的其他溶液混合使用。氨溴索可增强阿莫西林及阿莫西林克拉维酸、红霉素等药物在肺部分布浓度，从而提高后者抗菌疗效。它与 β₂ 受体激动剂、茶碱等支气管扩张剂合用时，有协同作用。

（二）镇咳药

1. 分类　根据镇咳药的作用部位，分为中枢性镇咳药和周围性镇咳药。根据其是否具有成瘾性和麻醉作用，分为依赖性和非依赖性两类。

（1）依赖性镇咳药：如可待因等，可直接抑制延髓中枢，镇咳作用强而迅速，并具有镇痛和镇静作用，但具有成瘾性。

（2）非依赖性镇咳药：如右美沙芬，作用与可待因相似，但无镇痛和镇静作用，治疗剂量对呼吸中枢无抑制作用，也无成瘾性。周围性镇咳抑制咳嗽反射弧感受器、传入神经、传出神经、效应器的任何一个环节而止咳药物，如甘草硫浸膏等。有些药如苯丙哌林具有中枢性和外周性镇咳作用。2009 年《儿童呼吸安全用药专家共识：感冒和退热用药》建议，儿童禁用具有成瘾性的中枢镇咳药，如可待因及含可待因复方制剂。英国胸科学会指南指出，阿片类镇咳药可待因疗效并不优于右美沙芬，且不良反应更多，不推荐用于咳嗽治疗。

2. 治疗原则及注意事项

（1）儿童一般应少用镇咳药，儿童使用镇咳药 3~7 天若效果不明显，应做进一步检查以免漏诊、误诊。

（2）对于持续 2 周的咳嗽，并伴有反复发热、皮疹、哮喘及肺脓肿的持续性咳嗽，应明确诊断，切忌盲目长时间滥用镇咳药。

（3）少数剧烈咳嗽或伴有胸痛和高张性气胸的患儿，可给予镇咳药，但必须严格控制、谨慎应用。

（4）多痰或肺淤血患儿应禁用。

（5）儿童必须禁用具有成瘾性的中枢镇咳药，如可待因及含可待因的复方制剂。

3. 常用药物

（1）右美沙芬：本品为中枢性镇咳药，常用其氢溴酸盐，因其没有成瘾性，是目前使用最广泛的治疗上呼吸道感染致急性咳嗽的镇咳药之一。右美沙芬镇咳作用与可待因相似或稍强，10mg 右美沙芬相当于 15mg 可待因的镇咳作用。主要用于刺激性干咳和频繁、剧烈咳嗽，不推荐用于慢性或伴有大量分泌物的咳嗽。右美沙芬仅有镇咳作用，使用时应注意引起咳嗽的原因，用药 1 周如症状不缓解，须进一步查明病因。儿童常规口服剂量：<2 岁以下，须遵医嘱服用；2~6 岁，每次 2.5~5mg，每日 3~4 次；>6~12 岁，每次 5~10mg，每日 3~4 次。

不良反应为头晕和胃肠功能紊乱。高剂量时，右美沙芬可导致中枢神经系统抑制，其症状为共济失调、眼球震颤和意识紊乱。该药与氟西汀、派罗西汀合用，可加重其不良反应。与其他中枢神经系统抑制药合用，可增强中枢抑制作用。与阿片受体拮抗剂合用，可出现戒断综合征。

（2）福尔可定：本品是类似于可待因中枢性镇咳药，易经消化道吸收，并能自由透过血 - 脑屏障。主要作用于中枢神经系统抑制咳嗽反射；也可直接作用于延髓咳嗽中枢，选择性抑制咳嗽；同时也具有镇静和极弱的镇痛作用。主要用于干咳。研究显示其中枢镇咳作用与可待因相似，因其在体内不转化为吗啡，成瘾性极小，故比可待因更安全。儿童口服剂量：6 个月至 2 岁，每次 2.5mg；2~6 岁，每次 5mg；6 岁以上，每次 10mg，每日 3 次。

不良反应主要为头晕和胃肠道功能紊乱（如恶心或呕吐），偶见便秘、嗜睡、兴奋、共济失调和呼吸抑制等。

第六节　常用抗感染治疗药物

抗微生物药物是临床应用最为广泛的一类药物。自 1942 年青霉素问世以来，先后有近 20 类上百种抗微生物药物应用于临床，在治疗感染、控制传染病流行方面发挥了积极作用，为人类健康作出了极大贡献。抗微生物药主要是指能够抑制或杀灭引起人体感染的细菌、真菌或其他微生物的一类药物。

一、青霉素类

青　霉　素
Benzylpenicillin

【其他名称】苄青霉素，青霉素 G，Penicillin G。

【制剂与规格】注射用青霉素钠：每支 0.24g（40 万 U），0.48g（80 万 U），0.6g（100 万 U）。注射用青霉素钾：每支 0.25g（40 万 U）。注射用普鲁卡因青霉素：每支 40 万 U，80 万 U。注射用苄星青霉素：每支 120 万 U。

【药理作用】本品对溶血性链球菌等链球菌属、肺炎球菌和不产青霉素酶的葡萄球菌具有良好的抗菌作用。对肠球菌有中等度抗菌作用，淋病奈瑟球菌、脑膜炎奈瑟球菌、白喉棒状杆菌、炭疽芽孢杆菌、牛型放线菌、念珠状链杆菌、李斯特菌、钩端螺旋体和苍白密螺旋体（又称梅毒螺旋体）对本品敏感。本品对流感嗜血杆菌和百日咳博德特菌亦具一定的抗菌活性，其他革兰氏阴性需氧或兼性厌氧菌对本品敏感性差。本品对梭菌属、厌氧消化链球菌以及产黑色素拟杆菌等具良好的抗菌作用，对脆弱拟杆菌抗菌作用差。青霉素通过抑制细菌细胞壁合成而发挥杀菌作用。

【适应证】青霉素适用于敏感细菌所致各种感染，如脓肿、菌血症、肺炎和心内膜炎等。其中，青霉素为以下感染首选药物：

（1）溶血性链球菌感染，如咽炎、扁桃体炎、猩红热、丹毒、蜂窝织炎和产褥热等。

（2）肺炎球菌感染，如肺炎、中耳炎、脑膜炎和菌血症等。

（3）不产青霉素酶葡萄球菌感染。

（4）炭疽。

(5)破伤风、气性坏疽等梭菌感染。

(6)梅毒(包括先天性梅毒)。

(7)钩端螺旋体病。

(8)回归热。

(9)白喉。

(10)青霉素与氨基糖苷类药物联合用于治疗草绿色链球菌心内膜炎。

青霉素亦可用于治疗:①流行性脑脊髓膜炎;②放线菌病;③淋病;④李斯特菌感染;⑤莱姆病;⑥鼠咬热;⑦除脆弱拟杆菌以外的许多厌氧菌感染。

风湿性心脏病或先天性心脏病患者进行口腔、胃肠道或泌尿生殖道手术和操作前,可用青霉素预防感染性心内膜炎发生。

【用法与用量】肌内注射或静脉滴注。

(1)成人:肌内注射,一日(80~200)万 U,分 3~4 次给药;静脉滴注,一日(200~2 000)万 U,分 2~4 次给药。

(2)小儿:肌内注射,按体重 2.5 万 U/kg,每 12 小时给药 1 次;静脉滴注,每日按体重(5~20)万 U/kg,分 2~4 次给药。

(3)新生儿(足月产):每次按体重 5 万 U/kg,肌内注射或静脉滴注给药;出生第 1 周每 12 小时 1 次,1 周以上者每 8 小时 1 次,严重感染每 6 小时 1 次。

(4)早产儿:每次按体重 3 万 U/kg,出生第 1 周每 12 小时 1 次,2~4 周者每 8 小时 1 次,以后每 6 小时 1 次。

(5)肾功能减退者:轻、中度肾功能损害者使用常规剂量不需减量,严重肾功能损害者应延长给药间隔或调整剂量。当内生肌酐清除率为 10~50ml/min 时,给药间期自 8 小时延长至 8~12 小时或给药间期不变、剂量减少 25%;内生肌酐清除率<10ml/min 时,给药间期延长至 12~18 小时或每次剂量减至正常剂量 25%~50% 而给药间期不变。

【注意事项】

(1)肌内注射时,每 50 万 U 青霉素钠溶解于 1ml 灭菌注射用水中,超过 50 万 U 则需加灭菌注射用水 2ml,不应以氯化钠注射液为溶剂;静脉滴注时给药速度不能超过每分钟 50 万 U,以免发生中枢神经系统毒性反应;青霉素钠盐或钾盐水溶液均不稳定,应现配现用,必须保存时应置冰箱中,以在当天用完为宜。

(2)不宜鞘内注射,因青霉素是一种活性很强的惊厥剂,脑脊液中的浓度超过 10mg/L 时,可引起肌痉挛、癫痫发作、青霉素脑病,甚至导致昏迷或死亡。

(3)注射青霉素前必须先做青霉素皮肤试验,皮内注射 0.1ml,阳性反应者禁用,皮肤试验(简称皮试)呈阴性者在用药过程中也还有可能出现过敏反应。因此,在注射药物后应严密观察患者 20 分钟,无反应发生方可离开。遇有任何类型过敏反应或患者主诉不适,应立即停止继续给药。应注意试验本身也可能引起过敏性休克。皮试前应注意精神症状,如反射亢进、知觉障碍、幻觉、抽搐、昏睡等,也可致短暂精神失常,停药或降低剂量可恢复。

(4)对诊断的干扰:

1)应用青霉素期间,以硫酸铜法进行尿糖测定时可出现假阳性反应,用葡萄糖酶法者则不受影响。

2)大剂量青霉素钾和青霉素钠做注射给药可分别出现高钾血症和高钠血症,应定期检测血清钾或钠。

3)多数青霉素类的应用可使谷丙转氨酶(GPT)或谷草转氨酶(GOT)升高。

(5)普鲁卡因青霉素偶可致一种特异性反应。在注射药物当时或之后 1~2 分钟内患者自感有心里难受、濒危恐惧感、头晕、心悸、幻听、幻视等症状。一般无呼吸障碍和循环障碍,多数患者可出现血压升高(可与过敏性休克相鉴别)。一般无须特殊处理,症状持续 1~2 小时可自行恢复正常。用镇静药(地西泮)或抗组胺药(肌内注射苯海拉明 20mg)有助于恢复。

(6)苄星青霉素因使用间隔期长,故在每次用药前都要进行皮试。

【禁忌证】

(1)对任何青霉素类过敏的患者禁用。

(2)对普鲁卡因过敏者禁用。

【慎用】

(1)有哮喘、湿疹、花粉症、荨麻疹等过敏性疾病史者慎用。

(2)老年人和肾功能严重损害时须调整剂量。

(3)对于少数有凝血功能缺陷患者慎用,大剂量青霉素可扰乱凝血机制,可致出血倾向。

【特殊人群用药】

(1)妊娠妇女与哺乳期妇女用药:动物生殖试验未发现本品引起胎儿损害。但尚未在妊娠妇女进行严格的对照试验以除外这类药物对胎儿的不良影响,所以妊娠妇女应仅在确有必要时使用本品。少量本品从乳汁中分泌,哺乳期妇女用药时宜暂停哺乳。

(2)儿童用药:儿童使用参照【用法与用量】项下。

(3)老年人用药:须调整剂量。

【不良反应】

(1)过敏反应:青霉素毒性虽低,但过敏反应较常见,包括皮疹、药物热、血管神经性水肿、血清病型反应、过敏性休克等,其中过敏性休克最为严重。过敏反应的发生与药物剂量大小关系不明显,对本类药物高度过敏者虽然微量也可能引起休克,对有青霉素过敏史患者宜改用其他药物治疗。血清病型反应亦较常见,发生率为 1%~7%。

(2)毒性反应:少见,青霉素肌内注射区域可发生周围神经炎。鞘内注射超过 2 万 U 或静脉滴注大剂量青霉素可引起肌肉痉挛、抽搐、昏迷反应(青霉素脑病)。此反应多见于婴儿、老年人和肾功能减退患者。

(3)赫氏反应(Herxheimer reaction)和治疗矛盾:用青霉素治疗梅毒、钩端螺旋体病或其他感染时可有症状加剧现象,称赫氏反应。其机制可能跟螺旋体与患者体内相应抗体形成免疫复合物或螺旋体释放致热原有关。治疗矛盾也见于梅毒患者,系由于治疗后梅毒病灶消失过快,但组织修补较慢,或纤维组织收缩,妨碍器官功能所致。

(4)二重感染:青霉素治疗期间可出现耐青霉素金黄色葡萄球菌、革兰氏阴性杆菌或白念珠菌感染,念珠菌过度繁殖可使舌苔呈棕色或黑色。

(5)静脉给予大剂量青霉素钾时,可发生高钾血症或钾中毒反应。给予大剂量青霉素钠时,尤其是在患者肾功能减退或心功能不全时,可造成高钠血症。每日给予患者 1 亿 U 青霉素钠后,少数患者出现低钾血症、代谢性碱中毒和高钠血症。

【药物相互作用】

（1）青霉素为繁殖期杀菌剂，与氯霉素、红霉素、四环素类及磺胺类等抑菌剂合用可干扰青霉素杀菌活性，尤其是在治疗脑膜炎或需迅速杀菌严重感染时应注意。

（2）某些药物加入青霉素静脉输液中可出现混浊，如头孢噻吩、四环素、万古霉素、林可霉素、两性霉素 B、琥乙红霉素、间羟胺、去甲肾上腺素、苯妥英钠、盐酸羟嗪、异丙嗪、奋乃静、维生素 C、复合维生素 B 等。

（3）青霉素与氨基糖苷类抗生素置同一注射容器中给药时，两者抗菌活性明显减弱，因此应避免混合应用。

（4）阿司匹林、保泰松、吲哚美辛、磺胺药可使青霉素类在肾小管排泄减少，因而使青霉素类的血药浓度增高，半衰期延长，毒性也可能增加。

（5）重金属特别是铜、锌和汞可破坏青霉素氧化噻唑环，因此青霉素钠或钾与前者呈配伍禁忌。由锌化合物制造的橡皮管或瓶塞也可影响青霉素活力，呈酸性葡萄糖注射液或四环素均可破坏青霉素活性，青霉素也可被氧化剂或还原剂或羟基化合物灭活。

（6）青霉素可增强华法林的作用。

【应急处理】如用本品时发生过敏性休克，必须就地抢救，立即给患者肌内或皮下注射 0.1% 肾上腺素注射液 0.5~1ml（小儿酌减），必要时可数分钟内重复注射一次或进行静脉、心内注射。并根据需要进行输液、给氧、滴注肾上腺皮质激素（氢化可的松或地塞米松）、应用升压药和其他必要的急救措施。

青霉素 V

Phenoxymethylpenicillin

【其他名称】苯甲氧青霉素，青霉素 V 钾，Penicillin V。

【制剂与规格】片剂、胶囊剂：每片或每粒 125mg（20 万 U），250mg（40 万 U），500mg（80 万 U）。还有颗粒剂和口服干糖浆。

【药理作用】本品为半合成青霉素，对酸稳定，口服有效，对多数革兰氏阳性菌的作用与青霉素相似，但对革兰氏阴性菌如奈瑟球菌、嗜血杆菌则作用较差。本品对青霉素酶不稳定，对产青霉素酶金黄色葡萄球菌的作用差。

【适应证】同青霉素。

【用法与用量】口服，成人剂量为 125~500mg/ 次（20 万 ~80 万 U/ 次），每 6~8 小时 1 次；儿童剂量为每日 15~50mg/kg，分 3~6 次服用。

【注意事项】治疗链球菌感染时的疗程需 10 天，治疗结束后应做细菌培养，以确定链球菌是否已清除。其他同青霉素。

【禁忌证】有青霉素过敏史者及皮试阳性反应者禁用。

【慎用】

（1）对头孢菌素类药物过敏者。

（2）有哮喘、湿疹、花粉症、荨麻疹等过敏性疾病史者。

（3）肾功能减退者。

（4）老年人。

【特殊人群用药】同青霉素。

【不良反应】同青霉素。

【药物相互作用】同青霉素。

【应急处理】本品过量处理：以对症治疗和支持疗法为主，血液透析可加速本品的排泄。

苯唑西林钠
Oxacillin Sodium

【其他名称】苯唑青霉素钠，新青霉素Ⅱ。

【制剂与规格】注射用苯唑西林钠：0.5g，1g（效价）。

【药理作用】本品为半合成青霉素，作用机制与青霉素相似，但耐酸，不被胃酸破坏，口服有效。本品不为金黄色葡萄球菌所产生的青霉素酶所破坏，对产酶金黄色葡萄球菌菌株有效；本品作用较甲氧西林强，但对不产酶菌株的抗菌作用不如青霉素。

【适应证】本品耐葡萄球菌青霉素酶。主要用于产酶金黄色葡萄球菌和表皮葡萄球菌周围感染，包括内脏、皮肤和软组织等部位感染；也可用于化脓性链球菌属或肺炎球菌与耐青霉素葡萄球菌所致的混合感染；对中枢感染不适用。

【用法与用量】静脉滴注，一次 1~2g，必要时可用 3g 溶于 100ml 输液内滴注 0.5~1 小时，每日 3~4 次；小儿每日用量为 50~100mg/kg，分次给予。肌内注射，一次 1g，每日 3~4 次。肾功能轻、中度不足者可按正常用量，重度不足者应适当减量。

【注意事项】本品可致过敏性休克，用药前应做过敏试验。

【禁忌证】有青霉素过敏史者及皮试阳性反应者禁用。

【慎用】有过敏性疾病、肝病者、新生儿慎用。

【特殊人群用药】同青霉素。

【不良反应】参见青霉素。青霉素引起的各种过敏反应皆可发生于苯唑西林，婴儿应用大剂量苯唑西林后可发生血尿、蛋白尿和尿毒症等。

【药物相互作用】

(1)在静脉注射液中本品与庆大霉素、土霉素、四环素、新生霉素、多黏菌素 B、磺胺嘧啶、呋喃妥因、去甲肾上腺素、间羟胺、苯巴比妥、戊巴比妥、水解蛋白、维生素 B 族、维生素 C、琥珀胆碱等呈配伍禁忌。

(2)阿司匹林、磺胺药在体内外皆可抑制苯唑西林对血浆蛋白的结合，磺胺药可减少本品在胃肠道吸收。

(3)丙磺舒可延长本品半衰期和增高其血药浓度。

(4)二盐酸奎宁在体外减弱苯唑西林对金黄色葡萄球菌抗菌活性；与西索米星和奈替米星联合应用，可增强本品对金黄色葡萄球菌的抗菌作用。

(5)氨苄西林或庆大霉素与本品联合后，可互相增强对肠球菌的作用。

(6)本品与其他 β- 内酰胺类抗生素一样，与氨基糖苷类混合后，两者抗菌活性明显减弱，因此不能在同一容器内给药。

【应急处理】主要表现为中枢神经系统不良反应，应及时停药并予对症、支持治疗。血液透析不能清除苯唑西林。

氯唑西林钠
Cloxacillin Sodium

【其他名称】氯苯西林钠,邻氯青霉素钠。

【制剂与规格】注射剂:每瓶 0.5g(效价)。胶囊剂:0.125g,0.25g,0.5g。颗粒剂:50mg。

【药理作用】本品抗菌作用及抗菌谱与苯唑西林相似,对金黄色葡萄球菌的抗菌作用较后者弱;对产 β- 内酰胺酶的革兰氏阳性细菌感染,与氨苄西林联合应用时能保护后者不被 β- 内酰胺酶破坏,但抑制酶活性强度较差。

【适应证】同苯唑西林钠。

【用法与用量】肌内注射,一次 0.5~1g,一日 3~4 次。静脉注射,一次 1~2g,溶于 100ml 输液中,滴注 0.5~1 小时,一日 3~4 次。小儿每日用量为 30~50mg/kg,分次给予。口服,每次 0.25~0.5g,一日 4 次,空腹服用。

【注意事项】

(1)应用本品前需详细询问药物过敏史,并进行青霉素皮试。

(2)对一种青霉素过敏患者可能也对其他青霉素类药物或青霉胺过敏。

(3)有哮喘、湿疹、花粉症、荨麻疹等过敏性疾病患者应慎用本品。

(4)本品降低患者胆红素与血清蛋白结合能力,新生儿尤其是有黄疸者慎用本品。

【禁忌证】有青霉素类药物过敏史者或青霉素皮试阳性患者禁用。

【慎用】有黄疸的新生儿应慎用本品。

【特殊人群用药】

(1)尚未进行妊娠妇女研究,但在动物繁殖性研究中,未见到对胎儿的影响,并且妊娠妇女使用该药品的治疗获益可能胜于其潜在危害。

(2)儿童用药:儿童使用参照【用法与用量】项下。

(3)老年人用药:须调整剂量。

【不良反应】参见青霉素。用药前必须先做青霉素皮试,阳性者禁忌。应用本品后也有个别病例发生粒细胞缺乏症或淤胆型黄疸。

【药物相互作用】参见青霉素。

(1)在静脉注射液中本品与琥乙红霉素、盐酸土霉素、盐酸四环素、庆大霉素、卡那霉素、硫酸多黏菌素 B、多黏菌素 E 甲磺酸钠、维生素 C 和盐酸氯丙嗪呈配伍禁忌。

(2)阿司匹林、磺胺药在体内和体外皆可抑制本品与血浆蛋白的结合。

【应急处理】尚不明确。

氟 氯 西 林
Flucloxacillin

【其他名称】氟氯青霉素。

【制剂与规格】片剂:125mg。注射剂:500mg,1 000mg。

【药理作用】本品为半合成异噁唑青霉素,它的作用机制是抑制细菌细胞壁黏肽生物合成,具有强大的杀菌作用,并通过侧链改变使其具有耐青霉素和耐酸的作用,能对抗青霉素耐药的金黄色葡萄球菌。可杀灭革兰氏阳性菌,包括对青霉素耐药或敏感的金黄色葡萄球菌、表皮葡萄球菌、溶血性链球菌、肺炎球菌、草绿色链球菌、芽孢杆菌、炭疽杆菌、单核细胞增多性李斯特菌、白喉棒状杆菌、淋病奈瑟球菌、脑膜炎奈瑟球菌。

【适应证】参见苯唑西林。

【用法与用量】

(1)成人：口服，常用量为每次 250mg，每日 3 次；重症患者用量为每次 500mg，每日 4次，于食前 0.5~1 小时空腹服用。肌内注射，常用量为每次 250mg，每日 3 次；重症患者用量为每次 500mg，每日 4 次。静脉注射，每次 500mg，每日 4 次，将药物溶于 10~20ml 注射用水或葡萄糖注射液中使用，每 4~6 小时 1 次，每日量不超过 8g。

(2)儿童：2 岁以下按成人量的 1/4，2~10 岁按成人量的 1/2，根据体重适当调整；也可按每日 25~50mg/kg，分次给予。

【注意事项】本品可致过敏性休克，用药前应做过敏试验。

【禁忌证】对本品及其他青霉素类药物过敏者禁用。

【慎用】

(1)新生儿。

(2)有哮喘、湿疹、花粉症、荨麻疹等过敏性疾病史者。

(3)严重肝、肾功能损害者。

【特殊人群用药】

(1)妊娠妇女与哺乳期妇女用药：参照【用法与用量】成人项下或遵医嘱。心内膜炎、骨髓炎剂量可加倍。

(2)儿童用药：儿童使用参照【用法与用量】项下。

(3)其他：参见苯唑西林钠。

【不良反应】参见青霉素，可发生青霉素类药物引起的各种反应。

【药物相互作用】

(1)本品与阿莫西林可产生协同作用。

(2)本品与阿米卡星合用可增强对金黄色葡萄球菌的抗菌作用。

(3)本品勿与氨基糖苷类抗生素配伍，因其能使氨基糖苷类抗生素降低疗效。

(4)本品不可与环丙沙星、血液、血浆、水解蛋白、氨基酸以及脂肪乳配伍。

【应急处理】应对过量使用该药患者进行洗胃，并视症状给予适当处理。

氨 苄 西 林

Ampicillin

【其他名称】氨苄青霉素，安比西林。

【制剂与规格】胶囊剂（按氨苄西林计）：0.25g，0.5g。注射剂：0.5g，1g。

【药理作用】本品为广谱氨基青霉素，对青霉素敏感菌的作用与青霉素相似，对革兰氏阴性杆菌的作用超过青霉素 G。对氨苄西林敏感的细菌包括 A 族 β- 溶血性链球菌、肺炎球菌、B 族 β- 溶血性链球菌、青霉素敏感金黄色葡萄球菌、部分肠球菌（粪肠球菌、屎肠球菌除外）、脑膜炎奈瑟球菌、青霉素敏感淋病奈瑟球菌及部分流感嗜血杆菌。对氨苄西林中度敏感的有部分大肠埃希菌、奇异变形杆菌、沙门菌属、志贺菌属及少数其他肠杆菌与脆弱拟杆菌除外的部分厌氧菌。氨苄西林不耐 β- 内酰胺酶，故对产酶金黄色葡萄球菌无效。革兰氏阴性杆菌也由于产生各种 β- 内酰胺酶,对氨苄西林的耐药性不断增高,如流感嗜血杆菌从小儿中分离的菌株已有 10%~20% 耐药。大肠埃希菌约有 50% 对氨苄西林耐药,沙门菌属、志贺菌属、变形杆菌等耐药率也与大肠埃希菌类似不断提高;肠杆菌、克雷伯菌、沙雷菌属、枸橼酸杆菌、普罗威登斯菌、不动杆菌等大多对氨苄西林耐药;铜绿假单胞菌则对氨苄西林天然耐药。

【适应证】本品为氨基青霉素。主要用于治疗敏感菌所致的泌尿系统、呼吸系统、胆道、肠道感染,皮肤、软组织感染以及脑膜炎、心内膜炎等。

【用法与用量】

(1)成人:口服,每日 50~100mg/kg,分 4 次空腹服用。肌内注射,每日 0.5~1g,分 4 次给予。静脉滴注,每次 1~2g,最高剂量为 3g,溶于 100ml 输液中,滴注 0.5~1 小时,一日 2~4 次,必要时每 4 小时 1 次。

(2)儿童:口服,剂量为 50~100mg/kg,每日 4 次。肌内注射,每日 50~150mg/kg,分 4 次给予。静脉注射,每日 100~150mg/kg,分 4 次给予。

【注意事项】

(1)本品注射剂溶解后应立即使用,因溶液放置后致敏物质可增多。

(2)本品在弱酸性葡萄糖溶液中分解较快,因此宜用中性液体作溶剂;由于生理性肾功能衰退,用量应适当减少。

【禁忌证】对本品及其他青霉素过敏者。

【慎用】传染性单核细胞增多症、巨细胞病毒感染、淋巴细胞白血病、淋巴瘤等患者。

【特殊人群用药】

(1)妊娠妇女与哺乳期妇女用药:妊娠妇女在妊娠后期应用本品可使血浆中结合的雌激素浓度减少,但对未结合的雌激素和孕激素无影响。

(2)儿童用药:儿童使用参照【用法与用量】项下。

(3)老年人用药:须调整剂量。

【不良反应】

(1)本品的不良反应与青霉素相仿,以过敏反应为多见。皮疹是最常见反应,多发生于用药后 5 天,呈荨麻疹或斑丘疹,注射给药的皮疹发生率较口服者为高。

(2)少数患者出现血清 GPT 升高。

(3)本品大剂量静脉给药可发生抽搐等神经系统毒性症状,婴儿应用氨苄西林可出现颅内压增高,表现为前囟隆起。

(4)本品可致间质性肾炎。本品不良反应的防治与青霉素相同。

【药物相互作用】

(1)本品与下列药物配伍禁忌:链霉素、庆大霉素、硫酸阿米卡星、卡那霉素、磷酸克林霉素、盐酸林可霉素、多黏菌素 E 甲磺酸钠、多黏菌素 B、琥珀氯霉素、琥乙红霉素、乳糖酸红霉素、四环素类注射剂、新生霉素、肾上腺素、间羟胺、多巴胺、阿托品、盐酸肼屈嗪、水解蛋白、氯化钙、葡萄糖酸钙、维生素 B 族、维生素 C、含有氨基酸的营养注射剂、多糖(如右旋糖酐 40)和氢化可的松琥珀酸钠,这些药物可使氨苄西林活性降低。

(2)本品能刺激雌激素代谢或减少其肝肠循环,因此可降低口服避孕药效果。

(3)别嘌呤可使本品皮疹反应发生率增加,多见于高尿酸血症。本品与氯霉素合用于治疗细菌性脑膜炎时,远期后遗症发生率较两者单独用时为高。

(4)本品联合应用克拉维酸,可使对产β-内酰胺酶淋病奈瑟球菌的最低抑菌浓度由64mg/L降至4mg/L。

【应急处理】其他参见青霉素。

阿 莫 西 林
Amoxicillin

【其他名称】羟氨苄青霉素,阿莫仙。

【制剂与规格】片(胶囊)剂:0.125g,0.25g(效价)。注射剂:0.5g。

【药理作用】本品抗菌谱与氨苄西林相同,杀菌作用优于氨苄西林。对氨苄西林敏感的革兰氏阳性球菌与革兰氏阴性杆菌均对本品敏感,包括A族β-溶血性链球菌、肺炎球菌、B族β-溶血性链球菌、青霉素敏感金黄色葡萄球菌、部分肠球菌、脑膜炎奈瑟球菌、青霉素敏感淋病奈瑟球菌及对氨苄西林敏感的流感嗜血杆菌、大肠埃希菌、奇异变形杆菌、沙门菌属、志贺菌属、革兰氏阳性厌氧球菌等。本品不耐β-内酰胺酶,对产酶耐药金黄色葡萄球菌与产酶耐药阴性杆菌无效,铜绿假单胞菌对本品天然耐药。

【适应证】本品为氨基青霉素。用于敏感菌所致呼吸道、尿道和胆道感染以及伤寒、伤寒带菌者和其他沙门菌感染等。敏感大肠埃希菌、奇异变形杆菌和粪肠球菌所致泌尿生殖系统感染和钩端螺旋体病亦可用本品。

【用法与用量】口服:成人每日1~4g,分3~4次使用;儿童每日50~100mg/kg,分3~4次使用。

肾功能严重不足患者应延长给药间隔时间:肾小球滤过率(glomerular filtration rate, GFR)为10~15ml/min者每8~12小时给药1次;<10ml/min者每12~16小时给药1次。

【注意事项】参见氨苄西林。

【禁忌证】参见氨苄西林。

【慎用】参见氨苄西林。

【特殊人群用药】参见氨苄西林。

【不良反应】参见氨苄西林。

【药物相互作用】参见氨苄西林。

【应急处理】如发生过敏性休克,应就地抢救,予以保持气道畅通、吸氧及应用肾上腺素、糖皮质激素等治疗措施;传染性单核细胞增多症患者应用本品易发生皮疹,应避免使用;疗程较长患者应检查肝、肾功能和血常规;阿莫西林可导致采用Benedict或Fehling试剂尿糖试验出现假阳性。

哌拉西林钠
Piperacillin Sodium

【其他名称】氧哌嗪青霉素,哌氨苄青霉素。

【制剂与规格】注射剂:0.5g,1g(效价)。

【药理作用】本品为酰脲类广谱抗铜绿假单胞菌抗生素,对革兰氏阳性球菌和阴性球菌的作用与氨苄西林相似,对氨苄西林敏感的阴性杆菌对哌拉西林亦敏感。其抗菌作用特点为对铜绿假单胞菌有较强的抗菌作用,对肺炎克雷伯菌的抗菌作用优于其他青霉素类抗生素。对革兰氏阳性厌氧球菌有效,脆弱拟杆菌耐药。

【适应证】本品为半合成抗铜绿假单胞菌青霉素,主要用于铜绿假单胞菌和各种敏感革兰氏阴性杆菌所致的感染(对中枢感染疗效不确切),如败血症、下呼吸道感染,骨、关节感染,尿路感染、胆道感染、腹腔感染、妇科感染、皮肤、软组织感染等。本品与氨基糖苷类合用可治疗粒细胞减少症等免疫缺陷患者感染。

【用法与用量】尿路感染:成人每日 4g,分 4 次,肌内注射或静脉注射。其他部位(呼吸道、腹腔、胆道等)感染:每日 4~12g,分 3~4 次,静脉注射或静脉滴注。严重感染:可用每日 10~24g。

婴幼儿和 12 岁以下儿童的剂量为每日按体重 100~200mg/kg。新生儿体重低于 2kg 者,出生后第 1 周每 12 小时 50mg/kg,静脉滴注;第 2 周起 50mg/kg,每 8 小时 1 次。新生儿体重 2kg 以上者出生后第 1 周每 8 小时 50mg/kg,静脉滴注;1 周以上者每 6 小时 50mg/kg。

【注意事项】

(1)在肾功能减退患者应用本品前或应用期中要测定凝血时间,因凝血试验可能出现异常,一旦发生出血,应即停用,治疗期间应定期检查血清钾和钠。

(2)对诊断的干扰。应用哌拉西林治疗期间直接抗球蛋白试验可呈阳性,也可出现血尿素氮(BUN)和血清肌酐升高、高钠血症、低钾血症、血清氨基转移酶和血清乳酸脱氢酶升高、血清胆红素增多。

【禁忌证】对头孢菌素类、头霉素类、灰黄霉素或青霉胺过敏的患者。

【慎用】对药物有过敏史、高度过敏体质、有出血史、溃疡性结肠炎或假膜性结肠炎、严重肝肾功能不全者。

【特殊人群用药】

(1)妊娠妇女与哺乳期妇女用药:本品少量自母乳中排出,可使婴儿致敏,出现腹泻、念珠菌感染和皮疹,哺乳期妇女应用本品要权衡利弊。

(2)儿童用药:儿童使用参照【用法与用量】项下。

(3)老年人用药:须调整剂量。

【不良反应】本品不良反应少,可出现皮疹、皮肤瘙痒、药物热、腹泻、恶心、呕吐,假膜性结肠炎罕见,个别患者出现胆汁淤积性黄疸。其他参见青霉素。

【药物相互作用】

(1)哌拉西林与氨基糖苷类(阿米卡星、庆大霉素或妥布霉素)联合,可对铜绿假单胞菌、沙雷菌属、克雷伯菌属、吲哚阳性变形杆菌、普罗威登斯菌、其他肠杆菌科细菌和葡萄球菌属的敏感菌株发生协同作用。

(2)本品和某些头孢菌素联合应用,也可对大肠埃希菌、铜绿假单胞菌、克雷伯菌属和变形杆菌属的某些敏感菌株发生协同作用。

(3)哌拉西林与头孢西丁联合应用,因后者可诱导细菌产生 β- 内酰胺酶而对铜绿假单胞菌、沙雷菌属、变形杆菌属和肠杆菌属可能出现拮抗作用。

哌拉西林与能产生低凝血酶原血症、血小板减少症、胃肠道溃疡或出血的药物合用时,将有可能增加凝血机制障碍和出血危险。

【应急处理】如发生过敏性休克,应就地抢救,予以保持气道畅通、吸氧及应用肾上腺素、糖皮质激素等治疗措施；传染性单核细胞增多症患者应用本品易发生皮疹，应避免使用；疗程较长患者应检查肝、肾功能和血常规；阿莫西林可导致采用 Benedict 或 Fehling 试剂尿糖试验出现假阳性。

替 卡 西 林
Ticarcillin

【其他名称】羧噻吩青霉素，地卡青霉素。

【制剂与规格】注射剂：1g，3g，6g（效价）。

【药理作用】本品为广谱半合成青霉素，其抗菌作用机制同青霉素。本品抗菌谱与羧苄西林近似，抗菌活性略强于羧苄西林。其作用特点是对铜绿假单胞菌和吲哚阳性变形杆菌等革兰氏阴性杆菌的作用强（比青霉素强数倍），但对革兰氏阳性菌的作用比天然青霉素或氨苄西林差。

【适应证】本品为半合成抗假单胞菌青霉素。主要用于革兰氏阴性菌感染，包括变形杆菌、大肠埃希菌、肠杆菌属、淋病奈瑟球菌、流感嗜血杆菌等所致的全身性感染，对尿路感染效果甚好。

【用法与用量】静脉滴注，成人每日 200~300mg/kg，分次给予或一次 3g，根据病情每 3 小时、4 小时或 6 小时 1 次。按每克药物用 4ml 溶剂溶解后缓缓静脉注射或加入适量溶剂中静脉滴注 0.5~1 小时。泌尿系统感染可肌内注射给药，一次 1g，每日 4 次，用 0.25%~0.5% 利多卡因注射液 2~3ml 溶解后深部肌内注射。儿童每日 150~300mg/kg，婴儿每日 225mg/kg，7 日龄以下的婴儿 150mg/kg，分 3 次给予。

【注意事项】参见青霉素。

【禁忌证】参见哌拉西林钠。

【慎用】妊娠妇女，有哮喘、湿热、花粉症、荨麻疹等过敏性疾病和高度过敏体质者，严重的肝、肾功能障碍者，凝血功能异常者慎用。

【特殊人群用药】

（1）哺乳期妇女用药：哺乳期妇女可用本品。

（2）儿童用药：儿童使用参照【用法与用量】项下。

（3）老年人用药：须调整剂量。

【不良反应】参见哌拉西林钠。

【药物相互作用】

（1）本品与氨基糖苷类抗生素合用，对铜绿假单胞菌有协同作用。

（2）克拉维酸钾可增加本品的作用。

（3）本品能抑制血小板聚集，与肝素、香豆素类、茚满二酮等抗凝血药合用可增加出血危险。与溶栓药合用时可发生严重出血，因此不宜使用。

（4）与非甾体抗炎药尤其是阿司匹林、二氟尼柳以及其他水杨酸制剂，其他血小板聚集抑制剂或磺吡酮合用也可增加出血的危险，因为这些药物合用将累加抑制血小板聚集作用。

【应急处理】如发生过敏性休克，应就地抢救，予以保持气道畅通、吸氧及应用肾上腺素、糖皮质激素等治疗措施；传染性单核细胞增多症患者应用本品易发生皮疹，应避免使用；

疗程较长患者应检查肝、肾功能和血常规;阿莫西林可导致采用 Benedict 或 Fehling 试剂尿糖试验出现假阳性。

美 洛 西 林
Mezlocillin

【其他名称】美洛林,磺唑氨苄青霉素。

【制剂与规格】注射剂:1g。

【药理作用】本品为半合成广谱青霉素,属酰脲类青霉素。对假单胞菌(如铜绿假单胞菌)有较强的抗菌作用。作用特点是对肠杆菌属阴性杆菌具有极强的抗菌活性,但抗假单胞菌(如铜绿假单胞菌)的活性弱于阿洛西林和哌拉西林。本品对铜绿假单胞菌、大肠埃希菌、肺炎克雷伯菌、变形杆菌、肠杆菌属、枸橼酸杆菌、沙雷菌、不动杆菌属以及对青霉素敏感的革兰氏阳性球菌有较强的抗菌活性。本品对 β- 内酰胺酶不稳定,对产 β- 内酰胺酶的金黄色葡萄球菌及产 β- 内酰胺酶的肠杆菌无作用。

【适应证】本品为半合成抗铜绿假单胞菌青霉素,主要用于革兰氏阴性病原菌如铜绿假单胞菌、克雷伯菌、肠杆菌属、沙雷菌、变形杆菌、大肠埃希菌、嗜血杆菌以及拟杆菌和其他一些厌氧菌(包括革兰氏阳性的粪链球菌)所致的下呼吸道、腹腔、胆道、尿路、妇科、皮肤及软组织感染和败血症。

【用法与用量】肌内注射、静脉注射或静脉滴注。肌内注射临用前加灭菌注射用水溶解,静脉注射通常加入 5% 葡萄糖氯化钠注射液或 5%~10% 葡萄糖注射液溶解后使用。

(1)成人:一般感染每日 100~150mg/kg,或每次 2~3g,每 6 小时 1 次;重症感染每日 200~300mg/kg,或每次 3g,每 4 小时 1 次;极重症感染可用到每日 24g,每 4 小时 1 次;淋菌性尿道炎每日 1~2g,用前 0.5 小时服丙磺舒 1g。

(2)新生儿用量:≤7 天者每日 75mg/kg 或 150mg/kg,每 12 小时 1 次;>7 天者每日 225~300mg/kg 或每次 75mg/kg,每日 3~4 次。

(3)肾功能受损者:肌酐清除率>30ml/min 者可按正常用量。肌酐清除率为 10~30ml/min 者按疾病轻重每次 1.5~3g,每 8 小时 1 次。肌酐清除率<10ml/min 者,每次 1.5g,每 8 小时 1 次;重症可用 2g,每 8 小时 1 次。

(4)手术预防感染给药:每次 4g,术前 1 小时及术后 6~12 小时各给 1 次。

【注意事项】本品溶液贮存于低温处可析出结晶,可将容器置温水中使其溶解后再应用。其他参见青霉素。

【禁忌证】对青霉素类抗生素过敏者禁用。

【慎用】有哮喘、湿热、花粉症、荨麻疹等过敏性疾病和高度过敏体质者,严重的肝、肾功能障碍者,凝血功能异常者慎用。

【特殊人群用药】

(1)妊娠妇女与哺乳期妇女用药:妊娠妇女慎用,哺乳期妇女可用本品。

(2)儿童用药:儿童使用参照【用法与用量】项下。

(3)老年人用药:须调整剂量。

【不良反应】参见哌拉西林钠。

【药物相互作用】参见哌拉西林钠。

【应急处理】参见哌拉西林钠。

阿 洛 西 林
Azlocillin

【其他名称】苯咪唑青霉素,阿乐欣。

【制剂与规格】粉针剂:2g,3g,4g。

【药理作用】本品为半合成广谱酰脲青霉素,口服不吸收,抗菌作用与哌拉西林相似,抗铜绿假单胞菌的作用较强,对耐庆大霉素及羧苄西林的铜绿假单胞菌亦有较好作用,对克雷伯菌属的作用较美洛西林弱。本品对 β- 内酰胺酶及酸敏感。

【适应证】主要用于铜绿假单胞菌与其他革兰氏阴性菌所致的系统感染,如败血症、脑膜炎、肺炎、尿路及软组织感染。必要时可与氨基糖苷类联合以加强抗铜绿假单胞菌的作用。

【用法与用量】静脉注射或滴注、肌内注射。尿路感染:每日 50~100mg/kg。重症感染:成人每日 200~250mg/kg,每日 4 次;儿童每日 50~150mg/kg,每日 4 次。

【注意事项】用前做皮试,用青霉素钠皮试液或本品溶液(300μg/ml),阴性反应方可用药。进药速度不可过快,以减少反应。其他参见美洛西林。

【禁忌证】对青霉素类抗生素过敏者禁用。

【慎用】尚不明确。

【特殊人群用药】

(1)妊娠妇女及哺乳期妇女用药:妊娠妇女慎用,哺乳期妇女可用本品。

(2)儿童用药:儿童使用参照【用法与用量】项下。

(3)老年人用药:须调整剂量。

【不良反应】参见美洛西林。

【药物相互作用】

(1)本品与阿米卡星、庆大霉素、奈替米星等氨基糖苷类抗生素合用,可产生协同抗菌作用。

(2)本品与丙磺舒、吲哚美辛、保泰松、磺胺药合用,可减少其肾排泄,使血药浓度升高,毒性增加。

(3)本品与抗凝血药、血小板聚集抑制药、阿司匹林等非甾体抗炎药合用时,可加强血小板功能抑制作用,增加出血倾向。

(4)本品与酸性溶剂合用,可导致严重出血。

(5)本品与氯霉素、红霉素、磺胺类等抑菌药合用,可干扰其杀菌活性。

(6)本品与氨基糖苷类抗生素、头孢噻吩、林可霉素、万古霉素、琥乙红霉素、两性霉素 B、去甲肾上腺素、间羟胺、苯妥英钠、盐酸羟嗪、异丙嗪、维生素 B 族、维生素 C、含重金属药物、全胃肠外营养剂呈配伍禁忌。

【应急处理】如发生过敏性休克,应就地抢救,予以保持气道畅通、吸氧及应用肾上腺素、糖皮质激素等治疗措施;传染性单核细胞增多症患者应用本品易发生皮疹,应避免使用;疗程较长患者应检查肝、肾功能和血常规;阿莫西林可导致采用 Benedict 或 Fehling 试剂尿糖试验出现假阳性。

二、头孢菌素和头霉素类

（一）头孢菌素类

头孢菌素类具有抗菌谱广、杀菌力强、过敏反应少、与青霉素仅有部分交叉过敏性及对 β- 内酰胺酶有不同程度的稳定性等优点。按其发明年代先后和抗菌性能不同而分为 4 代。

第一代头孢菌素：对第一代头孢菌素敏感细菌主要有 β- 溶血性链球菌和其他链球菌，包括肺炎球菌（肠球菌耐药）、葡萄球菌（包括产酶菌株）、流感嗜血杆菌、大肠埃希菌、克雷伯菌、奇异变形杆菌、沙门菌、志贺菌等。常用药物有头孢唑林、头孢氨苄、头孢拉定、头孢羟氨苄、头孢克洛等。

第二代头孢菌素：对革兰氏阳性菌的抗菌活性与第一代相近或略差，对大肠埃希菌、肺炎克雷伯菌、奇异变形杆菌等革兰氏阴性杆菌的作用强。对奈瑟球菌、部分肠杆菌属、部分枸橼酸杆菌、部分吲哚阳性变形杆菌均有抗菌作用。对革兰氏阴性杆菌所产 β- 内酰胺酶的稳定性较第一代头孢菌素强。肾毒性较第一代头孢菌素低。常用药物有头孢孟多、头孢呋辛、头孢丙烯、头孢替安等。

第三代头孢菌素：对革兰氏阳性菌的抗菌活性不及第一和第二代，对革兰氏阴性菌的作用较第二代强。对铜绿假单胞菌、沙雷杆菌、不动杆菌、消化球菌及部分脆弱拟杆菌有效。多数第三代头孢菌素对革兰氏阴性杆菌产生的广谱 β- 内酰胺酶稳定性高。常用药物有头孢噻肟、头孢克肟、头孢曲松、头孢哌酮、头孢他啶、头孢妥仑匹酯、头孢泊肟酯、头孢布烯等。

第四代头孢菌素：对大多数革兰氏阴性细菌、部分革兰氏阳性细菌均有高效。对某些 β- 内酰胺酶更为稳定。具有强抗铜绿假单胞菌活性作用。对耐第三代头孢菌素的革兰氏阴性杆菌有效。常用药物有头孢吡肟、头孢克定、头孢匹罗等。

头孢菌素类药物抗菌机制与青霉素类相似，抑制细菌细胞壁合成。其与青霉素类、氨基糖苷类之间有协同抗菌功效。细菌对头孢菌素类与青霉素类之间有部分交叉耐受现象。

头 孢 氨 苄

Cefalexin

【其他名称】先锋霉素Ⅳ。

【制剂与规格】片（胶囊）剂：0.125g，0.25g。颗粒剂：1g 含药 50mg。

【药理作用】本品为第一代口服头孢菌素，对产青霉素酶和不产青霉素酶金黄色葡萄球菌，凝固酶阴性葡萄球菌、肺炎球菌、A 族溶血性链球菌等大部分菌株具良好的抗菌作用。对大肠埃希菌、奇异变形杆菌、沙门菌属、志贺菌属、流感嗜血杆菌和淋病奈瑟球菌亦有一定抗菌活性。甲氧西林耐药葡萄球菌、肠球菌属、吲哚阳性变形杆菌属、肠杆菌属、沙雷菌属等肠杆菌科细菌、铜绿假单胞菌及脆弱拟杆菌等对本品耐药。适用于敏感细菌所致尿路感染、皮肤软组织感染以及急性扁桃体炎、急性咽炎、中耳炎和肺部感染等。

【适应证】用于敏感菌所致呼吸道、泌尿道、皮肤和软组织、生殖器官（包括前列腺）等部位的感染，也用于中耳炎。不宜用于严重感染。

【用法与用量】口服。成人每日 1~2g，分 3~4 次服用，空腹服用；小儿每日 25~50mg/kg，分 3~4 次服用。

【注意事项】对青霉素过敏或过敏体质者慎用。肾功能损害者应递减用量。

【禁忌证】对头孢菌素过敏者及有青霉素过敏性休克或即刻反应史者禁用。

【慎用】有胃肠道疾病者特别是结肠炎患者、妊娠妇女与哺乳期妇女慎用。

【特殊人群用药】

（1）妊娠妇女与哺乳期妇女用药：本品可通过血胎屏障进入胎儿血液循环，妊娠妇女应限用于有确切适应证的患者。本品可经乳汁排出，哺乳期妇女应用本品时虽无发生问题报道，但应用本品时宜暂停哺乳。

（2）儿童用药：婴幼儿不宜做肌内注射。

（3）老年患者用药：老年患者用药根据肾功能适当减量。

【不良反应】

（1）服药后偶见胃肠道反应，如恶心、腹泻、呕吐和食欲减退等；个别患者可出现头晕、复视、耳鸣、抽搐等神经系统反应。

（2）偶有患者出现血清氨基转移酶增高、抗人球蛋白试验（Coombs 试验）阳性；粒细胞减少和假膜性结肠炎亦有报道。

【药物相互作用】

（1）与庆大霉素或妥布霉素合用，对铜绿假单胞菌均有协同作用；与阿米卡星合用，对大肠埃希菌、肺炎克雷伯菌和铜绿假单胞菌有协同作用。

（2）与氨基糖苷类抗生素联合应用时，用药期间应随访肾功能；大剂量头孢噻肟与强效利尿药联合应用时，应注意肾功能变化。

（3）头孢噻肟可用氯化钠注射液或葡萄糖注射液稀释，但不能与碳酸氢钠溶液混合。

（4）与阿洛西林或美洛西林等合用，可使本品总清除率降低，如两者合用需适当减低剂量。

【应急处理】本品无特效拮抗剂，主要给予对症治疗、大量饮水及补液等。

头 孢 唑 林
Cefazolin

【其他名称】先锋霉素 V。

【制剂与规格】注射用头孢唑林钠：每瓶 0.5g，1g，2g。

【药理作用】本品为第一代头孢菌素，抗菌谱广。除肠球菌属、耐甲氧西林葡萄球菌属外，本品对其他革兰氏阳性球菌均有良好的抗菌活性，肺炎球菌和溶血性链球菌对本品高度敏感；白喉棒状杆菌、炭疽杆菌、李斯特菌和梭菌对本品也甚敏感。本品对部分大肠埃希菌、奇异变形杆菌和肺炎克雷伯菌具有良好的抗菌活性，但对金黄色葡萄球菌的抗菌作用较差；伤寒沙门菌、志贺菌属和奈瑟球菌属对本品敏感，其他肠杆菌科细菌、不动杆菌和铜绿假单胞菌耐药；产酶淋病奈瑟球菌对本品耐药；流感嗜血杆菌仅中度敏感；革兰氏阳性厌氧菌和某些革兰氏阴性厌氧菌对本品多敏感。

【适应证】用于敏感菌所致呼吸道、泌尿生殖系统、皮肤软组织、骨和关节、胆道等的感染。亦可用于败血症、心内膜炎、耳及咽部感染。不宜用于中枢神经系统感染。

【用法与用量】肌内、静脉注射或静脉滴注。

（1）成人一次 0.5~1g，一日 3~4 次。革兰氏阳性菌所致轻度感染一次 0.5g，一日 2~3 次；中度或重症感染一次 0.5~1g，一日 3~4 次；极重感染一次 1~1.5g，一日 4 次；泌尿系统感染一次 1g，一日 2 次。

（2）儿童每日用量为 20~40mg/kg,分 3~4 次给予；重症可用到每日 100mg/kg。

（3）新生儿一次不超过 20mg/kg,一日 2 次。

【注意事项】少数患者可致氨基转移酶、尿素氮升高或白细胞、血小板减少,Coombs 试验阳性,药疹,药物热及嗜酸性粒细胞增高；肾功能不全患者应用本品需减量,因大剂量可发生惊厥；含有利多卡因的供肌内注射的注射剂不可用于静脉注射。

【禁忌证】对本品或其他头孢菌素过敏者禁用。

【慎用】对青霉素过敏者,肝、肾功能不全者,有胃肠道疾病尤其是结肠炎患者慎用。

【特殊人群用药】

（1）妊娠妇女与哺乳期妇女用药：妊娠妇女仅限于有明确指征时应用；本品在乳汁中的含量低,但哺乳期妇女用药仍需暂停哺乳。

（2）儿童用药：儿童使用参照【用法与用量】项下。

（3）老年人用药：须调整剂量。

【不良反应】本品的不良反应发生率低,药疹发生率为 1.1%,嗜酸性粒细胞增高发生率为 1.7%,偶有单独以药物热表现的过敏反应。肾功能减退患者大剂量应用本品（每日 12g）可出现脑病反应。偶见白念珠菌二重感染。

【药物相互作用】

（1）本品与氨基糖苷类合用,易产生肾毒性。

（2）本品与下列药物呈配伍禁忌：硫酸阿米卡星、硫酸卡那霉素、盐酸金霉素、盐酸土霉素、盐酸四环素、葡庚糖酸红霉素、硫酸多黏菌素 B、多黏菌素 E 甲磺酸钠、戊巴比妥、葡庚糖酸钙、葡萄糖酸钙。

（3）本品与庆大霉素或阿米卡星合用,在体外能增强抗菌作用。

【应急处理】本品无特效拮抗剂,主要给予对症治疗、大量饮水及补液等。

头 孢 拉 定

Cefradine

【其他名称】先锋霉素Ⅵ,泛捷复。

【制剂与规格】胶囊剂：0.25g,0.5g。干混悬剂：0.125g,0.25g。注射剂：0.5g,1g。

【药理作用】本品的抗菌性能类似于头孢氨苄,对金黄色葡萄球菌、溶血性链球菌、肺炎球菌、大肠埃希菌、奇异变形杆菌、肺炎克雷伯菌、流感嗜血杆菌等有抗菌作用。

【适应证】用于敏感细菌所致的呼吸道感染、泌尿生殖道感染及皮肤软组织感染等；亦可用于预防术后伤口感染。

【用法与用量】

（1）口服：成人每日 1~2g,分 3~4 次服用；小儿每日 25~50mg/kg,3~4 次服用。

（2）肌内注射、静脉注射或滴注：成人每日 2~4g,分 4 次注射；小儿每日 50~100mg/kg,分 4 次注射。

（3）肾功能不全者按其肌酐清除率给药：肌酐清除率>20ml/min 者每 6 小时服 500mg；15~20ml/min 者每 6 小时服 250mg；<15ml/min 者每 12 小时服 250mg。

【注意事项】本品用于肾功能减退患者时应减少剂量或延长给药时间；应用本品患者以硫酸铜法测定尿糖时可出现假阳性反应。

【禁忌证】对本品或其他头孢菌素过敏者禁用。

【慎用】对青霉素过敏或过敏体质者慎用。

【特殊人群用药】

(1)妊娠妇女与哺乳期妇女用药:本品可透过血胎屏障进入胎儿循环,妊娠妇女需有确切的适应证方可选用;本品在乳汁中的含量低,但哺乳期妇女用药仍宜暂停哺乳。

(2)儿童用药:儿童使用参照【用法与用量】项下。

(3)老年人用药:须调整剂量。

【不良反应】

(1)本品毒性低,不良反应较轻,发生率较低。

(2)胃肠道反应较为常见,有恶心、呕吐、腹泻、胃部不适等。

(3)少数患者可致氨基转移酶、尿素氮升高或白细胞、中性粒细胞减少,药疹及嗜酸性粒细胞增高。

(4)长期用药可致菌群失调、维生素缺乏、二重感染。

【药物相互作用】

(1)含碳酸钠注射用头孢拉定与含钙制剂(复方氯化钠注射液、乳酸盐复方氯化钠注射液、葡萄糖)呈配伍禁忌。

(2)本品与氨基糖苷类抗生素可相互灭活,两药合用时不能在同一容器中。

(3)本品不宜与其他抗生素混合给药。

(4)本品与庆大霉素、阿卡米星等氨基糖苷类抗生素合用有协同作用。

(5)丙磺舒可延缓本品自肾排泄。

(6)本品与氨基糖苷类、强效利尿药及其他有肾毒性药物合用时,肾毒性增加。

【应急处理】本品无特效拮抗剂,主要给予对症治疗、大量饮水及补液等。

头孢羟氨苄
Cefadroxil

【其他名称】羟氨苄头孢菌素。

【制剂与规格】片(胶囊)剂:0.125g,0.25g。

【药理作用】本品对革兰氏阳性菌有较好的抗菌作用,对革兰氏阴性菌和部分厌氧菌亦有一定抗菌活性。本品对除肠球菌外的革兰氏阳性菌和部分革兰氏阴性菌具有较好的抗菌作用,如产青霉素酶和不产青霉素酶的金黄色葡萄球菌、表皮葡萄球菌、肺炎球菌、A族溶血性链球菌、大肠埃希菌、奇异变形杆菌对本品敏感。本品对沙门菌属、志贺菌属、流感嗜血杆菌、淋病奈瑟球菌等也有抗菌作用。甲氧西林耐药葡萄球菌、肠球菌属、吲哚阳性变形杆菌、肠杆菌属、沙雷菌属及铜绿假单胞菌等对本品耐药。

【适应证】用于敏感菌所致肺部感染、尿路感染、急性扁桃体炎、急性咽炎、中耳炎及皮肤软组织感染。

【用法与用量】口服。

(1)成人平均用量:每日1~2g,分2~3次口服;泌尿道感染时可1次服下。

(2)小儿:每日50mg/kg,分2次服下。

(3)肾功能不全者:首次服1g,然后按肌酐清除率制订给药方案。肌酐清除率为25~

50ml/min 者每 12 小时服 0.5g；肌酐清除率为 10~25ml/min 者每 24 小时服 0.5g；肌酐清除率<10ml/min 者每 36 小时服 0.5g。

【注意事项】 参见头孢氨苄。

【禁忌证】 对本品或其他头孢菌素过敏者禁用。

【慎用】 对青霉素过敏或过敏体质者慎用。

【特殊人群用药】

（1）妊娠妇女及哺乳期妇女用药：本品可透过血胎屏障进入胎儿循环，妊娠妇女需有确切的适应证方可选用；本品在乳汁中的含量低，但哺乳期妇女用药仍宜暂停哺乳。

（2）儿童用药：儿童使用参照【用法与用量】项下。

（3）老年人用药：须调整剂量。

【不良反应】

（1）本品毒性低，不良反应较轻，发生率较低。

（2）胃肠道反应较为常见，有恶心、呕吐、腹泻、胃部不适等。

（3）少数患者可致氨基转移酶、尿素氮升高或白细胞、中性粒细胞减少，药疹及嗜酸性粒细胞增高。

（4）长期用药可致菌群失调、维生素缺乏、二重感染。

【药物相互作用】 参见头孢氨苄。

【应急处理】 参见头孢氨苄。

头孢呋辛钠

Cefuroxime Sodium

【其他名称】 头孢呋肟，达力新。

【制剂与规格】 注射剂：0.75g，1.5g。

【药理作用】 本品对革兰氏阳性菌抗菌作用低于或接近于第一代头孢菌素。革兰氏阴性的流感嗜血杆菌、淋病奈瑟球菌、脑膜炎奈瑟球菌、大肠埃希菌、克雷伯菌、奇异变形杆菌、肠杆菌属、枸橼酸杆菌、沙门菌属、志贺菌属以及某些吲哚阳性变形杆菌对本品敏感。本品有较好的耐革兰氏阴性菌 β- 内酰胺酶的性能，对上述细菌中耐氨苄西林或耐第一代头孢菌素菌株也能有效。铜绿假单胞菌、弯曲杆菌、不动杆菌、沙雷杆菌大部分菌株、普通变形杆菌、艰难梭菌、李斯特菌等对本品不敏感。

【适应证】 主要用于敏感的革兰氏阴性菌所致下呼吸道、泌尿系统、皮肤和软组织、骨和关节、女性生殖器等部位感染；对败血症、脑膜炎也有效。

【用法与用量】 肌内或静脉注射。

（1）成人：一次 0.75~1.5g，每日 3 次；对严重感染可按一次 1.5g，每日 4 次；应用于脑膜炎时每日剂量在 9g 以下。

（2）儿童：平均每日量为 60mg/kg，严重感染可用到 100mg/kg，分 3~4 次给予。

（3）肾功能不全者按患者的肌酐清除率制订给药方案：肌酐清除率>20ml/min 者每日 3 次，每次 0.75~1.5g；10~20ml/min 者每次 0.75g，每日 2 次；<10ml/min 者每次 0.75g，每日 1 次。

【注意事项】

（1）本品不同浓度溶液可呈微黄色至琥珀色，其粉末、混悬液和溶液在不同的存放条件下颜色变深。

(2)本品不能用碳酸氢钠溶液溶解。

(3)本品可使硫酸铜尿糖试验呈假阳性,但葡萄糖酶试验法不受影响。

【禁忌证】对本品或其他头孢菌素类抗生素过敏者禁用。

【慎用】青霉素过敏性休克者或过敏体质者慎用。

【特殊人群用药】

(1)妊娠妇女与哺乳期妇女用药:本药可通过胎盘,妊娠妇女用药应权衡利弊。本药可经乳汁排出,如需要使用,应暂停哺乳。

(2)儿童用药:有报道新生儿对头孢菌素有储积作用,且 3 个月以下儿童使用本药的安全和有效性尚未确定,故 3 个月以下儿童不推荐使用。

(3)老年人用药:须调整剂量。

【不良反应】本品的不良反应轻而短暂,以皮疹为多见;可发生胃肠道反应、血红蛋白降低、血胆红素升高、肾功能改变等;肌内注射可致局部疼痛。

【药物相互作用】与高效利尿药(如呋塞米)联合应用可致肾损害;本品不可与其他抗菌药物置同一注射器中给药。

【应急处理】未见报道。

头孢呋辛酯
Cefuroxime Axetil

【其他名称】新菌灵,安可欣。

【制剂与规格】片剂:0.125g,0.25g。干混悬剂:0.125g。

【药理作用】同头孢呋辛钠。

【适应证】用于敏感菌所致上、下呼吸道及泌尿系统、皮肤和软组织等部位感染。

【用法与用量】口服。成人每次服 0.25g,重症每次 0.5g,每日 2 次;儿童每次 0.125g,每日 2 次。一般疗程为 7 日。

【注意事项】本品片剂应餐后整片吞服。其他参见头孢呋辛钠。

【禁忌证】对本品或其他头孢菌素类药物过敏者禁用。

【慎用】对青霉素类药过敏者,高度过敏体质者,严重的肝、肾功能不全者,有胃肠道疾病史者特别是溃疡性结肠炎、克罗恩病或假膜性结肠炎者慎用。

【特殊人群用药】

(1)妊娠妇女与哺乳期妇女用药:本药可通过胎盘,妊娠妇女用药应权衡利弊。本药可经乳汁排出,如需要使用,应暂停哺乳。

(2)儿童用药:有报道新生儿对头孢菌素有储积作用,且 3 个月以下儿童使用本药的安全和有效性尚未确定,故 3 个月以下儿童不推荐使用。

(3)老年患者用药:资料表明老年患者口服本药,血清消除半衰期较健康成人延长,但老年患者口服本药不必根据年龄调整剂量。

【不良反应】

(1)本品的不良反应低而轻微,以胃肠道反应为多见,如恶心、呕吐、腹泻等。

(2)本品的过敏反应与其他头孢菌素相似。

（3）本品偶可见假膜性结肠炎。

【药物相互作用】本品与抗酸剂合用可减少其吸收。其他参见头孢呋辛钠。

【应急处理】过量使用本品可刺激大脑而导致抽搐。腹膜透析和血液透析能降低本品的血药浓度。

头 孢 克 洛
Cefaclor

【其他名称】头孢氯氨苄。

【制剂与规格】片（胶囊）剂：0.125g,0.25g。干混悬剂：0.125g,0.25g。

【药理作用】本品的抗菌性能与头孢唑林相似,对葡萄球菌（包括产酶菌株）、化脓性链球菌、肺炎球菌、大肠埃希菌、奇异变形杆菌、流感嗜血杆菌等有良好的抗菌作用。

【适应证】本品为第二代口服头孢菌素。用于敏感菌所致的扁桃体炎、咽炎、下呼吸道感染、急性中耳炎、尿路感染、皮肤和软组织感染、慢性支气管炎急性细菌性加重和急性支气管炎继发细菌感染。

【用法与用量】口服。

（1）成人：常用量为 0.25g,每 8 小时 1 次；重症或微生物敏感性较差时剂量加倍,但每日量不可超过 4g。

（2）儿童：每日剂量为 20mg/kg,每 8 小时 1 次；重症按每日 40mg/kg 给予,但每日量不可超过 1g。

【注意事项】交叉过敏：对一种头孢菌素类药过敏者,对其他头孢菌素类药物也可能过敏；对青霉素类、青霉素衍生物或青霉胺过敏者,也可能对头孢菌素过敏。

【禁忌证】对头孢菌素类抗生素过敏者禁用。

【慎用】

（1）本品与青霉素类有部分交叉过敏,对青霉素过敏者慎用。

（2）既往有过敏史者慎用。

（3）本人或直系亲属有支气管哮喘者、皮疹、荨麻疹等过敏性体质者慎用。

（4）严重的肾功能不全者（用药者应监测血药浓度）慎用。

（5）有胃肠道病史特别是溃疡性结肠炎、克罗恩病或假膜性结肠炎患者慎用。

【特殊人群用药】

（1）妊娠妇女与哺乳期妇女用药：本品可透过胎盘,妊娠妇女及哺乳期妇女不宜应用。因本药可经乳汁排出,如需要使用,应暂停哺乳。

（2）儿童用药：新生儿用药安全性尚未确定。

（3）老年患者用药：有报道,老年患者除虚弱、营养不良或严重的肾功能损害外,一般不需要调整剂量。肾功能轻度损害者可不减用量；肾功能严重损害或完全丧失者应进行血药浓度监测,减少用量。

【不良反应】

（1）本品以软便、腹泻、胃部不适、食欲减退、嗳气等胃肠道反应多见,程度较轻。

（2）血清病样反应较其他口服抗生素多见,儿童尤为常见,典型症状包括皮肤反应和关节痛。

（3）长期应用可致菌群失调,引发二重感染。

【药物相互作用】

（1）丙磺舒可抑制本品从肾小管分泌,增加本品血药浓度,延长半衰期。

（2）本品与氨基糖苷类抗生素合用有协同作用,但可增加肾毒性。

（3）本品与多黏菌素、万古霉素等合用,可增加肾毒性。

【应急处理】过量使用本品可刺激大脑而导致抽搐。腹膜透析和血液透析能降低本品的血药浓度。

头 孢 丙 烯
Cefprozil

【其他名称】头孢罗齐。

【制剂与规格】片剂：0.25g,0.5g。

【药理作用】本品为第二代口服头孢霉素,抗菌谱包括金黄色葡萄球菌、卡他莫拉菌、流感嗜血杆菌（包括产青霉素酶株）等,尚包括李斯特菌、其他葡萄球菌、链球菌、粪肠球菌、枸橼酸杆菌、大肠埃希菌、肺炎克雷伯菌、淋病奈瑟球菌（包括产青霉素酶株）、奇异变形杆菌、沙门菌、志贺菌、霍乱弧菌、艰难梭菌、痤疮丙酸杆菌等。本品对耐甲氧西林葡萄球菌、屎肠球菌、肠杆菌属、莫拉菌、普通变形杆菌、普罗威登斯菌、不动杆菌、铜绿假单胞菌、沙雷杆菌和脆弱拟杆菌（大多数菌株）无效。

【适应证】用于敏感菌所致急性扁桃体炎、急性咽炎、中耳炎、急性鼻窦炎、皮肤和软组织感染、慢性支气管炎急性细菌性加重和急性支气管炎继发细菌感染。

【用法与用量】口服。

（1）成人：上呼吸道感染每次0.5g,一日1次；下呼吸道感染每次0.5g,一日2次；皮肤软组织感染每次0.25g,一日1次,较重感染每日2次。

（2）儿童：上呼吸道感染每次7.5mg/kg,一日2次；皮肤软组织感染每次20mg/kg,一日2次。

【注意事项】本品与强效利尿药合用时应监测肾功能。

【禁忌证】有本品或其他头孢菌素、青霉素过敏史者禁用。

【慎用】除有青霉素过敏性休克史的患者外,其他有青霉素过敏反应的患者慎用；胃肠道疾病尤其是结肠炎患者慎用。

【特殊人群用药】

（1）妊娠妇女与哺乳期妇女用药：妊娠妇女应限于确有指征时充分权衡利弊后应用。本品少量经乳汁分泌,哺乳期妇女应用时宜暂停哺乳。

（2）儿童用药：新生儿用药安全性尚未确定。

（3）老年患者用药：有报道,老年患者除虚弱、营养不良或严重的肾功能损害外,一般无须调整剂量。

【不良反应】

（1）主要为恶心、呕吐、腹泻和腹痛等胃肠道反应。

（2）皮疹、荨麻疹等过敏反应,儿童过敏反应较成人多见。

【药物相互作用】本品与氨基糖苷类可引起肾毒性；本品与丙磺舒合用可提高其血药浓

度,延长半衰期。

【应急处理】本品主要经肾清除,对严重过量尤其是肾功能损伤患者血液透析有助于清除本品。

头孢噻肟钠
Cefotaxime Sodium

【其他名称】头孢氨噻肟。

【制剂与规格】注射剂:0.5g,1g,2g。

【药理作用】本品是广谱第三代头孢菌素,对β-内酰胺酶很稳定,对肠杆菌属细菌有强大的抗菌活性,产β-内酰胺酶和不产酶的流感嗜血杆菌和淋病奈瑟球菌皆对本品高度敏感。对大肠埃希菌、产气杆菌、各类变形杆菌属及流感嗜血杆菌等抗菌作用均比第二代头孢菌素强。对溶血性链球菌、肺炎球菌等革兰氏阳性球菌的活性较强。

【适应证】用于敏感菌所致呼吸道、泌尿道、骨和关节、皮肤和软组织、腹腔、胆道、消化道、五官、生殖器等部位感染。对烧伤、创伤引起的感染及败血症、中枢感染亦有效。

【用法与用量】肌内或静脉注射,临用前加灭菌注射用水适量使其溶解并立即使用。

(1)成人:每次0.5~1g,一日2~4次。

1)一般感染每日2g,分2次肌内或静脉注射。

2)中度或较重感染每日3~6g,分3次肌内或静脉注射。

3)败血症一日6~8g,分3~4次静脉给药。

4)极重感染每日不超过12g,分6次静脉给药。

5)淋病每日1g,一次肌内注射,静脉滴注每日2~3g。

(2)小儿:每日50~100mg/kg,分2~3次给予。婴幼儿不能肌内注射。

【注意事项】

(1)本品快速静脉注射(<60秒)可引起致命性心律失常。

(2)本品对局部组织有刺激作用。

(3)肾功能不全患者应用本品时需根据其肾功能、病原体敏感性及疾病的严重程度调整剂量。

【禁忌证】对本品或其他头孢菌素类抗生素过敏者禁用。

【慎用】对青霉素过敏和过敏体质者、严重的肾功能不全者、胃肠道疾病尤其是结肠炎患者慎用。

【特殊人群用药】

(1)妊娠妇女与哺乳期妇女用药:妊娠妇女应限于确有指征时充分权衡利弊后应用。本品可自乳汁分泌,哺乳期妇女应用时宜暂停哺乳。

(2)儿童用药:新生儿用药的安全性尚未确定。婴幼儿不宜做肌内注射。

(3)老年患者用药:根据肾功能适当减量。

【不良反应】

(1)本品可引起假膜性结肠炎。应用中发生腹泻且怀疑为假膜性结肠炎时,应立即停药并予以口服甲硝唑,无效时可口服万古霉素或去甲万古霉素。

(2)本品可引起中性粒细胞减少及罕见的粒细胞缺乏症,尤其是长期治疗,因此疗程超过 10 日者应监测血常规。

（3）长期应用本品可致二重感染。

【药物相互作用】

（1）本品与庆大霉素或妥布霉素合用,对抗铜绿假单胞菌有协同作用。

（2）本品与阿米卡星合用,对抗大肠埃希菌、肺炎克雷伯菌、铜绿假单胞菌有协同作用。

（3）本品与氨基糖苷类抗生素合用时应分别注射给药,不可混溶在同一注射器中;用药期间应注意肾功能变化。

（4）本品可用氯化钠注射液或葡萄糖注射液稀释,不能与碳酸氢钠注射液混合。

【应急处理】本品无特效拮抗剂,应急处理时主要给予对症治疗、大量饮水及补液等。

头孢曲松钠
Ceftriaxone Sodium

【其他名称】头孢三嗪。

【制剂与规格】注射剂: 0.5g,1g,2g。

【药理作用】本品对革兰氏阴性菌的作用强,主要的敏感菌有金黄色葡萄球菌、链球菌属、肺炎球菌、嗜血杆菌属、奈瑟球菌属、大肠埃希菌、肺炎克雷伯菌、沙雷杆菌、变形杆菌属、枸橼酸杆菌、伤寒沙门菌、痢疾杆菌、消化球菌、消化链球菌、梭菌等。铜绿假单胞菌、肠杆菌属对本品也敏感。产酶金黄色葡萄球菌、耐氨苄西林的流感嗜血杆菌、耐第一代头孢菌素和庆大霉素一些革兰氏阴性菌常可对本品敏感。但粪链球菌和耐新青霉素葡萄球菌对本品均耐药。

【适应证】用于敏感菌所致肺炎、支气管炎、腹膜炎、胸膜炎,以及皮肤和软组织、尿路、胆道、骨及关节、五官、创面等部位感染。亦用于败血症和脑膜炎。

【用法与用量】

（1）肌内注射:将一次药量溶于 0.5% 盐酸利多卡因注射液中做深部肌内注射。

（2）静脉注射:按 1g 药物用 10ml 灭菌注射用水溶解,缓慢注入,历时 2~4 分钟。

（3）静脉滴注:一次 1g 或每日 2g 溶解于 0.9% 氯化钠注射液或 5%、10% 葡萄糖注射液 50~100ml 中,在 0.5~1 小时内滴入。

成人一般感染每日 1g,一次肌内或静脉注射;严重感染每日 2g,分 2 次给予。脑膜炎按每日 100mg/kg（总量不超过 4g）,分 2 次给予;淋病每日 0.25g,一次肌内注射。儿童按成人用量的 1/2 给予。

【注意事项】慢性肝病患者应用本品无须调整剂量,但严重的肝、肾损害或肝硬化者除外。其他参见头孢噻肟钠和头孢唑林。

【禁忌证】对本品或其他头孢菌素类抗生素过敏者禁用。

【慎用】有胃肠道疾病史者,特别是溃疡性结肠炎、局限性肠炎或抗生素相关性结肠炎（头孢菌素类很少产生假膜性结肠炎）者应慎用。

【特殊人群用药】

（1）妊娠妇女与哺乳期妇女用药:妊娠妇女和哺乳期妇女应用头孢菌素类虽尚未见发生问题的报道,其应用仍须权衡利弊。

（2）儿童用药:有黄疸或有黄疸严重倾向的新生儿应慎用或避免使用;青少年、儿童使用本品偶可致胆石症,停药可消失。

(3)老年患者用药:老年人应用本品无须调整剂量,但身体虚弱、营养不良、严重的肾功能损害者除外。

【不良反应】本品与其他头孢菌素及青霉素有交叉过敏反应;本品可使 BUN 和血清肌酐暂时性升高;本品可使血清胆红素、碱性磷酸酶、GPT 和 GOT 升高。

其他参见头孢噻肟钠和头孢唑林。

【药物相互作用】

(1)本品静脉输液中加入红霉素、四环素、两性霉素 B、血管活性药(间羟胺、去甲肾上腺素等)、苯妥英钠、氯丙嗪、异丙嗪、维生素 B 族、维生素 C 等药物时可出现混浊。本品的配伍禁忌药物很多,故应单独给药。

(2)个别患者应用本品期间饮酒或服用含乙醇药物,可出现双硫仑样反应。

【应急处理】本品无特效拮抗剂,应急处理时主要给予对症治疗、大量饮水及补液等。

头孢哌酮钠
Cefoperazone Sodium

【其他名称】头孢氧哌唑。

【制剂与规格】注射剂:0.5g,1g,2g。

【药理作用】本品抗菌性能与头孢噻肟相似,对革兰氏阳性菌的作用较弱,仅对溶血性链球菌和肺炎球菌较为敏感。对大多数革兰氏阴性菌,本品的作用略次于头孢噻肟,对铜绿假单胞菌的作用较强。

【适应证】用于敏感菌所致呼吸道、泌尿道、腹膜、胸膜、骨和关节、皮肤和软组织、五官等部位感染;对败血症、脑膜炎等亦有效。

【用法与用量】可供肌内注射、静脉注射、静脉滴注。

(1)成人:轻、中度感染一次 1~2g,每日 2~4g;重度感染一次 2~4g,每日 6~8g。血液透析后应补给一次剂量。成人的每日剂量一般不超过 9g,但在免疫缺陷患者有严重感染时剂量可加至每日 12g。

(2)小儿:每日 50~150mg/kg,分 2~4 次注射。

【注意事项】

(1)本品主要通过胆汁排泄,在肝病和胆道梗阻者中其半衰期延长,尿中的头孢哌酮排泄量增多,肝病、胆道梗阻严重者或同时有肾功能减退者的胆汁中仍可获得有效治疗浓度,给药剂量须适当调整,且应进行血药浓度监测。如不能进行监测时,每天剂量不应超过 2g,故肝功能不全及胆道阻塞患者慎用。

(2)本品可干扰体内维生素 K 的代谢,造成出血倾向,大剂量应用时尤应注意。

【禁忌证】对本品或其他头孢菌素类抗生素过敏者禁用。

【慎用】对青霉素过敏和过敏体质者慎用。

【特殊人群用药】

(1)妊娠妇女与哺乳期妇女用药:本品属妊娠期 B 类药物,妊娠妇女仅限于有明确指征时权衡利弊后决定使用。哺乳期妇女慎用。

(2)儿童用药:本品治疗婴儿感染也获得较好的疗效,但对早产儿和新生儿的研究尚少,因此本品在新生儿和早产儿应用时应权衡利弊,谨慎考虑。

(3)老年患者用药:老年人应用本品不需要调整剂量,但身体虚弱、营养不良、严重的肾功能损害者除外。

【不良反应】

(1)不良反应以皮疹较为多见,少数患者尚可发生嗜酸性粒细胞增多,轻度中性粒细胞减少,暂时性血清氨基转移酶、碱性磷酸酶、尿素氮或肌酐升高。

(2)长期应用本品可引起二重感染。

(3)尚可改变血常规,造成肝、肾损害和导致胃肠道反应。

(4)交叉过敏,对一种头孢菌素过敏者对其他头孢菌素也可能过敏。

【药物相互作用】

(1)本品与氨基糖苷类抗生素合用时,对肠杆菌科细菌和铜绿假单胞菌的某些敏感菌株有协同作用。

(2)本品可出现双硫仑样反应,因此患者应用本品期间和停用本品后5天内不能饮酒或服用含乙醇药物。

(3)本品与氨基糖苷类抗生素直接混合时,两者抗菌活性将相互影响而减弱。

(4)本品与能产生低凝血酶原血症、血小板减少症或胃肠道溃疡出血药物合用,可增加这些药物对凝血功能的影响和出血危险性;与抗凝血药如肝素、香豆素或茚满二酮衍生物及溶栓剂合用,可干扰维生素K的代谢,导致低凝血酶原血症;与非甾体抗炎药特别是阿司匹林、二氟尼柳或其他水杨酸制剂、血小板聚集抑制剂、磺吡酮等合用,可累加抑制血小板聚集作用而增加出血危险性。

(5)本品与下列药物呈配伍禁忌:①与阿米卡星、庆大霉素、卡那霉素、多西环素、甲氯芬酯、苯海拉明、门冬氨酸钾镁等混合,可立即出现沉淀;②与盐酸羟嗪、普鲁卡因胺、氨茶碱、细胞色素C、喷他佐辛、抑肽酶等混合,6小时内外观发生变化;③与胶体制剂混合,产生沉淀;④与碱性制剂混合,因水解而降低疗效。

【应急处理】本药无特效拮抗剂,药物过量时主要采取对症和支持疗法。中-重度患者需要补充液体、电解质和蛋白质,必要时给予口服甲硝唑、杆菌肽、考来烯胺或万古霉素,但对严重的水样便腹泻不宜使用抗肠蠕动药和止泻药。必要时可采取血液透析清除血液中的部分药物。

头 孢 他 啶
Ceftazidime

【其他名称】头孢羧甲噻肟。

【制剂与规格】注射剂:0.5g,1g。

【药理作用】本品对革兰氏阳性菌的作用与第一代头孢菌素近似或较弱,葡萄球菌、A族和B族链球菌、肺炎球菌对本品敏感。对革兰氏阴性菌的作用突出,对大肠埃希菌、肠杆菌属、克雷伯菌、枸橼酸杆菌、奇异变形杆菌、普通变形杆菌、流感嗜血杆菌(包括耐氨苄西林菌株)、脑膜炎奈瑟球菌等有良好的抗菌作用。对铜绿假单胞菌的作用强,超过其他β-内酰胺类和氨基糖苷类抗生素。对某些拟杆菌也有效。肠球菌、耐甲氧西林的葡萄球菌、李斯特菌、螺杆菌、艰难梭菌和脆弱拟杆菌(大部分菌株)对本品耐药。

【适应证】用于革兰氏阴性菌尤其是铜绿假单胞菌等所致的下呼吸道、胸腔、腹腔、泌尿生殖器、皮肤和软组织、骨和关节及中枢等部位感染;也用于败血症。

【用法与用量】肌内、静脉注射或静脉滴注。轻症一日剂量为 1g,分 2 次肌内注射;中度感染一次 1g,一日 2~3 次,肌内或静脉注射;重症一次可用 2g,一日 2~3 次,静脉滴注或注射。

【注意事项】本品可导致肠杆菌属、假单胞菌属和沙雷菌属产 I 型 β- 内酰胺酶,使病原菌株产生耐药性;肾功能不全患者应用本品常规剂量时可发生药物浓度增高,半衰期延长,因此须减量使用;血药浓度增高可导致惊厥、脑病、扑翼样震颤、神经肌肉兴奋和肌阵挛;本品可使铜测定法尿糖检验假阳性,推荐应用酶葡萄糖氧化反应测定法。

【禁忌证】对头孢菌素类抗生素过敏者禁用。

【慎用】有胃肠道疾病病史者尤其是结肠炎患者、有青霉素类过敏史的患者慎用。

【特殊人群用药】

(1)妊娠妇女与哺乳期妇女用药:本品属妊娠期 B 类药物,仅限于妊娠妇女有明确指征时应用。本品少量经乳汁分泌,哺乳期妇女应用本品时宜暂停哺乳。

(2)儿童用药:早产儿及 2 个月以内的新生儿慎用。

(3)老年患者用药:65 岁以上老年患者剂量可减至正常剂量的 2/3~1/2,一日最高剂量不超过 3g。

【不良反应】

(1)本品不良反应轻而少见,药物热、嗜酸性粒细胞增多较常见,偶有血清肌酐和 / 或 BUN 升高以及溶血性贫血和血小板增多。

(2)应用本品可引起二重感染,常见病原菌有肠球菌属、念珠菌属。

【药物相互作用】

(1)本品与氨基糖苷类及强效利尿药合用,可使肾毒性增加。

(2)本品与氯霉素有拮抗作用,应避免联合应用。

(3)本品与氨基糖苷类抗生素合用,对部分铜绿假单胞菌和大肠埃希菌有累加作用。

(4)本品与妥布霉素和阿米卡星合用,对多重耐药的铜绿假单胞菌有明显协同抗菌作用。

(5)本品与氨基糖苷类抗生素不能混溶于同一注射器中应用。

(6)本品遇碳酸氢钠不稳定,不可配伍。

【应急处理】立即停药,保护患者气道通畅,必要时可采取血液透析清除血液中的部分药物。

头 孢 克 肟
Cefixime

【其他名称】氨噻肟烯头孢菌素。

【制剂与规格】胶囊剂:50mg,100mg。颗粒剂:每 1g 中含本品 50mg(效价)。

【药理作用】本品为口服用的第三代头孢菌素类抗生素。具有第三代头孢菌素抗菌特性,其抗菌谱包括链球菌、肺炎球菌、淋病奈瑟球菌、大肠埃希菌、克雷伯菌、卡他布兰汉球菌、沙雷杆菌、枸橼酸杆菌、阴沟肠杆菌、产气肠杆菌、流感嗜血杆菌等。对细菌 β- 内酰胺酶很稳定。

【适应证】用于葡萄球菌、大肠埃希菌、克雷伯菌、吲哚阴性和阳性杆菌、拟杆菌等微生物的敏感菌株所致的肺炎、支气管炎、胆道感染、腹膜炎、泌尿系统感染、子宫及附件感染等；也可用于淋病奈瑟球菌所致的尿道炎、化脓性链球菌所致的猩红热。

【用法与用量】口服。成人及体重>30kg 的儿童：一次 50~100mg，每日 2 次；重症一次口服量可增至 200mg。儿童：一次 1.5~3mg/kg，每日 2 次；重症一次量可增至 6mg/kg。

【注意事项】

(1)肾功能不全者应用本品时其血清半衰期延长，应减量使用。

(2)本品治疗化脓性链球菌感染的疗程至少为 10 天。

(3)本品可干扰尿糖反应，使直接 Coombs 试验出现阳性反应。

【禁忌证】对本品或其他头孢菌素类抗生素过敏者禁用。

【慎用】肠炎患者慎用本品；以往有青霉素过敏性休克病史患者应避免应用本品，因有发生交叉过敏反应的可能。

【特殊人群用药】

(1)妊娠妇女与哺乳期妇女用药：妊娠妇女慎用，哺乳期妇女应用本品时宜暂停哺乳。

(2)儿童用药：新生儿、早产儿均宜慎用本品。

(3)老年人用药：老年患者常伴肾功能减退，应适当减少剂量或延长给药时间。

【不良反应】

(1)本品不良反应多短暂而轻微。最常见的为胃肠道反应，如腹泻、腹痛、大便次数增多、恶心、腹胀、消化不良等。

(2)本品偶引发过敏反应，如皮疹、瘙痒、发热、嗜酸性粒细胞增多、血小板减少。

(3)本品可致肝氨基转移酶及碱性磷酸酶升高。

(4)本品可致菌群失调，引发维生素缺乏或二重感染。

【药物相互作用】

(1)丙磺舒可提高本品血药浓度，延长其半衰期。

(2)本品与氨基糖苷类抗生素合用，可增加肾毒性。

(3)本品与呋塞米等强效利尿药合用，可增加肾毒性。

(4)阿司匹林可升高本品血药浓度。

(5)本品与氯霉素有拮抗作用。

【应急处理】立即停药，保持患者气道通畅。必要时可采取血液透析清除血液中的部分药物。

头 孢 布 烯
Ceftibuten

【其他名称】头孢布坦。

【制剂与规格】胶囊剂：200mg，400mg。混悬剂：90mg/5ml，180mg/5ml（每瓶 30ml，60ml，120ml）。

【药理作用】本品为半合成的第三代口服头孢菌素类抗生素。对 β- 内酰胺酶具有高度稳定性，对质粒介导青霉素酶和头孢菌素酶有很高的稳定性，然而对有些染色体介导头孢菌素酶如枸橼酸杆菌、肠杆菌和拟杆菌产生酶却并不稳定。与其他 β- 内酰胺类抗生素一样，本品不宜应用于产生 β- 内酰胺酶的菌株。敏感菌有肺炎球菌（青霉素敏感株）、化脓性链球菌、流感嗜血杆菌和卡他莫拉菌。

【适应证】主要用于呼吸道感染，如慢性支气管炎急性发作、咽炎、扁桃体炎及泌尿道感染等。

【用法与用量】口服。

（1）成人和体重 45kg 以上的儿童，每日一次 400mg；儿童体重为 10kg 者服 90mg，20kg 者服 180mg，40kg 者服 360mg。混悬剂必须避免与食物同用。

（2）肾功能不全者：肌酐清除率>50ml/min 者可按正常剂量服用；肌酐清除率为 30~49ml/min 者照以上剂量减半；肌酐清除率为 5~29ml/min 者给以上剂量的 1/4。

【注意事项】参见头孢氨苄。

【禁忌证】参见头孢氨苄。

【慎用】对青霉素过敏者、过敏体质者、严重的肾功能不全者、慢性结肠炎患者慎用。

【特殊人群用药】

（1）妊娠妇女与哺乳期妇女用药：慎用。

（2）儿童用药：6 个月以下儿童慎用。

（3）老年人用药：老年患者常伴肾功能减退，应适当减少剂量或延长给药时间。

【不良反应】参见头孢氨苄。

【药物相互作用】本品不影响茶碱的体内代谢；抗酸药和 H_2 受体拮抗剂使胃中 pH 升高，而使本品生物利用度增大。

【应急处理】本药无特效拮抗剂，药物过量时主要采取对症和支持疗法。中 - 重度患者需要补充液体、电解质和蛋白质，必要时给予口服甲硝唑、杆菌肽、考来烯胺或万古霉素，但对严重的水样便腹泻不宜使用抗肠蠕动药和止泻药。必要时可采取血液透析清除血液中的部分药物。

头孢泊肟酯

Cefpodoxime Proxetil

【其他名称】头孢泊肟普塞酯，头孢泊肟。

【制剂与规格】片剂：0.1g，0.2g。

【药理作用】本品为口服用广谱第三代头孢菌素，是头孢泊肟的前体药物。头孢泊肟对 β- 内酰胺酶稳定，对许多耐氨苄西林或耐阿莫西林菌株均有效。

抗菌谱包括流感嗜血杆菌（包括耐氨苄西林或耐阿莫西林菌株）、副流感嗜血杆菌、卡他莫拉菌、脑膜炎奈瑟球菌、大肠埃希菌、克雷伯菌、淋病奈瑟球菌、葡萄球菌属、肺炎球菌、化脓链球菌、无乳链球菌、白喉棒状杆菌等，对革兰氏阳性厌氧菌敏感。本品对耐甲氧西林葡萄球菌、多数肠球菌株、铜绿假单胞菌和肠杆菌无效。

【适应证】主要的敏感菌有金黄色葡萄球菌、腐生葡萄球菌、肺炎球菌、化脓性链球菌、大肠埃希菌、流感嗜血杆菌（包括 β- 内酰胺酶产生株）、肺炎克雷伯菌、卡他莫拉菌、淋病奈瑟球菌（包括 β- 内酰胺酶产生株）和奇异变形杆菌。临床用于敏感菌所致支气管炎、肺炎，以及泌尿系统、皮肤组织、中耳、扁桃体等部位感染。

【用法与用量】口服。成人：一般感染每日 200mg，中度感染每日 400mg，皮肤及皮肤组织感染每日 800mg，以上均分为 2 次服用；妇女淋病奈瑟球菌感染服用单剂量 200mg。儿童：每日 10mg/kg，一般分为 2 次给予（单次剂量不超过 400mg）。

【注意事项】本品可致人体菌群失调，引起消化道症状、维生素缺乏和二重感染；可导致直接 Coombs 试验阳性。

【禁忌证】对本剂成分有休克既往史患者，不得用药。

【慎用】有青霉素、头孢菌素过敏史的患者慎用。

【特殊人群用药】

(1)妊娠妇女及哺乳期妇女用药：本品属妊娠期用药 B 类，如确有指征应用，应仔细权衡利弊后决定是否采用。

(2)儿童用药：6 个月以下儿童慎用。

(3)老年人用药：老年患者常伴肾功能减退，应适当减少剂量或延长给药时间。

【不良反应】

(1)常见不良反应有眩晕、头痛、腹痛、腹泻、焦虑等。

(2)实验室检查异常有血清氨基转移酶、胆红素、碱性磷酸酶、乳酸脱氢酶、尿素氮及血肌酐一过性升高，白细胞及中性粒细胞一过性减低等。

【药物相互作用】

(1)本品与大剂量抗酸剂和 H_2 受体拮抗剂合用，血药浓度峰值分别降低 24% 和 42%，吸收率分别减少 27% 和 32%。

(2)与丙磺舒合用可抑制本品自肾小管分泌，使血药浓度升高 20%，药 - 时曲线下面积增大 31%。

【应急处理】尚无人体应急处理的资料。在一些啮齿动物的急性毒性研究中，一次口服 58mg/kg 剂量并未产生不良反应。在应急处理所致严重毒性反应的病例中，血液或腹膜透析有助于将头孢泊肟酯从体内清除。

头孢妥仑匹酯
Cefditoren Pivoxil

【其他名称】头孢托仑酯。

【制剂与规格】片剂：100mg，200mg。

【药理作用】本品为第三代新型口服头孢菌素，在试管内对革兰氏阳性菌及阴性菌具有广泛的抗菌谱。对金黄色葡萄球菌、肺炎球菌等革兰氏阳性菌，大肠埃希菌、卡他布兰汉球菌、克雷伯菌属、变形杆菌属、流感嗜血杆菌等革兰氏阴性菌，消化链球菌属、痤疮丙酸杆菌、拟杆菌属等厌氧菌有抗菌活性；尤其是对眼睑脓肿、泪囊炎、睑板腺炎、牙周炎等。

【适应证】临床用于敏感菌引起皮肤感染，乳腺炎，肛周脓肿，泌尿生殖系统感染，胆囊炎，胆管炎，中耳炎，鼻窦炎，牙周炎，睑腺炎，泪囊炎，咽喉炎，扁桃体炎，急、慢性支气管炎等。

【用法与用量】口服。常用量：一次 200mg，1 日 2 次，饭后服用。随年龄及症状适宜增减。

【注意事项】

(1)肾功能不全者应用本品其血清半衰期延长，应减量使用。

(2)本品治疗化脓性链球菌感染疗程至少为 10 天。

(3)本品可干扰尿糖反应,使直接 Coombs 试验出现阳性反应。

【禁忌证】对本品或其他头孢菌素类药物、酪蛋白过敏者禁用。

【慎用】对青霉素类药有过敏史者、高度过敏体质者、严重的肾功能不全者慎用。

【特殊人群用药】

(1)妊娠与哺乳期妇女用药:慎用。

(2)儿童用药:12 岁以下儿童用药安全性尚未确定。

(3)老年患者用药:年老体弱者慎用。

【不良反应】常见不良反应有皮疹、瘙痒、荨麻疹、发热等过敏反应,恶心、呕吐、腹泻、腹痛、消化不良等胃肠道反应,嗜酸性粒细胞增多、白细胞减少。偶见尿素氮及血清肌酐升高、氨基转移酶暂时性升高。长期用药可降低血清中的卡尼汀浓度。

【药物相互作用】

(1)本品与含铝、钙或镁的抗酸剂合用,可降低本品吸收率和血药浓度。

(2)本品与 H_2 受体拮抗剂合用可升高胃中 pH,可降低本品吸收率和血药浓度。

(3)与氨基糖苷类抗生素合用,可加重肾毒性。

(4)与呋塞米等强效利尿药合用,可增加肾功能损害。

(5)与高脂食物同服,可增加本品吸收率。

【应急处理】药物过量时无特殊解救药,以对症及支持治疗为主。

头 孢 地 尼
Cefdinir

【其他名称】全泽复。

【制剂与规格】胶囊剂:50mg,100mg,300mg。颗粒剂:50mg。混悬液:125mg/ml。

【药理作用】本品为口服第三代头孢菌素,抗菌谱广,对于葡萄球菌属和链球菌属的作用较其同类品种强。金黄色葡萄球菌、肺炎球菌、化脓性链球菌、流感嗜血杆菌、副流感嗜血杆菌、卡他莫拉菌对本品敏感。

【适应证】用于治疗敏感菌所致呼吸系统、皮肤和软组织、耳、鼻、喉等感染。

【用法与用量】口服。成人剂量为每次 0.1g,一日 3 次;儿童剂量为每日 14mg/kg,分 3 次服用。

【注意事项】参见头孢克肟。

【禁忌证】对本品有休克史者禁用。

【慎用】对青霉素或头孢菌素有过敏史者慎用。

【特殊人群用药】

(1)妊娠与哺乳期妇女用药:慎用。

(2)儿童用药:12 岁以下儿童用药安全性尚未确定。

(3)老年患者用药:年老体弱者慎用。

【不良反应】本品不良反应轻微,多呈一过性。常见的主要有腹泻、腹痛、胃部不适、烧心、恶心等胃肠道反应,以及皮疹、瘙痒等过敏反应。

【药物相互作用】

(1)与含镁、铝、铁等金属离子制剂合用,可降低本品吸收率。

（2）丙磺舒可使本品 AUC 增加约 1 倍,血药峰浓度增加约 54%,消除半衰期延长 50%。

【应急处理】超剂量使用头孢地尼没有进行研究。在急性、毒性、侵蚀性溃疡的研究中,单一口服 5 600mg/kg 的剂量并未产生不良反应。血清透析可以清除人体内头孢地尼。对超剂量用药引起毒性反应的患者,血清透析是有用的,尤其是肾功能不全患者。

头 孢 吡 肟
Cefepime

【其他名称】Maxipime。

【制剂与规格】注射剂: 0.5g,1.0g,2.0g。

【药理作用】本品为新的第四代注射用头孢菌素,比第三代头孢菌素抗菌谱更广,对革兰氏阳性菌的作用增强。对甲氧西林敏感金黄色葡萄球菌、凝固酶阴性葡萄球菌、肺炎球菌、溶血性链球菌等均有良好的抗菌作用,但甲氧西林耐药葡萄球菌、肠球菌属常耐药。本品对多数肠杆菌科细菌的作用与头孢噻肟相似或略优,但对弗劳地枸橼酸杆菌、产气肠杆菌、阴沟肠杆菌、沙雷菌属等的作用优于头孢噻肟和头孢他啶。流感嗜血杆菌、淋病奈瑟球菌、卡他摩拉菌等(产酶和不产酶株)对本品高度敏感。本品对铜绿假单胞菌亦有良好作用,但作用比头孢他啶和亚胺培南略差;不动杆菌属、李斯特菌等对本品仅中度敏感。

【适应证】本品主要适用于治疗敏感菌引起的下列中、重度感染:

（1）由肺炎克雷伯菌、肠杆菌属、铜绿假单胞菌和肺炎球菌等所致的中、重度肺炎。

（2）由大肠埃希菌、肺炎克雷伯菌或奇异变形杆菌所致的中、重度单纯性或复杂性尿路感染,包括并发菌血症者。

（3）由甲氧西林敏感金黄色葡萄球菌或化脓性链球菌所致皮肤、软组织感染。

（4）由大肠埃希菌、草绿色链球菌、铜绿假单胞菌、肺炎克雷伯菌、肠杆菌属细菌或脆弱拟杆菌所致的复杂性腹腔内感染(合用甲硝唑)、盆腔感染(合用甲硝唑)。

（5）中性粒细胞缺乏患者发热的经验治疗。

（6）还可用于骨和关节感染。

【用法与用量】本品可用静脉滴注或深部肌内注射给药。本品给药剂量和给药途径随致病微生物敏感性、感染严重程度、肾功能以及患者生理状况的不同而有所改变。常用剂量为每日 2~4g,分 2 次给予注射;治疗泌尿系统感染每日 1g;极严重感染可用每日 6g,分 3 次给予注射。

【注意事项】应用头孢吡肟期间若出现腹泻,应考虑发生假膜性结肠炎的可能性;治疗期间发生二重感染时应采取相应措施。

【禁忌证】本品禁用于对头孢吡肟或 L- 精氨酸,头孢菌素类药物,青霉素或其他 β- 内酰胺类抗生素有即刻过敏反应患者。

【慎用】对本品或其他头孢菌素有任何过敏患者,特别是药物过敏患者慎用。对有青霉素过敏史者需严密观察,如发生头孢吡肟过敏反应,应立即停药。

【特殊人群用药】

（1）妊娠妇女与哺乳期妇女用药:本品属妊娠期用药 B 类,因此妊娠妇女仅限于有明确指征时应用。本品极少量自乳汁中分泌,哺乳期妇女应用本品时宜暂停哺乳。

（2）儿童用药:尚不明确。

(3) 老年患者用药：年老体弱者慎用。

【不良反应】本品的耐受性良好，不良反应发生率较低。常见的主要有腹泻、腹痛、恶心、呕吐、便秘等胃肠道反应，皮疹、瘙痒等过敏反应及头痛。较少见的不良反应有发热、消化不良、口腔及阴道念珠菌感染、假膜性结肠炎、局部疼痛或静脉炎等注射部位局部反应。常见实验室检查异常有血清氨基转移酶、胆红素、碱性磷酸酶、乳酸脱氢酶一过性升高；嗜酸性粒细胞增多、贫血、血小板减少、Coombs 试验阳性。偶见尿素氮及血肌酐一过性升高、白细胞及中性粒细胞一过性减少等。

【药物相互作用】

(1) 本品不可与甲硝唑、万古霉素、氨基糖苷类抗生素等配伍使用。

(2) 与呋塞米等强效利尿药合用，可增加肾功能损害。

【应急处理】药物过量时无特殊解救药，以对症及支持治疗为主。

头 孢 匹 罗
Cefpirome

【其他名称】氨噻肟吡戊头孢，头孢吡隆。

【制剂与规格】注射剂：1.0g。

【药理作用】本品为第四代头孢菌素，对多种 β- 内酰胺酶稳定，对临床主要致病菌抗菌活性较许多第三代头孢菌素强，对大肠埃希菌、铜绿假单胞菌、黏质沙雷菌的外膜具有良好的通透性。多数革兰氏阳性菌包括金黄色葡萄球菌和表皮葡萄球菌产酶菌株对本品敏感。对葡萄球菌活性较头孢他啶强 8~64 倍。对耐甲氧西林金黄色葡萄球菌抗菌活性差，但对化脓性链球菌、溶血性链球菌和肺炎球菌高度敏感。本品对铜绿假单胞菌的作用较强，与头孢他啶相似，对氨基糖苷类耐药铜绿假单胞菌亦有效。对肠杆菌科各属细菌的作用与头孢噻肟钠相似或略强，对流感嗜血杆菌和淋病奈瑟球菌及其耐药者有较高的敏感性。对多数革兰氏阳性菌如金黄色葡萄球菌等亦有效。

【适应证】可用于由未知病原菌或已知敏感菌所致呼吸道、泌尿道、皮肤及软组织等感染和菌血症。

【用法与用量】静脉滴注或注射，每日 1.0g，一日 2 次。

【注意事项】交叉过敏：对一种头孢菌素类药过敏者，对其他头孢菌素类药物也可能过敏；对青霉素类、青霉素衍生物或青霉胺过敏者，也可能对头孢菌素过敏。

【禁忌证】对本品或其他头孢菌素类过敏者、对青霉素类有过敏性休克史者禁用。

【慎用】肾功能损害者；有胃肠道疾病史特别是溃疡性结肠炎、克罗恩病或假膜性结肠炎患者；高度过敏性体质。

【特殊人群用药】

(1) 妊娠妇女与哺乳期妇女用药：妊娠妇女应限于确有指征时充分权衡利弊后应用。本品可自乳汁中分泌，哺乳期妇女应用时宜暂停哺乳。

(2) 儿童用药：婴幼儿不宜做肌内注射。6 岁以下儿童慎用。

(3) 老年患者用药：根据肾功能适当减量。

【不良反应】

(1) 常见皮疹、荨麻疹、瘙痒、药物热等过敏反应，偶见神经性水肿、支气管痉挛等急性过敏症状。

(2)可见恶心、呕吐、腹泻等胃肠道反应,罕见假膜性结肠炎。

(3)偶见头痛和惊厥,肾功能不全者可发生可逆性脑病。

(4)长期应用本品可导致肠道菌群失调,引发二重感染。

(5)可见血清谷丙转氨酶、乳酸脱氢酶和碱性磷酸酶、胆红素升高等肝损害。

(6)可见血尿素氮、肌酐升高等肾功能损害。

【药物相互作用】

(1)本品与氨基糖苷类抗生素合用有协同作用,但增加肾功能损害。

(2)本品与呋塞米等强效利尿药合用,可增加肾功能损害。

(3)本品不宜与碱性药物混合滴注。

【应急处理】可通过腹膜透析及血液透析来降低头孢匹罗的血清水平。一次 4 小时血液透析可清除 50% 头孢匹罗。

(二)头霉素类

头霉素类药物性质类似于头孢菌素。头霉素类药物对革兰氏阳性菌的作用低于第一代头孢菌素,对革兰氏阴性菌作用优异。本类药物的耐革兰氏阴性菌 β- 内酰胺酶性能强,对厌氧菌如脆弱拟杆菌有较强的作用。

应用头霉素类药物应该注意事项可参见头孢菌素类药物。药物过量时无特殊解救药,以对症及支持治疗为主。

头孢西丁钠
Cefoxitin Sodium

【其他名称】甲氧噻吩头孢菌素钠,甲氧头霉噻吩。

【制剂与规格】注射剂:1g。

【药理作用】本品的作用与第二代头孢菌素相似,对革兰氏阳性菌的抗菌性能弱,对革兰氏阴性菌的作用强,对大肠埃希菌、克雷伯菌、流感嗜血杆菌、淋病奈瑟球菌、奇异变形杆菌、吲哚阳性变形杆菌等有抗菌作用。本品还对一些厌氧菌有良好的作用,如消化球菌、消化链球菌、梭菌、拟杆菌(包括脆弱拟杆菌)对本品敏感。铜绿假单胞菌、肠球菌和阴沟杆菌的多数菌株对本品不敏感。

【适应证】用于敏感的革兰氏阴性菌或厌氧菌所致下呼吸道、泌尿生殖系统、腹腔、骨和关节、皮肤和软组织等部位感染;也可用于败血症。

【用法与用量】肌内注射、静脉注射或静脉滴注。

(1)成人:一次 1~2g,一日 3~4 次。

(2)儿童:3 个月以内的婴儿不宜使用;3 个月以上者一次 12.5~25mg/kg,每 6 小时 1 次或一次 20~40mg/kg,每 8 小时 1 次,静脉滴注。

(3)肾功能不全者:肌酐清除率为 30~50ml/min 者每 8~12 小时用 1~2g;肌酐清除率为 10~29ml/min 者每 12~24 小时用 1~2g;肌酐清除率为 5~9ml/min 者每 12~24 小时用 0.5~1g;肌酐清除率<5ml/min 者每 24~48 小时用 0.5~1g。

【注意事项】参见头孢呋辛。

【禁忌证】对本品或其他头孢菌素类过敏者、对青霉素类有过敏性休克史者禁用。

【慎用】肾功能损害者；有胃肠道疾病史特别是溃疡性结肠炎、克罗恩病或假膜性结肠炎患者；高度过敏性体质；6岁以下儿童慎用。

【特殊人群用药】参见头孢匹罗。

【不良反应】

(1)本品耐受性良好，最常见的不良反应为静脉或肌内注射后局部反应，静脉可发生血栓性静脉炎，肌内注射局部疼痛、硬结。偶可出现皮疹、荨麻疹、瘙痒、嗜酸性粒细胞增多、药物热、呼吸困难、间质性肾炎、血管神经性水肿等过敏反应。

(2)本品可见恶心、呕吐、腹泻、肠炎等胃肠道反应。

(3)偶可致谷丙转氨酶、谷草转氨酶、碱性磷酸酶一过性升高等肝损害。

(4)少数患者可发生血尿素氮和肌酸、肌酐一过性升高等。

【药物相互作用】

(1)本品与多数头孢菌素均有拮抗作用，配伍应用可致抗菌疗效减弱。

(2)与羧苄西林合用有协同作用。

(3)与氨基糖苷类抗生素合用有协同作用，但合用时可增加肾功能损害。

(4)与呋塞米等强效利尿药合用，可增加肾功能损害。

(5)与丙磺舒合用，可降低本品血浆清除率，延长其半衰期。

【应急处理】药物过量时无特殊解救药，以对症及支持治疗为主。

头　孢　美　唑
Cefmetazole

【其他名称】先锋美他醇，头孢甲氧氰唑。

【制剂与规格】注射剂：0.25g、0.5g、1g、2g。

【药理作用】本品对阴性杆菌产生的广谱β-内酰胺酶有较好的稳定性，具有广谱抗菌作用。大肠埃希菌、肺炎克雷伯菌、奇异变形杆菌、志贺菌属及沙门菌属等革兰氏阴性杆菌对本品有较好的敏感性，特别是流感嗜血杆菌对本品高度敏感，肠杆菌属、弗劳地枸橼酸杆菌、沙雷菌属及假单胞菌属等革兰氏阴性杆菌对本品耐药或高度耐药。金黄色葡萄球菌、A族溶血性链球菌、卡他布兰汉菌对本品高度敏感，但耐甲氧西林金黄色葡萄球菌、肺炎球菌、表皮葡萄球菌、脑膜炎奈瑟球菌对本品的敏感性差或耐药。对脆弱拟杆菌有较好的抗菌活性。

【适应证】用于敏感菌所致肺炎等呼吸系统感染、泌尿系统感染、菌血症、胆道感染、腹腔感染等各种感染。

【用法与用量】静脉滴注或注射。成人每日量为1~2g，分为2次；儿童每日量为25~100mg/kg，分为2~4次。重症或顽症时成人可用到每日4g，儿童可用到每日150mg/kg。

【注意事项】参见头孢呋辛。

【禁忌证】对本品或其他头孢菌素类过敏者、对青霉素类有过敏性休克史者禁用。

【慎用】对于曾用头孢菌素类药物过敏者以及过敏体质者、肾功能受损害者。

【特殊人群用药】参见头孢匹罗。

【不良反应】

(1)胃肠道反应有恶心、呕吐、腹泻等，也可致念珠菌二重感染。

(2)可出现皮疹、荨麻疹、药物热等过敏反应，也可致休克。

（3）维生素 K 缺乏症和 B 族维生素缺乏症。

（4）偶可出现嗜酸性粒细胞增多、白细胞减少以及红细胞减少；偶可致 BUN 升高，停药即可恢复；少数患者可有氨基转移酶、碱性磷酸酶升高。

【药物相互作用】与呋塞米等强效利尿药合用，可增加肾功能损害；本品可干扰乙醇的正常代谢。

【应急处理】药物过量时无特殊解救药，以对症及支持治疗为主。

头孢米诺钠
Cefminox Sodium

【其他名称】氨羧甲氧头孢菌素，Meicelin。

【制剂与规格】注射剂：0.5g，1g。

【药理作用】本品的作用性质与第三代头孢菌素近似，对链球菌（肠球菌除外）、大肠埃希菌、克雷伯菌、变形杆菌、流感嗜血杆菌和拟杆菌等有抗菌作用，特别是对厌氧菌有较强的作用。

【适应证】临床主要用于敏感菌所致扁桃体、呼吸道、泌尿道、胆道、腹腔感染等感染；也可用于败血症。

【用法与用量】静脉注射或滴注。成人每次 1g，每日 2 次；儿童每次 20mg/kg，每日 3~4 次。败血症时成人每日可用到 6g，分 3~4 次给予。

【注意事项】本品可致肾损害，如血肌酐值上升、BUN 升高、少尿、蛋白尿等；血液系统毒性可致血液有形成分减少；氨基转移酶、血胆红素升高及黄疸等也可发生；静脉滴注宜缓慢。其他可参见头孢美唑。

【禁忌证】禁用于对头孢米诺或头孢烯类抗生素有过敏反应患者。

【慎用】对本品或其他头孢菌素有任何过敏患者，特别是药物过敏患者慎用。对有青霉素过敏史者需严密观察，如发生头孢米诺钠过敏反应，应立即停药。

【特殊人群用药】

（1）妊娠妇女与哺乳期妇女用药：本品属妊娠期用药 B 类，因此妊娠妇女仅限于有明确指征时应用。本品极少量自乳汁中分泌，哺乳期妇女应用本品时宜暂停哺乳。

（2）儿童用药：参见【用法与用量】项下。

（3）老年患者用药：年老体弱者慎用。

【不良反应】胃肠道反应有食欲减退、恶心、呕吐、腹泻等；菌群失调而致维生素缺乏和二重感染也可发生。

【药物相互作用】

（1）与其他头孢菌素类抗生素合用，可增加肾毒性。

（2）与氨基糖苷类抗生素、呋塞米等强效利尿药合用，可增加肾功能损害。

（3）与茶碱、磷酸吡哆醛、氢化可的松琥珀酸钠及腺苷钴胺呈配伍禁忌。

（4）与乙醇或含乙醇制剂合用，可出现双硫仑样反应。

【应急处理】用药过量可能发生可逆性脑病，应进行对症、支持治疗，必要时可通过腹膜透析降低血药浓度。

（三）β- 内酰胺酶抑制剂

β- 内酰胺酶抑制剂按其作用性质，分为可逆性与不可逆性两类。可逆性竞争型 β- 内酰胺酶抑制剂可与葡萄球菌 β- 内酰胺酶活性部分相结合起抑制作用,当抑制剂消除后酶可以复活。它们对葡萄球菌有良好杀灭作用,是产酶葡萄球菌感染首选用药。不可逆性竞争型 β- 内酰胺酶抑制剂可与酶发生牢固的结合,而使酶失活,因而作用强。此类抑制剂不仅对葡萄球菌的 β- 内酰胺酶有作用,而且对多种革兰氏阴性菌 β- 内酰胺酶也有作用。本类药物单独使用几无抗菌作用,它们可抑制 β- 内酰胺酶Ⅱ、Ⅲ、Ⅳ和Ⅴ型,可使青霉素类、头孢菌素类 MIC 明显下降,药物可增效几至几十倍,并可使产酶菌株对药物恢复敏感。

阿莫西林 - 克拉维酸钾
Amoxicillin and Clavulanate Potassium

【其他名称】Augmentin。

【制剂与规格】片剂:0.375g(2∶1),0.625g(4∶1),0.312 5g(4∶1),0.475g(7∶1),1.0g(7∶1)。混悬剂:5ml∶156.25mg,5ml∶312.5mg。注射剂:1.2g(4∶1)。

【药理作用】本品为阿莫西林和克拉维酸钾复方制剂,阿莫西林为广谱青霉素类抗生素,克拉维酸钾本身只有微弱的抗菌活性,但具有强大的广谱 β- 内酰胺酶抑制作用,两者合用可保护阿莫西林免遭 β- 内酰胺酶水解。对产酶金黄色葡萄球菌、表皮葡萄球菌、凝固酶阴性葡萄球菌及肠球菌均具良好的作用,对某些产 β- 内酰胺酶的肠杆菌科细菌、流感嗜血杆菌、卡他莫拉菌、脆弱拟杆菌等也有较好的抗菌活性。本品对耐甲氧西林葡萄球菌及肠杆菌属等产染色体介导Ⅰ型酶的肠杆菌科细菌和假单胞菌属无作用。

【适应证】阿莫西林 - 克拉维酸钾适用于产 β- 内酰胺酶流感嗜血杆菌和卡他拉莫菌所致下呼吸道炎、中耳炎、鼻窦炎;产 β- 内酰胺酶金黄色葡萄球菌和产酶肠杆菌科细菌如大肠埃希菌、克雷伯菌属所致的尿路和皮肤软组织等感染;亦可用于肠球菌所致的轻、中度感染。本品亦可用于上述细菌中不产酶菌株所致上述各种感染。

【用法与用量】口服。一般感染用 2∶1 片,每次 1 片,每 8 小时 1 次;重症或呼吸道感染用 4∶1 片,每 6~8 小时 1 次。注射应用见阿莫西林。

【注意事项】用本品前需做青霉素皮试。其他参见阿莫西林。

【禁忌证】对本品过敏者、对青霉素类抗生素有过敏史者或对克拉维酸有过敏者禁用。

【慎用】由于妊娠期内口服氨苄西林类抗生素吸收有一定影响,故需经医师研究后决定。另本品可通过乳汁排泄,因此哺乳期妇女慎重。

【特殊人群用药】尚未确定<3 个月婴儿服用本品的安全性和有效性。参见阿莫西林。

【不良反应】本品耐受性良好,绝大多数不良反应轻微而短暂。最常见的有腹泻、恶心、呕吐、皮疹和荨麻疹。

【药物相互作用】参见氨苄西林。阿莫西林可使妊娠妇女血中雌激素及其代谢产物浓度降低。

【应急处理】药物过量处理以对症治疗和支持治疗为主,血液透析可加速药物排泄。

氨苄西林 - 舒巴坦
Ampicillin and Sulbactam

【其他名称】舒他西林。

【制剂与规格】注射剂:0.75g,1.5g(含氨苄西林钠和舒巴坦 2∶1)。

【药理作用】本品对包括产酶菌株在内的葡萄球菌、链球菌属、肺炎球菌、肠球菌属、流感嗜血杆菌、卡他莫拉菌、大肠埃希菌、克雷伯菌属、奇异变形杆菌、普通变形杆菌、淋病奈瑟球菌、梭杆菌属、消化球菌属、消化链球菌属及包括脆弱拟杆菌在内的拟杆菌属均具抗菌活性。

【适应证】适用于敏感菌所致肝胆系统、泌尿系统、皮肤软组织等感染,对需氧菌和厌氧菌混合感染特别是对腹腔、盆腔感染尤为适用。本品对氨苄西林敏感菌所致上述感染也同样有效。

【用法与用量】氨苄西林-舒巴坦以 2:1(效价)的比率联合应用。肌内注射,一次0.75g(氨苄西林钠 0.5g 和舒巴坦钠 0.25g),每日 2~4 次;静脉注射或滴注,一次 1.5g,每日2~4 次。静脉滴注时以 100ml 等渗氯化钠溶液或注射用水溶解,滴注 0.5~1 小时。儿童按体重一日 100~200mg/kg,分次给药。

【注意事项】

(1)用药前须做青霉素皮试。

(2)交叉过敏反应:对一种青霉素类抗生素过敏者可能对其他青霉素类抗生素也过敏,也可能对青霉胺或头孢菌素过敏。

(3)下列情况应慎用:有哮喘、湿疹、花粉症、荨麻疹等过敏性疾病史者。

(4)传染性单核细胞增多症、巨细胞病毒感染、淋巴细胞白血病、淋巴瘤等患者应用本品易发生皮疹,故不宜应用。

(5)肾功能减退者根据血浆肌酐清除率适当调整用药。

(6)氨苄西林溶液浓度越高,稳定性越差,其稳定性亦随温度升高而降低,且溶液放置后致敏物质可增加。故本品配成溶液后须及时使用,不宜久置。

(7)对诊断的干扰:①用药期间以硫酸铜法进行尿糖测定时可出现假阳性,用葡萄糖酶法者则不受影响;②大剂量注射给药可出现高钠血症;③可使血清谷丙转氨酶或谷草转氨酶升高。

(8)应用大剂量时应定期检测血清钠。

【禁忌证】对本品或对青霉素和舒巴坦任何一种药物过敏者禁用。

【慎用】有哮喘、湿疹、花粉症、荨麻疹等过敏性疾病史者应慎用。

【特殊人群用药】

(1)妊娠妇女与哺乳期妇女用药:本品可透过胎盘进入胎儿体内,母乳中亦含有本品,哺乳期妇女应用本品虽尚无发生严重问题的报道,但妊娠妇女与哺乳期妇女应用仍须权衡利弊,因其应用后可使婴儿致敏和引起腹泻、皮疹、念珠菌属感染等。

(2)儿童用药:尚不明确。

(3)老年患者用药:老年患者肾功能减退,须调整剂量。

【不良反应】有注射部位疼痛、皮疹;偶见腹泻,恶心,GPT、GOT 一过性增高;极个别病例发生剥脱性皮炎、过敏性休克。

【药物相互作用】

(1)丙磺舒、阿司匹林、吲哚美辛、保泰松、磺胺药可减少本品自肾排泄,因此与本品合用时使其血药浓度增高,排泄时间延长,毒性也可能增加。

(2)别嘌醇与氨苄西林钠-舒巴坦钠合用时,皮疹发生率显著增高,尤其多见于高尿酸血症患者,故应避免与别嘌醇合用。

(3)本品与下列药品呈配伍禁忌:硫酸阿米卡星、硫酸卡那霉素、硫酸庆大霉素、链霉素、克林霉素磷酸酯、盐酸林可霉素、多黏菌素E甲磺酸钠、多黏菌素B、琥珀氯霉素、琥乙红霉素和乳糖酸红霉素盐、四环素类注射剂、新生霉素、肾上腺素、间羟胺、多巴胺、阿托品、盐酸肼屈嗪、水解蛋白、氯化钙、葡萄糖酸钙、维生素B族、维生素C、含有氨基酸的营养注射剂、多糖(如右旋糖酐40)和氢化可的松琥珀酸钠,这些药物可使氨苄西林的活性降低。

(4)本品与重金属特别是铜、锌和汞呈配伍禁忌,因后者可破坏其氧化噻唑环。由锌化合物制造的橡皮管或瓶塞也可影响其活力。也可为氧化剂、还原剂或羟基化合物灭活。

(5)本品在弱酸性葡萄糖注射液中分解较快,宜用中性液体作溶剂。

(6)本品可加强华法林的作用。

(7)氯霉素与本品合用于细菌性脑膜炎时,远期后遗症发生率较两者单用时为高。

(8)本品与双硫仑(乙醛脱氢酶抑制药)也不宜合用。

(9)本品能刺激雌激素代谢或减少其肝肠循环,因而可降低口服避孕药的效果。

【应急处理】过量处理以对症治疗和支持治疗为主,血液透析可加速药物排泄。

头孢哌酮 - 舒巴坦
Cefoperazone and Sulbactam

【其他名称】舒普深。

【制剂与规格】注射剂:(1:1制剂)1g(头孢哌酮钠0.5g:舒巴坦0.5g);(2:1制剂)1.5g(头孢哌酮钠1g:舒巴坦0.5g)。

【药理作用】本品对大肠埃希菌、克雷伯菌属、变形杆菌属、伤寒沙门菌、志贺菌属、枸橼酸杆菌属等肠杆菌科细菌和铜绿假单胞菌有良好的抗菌作用。流感嗜血杆菌、淋病奈瑟球菌和脑膜炎奈瑟球菌对本品高度敏感。本品对各族链球菌、肺炎球菌亦有良好作用,对葡萄球菌(甲氧西林敏感株)仅具中度作用。

【适应证】适用于对本品敏感大肠埃希菌、枸橼酸杆菌属、克雷伯菌属、肠杆菌属、沙雷菌属、变形杆菌属、摩氏摩根菌、普罗威登菌属、铜绿假单胞菌、不动杆菌属、流感嗜血杆菌、葡萄球菌属和拟杆菌属所致的支气管扩张合并细菌感染、肺炎、肺脓肿、脓胸、肾盂肾炎、复杂性尿路感染、胆囊炎、胆管炎、肝脓肿和腹膜炎、败血症、感染性心内膜炎、盆腔炎、子宫炎、骨关节炎、皮肤软组织感染等。

【用法与用量】肌内注射,一次0.75g(氨苄西林0.5g和舒巴坦0.25g),每日2~4次;静脉注射或滴注,一次1.5g,每日2~4次。静脉滴注时以100ml等渗氯化钠溶液或注射用水溶解,滴注0.5~1小时。

(1)成人:常用量为每日2~4g(头孢哌酮-舒巴坦1:1制剂)或1.5~3g(头孢哌酮-舒巴坦2:1制剂),每12小时静脉滴注或注射。严重感染或难治性感染每日剂量可增至8g(1:1制剂)或12g(2:1制剂),分次静脉注射;采用1:1制剂者如病情需要可另增加头孢哌酮4g,分2次与本品同时滴注。舒巴坦的最大剂量为每日4g。

(2)新生儿和儿童:常用量为每日40~80mg/kg(1:1制剂)或每日30~60mg/kg(2:1),每6~12小时注射1次;严重感染或难治性感染每日剂量可增至160mg/kg(1:1制剂)或每日240mg/kg(2:1制剂),分2~4次给药。出生第1周新生儿应每12小时给药1次,舒巴坦最大剂量不超过每日 80mg/kg。

（3）肾功能减退患者：肌酐清除率<30ml/min 者应调整剂量；肌酐清除率为 15~30ml/min 者每次接受舒巴坦的最大剂量为 1g，每 12 小时静脉滴注 1 次；肌酐清除率<15ml/min 者每次接受舒巴坦的最大剂量为 0.5g，每 12 小时静脉滴注 1 次。严重感染者必要时可另外增加头孢哌酮静脉滴注；患者透析期间头孢哌酮半衰期略有缩短，因此应在患者透析后给药。

【注意事项】

（1）应用本品前须详细询问患者是否有对本品、其他头孢菌素类、青霉素类或其他药物过敏史，因为青霉素类和头孢菌素类抗生素之间存在交叉过敏反应。

（2）头孢哌酮大部分经肝胆系统排泄，肝功能严重损害者应用本品需调整给药方案。

（3）肾功能严重损害者使用本品需调整用药剂量和给药时间。

（4）少数患者应用本品可出现维生素 K 缺乏，其机制可能与肠道菌群受到抑制有关，营养不良、吸收不良和长期静脉注射高营养制剂的患者及接受抗凝血药治疗的患者应用本品时宜补充维生素 K，并监测凝血酶原时间。

【禁忌证】

（1）对本品任何组分或其他头孢菌素类过敏的患者禁用。

（2）有青霉素过敏性休克史者禁用。

【慎用】参见【特殊人群用药】项下。

【特殊人群用药】

（1）妊娠妇女与哺乳期妇女用药：本品属妊娠期用药 B 类，妊娠妇女患者有明确指征时应权衡利弊谨慎使用。本品少量经乳汁分泌，哺乳期妇女用药应暂停哺乳。

（2）儿童用药：早产儿和新生儿临床应用资料少，故宜慎用本品。

（3）老年患者用药：老年患者肾功能严重减退，须调整剂量。

【不良反应】

（1）常见不良反应有腹泻、稀便，以及暂时性血清氨基转移酶、碱性磷酸酶、尿素氮或肌酐升高。

（2）少见不良反应有发热、寒战、头痛、恶心、呕吐、注射部位一过性疼痛、静脉炎、斑丘疹、荨麻疹、中性粒细胞轻微降低、血红蛋白降低、血小板减少、低凝血酶原血症、嗜酸性粒细胞增多。

（3）本品长期使用可发生可逆性中性粒细胞减少症，偶见过敏性休克。

（4）有患者在使用本品期间及用药后 5 天内饮酒发生面部潮红、出汗、头痛、心动过速等双硫仑样反应，因此应用本品时避免饮用含乙醇的饮料及胃肠外给予含乙醇成分的高营养制剂。

（5）本品与青霉素类和头孢菌素类存在交叉过敏反应。

【药物相互作用】

（1）本品与氨基糖苷类抗生素合用有协同作用。

（2）本品与氨基糖苷类抗生素呈配伍禁忌，因此合用两类药物时应避免在同一注射器中应用。

（3）本品与乳酸钠林格注射液、利多卡因注射液呈配伍禁忌，因此不宜直接混合应用。应先用注射用水进行初步溶解，然后再用乳酸钠林格注射液或盐酸利多卡因注射液进一步稀释后供静脉给药或肌内注射。

【应急处理】可参阅头孢哌酮。

替卡西林 - 克拉维酸钾
Ticarcillin and Clavulanate Potassium

【其他名称】Timentin。

【制剂与规格】注射剂：3g（3∶0.1），3g（3∶0.2）。

【药理作用】本品对产酶或不产酶葡萄球菌、流感嗜血杆菌、卡他莫拉菌、大肠埃希菌、克雷伯菌、奇异变形杆菌、普通变形杆菌、淋病奈瑟球菌、军团菌、脆弱拟杆菌具有较强的抗菌活性；对不产 β- 内酰胺酶的肺炎球菌、化脓性链球菌、绿色链球菌、梭菌、消化球菌、消化链球菌等也有抗菌活性。

【适应证】本品适用于产 β- 内酰胺酶细菌所致的下列感染：

（1）克雷伯菌属、流感嗜血杆菌、卡他莫拉菌、铜绿假单胞菌或金黄色葡萄球菌所致的下呼吸道感染。

（2）克雷伯菌属、大肠埃希菌、铜绿假单胞菌或金黄色葡萄球菌所致的败血症。

（3）金黄色葡萄球菌所致骨关节感染。

（4）克雷伯菌属、大肠埃希菌、枸橼酸杆菌属、阴沟肠杆菌、黏质沙雷菌、铜绿假单胞菌或金黄色葡萄球菌所致的尿路感染（单纯性或复杂性）。

（5）肠杆菌属、大肠埃希菌、肺炎克雷伯菌、金黄色葡萄球菌等所致的妇科感染。

（6）大肠埃希菌、肺炎克雷伯菌、脆弱拟杆菌所致的腹腔感染。

（7）克雷伯菌属、大肠埃希菌、金黄色葡萄球菌所致的皮肤、软组织感染。

【用法与用量】静脉滴注，每次注射 3g，每 4~6 小时 1 次，溶于 13ml 等渗氯化钠注射液或灭菌注射用水中缓缓静脉注射，或溶于适量的溶剂中 30 分钟内滴完。

【注意事项】肾功能不全患者应用本品应调整用药剂量；应用本品应定期复查血常规，肝、肾功能；本品偶可致低钾血症，因此，在治疗水、电解质失衡患者时需定期检查电解质；本品可使血小板聚集力下降，凝血酶原时间延长，尤多见于肾功能不全者，疗程中若有出血现象，应停药；每 1g 本品中含有 103.6mg 钠盐，用于限制钠盐摄入者需注意。

【禁忌证】对本品或青霉素类药物过敏者禁用。

【慎用】肝功能不全患者慎用。

【特殊人群用药】

（1）妊娠妇女与哺乳期妇女用药：本品属妊娠期用药 B 类，在动物实验中未见致畸作用，但在妊娠妇女中缺乏临床资料。尚不明确本品是否能经乳汁分泌，哺乳期妇女用药应暂停哺乳。

（2）儿童用药：在 3 个月至 16 岁儿童中应用本品是安全的，但 <3 个月的婴幼儿尚缺乏足够的临床资料，故不宜应用本品。

（3）老年患者用药：老年患者肾功能严重减退，须调整剂量。

【不良反应】

（1）本品有胃胀、恶心、呕吐、腹泻等胃肠道反应。

（2）本品有皮疹、瘙痒、药物热等过敏反应。

(3)本品偶见剥脱性皮炎、中毒性表皮坏死松解症、过敏性休克和癫痫等严重反应。

【药物相互作用】

(1)本品与氨基糖苷类药物合用有协同作用。

(2)替卡西林在尿中浓度高,可造成尿蛋白检测假阳性。

(3)克拉维酸可造成直接 Coombs 试验假阳性。

【应急处理】可以通过血液透析去除血液循环中过量替卡西林和克拉维酸。

（四）碳青霉烯类

碳青霉烯类系经半合成一类含碳青霉烯环 β- 内酰胺类抗生素,其抗菌谱和第三代头孢菌素相似且对产酶和不产酶葡萄球菌均有抗菌活性。本类抗生素具有良好的抗 β- 内酰胺酶活性,对产酶引起的对青霉素类、头孢菌素类耐药细菌仍有效。本类抗生素是在危重感染且引起感染的细菌对其他常用抗生素已耐药和临床应用其他抗生素无效情况下方可应用。

亚胺培南 - 西司他丁钠
Imipenem and Cilastatin Sodium

【其他名称】泰能,Tienam。

【制剂与规格】注射剂:0.25g,0.5g,1g(以亚胺培南计量)。其中含有等量的西司他丁(亚胺培南与西司他丁 1:1 的复合物)。

【药理作用】本品敏感菌属有肺炎球菌、化脓性葡萄球菌、金黄色葡萄球菌(包括产酶株)、大肠埃希菌、克雷伯菌、不动杆菌的部分菌株、脆弱拟杆菌及其他拟杆菌、消化球菌和消化链球菌的部分菌株。粪链球菌、表皮链球菌、流感嗜血杆菌、奇异变形杆菌、沙雷杆菌、产气肠杆菌、阴沟肠杆菌、铜绿假单胞菌、气性坏疽梭菌、艰难梭菌等对本品也相当敏感。本品有较好的耐酶性能,与其他 β- 内酰胺类药物间较少出现交叉耐药性。

【适应证】本品用于敏感菌所致腹膜炎、肝胆感染、腹腔内脓肿、阑尾炎、妇科感染、下呼吸道感染、皮肤和软组织感染、尿路感染、骨和关节感染及败血症。

【用法与用量】

(1)静脉滴注或肌内注射:静脉滴注可用 0.9% 氯化钠注射液、5% 或 10% 葡萄糖注射液溶解,每 0.5g 药物用 100ml 溶剂制成 5mg/ml 的液体,缓缓滴入。肌内注射用 1% 利多卡因注射液为溶剂,以减轻疼痛。严禁静脉注射。用量以亚胺培南计,一次 0.25~1g,一日 2~4 次;中度感染一次 1g,一日 2 次。

(2)肾功能不全者应按肌酐清除率调整剂量:肌酐清除率为 31~70ml/min 者每 6~8 小时用 0.5g,每日最高剂量为 1.5~2g;肌酐清除率为 21~30ml/min 者每 8~12 小时用 0.5g,每日最高剂量为 1~1.5g;肌酐清除率<20ml/min 者每 12 小时用 0.25~0.5g,每日最高剂量为 0.5~1g。

(3)小儿用量:①儿童体重 ≥ 40kg 者可按成人剂量给予;②儿童和婴儿体重<40kg 者可按 15mg/kg,每 6 小时 1 次,每日不超过 2g。

【注意事项】

(1)本品肌内注射时以利多卡因稀释,该制剂不可做静脉滴注;本品可引起注射部位疼痛、血栓性静脉炎等,可对症处理,并注意改换注射部位以防止发生。

(2)本品应使用前溶解,用生理盐水溶解的药液只能在室温存放 10 小时,含葡萄糖药液只能存放 4 小时。

【禁忌证】对亚胺培南、西司他丁钠或利多卡因过敏者,合并休克、房室传导阻滞等其他利多卡因禁忌证患者禁用。

【慎用】对青霉素类及头孢菌素类过敏者可能对亚胺培南出现交叉过敏,应用前仔细询问患者对青霉素类和头孢菌素类及其他 β- 内酰胺类药物的过敏史。如过敏反应不属过敏性休克,而患者又有明确指征需用本品,应在严密观察下慎用。

【特殊人群用药】

(1)妊娠妇女与哺乳期妇女用药:本品属妊娠期间用药 C 类,妊娠妇女用药时应考虑母体及胎儿的受益大于其潜在的危险性时方可应用。哺乳期妇女必须使用本品时应暂停哺乳。

(2)儿童用药:体重<30kg、肾功能不全的小儿患者不推荐应用本品。

(3)老年患者用药:本品主要经肾排泄,老年人用时宜减量。

【不良反应】

(1)本品可致过敏反应,如皮肤瘙痒、皮疹、荨麻疹、药物热等,过敏体质者慎用。

(2)本品可引起恶心、呕吐、腹泻等胃肠道反应,偶可引起假膜性结肠炎。

(3)本品可致嗜酸性粒细胞增多、白细胞减少、中性粒细胞减少、血小板减少、血红蛋白降低、凝血时间延长等,可致直接 Coombs 试验阳性。

(4)本品可致头昏、抽搐、肌阵挛及精神症状,抽搐主要发生于亚胺培南每日用量为 2g 以上时、既往有抽搐病史及肾功能减退者。当出现抽搐等中枢神经系统症状时,可给予抗惊厥药如苯妥英钠或地西泮治疗,亚胺培南应停用。

(5)本品可导致氨基转移酶、血胆红素或碱性磷酸酶升高。

(6)本品可致血肌酐和血尿素氮升高。儿童用本品时可出现红色尿,这是由于药物引起变色,并非血尿。

(7)本品可致二重感染,如假膜性结肠炎、口腔白念珠菌感染。假膜性结肠炎患者可出现严重腹痛、腹部疼挛、严重腹泻伴水样便或血便及发热。

【药物相互作用】本品不可与含乳酸钠的输液或其他碱性药液相配伍。

【应急处理】尚无有关处理本品治疗过量相关资料。

美 罗 培 南
Meropenem

【其他名称】倍能,Mepem。

【制剂与规格】注射剂:0.5g,1g。

【药理作用】本品抗菌谱包括所有肠杆菌科的细菌(99.7% 对本品<4μg/ml 的药物浓度敏感)、假单胞菌属和不动杆菌属。对革兰氏阴性菌的作用强度和抗菌谱不及亚胺培南,但优于头孢他啶。

【适应证】本品应主要用于多重耐药革兰氏阴性杆菌、严重的需氧菌与厌氧菌混合感染,以及病原未查明严重感染的经验治疗,用于治疗严重的铜绿假单胞菌感染时宜与其他抗铜绿假单胞菌药物合用。本品尚可用于敏感菌所致脑膜炎。

【用法与用量】静脉滴注,本品每 0.5g 用生理盐水约 100ml 溶解,不可用注射用水。

(1)成人：每日 0.5~1g,分 2~3 次,稀释后静脉滴注 30 分钟。重症每日剂量可增至 2g。连续应用不超过 2 周。

(2)儿童推荐用量：周围感染 20mg/kg,每 8 小时 1 次;脑膜炎 40mg/kg,每 8 小时 1 次。

(3)肾功能减退者：肌酐清除率为 26~50ml/min 者每次 1g,每 12 小时 1 次;肌酐清除率为 10~25ml/min 者每次 0.5g,每 12 小时 1 次;肌酐清除率<10ml/min 者每次 0.5g,每 24 小时 1 次。

【注意事项】
(1)使用本品第 3 日应考虑是否有必要继续用药、停药或换其他药。

(2)肝功能损害者应用本品时不需调整剂量。

(3)本品对脱氢肽酶Ⅰ稳定,不需与酶抑制剂合用。

(4)本品用生理盐水溶解者可在室温保持 4 小时稳定,4℃可保持 24 小时稳定。

【禁忌证】对本品及其他碳青霉烯类药物过敏者、对其他 β- 内酰胺类药物有过敏性休克史者、正在服用抗癫痫药物患者禁用。

【慎用】本品慎用于对其他 β- 内酰胺类药物过敏者,有中枢神经系统基础疾病、精神异常、癫痫史者或合并应用其他可能导致癫痫药物的患者。

【特殊人群用药】
(1)妊娠妇女与哺乳期妇女用药：本品属妊娠期用药 B 类,妊娠妇女患者需有明确指征时方可应用。哺乳期患者应用本品时应停止哺乳。

(2)儿童用药：3 个月以下的婴儿暂不推荐应用本品。

(3)老年患者用药：应调整给药剂量。

【不良反应】
(1)本品可致恶心、呕吐、腹泻、便秘等胃肠道反应。

(2)本品可致皮疹、瘙痒等过敏反应。

(3)本品可致多种神经、精神症状,尤其对有癫痫史、细菌性脑膜炎和肾衰竭患者。

(4)本品可致腹痛、药物热、腹胀、背痛、肝功能异常、心脏症状、肺栓塞、低血压、晕厥、黄疸、贫血、外周水肿、缺氧、呼吸障碍、出汗、少尿、肾衰竭。

【药物相互作用】本品与丙磺舒合用,可降低其血浆清除率,延长其半衰期;本品与抗癫痫药物合用,可降低抗癫痫药物血浆浓度。

【应急处理】用药过量时应采取对症、支持疗法,必要时可通过血液透析清除本药及其代谢物。

帕尼培南 - 倍他米隆
Panipenem and Betamipron

【其他名称】克倍宁,康彼宁。

【制剂与规格】注射剂：0.25g,0.5g。

【药理作用】本品对 β- 内酰胺酶高度稳定,且本身尚有酶抑制作用,具有广谱、强效、耐酶、抑酶的特性。本品除对军团菌、沙眼衣原体和肺炎衣原体无效外,对大多数革兰氏阳性与革兰氏阴性需氧和厌氧菌均有抗菌活性。

【适应证】用于敏感菌所致呼吸系统、泌尿生殖系统、腹腔、眼科、皮肤及软组织、骨及关节等感染,如急、慢性支气管炎、肺炎、肺脓肿、胆囊炎、腹膜炎、肝脓肿、肾盂肾炎、前列腺炎、子宫内感染、角膜溃疡、眼球炎、丹毒、蜂窝织炎、骨髓炎、关节炎等。亦可用于败血症、感染性心内膜炎等严重感染。

【用法与用量】静脉滴注。

(1)成人:一般感染每次 0.5g,一日 2 次,用不少于 100ml 生理盐水或 5% 葡萄糖注射液溶解后于 30~60 分钟内滴注;重症或顽固性感染每次 1g,一日 2 次,静脉滴注的时间不少于 1 小时。

(2)儿童:每日 30~60mg/kg,分 2~3 次,每次 30 分钟静脉滴注;严重感染可增至每日 100mg/kg,分 3~4 次。

(3)肾功能减退者需调整剂量:肌酐清除率为 50~90ml/min 者一次 1g,每 8 小时 1 次;肌酐清除率为 26~50ml/min 者一次 1g,每 12 小时 1 次;肌酐清除率为 10~25ml/min 者一次 0.5g,每 12 小时 1 次;肌酐清除率<10ml/min 者一次 0.5g,每 24 小时 1 次。

(4)血液透析患者:剂量为一次 0.5g,每 24 小时 1 次,每次透析结束后应补充 0.5g。

【注意事项】本药可引起休克,用药前需做过敏试验,皮试阳性者不能使用本药。

【禁忌证】对本品过敏者禁用。

【慎用】对碳青霉烯类、青霉素类、头孢菌素类药物有过敏史者,过敏体质者,老年患者及严重的肾功能损害者慎用。

【特殊人群用药】

(1)妊娠妇女与哺乳期妇女用药:妊娠妇女应用本品时应权衡利弊,仅在利大于弊时应用。哺乳期妇女应用本品时应停止哺乳。

(2)儿童用药:本品缺乏在新生儿和早产儿中的应用经验,故不推荐用于新生儿和早产儿。

(3)老年患者用药:根据肾功能调整给药剂量。

【不良反应】

(1)本品可致皮疹、药物热、瘙痒等过敏反应。

(2)本品可致恶心、呕吐、腹泻等胃肠道反应。

(3)本品可致头痛、失眠等轻微的中枢神经系统症状以及肝功能损害。

(4)本品偶见由于菌群失调引起的假膜性结肠炎、口腔炎等。

(5)本品罕见休克、急性肾功能损害、意识障碍、粒细胞缺乏症、溶血性贫血等。

【药物相互作用】本品与丙磺舒合用,可延长其半衰期,提高其血药浓度;本品可促进丙戊酸代谢,降低丙戊酸血药浓度而导致癫痫发作。

【应急处理】尚无有关处理本品治疗过量相关资料。

(五)氧头孢烯类

氧头孢烯类系广谱抗生素,其抗菌性能与第三、第四代头孢菌素类抗生素相似。对多种革兰氏阴性细菌及厌氧菌有较强的作用,耐 β- 内酰胺酶,具有较长的半衰期和较低血浆蛋白结合率。对大肠埃希菌、流感嗜血杆菌、克雷伯菌、各种变形杆菌、肠杆菌属、枸橼酸杆菌、沙雷杆菌、流感嗜血杆菌、拟杆菌等均有较强的抗菌活性。氟氧头孢钠对耐甲氧西林金黄色葡萄球菌亦有良好的抗菌活性。对金黄色葡萄球菌、肺炎球菌、消化链球菌、卡他莫拉菌、淋病奈瑟球菌等有较好的抗菌活性。

拉氧头孢钠
Latamoxef Sodium

【其他名称】 拉他头孢,Moxalactam。

【制剂与规格】 注射剂:0.25g,0.5g,1g。

【药理作用】 本品与第一、第二代头孢菌素相比,其抗菌谱进一步扩大,对 β- 内酰胺酶更稳定,对耐青霉酶菌株或耐第一、二代头孢菌素一些革兰氏阴性菌具有抗菌作用。本品对革兰氏阳性球菌和阴性杆菌的作用与头孢他啶相同,对铜绿假单胞菌的作用不及头孢他啶,对厌氧菌尤其是脆弱拟杆菌的作用则明显于第一、二代和第三代头孢菌素。本品对大肠埃希菌、流感嗜血杆菌、克雷伯菌属、变形杆菌属、肠杆菌属、枸橼酸杆菌、沙雷杆菌属等具有较强的抗菌活性;对厌氧菌(拟杆菌)亦有良好的抗菌作用;对假单胞菌和不动杆菌抗菌的作用较差;对肠球菌无抗菌活性。

【适应证】 本品抗菌性能与第三代头孢菌素相近,抗菌谱与头孢噻肟近似。用于敏感菌所致的肺炎、气管炎、胸膜炎以及皮肤和软组织、骨和关节、五官、创面等部位感染;亦可用于败血症和脑膜炎。

【用法与用量】

(1)成人:肌内注射,一次 0.5~1g,一日 2 次,用 0.5% 利多卡因注射液溶解,深部肌内注射;静脉注射,一次 1g,一日 2 次,溶解于 10~20ml 液体中缓缓注入;静脉滴注,一次 1g,一日 2 次,溶解于液体 100ml 中滴入,重症可加倍量给予。

(2)儿童用量:每日 40~80mg/kg,分 2~4 次。

【注意事项】

(1)静脉注射和滴注可用等渗氯化钠溶液、5% 或 10% 葡萄糖注射液、灭菌注射用水、右旋糖酐 40 注射液等作溶剂,但不得与甘露醇注射液配伍。

(2)本品溶解后立即使用,未用完药液必须置冰箱中保存,在 24 小时内用完。

【禁忌证】 对本品及头孢菌素类有过敏反应史者禁用。

【慎用】 对其他 β- 内酰胺类抗生素有过敏史者、严重的肾功能不全者、胆道阻塞者、高度过敏体质者慎用。

【特殊人群用药】

(1)妊娠妇女及哺乳期妇女用药:慎用。

(2)儿童用药:早产儿、新生儿慎用。

(3)老年人用药:老年患者宜酌减给药剂量和延长给药间隔。老年患者生理功能减退,使用本品不良反应发生率可能增加。老年患者缺乏维生素 K,使用本品增加出血倾向。

【不良反应】 本品不良反应轻微,很少发生过敏性休克,主要有发疹、荨麻疹、瘙痒、恶心、呕吐、腹泻、腹痛等,偶有转氨酶(SGPT、SGOT)升高,停药后均可自行消失。

【药物相互作用】

(1)本品与氨基糖苷类抗生素合用,可增加肾毒性。

(2)本品与呋塞米等强效利尿药合用,可增加肾功能损害。

(3)本品与肝素、华法林等抗凝血药合用时血小板受抑制,可导致出血危险。

(4)本品与乙醇或含乙醇制剂合用,可出现双硫仑样反应。

(5)本品不可与甘露醇、脂肪乳、钙剂、氨基糖苷类抗生素、氢化可的松等药物混合使用。

【应急处理】尚无有关处理本品治疗过量相关资料。

氟氧头孢钠
Flomoxef Sodium

【其他名称】氟莫克西,氟莫头孢,Fmox。

【制剂与规格】注射剂:0.5g,1g。

【药理作用】本品对β-内酰胺酶十分稳定,抗菌活性与其他第三代头孢菌素相似,且因氟氧头孢对β-内酰胺酶无诱导作用,对耐甲氧西林金黄色葡萄球菌有抗菌活性。本品对金黄色葡萄球菌敏感株抗菌活性与头孢唑林和头孢噻吩相当或更强,抗厌氧菌活性与拉氧头孢和头孢西丁相当或更强。对革兰氏阳性菌抗菌作用几乎与头孢他啶相同,但对铜绿假单胞菌的作用不及头孢他啶。对厌氧菌尤其是脆弱拟杆菌的作用明显强于第一、二和三代头孢菌素。本品抗菌谱主要包括葡萄球菌(包括耐甲氧西林菌株)、链球菌(肠球菌除外)、卡他莫拉菌、淋病奈瑟球菌、大肠埃希杆菌、克雷伯菌属、变形杆菌、流感嗜血杆菌以及拟杆菌等。

【适应证】本品抗菌性能与第四代头孢菌素相近。用于敏感菌所致扁桃体炎、咽炎、支气管炎、肺炎、肾盂肾炎、膀胱炎、前列腺炎、胆道感染、腹膜炎、盆腔炎、子宫及附件炎、中耳炎、创口感染、心内膜炎及败血症等。

【用法与用量】静脉注射和滴注。轻症:成人每日1~2g,分2次静脉注射;儿童每日60~80mg/kg,分2次静脉注射或滴注。重症:成人每日4g,分2~4次用;儿童每日150mg/kg,分3~4次。

【注意事项】调制方法:调制以后应迅速使用。不得已时须在室温保存6小时以内,冰箱保存需在24小时以内使用。

静脉内注射时:为预防静脉内大量用药有时可引起血管痛、静脉炎、灼热感等,须注意注射液调制、注射部位、注射方法等,并尽量缓慢注射。

【禁忌证】对本品过敏者禁用。

【慎用】下列患者须慎重用药:

(1)对青霉素类抗生素有过敏反应史患者。

(2)本人或父母、兄弟中有易发支气管喘息、皮疹、荨麻疹等过敏反应体质患者。

(3)严重肾障碍患者血中浓度维持时间延长,如用药,须减少剂量或延长给药间隔。参照药代动力学。

(4)经口摄取不良患者或者非经口途径摄取营养患者、全身状态不良患者可引起维生素K缺乏,须充分观察。

【特殊人群用药】

(1)妊娠妇女及哺乳期妇女用药:一般不宜应用。

(2)儿童用药:新生儿用药安全性尚未确定,一般不宜应用。

(3)老年患者用药:慎用。

【不良反应】

(1)本品可有皮疹、荨麻疹、瘙痒、药物热等过敏反应,偶见过敏性休克。

(2)本品常有恶心、呕吐、腹泻、腹痛、食欲减退等胃肠道反应,偶见假膜性结肠炎。

（3）本品偶见谷丙转氨酶、谷草转氨酶、碱性磷酸酶升高等肝功能损害。

（4）少数患者可见肾功能损害。

（5）偶见嗜酸性粒细胞增多症，红细胞、白细胞、血红蛋白减少，血细胞比容降低等；罕见溶血性贫血。

（6）静脉给药可发生局部硬结、红肿、血管疼痛，严重者可致血栓性静脉炎。

（7）偶有咳嗽、呼吸困难及肺部 X 线影像改变。

（8）长期大量应用本品可致肠道菌群失调，发生二重感染。

【药物相互作用】本品与氨基糖苷类抗生素合用，可增加肾毒性；本品与呋塞米等强效利尿药合用，可增加肾功能损害。

【应急处理】一旦发生应急处理，会导致肾功能障碍，可通过血液透析或腹膜透析方法来降低。

氨　曲　南
Aztreonam

【其他名称】噻肟单酰胺菌素，君刻单。

【制剂与规格】注射剂：1g（效价），内含精氨酸 0.78g。

【药理作用】本品抗菌谱较窄，仅对需氧革兰氏阴性杆菌具抗菌作用，对铜绿假单胞菌抗菌活性与头孢他啶相似，对许多细菌产生 β- 内酰胺酶高度稳定（稳定性高于第三代头孢菌素），但是对革兰氏阳性菌和厌氧菌无效。本品对大肠埃希菌、克雷伯菌、沙雷杆菌、奇异变形杆菌、吲哚阳性变形杆菌、枸橼酸杆菌、流感嗜血杆菌、铜绿假单胞菌及其他假单胞菌、某些肠杆菌属、淋病奈瑟球菌等有较强的抗菌活性，对军团菌属耐药。本品可被超广谱和染色体介导酶水解，不诱导 β- 内酰胺酶活性。

【适应证】本品是一种单酰胺环类新型 β- 内酰胺抗生素。用于敏感菌所致肺炎、胸膜炎、腹腔感染、胆道感染、骨和关节感染、皮肤和软组织炎症，尤适用于尿路感染，也用于败血症。本品有较好的耐酶性能，因此，对于青霉素类、氨基糖苷类等药物不敏感微生物可试用本品。

【用法与用量】灭菌注射用水、生理盐水、复方氯化钠注射液、乳酸钠复方氯化钠注射液、5% 或 10% 葡萄糖注射液、葡萄糖氯化钠注射液等可用作本品的溶解稀释溶液。肌内注射，药物每 1g 加 3~4ml 溶解，可用含苯甲醇氯化钠注射液作溶剂；静脉注射，药物每 1g 加 10ml 溶解，缓慢注射；静脉滴注，药物每 1g 加 50ml 以上溶解（浓度不超过 2%），滴注时间为 20~60 分钟。一般感染每日 3~4g，分 2~3 次给予。

严重感染每次 2g，每日 3~4 次，一日的最大剂量为 8g；无其他并发症的尿路感染只需 1g，分 1~2 次给予。

【注意事项】肝毒性不大，但对肝功能已受损害者应观察其动态变化。

【禁忌证】对本品过敏者、其他 β- 内酰胺类抗生素有过敏性休克史者、利多卡因等局部麻醉药有过敏史者、头孢他啶过敏者禁用。

【慎用】本品与青霉素类之间不存在交叉过敏反应，但对于青霉素过敏者及过敏体质者，严重的肝、肾功能不全者使用时仍须慎重。

【特殊人群用药】

（1）妊娠妇女及哺乳期妇女用药：本品能通过胎盘进入胎儿循环，虽然动物实验显示其对胎儿无影响、无毒性和无致畸作用,但妊娠妇女仍然仅在必要时方可使用。可经乳汁分泌,浓度不及母体血药浓度的 1%,哺乳妇女使用时应暂停哺乳。

(2)儿童用药:婴幼儿安全性尚未确立,应慎用。

(3)老年用药:老年人用药剂量应按其肾功能减退情况酌情减量。

【不良反应】

(1)本品可致皮疹、紫癜、瘙痒等过敏反应。

(2)本品可致腹泻、恶心、呕吐、味觉改变、黄疸及药物性肝炎等消化道症状。

(3)本品可致血栓性静脉炎、注射部位肿胀等局部刺激症状。

(4)此外,尚有神经系统症状、阴道炎、口腔损害、乏力、眩晕、出血等不良反应。

(5)可引起肠道菌群紊乱,引发二重感染。

【药物相互作用】

(1)与其他抗菌药物如青霉素、万古霉素、克林霉素等合用,可扩大抗菌谱。

(2)与氨基糖苷类抗生素合用,有协同抗菌作用。

(3)与利尿药合用,可增加肾毒性。

(4)与头孢西丁在体内有拮抗作用。

(5)与甲硝唑、萘夫西林、头孢拉定呈配伍禁忌。

【应急处理】尚未见本品过量报道,腹膜透析及血液透析将有助于本品从血清中清除。

三、氨基糖苷类

氨基糖苷类抗生素的作用机制为抑制细菌蛋白质合成,对蛋白质合成多个环节都有影响,多点抑制蛋白质合成,对细菌造成严重损害,产生强大的静止期杀菌作用。

氨基糖苷类抗生素共同特点为:①抗菌谱广,对葡萄球菌属、需氧革兰氏阴性杆菌均具有良好的抗菌活性,在碱性条件下抗菌作用增强;②作用机制为抑制细菌蛋白质合成,为杀菌药;③血浆蛋白结合率低,大多低于 10%;④以原形药经肾排泄,尿中药物浓度高;⑤氨基糖苷类与 β- 内酰胺类、大环内酯类等抗菌药物呈协同作用;⑥性质稳定,有效期长,水溶性好。

应用氨基糖苷类抗生素的注意事项有:①耳毒性:包括前庭功能损害或听力减退,妊娠妇女注射本类药物可致新生儿听觉受损,应禁忌;②肾毒性:主要损害近端小管,可出现蛋白尿、管型尿,继而出现红细胞、尿量减少或增多,进而发生氮质血症、肾功能减退、排钾增多等;③神经肌肉阻滞:本类药物具有类似于箭毒阻滞乙酰胆碱和络合钙离子的作用,能引起心肌抑制、呼吸衰竭等,可用新斯的明和葡萄糖酸钙对抗,患者原有肌无力症者一般应禁用;④本类药物可引起过敏反应,包括过敏性休克、皮疹、荨麻疹、药物热、粒细胞减少、溶血性贫血等;⑤本类药物的毒性反应与其血药浓度密切相关,因此在用药过程中宜进行治疗药物监测。

药物相互作用有:①与强效利尿药(如呋塞米、依他尼酸等)合用,可加强耳毒性;②与其他有耳毒性药物联合应用,耳中毒可能性加强;③与头孢噻吩或头孢唑林同用,可致肾毒性加强;④与肌肉松弛药或具有此种作用药物联合应用,可致神经肌肉阻滞作用加强;⑤本类药物与碱性药(如碳酸氢钠、氨茶碱等)联合应用,抗菌效能可增强,但同时毒性也相应增强,必须慎重;⑥本类药物与青霉素类或头孢菌素类药物联合应用,常可获得协同作用。

链 霉 素
Streptomycin

【其他名称】硫酸链霉素。

【制剂与规格】注射剂:0.75g(75万U),1.0g(100万U),2.0g(200万U),5.0g(500万U)。

【药理作用】本品具有较强的抗结核分枝杆菌作用,对结核分枝杆菌、布鲁氏菌、鼠疫耶尔森菌、土拉杆菌及肉芽肿荚膜杆菌也均有良好的抗菌作用,对金黄色葡萄球菌与肠道革兰氏阴性杆菌的作用较弱,链球菌属与铜绿假单胞菌对本品耐药。

【适应证】用于土拉菌病。可与其他抗菌药合用,治疗鼠疫、严重的布鲁氏菌病和鼻疽;与其他抗结核药合用,也可用于结核病二线治疗;与青霉素联合治疗草绿色链球菌或粪肠球菌所致的心内膜炎。

【用法与用量】肌内注射。

(1)成人常用量:一次0.5g,每12小时1次或每日1g,一次注射。治疗结核病与其他抗结核药合用,每日1g,分1~2次;或一次0.75g,每日1次。

(2)小儿常用量:细菌感染每日15~25mg/kg,每12小时1次;治疗结核病与其他抗结核药合用,20mg/kg,每日1次,每日的最大剂量不超过1g。

【注意事项】对一种氨基糖苷类过敏的患者可能对其他氨基糖苷类也过敏。

【禁忌证】对链霉素及其他氨基糖苷类过敏患者禁用。

【慎用】脱水患者,第Ⅷ对脑神经损害、重症肌无力、帕金森病等患者,肾功能损害者,接受肌肉松弛药治疗的患者慎用。

【特殊人群用药】

(1)妊娠妇女及哺乳期妇女用药:该品属妊娠妇女用药D类,即对人类有危害,但用药后可能利大于弊。该品可穿过胎盘进入胎儿组织。据报道,妊娠妇女应用该品后曾引起胎儿听力损害。因此,妊娠妇女在使用该品前必须充分权衡利弊。哺乳期妇女用药期间宜暂停哺乳。

(2)儿童用药:该品属氨基糖苷类,在儿科中应慎用,尤其早产儿及新生儿肾脏组织尚未发育完全,使本类药物半衰期延长,药物易在体内积蓄而产生毒性反应。

(3)老年患者用药:老年患者应用氨基糖苷类后易产生各种毒性反应,应尽可能在疗程中监测血药浓度。老年患者肾功能有一定程度生理性减退,即使肾功能测定值在正常范围内,仍应采用较小治疗量。

【不良反应】

(1)发生率较高者为听力减退、耳鸣或耳部饱满感、血尿、排尿次数减少或尿量减少、食欲减退、极度口渴、步履不稳、眩晕、恶心或呕吐、麻木、针刺感、颜面灼烧感。

(2)发生率较低有皮疹、瘙痒、红肿或视力减退。

(3)极少发生者有呼吸困难、嗜睡、软弱无力。

【药物相互作用】

(1)与青霉素联合,对草绿色链球菌、肠球菌有协同作用。

(2)与多黏菌素类抗生素合用,可增加肾毒性和神经肌肉阻滞作用。

(3)与其他氨基糖苷类抗生素合用,可增加肾毒性、耳毒性及神经肌肉阻滞作用。

(4) 与头孢菌素类药物联合应用,可增加肾毒性。

(5) 与顺铂、呋塞米或万古霉素合用,可增加耳毒性和肾毒性。

(6) 与神经肌肉阻滞药合用,可增加神经肌肉阻滞作用。

【应急处理】由于缺少特异性拮抗剂,本品过量或引起毒性反应时主要用对症疗法和支持疗法,同时补充大量水分,血液透析或腹膜透析有助于从血液中清除链霉素。

卡 那 霉 素
Kanamycin

【制剂与规格】注射剂: 0.5g,1.0g。

【药理作用】本品对革兰氏阴性杆菌如大肠埃希菌、变形杆菌属、产气杆菌、肺炎克雷伯菌、黏质沙雷菌等具有较强的抗菌活性。对革兰氏阳性菌(金黄色葡萄球菌除外)、铜绿假单胞菌、厌氧菌、非典型分枝杆菌、立克次体、真菌等无效。

【适应证】本品主要用于敏感革兰氏阴性杆菌如大肠埃希杆菌、变形杆菌属、产气肠杆菌属、肺炎克雷伯菌等所致的严重感染。临床应用时本品通常与 β- 内酰胺类或其他抗菌药联合应用。

【用法与用量】肌内注射或静脉滴注,一次 0.5g,每日 1~1.2g;小儿每日 15~25mg/kg,分 2 次给予。

【注意事项】

(1) 本品有抑制呼吸作用,不可静脉注射。

(2) 停药后发生听力减退、耳鸣或耳部饱满感,提示可能为耳毒性,需引起注意。

【禁忌证】对本品或其他氨基糖苷类过敏者禁用。

【慎用】下列情况应慎用本品:

(1) 失水,可使血药浓度增高,产生毒性反应的可能性增加。

(2) 第Ⅷ对脑神经损害,因本品可导致听神经和前庭功能损害。

(3) 重症肌无力或帕金森病,因本品可引起神经肌肉阻滞作用,导致骨骼肌软弱。

(4) 肾功能损害者,因本品可引起肾毒性。

【特殊人群用药】参见链霉素。

【不良反应】发生率较高者为听力减退、耳鸣或耳部饱满感、血尿、排尿次数减少或尿量减少、食欲减退、极度口渴、步履不稳、眩晕、恶心或呕吐;发生率较低者有呼吸困难、嗜睡或软弱。

【药物相互作用】参见链霉素。氨基糖苷类和 β- 内酰胺类抗生素混合可导致相互失活,因此卡那霉素亦不宜与其他药物同瓶滴注。

【应急处理】同链霉素。

阿 米 卡 星
Amikacin

【其他名称】丁胺卡那霉素,阿米卡霉素。

【制剂与规格】注射剂: 0.1g,0.2g。

【药理作用】本品对多数肠杆菌科细菌如大肠埃希菌、克雷伯菌属、肠杆菌属、变形杆菌属、志贺菌属、沙门菌属、枸橼酸杆菌属、沙雷菌属等均具良好的作用,对铜绿假单胞菌及部分其他假单胞菌、不动杆菌属、产碱杆菌属等亦有良好的作用;对脑膜炎奈瑟球菌、淋病奈瑟球菌、流感嗜血杆菌、耶尔森菌属、胎儿弯曲菌、结核分枝杆菌及某些分枝杆菌属亦具较好的抗菌作用,其抗菌活性较庆大霉素略低。

【适应证】临床主要用于对卡那霉素或庆大霉素耐药的革兰氏阴性杆菌所致下呼吸道、腹腔、软组织、骨和关节、尿路、生殖等部位感染,以及心内膜炎、败血症等。

【用法与用量】肌内注射或静脉滴注。成人 7.5mg/kg,每 12 小时 1 次,每日总量不超过 1.5g,可用 7~10 天;无并发症的尿路感染每次 0.2g,每 12 小时 1 次。小儿每日 4~8mg/kg,分 2~3 次。严重感染可增加剂量,但不宜超过 15mg/kg,疗程不宜超过 10 天。

【注意事项】同卡那霉素。

【禁忌证】对本品或其他氨基糖苷类过敏者禁用。

【慎用】本品耳毒性和肾毒性与卡那霉素近似,对于肾功能减退、脱水、应用强效利尿药患者及老年患者均应谨慎使用。

【特殊人群用药】同链霉素。

【不良反应】

(1)患者可发生听力减退、耳鸣或耳部饱满感;少数患者亦可发生眩晕、步履不稳等症状。听力减退一般于停药后症状不再加重,但个别在停药后可能继续发展至耳聋。

(2)本品有一定的肾毒性,患者可出现血尿,排尿次数减少或尿量减少,血尿素氮、血肌酐值增高等。大多系可逆性,停药后即见减轻,但亦有个别出现肾衰竭的报道。

(3)软弱无力、嗜睡、呼吸困难等神经肌肉阻滞作用少见。

(4)其他不良反应有头痛、麻木、针刺感染、震颤、抽搐、关节痛、药物热、嗜酸性粒细胞增多、肝功能异常、视物模糊等。

(5)对本品或其他氨基糖苷类抗生素过敏患者禁用。

【药物相互作用】

(1)氨基糖苷类和 β- 内酰胺类(头孢菌素类与青霉素类)混合可导致相互失活,因此,需联合应用上述抗生素时必须分瓶滴注。阿米卡星亦不宜与其他药物同瓶滴注。

(2)阿米卡星不宜与两性霉素 B、头孢噻吩钠、呋喃妥因、磺胺嘧啶钠和四环素等(注射液)联合应用,因可发生配伍禁忌。

其他参见链霉素。

【应急处理】由于缺少特异性拮抗剂,本品过量或引起毒性反应时,主要用对症疗法和支持疗法,同时补充大量水分。血液透析或腹膜透析有助于从血中清除阿米卡星。

妥 布 霉 素
Tobramycin

【其他名称】艾若。

【制剂与规格】注射剂:2ml:80mg。

【药理作用】本品对需氧革兰氏阴性杆菌及革兰氏阳性菌中的金黄色葡萄球菌有效。在革兰氏阴性杆菌中,大肠埃希菌、克雷伯菌属等肠杆菌科以及沙雷菌属、变形杆菌、摩根杆菌、枸橼酸杆菌属对本品敏感,对沙门菌属及志贺菌属在体外具抗菌活性;本品对不动杆菌属和流感嗜血杆菌、铜绿假单胞菌等需氧革兰氏阴性杆菌亦具有抗菌作用；本品对肺炎克雷伯菌、肠杆菌属、变形杆菌的抗菌作用较庆大霉素强，对铜绿假单胞菌的体外抗菌作用是庆大霉素的 2~5 倍，但对沙雷菌属和沙门菌属的作用略差。在革兰氏阳性菌中，本品仅对葡萄球菌有效，链球菌及其他革兰氏阳性菌均对本品耐药。

【适应证】 临床主要用于铜绿假单胞菌感染，如烧伤、败血症等。对其他敏感的革兰氏阴性杆菌所致下呼吸道、腹腔、软组织、骨和关节、尿路、生殖等部位感染也可应用。

【用法与用量】 肌内注射或静脉滴注。成人每日 4.5mg/kg，分 2 次给予，每日剂量不可超过 5mg/kg，静脉滴注时一次量用输液 100ml 稀释，于 30 分钟左右内滴入；新生儿每日 4mg/kg，分 2 次给予。一般用药不超过 7~10 天。

【注意事项】

（1）下列情况应慎用本品：失水、第Ⅷ对脑神经损害、重症肌无力或帕金森病及肾功能损害患者。

（2）交叉过敏：对一种氨基糖苷类抗生素如链霉素、阿米卡星过敏患者，可能也对本品过敏。

（3）在用药前、用药过程中应定期进行尿常规和肾功能测定，以防止出现严重的肾毒性反应；必要时做听力检查或听觉诱发电位检查，尤其是高频听力测定以及温度刺激试验，以检测前庭毒性。

（4）有条件时疗程中应监测血药浓度，并据以调整剂量，尤其对新生儿、老年和肾功能减退患者。每 8 小时 1 次给药者有效血药浓度应保持在 4~10mg/ml，避免峰浓度超过 12mg/ml，谷浓度保持在 1~2mg/ml；每 24 小时 1 次给药者血药峰浓度应保持在 16~24mg/ml，谷浓度应<1mg/ml。接受鞘内注射者应同时监测脑脊液内药物浓度。不能测定血药浓度时，应根据测得的肌酐清除率调整剂量。

（5）给予首次饱和剂量（1~2mg/kg）后，有肾功能不全、前庭功能或听力减退患者所用维持量应酌减。

（6）应给予患者足够水分，以减少肾小管损害。

（7）长期应用可能导致耐药菌过度生长。

（8）不宜用于皮下注射。

（9）本品有抑制呼吸作用，不得静脉推注。

（10）对诊断干扰：本品可使 GPT、GOT、血清胆红素浓度及乳酸脱氢酶浓度测定值增高；血钙、镁、钾、钠浓度测定值可能降低。

【禁忌证】

（1）树枝状角膜炎、眼部分枝杆菌及真菌感染。

（2）牛痘、水痘及其他因疱疹病毒引起的角膜炎、结膜炎。

（3）对本品任何成分过敏者和角膜上异物未完全去除者。

【慎用】 参见【特殊人群用药】项下。

【特殊人群用药】

（1）妊娠妇女及哺乳期妇女用药：该品滴眼后少量被吸收进入全身血液循环，由于吸收部分中少量可穿过胎盘，也可分泌入乳汁，故妊娠妇女慎用，哺乳期妇女使用该品期间宜暂停哺乳。

(2)儿童用药:由于该品具有潜在肾毒性和耳毒性,故小儿慎用。

(3)老年患者用药:由于该品具有潜在肾毒性和耳毒性,故老年患者慎用。

【不良反应】

(1)偶有眼部发痒、红肿、结膜红斑现象发生。

(2)长期应用可引起眼压升高及白内障。

【药物相互作用】

(1)氨基糖苷类和β-内酰胺类(头孢菌素类与青霉素类)混合可导致相互失活,因此,需联合应用上述抗生素时必须分瓶滴注。

(2)妥布霉素亦不宜与其他药物同瓶滴注。

其他参见链霉素。

【应急处理】本品过量严重程度与剂量大小、患者肾功能、脱水状态、年龄以及是否同时使用有类似毒性作用药物等有关。成人1天用量超过5mg/kg,儿童1天用量超过7.5mg/kg或用药疗程过长以及对肾功能不全患者用药剂量未做调整均可引起本品毒性。毒性发作可发生在用药后10天。毒性作用主要表现为肾功能损害以及前庭神经和听神经损害,也可发生神经肌肉阻滞和呼吸麻痹。本品无特异性对抗药,过量或引起毒性反应时主要用对症疗法和支持疗法,血液透析或腹膜透析有助于从血液中清除本品,新生儿也可考虑换血疗法。

奈 替 米 星

Netilmicin

【其他名称】奈替霉素,奈特。

【制剂与规格】注射剂:150mg:1.5ml。

【药理作用】本品对大肠埃希菌、变形杆菌、铜绿假单胞菌、枸橼酸杆菌、荚膜杆菌属、肠杆菌属、肺炎克雷伯菌等革兰氏阴性菌具有很强抗菌活性;对革兰氏阳性菌如金黄色葡萄球菌、表皮葡萄球菌也有一定的活性,但对链球菌、肠球菌、肺炎球菌的抗菌作用较弱。其抗菌谱与庆大霉素近似。

【适应证】临床主要用于革兰氏阴性需氧杆菌所致下呼吸道、胃肠道、菌血症、腹腔、软组织、骨和关节、烧伤、尿路感染及败血症等。

【用法与用量】肌内注射。单纯性泌尿系统感染,成人一日量为3~4mg/kg,分为2次。较严重的感染,成人一日量为4~6.5mg/kg,分2~3次给予;新生儿(6周龄以内)每日4~6.5mg/kg;婴儿和儿童每日5~8mg/kg,分2~3次给予。如必须静脉滴注,则将一次药量加入50~200ml输液中缓慢滴入。

【注意事项】本品耳毒性较轻。其他参见链霉素。

【禁忌证】对本品或其他氨基糖苷类抗生素过敏患者禁用。

【慎用】参见【特殊人群用药】项下。

【特殊人群用药】

(1)妊娠妇女及哺乳期妇女用药:氨基糖苷类药物可进入胎盘和乳汁。妊娠期或哺乳期患者应用此类药物应被告知对胎儿或婴儿有潜在的损伤,为安全起见,宜避免使用。

(2)儿童用药:儿童在使用本品时,应分析利弊。不推荐新生儿、早产儿使用本品,如需使用,应减少用量或延长给药间期。

(3)老年人用药:应用本品时按轻度肾功能减退减量用药。

【不良反应】本品耳毒性较硫酸庆大霉素和硫酸妥布霉素低。其他参见链霉素。

【药物相互作用】

(1)氨基糖苷类和β-内酰胺类(头孢菌素类与青霉素类)混合可导致相互失活,因此,需联合应用上述抗生素时必须分瓶滴注。

(2)奈替米星亦不宜与其他药物同瓶滴注。

其他参见链霉素。

【应急处理】参见卡那霉素。

异 帕 米 星
Isepamicin

【其他名称】异帕沙星,异帕霉素,依克沙。

【制剂与规格】注射剂:2ml:200mg,2ml:400mg。

【药理作用】本品对大肠埃希菌、枸橼酸杆菌、克雷伯菌、肠杆菌、沙雷杆菌、变形杆菌、铜绿假单胞菌等具有较强的抗菌活性。脆弱拟杆菌、嗜麦芽黄单胞菌、淋病奈瑟球菌和弧菌对本品耐药。

【适应证】本品用于对庆大霉素和其他氨基糖苷类耐药的革兰氏阴性杆菌所致严重感染,如败血症、尿路感染、下呼吸道感染、创伤及烧伤感染、腹腔炎等。

【用法与用量】肌内注射或静脉滴注。

(1)成人:尿路感染或较轻感染一日8mg/kg,较重感染一日15mg/kg,分1~2次。

(2)肾功能减退者用药:肌酐清除率为40~80ml/min者,每24小时8mg/kg;肌酐清除率为20~40ml/min者8mg/kg,每48小时1次;肌酐清除率为10~20ml/min者8mg/kg,每72小时1次;肌酐清除率<10ml/min者8mg/kg,每96小时1次。

【注意事项】本人或血缘亲属中曾因用氨基糖苷类而引起听觉减退者应避免用本品。其他参见链霉素。

【禁忌证】

(1)对本品或其他氨基糖苷类及杆菌肽过敏者、本人或家族中有人因使用其他氨基糖苷类抗生素引起耳聋者禁用。

(2)肾衰竭者禁用。

【慎用】肝或肾功能损害者、高龄患者以及靠静脉高营养维持生命体质衰弱者慎用。

【特殊人群用药】

(1)妊娠妇女及哺乳期妇女用药:妊娠妇女用本品可引起新生儿第Ⅷ对脑神经损害,宜十分慎重。

(2)儿童用药:幼儿一般不用此药,儿童宜慎用。

(3)老年患者用药:应用本品时按轻度肾功能减退减量用药。

【不良反应】据报道不良反应发生率为11%(每日1次给药)~16%(每日2次给药),如眩晕、静脉炎、皮疹、胃部不舒服,大多为轻度或中度。

【药物相互作用】

(1)本品与β-内酰胺类(头孢菌素类与青霉素类)混合可导致相互失活,因此,需联合应用上述抗生素时必须分瓶滴注。本品亦不宜与其他药物同瓶滴注。

(2)与右旋糖酐、海藻酸钠等血浆代用品合用,可加重肾损害作用。

(3)与肌肉松弛药合用,可加重神经肌肉阻滞,致呼吸肌麻痹等危险。

(4)与强效利尿药(呋塞米等)合用,可加重肾损害和听觉损害。

其他参见链霉素。

【应急处理】尚无药物过量相关资料。

依 替 米 星

Etimicin

【其他名称】爱益,悉能。

【制剂与规格】注射剂:50mg,100mg。

【药理作用】本品抗菌谱广,对多种临床常见致病菌均有较好的抗菌作用,抑制半数以上菌株 MIC 低于 1mg/L,其中对大肠埃希菌、肺炎克雷伯菌、肠杆菌属、奇异变形杆菌、沙雷菌属、沙门菌属、流感嗜血杆菌及葡萄球菌属有较好的抗菌作用,对部分铜绿假单胞菌、不动杆菌等具有一定的抗菌作用。对部分庆大霉素、小诺米星和头孢唑林耐药金黄色葡萄球菌、大肠埃希菌和肺炎克雷伯菌,其体外 MIC 值仍在本品治疗剂量的血药浓度范围内。对产生青霉素酶的部分葡萄球菌和部分低水平 MRSA 亦有一定抗菌活性。

【适应证】临床主要用于革兰氏阴性杆菌、大肠埃希菌、肺炎克雷伯菌、奇异变形杆菌、肠杆菌属、流感嗜血杆菌等敏感菌所致的呼吸道、泌尿生殖系统、腹腔、皮肤和软组织等部位感染以及败血症等。

【用法与用量】静脉滴注,成人每日 200mg,一次加入 0.9% 氯化钠注射液或 5% 葡萄糖注射液 100ml 中,静脉滴注 1 小时,每日只用 1 次,连用 3~7 日。

【注意事项】本品与其他氨基糖苷类药物相同,具有耳毒性、肾毒性和神经肌肉阻滞的潜在毒性,使用时应注意。其他参见链霉素。

【禁忌证】对本品及其他氨基糖苷类抗生素过敏者禁用。

【慎用】参见【特殊人群用药】项下。

【特殊人群用药】妊娠妇女用本品可引起新生儿第Ⅷ对脑神经损害,宜十分慎重;幼儿一般不用此药,儿童宜慎用。

【不良反应】有眩晕、耳鸣、恶心、呕吐、静脉炎、皮疹,程度均较轻;个别患者可见 GPT、血尿素氮及肌酐增高,主要发生于肾功能不全者。

【药物相互作用】参见本节概述部分。

【应急处理】尚不明确。

大 观 霉 素

Spectinomycin

【其他名称】奇霉素,壮观霉素,淋必治。

【制剂与规格】注射剂:2g。

【药理作用】本品对淋病奈瑟球菌有良好抗菌作用。本品一般为抑菌剂,但对淋病奈瑟球菌具有杀灭作用。本品对多数淋病奈瑟球菌包括产青霉素酶菌株(penicillinase producing *Neisseria gonorrhoeae*,PPNG)、染色体介导的耐药淋病奈瑟球菌(chromosome-mediated drug-resistant *Neisseria gonorrhoeae*,CMRNG)以及耐四环素淋病奈瑟球菌(tetracycline-resistant *Neisseria gonorrhoeae*,TRNG)都有作用。部分革兰氏阳性和阴性菌亦对本品敏感。

【适应证】主要用于淋病奈瑟球菌所致泌尿系统感染,适用于对青霉素、四环素等耐药病例。

【用法与用量】仅供肌内注射。成人用于子宫颈、直肠或尿道淋病奈瑟球菌感染,单剂一次肌内注射 2g;用于播散性淋病,一次肌内注射 2g,每 12 小时 1 次,共 3 日。一次最大剂量为 4g,于左、右两侧臀部肌内注射。小儿、新生儿禁忌。小儿体重 45kg 以下者,按体重单剂一次肌内注射 40mg/kg;45kg 以上者,单剂一次肌内注射 2g。临用前,每 2g 本品加入 0.9% 苯甲醇注射液 3.2ml 振摇,使呈混悬液。

【注意事项】

(1)本品与青霉素类无交叉过敏性。

(2)发生不良反应时,对严重的过敏反应者可给予肾上腺素、皮质激素和 / 或抗组胺药物,保持气道通畅,给氧等。

(3)本品不得静脉给药,应在臀部肌肉外上方做深部肌内注射,注射部位的一次注射量不超过 2g(5ml)。

【禁忌证】对本品或其他氨基糖苷类抗生素过敏患者、肾病患者禁用。

【慎用】参见【特殊人群用药】项下。

【特殊人群用药】妊娠妇女用本品可引起新生儿第Ⅷ对脑神经损害,宜十分慎重;幼儿一般不用此药,儿童宜慎用。

【不良反应】个别患者偶可出现注射部位疼痛、短暂眩晕、恶心、呕吐及失眠等;偶见发热、皮疹等过敏反应和血红蛋白、血细胞比容减小、肌酐清除率降低,以及碱性磷酸酶、尿素氮和血清氨基转移酶等升高,也有尿量减少的病例发生。

【药物相互作用】

(1)氨基糖苷类和 β- 内酰胺类(头孢菌素类与青霉素类)混合可导致相互失活,因此,需联合应用上述抗生素时必须分瓶滴注。

(2)妥布霉素亦不宜与其他药物同瓶滴注。

其他参见链霉素。

【应急处理】尚不明确。

四、大环内酯类

大环内酯类抗生素作用于细菌细胞核糖体 50S 亚单位,阻碍细菌蛋白质合成,属于生长期抑菌剂。其抗菌谱和抗菌活性基本相似,抗菌谱包括革兰氏阳性球菌、革兰氏阴性球菌、少数革兰氏阴性杆菌(如流感嗜血杆菌、百日咳博德特菌)、空肠弯曲菌和幽门螺杆菌;非典型病原体(嗜肺军团菌、肺炎支原体、衣原体)和厌氧消化球菌。

大环内酯类抗生素对敏感革兰氏阳性球菌感染、非典型病原体感染、敏感淋病奈瑟球菌感染、幽门螺杆菌和革兰氏阳性厌氧菌感染包括脆弱拟杆菌和其他拟杆菌及肺炎支原体感染敏感。

大环内酯类抗生素不良反应有：①肝毒性：在正常剂量下肝毒性较小，但酯化红霉素则有一定的肝毒性，故只宜短期少量应用。同类药物也有肝毒性，主要表现为胆汁淤积、氨基转移酶升高等，一般停药后可恢复。②耳鸣和听觉障碍：静脉给药时可发生，停药或减量可恢复。③过敏：主要表现为药物热、药疹、荨麻疹等。④局部刺激：注射给药可引起局部刺激，因此本类药物不宜用于肌内注射。静脉滴注可引起静脉炎，故滴注液宜稀（<0.1%），滴入速度不宜过快。⑤胃肠道反应：食欲减退、恶心、呕吐、腹泻等，红霉素尤显著。

药物相互作用：本类药物可抑制茶碱正常代谢，两者联合应用可致茶碱的血药浓度异常升高而中毒，甚至死亡。因此，联合应用时应监测茶碱血药浓度，以防意外。

红　霉　素
Erythromycin

【其他名称】新红康。

【制剂与规格】片剂：0.1g，0.125g，0.25g。注射剂：每瓶 0.25g，0.3g。

【药理作用】本品抗菌谱较广，对大多数革兰氏阳性菌、部分阴性菌及一些非典型致病菌均有效。本品对化脓性链球菌和肺炎球菌高度敏感，对多数草绿色链球菌和厌氧的链球菌有效，对约半数的金黄色葡萄球菌和表皮葡萄球菌有效；白喉棒状杆菌等需氧革兰氏阳性杆菌对本品敏感；革兰氏阳性厌氧杆菌中，梭菌对本品敏感，但部分产气荚膜杆菌仅对本品中度敏感。本品对幽门螺杆菌和部分布鲁氏菌等革兰氏阴性杆菌有效，流感嗜血杆菌仅对本品中度敏感。肺炎支原体、衣原体、军团菌、解脲脲原体、梅毒螺旋体等多种非典型致病菌对本品敏感。

【适应证】本品用于链球菌引起的扁桃体炎、猩红热、白喉及带菌者、淋病、李斯特菌病、肺炎球菌下呼吸道感染（以上适用于不耐青霉素的患者）。首选用于军团菌肺炎和支原体肺炎。尚可用于流感嗜血杆菌引起上呼吸道感染、金黄色葡萄球菌引起皮肤及软组织感染、梅毒、肠阿米巴病等。

【用法与用量】

（1）口服：成人每日 1~2g，分 3~4 次服用，整片吞服；小儿每日 30~50mg/kg，分 3~4 次服用。

（2）静脉滴注：成人每日 1~2g，分 3~4 次滴注；小儿每日 30~50mg/kg，分 3~4 次滴注。用时，将乳酸红霉素溶于 100ml 灭菌注射用水中，再加到 500ml 输液中，缓慢滴注。不可直接用含盐输液溶解。

（3）预防风湿热：一次 0.25g，每日 2 次口服。

（4）治疗军团菌病：成人每日 2~4g，分 4 次口服；每日 3~4g，分 4 次静脉滴注。一次最高剂量不超过 4g。

（5）治疗梅毒：成人一次 0.5g，每 6 小时 1 次。早期梅毒的疗程为 15 日，晚期梅毒的疗程为 30 日。

【注意事项】

（1）红霉素为抑菌剂，给药应按一定的时间间隔进行，以保持体内药物浓度，利于发挥作用。

(2)红霉素片宜整片吞服,若服用药粉,则受胃酸破坏而降低药效。幼儿可服对酸稳定的酯化红霉素。

(3)静脉滴注易引起静脉炎,滴注速度宜缓慢。

(4)红霉素主要由肝代谢、胆道排出,肝功能损害者尽量避免应用。若确需要,应适当减量并密切随访肝功能。

(5)红霉素可加重重症肌无力患者症状。

(6)对一种红霉素制剂过敏或不能耐受时,对其他红霉素制剂也可能过敏或不能耐受。

【禁忌证】对本品或其他红霉素制剂过敏者、慢性肝病患者、肝功能损害者禁用。

【慎用】肝、肾功能不全者及妊娠妇女、哺乳期妇女慎用。

【特殊人群用药】

(1)妊娠妇女及哺乳期妇女用药:本品可通过血胎屏障而进入胎儿循环,故妊娠妇女应慎用。本品有相当量进入母乳中,故哺乳期妇女应慎用或暂停哺乳。

(2)儿童用药:参见【用法与用量】项下。

(3)老年患者用药:严重肾功能减退需调整剂量。

【不良反应】

(1)胃肠道反应:恶心、呕吐、腹泻、中上腹痛、口舌疼痛等,其发生率与剂量有关。

(2)肝毒性:少见,可有乏力、肝功能异常,偶见黄疸等。

(3)过敏反应:可见药物热、皮疹、嗜酸性粒细胞增多等。

(4)本品大剂量(每日≥4g)应用,尤其用于肝、肾疾病患者或老年患者时,可致听力减退,主要与血药浓度过高(>12mg/L)有关,停药后多可恢复。

(5)本品偶有心律不齐、口腔或阴道念珠菌感染。

(6)本品有溶血性贫血、间质性肾炎和急性肾衰竭、可逆性 X 因子缺乏和急性肝衰竭个例报道。

【药物相互作用】

(1)β- 内酰胺类药物与本品合用一般认为可发生降效作用;本品可阻扰性激素类的肝肠循环,与口服避孕药合用可使之降效。

(2)本品与氯霉素或林可霉素合用可产生拮抗作用。

(3)本品可抑制卡马西平、苯妥英钠、丙戊酸钠等抗癫痫药代谢,使后者的血药浓度升高而发生毒性反应;与环孢素、他克莫司合用,可使后者血药浓度增加;与其他经肝细胞色素 P450 代谢药物如溴隐亭、抗心律失常药丙吡胺合用时,可影响后者代谢。

(4)长期服用华法林、患者应用本品可导致凝血酶原时间延长,增加出血的危险性,老年患者尤为注意。两者必须合用时,华法林剂量宜适当调整,并严密观察凝血酶原时间。

(5)本品与茶碱类药物合用可使茶碱的肝消除减少,导致茶碱血药浓度升高和 / 或毒性反应增加。因此,两者合用时,茶碱类药物剂量应予调整。

(6)本品与其他有肝毒性药物合用可增强肝毒性。

(7)大剂量本品与有耳毒性药物合用,尤其是对肾功能减退患者可增加耳毒性。

(8)本品与洛伐他汀合用时可抑制后者代谢,可能引起横纹肌溶解;与咪达唑仑或三唑仑合用,可减少两者的清除而增强其作用。

(9)本品与地高辛合用,可使后者血药浓度升高。

（10）本品与麦角胺、二氢麦角胺合用，个别患者可出现麦角中毒，表现为外周血管痉挛、皮肤感觉迟钝。

（11）本品与抗组胺药特非那定、阿司咪唑及促胃动力药西沙必利合用，可出现 QT 间期延长及严重的心律失常，因此本品禁止与抗组胺药特非那定、阿司咪唑及促胃动力药西沙必利合用。

（12）本品在酸性输液中破坏降效，一般不宜与低 pH 的葡萄糖溶液配伍。在 5% 或 10% 葡萄糖注射液 500ml 中加入维生素 C 注射液（抗坏血酸钠 1g）或 5% 碳酸氢钠注射液 0.5ml，使 pH 升高到 5 以上，再加红霉素乳酸盐，则有助于稳定。

【应急处理】药物过量应及时停药，给予对症和支持治疗。血或腹膜透析后极少被消除。

琥乙红霉素
Erythromycin Ethylsuccinate

【其他名称】琥珀酸红霉素，利君沙。

【制剂与规格】片剂：0.1g，0.125g。颗粒剂：0.05g，0.1g，0.125g，0.25g。

【药理作用】本品属大环内酯类抗生素，为红霉素的琥珀酸乙酯，在胃酸中较红霉素稳定。对葡萄球菌属（耐甲氧西林菌株除外）、各组链球菌和革兰氏阳性杆菌均具抗菌活性。奈瑟球菌属、流感嗜血杆菌、百日咳博德特菌等也对本品敏感。本品对除脆弱拟杆菌和梭杆菌属以外的各种厌氧菌亦具抗菌作用。对军团菌属、胎儿弯曲菌、某些螺旋体、肺炎支原体、立克次体属和衣原体属也有抑制作用。

【适应证】

（1）本品作为青霉素过敏患者治疗下列感染的替代用药：溶血性链球菌、肺炎球菌等所致的急性扁桃体炎、急性咽炎、鼻窦炎；溶血性链球菌所致猩红热、蜂窝织炎；白喉及白喉带菌者；气性坏疽、炭疽、破伤风；放线菌病；梅毒；李斯特菌病等。

（2）军团菌病。

（3）肺炎支原体肺炎。

（4）肺炎衣原体肺炎。

（5）衣原体属、支原体属所致泌尿生殖系感染。

（6）沙眼衣原体结膜炎。

（7）厌氧菌所致的口腔感染。

（8）空肠弯曲菌肠炎。

（9）百日咳。

（10）风湿热复发、感染性心内膜炎（风湿性心脏病、先天性心脏病、心脏瓣膜置换术后）及口腔、上呼吸道医疗操作时的预防用药（青霉素的替代用药）。

【用法与用量】口服。成人一日 1.6g，分 2~4 次服用（每日 3 次，每次 3~4 片）。军团菌病患者一次 0.4~1.0g，一日 4 次，成人每日量一般不宜超过 4g。预防链球菌感染一次 400mg，一日 2 次。衣原体或解脲脲原体感染一次 800mg，每 8 小时 1 次，共 7 日；或一次 400mg，每 6 小时 1 次，共 14 日。小儿按体重一次 7.5~12.5mg/kg，一日 4 次；或一次 15~25mg/kg，一日 2 次。严重感染每日量可加倍，分 4 次服用。百日咳患儿按体重一次 10~12.5mg/kg，一日 4 次，疗程为 14 日。

【注意事项】

（1）本品为抑菌剂，给药应按一定的时间间隔进行，以保持体内药物浓度，利于发挥作用。

（2）本品宜整片吞服，若服用药粉，则受胃酸破坏而降低药效。幼儿可服对酸稳定的酯化红霉素。

（3）静脉滴注易引起静脉炎，滴注速度宜缓慢。

（4）红霉素主要由肝代谢、胆道排出，肝功能损害者尽量避免应用。若确需时，应适当减量并密切随访肝功能。

（5）红霉素可加重重症肌无力患者症状。

（6）对一种红霉素制剂过敏或不能耐受时，对其他红霉素制剂也可能过敏或不能耐受。

【禁忌证】 对本品或其他大环内酯类药物过敏者禁用。

【慎用】 参见【特殊人群用药】项下。

【特殊人群用药】 肝病患者和妊娠妇女不宜使用红霉素酯化物。红霉素属妊娠期用药 B 类，妊娠妇女应用本品时宜权衡利弊后决定是否采用。红霉素可进入母乳中，哺乳期妇女应用时应暂停哺乳。其他参见红霉素项下。

【不良反应】

（1）服用本品后发生肝毒性反应者较服用其他红霉素制剂为多见，服药数日或 1~2 周后患者可出现乏力、恶心、呕吐、腹痛、皮疹、发热等。有时可出现黄疸，肝功能试验显示淤胆，停药后常可恢复。

（2）胃肠道反应有腹泻、恶心、呕吐、中上腹痛、口舌疼痛、食欲减退等，其发生率与剂量大小有关。

（3）大剂量（≥4g/d）应用时，尤其肝、肾疾病患者或老年患者，可能引起听力减退，主要与血药浓度过高（>12mg/L）有关，停药后大多可恢复。

（4）过敏反应表现为药物热、皮疹、嗜酸性粒细胞增多等，发生率为 0.5%~1%。

（5）其他偶有心律失常、口腔或阴道念珠菌感染。

【药物相互作用】 参见红霉素。

【应急处理】 参见红霉素。

罗 红 霉 素
Roxithromycin

【其他名称】 罗力得，罗迈新。

【制剂与规格】 片剂：0.05g，0.075g，0.15g。胶囊剂：0.05g，0.075g，0.15g。颗粒剂：0.025g，0.05g，0.075g，0.15g。

【药理作用】 本品抗菌谱与红霉素相似，体内抗菌作用比红霉素强 1~4 倍。本品对革兰氏阳性菌的作用比红霉素略差，对嗜肺军团菌的作用比红霉素强。对肺炎衣原体、肺炎支原体、解脲脲原体抗微生物作用与红霉素相仿或略强。罗红霉素对金黄色葡萄球菌（MRSA 除外）、链球菌（包括 A、B、C 族链球菌和肺炎球菌，但 G 族和肠球菌除外）、棒状杆菌、李斯特菌、卡他摩拉菌（卡他球菌）、军团菌等具有较强的抗菌活性；对口腔拟杆菌、产黑色素拟杆菌、消化球菌、消化链球菌、痤疮丙酸杆菌等厌氧菌以及脑炎弓形体、衣原体、支原体、解脲脲原体、梅毒螺旋体等也具有一定作用；对螺杆菌、淋病奈瑟球菌、脑膜炎奈瑟球菌、百日咳博德特菌等的作用较弱。本品能抑制大部分革兰氏阳性菌，对呼吸道及皮肤感染常见致病菌，如金黄色葡萄球菌、表皮葡萄球菌、肺炎球菌、化脓性链球菌、流感嗜血杆菌、肺炎支原体及军团菌等的抗菌活性与红霉素相似。

【适应证】本品适用于化脓性链球菌引起咽炎及扁桃体炎；敏感菌所致鼻窦炎、中耳炎、急性支气管炎、慢性支气管炎急性发作；肺炎支原体或肺炎衣原体所致肺炎；沙眼衣原体引起尿道炎和宫颈炎；敏感细菌引起皮肤软组织感染。

【用法与用量】空腹口服，一般疗程为 5~12 日。成人一次 150mg，一日 2 次；也可一次 300mg，一日 1 次。儿童一次按体重 2.5~5mg/kg，一日 2 次。

【注意事项】

(1)轻度肾功能不全者不需做剂量调整，严重肾功能不全者给药时间延长 1 倍(一次给药 150mg，一日 1 次)。

(2)本品与红霉素存在交叉耐药性。

(3)为获得较高的血药浓度，本品需空腹(餐前 1 小时或餐后 3~4 小时)与水同服。

(4)用药期间定期随访肝功能。

【禁忌证】对本品及红霉素或其他大环内酯类药物过敏者禁用。

【慎用】肝功能不全者慎用；严重肝硬化者血消除半衰期($t_{1/2\beta}$)延长至正常水平 2 倍以上，如确实需要使用，则一次给药 150mg，一日 1 次。

【特殊人群用药】妊娠妇女及哺乳期妇女慎用。低于 0.05% 的给药量排入母乳，虽然有报道对婴儿的影响不大，但仍需考虑是否中止授乳。其他参见红霉素。

【不良反应】常见恶心、呕吐、腹痛、腹泻等胃肠道反应，发生率低于红霉素；偶见皮疹、瘙痒、头痛、头晕、便秘等；发生严重的不良反应应停药。

【药物相互作用】

(1)本品与磺胺甲噁唑合用，可提高对流感嗜血杆菌的抑菌作用，并可降低耐药性的发生率。

(2)本品与奥美拉唑、兰索拉唑等质子泵制剂合用，可根除幽门螺杆菌。

(3)本品与三唑仑、地西泮等苯二氮䓬类药物合用，可致苯二氮䓬类药物的血药浓度升高，出现毒性反应，须监测相应药物的血药浓度。

(4)本品与华法林等抗凝血药合用，可抑制抗凝血药的代谢，导致其血药浓度升高，出现出血危险。

(5)本品与地高辛、环孢素、阿司咪唑、丙吡胺、麦角胺衍生物等合用，均使这些药物的血药浓度升高，出现毒性反应。

【应急处理】参见红霉素。

克 拉 霉 素
Clarithromycin

【其他名称】甲红霉素，克拉仙。

【制剂与规格】片剂：0.125g，0.25g，0.5g。胶囊剂：0.125g，0.25g，0.5g。注射剂：0.5g。

【药理作用】本品对产黑素拟杆菌、百日咳博德特菌、疏螺旋体、空肠弯曲菌、肺炎衣原体、沙眼衣原体、产气荚膜梭菌、幽门螺杆菌、嗜肺军团菌、单核细胞增多性李斯特菌、龟分枝杆菌、偶发分枝杆菌、海洋分枝杆菌、淋病奈瑟球菌、痤疮丙酸杆菌、无乳链球菌、肺炎球菌、化脓链球菌及绿色链球菌有较好的抗菌活性。对流感嗜血杆菌、鸟分枝杆菌、胞内分枝杆菌、麻风分枝杆菌、金黄色葡萄球菌、表皮葡萄球菌也有抗菌活性。而对大肠埃希菌、沙门菌属、克雷伯菌属、假单胞菌属及结核分枝杆菌的抗菌活性差。

【适应证】适用于克拉霉素敏感菌所引起的下列感染：

(1)鼻咽感染：扁桃体炎、咽炎、鼻窦炎。

(2)下呼吸道感染：急性支气管炎、慢性支气管炎急性发作和肺炎。

(3)皮肤、软组织感染：脓疱病、丹毒、毛囊炎、疖和伤口感染。

(4)急性中耳炎、肺炎支原体肺炎、沙眼衣原体引起的尿道炎及宫颈炎等。

(5)也用于军团菌感染或与其他药物联合用于鸟分枝杆菌感染、幽门螺杆菌感染的治疗。

【用法与用量】口服。

(1)成人：常用量为一次 0.25g，每 12 小时 1 次；重症感染者一次 0.5g，每 12 小时 1 次。根据感染严重程度应连续服用 6~14 日。

(2)儿童：6 个月以上儿童按体重一次 7.5mg/kg，每 12 小时 1 次或按以下方法给药：体重为 8~11kg 者一次 62.5mg，每 12 小时 1 次；体重为 12~19kg 者一次 0.125g，每 12 小时 1 次；体重为 20~29kg 者一次 0.187 5g，每 12 小时 1 次；体重为 30~40kg 者一次 0.250g，每 12 小时 1 次。根据感染的严重程度应连续服用 5~10 日。

【注意事项】

(1)肾功能严重损害(肌酐清除率<30ml/min)者须做剂量调整，常用量为一次 0.25g，一日 1 次；重症感染者首剂为 0.5g，以后一次 0.25g，一日 2 次。

(2)本品可空腹口服，也可与食物或牛奶同服，不影响其吸收。

(3)本品与红霉素及其他大环内酯类药物之间有交叉过敏和交叉耐药性。

(4)本品用药期间可能会出现真菌或耐药细菌导致严重感染，此时需要中止使用本品，同时采用适当治疗。

【禁忌证】对本品及其他大环内酯类药物过敏者、严重的肝功能损害者、电解质紊乱患者、服用特非那定治疗者、某些心脏病(包括心律失常、心动过速、QT 间期延长、缺血性心脏病、充血性心力衰竭等)患者禁用。

【慎用】肝功能损害、中 - 重度肾功能损害者慎用。

【特殊人群用药】

(1)妊娠妇女与哺乳期妇女用药：动物实验中该品对胚胎及胎儿有毒性作用，同时该品及其代谢产物可进入母乳中，故妊娠妇女及哺乳期妇女禁用。

(2)儿童用药：6 个月以下儿童用药的疗效和安全性尚未确定。

(3)老年患者用药：老年人的耐受性与年轻人相仿。

【不良反应】

(1)主要有口腔异味，腹痛、腹泻、恶心、呕吐等胃肠道反应，头痛，血清氨基转移酶短暂升高。

(2)可能发生过敏反应，轻者为药疹、荨麻疹，重者为过敏及 Stevens-Johnson 综合征。

（3）偶见肝毒性、艰难梭菌引起的假膜性结肠炎。

【药物相互作用】

（1）本品可轻度升高卡马西平的血药浓度，两者合用时需对后者做血药浓度监测。

（2）本品对氨茶碱、茶碱的体内代谢略有影响，一般不需调整后者的剂量，但氨茶碱、茶碱的用量偏大时需监测血药浓度。

（3）与其他大环内酯类药物相似，本品可升高需要经过细胞色素 P450 系统代谢的药物的血药浓度，如阿司咪唑、华法林、麦角生物碱、三唑仑、咪达唑仑、环孢素、奥美拉唑、苯妥英钠、溴隐亭、阿芬太尼、洛伐他汀等。

（4）本品与洛伐他汀和辛伐他汀等合用有横纹肌溶解的报道。

（5）本品与西沙必利、匹莫齐特合用可升高后者的血药浓度，导致 QT 间期延长、心律失常（如室性心动过速）和充血性心力衰竭；与阿司咪唑合用会导致 QT 间期延长，但无任何临床症状。

（6）本品与地高辛合用可致后者的血药浓度升高，出现毒性反应，应进行血药浓度监测。

（7）大环内酯类药物能改变特非那定的代谢而升高其血药浓度，导致心律失常（如室性心动过速）和充血性心力衰竭。

（8）HIV 感染的成年人同时口服本品和齐多夫定时，本品会干扰后者的吸收，使其稳态血药浓度下降，应错开服用时间。

（9）本品与利托那韦合用时代谢会明显被抑制，故本品每天的剂量＞1g 时不应与利托那韦合用。

（10）氟康唑可增加本品的血药浓度。

【应急处理】当服用大剂量克拉霉素时，可能有胃肠道不适，因过量引起症状时，应迅速洗胃并适当给予支持疗法，血液或腹膜透析不能降低本品血药浓度。

阿 奇 霉 素
Azithromycin

【其他名称】希舒美，泰力特。

【制剂与规格】片（胶囊）剂：0.25g，0.5g。颗粒剂：0.1g。注射剂：0.5g。

【药理作用】本品对大多数革兰氏阳性菌、部分阴性菌及一些非典型致病菌均有效。对链球菌和葡萄球菌的敏感性较红霉素低 2~4 倍，而白喉棒状杆菌等需氧革兰氏阳性杆菌对本品敏感。对革兰氏阳性厌氧杆菌，本品 MIC 比红霉素低。本品对革兰氏阴性杆菌的作用比红霉素明显增强；本品对流感嗜血杆菌的抑菌作用比红霉素强 4~8 倍；对肠杆菌科、霍乱弧菌具有良好抑菌作用；沙门菌属、志贺菌属等对本品中度敏感。多种非典型致病菌如肺炎支原体、衣原体、军团菌、解脲脲原体、梅毒螺旋体等对本品敏感。

【适应证】用于化脓性链球菌引起急性扁桃体炎、急性咽炎；肺炎球菌及流感嗜血杆菌、卡他莫拉菌所致的细菌性急性支气管炎、慢性支气管炎急性发作；流感嗜血杆菌、肺炎球菌、肺炎支原体所致的社区获得性肺炎；衣原体所致的尿道炎和宫颈炎；杜克雷嗜血杆菌所致的软下疳。与其他药物合用于 HIV 感染者中鸟分枝杆菌复合体感染的预防和治疗敏感菌所致的皮肤软组织感染。

【用法与用量】

(1)成人:①口服:第 1 日 0.5g 顿服,第 2~5 日每日顿服 0.25g;或每日顿服 0.5g,连服 3 天。②静脉注射:重症一次 0.5g,每日 1 次,以注射用水 5ml 溶解后,加入 0.9% 氯化钠注射液或 5% 葡萄糖注射液中成为 1~2mg/ml 的浓度,滴注 1~2 小时,约 2 日控制症状后改口服以巩固疗效。

(2)儿童:①治疗中耳炎、肺炎:第 1 日 10mg/kg 顿服(一日最大剂量不超过 0.5g),第 2~5 日每日 5mg/kg 顿服(一日最大剂量不超过 0.25g)。②治疗咽炎、扁桃体炎:第 1 日 10mg/kg 顿服,第 2~5 日每日 5mg/kg 顿服。食物可影响本品吸收,故须在饭前 1 小时或饭后 2 小时口服。

【注意事项】

(1)轻度肾功能不全患者(肌酐清除率>40ml/min)无须做剂量调整,但阿奇霉素在较严重的肾功能不全患者中使用尚无资料,用药需谨慎。

(2)用药期间如果发生过敏反应,如血管神经性水肿、皮肤反应、毒性表皮坏死等,应立即停药,并采取适当措施。

(3)治疗期间若患者出现腹泻症状,应考虑假膜性结肠炎发生。如诊断确立,应采取相应的治疗措施,包括维持水与电解质平衡、补充蛋白质等。

(4)本品每次滴注时间不得少于 60 分钟,滴注液浓度不得高于 2.0mg/ml。

(5)治疗盆腔炎时若怀疑合并厌氧菌感染,应合用抗厌氧菌药物。

【禁忌证】对本品、红霉素或大环内酯类药物过敏者禁用。

【慎用】由于肝胆系统是阿奇霉素排泄主要途径,故肝功能不全者慎用,严重的肝病患者不应使用,用药期间定期随访肝功能。

【特殊人群用药】

(1)妊娠妇女与哺乳期妇女用药:动物实验显示该品对胎儿无影响,但在妊娠妇女中应用尚缺乏经验,故在妊娠妇女中应用须充分权衡利弊。尚无资料显示该品是否可分泌至母乳中,故哺乳期妇女应用须谨慎考虑。

(2)儿童用药:治疗<6 个月小儿的中耳炎、社区获得性肺炎及<2 岁小儿的咽炎或扁桃体炎的疗效与安全性尚未确定。

(3)老年患者用药:尚无老年患者用药的经验。

【不良反应】

(1)常见腹泻、腹痛、稀便、恶心、呕吐等胃肠道反应,发生率较红霉素低。

(2)注射部位疼痛、局部炎症等。

(3)皮疹、瘙痒等过敏反应,过敏性休克和血管神经性水肿极为少见。

(4)实验室检查:血清氨基转移酶、肌酐、乳酸脱氢酶、胆红素及碱性磷酸酶升高,白细胞、中性粒细胞及血小板减少。

(5)本品可致食欲减退、阴道炎、口腔炎、头晕、呼吸困难等。

【药物相互作用】

(1)本品与茶碱合用,可提高后者在血浆中的浓度,应注意监测血浆中的茶碱浓度。

(2)本品与华法林合用时,应注意检查凝血酶原时间。

(3)本品与下列药物同时使用应注意密切观察患者:①地高辛:使地高辛的血药浓度升

高；②麦角胺或二氢麦角胺：急性麦角毒性，表现为严重的末梢血管痉挛或感觉迟钝（触物感痛）；③三唑仑：通过减少三唑仑降解，使三唑仑药理作用增强；④细胞色素 P450 系统代谢药：提高血清中卡马西平、特非那定、环孢素、环己巴比妥、苯妥英水平。

（4）本品与利福布汀合用，可增加后者的毒性。

（5）避免本品与含铝或镁制酸剂同时服用，因可降低本品血药峰浓度，必须合用时，本品应在服用上述药物前 1 小时或后 2 小时给予。

【应急处理】同克林霉素。

<h2 style="text-align:center">乙酰螺旋霉素</h2>
Acetylspiramycin

【其他名称】醋酸麦迪霉素，美欧卡霉素。

【制剂与规格】片（肠溶）剂：0.1g（效价）。

【药理作用】本品抗菌谱及适应证均与红霉素相似，对革兰氏阳性菌如金黄色葡萄球菌、溶血性链球菌、肺炎球菌、白喉棒状杆菌、炭疽杆菌和梭菌属等有较强的抗菌作用，抗菌作用强度不及红霉素，但很多耐红霉素的金黄色葡萄球菌尤其是耐甲氧西林的金黄色葡萄球菌对本品敏感。细菌对乙酰螺旋霉素及红霉素两者呈部分交叉耐药性。此外，本品对李斯特菌属、卡他布兰汉菌、淋病奈瑟球菌、胎儿弯曲菌、流感嗜血杆菌、百日咳博德特菌、类杆菌属、产气荚膜杆菌、痤疮丙酸杆菌、消化球菌和消化链球菌以及支原体、衣原体、弓形体、隐孢子虫等也有较强的抑菌作用。

【适应证】适用于敏感葡萄球菌、链球菌属和肺炎球菌所致的轻、中度感染，如咽炎、扁桃体炎、鼻窦炎、中耳炎、牙周炎、急性支气管炎、慢性支气管炎急性发作、肺炎、非淋菌性尿道炎、皮肤软组织感染；亦可用于隐孢子虫病或作为治疗妊娠妇女弓形体病的选用药物。

【用法与用量】口服。成人一次 0.2~0.3g，一日 4 次，首次加倍；小儿每日按体重 20~30mg/kg，分 4 次服用。

【注意事项】

（1）由于肝胆系统是乙酰螺旋霉素排泄主要途径，故严重肝功能不全患者慎用该品。

（2）轻度肾功能不全患者不需作剂量调整，但乙酰螺旋霉素在严重肾功能不全患者中的使用尚缺乏资料，故应慎用。

（3）如有过敏反应，立即停药。6 个月以内小儿患者的疗效及安全性尚未确定。该品可透入胎盘，故在妊娠妇女中应用需充分权衡利弊后决定是否应用。尚无资料显示乙酰螺旋霉素是否经乳汁排泄，但由于许多大环内酯类药物可经乳汁排泄，故哺乳期妇女宜慎用该品，如必须应用时应暂停哺乳。肝、肾功能正常的老年患者不需减量应用。

【禁忌证】对本品、红霉素或大环内酯类药物过敏者禁用。

【慎用】由于肝胆系统是乙酰螺旋霉素排泄的主要途径，故严重的肝功能不全患者慎用本品；轻度肾功能不全患者不需做剂量调整，但乙酰螺旋霉素在严重的肾功能不全患者中的使用尚缺乏资料，故应慎用。

【特殊人群用药】

（1）妊娠妇女与哺乳期妇女用药：该品可透入胎盘，故在妊娠妇女中应用需充分权衡利弊后决定是否应用。尚无资料显示乙酰螺旋霉素是否经乳汁排泄，但由于许多大环内酯类药物可经乳汁排泄,故哺乳期妇女宜慎用该品,如必须应用,应暂停哺乳。

（2）儿童用药：6 个月以内的小儿患者用药疗效及安全性尚未确定。

【不良反应】

（1）本品不良反应较红霉素少见,主要有腹痛、恶心、呕吐等胃肠道反应。

（2）过敏反应少见,主要为药疹。

（3）有抗生素相关性腹泻、假膜性结肠炎的个例报道。

（4）连续服用本品可引起 GPT、GOT、碱性磷酸酶升高等肝功能损害。

【药物相互作用】

（1）本品几乎不与其他药物产生相互作用,不影响氨茶碱等药物体内代谢。

（2）本品与甲硝唑合用,对脆弱拟杆菌有协同抗菌作用。

（3）本品与甲氧苄啶合用,对流感嗜血杆菌有协同抗菌作用。

（4）本品与卡马西平、特非那定、苯妥英钠等经细胞色素 P450 系统代谢的药物合用,可升高这些药物血药浓度。

（5）本品与左旋多巴合用,可使左旋多巴生物利用度下降。

（6）在接受麦角衍生物类药物患者中,同时使用某些大环内酯类药物曾出现麦角中毒,目前尚无麦角衍生物类药物与本品相互作用报道,但本品不宜与麦角衍生物类药物同时服用。

【应急处理】当服用大剂量本药时可能有胃肠道不适,因过量引起症状时应迅速洗胃并适当给予支持疗法。血液或腹膜透析不能降低本品血药浓度。

五、酰胺醇类

酰胺醇类为广谱抗生素,对革兰氏阳性、阴性细菌均有抑制作用,而对革兰氏阴性细菌的作用较强,一般为抑菌作用,但对流感嗜血杆菌的作用强,甚至有杀菌作用;对立克次体感染亦有效;对革兰氏阳性球菌的作用不及青霉素和四环素。

氯 霉 素
Chloramphenicol

【制剂与规格】片（胶囊）剂：0.25g。注射剂：0.25g。

【药理作用】本品为广谱抗生素,对革兰氏阴性菌的作用较对革兰氏阳性菌强,螺旋体、衣原体、支原体、立克次体等均对本品敏感,但铜绿假单胞菌等则多呈耐药,对结核分枝杆菌、病毒、真菌、原虫等均无作用。各种细菌都能对氯霉素产生耐药性,但较慢。

【适应证】用于伤寒、副伤寒和其他沙门菌、脆弱拟杆菌感染。与氨苄西林合用于流感嗜血杆菌性脑膜炎。由脑膜炎奈瑟球菌或肺炎球菌引起的脑膜炎,在患者不宜用青霉素时也可用本品。外用治疗沙眼或化脓菌感染。由于氯霉素可能引起再生障碍性贫血,现已不作为第一线药物使用,仅用于治疗威胁生命感染如细菌性（流感嗜血杆菌）脑膜炎或立克次体感染。

【用法与用量】

（1）口服：①成人一次 0.25~0.5g,每日 1~2g,分 3~4 次服；②小儿每日 25~50mg/kg,分 3~4 次服；③新生儿每日不超过 25mg/kg,分 4 次服,需监测血药浓度,根据结果调整给药方案,无监测条件者不宜应用本品。

(2)静脉滴注:每日 1~2g,分 2 次滴注,以输液稀释,1 支氯霉素(0.25g)至少用稀释液 100ml;儿童每日 30~50mg/kg,分 2 次滴注。

【注意事项】

(1)对原有肝损害者或肝、肾同时有损害者应避免应用本品,确有指征需应用时,应权衡利弊后决定是否使用,并需监测血药浓度。

(2)应用本品治疗患者应定期检查周围血常规,长期治疗者尚需查网织细胞计数,必要时需做骨髓检查,以便及时发现与剂量有关的可逆性骨髓抑制,但全血常规检查不能预测通常在治疗完成后发生的再生障碍性贫血。

(3)本品肌内注射可引起较剧烈疼痛,还可致坐骨神经麻痹,造成下肢瘫痪,故已少用。

【禁忌证】对氯霉素或甲砜霉素有过敏史者、新生儿、早产儿、精神病患者禁用。

【慎用】本品可透过血胎屏障,妊娠期尤其是妊娠末期或围产期不宜用本品;老年患者的组织器官大多退化,功能减退,自身免疫功能亦降低,本品可致严重的不良反应,应慎用。

【特殊人群用药】

(1)妊娠妇女及哺乳期妇女用药:由于氯霉素可透过血胎屏障,对早产儿和足月产新生儿均可能引起毒性反应,发生灰婴综合征,因此在妊娠期,尤其是妊娠末期或分娩期不宜应用本品。本品自乳汁分泌,有导致哺乳婴儿发生不良反应的可能,包括严重的骨髓抑制反应,因此本品不宜用于哺乳期妇女,必须应用时应暂停哺乳。

(2)儿童用药:新生儿由于肝酶系统未发育成熟,肾脏排泄功能又差,药物自肾排泄较成人缓慢,故氯霉素应用于新生儿易导致血药浓度过高而发生毒性反应(灰婴综合征),故新生儿不宜应用本品,有指征必须应用本品时,如有条件时应在监测血药浓度条件下使用。

(3)老年患者用药:老年患者组织器官大多退化,功能减退,自身免疫功能亦降低,氯霉素可致严重不良反应,故老年患者应慎用。

【不良反应】

(1)对造血系统的严重毒性反应:有两种不同的表现形式,一是与剂量有关可逆性骨髓抑制,与氯霉素应用剂量大小及疗程长短均有关,常见于血药浓度超过 25mg/L 患者,表现为贫血并伴有白细胞和血小板减少;二是与剂量无关的骨髓毒性反应,与个体特异性反应有关,常表现为严重的、不可逆性再生障碍性贫血。

(2)溶血性贫血:可发生在某些先天性葡萄糖-6-磷酸脱氢酶(G-6-PD)不足患者。

(3)灰婴综合征:典型病例发生在出生后 48 小时内即给予高剂量氯霉素,治疗 3~4 日后可发生灰婴综合征,血药浓度可高达 40~200mg/L。

(4)口服本品长程治疗可诱发出血倾向,可能与骨髓抑制、肠道菌群减少致维生素 K 合成受阻、凝血酶原时间延长等均有关。

(5)可发生周围神经炎和视神经炎,常属可逆性的,也有发生视神经萎缩而致盲者。

(6)可致恶心、呕吐、腹泻、食欲减退、舌炎、口腔炎等消化道症状。

(7)本品可致各种皮疹、日光性皮炎、血管神经性水肿,一般较轻,停药后可迅速好转,局部应用可致接触性皮炎。

(8)二重感染:长期应用可致变形杆菌、铜绿假单胞菌、金黄色葡萄球菌、真菌等肺和胃肠道及尿路感染。

【药物相互作用】

(1)本品可抑制肝微粒体酶活性,可致抗癫痫药(乙内酰脲类)代谢降低,或氯霉素置换该类药物血浆蛋白结合部位,使其作用增强或毒性增加,故合用或先后应用时需调整此类药物剂量。

(2)大环内酯类和林可霉素类抗生素的抗菌作用机制与氯霉素相似,可替代或阻止氯霉素与细菌核糖体 50S 亚基相结合,故两者同用可发生拮抗而不宜联合应用。

(3)本品可拮抗维生素 B$_{12}$ 造血作用,两者不宜合用。

(4)本品对维生素 B$_6$ 有拮抗作用或使后者经肾排泄量增加,可导致贫血或周围神经炎发生,两者合用时机体对维生素 B$_6$ 的需要量增加。

(5)本品与降血糖药如甲苯磺丁脲或口服抗凝血药如双香豆素、华法林合用时,可增强其降糖或抗凝作用,需调整剂量。

(6)长期口服含雌激素避孕药期间,应用本品可降低避孕效果及增加经期外出血。

(7)本品与抗肿瘤药物、秋水仙碱、羟基保泰松、保泰松和青霉胺等能引起骨髓抑制药物合用,可加重其骨髓抑制作用。同时进行放射治疗时,应用本品亦可加重骨髓抑制作用,需调整骨髓抑制药用量或放射治疗剂量。

(8)本品可抑制肝微粒体酶的作用,降低诱导麻醉药阿芬太尼清除,延长其作用时间。

(9)苯巴比妥、利福平等肝药酶诱导剂与本品合用时可增强本品代谢,使其血药浓度降低。

【应急处理】本品无特异性拮抗剂,药物过量时应给予催吐、洗胃及大量饮水及补液等对症治疗及支持治疗。

甲 砜 霉 素

Thiamphenicol

【其他名称】甲砜氯霉素。

【制剂与规格】片剂:0.125g,0.25g。胶囊剂:0.25g。

【药理作用】本品抗菌活性除对酿脓链球菌、肺炎球菌、百日咳博德特菌和宋氏志贺菌外,都不及氯霉素;对革兰氏阳性菌如肺炎球菌、溶血性链球菌的作用很强;对金黄色葡萄球菌、沙门菌或大肠埃希菌、肺炎克雷伯菌等的作用较氯霉素略差。对厌氧菌、螺旋体、立克次体、阿米巴原虫等也有一定的作用。

【适应证】用于对其敏感的流感嗜血杆菌、大肠埃希菌、沙门菌属等所致呼吸道、尿路、肠道等感染。

【用法与用量】口服,成人每日 1.5~3g,分 3~4 次服;小儿每日 25~50mg,分 4 次服。

【注意事项】

(1)肾功能不全者可使本品排出量减少,体内有积蓄倾向,应减量使用。

(2)患者应用本品治疗过程中应定期检查周围血常规,长程治疗者尚需查网织细胞计数,以便及时发现血液系统不良反应。

【禁忌证】对本品或氯霉素有过敏史者禁用。

【慎用】参见【特殊人群用药】项下。

【特殊人群用药】

(1)妊娠妇女及哺乳期妇女用药:妊娠期尤其是妊娠末期的妇女应尽量避免应用本品。

哺乳期妇女用药时应暂停哺乳。

(2)儿童用药：新生儿应尽量避免应用本品。

(3)老年患者用药：尚不明确。

【不良反应】

(1)可发生胃肠道反应,如恶心、呕吐、腹痛、腹泻等。

(2)在早产儿、新生儿中尚未发现有发生灰婴综合征者,仅有个例报道出现短暂性皮肤和面色苍白。

(3)本品可引起造血系统的毒性反应,主要表现为可逆性红细胞生成抑制、白细胞和血小板减少;发生再生障碍性贫血者罕见。

(4)本品偶见皮疹等过敏反应。

【药物相互作用】参见氯霉素。

【应急处理】参见氯霉素。

六、糖肽类

万 古 霉 素
Vancomycin

【其他名称】稳可信,来可信。

【制剂与规格】注射剂：0.5g,1.0g。胶囊剂：20mg,250mg。

【药理作用】本品对革兰氏阳性球菌有强大的杀菌作用,口服给药对治疗艰难梭菌假膜性结肠炎有极好的疗效;对化脓性链球菌、肺炎球菌、金黄色葡萄球菌、表皮葡萄球菌等有较强的抗菌活性;对厌氧链球菌、艰难梭菌、炭疽杆菌、放线菌、白喉棒状杆菌、淋病奈瑟球菌、绿色链球菌、牛链球菌、粪链球菌等也有一定的抗菌作用。本品对多数革兰氏阴性菌、分枝杆菌属、拟杆菌属、立克次体属、衣原体属或真菌均无效。

【适应证】

(1)适用于耐甲氧西林金黄色葡萄球菌及其他细菌所致感染,如败血症、心内膜炎、肺炎、肺脓肿、脓胸、腹膜炎、脑膜炎、骨髓炎、关节炎、灼伤、手术创伤等浅表性继发感染等。

(2)对于甲硝唑无效的假膜性结肠炎或多重耐药葡萄球菌小肠结肠炎有效,一般采用口服。

(3)对于血液透析患者发生葡萄球菌属引起的动静脉分流感染有效。

【用法与用量】

(1)术前预防：心瓣膜修补或心脏瓣膜疾病需进行手术伴青霉素过敏患者,术前1小时静脉滴注,成人1g,小儿按体重20mg/kg,8小时后重复给药1次。

(2)全身性感染：

1)成人常用量：每6小时按体重静脉滴注7.5mg/kg或每12小时静脉滴注15mg/kg。

2)小儿常用量：0~7天,按体重15mg/kg静脉滴注,继以10mg/kg,每12小时1次;7天至1个月,按体重15mg/kg静脉滴注,继以10mg/kg,每8小时1次。

3)儿童常用量：按体重10mg/kg,每6小时静脉滴注1次或20mg/kg,每12小时1次。

(3)肠道感染:口服。

1)成人一次 125~500mg,每小时 1 次,维持 5~10 天,每日剂量不超过 4g。

2)小儿一次按体重 10mg/kg,每 6 小时 1 次,维持 5~10 天,需要时可重复给药。

(4)肾功能不全者:先给首次冲击量 750~1 000mg 后,再根据肌酐清除率调整用药剂量。肌酐清除率>80ml/min 者静脉滴注剂量同成人正常用量;肌酐清除率为 50~80ml/min 者静脉滴注剂量每 1~3 日 1 000mg;肌酐清除率为 10~50ml/min 者静脉滴注剂量每 3~7 日 1 000mg;肌酐清除率<10ml/min 者静脉滴注剂量每 7~14 日 1 000mg。

【注意事项】

(1)对诊断的干扰:BUN 可能增高。

(2)治疗期间应定期检查听力,尿液中的蛋白、管型、细胞数及测定尿相对密度等。

(3)因可致剧烈疼痛,不宜肌内或静脉注射。

(4)静脉滴注时应控制药液浓度和滴速,每次滴注时间应在 1 小时以上。

(5)治疗葡萄球菌心内膜炎的疗程不得少于 4 周。

【禁忌证】对本品或其他万古霉素类抗生素过敏者禁用。

【慎用】听力减退或有耳聋病史者、严重的肾功能不全者慎用。

【特殊人群用药】

(1)妊娠妇女与哺乳期妇女用药:妊娠妇女及哺乳期妇女在危及生命的情况下或患有严重的疾病其他药物无效或不能用时,要充分权衡利弊后慎用,因静脉给药可穿过胎盘,导致胎儿第Ⅷ对脑神经损伤。

(2)儿童用药:在监测血药浓度的条件下对儿童慎重给药。

(3)老年患者用药:对老年人在确有指征使用时,必须调整剂量或调整用药间隔。

【不良反应】

(1)口服给药可有食欲减退、恶心、呕吐等症状。

(2)可出现耳鸣、血尿、嗜睡等症状。

(3)可出现间质性肾炎、急性肾功能不全等。

(4)输入药液过浓可致血栓性静脉炎;输入速度过快、剂量过大可产生红斑或荨麻疹样反应、皮肤发红(红颈综合征)。

(5)肌内或静脉注射可致剧烈疼痛。

【药物相互作用】

(1)氨基糖苷类、两性霉素 B、阿司匹林、其他水杨酸盐、杆菌肽(注射)、卷曲霉素、环孢素、依他尼酸、巴龙霉素及多黏菌素类等药物与本品合用或先后应用,可增加耳毒性和 / 或肾毒性的潜在可能,可能发生听力减退,即使停药后仍可能继续进展致耳聋,多数为不可逆性的。

(2)吩噻嗪类、噻吨类、抗组胺药、赛克力嗪、曲美苄胺、布克力嗪等与本品合用时,可能掩盖头昏、耳鸣、眩晕等耳毒性症状。

(3)本品与维库溴铵和琥珀胆碱等合用,可增加其神经肌肉阻滞作用。

(4)本品与考来烯胺同时口服,可使药效灭活。

(5)与麻醉药合用,可增加过敏反应发生率。

(6)本品与碱性溶液、含重金属类药、甲氧西林、碳酸氢钠、肝素、氯霉素等呈配伍禁忌。

【**应急处理**】用药过量可引起少尿和肾衰竭,加强支持疗法,维持肾功能,通过血液灌流或血液过滤可提高药物清除率。

去甲万古霉素
Norvancomycin

【**其他名称**】万迅。

【**制剂与规格**】注射剂:0.4g。

【**药理作用**】本品药理性质和抗菌作用与万古霉素相似,为目前治疗 MRSA 首选药物,对革兰氏阳性菌有强大的杀菌作用,对 MRSA 及 MRSE、肠球菌有较高的抗菌活性,对厌氧链球菌、艰难梭菌、炭疽杆菌、放线菌、白喉棒状杆菌、淋病奈瑟球菌抗菌活性也很高;对绿色链球菌、牛链球菌、粪链球菌等也有一定的敏感性;对革兰氏阴性杆菌无效,对分枝杆菌、拟杆菌、真菌等不敏感。

【**适应证**】

(1)适用于葡萄球菌属(包括甲氧西林耐药菌株和多重耐药菌株)所致心内膜炎、骨髓炎、肺炎、败血症或软组织感染等。

(2)对青霉素过敏者不能采用青霉素类或头孢菌素类,或经上述抗生素治疗无效的严重葡萄球菌感染患者可选用。

(3)本品也可用于对青霉素过敏者肠球菌心内膜炎、棒状杆菌属(类白喉杆菌属)心内膜炎治疗。

(4)用于对青霉素过敏与对青霉素不过敏血液透析患者发生葡萄球菌属所致动静脉分流感染的治疗。

【**用法与用量**】静脉滴注,成人一日 0.8~1.6g,分 2~3 次;小儿每日按体重 16~24mg/kg,一次或多次给药。肾功能不全患者需减少维持剂量,可通过延长给药间期,每次剂量不变;或是给药间期不变,减少每次剂量来完成。

【**注意事项**】参见万古霉素。

【**禁忌证**】参见万古霉素。

【**慎用**】参见万古霉素。

【**特殊人群用药**】参见万古霉素。

【**不良反应**】参见万古霉素。

【**药物相互作用**】参见万古霉素。

【**应急处理**】参见万古霉素。

替 考 拉 宁
Teicoplanin

【**其他名称**】壁霉素,肽可霉素。

【**制剂与规格**】注射剂:0.2g,0.4g。

【**药理作用**】本品对厌氧及需氧的革兰氏阳性菌均有抗菌活性,敏感菌有金黄色葡萄球菌和凝固酶阴性葡萄球菌(包括对甲氧西林敏感及耐药菌)、链球菌、肠球菌、单核细胞增多性李斯特菌、细球菌、JK 组棒状杆菌和革兰氏阳性厌氧菌,后者包括艰难梭菌和消化球菌。

其活性谱范围同万古霉素相似。作用机制独特,很少出现耐替考拉宁菌株,对青霉素类及头孢菌素类、大环内酯类、四环素和氯霉素、氨基糖苷类和利福平耐药的革兰氏阳性菌仍对替考拉宁敏感。

【适应证】适用于革兰氏阳性菌引起的感染,主要用于耐青霉素类、头孢菌素类、其他抗生素的葡萄球菌感染,或用上述抗生素治疗无效的严重葡萄球菌感染,如呼吸道感染、泌尿道感染、皮肤和软组织感染、败血症、心内膜炎、骨和关节感染及持续不卧床腹膜透析相关性腹膜炎等。在矫形手术具有革兰氏阳性菌感染高危因素时,本品也可作预防用。

【用法与用量】静脉或肌内注射。

(1)成人首剂(第 1 日)400mg,次日开始每日 200mg;严重感染每次 400mg,每日 2 次,3 日后减为每日 200~400mg。

(2)儿童 10mg/kg,每日 1 次。

(3)新生儿 6mg/kg,每日 1 次。

(4)肾功能不全患者前 3 天按照常规剂量给药,第 4 天开始根据血药浓度测定结果调整剂量。肌酐清除率为 40~60ml/min 者剂量减半,每日 1 次或常规剂量,隔日 1 次;肌酐清除率<40ml/min 者按常规剂量 1/3,每日 1 次或按起始剂量,每 3 日 1 次。

【注意事项】

(1)本品与万古霉素可能有交叉过敏反应。

(2)本品宜现配现用,必要时保存在 4℃条件下,不得超过 24 小时。

(3)对敏感菌感染大多数患者给药后 48~72 小时可能会出现疗效反应,根据感染类型、程度以及患者临床反应制订疗程长短。

(4)患者体重如果超过 85kg,建议按中度感染 3mg/kg、严重感染 6mg/kg 相同治疗方案给药。

(5)振摇会产生泡沫,以至于不能获得足够药液,可将溶液静置 15 分钟,待其消泡。

(6)用药期间需注意肾、耳毒性的发生,应定期监测肾功能、尿常规、血常规、肝功能,注意听力改变,必要时监测听力。

(7)本品静脉滴注时间不少于 30 分钟,静脉注射时间不少于 1 分钟。

【禁忌证】对本品过敏者,对糖肽类抗生素如万古霉素、去甲万古霉素等过敏者禁用。

【慎用】肾功能不全患者慎用。

【特殊人群用药】

(1)妊娠妇女与哺乳期妇女用药:对妊娠或可能妊娠的妇女,请权衡利弊后慎重使用。哺乳期妇女用药期间宜暂停哺乳。

(2)儿童用药:2 个月以上儿童革兰氏阳性菌感染可用替考拉宁治疗。

(3)老年患者用药:除非有肾损害,否则老年患者无须调整剂量。

【不良反应】本品不良反应一般较轻且短暂,常见的有皮疹、瘙痒、注射部位疼痛、血栓静脉炎、恶心、呕吐、白细胞减少、血小板减少或增多、嗜睡、眩晕、耳鸣、听力下降、血清肌酸酐短暂升高、血清氨基转移酶和 / 或血清碱性磷酸酶增高等。

【药物相互作用】

(1)与阿司匹林及其他水杨酸盐、两性霉素 B、氨基糖苷类、卷曲霉素、杆菌肽、依他尼酸、环孢素、抗组胺药、吩噻嗪类、布克力嗪、呋塞米等合用,使耳毒性、肾毒性增加。

(2)本品与环丙沙星合用,增加发生惊厥危险。

(3)本品与氨基糖苷类溶液直接混合不相容,呈配伍禁忌。

【应急处理】用药过量可引起少尿和肾衰竭,加强支持疗法,维持肾功能,通过血液灌流或血液过滤可提高药物清除率。

七、林可霉素类

林 可 霉 素
Lincomycin

【其他名称】林肯霉素,洁霉素。

【制剂与规格】片剂:0.25g,0.5g。胶囊剂:0.25g,0.5g。注射剂:0.2g,0.6g。滴眼剂:3%。

【药理作用】本品为窄谱抗生素,作用与红霉素相似,对革兰氏阳性球菌有较好作用,特别对厌氧菌、金黄色葡萄球菌及肺炎球菌有高效。其作用机制和红霉素相似,属抑菌剂。

【适应证】适用于敏感葡萄球菌、肺炎球菌、链球菌及厌氧菌引起的呼吸道感染、盆腔感染、骨髓炎等,还可用于对青霉素类过敏的感染性疾病治疗。注射剂还可另外用于败血症、慢性骨和关节感染外科辅助治疗等。

【用法与用量】

(1)口服:成人一日 1.5~2g,分 3~4 次;小儿每日 30~60mg/kg,分 3~4 次服用。

(2)肌内注射:成人一日 0.6~1.2g,分次给药;小儿每日 10~20mg/kg,分次给药。

(3)静脉滴注:成人严重感染时一次 0.6~1g,每 8~12 小时 1 次,危及生命时剂量可增至一日 8g 极量;小儿每日 10~20mg/kg,分 2~3 次给药。

【注意事项】

(1)长期或大剂量应用本品时应注意监测肝肾功能、血常规及血药浓度。

(2)本品可使血清 GPT 和 GOT 增高,可对诊断造成干扰。

(3)口服药宜空腹服用,以利于吸收。

(4)本品与卡那霉素、新生霉素等呈配伍禁忌。

(5)本品不适用于脑膜炎的治疗,因其在脑脊液中达不到有效浓度。

(6)严重的肾功能损害者,本品剂量应减至正常剂量的 25%~30%;中度以上肝功能损害者如必须使用本品,需减量。

(7)本品不可直接静脉注射,进药速度过快可致心搏暂停和低血压;静脉滴注时滴注时间应>1 小时,且每 0.6~1g 本品需用 100ml 以上溶液稀释。

(8)治疗溶血性链球菌感染时的疗程至少为 10 日,以防治急性风湿热的发生。

【禁忌证】对本品或林可霉素类过敏者、深部真菌感染者、1 个月以下新生儿禁用。

【慎用】肝、肾功能不全者,哮喘或其他严重的过敏者,有胃肠疾病或有既往史者,尤其是溃疡性结肠炎、假膜性结肠炎、克罗恩病患者,未完全控制糖尿病患者,鹅口疮和白念珠菌阴道炎患者,免疫功能低下者,恶性肿瘤患者慎用。

【特殊人群用药】

(1)妊娠及哺乳期妇女用药:妊娠及哺乳期妇女应用本品前应谨慎权衡利弊后再使用,哺乳期妇女必要应用时宜暂停哺乳。

(2)儿童用药:参见【用法与用量】项下,1个月以下新生儿禁用。

(3)老年患者用药:需调整剂量,尤其是有严重肾功能不全患者。

【不良反应】

(1)18岁以下患者可出现听力下降。

(2)长期使用本品可致假膜性结肠炎,应立即停药,必要时可用去甲万古霉素治疗。

(3)本品可引起胃肠道反应,如恶心、呕吐、腹痛、腹泻等。

(4)本品可致皮疹、瘙痒、荨麻疹、多形红斑等过敏反应。

(5)本品可出现氨基转移酶升高、黄疸等。

(6)静脉给药速度过快或大剂量静脉滴注时,偶见呼吸及循环系统抑制。

(7)本品因神经肌肉阻滞作用,在前列腺增生的老年男性较大剂量应用时偶可出现尿潴留。

(8)本品还可出现二重感染、注射部位疼痛、休克样反应、肾功能损伤等反应。

【药物相互作用】

(1)本品与抗肌无力的抗胆碱酯酶药合用,可降低后者疗效,用药剂量需调整。

(2)与克林霉素、红霉素、氯霉素合用有拮抗作用,可抑制本品与细菌核糖体50S亚基的结合。

(3)本品与阿片类镇痛药合用,必须对患者进行密切观察,因可导致呼吸抑制延长或引起呼吸麻痹。

(4)本品与新生霉素、卡那霉素等药呈配伍禁忌。

(5)与地芬诺酯等抑制肠蠕动止泻药、含白陶土的止泻药合用,本品在治疗中或停药后数周可引起假膜性结肠炎,因可使结肠内的毒素延迟排出,从而导致腹泻延长和加剧,故不宜与抗蠕动止泻药合用。

(6)本品可增加吸入性麻醉药神经肌肉阻滞作用,导致肌无力和呼吸抑制或麻痹,在手术中或手术后合用时应注意。

【应急处理】如用药后发生过敏反应,应立即停药,严重者需使用肾上腺素、抗组胺药等药物,并给予保持气道通畅、给氧、静脉补液等急救措施。

克 林 霉 素

Clindamycin

【其他名称】氯林霉素,克林美。

【制剂与规格】胶囊剂:75mg,150mg,300mg。注射剂:0.15g,0.3g,0.6g,0.9g。

【药理作用】本品抗菌谱较红霉素窄,与大环内酯类相似,对金黄色葡萄球菌(包括产酶菌株)、表皮葡萄球菌、溶血性链球菌、肺炎球菌和草绿色链球菌等革兰氏阳性球菌均具强大的抗菌活性;除少数菌株外,革兰氏阳性杆菌如白喉棒状杆菌、破伤风梭菌、产气荚膜杆菌以及诺卡菌属对本品敏感;对青霉素敏感的脑膜炎奈瑟球菌、淋病奈瑟球菌、流感嗜血杆菌以及所有革兰氏阴性菌均对本品耐药;各种厌氧菌如消化球菌、消化链球菌、真杆菌、丙酸杆菌、双歧杆菌、脆弱拟杆菌和其他类杆菌、梭杆菌属及多数放线菌属对本品敏感。

【适应证】对革兰氏阳性菌和厌氧菌引起的呼吸系统感染、泌尿系统感染、女性盆腔及生殖系统感染、皮肤软组织感染和关节感染等引起的肺炎、急性支气管感染、急性尿道炎、子宫内膜炎、骨髓炎、腹膜炎、败血症等均有较好的疗效,是金黄色葡萄球菌骨髓炎首选治疗药物。

【用法与用量】

(1)口服:①成人一次 0.15~0.3g,一日 4 次。②儿童一日 8~16mg/kg,分 3~4 次;严重感染可增至一日 17~20mg/kg,分 3~4 次。③ 10kg 以下体重的患儿可按一日 3 次,每次不少于37.5mg 给予。

(2)注射:①轻、中度感染:成人每日 0.6~1.2g,分 2~4 次给药;儿童每日按体重 15~25mg/kg,分 2~4 次给药。②重度感染:成人每日 1.2~2.7g,分 2~4 次给药;儿童每日按体重25~40mg/kg,分 2~4 次给药。

肌内注射时用 2ml 0.9% 氯化钠注射液或 5% 葡萄糖注射液溶解后使用;静脉滴注需将本品用 100~200ml 生理盐水或 5% 葡萄糖溶液稀释成 ≤6mg/ml 浓度药液缓慢滴注,每分钟不超过 20mg;严重肾功能不全及无尿患者剂量应减至正常剂量的 1/2。

【注意事项】

(1)本品可使血清 GPT 和 GOT 增高,可对诊断造成干扰。

(2)严重的肾功能损害者,本品剂量应减至正常剂量的 25%~30%;中度以上肝功能损害者如必须使用本品,需减量。

(3)本品不可直接静脉注射,进药速度过快可致心搏暂停和低血压;静脉滴注时滴注时间应 >1 小时,且每 0.6~1g 本品需用 100ml 以上溶液稀释。

(4)轻、中度肾功能损害者应用本品无须减量,无尿及严重的肾功能损害者本品的剂量应减至正常剂量的 1/2。

(5)本品与林可霉素有交叉耐药性。

(6)对长期治疗以及肝、肾功能减退者应定期检测肝、肾功能和血常规。

(7)本品无法透过血 - 脑屏障,所以不能用于脑膜炎。

(8)为免发生配伍禁忌,不宜加入组成复杂的输液中。

(9)用药期间注意观察大便次数,若出现排便次数增多,应注意假膜性结肠炎的可能,须及时停药并做适当处理,尤其注意出现肠道菌群失调概率更高的老年人。

(10)治疗溶血性链球菌感染时的疗程至少为 10 日,以防治急性风湿热的发生。

【禁忌证】 对林可霉素过敏或有林可霉素过敏史者、新生儿禁用。

【慎用】 肝、肾功能不全者;哮喘或其他严重的过敏者;有胃肠疾病或有既往史者,尤其是克罗恩病、溃疡性结肠炎患者慎用。

【特殊人群用药】

(1)妊娠与哺乳期妇女用药:妊娠及哺乳期妇女应用本品前应谨慎权衡利弊后再使用,哺乳期妇女必要应用时宜暂停哺乳。

(2)儿童用药:<4 岁的儿童慎用,16 岁以上儿童应用时注意监测重要器官的功能。

(3)老年患者用药:老年患者使用本品时应注意仔细观察或监测这些患者所发生的腹泻。

【不良反应】

(1)胃肠道反应:常见恶心、呕吐、腹痛、腹泻等;严重者有腹绞痛、腹部压痛、严重腹泻伴发热、异常口渴和疲乏(假膜性结肠炎)。腹泻、肠炎和假膜性结肠炎在用药初期和停药后数周都可能发生。

(2)血液系统:偶可发生白细胞、中性粒细胞、血小板减少,嗜酸性粒细胞增多等;罕见再生障碍性贫血。

(3)过敏反应:可见瘙痒、皮疹等,少见荨麻疹、血管性水肿等;罕见剥脱性皮炎、多形红斑等。

(4)肝、肾功能异常:如血清氨基转移酶升高、黄疸等。

(5)静脉滴注可能引起静脉炎;肌内注射可能出现注射部位疼痛、硬结等。

(6)其他:耳鸣、眩晕、血压下降、念珠菌感染等。

【药物相互作用】

(1)本品与氯霉素、红霉素呈拮抗作用,不宜合用。

(2)与氨苄西林、苯妥英钠、巴比妥盐酸盐、氨茶碱、新生霉素、卡那霉素、葡萄糖酸钙和硫酸镁呈配伍禁忌。

(3)对治疗链球菌感染,与庆大霉素合用有协同抗菌作用。

(4)本品可增强骨骼肌松弛药、氨基糖苷类抗生素的神经肌肉阻滞作用,应避免合用。

(5)本品与阿片类镇痛药合用,必须对患者进行密切观察,因可导致呼吸抑制延长或引起呼吸麻痹。

(6)本品可增加吸入性麻醉药神经肌肉阻滞作用,导致肌无力和呼吸抑制或麻痹,在手术中或手术后合用时应注意。

(7)与抑制肠蠕动止泻药、含白陶土止泻药合用,本品在治疗中或停药后数周可引起假膜性结肠炎,因可使结肠内的毒素延迟排出,从而导致腹泻延长和加剧,故不宜与抗蠕动止泻药合用。

(8)为控制重症肌无力症状,合用抗肌无力药时后药需调整剂量。

(9)为减少药物对食管或胃刺激性,口服给药时建议与食物或牛奶同服。

【应急处理】用药过量可引起惊厥和抑郁,并有致死性;严重腹泻需补充电解质、蛋白质、液体,必要时口服甲硝唑、万古霉素、杆菌肽和考来烯胺;如出现过敏反应症状,需保持气道畅通,必要时给予肾上腺素类药物和吸氧。

八、多黏菌素类

黏 菌 素
Colistin

【其他名称】多黏菌素 E。

【制剂与规格】片剂:每片 50 万 U,100 万 U,300 万 U。灭菌粉剂:每瓶 100 万 U,供制备溶液用(1mg=6 500U)。

【药理作用】对铜绿假单胞菌、大肠埃希菌、肺炎克雷伯菌,以及嗜血杆菌、肠杆菌属、沙门菌、志贺菌、百日咳博德特菌、巴斯德菌和弧菌等革兰氏阴性菌有抗菌作用。

【适应证】临床上主要用于治疗革兰氏阴性菌及对其他抗生素耐药铜绿假单胞菌引起的严重感染,口服用于肠道手术前准备,以抑制肠道菌群;还可用于预防白血病伴中性粒细胞缺乏者发生细菌感染;对于创伤和烧伤引起耳、眼等敏感菌感染以及铜绿假单胞菌局部感染可选择外用。

【用法与用量】

(1)口服:成人一日 100 万 ~150 万 U,分 2~3 次服用;儿童一日 2 万 ~3 万 U/kg,分 2~3 次服用。

(2)肌内注射或静脉滴注:成人一日 100 万 ~150 万 U,儿童一日 2 万 ~3 万 U/kg。

【注意事项】

(1)口服宜空腹给药;一般不采用静脉注射,因可能导致呼吸抑制;为避免发生广泛性神经肌肉阻滞,本品不可一次性迅速推注;鞘内给药可治疗脑膜炎。

(2)本品可引起喉头水肿及过敏性休克等严重的并发症,注射前必须详细询问过敏史,皮试需密切观察 20~30 分钟。

(3)本品的应用剂量不宜过大,疗程应控制在 10~14 日以内。

(4)长期用药需监测尿常规及肾功能。

【禁忌证】对本品过敏者禁用。

【慎用】肾功能不全者慎用。

【特殊人群用药】

(1)妊娠妇女及哺乳期妇女用药:妊娠妇女用药应权衡利弊。

(2)儿童用药:早产儿和 1 月龄以下新生儿禁用。

(3)老年患者用药:老年人应根据肾功能确定剂量或给药间隔。

【不良反应】

(1)注射给药后对肾有损害,可引起蛋白尿、管型尿及血尿,但一般为可逆性。

(2)有时可引起神经毒性反应,如头晕、口唇周围及手足麻木、步态不稳等,一般情况下并不严重,停药后可消失;偶有皮疹及药物热等。

(3)胃肠道反应有恶心、呕吐、食欲减退、腹泻等。

(4)肌内注射可能产生局部红肿疼痛,可酌情加用局部麻醉药,如 1% 普鲁卡因。

【药物相互作用】

(1)本品与头孢噻吩合用,易发生肾毒性。

(2)本品与利福平合用,有协同抗菌作用。

(3)本品与肌肉松弛药和麻醉药同用,可增强后两种药的神经肌肉阻滞作用。

(4)与磺胺类药和 / 或 TMP 合用,可增强对肠杆菌属、肺炎克雷伯菌和铜绿假单胞菌等的抗菌作用。

(5)与氨基糖苷类、甲氧西林等合同,可增加肾毒性。

【应急处理】一次性迅速推注可产生神经肌肉阻滞,对于发生神经肌肉阻滞者新斯的明治疗无效,只能人工辅助通气。用药过量时应采取对症治疗,催吐并饮用大量水和补液。

多黏菌素 B
Polymyxin B

【其他名称】阿罗多黏。

【制剂与规格】注射剂:每瓶 50mg(1mg=10 000U)。

【药理作用】同黏菌素。

【适应证】主要用于铜绿假单胞菌引起的感染,也可鞘内注射用于脑膜炎,局部用于细菌性角膜溃疡和眼细菌感染,以及与硫酸新霉素合用于膀胱冲洗。

【用法与用量】

(1)静脉滴注:成人及儿童肾功能正常者一日1.5~2.5mg/kg,分2次给药。

(2)肌内注射:成人及儿童每日2.5~3mg/kg,分次给药,每4~6小时1次。

(3)鞘内注射:成人及2岁以上儿童一次5mg,一日1次,用药3~4日后改为隔日1次;2岁以下儿童一次2mg,一日1次,用药3~4日后改为一次2.5mg,隔日1次。

(4)经眼给药:开始时每5~10分钟给药1次,以后给药时间间隔延长。

【注意事项】

(1)鞘内注射量一次不宜超过10mg,以防引起对脑膜或神经组织的刺激。

(2)不应与其他有肾毒性或神经肌肉阻滞作用药物联合应用,以免发生意外。

(3)静脉给药速度不宜过快。

(4)治疗期间应监测肾功能及血清电解质浓度,注意检查白细胞计数,必要时做药敏试验和细菌培养。

(5)为减轻肌内注射时疼痛感,可加入局部麻醉药。

【禁忌证】对多黏菌素类药物过敏者禁用。

【慎用】肾功能不全者及儿童慎用。

【特殊人群用药】

(1)妊娠妇女及哺乳期妇女用药:妊娠B类。妊娠及哺乳期妇女慎用。妊娠妇女及哺乳期妇女用药应权衡利弊。

(2)儿童用药:小儿慎用,早产儿和1月龄以下新生儿禁用。

(3)老年患者用药:老年人应根据肾功能确定剂量或给药间隔。

【不良反应】

(1)可见泌尿生殖系统和神经系统症状,如蛋白尿、血尿、眩晕、嗜睡等。

(2)本品可见内分泌系统症状,如低钾血症、低钙血症等。

(3)可见神经肌肉阻滞引起的呼吸麻痹、视物模糊、皮疹等。

【药物相互作用】

(1)本品与氨苄西林、肝素、酸性液体、碱性液体、泼尼松、含金属盐溶液等属配伍禁忌。

(2)与肌肉松弛药、氨基糖苷类、吩噻嗪类药物、肌肉松弛作用明显麻醉药等合用可增强神经肌肉阻滞作用。

(3)本品与地高辛合用可增强地高辛的作用。

【应急处理】药物过量表现为神经肌肉阻滞及呼吸抑制,应立即停用,并使用钙剂、新斯的明等药物改善呼吸功能,必要时人工呼吸。

九、磺胺类及甲氧苄啶

磺胺类药物是比较常用的一类药物,具有抗菌谱广、可以口服、作用迅速、有的能通过血-脑屏障渗入脑脊液、较为稳定、不易变质等特点。磺胺类药物单独使用时微生物易产生耐药性,甲氧苄啶的出现加强了磺胺类药物的抗菌作用,使磺胺药的应用更加普遍。

应用磺胺类药物应该注意事项有:①肾功能有损害时,磺胺类药物(特别是长效磺胺类药物)的排泄减慢,应慎用或不用。②磺胺类药物有可能导致畸胎,妊娠妇女慎用。③磺胺类药物一般不良反应有恶心、呕吐等,一般可自行消失;皮肤反应常见有皮疹,也偶致剥脱性皮炎或大疱松解性药疹、重症多形红斑、光敏性皮炎等;还可致肝、肾损害和周围神经炎等;血液系统有粒细胞减少或缺乏、贫血、血小板减少,对体内 G-6-PD 缺乏者可致正铁血红蛋白血症和溶血性贫血。④磺胺类药物之间有交叉过敏性,细菌对不同的磺胺类药物可产生交叉耐药性。⑤磺胺类药物能抑制大肠埃希菌的生长,妨碍 B 族维生素在肠内合成,必要时应给予维生素 B 以预防其缺乏。

<h2 style="text-align:center">磺 胺 嘧 啶</h2>
Sulfadiazine

【其他名称】磺胺哒嗪。

【制剂与规格】片剂:0.5g。混悬液:10%(g/ml)。注射液:0.4g(2ml/支),1g(5ml/支)。粉针剂:0.4g,1g。软膏剂:5%,10%。烟膏剂:5%。

【药理作用】本品抗菌谱较广,对多数革兰氏阳性菌、多数革兰氏阴性菌敏感,对酵母菌和其他真菌亦有良好抗菌作用,且不为对氨基苯甲酸所拮抗。在革兰氏阳性菌中,本品对链球菌、肺炎球菌高度敏感,对葡萄球菌中度敏感,炭疽杆菌、破伤风梭菌及部分李斯特菌对本品较敏感。在革兰氏阴性菌中,本品对脑膜炎奈瑟球菌、淋病奈瑟球菌、流感嗜血杆菌、鼠疫耶尔森菌高度敏感,对大肠埃希菌、伤寒沙门菌、痢疾杆菌、布鲁氏菌、霍乱弧菌、奇异变形杆菌等中度敏感。

【适应证】为中效磺胺药,有抑制细菌生长的作用,对脑膜炎奈瑟球菌、淋病奈瑟球菌、溶血性链球菌抑制作用较强,对葡萄球菌感染疗效较差。用于上呼吸道感染、流行性脑膜炎、中耳炎、痈、产褥热、泌尿系统感染及急性菌痢。

【用法与用量】

(1)流行性脑膜炎:成人 4.0g/d,分 2~4 次静脉注射或滴注,症状缓解后改为口服;儿童每日 100~150mg/kg。

(2)其他感染:成人每次 1.0g,2 次/d,首次用量加倍;儿童每日 50~75mg/kg。

【注意事项】

(1)本品静脉注射浓度应低于 5%,静脉滴注的浓度约为 1%,一般采用注射用水或生理盐水注射液稀释。

(2)肾衰竭患者服用本品用量为常用量的 1/2,并进行监测。

(3)本品易在泌尿道中析出结晶,引起结晶尿、血尿、疼痛、尿闭等,故用药期间可加用适量碳酸氢钠或大量饮水(一日至少 1 500ml)。

(4)注射液遇酸类可析出不溶性 SD 结晶,若用 5% 葡萄糖注射液稀释时可析出结晶,空气中的 CO_2 也常可使本品析出游离酸结晶。

(5)在输液中禁与碳酸氢钠配伍,因可产生沉淀。

【禁忌证】对磺胺类药物过敏者禁用;肾功能不良者禁用。

【慎用】缺乏葡萄糖 -6- 磷酸脱氢酶、血卟啉症、失水、艾滋病、休克患者。

【特殊人群用药】

(1)妊娠妇女及哺乳期妇女用药:妊娠妇女、哺乳期妇女禁用。

（2）儿童用药：2 月龄以下婴儿禁用。

（3）老年患者用药：慎用。

【不良反应】常见的有药物热、血尿、尿闭、皮疹、头痛、眩晕、食欲减退、恶心、呕吐；偶见溶血性贫血、粒细胞减少、紫癜等。

【药物相互作用】

（1）合用尿碱化药可增加该品在碱性尿中的溶解度，使排泄增多。

（2）不能与对氨基苯甲酸同用，对氨基苯甲酸可代替该品被细菌摄取，两者相互拮抗；也不宜与含对氨苯甲酰基的局部麻醉药如普鲁卡因、苯佐卡因、丁卡因等合用。

（3）与口服抗凝血药、口服降血糖药、甲氨蝶呤、苯妥英钠和硫喷妥钠同用时，上述药物需调整剂量。因该品可取代这些药物蛋白结合部位，或抑制其代谢，以致药物作用时间延长或毒性发生。

（4）与骨髓抑制药同用时，可能增强此类药物潜在的不良反应。如有指征需两类药物同用时，应严密观察可能发生的毒性反应。

（5）与避孕药（口服含雌激素者）长时间合用，可导致避孕可靠性减小，并增加经期外出血的机会。

（6）与溶栓药合用时，可能增大其潜在毒性作用。

（7）与肝毒性药物合用时，可能引起肝毒性发生率的增高，对此类患者尤其是用药时间较长及以往有肝病史者应进行严密监测。

（8）与光敏感药物合用时，可能发生光敏感相加作用。

（9）接受该品治疗者对维生素 K 的需要量增加。

（10）不宜与乌洛托品合用，因乌洛托品在酸性尿中可分解产生甲醛，后者可与该品形成不溶性沉淀物，使发生结晶尿危险性增加。

（11）该品可取代保泰松的血浆蛋白结合部位，两者合用时可增加保泰松的作用。

（12）因该品有可能干扰青霉素类药物杀菌作用，最好避免与此类药物同时应用。

（13）磺吡酮与该品合用时，可减少该品自肾小管的分泌，导致血药浓度升高而持久或产生毒性，因此在应用磺吡酮期间或应用其治疗后可能需要调整该品剂量。

【应急处理】磺胺类血药浓度不应超过 200μg/ml。如超过此浓度，不良反应的发生率增高，毒性增强。

复方磺胺甲噁唑
Compound Sulfamethoxazole

【其他名称】复方新诺明，SMZ/TMP。

【制剂与规格】片剂：SMZ 0.2g，TMP 40mg；SMZ 0.4g，TMP 80mg。

【药理作用】本品为磺胺甲噁唑（SMZ）与甲氧苄啶（TMP）的复方制剂。SMZ 作用于细菌体内二氢叶酸合成酶，阻止细菌二氢叶酸合成；TMP 可抑制细菌二氢叶酸还原酶的活性。两者合用可使细菌的叶酸代谢受到双重阻断。本品抗菌谱较广，对多数革兰氏阳性菌、革兰氏阴性菌具有抗菌活性。

【适应证】用于敏感菌所致各种感染，如慢性支气管炎、尿路感染、肠道感染以及脑膜炎，可作为耶氏肺孢子菌肺炎的首选药。

【用法与用量】口服。

（1）成人常用量：①治疗细菌性感染，一次 TMP 160mg 和 SMZ 800mg，每 12 小时服用 1 次；②治疗耶氏肺孢子菌肺炎，一次 TMP 3.75~5mg/kg 和 SMZ 18.75~25mg/kg，每 6 小时服用 1 次；③成人预防用药：初予 TMP 160mg 和 SMZ 800mg，一日 2 次，继以相同剂量每日服 1 次或每周服 3 次。

（2）小儿常用量：治疗细菌感染，2 个月以上、体重 40kg 以下的婴幼儿按体重口服一次 SMZ 20~30mg/kg 及 TMP 4~6mg/kg，每 12 小时 1 次；体重 ≥40kg 的小儿剂量同成人常用量。

【注意事项】

（1）本品可发生结晶尿、血尿和管型尿，故服用本品期间应多饮水，保持高尿流量。如应用本品疗程长、剂量大时，除多饮水外，宜同服碳酸氢钠，以防止此不良反应。

（2）用药期间须注意检查肝、肾功能和血、尿常规，发现异常及时停药。

（3）长时间使用本品能引起维生素 B 和叶酸缺乏。

【禁忌证】对于 SMZ 和 TMP 过敏者，妊娠妇女与哺乳期妇女，重度肝、肾功能损害者，<2 个月的婴儿，巨幼细胞贫血患者禁用。

【慎用】缺乏葡萄糖 -6- 磷酸脱氢酶、血卟啉症、叶酸缺乏性血液系统疾病、失水、艾滋病、休克和老年患者。

【特殊人群用药】参见磺胺嘧啶。

【不良反应】

（1）过敏反应较为常见，可表现为药疹，严重者可发生渗出性多形红斑、剥脱性皮炎和大疱性表皮松解萎缩性皮炎等；也有表现为光敏反应、药物热、关节及肌肉疼痛、发热等血清病样反应；偶见过敏性休克。

（2）中性粒细胞减少或缺乏症、血小板减少症及再生障碍性贫血，患者可表现为咽痛、发热、苍白和出血倾向。

（3）溶血性贫血及血红蛋白尿，这在缺乏 G-6-PD 的患者应用磺胺药后易于发生，在新生儿和小儿中较成人多见。

（4）高胆红素血症和新生儿胆红素脑病：由于本品与胆红素竞争蛋白结合部位，可致游离胆红素增高，新生儿的肝功能不完善，对胆红素的处理能力差，故较易发生高胆红素血症和新生儿黄疸，偶可发生胆红素脑病。

（5）肝损害：可发生黄疸、肝功能减退，严重者可发生急性重型肝炎。

（6）肾损害：可发生结晶尿、血尿和管型尿；偶有患者发生间质性肾炎或肾小管坏死的严重不良反应。

（7）恶心、呕吐、食欲减退、腹泻、头痛、乏力等，一般症状轻微；偶有患者发生艰难梭菌肠炎，此时需停药。

（8）甲状腺肿大及功能减退偶有发生。

（9）中枢神经系统毒性反应偶可发生，表现为精神错乱、定向力障碍、幻觉、欣快感或抑郁感。

（10）偶可发生无菌性脑膜炎，有头痛、颈项强直等。

【药物相互作用】参见磺胺嘧啶。

【应急处理】参见磺胺嘧啶。

甲 氧 苄 啶
Trimethoprim

【其他名称】甲氧苄啶,TMP。

【制剂与规格】片剂:0.1g。

【药理作用】本品对多数革兰氏阳性菌及革兰氏阴性菌有抗菌活性,对疟原虫及某些真菌如诺卡菌、组织胞浆菌、酵母菌也有一定作用;在革兰氏阳性菌中,链球菌属含肺炎球菌对本品敏感;在革兰氏阴性菌中,大肠埃希菌、沙门菌属、奇异变形杆菌、肺炎克雷伯菌、痢疾杆菌、伤寒沙门菌、百日咳博德特菌等对本品敏感。本品对铜绿假单胞菌、脑膜炎奈瑟球菌、产碱杆菌属无抗菌作用。

【适应证】适用于对其敏感大肠埃希菌、奇异变形杆菌、肺炎克雷伯菌以及某些肠杆菌属和腐生葡萄球菌等细菌所致的急性单纯性尿路感染。本品对铜绿假单胞菌感染无效。与磺胺药合用于治疗肺部感染,急、慢性支气管炎,菌痢,尿路感染,肾盂肾炎,肠炎,疟疾,伤寒等。

【用法与用量】口服,一次 0.1g,每 12 小时 1 次。成人患者有肾功能损害者需减量应用,肌酐清除率每分钟>30ml 者仍用成人常用量,肌酐清除率每分钟在 15~30ml 者每 12 小时服 50mg,肌酐清除率每分钟<15ml 者不得用本品。

【注意事项】

(1)如 TMP 引起叶酸缺乏时,可同时服用叶酸制剂,后者并不干扰 TMP 的抗菌活性,因细菌并不能利用已合成的叶酸。如有骨髓抑制征象发生,应即停用 TMP,并给予叶酸3~6mg,肌内注射每日 1 次,使用 3 日或根据需要用药至造血功能恢复正常,对长期、过量使用本品者可给予高剂量叶酸并延长疗程。

(2)无尿患者本品半衰期延长至 20~50 小时,TMP 可自血液透析中被清除,故在透析后需补给维持量的全量。

(3)用药期间应定期进行周围血常规检查,在疗程长、服用剂量大、老年、营养不良及服用抗癫痫药者易出现叶酸缺乏症,如周围血常规中白细胞或血小板等已有明显减少,则需停用本品。

(4)本品可空腹服用,如有胃肠道刺激症状时,也可与食物同服。

【禁忌证】妊娠妇女、早产儿、新生儿禁用。

【慎用】肝功能损害者、由于叶酸缺乏巨细胞生成性贫血或其他血液系统疾病、肾功能损害、哺乳期妇女慎用。

【特殊人群用药】参见磺胺嘧啶。

【不良反应】

(1)由于本品对叶酸代谢的干扰可产生血液系统不良反应,可出现白细胞减少、血小板减少或正铁血红蛋白性贫血,表现为继发感染后的发热、咽痛、异常出血或青肿、疲劳、无力、气急等。一般白细胞及血小板减少系轻度,及时停药有望恢复,也可加用叶酸制剂。

(2)过敏反应,可发生瘙痒、皮疹。

(3)恶心、呕吐、腹泻等胃肠道反应,一般症状轻微。磺胺类血药浓度不应超过 200μg/ml,

超过此浓度则不良反应发生率增高,毒性增强。过量短期服用该品会出现食欲减退、腹痛、恶心、呕吐、头晕、头痛、嗜睡、神志不清、精神低沉、发热、血尿、结晶尿、血液疾病、黄疸、骨髓抑制等;长期过量服用该品会引起骨髓抑制,造成血小板、白细胞减少和巨幼细胞贫血。

【药物相互作用】

(1)本品可致骨髓再生不良或巨幼细胞贫血,不宜与抗肿瘤药、2,4-二氨基嘧啶类药物同时应用,也不宜在应用其他叶酸拮抗剂治疗的疗程之间应用本品。

(2)利福平与本品同时应用,可明显使后者的清除增加和血清半衰期缩短。

(3)与环孢素同用,可增加肾毒性。

(4)本品可干扰苯妥英钠的肝内代谢,增加苯妥英钠的半衰期达 50%,并降低其清除率 30%。

【应急处理】参见 SMZ。

十、硝基呋喃类

硝基呋喃类是一类合成的抗菌药物,它们作用于微生物酶系统,抑制乙酰辅酶 A,干扰微生物糖类代谢,从而起抑菌作用。本类药物抗菌谱广,细菌对其不易产生耐药性,与抗生素及磺胺类亦无交叉耐药性。本类药物难以维持血中的有效抗菌浓度,不作为全身抗感染药物使用,临床主要用于治疗尿路感染。

呋 喃 妥 因
Nitrofurantoin

【其他名称】呋喃坦丁,呋喃坦啶。

【制剂与规格】片剂:50mg。

【药理作用】根据药物浓度不同,本品可具有抑菌或杀菌作用。对大肠埃希菌、克雷伯菌属、肠杆菌属、肠球菌属、金黄色葡萄球菌、腐生葡萄球菌具有较强的抗菌活性;对淋病奈瑟球菌、枯草杆菌、痢疾杆菌、伤寒沙门菌等也有良好的抗菌作用。本品对铜绿假单胞菌、变形杆菌属、沙雷菌属无效。

【适应证】用于预防敏感大肠埃希菌、肺炎克雷伯菌、产气杆菌、变形杆菌所致的尿路感染。其抗菌活性不受脓液及组织分解产物的影响,在酸性尿中的活性较强,必要时可与其他药物联合应用以提高疗效。

【用法与用量】口服。

(1)成人每 6 小时 50~100mg,预防应用为每晚 50~100mg。

(2)1 个月以上的小儿每 6 小时 1 次,每次 1.25~1.75mg/kg;预防应用每晚睡前 1 次,1~2mg/kg。

【注意事项】

(1)本品宜与食物同服,以减少胃肠道刺激;吸收虽见延迟,但总吸收量则有增加,在尿中治疗浓度保持时间也见延长。

(2)疗程至少 7 日或继续服药至尿菌清除后 3 日以上。

(3)采用长期抑制治疗者的每日量需酌减。

(4)本品对肌酐清除率<30ml/min 的患者无效;肾功能不全者(肌酐清除率<50ml/min)不宜采用本品,因代谢物蓄积可引起毒性反应。

【禁忌证】对硝基呋喃类药物过敏者、妊娠妇女、新生儿禁用。

【慎用】G-6-PD 缺乏症、周围神经病、肺部疾病、肾功能减退患者慎用。

【特殊人群用药】少量本品可进入乳汁中，哺乳期妇女应用时必须考虑其利弊。

【不良反应】

(1)较常见者有胸痛、寒战、咳嗽、发热、呼吸困难等。

(2)较少见者有眩晕、嗜睡、头痛(神经毒性)、面或口腔麻木、麻刺或烧灼感，皮肤苍白(溶血性贫血)，异常的疲倦或软弱(神经毒性、多神经病、溶血性贫血)，皮肤、巩膜黄染(肝炎)。

【药物相互作用】

(1)可导致溶血的药物与呋喃妥因合用，有使溶血反应增加的趋势。

(2)丙磺舒或磺吡酮均可抑制本品的肾小管分泌，导致后者血药浓度增高和 / 或半衰期延长，而尿浓度则减低，疗效也有减退。

(3)本品与制酸剂合用，可降低此药的吸收。

(4)本品能降低萘啶酸的抗菌作用，因此两者不可合用。

【应急处理】药物过量的主要表现为呕吐。该品过量无特效的解毒药，需进一步诱导呕吐，并给予大量补液，以保证药物随尿液排泄。该品也可经透析清除。

呋 喃 唑 酮

Furazolidone

【其他名称】痢特灵。

【制剂与规格】片剂：0.1g。

【药理作用】本品对沙门菌、志贺菌、大肠埃希菌、变形杆菌、链球菌及葡萄球菌等均有抗菌作用。细菌对本品不易产生耐药性，与磺胺及抗生素也无交叉耐药性。

【适应证】主要用于菌痢、肠炎，也可用于伤寒、副伤寒、梨形鞭毛虫病和阴道滴虫病。对胃炎和胃、十二指肠溃疡有治疗作用，据认为与本品对幽门弯曲菌的抗菌作用有关。

【用法与用量】口服，一次 0.1g，一日 3~4 次，症状消失后再服 2 日，梨形鞭毛虫病的疗程为 7~10 天。

【注意事项】

(1)常见有恶心、呕吐等胃肠道反应。近年来，过敏反应也常见，主要表现为皮疹(多为荨麻疹)、药物热、哮喘。也可有肺浸润、头痛、直立性低血压、低血糖等。

(2)一般不用于溃疡病及支气管哮喘患者。

(3)新生儿和葡萄糖 -6- 磷酸脱氢酶缺乏者应用本品可致溶血性贫血。

(4)本品能抑制乙醛脱氢酶，与乙醇合用可致双硫仑反应，故在服药期间和停药后的 5 日内不宜饮酒及服用含乙醇的饮料。

【禁忌证】对本品过敏者禁用。

【慎用】无。

【特殊人群用药】

(1)妊娠妇女及哺乳期妇女用药：妊娠妇女及哺乳期妇女禁用。

(2)儿童用药：新生儿禁用。

(3)老年患者用药：尚不明确。

【**不良反应**】可引起胃肠道反应,如恶心、呕吐、食欲减退、腹胀、腹泻;可有过敏性皮疹、药物热、头痛、哮喘、直立性低血压;个别病例有溶血性贫血;剂量大、时间长可引起多发性神经炎。

【**药物相互作用**】

(1)与三环类抗抑郁药合用,可引起急性中毒性精神病,应予避免。

(2)本品可增强左旋多巴的作用。

(3)拟交感胺、富含酪胺食物、食欲抑制药、单胺氧化酶抑制剂等可增强本品作用。

【**应急处理**】一日剂量超过 0.4g 或总量超过 3g 时,可引起精神障碍及多发性神经炎。本品无特异性拮抗剂,过量时应给予对症处理及支持治疗,包括催吐、洗胃、大量饮水及补液等。

十一、喹诺酮类

喹诺酮类和其他抗菌药的作用点不同,它们以细菌脱氧核糖核酸为靶点,妨碍 DNA 回旋酶,造成 DNA 不可逆性损害,而使细菌细胞不再分裂,它们对细菌显示选择性毒性。本类药物与许多抗菌药物间无交叉耐药性。

萘啶酸(nalidixic acid)是 1962 年用于临床的第一个喹诺酮类药,抗菌谱窄,口服吸收差,不良反应多,现已不用。吡哌酸(pipemidicacid)的抗菌活性强于萘啶酸,口服少量吸收,不良反应较萘啶酸少,可用于敏感菌的尿路感染与肠道感染。1979 年合成诺氟沙星(norfloxacin),随又合成一系列含氟的新喹诺酮类药,通称为喹诺酮类。喹诺酮类按发明先后及其抗菌性能的不同,分为第一、二、三、四代。

第一代喹诺酮类:只对大肠埃希菌、痢疾杆菌、克雷伯菌、小部分变形杆菌有抗菌作用。代表药物为萘啶酸和吡咯酸等,因疗效不佳现已少用。

第二代喹诺酮类:在抗菌谱方面有所扩大,对肠杆菌属、枸橼酸杆菌、铜绿假单胞菌、沙雷杆菌也有一定的抗菌作用。吡哌酸是国内主要的应用品种,此外尚有西诺沙星(cinoxacin)和米洛沙星(miloxacin),在国外有生产。

第三代喹诺酮类:抗菌谱进一步扩大,对葡萄球菌等革兰氏阳性菌也有抗菌作用,对一些革兰氏阴性菌抗菌作用则进一步加强。本类药物中,国内已生产诺氟沙星,尚有氧氟沙星、培氟沙星、依诺沙星、环丙沙星等。本代药物的分子中均有氟原子,因此称为喹诺酮类。

第四代喹诺酮类:与前三代药物相比在结构上修饰,结构中引入 8- 甲氧基,有助于加强抗厌氧菌活性,而 C-7 位上的氮双氧环结构则加强抗革兰氏阳性菌活性并保持原有的抗革兰氏阴性菌活性,不良反应更小,但价格较贵。对革兰氏阳性菌的抗菌活性增强,对厌氧菌包括脆弱拟杆菌的作用增强,对典型病原体如肺炎支原体、肺炎衣原体、军团菌以及结核分枝杆菌的作用增强,多数产品的半衰期延长,如加替沙星、莫西沙星。

吡　哌　酸

Pipemidic Acid

【**其他名称**】吡卜酸,PPA。

【**制剂与规格**】片剂:0.25g,0.5g。胶囊剂:0.25g。

【**药理作用**】本品对大肠埃希菌、变形杆菌、肺炎克雷伯菌、痢疾杆菌、沙雷菌有较好的抗菌活性；对肠杆菌、铜绿假单胞菌、金黄色葡萄球菌体外虽有作用，但所需的药物浓度较高。本品对革兰氏阳性菌的作用差。近年研究表明，本品的耐药菌也有相当的发展。

【**适应证**】用于敏感菌（主要为革兰氏阴性杆菌，如大肠埃希菌、肺炎克雷伯菌、产气杆菌、吲哚阳性和吲哚阴性变形杆菌、沙雷菌属、伤寒沙门菌、志贺菌属、铜绿假单胞菌等）所致的尿路感染和肠道感染。本品对铜绿假单胞菌的 MIC 为 12.5~50μg/ml，优于羧苄西林；与庆大霉素、羟苄西林等合用一般可获协同作用，但最好有联合药敏试验作为依据。

【**用法与用量**】口服，成人每日 1~2g，分 2~4 次服用。

【**注意事项**】

（1）本品可与饮食同服，以减少胃肠道反应。

（2）疗程一般为 5~7 日，尿路感染可用较少量（0.5g，每 12 小时 1 次），并宜继续服药至尿菌清除后 3 日以上；本品对急性尿路感染的尿菌清除率为 90% 以上，慢性者为 35%~65%，依不同菌种而异。

（3）采用长期抑制治疗者，每日量宜酌减。

（4）在疗程中宜定期做血常规和肝、肾功能测定。

【**禁忌证**】对喹诺酮类药物有过敏史者禁用。

【**慎用**】中枢神经系疾病，有抽搐或癫痫病史，肝、肾功能减退者慎用。

【**特殊人群用药**】

（1）妊娠妇女与哺乳期妇女用药：本品可透过胎盘，妊娠妇女宜慎用或不用。可自乳汁中排泄，哺乳期妇女慎用。

（2）儿童用药：本品还可影响软骨发育，幼儿以慎用或不用为宜；18 岁以下患者不宜用本品。

（3）老年患者用药：老年患者宜根据肾功能调整给药剂量。

【**不良反应**】

（1）较多见的为胃肠道反应，发生率为 5%~7%，表现为恶心、嗳气、上腹不适、食欲减退、稀便或便秘等。

（2）较少见的为皮疹或全身瘙痒。

（3）偶可出现眩晕、头痛、GPT 一过性增高等，以上反应均轻微，停药后迅速消失。

【**药物相互作用**】丙磺舒可抑制本品的肾小管分泌，同用时后者血药浓度可升高，半衰期也有延长。

【**应急处理**】

（1）过量表现：可出现恶心、呕吐、胃痛、烧心、腹泻、口渴、口腔炎、蹒跚、头晕、头痛、全身倦怠、麻木感、发冷、发热、锥体外系症状、兴奋、幻觉、抽搐、谵妄、小脑共济失调、颅内压增高（头痛、呕吐、淤血性乳头症状）、代谢性酸中毒、血糖升高、GOT/GPT/ALP 增高、白细胞减少、嗜酸性粒细胞增加、血小板减少、溶血性贫血、血尿、软骨/关节障碍、白内障、视力障碍、色觉差异及复视。

（2）处理措施：

1）洗胃。

2）吸附剂：药用炭（40~60g 加水 200ml 口服）。

3）泻药：硫酸镁（30g 加水 20ml）或者其他缓泻药。

4）输液（加保肝药物）：代谢性酸中毒给予碳酸氢钠注射液，尿碱化给予碳酸氢钠注射液，以增加本品由肾的排泄。

5）强制利尿：给予呋塞米注射液。

6）对症疗法：抽搐时应反复投以地西泮静脉注射液。

7）重症可考虑进行血液透析。

诺 氟 沙 星
Norfloxacin

【其他名称】氟哌酸。

【制剂与规格】胶囊剂：0.1g，0.2g。注射剂：100ml∶200mg。滴眼液：8ml∶24mg。软膏剂：1%。

【药理作用】本品低浓度时为抑菌，较高浓度时则具杀菌作用。对革兰氏阳性需氧菌和革兰氏阴性杆菌包括铜绿假单胞菌均有效；对衣原体及阴道滴虫亦有效；对厌氧菌、不动杆菌、肺炎球菌的效果较差。对淋病奈瑟球菌（产生 β- 内酰胺酶的菌株）亦敏感，耐药菌株很少。

【适应证】

（1）泌尿生殖系统感染，包括单纯性和复杂性尿路感染、细菌性前列腺炎、淋病奈瑟球菌性尿道及生殖系统感染（包括产酶株所致）。

（2）胃肠道感染，如细菌性痢疾等。

（3）耐氯霉素菌株所致伤寒和其他沙门菌感染。

（4）呼吸道感染，由革兰氏阴性杆菌所致支气管感染等。

（5）皮肤软组织感染，由革兰氏阴性杆菌所致者。

（6）革兰氏阴性杆菌所致骨关节感染。

【用法与用量】口服。尿路感染每 8 小时口服 0.2g，轻症感染服用 3 日，重症感染 10~21 日；细菌性胃肠炎每 8 小时口服 0.2g，疗程为 5 日；伤寒每 8 小时口服 0.4g，疗程为 10~14 日；淋病每 6 小时口服 0.6g，共 2 次。

注射剂：成人一次 0.2~0.4g（1~2 支），一日 2 次，以 30~40 滴 /min 速度静脉滴注，7~14 日为 1 个疗程。

【注意事项】

（1）本品宜空腹服用，并同时饮水 250ml。

（2）尿液 pH 在 7 以上，为避免结晶尿的发生，宜多进水以保持 24 小时内排尿量在 1 200ml 以上。

【禁忌证】对喹诺酮类药物过敏者禁用。

【慎用】有胃溃疡史的患者慎用。

【特殊人群用药】

（1）妊娠妇女与哺乳期妇女用药：对妊娠或可能妊娠的妇女请权衡利弊后慎重使用，哺乳期妇女用药期间宜暂停哺乳。

（2）儿童用药：婴幼儿及 18 岁以下青少年禁用。

（3）老年患者用药：有肾功能损害者应调整剂量，否则老年患者无须调整剂量。

【不良反应】

（1）胃肠道反应，如恶心、呕吐、腹痛、食欲减退、口干、便秘或腹泻等，一般不用停药可自行消退。

（2）中枢神经系症状，如头昏、头痛、嗜睡或失眠等。

（3）过敏性反应，如皮疹、瘙痒等。

（4）实验室检查异常，如血中氨基转移酶、碱性磷酸酶、肌酐或尿素氮等升高。

（5）少数患者可发生肌肉疼痛、无力、关节肿痛、心悸等。

（6）少见不良反应有肌肉震颤、抽搐、结晶尿、光敏感、视力障碍、关节肿胀等，前三者可能与用量较大有关。

【药物相互作用】

（1）抗酸剂可减少本品的口服吸收，最好不同用，或于后者应用后的 2 小时进服。

（2）丙磺舒可减少本品的肾小管分泌，导致本品的血药浓度增高，因此不宜同用。

（3）本品可抑制茶碱类、咖啡因和口服抗凝血药在肝的代谢，使上述药物因代谢减少而血药浓度升高，致不良反应易于发生，应避免同用。必须合用时，应监测茶碱类的血药浓度或凝血酶原时间，并据以调整剂量。

【应急处理】

（1）洗胃。

（2）吸附剂：药用炭（40~60g 加水 200ml 口服）。

（3）泻药：硫酸镁（30g 加水 20ml）或者其他缓泻药。

（4）输液（加保肝药物）：代谢性酸中毒给予碳酸氢钠注射液，尿碱化给予碳酸氢钠注射液，以增加本品由肾的排泄。

（5）强制利尿：给予呋塞米注射液。

（6）对症疗法：抽搐时应反复投以地西泮静脉注射液。

（7）重症：可考虑进行血液透析。

氧 氟 沙 星
Ofloxacin

【其他名称】奥氟沙星，奥复星。

【制剂与规格】片剂：0.1g，0.2g。注射剂：400mg。滴眼剂：0.3%。

【药理作用】本品对革兰氏阴性菌、革兰氏阳性菌和部分厌氧菌均有较强的抗菌作用。本品与其他类抗菌药未见交叉耐药性。对沙眼衣原体的作用比环丙沙星强。此外，对麻风分枝杆菌和结核分枝杆菌亦有效。

【适应证】与诺氟沙星大致相仿，但由于本品口服吸收完全，血药浓度高，在大多感染病灶内可达有效浓度，因此本品可用于下呼吸道感染、多重耐药菌所致的伤寒、淋病奈瑟球菌与衣原体或支原体混合泌尿生殖系统感染、胆道感染、腹腔感染以及耳鼻喉等部位感染的治疗疗效良好。滴眼剂用于眼睑炎、睑腺炎、泪囊炎、睑板腺炎、结膜炎、角膜炎、角膜溃疡、术后感染等。

【用法与用量】静脉滴注。

成人常用量：

(1) 支气管感染、肺部感染：一次 0.3g（3 支），一日 2 次，疗程为 7~14 日。

(2) 急性单纯性下尿路感染：一次 0.2g（2 支），一日 2 次，疗程为 5~7 日；复杂性。

(3) 尿路感染：一次 0.2g（2 支），一日 2 次，疗程为 10~14 日。

(4) 前列腺炎：一次 0.3g（3 支），一日 2 次，疗程为 6 周；衣原体宫颈炎或尿道炎，一次 0.3g（3 支），一日 2 次，疗程为 7~14 日。

(5) 单纯性淋病：一次 0.4g（4 支），单剂量。

(6) 伤寒：一次 0.3g（3 支），一日 2 次，疗程为 10~14 日。铜绿假单胞菌感染或较重感染剂量可增至一次 0.4g（4 支），一日 2 次。

【注意事项】

(1) 本品宜空腹服用，食物虽可延迟其吸收，但生物利用度未见减少，故也可考虑于餐后服用，以减少胃肠道反应。

(2) 肾功能减退时需减量或延长给药间期，有条件时进行血药浓度监测，老年患者宜根据肌酐清除率的降低程度减量用药。

(3) 患者尿液 pH 在 7 以上时易发生结晶尿，故应避免同用碱化剂，成人每日进水量宜保持在 1 200ml 以上。

【禁忌证】 对喹诺酮类药物过敏者禁用。

【慎用】 严重的肾功能障碍、癫痫或曾患过癫痫等痉挛性疾病者慎用。

【特殊人群用药】

(1) 妊娠妇女与哺乳期妇女用药：对妊娠或可能妊娠的妇女请权衡利弊后慎重使用，哺乳期妇女用药期间宜暂停哺乳。

(2) 儿童用药：婴幼儿及 16 岁以下儿童禁用。

(3) 老年患者用药：有肾功能损害者需调整剂量，否则老年患者无须调整剂量。

【不良反应】

(1) 本品不良反应发生率在常用同类药物中相对低，大多为可以耐受的胃肠道反应。

(2) 神经系统不良反应有头昏、失眠等，严重不良反应如抽搐、严重眩晕等少见，或仅发生于高剂量时。

(3) 过敏反应如皮疹、皮肤瘙痒等；偶有休克症状出现。

【药物相互作用】

(1) 在常用品种如诺氟沙星、依诺沙星、环丙沙星等中，本品对茶碱类和咖啡因的代谢影响最小，因此，当发生呼吸系统感染而需同时用氨茶碱和喹诺酮类时，以采用本品为宜，但仍需勤加观察。

(2) 本品与抗凝血药之间的相互作用不明显；本品与头孢噻肟、甲硝唑、克林霉素、环孢素等同用后，各药物的药动学过程均无明显改变。

【应急处理】 过量时可出现恶心、呕吐、胃痛、烧心、腹泻、口渴、口腔炎、蹒跚、头晕、头痛、全身倦怠、麻木感、发冷、发热、锥体外系症状、兴奋、幻觉、抽搐、谵妄、小脑共济失调、颅内压增高（头痛、呕吐、淤血性乳头症状）、代谢性酸中毒、血糖升高、GOT/GPT/ALP 增高、白细胞减少、嗜酸性粒细胞增加、血小板减少、溶血性贫血、血尿、软骨/关节障碍、白内障、视力障碍、色觉差异及复视等症状。急救措施及解毒药：①洗胃；②吸附剂：药用炭（40~60g

加水 200ml 口服);③泻药:硫酸镁(30g 加水 20ml)或者其他缓泻药;④输液(加保肝药物):代谢性酸中毒给予碳酸氢钠注射液,尿碱化给予碳酸氢钠注射液,以增加本品由肾的排泄;⑤强制利尿:给予呋塞米注射液;⑥对症疗法:抽搐时应反复投以地西泮静脉注射液;⑦重症:可考虑进行血液透析。

左氧氟沙星
Levofloxacin

【其他名称】左氟沙星,左旋氧氟沙星。

【制剂与规格】片剂:100mg。注射剂:100ml:200mg,100ml:300mg。

【药理作用】本品对革兰氏阳性及阴性细菌均有确切体外抗菌作用,对革兰氏阴性杆菌的抗菌作用远远大于革兰氏阳性菌。其体外抗菌作用较诺氟沙星稍强或相似,两者的抗菌谱相同。对本品高度敏感的致病菌有革兰氏阴性杆菌及部分革兰氏阳性菌,如金黄色葡萄球菌、淋病奈瑟球菌、军团菌等。对本品较敏感的致病菌有铜绿假单胞菌、链球菌属等。多数厌氧菌对本品不敏感或耐药。

【适应证】呼吸道感染、泌尿道感染、外科及妇科感染,如咽喉炎、支气管炎、扁桃体炎、肾盂肾炎、膀胱炎、淋菌性尿道炎、胆囊炎、胆管炎、中耳炎、烧伤及细菌性菌痢等。

【用法与用量】左氧氟沙星口服制剂常用剂量为 250mg 或 500mg 或 750mg,每 24 小时口服 1 次。左氧氟沙星注射剂常用剂量为 250mg 或 500mg,缓慢滴注,滴注时间不少于 60 分钟,每 24 小时静脉滴注 1 次;或 750mg,缓慢滴注,时间不少于 90 分钟,每 24 小时静脉滴注 1 次。

【注意事项】参见氧氟沙星。

【禁忌证】对喹诺酮类药物过敏者、妊娠及哺乳期妇女、18 岁以下患者禁用。

【慎用】严重的肾功能障碍、癫痫或曾患过癫痫等痉挛性疾病者慎用。

【特殊人群用药】参见氧氟沙星。

【不良反应】参见氧氟沙星。

【药物相互作用】参见氧氟沙星。

【应急处理】参见氧氟沙星。

依 诺 沙 星
Enoxacin

【其他名称】氟啶酸,复克。

【制剂与规格】片剂:0.1g,0.2g。

【药理作用】本品对需氧革兰氏阳性球菌、支原体、衣原体、分枝杆菌等的作用较环丙沙星和氧氟沙星弱。其抗菌活性较环丙沙星、氧氟沙星、左氧氟沙星、氟罗沙星等略低。抗菌谱与氧氟沙星近似,对葡萄球菌、链球菌、志贺菌属、克雷伯菌属、大肠埃希菌、沙雷菌属、变形杆菌、铜绿假单胞菌及其他假单胞菌、流感嗜血杆菌、不动杆菌、淋病奈瑟球菌、螺杆菌等有良好的抗菌作用。

【适应证】与环丙沙星、氧氟沙星等用于治疗尿路感染及淋病药物相比无特殊优越性。用于敏感菌所致咽喉、支气管、肺、尿路、前列腺、胆囊、肠道、中耳、鼻窦等部位的感染,也可用于脓皮病及软组织感染。

【用法与用量】口服。治疗复杂性尿路感染、皮肤软组织感染及呼吸系统感染,每日800mg,分2次;治疗伤寒等较重感染或用于铜绿假单胞菌等感染时剂量酌增,每日0.8~1.2g,分2~3次;单纯性尿路感染、肠道感染,每日400~600mg,分2次;急性单纯性淋病,单剂0.8g顿服,亦可分2次服。

【注意事项】

(1)本品不宜用于18岁以下患者、妊娠妇女和哺乳期妇女。

(2)避免大剂量应用,以免发生结晶尿。

(3)避免与制酸剂同用,以免影响其口服吸收。

【禁忌证】对本品或喹诺酮类药物过敏者,18岁以下患者、妊娠妇女和哺乳期妇女、癫痫患者以及缺乏葡萄糖-6-磷酸脱氢酶患者禁用。

【慎用】参见氧氟沙星。

【特殊人群用药】参见氧氟沙星。

【不良反应】参见氧氟沙星。

【药物相互作用】参见氧氟沙星。

【应急处理】参见氧氟沙星。

环 丙 沙 星
Ciprofloxacin

【其他名称】奔克,环丙氟哌酸。

【制剂与规格】片剂:250mg,500mg,750mg。注射剂:100mg:50ml,200mg:100ml。

【药理作用】本品具有广谱抗菌作用,对大肠埃希菌、克雷伯菌和其他肠杆菌属均有较强的抗菌活性,对铜绿假单胞菌、金黄色葡萄球菌和肺炎球菌、甲型和乙型溶血性链球菌的抗菌作用优于诺氟沙星、培氟沙星,但本品对链球菌的抗菌作用不如青霉素类。本品与其他抗生素无交叉耐药性,对β-内酰胺类、氨基糖苷类、磺胺类耐药者对本品仍可敏感。

【适应证】环丙沙星的临床用途较诺氟沙星广,除尿路感染、肠道感染、淋病等外,尚可用以治疗由流感嗜血杆菌、大肠埃希菌、肺炎克雷伯菌、奇异变形杆菌、普通变形杆菌、普罗威登斯菌、摩根杆菌、铜绿假单胞菌、阴沟肠杆菌、弗劳地枸橼酸杆菌、葡萄球菌属(包括耐甲氧西林株)等引起的骨和关节感染、皮肤软组织感染和肺炎、败血症等。本品口服制剂适应证同诺氟沙星;静脉给药可用于较重感染的治疗,如肠杆菌科细菌败血症、肺部感染、腹腔感染、胆道感染等。严重感染可与其他具协同作用抗菌药物联合应用。

【用法与用量】

(1)成人每日用量为0.5~1.5g,分2次口服;静脉滴注每日0.2~0.6g,但速度不宜过快,分2次滴注,每次时间约1小时。

(2)骨感染:每日1~1.5g,分2次服,疗程为4~6周或更长。

(3)肺炎和皮肤软组织感染:每日1~1.5g,分2次,疗程为7~14日。

(4)肠道感染:每日1g,分2次,疗程为5~7日;伤寒每日1.5g,分2次服,疗程为10~14日。

(5)尿路感染:每日0.5~1g,分2次服,疗程为7~14日;重症或复杂性病例的疗程需适当延长。

(6)淋病：单次口服 0.25~0.5g；严重病例可静脉滴注给药，每日 0.4~0.6g，分 2 次静脉滴注。

【注意事项】

(1)本品宜空腹服用，食物虽可延迟其吸收，但总吸收量(生物利用度)未见减少，故也可于餐后服用，以减少胃肠道反应；服用时宜同时饮水 250ml。

(2)结晶尿曾有报道，患者尿液 pH 在 7 以上时尤易发生，故应避免同用碱化剂，每日进水量必须充足，以使每日尿量保持在 1 200~1 500ml 以上。

【禁忌证】 对本品及喹诺酮类药过敏的患者禁用。

【慎用】 有癫痫或中枢神经系疾病既往史者慎用。

【特殊人群用药】

(1)妊娠妇女与哺乳期妇女用药：动物实验未证实喹诺酮类药物有致畸作用，但对妊娠妇女用药的研究尚无明确结论。鉴于本药可引起未成年动物关节病变，故妊娠妇女禁用，哺乳期妇女应用本品时应暂停哺乳。

(2)儿童用药：本品在婴幼儿及 18 岁以下青少年中用药的安全性尚未确定，但本品用于数种幼龄动物时可致关节病变，因此不宜用于 18 岁以下的小儿及青少年。

(3)老年患者用药：老年患者常有肾功能减退，因本品部分经肾排出，需减量应用。

【不良反应】

(1)胃肠道反应：恶心、腹泻、呕吐、消化不良、腹痛、食欲减退等。治疗中或治疗后如发现严重长期腹泻，必须向医师咨询，因为这可能引起严重的肠道疾病(假膜性结肠炎)，需要及时治疗。这种情况一旦发生，必须停止使用环丙沙星，并给予适当治疗(万古霉素口服)，禁忌肠蠕动抑制药。

(2)神经系统：头晕、头痛、疲劳、激动、震颤。

(3)过敏反应。

(4)心血管系统：心动过速，少见的有潮红、偏头痛、晕厥。

(5)其他不良反应：关节痛，偶见跟腱炎。嗜酸性粒细胞增多、白细胞减少、粒细胞减少、血小板减少；偶见有白细胞增多、血小板增多、溶血性贫血、凝血酶原值改变。

【药物相互作用】

(1)尿碱化剂可减少本品在尿中的溶解度，导致结晶尿和肾毒性。

(2)含铝或镁的制酸药可减少本品口服的吸收。

(3)本品与咖啡因同用可减少后者的清除，$t_{1/2}$ 延长，并可能产生中枢神经系统毒性。

(4)丙磺舒可减少本品自肾小管分泌约 50%，同用时可因本品的血药浓度增高而产生毒性。

(5)本品与茶碱类合用可减少后者的肝清除约 30%，使茶碱类的血药浓度增高和半衰期延长而导致中毒，出现恶心、呕吐、震颤、不安、激动、抽搐、心悸等，故同用时应测定茶碱类的血药浓度和调整剂量。

(6)甲氧氯普胺加速环丙沙星的吸收，并使其在短期内达到最高血药浓度，但对环丙沙星的生物利用度没有影响。

【应急处理】 参见氧氟沙星。

洛 美 沙 星
Lomefloxacin

【其他名称】罗美沙星,康力康。

【制剂与规格】片剂:400mg。

【药理作用】本品为较长效的喹诺酮类广谱抗菌剂,对革兰氏阴性菌具有强大的抗菌作用;对大肠埃希菌、流感嗜血杆菌和淋病奈瑟球菌抗菌作用尤强;对肺炎球菌和其他链球菌的抗菌作用较弱;对大部分耐庆大霉素和哌拉西林的革兰氏阳性杆菌仍具良好的抗菌活性。本品抗菌作用略逊于环丙沙星,与氧氟沙星相似,稍优于诺氟沙星。其对繁殖期细菌和蛋白质合成抑制期细菌均显示迅速的杀菌作用,并具有明显抗菌药物后效应。体外抗菌活性与氧氟沙星相近,体内抗菌活性较诺氟沙星、氧氟沙星和左氧氟沙星高,但不如氟罗沙星。本品抗菌谱类似于氧氟沙星,高度敏感菌有肠杆菌科的多数菌属、奈瑟球菌属及军团菌,中度敏感菌含假单胞菌属的多数菌株和不动杆菌属。对葡萄球菌属具有较强的抗菌活性,对衣原体、支原体、结核分枝杆菌等也有作用,但不如对革兰氏阴性和革兰氏阳性菌抗菌活性高。对链球菌、肺炎球菌、洋葱假单胞菌、支原体和厌氧菌均无效。

【适应证】临床适应证参见诺氟沙星。用于治疗尿路、呼吸、胆道、耳鼻喉等感染。

【用法与用量】口服。一般治疗量为每日 400~600mg,顿服或分 2 次服用;较重感染可为每日 800mg,分 2 次服用。尿路感染患者可为每日 400mg,顿服。

【注意事项】参见氧氟沙星。

【禁忌证】原有癫痫等中枢神经系统疾病患者、严重的肾功能减退者禁用。

【慎用】肾功能减退者或肝功能不全者慎用,若使用,应注意监测肝、肾功能。

【特殊人群用药】参见氧氟沙星。

【不良反应】本品不良反应主要是消化道症状,如恶心、呕吐、上腹部不适、腹泻、纳减等;头晕、头痛、情绪不安、失眠等神经系统反应,此类反应发生率低于消化道症状;皮疹、皮肤瘙痒、血管神经性水肿、光感皮炎等过敏反应,偶可发生过敏性休克;少数患者可发生肌肉疼痛、无力、关节肿痛、心悸等;实验室检查可发生一过性白细胞减少,血清氨基转移酶、血尿素氮和肌酐等轻度增高,亦为可逆性。上述不良反应多轻微,大多患者可耐受。然而诺氟沙星等喹诺酮类偶可致严重的不良反应,包括神志改变、抽搐、癫痫样发作;短暂性幻觉、幻视、复视等;结晶尿,发生于大剂量用药时。

【药物相互作用】

(1)本品与氨茶碱的相互作用轻微。

(2)含有镁或钠的抗酸药能与本品发生螯合作用,从而显著降低本品的生物利用度,故服用本品的前 4 小时或服后 2 小时不得服用这类药,服用本品的前后 2 小时不得服用矿物质类药物及含铁的维生素。

(3)硫糖铝和制酸剂可减少本品等喹诺酮类口服制剂的肠道吸收,不宜同用。

(4)与芬布芬联合应用,可致中枢兴奋、癫痫发作。

(5)丙磺舒可延迟本品的排泄。

(6)可加强口服抗凝血药如华法林等的作用,应监测凝血酶原时间及其他项目。

【应急处理】参见氧氟沙星。

培 氟 沙 星

Pefloxacin

【其他名称】甲氟哌酸,培氟哌酸。

【制剂与规格】片剂:400mg。注射剂:400mg。

【药理作用】本品体外抗菌作用较诺氟沙星差,但体内活性优于诺氟沙星。本品敏感菌包括大肠埃希菌、志贺菌属、沙门菌属、克雷伯菌属、沙雷菌属、阴沟肠杆菌、产气杆菌、流感嗜血杆菌、淋病奈瑟球菌、金黄色葡萄球菌及军团菌等;对变形杆菌、不动杆菌、铜绿假单胞菌等较敏感;对链球菌属、厌氧菌等不敏感。

【适应证】用于成人革兰氏阴性菌和葡萄球菌严重感染,如败血症,心内膜炎,菌性脑膜炎,呼吸道、尿道、肾及耳鼻喉咽科感染,妇科疾病,腹部、肝胆、骨关节炎及皮肤感染等。静脉给药尚可用于肺部感染较重病例,也可用于革兰氏阴性杆菌败血症,治疗败血症时常需与具有协同作用抗菌药物联合应用。

【用法与用量】口服及静脉给药,成人每次400mg,每12小时1次,尿路感染及其他较轻症感染的剂量酌减。每次静脉滴注时,400mg本品以5%葡萄糖溶液250ml稀释后缓慢避光静脉滴注,滴注时间至少1小时,不可用生理盐水或其他含氯溶液稀释,以防沉淀。腹水和黄疸患者每2日用药1次。

【注意事项】

(1)肝功能损害者宜慎用并减量应用。

(2)本品在轻度肾功能减退者中应用时无须减量;严重肾功能减退者亦宜避免应用,因可发生抽搐等不良反应。

【禁忌证】对本品过敏者、原有癫痫等中枢神经疾病患者禁用。

【慎用】参见【注意事项】项下。

【特殊人群用药】参见氧氟沙星。

【不良反应】参见诺氟沙星。由本品所致消化道症状较诺氟沙星、氧氟沙星和本品为多见;光感性皮炎亦较多见,约占皮疹发生者的半数。

【药物相互作用】

(1)本品与茶碱类等的相互作用明显,宜避免同用,或测定茶碱类的血药浓度后调整剂量应用。

(2)本品与双香豆素合用,可延长凝血酶原时间,故应加强监测。

其余参见诺氟沙星。

【应急处理】参见氧氟沙星。

司 帕 沙 星

Sparfloxacin

【其他名称】司氟沙星,帕氟沙星,司巴乐。

【制剂与规格】片剂:100mg,200mg。

【药理作用】本品为第三代长效喹诺酮类药物,对革兰氏阳性菌和革兰氏阴性菌、分枝杆菌、厌氧菌以及支原体、衣原体均具有强大的活性。本品为强效杀菌剂,在MIC以上时即可以迅速杀菌,其杀菌浓度低于环丙沙星和氟罗沙星,即使对 MRSA 也能达到与敏感菌相同的杀菌效果。用于对本品敏感细菌如葡萄球菌、化脓链球菌、溶血性链球菌、肺炎球菌、肠球菌属、淋病奈瑟球菌、大肠埃希菌、枸橼酸杆菌属、沙门菌属(除外伤寒沙门菌、副伤寒沙门菌)、志贺菌属、克雷伯菌属、沙雷菌属、变形杆菌属、摩根菌、铜绿假单胞菌、不动杆菌属、消化链球菌属、痤疮丙酸杆菌、拟杆菌属、沙眼衣原体、支原体等引起的感染性疾病。

【适应证】用于治疗社区获得性肺炎、慢性阻塞性肺疾病(chronic obstructive pulmonary disease,COPD)继发感染、急性化脓性鼻窦炎、淋菌性和非淋菌性尿道炎。

【用法与用量】口服。社区获得性肺炎,首剂 400mg,以后每日 200mg,疗程为 7~14 日;慢性阻塞性肺疾病急性感染,首剂 200mg,继以每日 100mg,疗程为 7~14 日;急性化脓性鼻窦炎,首剂 400mg,继以每日 200mg,共 5 日;淋菌性尿道炎,单剂 200mg;非淋菌性尿道炎,首剂 200mg,继以每日 100mg,疗程为 6 日。

【注意事项】

(1)西咪替丁干扰本品正常代谢,但影响较轻;雷尼替丁、利福平不影响本品代谢。

(2)本品对华法林、茶碱代谢无影响。

(3)铝、镁等抗酸药可使本品吸收减少,但钙抗酸药则影响很小。

【禁忌证】对喹诺酮类药物有过敏史者、妊娠妇女或有可能妊娠者、哺乳期妇女、16 岁以下儿童禁用。其他参见诺氟沙星。

【慎用】见【注意事项】项下。

【特殊人群用药】参见氧氟沙星。

【不良反应】患者耐受性好,不良反应主要为腹泻、恶心、呕吐、睡眠障碍、头痛等,均系轻度;少数病例亦可发生一过性肝、肾功能,周围血常规等轻度异常。

【药物相互作用】

(1)同时应用制酸剂,可减少本品口服后的吸收率。

(2)本品对茶碱类药物的体内代谢影响不明显,可与该类药物同时应用。

(3)同类药物(依诺沙星、诺氟沙星、环丙沙星)与芬布芬等苯乙酸或戊酮酸类非甾体抗炎药并用,偶有报道可发生惊厥。

(4)本品与含有铝或镁的抗酸药物并用,可能使本品吸收减少,作用降低。

【应急处理】本品过量无已知解毒剂。如发生药物过量,医师应密切监测患者情况,并用心电图监测 QTc 间期,5 天内避免接触日光、暴晒。

氟 罗 沙 星
Fleroxacin

【其他名称】多氟哌酸。

【制剂与规格】片剂:200mg,400mg。

【药理作用】本品为第三代长效喹诺酮类抗菌药物,其体外抗菌活性与氧氟沙星相近,体内抗菌活性远远超过诺氟沙星、氧氟沙星和环丙沙星。本品对葡萄球菌属、链球菌属(含肺炎球菌)、肠球菌属、卡他莫拉菌、淋病奈瑟球菌、大肠埃希菌、枸橼酸杆菌属、克雷伯菌、沙雷菌属、变形菌属、摩根变形菌、铜绿假单胞菌、流感嗜血杆菌、分枝杆菌、厌氧菌、支原体、衣原体等均具有较强的抗菌活性;对革兰氏阳性菌、革兰氏阴性菌、衣原体、支原体的标准菌株及临床分离株显示出与诺氟沙星、氧氟沙星几乎同样的抗菌谱。本品与磷霉素合用对耐甲氧西林金黄色葡萄球菌、铜绿假单胞菌具有相加或协同作用;对于各种细菌增殖,MIC 以上浓度呈杀菌作用。对 MBC 及 MIC 的测定表明,本品对金黄色葡萄球菌、淋病奈瑟球菌、大肠埃希菌、肺炎克雷伯菌、铜绿假单胞菌呈杀菌作用。

【适应证】该药用于治疗单纯性、复杂性尿路感染,淋病,衣原体、支原体尿路感染,皮肤软组织感染等均获良好疗效;也可用于伤寒及旅游者腹泻治疗,有肯定疗效。

【用法与用量】口服,成人一般治疗量为每日 400mg,顿服;单纯性尿路感染每日 200mg,顿服,疗程为 7 日;或 400mg 单剂服用。除尿路感染外,其他感染的疗程根据病种病情而定,一般为 7~10 日。

【注意事项】

(1)西咪替丁干扰本品正常代谢,但影响较轻;雷尼替丁、利福平不影响本品代谢。

(2)本品对华法林、茶碱代谢无影响。

(3)铝、镁等抗酸药可使本品吸收减少,但钙抗酸药则影响很小。

【禁忌证】对本品或其他喹诺酮类药物过敏者、妊娠妇女及哺乳期妇女、18 岁以下患者及癫痫患者禁用。

【慎用】高龄患者慎用。

【特殊人群用药】参见氧氟沙星。

【不良反应】本品可引起消化道、中枢症状,并可致肌痛、关节痛及心悸、发热、寒战、排尿困难和二重感染。

【药物相互作用】参见诺氟沙星。

【应急处理】参见氧氟沙星。

莫 西 沙 星
Moxifloxacin

【其他名称】莫昔沙星。

【制剂与规格】注射剂:250ml:0.4g。片剂:0.4g。

【药理作用】本品对绝大多数革兰氏阴性菌和很多革兰氏阳性菌及厌氧菌、支原体、衣原体、军团菌等都具有较强的抗菌活性;对革兰氏阳性球菌特别是葡萄球菌及肺炎球菌有很高的抗菌活性。用于呼吸系统感染时,对与呼吸系统感染有关的细菌和绿色链球菌的抑制作用比头孢呋辛和红霉素要强,且不受 β- 内酰胺酶的影响,但对 MRSA 的作用较弱。

【适应证】用于成人上呼吸道和下呼吸道感染,如急性窦炎、慢性支气管炎急性发作、社区获得性肺炎以及皮肤和软组织感染。

【用法与用量】根据中国健康受试者心脏所能耐受输液速率以及国内 Ⅰ、Ⅱ、Ⅲ 期临床研究结果,推荐本品输液时间应为 90 分钟(国外推荐 0.4g 莫西沙星静脉给药的输液时间应>60 分钟)。

口服或静脉滴注。一次 0.4g,一日 1 次。慢性支气管炎急性发作的疗程为 5 日;社区获得性肺炎序贯给药(静脉给药后继续口服用药),推荐总疗程为 7~14 日;急性窦炎的疗程为 7 日;治疗皮肤和软组织感染的推荐疗程为 7 日。

【注意事项】

(1)肾功能受损患者和慢性透析如血液透析和持续性不卧床腹膜透析患者无须调整剂量。

(2)本品能够延长一些患者心电图的 QT 间期。

【禁忌证】已知对本品任何成分或其他喹诺酮类，或任何敷料过敏者禁用。

【慎用】严重的心动过缓或急性心肌缺血者慎用。

【特殊人群用药】

(1)妊娠妇女与哺乳期妇女用药：动物实验未证实喹诺酮类药物有致畸作用，但对妊娠妇女用药的研究尚无明确结论。鉴于本药可引起未成年动物关节病变，故妊娠妇女禁用，哺乳期妇女应用本品时应暂停哺乳。

(2)儿童用药：本品在婴幼儿及 18 岁以下青少年用药安全性尚未确定，但本品用于数种幼龄动物时可致关节病变，因此不宜用于 18 岁以下的小儿及青少年。

(3)老年患者用药：老年患者常有肾功能减退，因本品部分经肾排出，需减量应用。

【不良反应】γ-谷氨酰转移酶增高，室性心动过速，低血压，水肿，抗生素所致结肠炎(极少病例伴有致命性的并发症)，各种临床表现的癫痫发作(包括癫痫大发作)、幻觉、肾损伤和肾衰竭(脱水所致，尤其是已有肾病的老年患者)。

【药物相互作用】本品与抗酸药、矿物质和多种维生素同时服用，会因为与这些物质中的多价阳离子形成多价螯合物而减少药物的吸收，这将导致血浆中药物浓度比预期值低。因此，抗酸药、抗反转录病毒药(如去羟肌苷)、其他含镁或铝制剂、硫糖铝以及含铁或锌矿物质至少需要在口服本品 4 小时前或 2 小时后服用。

【应急处理】单次最大剂量 1.2g 和每日 0.6g 连续 10 日多次给药在健康志愿者中未发现有任何显著不良反应。一旦服用过量本品时，应根据患者临床状况采取适当支持治疗。

加 替 沙 星
Gatifloxacin

【其他名称】来佳，格替沙星。

【制剂与规格】片剂：100mg，200mg，400mg。注射液：100ml：100mg，100ml：200mg。

【药理作用】本品为第四代喹诺酮类广谱抗生素，对部分多重耐药菌株显示高度抗菌活性，对革兰氏阳性菌和阴性菌、非典型病原体、厌氧菌均有较好的疗效。本品保持了环丙沙星、氧氟沙星等对革兰氏阴性菌有较强活性优点，而且克服了对革兰氏阳性菌(特别是肺炎球菌)、厌氧菌、支原体、衣原体、分枝杆菌等活性不强的缺点，对这些病原体也有较好的抗菌活性。

【适应证】本品主要用于由敏感病原体所致下述感染性疾病：慢性支气管炎急性发作，急性鼻窦炎，社区获得性肺炎，单纯性尿路感染(膀胱炎)和复杂性尿路感染，急性肾盂肾炎，男性淋病奈瑟菌性尿路炎症或直肠感染和女性淋病奈瑟菌性宫颈感染。

【用法与用量】口服或静脉滴注。成人每次 200~400mg，每日 1 次，疗程一般为 5~10日。治疗中由静脉给药改为口服给药时无须调整剂量。治疗非复杂性淋病菌尿路或直肠感染和女性淋病奈瑟菌性宫颈感染时 400mg 单次给药。

【注意事项】

(1)本品治疗后可能发生轻度至致命性假膜性结肠炎，因此，对使用任何抗菌药物后出现腹泻患者应考虑这一诊断。假膜性结肠炎的诊断成立后即应开始治疗,轻度患者停用抗菌药物后即可恢复;中、重度患者则应酌情补充液体、电解质,并针对艰难梭菌性肠炎进行抗菌治疗。

(2)本品增加中枢神经系统刺激症状和抽搐发生危险性。

(3)肾功能不全患者使用本品应注意调整剂量。

【禁忌证】对加替沙星或喹诺酮类药物过敏者、糖尿病患者禁用。

【慎用】

(1)QT 间期延长、低血钾或急性心肌缺血患者应避免使用本品。本品不宜与ⅠA类(如奎尼丁、普鲁卡因胺)或Ⅲ类(胺碘酮、索他洛尔)抗心律失常药物合用;正在使用可引起心电图 QT 间期延长药物(如西沙必利、红霉素、三环类抗抑郁药)的患者慎用本品。

(2)对患有或疑有中枢神经系统疾病者,如严重脑动脉粥样硬化、癫痫或存在癫痫发作因素等,应慎用本品。

(3)本品可能会引起眩晕和轻度头痛,从事驾驶汽车等机械作业或从事其他需要精神神经系统警觉或协调活动患者应慎用。

【特殊人群用药】参见氟罗沙星。

【不良反应】常见不良反应为恶心、阴道炎、腹泻、头痛、眩晕。

【药物相互作用】

(1)本品与丙磺舒合用,可减缓加替沙星经肾排出。

(2)硫酸亚铁、含铝或镁的制酸剂和去羟肌苷与本品合用,可使本品生物利用度降低;而在服用硫酸亚铁,含锌、镁、铁等饮食补充剂(如多种维生素),或含铝/镁制酸剂或去羟肌苷前 4 小时服用本品,不影响本品药理作用过程。

(3)牛奶、碳酸钙、西咪替丁、茶碱、华法林、格列本脲或咪达唑仑与本品同时服用未见发生相互作用。

(4)本品与地高辛同时使用,未见本品药理作用参数发生明显改变,但在部分受试者发现地高辛的血药浓度升高,故应监测服用地高辛患者的地高辛毒性反应症状和体征,对表现出毒性症状和体征的患者应测定地高辛的血药浓度,并适当调整地高辛的剂量,并不推荐事先调整两药的剂量。

【应急处理】如发生急性口服过量,应用催吐或胃肠减压促使胃排空,严密观察,并给予对症和支持治疗,充分水化。但血液透析(每 4 小时约清除 14%)和连续性活动性腹膜透析(8 天约清除 11%)不能有效从体内将本品清除。

帕 珠 沙 星
Pazufloxacin

【制剂与规格】注射剂:10ml:100mg,10ml:150mg,100ml:200mg,100ml:300mg。

【药理作用】本品对革兰氏阳性菌和革兰氏阴性菌活性均优于氧氟沙星;对革兰氏阳性菌活性与环丙沙星、妥舒沙星相当,而比诺氟沙星、氧氟沙星高 4 倍以上;对临床分离的其他喹诺酮类药物耐药的铜绿假单胞菌的抗菌活性比当前应用的同类药要强得多。对革兰氏阳性菌中的金黄色葡萄球菌链球菌引起的小鼠全身性感染、呼吸系统感染及泌尿系统感染的疗效相同或优于氧氟沙星;对铜绿假单胞菌引起的感染是已有的喹诺酮类药物中活性最强品种。

【适应证】

(1) 呼吸系统感染:急性支气管炎、慢性支气管炎急性感染、化脓性扁桃体炎、扁桃体周围脓肿、肺炎、肺脓肿慢性呼吸系统疾病合并感染等。

(2) 泌尿系统感染:急性尿道炎、急性膀胱炎、急性肾盂肾炎、慢性肾盂肾炎急性发作、复杂性尿路感染、急性细菌性前列腺炎等。

(3) 妇科感染:子宫附件炎、子宫旁结合腺炎、盆腔炎。

(4) 其他感染:烫伤感染、手术后伤口感染、胆囊炎、胆管炎、肝脓肿、腹腔脓肿、腹膜炎等。

【用法与用量】静脉滴注。成人每日 2 次,每次 300mg(以帕珠沙星计);重症感染患者及病原菌对本品敏感性较差者剂量可酌情增加。

【注意事项】参见氟罗沙星。

【禁忌证】对喹诺酮类药物过敏者、严重的肝肾功能不全患者;有中枢神经系统疾病以及以往有此类疾病史患者,尤其是有癫痫病史患者禁用。

【慎用】容易引起支气管哮喘、皮疹、荨麻疹等过敏性体质患者慎用。

【特殊人群用药】

(1) 妊娠妇女与哺乳期妇女用药:妊娠妇女及有可能妊娠的妇女禁用。因药物可通过乳汁分泌,哺乳期妇女应用时应停止哺乳。

(2) 儿童用药:儿童用药的安全性尚未确立,建议儿童禁用本品。

(3) 老年患者用药:老年患者常有肾功能减退,因本品部分经肾排出,需减量应用。

【不良反应】

(1) 用药期间可能出现腹泻、稀便、恶心、呕吐等胃肠道反应,头痛、头晕等神经系统症状以及皮疹等。

(2) 可出现一过性肝功能异常,如血清氨基转移酶升高、总胆红素增加等;偶见血中尿素氮上升、嗜酸性粒细胞增多、发热等。

【药物相互作用】

(1) 与茶碱同时使用有可能出现茶碱中毒症状,如消化器官障碍、头痛、心律不齐、痉挛等,故避免与茶碱同时使用。如需同时应用,应充分观察并监测茶碱血药浓度。

(2) 与苯乙酸类、丙酸类非甾体抗炎药同时使用有可能出现痉挛,出现症状时应停止使用用上述药物,确保气管抗痉挛药等抢救措施实施。

【应急处理】参见氟罗沙星。

十二、硝基咪唑类

硝基咪唑类药物含有硝基,在无氧环境中还原为氨基而发挥抗厌氧菌作用,对需氧菌或兼性需氧菌则无效。此外,还具有抗阿米巴、抗滴虫和抗贾第鞭毛虫作用。

甲 硝 唑

Metronidazole

【其他名称】灭滴灵,弗来格。

【制剂与规格】片剂：0.2g。注射液：10ml：50mg,20ml：100mg,100ml：500mg,250ml：1.25g,250ml：500mg。甲硝唑葡萄糖注射液：250ml,含甲硝唑0.5g及葡萄糖12.5g。

【药理作用】本品可抑制阿米巴原虫氧化还原反应,使原虫氮链发生断裂。体外实验证明,药物浓度为1~2μg/ml时,溶组织内阿米巴于6~20小时即可发生形态改变,24小时内全部被杀死。此外,本品尚有强大的杀灭滴虫作用。

【适应证】

（1）用于治疗肠道和肠外阿米巴病,如阿米巴肝脓肿、胸膜阿米巴病等。

（2）用于治疗阴道滴虫病、小袋虫病和皮肤利什曼病、麦地那龙线虫感染等。

（3）用于治疗或预防敏感厌氧菌引起的系统或局部感染,如腹腔、消化道、女性生殖系统、下呼吸道、皮肤及软组织、骨和关节等部位厌氧菌感染,对败血症、心内膜炎、脑膜感染以及使用抗生素引起的结肠炎也有效,治疗破伤风常与破伤风抗毒素合用,还可用于口腔厌氧菌感染。

【用法与用量】

（1）口服：

1）成人常用量：①肠阿米巴病,一次0.4~0.6g,一日3次,疗程为7日；②肠道外阿米巴病,一次0.6~0.8g,一日3次,疗程为20日；③贾第虫病,一次0.4g,一日3次,疗程为5~10日；④麦地那龙线虫病,一次0.2g,每日3次,疗程为7日；⑤小袋虫病,一次0.2g,一日2次,疗程为5日；⑥皮肤利什曼病,一次0.2g,一日4次,疗程为10日,间隔10日后重复一个疗程；⑦滴虫病,一次0.2g,一日4次,疗程为7日,可同时用栓剂,每晚0.5g置入阴道内,连用7~10日；⑧厌氧菌感染,口服每日0.6~1.2g,分3次服,7~10日为一个疗程。

2）小儿常用量：①阿米巴病,每日按35~50mg/kg,分3次口服,10日为一个疗程；②贾第虫病,每日按15~25mg/kg,分3次口服,连服10日；③治疗麦地那龙线虫病、小袋虫病、滴虫病的剂量同贾第虫病；④厌氧菌感染,口服每日按20~50mg/kg。

（2）静脉滴注：用于厌氧菌感染,静脉给药首次按体重15mg/kg(70kg的成人为1g),维持量按体重7.5mg/kg,每6~8小时静脉滴注1次。

【注意事项】

（1）经肝代谢,原有肝疾病患者剂量应减少；出现运动失调或其他中枢神经系统症状时应停药。

（2）本品可抑制乙醇代谢,用药期间应戒酒,饮酒后可能出现腹痛、呕吐、头痛等症状。

（3）可致血常规改变如白细胞减少等,应予注意,重复一个疗程之前应检查白细胞计数。

（4）厌氧菌感染合并肾衰竭者给药间隔时间应由8小时延长至12小时。

（5）可诱发白念珠菌病,必要时可并用抗念珠菌药。

（6）对诊断干扰：本品代谢产物可使尿液呈深红色。

【禁忌证】有活动性中枢神经系统疾病和血液病者禁用。

【慎用】参见【特殊人群用药】项下。

【特殊人群用药】

（1）妊娠妇女与哺乳期妇女用药：禁用。

（2）儿童用药：参见【用法与用量】项下。

（3）老年患者用药：由于老年人肝功能减退,应用本品时药动学有所改变,应严密监测血药浓度。

【不良反应】15%~30% 病例出现不良反应,以消化道症状最为常见,包括恶心、呕吐、食欲减退、腹部绞痛,一般不影响治疗;神经系统症状有头痛、眩晕,偶有感觉异常、肢体麻木、共济失调、多发性神经炎等,大剂量可致抽搐;少数病例发生荨麻疹、潮红、瘙痒、膀胱炎、排尿困难、口中金属味及白细胞减少等,均属可逆性,停药后自行恢复。

【药物相互作用】

(1)本品能抑制华法林和其他口服抗凝血药代谢,加强它们的作用,引起凝血酶原时间延长。

(2)同时应用苯妥英钠、苯巴比妥等诱导肝微粒体酶药物可加强本品代谢,使血药浓度下降,而苯妥英钠排泄减慢。

(3)同时应用西咪替丁等抑制肝微粒体酶活性药物可减缓本品在肝内代谢及其排泄,延长本品血清半衰期,应根据血药浓度测定结果调整剂量。

(4)本品干扰双硫化代谢,两者合用,患者饮酒后可出现精神症状,故 2 周内应用双硫仑者不宜再用本品。

(5)本品可干扰氨基转移酶和 LDH 测定结果,可使胆固醇、甘油三酯水平下降。

【应急处理】药物过量时可有恶心、呕吐、共济失调、外周神经炎、惊厥发作等症状。过量时无特效解毒药,以对症及支持治疗为主。

替　硝　唑
Tinidazole

【其他名称】服净,济得。

【制剂与规格】片剂:每片 0.25g,0.5g。注射液(含葡萄糖 5.5%):200ml∶400mg,400ml∶800mg。栓剂∶0.2g。泡腾片∶0.2g。

【药理作用】本品体内外抗滴虫和厌氧菌活性较甲硝唑高,起效时间快,且不良反应比甲硝唑低。对脆弱拟杆菌等拟杆菌属、梭杆菌属、梭菌属、消化球菌、消化链球菌、韦荣球菌属及加德纳菌等具有抗菌活性;对微需氧菌、幽门螺杆菌也有一定的抗菌作用。此外,本品对滴虫、阿米巴原虫、麦地那龙线虫等微生物也有较强的作用。

【适应证】

(1)用于各种厌氧菌感染,如败血症、骨髓炎、腹腔感染、盆腔感染、肺支气管感染、肺炎、鼻窦炎、皮肤蜂窝织炎、牙周感染及术后伤口感染。

(2)用于结肠直肠手术、妇产科手术及口腔手术等术前预防用药。

(3)用于肠道及肠道外阿米巴病、阴道滴虫病、贾第虫病、加德纳菌阴道炎等治疗。

(4)作为甲硝唑的替代药用于幽门螺杆菌所致胃窦炎及消化性溃疡治疗。

【用法与用量】

(1)口服:

1)厌氧菌感染:一次 1g,一日 1 次,首剂量加倍,一般疗程为 5~6 日或根据病情决定。

2)预防手术后厌氧菌感染:手术前 12 小时 1 次顿服 2g,手术间或结束后输注 1.6g(或口服 2g)。

3)原虫感染:阴道滴虫病、贾第虫病单剂量 2g 顿服,小儿 50mg/kg 顿服,间隔 3~5 日可重复 1 次。

4)肠阿米巴病:一次 0.5g,一日 2 次,疗程为 5~10 日;或一次 2g,一日 1 次,疗程为 2~3 日;小儿一日 50mg/kg,顿服 3 日。

5)肠外阿米巴病:一次 2g,一日 1 次,疗程为 3~5 日。

(2)静脉滴注:

1)厌氧菌感染:一次 0.8g,一日 1 次,静脉缓慢滴注,一般疗程为 5~6 日或根据病情决定。

2)预防手术后厌氧菌感染:总量为 1.6g,一次或分 2 次滴注,第一次于手术前 2~4 小时、第 2 次于手术期间或术后 12~24 小时内滴注。

(3)阴道给药:①栓剂:每次 1 枚放入阴道后穹处,隔日 1 次,连用 2 次为一个疗程;②泡腾片:将本品置于阴道后穹部,每晚 1 片,连用 7 日为一个疗程。

【注意事项】

(1)致癌、致突变作用:动物实验或体外测定发现本品具致癌、致突变作用,但尚缺乏人体内的研究资料。

(2)如果疗程中发生中枢神经系统不良反应,应及时停药。

(3)本品可干扰 GPT、LDH、甘油三酯、己糖激酶等的检验结果,使其测定值降至零。

(4)用药期间不应饮用含乙醇饮料,因可引起体内乙醛蓄积,干扰乙醇氧化过程,导致双硫仑样反应,患者可出现腹部疼挛、恶心、呕吐、头痛、面部潮红等。

(5)肝功能减退者本品代谢减慢,药物及其代谢物易在体内蓄积,应予减量,并做血药浓度监测。

(6)本品可自胃液中持续清除,某些放置胃管做吸引减压者可引起血药浓度下降;血液透析时本品及代谢物迅速被清除,故应用本品不需减量。

(7)念珠菌感染者应用本品其症状会加重,需同时给抗真菌治疗。

(8)本品对阿米巴包囊的作用不大,宜加用杀包囊药物。

(9)治疗阴道滴虫病时需同时治疗其性伴侣。

(10)本品滴注速度应缓慢,浓度为 2mg/ml 时每次滴注时间应不少于 1 小时,浓度>2mg/ml 时滴注速度宜再降低 1/2~2/3;药物不应与含铝针头和套管接触,并避免与其他药物一起滴注。

【禁忌证】有血液病史者或器质性神经系统疾病者,对本品、甲硝唑过敏者禁用。

【慎用】见【注意事项】项下。

【特殊人群用药】

(1)妊娠妇女与哺乳期用药:本品可透过胎盘,迅速进入胎儿循环,因此妊娠 3 个月内应禁忌;3 个月以上的妊娠妇女只有具明确指征时才选用本品。本品在乳汁中浓度与血中浓度相似,哺乳期妇女应避免使用;若必须用药,应暂停哺乳,并在停药 3 日后方可授乳。

(2)儿童用药:12 岁以下儿童禁用。

(3)老年患者用药:老年人肝功能减退,应用本品时药动学有所改变,应严密监测血药浓度。

【不良反应】不良反应少见而轻微,主要为恶心、呕吐、上腹痛、食欲下降及口腔金属味,可有头痛、眩晕、皮肤瘙痒、皮疹、便秘及全身不适。此外,还可有血管神经性水肿、中性粒细胞减少、双硫仑样反应及黑尿,高剂量时也可引起癫痫发作和周围神经病变。

【药物相互作用】

(1)本品能抑制华法林和其他口服抗凝血药代谢,加强它们的作用,引起凝血酶原时间延长。

(2)与苯妥英钠、苯巴比妥等诱导肝微粒体酶的药物合用时,可加快本品代谢,使血药浓度下降,并使苯妥英钠的排泄减慢。

(3)与西咪替丁等抑制肝微粒体酶活性药物合用时,可减慢本品在肝内代谢及其排泄,延长本品血消除半衰期,应根据血药浓度测定结果调整剂量。

(4)本品干扰双硫仑代谢,两者合用时,患者饮酒后可出现精神症状,故2周内应用双硫仑者不宜再用本品。

(5)本品可干扰血清氨基转移酶和乳酸脱氢酶测定结果,可使胆固醇、甘油三酯水平下降。

(6)与土霉素合用时,土霉素可干扰本品清除阴道滴虫的作用。

【应急处理】药物过量时可有恶心、呕吐、共济失调、外周神经炎、惊厥发作等症状。过量时无特效解毒药,以对症及支持治疗为主。

奥硝唑
Ornidazole

【其他名称】甲硝咪氯丙醇,硝氯丙唑。

【制剂与规格】片剂(胶囊剂):0.25g。注射剂:0.25g。奥硝唑氯化钠(葡萄糖):100ml:0.25g,100ml:0.5g。

【药理作用】本品药理作用与甲硝唑和替硝唑相似。

【适应证】

(1)用于治疗由厌氧菌如脆弱拟杆菌、狄氏拟杆菌、卵圆拟杆菌、多形拟杆菌、普通拟杆菌、梭菌、真杆菌、消化球菌和消化链球菌、幽门螺杆菌、黑色素拟杆菌、梭杆菌、二氧化碳嗜纤维菌、龈拟杆菌等感染引起的多种疾病。

(2)用于预防和治疗各科手术后的厌氧菌感染。

(3)男、女泌尿生殖道毛滴虫、贾第鞭毛虫感染引起的疾病(如阴道滴虫病等)。

(4)肠、肝阿米巴病,包括阿米巴痢疾、阿米巴肝脓肿及肠、肝变形虫感染引起的疾病。

【用法与用量】

(1)口服:

1)防治厌氧菌感染:成人一次0.5g,一日2次;儿童每12小时10mg/kg。

2)阿米巴病:成人一次0.5g,一日2次;儿童一日25mg/kg。

3)贾第虫病:成人一次1.5g,一日1次;儿童一日40mg/kg。

4)毛滴虫病:成人一次1~1.5g,一日1次;儿童一日25mg/kg,或遵医嘱。

(2)静脉滴注:

1)术前、术后预防用药:成人手术前1~2小时静脉滴注1g,术后12小时静脉滴注0.5g,术后24小时静脉滴注0.5g。

2)治疗厌氧菌引起的感染:成人的起始剂量为0.5~1g,然后每12小时静脉滴注0.5g,

连用 3~6 天;如患者症状改善,建议改用口服制剂。

　　3)治疗严重的阿米巴病:起始剂量为 0.5~1g,然后每 12 小时 0.5g,连用 3~6 天。

　　4)儿童剂量为每日 20~30mg/kg,每 12 小时静脉滴注 1 次,滴注时间为 30 分钟。

　　【注意事项】同替硝唑。

　　【禁忌证】对硝基咪唑类药物过敏患者;脑和脊髓发生病变患者;癫痫及各种器官硬化症患者;造血功能低下;慢性乙醇中毒患者禁用。

　　【慎用】参见【特殊人群用药】项下。

　　【特殊人群用药】

　　(1)妊娠妇女与哺乳期妇女用药:妊娠早期慎用,治疗期间不适宜哺乳。

　　(2)儿童用药:儿童慎用,建议 3 岁以下儿童不用。

　　(3)老年患者用药:老年患者同成年人用药或酌情减量。

　　【不良反应】本品通常具有良好耐受性,用药期间会出现下列反应:

　　(1)消化系统:包括轻度胃部不适、胃痛、口腔异味等。

　　(2)神经系统:包括头痛及困倦、眩晕、颤抖、四肢麻木、痉挛和精神错乱等。

　　(3)过敏反应:如皮疹、瘙痒等。

　　(4)局部反应:包括刺感、疼痛等。

　　【药物相互作用】

　　(1)本品能抑制抗凝血药华法林代谢,使其半衰期延长,增强抗凝血药的药效。当与华法林同用时,应注意观察凝血酶原时间并调整给药剂量。

　　(2)巴比妥类药、雷尼替丁和西咪替丁等药物可使本品加速消除而降效,并可影响凝血,因此应禁忌合用。

　　(3)同其他硝基咪唑类药物相比,本品对乙醛脱氢酶无抑制作用。

　　(4)本品可延缓肌肉松弛剂维库溴铵的作用。

　　(5)同时应用苯妥英钠、苯巴比妥等诱导肝微粒体酶药物可加强本品代谢,使血药浓度下降,而苯妥英钠排泄减慢。

　　【应急处理】药物过量时可有恶心、呕吐、共济失调、外周神经炎、惊厥发作等症状。过量时无特效解毒药,以对症及支持治疗为主。

十三、其他抗菌药

磷 霉 素
Fosfomycin

　　【其他名称】复美欣,磷霉素钠。

　　【制剂与规格】片剂:0.1g,0.2g,0.5g。胶囊剂:0.1g,0.25g,0.5g。注射剂:1.0g,2.0g,4.0g。

　　【药理作用】本品可与一种细菌细胞壁合成酶结合,阻碍细菌细胞壁合成的第一步反应,从而发挥杀菌作用。

　　【适应证】本品口服给药可用于敏感菌所致轻、中度感染,如皮肤软组织感染、尿路感染及肠道感染等;静脉给药可用于肺部感染、腹膜炎、败血症及骨髓炎等较重感染,严重病例宜与 β- 内酰胺类或氨基糖苷类联合应用。

【用法与用量】

(1)口服:成人一日 2~4g,分 3~4 次;儿童一日 0.05~0.1g/kg,分 3~4 次服用。

(2)静脉给药:成人一日 4~12g,严重感染可增至 16g,分 2~3 次滴注或缓慢静脉推注;儿童一日 0.1~0.3/kg,分 2~3 次静脉滴注。

(3)肌内注射:成人一日 2~8g,分 3~4 次;儿童一日 0.05~0.2g/kg,分 3~4 次。

【注意事项】

(1)本品静脉滴注速度宜缓慢,每次静脉滴注时间应在 1~2 小时以上。

(2)用于严重感染时除需应用较大剂量外,尚需与其他抗生素如 β- 内酰胺类或氨基糖苷类联合应用;用于金黄色葡萄球菌感染时也宜与其他抗生素联合应用。

(3)应用较大剂量时应监测肝功能。

(4)本品在体外对腺苷二磷酸(adenosine diphosphate,ADP)介导血小板聚集有抑制作用,剂量加大时更为显著,但临床应用中尚未见引起出血报道。

【禁忌证】 参见【特殊人群用药】项下。

【慎用】 肝、肾功能不全者慎用。

【特殊人群用药】

(1)妊娠妇女及哺乳期妇女用药:妊娠妇女与哺乳期妇女禁用。

(2)儿童用药:5 岁以下的小儿禁用。

(3)老年患者用药:老年患者同成年人用药或酌情减量,肾功能损害者慎用。

【不良反应】

(1)主要为轻度胃肠道反应,如恶心、食欲减退、中上腹不适、稀便或轻度腹泻,一般不影响继续用药。

(2)偶可发生皮疹,嗜酸性粒细胞增多,周围血常规示红细胞、血小板一过性降低,白细胞降低,血清氨基转移酶一过性升高,头晕,头痛等反应。

(3)静脉给药过快可致血栓性静脉炎。

(4)肌内注射局部疼痛和硬结。

(5)极个别的患者可能出现休克。

【药物相互作用】

(1)本品与 β- 内酰胺类、氨基糖苷类等抗生素合用呈协同作用,并同时减少或延迟细菌耐药性产生。

(2)本品与钙、镁等金属盐以及抗酸剂同用,可降低磷霉素吸收。

(3)本品与甲氧氯普胺合用,可降低磷霉素血药浓度。

(4)本品与 β- 内酰胺类药联合,对金黄色葡萄球菌、铜绿假单胞菌具协同抗菌作用,并可减少或延迟细菌耐药性产生。

(5)加入少量 G-6-P,则可增强本品的作用。

【应急处理】 尚未见报道。

新 生 霉 素
Novobiocin

【其他名称】 新生霉素钠。

【制剂与规格】胶囊剂：0.25g。注射剂：0.5g。

【药理作用】本品抗菌谱和青霉素相似，主要用于耐药性金黄色葡萄球菌引起的感染，如肺炎、败血症等；对严重感染疗效较差，易引起细菌耐药性，故宜和其他抗菌药物配伍应用。

【适应证】本品主治由各种敏感细菌尤其是葡萄球菌引起的感染，如骨髓炎、败血症、肺炎、心内膜炎、皮肤及软组织感染等。

【用法与用量】

(1)口服：成人一次 0.5g，一日 4 次；儿童一日 20~30mg/kg，分 3~4 次服用。

(2)静脉或肌内注射：成人一次 0.5~1g，一日 2 次；儿童一日 20~30mg/kg，分 3~4 次使用。

【注意事项】

(1)用药期间应注意监测肝功能和血常规。

(2)本品对严重感染疗效较差，宜和其他抗菌药物配伍应用。

(3)如果发现白细胞减少、血液恶病质或过敏反应，应停止用药。

【禁忌证】对本品过敏者禁用。

【慎用】肝功能不全者慎用。

【特殊人群用药】

(1)妊娠妇女与哺乳期妇女用药：妊娠妇女用药应权衡利弊，哺乳期妇女用药时应暂停哺乳。

(2)儿童用药：6 个月以下的婴儿用本品有引起高胆红素血症的危险，应慎用。

(3)老年患者用药：老年患者同成年人用药或酌情减量，肾功能损害者慎用。

【不良反应】主要有恶心、呕吐、皮疹、黄疸、白细胞减少等。

【药物相互作用】

(1)本品与氯霉素、苯唑西林钠、红霉素、葡萄糖酸钙、肝素、胰岛素、万古霉素、林可霉素、氢化可的松、吗啡等呈配伍禁忌。

(2)本品不宜用葡萄糖注射液溶解，须用生理盐水或注射用水溶解。

【应急处理】尚未见报道。

夫 西 地 酸

Fusidic Acid

【其他名称】立思丁。

【制剂与规格】片剂：250mg。混悬剂：5ml∶250mg。注射剂：125mg，500mg。软膏剂：2%。

【药理作用】本品可通过抑制细菌蛋白质合成从而发挥杀菌作用，对革兰氏阳性菌的作用较强。葡萄球菌，包括对青霉素、甲氧西林和其他抗生素耐药菌株对本品敏感。

【适应证】本品主治由各种敏感细菌尤其是葡萄球菌引起的感染，如骨髓炎、败血症、心内膜炎、反复感染的囊性纤维化、肺炎、皮肤及软组织感染、创伤及创伤性感染等。

【用法与用量】口服。5 岁以上的患儿及成人每日 3 次，每次 0.5g；1~5 岁的患儿一次 250mg，一日 3 次；1 岁以下的患儿一日 50mg/kg，分 3 次给药。

静脉注射剂适用于不宜口服给药或胃肠道吸收不良患者。

成人：0.5g(1 瓶)，每天 3 次。

儿童及婴儿:20mg/(kg·d),分 3 次给药。

夫西地酸软膏:应局部涂于患处,并缓和地摩擦;必要时可用多孔绷带包扎患处。每日 2~3 次,7 天为 1 个疗程,必要时可重复 1 个疗程。

【注意事项】

(1)当长期大剂量用药或本品联合其他排出途径相似的药物(如林可霉素或利福平)时,对肝功能不全和胆道异常患者应定期检查肝功能。

(2)在体外试验中,本品可在白蛋白结合位点上取代胆红素,这种取代作用临床意义尚不清楚,新生儿使用本品后亦未发现胆红素脑病,但早产儿、黄疸、酸中毒及严重病弱新生儿使用本品时需留意这一因素。

(3)本品不宜肌内注射,为减轻本品造成胃肠道症状,可在口服给药时与食物同服。

(4)用药中若发生过敏反应,应停止用药并及时解救。

【禁忌证】对本品过敏者禁用。

【慎用】黄疸及肝功能不全者慎用。

【特殊人群用药】详见新生霉素。

【不良反应】

(1)静脉注射本品可能导致血栓性静脉炎和静脉痉挛。

(2)每天用药 1.5~3g 时有可逆性氨基转移酶增高的报道。

(3)偶见皮疹。

【药物相互作用】

(1)本品与利托那韦合用,可导致肝毒性增加。

(2)本品与沙奎那韦合用,可导致氨基转移酶浓度升高和黄疸。

(3)本品与阿托伐他汀合用,可引起肌酸激酶浓度上升。

(4)本品可增加香豆素类药物抗凝血作用。

(5)本品静脉注射剂不能与卡那霉素、庆大霉素、万古霉素、头孢噻啶或阿莫西林混合。

(6)本品亦不可与全血、氨基酸溶液或含钙溶液混合,当溶液 pH 低于 7.4 时,本品会沉淀。

【应急处理】尚未见报道。

达 托 霉 素
Daptomycin

【其他名称】Cidecin,Cubicin。

【制剂与规格】注射剂:250mg,500mg。

【药理作用】本品通过干扰细胞膜的氨基酸转运,阻碍细菌细胞壁肽聚糖和磷酸酯合成,改变细胞膜电位。本品还可破坏细菌的细胞膜,使其内容物外泄,从而发挥杀菌作用。对革兰氏阳性菌敏感,对李斯特杆菌的效果较差,对革兰氏阴性菌作用微弱。

【适应证】多用于复杂性皮肤及皮肤软组织感染,以及金黄色葡萄球菌菌血症。

【用法与用量】静脉注射。

(1)复杂性皮肤及皮肤软组织感染者,每次 4mg/kg,每日 1 次,连用 7~14 日。

(2)金黄色葡萄球菌菌血症者,每次 6mg/kg,每日 1 次,连用 2~6 周。肌酐清除率低于

30ml/min 者每次 4mg/kg,隔日 1 次。

【注意事项】

(1)本品需用 0.9% 氯化钠注射液稀释,且给药时间应持续 30 分钟。

(2)定期检测血常规、肾功能、血生化、肌酸磷酸激酶等。

【禁忌证】 对本品过敏者禁用。

【慎用】 肾功能损害及有肌肉骨骼病史者慎用。

【特殊人群用药】

(1)妊娠与哺乳期妇女用药:妊娠妇女用药应权衡利弊,哺乳期妇女用药时应暂停哺乳。

(2)儿童用药:6 个月以下的婴儿用本品有引起高胆红素血症危险,应慎用;尚未确定 18 岁以下患者用药安全性和有效性。

(3)老年患者用药:老年患者同成年人用药或酌情减量,肾功能损害者慎用。

【不良反应】 常见神经系统不良反应有头昏、头痛、焦虑;胃肠道反应有恶心、呕吐、便秘;心血管系统有血压变化、心律失常;低钾血症、低镁血症、血糖升高、电解质紊乱等内分泌系统症状。此外,还可出现皮疹、瘙痒、呼吸困难、贫血等。

【药物相互作用】

(1)与阿贝卡星或庆大霉素合用,有协同抗葡萄球菌和肠球菌的作用。

(2)与 β- 羟基 -β- 甲基戊二酰辅酶 A 还原酶抑制药合用,有增加疾病风险的可能。

【应急处理】 尚未见报道。

<h1 style="text-align:center">利 奈 唑 胺</h1>
Linezolid

【其他名称】 利奈唑德,莱勒唑利。

【制剂与规格】 片剂:200mg,400mg,600mg。口服混悬液:5ml∶100mg。注射剂:100ml∶200mg,200ml∶400mg,300ml∶600mg。

【药理作用】 本品可抑制细菌蛋白质合成,从而发挥杀菌作用。作用机制独特,与其他抗菌药物无交叉耐药性。对多重耐药革兰氏阳性球菌包括 MRSA、MRSE、PRSP、CRSP,尤其对万古霉素耐药肠球菌抗菌作用强。

【适应证】

(1)由肺炎球菌或金黄色葡萄球菌引起的社区获得性肺炎、医院内获得性肺炎。

(2)由金黄色葡萄球菌、化脓性链球菌引起的复杂性皮肤和皮肤组织感染、非复杂性皮肤和皮肤组织感染。

(3)由金黄色葡萄球菌、化脓性链球菌或无乳链球菌引起的复杂性皮肤和皮肤组织感染。

(4)耐万古霉素的肠球菌感染。

【用法与用量】 口服、静脉滴注。成人一次 600mg,一日 2 次,一般连用 10~28 日;儿童出生至 11 岁一次 10mg/kg,一日 3 次,连用 10~14 日;12 岁及以上一次 600mg,一日 2 次,连用 10~14 日。

【注意事项】

(1)对使用利奈唑胺患者应每周进行全血细胞计数检查。

（2）患者出现视力损害症状时，如视敏度改变、色觉改变、视物模糊或视野缺损，应及时进行眼科检查；对于所有长期（≥3 个月）使用利奈唑胺的患者及报道有新视觉症状患者，不论其接受利奈唑胺治疗时间长短，应进行视觉功能监测。

（3）空腹或饭后服用，须避开高脂性饮食。

【禁忌证】已知对利奈唑胺或本品中其他成分过敏的患者禁用。

【慎用】有骨髓抑制病史者、未得到控制高血压患者、嗜铬细胞瘤患者、苯丙酮尿症患者、类癌综合征患者、未治疗甲状腺功能亢进患者、妊娠及哺乳期妇女慎用。

【特殊人群用药】

（1）妊娠妇女用药：尚未在妊娠妇女中进行充分的、有对照的临床研究。只有潜在益处超过对胎儿潜在风险时，才建议妊娠妇女使用。

（2）儿童用药：利奈唑胺用于治疗儿童患者下列感染时安全性和有效性已得到临床研究证实：院内感染的肺炎、复杂性皮肤或皮肤软组织感染、社区获得性肺炎、对万古霉素耐药的屎肠球菌感染以及由对甲氧西林耐药金黄色葡萄球菌和化脓性链球菌引起的非复杂性皮肤或皮肤软组织感染。

（3）老年人用药：未见 65 岁以上患者与年轻患者之间有安全性和有效性差异。

【不良反应】常见神经系统不良反应，以及腹泻、头痛和恶心。其他不良反应有呕吐、失眠、便秘、皮疹、发热、口腔念珠菌病、真菌感染、味觉改变、舌色变、瘙痒、贫血、白细胞减少、周围神经病、视神经病、乳酸性酸中毒等。

【药物相互作用】

（1）与氯丙嗪、地西泮、红霉素、苯妥英钠、两性霉素 B、SMZ、喷他脒呈配伍禁忌；可与氯化钠注射液、葡萄糖注射液、乳酸钠林格溶液配伍。

（2）合用多巴胺、肾上腺素等有升压作用，应降低肾上腺素能样药物初始剂量，以免增强其升压作用。

（3）与含有苯丙醇胺或伪麻黄碱药物合用应谨慎，因可能引起血压正常患者血压升高。

（4）与 5- 羟色胺再吸收抑制药合用，可能引起血清素综合征或中枢神经系统毒性。

（5）禁忌含酪胺食物（奶酪、肉干等）和某些含醇饮料（啤酒、红酒等），以免引起血压异常升高。

【应急处理】尚未见报道。

莫 匹 罗 星
Mupirocin

【制剂与规格】软膏剂：2%，每支 5g。

【药理作用】本品为局部外用抗生素，通过可逆性与异亮氨酸合成酶结合，阻止异亮氨酸渗入而终止细菌蛋白质的合成，从而发挥杀菌作用。对皮肤感染有关的金黄色葡萄球菌、表皮葡萄球菌、化脓性链球菌抗菌活性强，耐药金黄色葡萄球菌对本品敏感。对流感嗜血杆菌、淋病奈瑟球菌有一定的抗菌作用。

【适应证】用于原发性皮肤感染，如脓疱疮、毛囊炎及疖、痈等；继发性皮肤感染，如湿疹、异位性皮炎、皮肤溃疡、手术伤口、小面积烧伤、皮肤创伤及小创伤、切口、其他细菌性病损预防感染。

【用法与用量】治疗脓疱疮及其他原发性或继发性皮肤感染:2% 软膏剂涂于感染部位,每日 3 次,应用 1~2 周。

【注意事项】本品软膏剂不适于眼内或鼻内使用,如误入眼内用水冲洗即可。

【禁忌证】已知对莫匹罗星或本品中的其他成分过敏患者禁用。

【慎用】有骨髓抑制病史者、未得到控制高血压患者、嗜铬细胞瘤患者、苯丙酮尿症患者、类癌综合征患者、未治疗甲状腺功能亢进患者、妊娠及哺乳期妇女慎用。

【特殊人群用药】

(1)妊娠与哺乳期妇女用药:妊娠妇女用药应权衡利弊,哺乳期妇女用药时应暂停哺乳。

(2)儿童用药:6 个月以下的婴儿用本品有引起高胆红素血症的危险,应慎用;尚未确定 18 岁以下患者用药安全性和有效性。

(3)老年患者用药:同成年患者用量。

【不良反应】局部应用耐受性好,不良反应程度轻且短暂,可有局部皮肤瘙痒、烧灼感、刺痛、干燥和红斑等,偶见触痛、肿胀及渗出物增多。

【药物相互作用】体外研究显示氯霉素可干扰莫匹罗星对 RNA 合成的影响,从而干扰其抗菌活性,相互作用的临床意义至今还不清楚。

【应急处理】尚不明确。

溶　菌　酶
Lysozyme

【其他名称】胞壁质酶,迪友。

【制剂与规格】肠溶片:10mg(6.25 万 U)。含片:20mg(12.5 万 U)。

【药理作用】有抗菌、抗病毒、止血、消肿及加快组织恢复等作用。

【适应证】临床用于慢性鼻炎,急、慢性咽喉炎,口腔溃疡,水痘,带状疱疹和扁平疣等。

【用法与用量】口服,一次 50~100mg,一日 3 次;口含,一次 1 片,一日 4~6 次。

【注意事项】肠溶衣片应整片吞服,以防药物在胃中被破坏;当药品形状发生改变时禁止使用。

【禁忌证】对本药及蛋清有过敏史者禁用。

【慎用】尚不明确。

【特殊人群用药】尚不明确。

【不良反应】口服不良反应少,偶见过敏反应,有皮疹等表现。

【药物相互作用】如与其他药物同时使用,可能会发生药物相互作用。

【应急处理】未见报道。

十四、抗病毒药

病毒是病原微生物中最小的一种,其核心是核酸[核糖核酸(RNA)或脱氧核糖核酸(DNA)],外壳是蛋白质,不具有细胞结构,具有遗传性和变异性。人类致病性病毒达 150 多种,分为 DAN 病毒和 RNA 病毒两大类。由病毒引起的疾病常见的有流行性感冒、普通感冒、麻疹、腮腺炎、传染性肝炎、疱疹性角膜炎等。此外,病毒与肿瘤、某些心脏病、先天性畸形等也有一定关系。病毒性疾病发病率高,传播快,流行广,变异性大,治疗效果差,对人类危害极大。

病毒在结构上要比原核细胞和真核细胞简单得多,只有在侵入宿主细胞内以后才表现出生命力。病毒的生活周期可分为细胞外阶段,以成熟病毒粒子形式存在;细胞内阶段,即感染阶段,在此阶段进行繁殖。由此开始,病毒遗传物由衣壳中释放出来,注入宿主细胞,控制宿主细胞的代谢机构,使其根据病毒繁殖的需要进行活动,其环节为吸附、穿入、脱壳、生物合成、成熟和释放等。抗病毒药通过阻止上述任何一环节便能达到抑制病毒增殖目的。

抗病毒药的作用机制主要有:①与病毒竞争细胞表面受体,阻止病毒吸附,如肝素或带阴电荷多糖。②阻碍病毒穿入或脱壳,如金刚烷胺能抑制流感病毒脱壳而预防流感。③阻碍病毒生物合成,如碘苷抑制胸腺嘧啶核苷合成酶,影响 DNA 合成;阿糖腺苷、阿糖胞苷干扰 DNA 聚合酶,阻碍 DNA 合成;吗啉胍对病毒增殖周期各个阶段几乎均有抑制作用(主要是阻抑 RNA 聚合酶活性及蛋白质合成)。此外,某些药物可被由病毒基因编码的酶(如胸苷激酶)磷酸化,该磷酸化合物为病毒 DNA 聚合酶底物,两者结合后就可发挥抑制酶的作用,因而可阻止病毒 DNA 合成,如阿昔洛韦。④增强宿主抗病能力的物质,如干扰素能激活宿主细胞某些酶,降解病毒 RNA,抑制蛋白合成、翻译和装配。⑤中草药和中成药具有清热败毒功效,也具有抗病毒作用,它们作用温和,疗效可靠,临床上也可用于对抗病毒感染。

目前,临床上常用抗病毒药物可分为抗 DNA 病毒类、抗 RNA 病毒类以及广谱和其他抗病毒类药物。阿糖腺苷、阿昔洛韦、更昔洛韦具体内容参见第十章。

伐 昔 洛 韦
Valaciclovir

【其他名称】万乃洛韦,明竹欣。

【制剂与规格】片剂:200mg,300mg。

【药理作用】本品为阿昔洛韦的前体药物,即阿昔洛韦与缬氨酸形成酯的盐酸盐。抗病毒谱广,口服后迅速吸收并在体内几乎完全水解释放出阿昔洛韦,对带状疱疹病毒、单纯疱疹病毒、EB 病毒以及巨细胞病毒等有较强的抑制作用,疗效显著。

【适应证】用于多种疱疹病毒感染,治疗原发性和复发性生殖器疱疹病毒感染、免疫力减退患者单纯疱疹病毒感染及水痘带状疱疹,亦适用于巨细胞病毒感染。

【用法与用量】口服,成人每日 0.6g,分 2 次服,疗程为 7~10 日。

【注意事项】

(1)对更昔洛韦过敏者也可能对本品过敏。

(2)严重免疫功能缺陷者长期或多次应用本品治疗后可能引起单纯疱疹病毒和带状疱疹病毒对本品耐药。如单纯疱疹患者应用本品后皮损不见改善者,应测试单纯疱疹病毒对本品敏感性。

【禁忌证】对本品及阿昔洛韦过敏者禁用。

【慎用】脱水或已有肝、肾功能不全者慎用。肾功能不全者在接受本品治疗时,需根据肌酐清除率来校正剂量。

【特殊人群用药】

(1)妊娠妇女及哺乳期妇女用药:阿昔洛韦能通过胎盘,妊娠妇女用药需权衡利弊。阿昔洛韦在乳汁中的浓度为血药浓度的 0.6~4.1 倍,哺乳期妇女应慎用。

(2)儿童用药:儿童用药的安全性和有效性尚未确定。

(3)老年患者用药:由于生理性肾功能衰退,本品剂量与用药间期需调整。

【不良反应】偶有头晕、头痛、关节痛、恶心、呕吐、腹泻、胃部不适、食欲减退、口渴、白细胞下降、蛋白尿及尿素氮轻度升高、皮肤瘙痒等;长程给药偶见痤疮、失眠、月经紊乱。

【药物相互作用】与丙磺舒或其他明显由肾小管主动分泌排泄药物并用可导致本品的血药浓度升高。

【应急处理】该品无特殊解毒药,主要采用对症治疗和支持疗法,如给予充足的水以防止药物沉积于肾小管。血液透析有助于排泄血中的药物,对急性肾衰竭和血尿者尤为重要。

齐 多 夫 定
Zidovudine

【其他名称】艾健,奥贝奇。

【制剂与规格】胶囊剂:100mg。

【药理作用】本品对 HIV、人 T 细胞性 I 型病毒有效,但对其他病毒无效。HIV 对本品易产生耐药性,目前已发现了抗本品的耐药病毒变异株,但停药后又可恢复对本品敏感性。

【适应证】用于治疗获得性免疫缺陷综合征(acquired immunodeficiency syndrome,AIDS),患者有并发症(耶氏肺孢子菌病或其他感染)时尚需应用对症的其他药物联合治疗。

【用法与用量】口服。

成人:一次 0.25 个,每 8 小时 1 次。分次服用;若单独应用本品则推荐 500mg/d 或 600mg/d。分次服用(在清醒时每 4 小时服 100mg)。

儿童:推荐 3 个月至 12 岁儿童给药剂量为每 6 小时 180mg/m²。不应超过每 6 小时 200mg/m²。新生儿给药:出生 12 小时后开始给药至 6 周龄。口服 2mg/kg,每 6 小时 1 次。

【注意事项】

(1)本品有骨髓抑制作用,在用药期间应定期进行血液学检查,嘱咐患者在刷牙、用牙签时防止出血。

(2)患者如发生喉痛、发热、寒战、皮肤灰白色、不正常出血、异常疲倦和衰弱等情况,应注意骨髓抑制的发生。

【禁忌证】对该品过敏患者禁用。

【慎用】乳酸性酸中毒者、严重的肝大和脂肪变性者慎用。

【特殊人群用药】

(1)妊娠妇女及哺乳期妇女用药:妊娠妇女应权衡利弊慎用,哺乳期妇女授乳期间应停止用药。

(2)儿童用药:参见【用法与用量】项下。

(3)老年患者用药:参见【用法与用量】项下。

【不良反应】有骨髓抑制作用,可引起意外感染、疾病痊愈延缓和牙龈出血等;可改变味觉,引起唇、舌肿胀和口腔溃疡;肝功能不足者易引起毒性反应;叶酸和维生素 B₁₂ 缺乏者易引起血常规变化。

【药物相互作用】

(1)对乙酰氨基酚、阿司匹林、西咪替丁、保泰松、吗啡、磺胺药等抑制本品的葡糖醛酸化,降低清除率,避免合用。

(2)与阿昔洛韦合用可引起神经系统毒性,如昏睡、疲劳等。

(3)与丙磺舒合用可引起中毒危险。

(4)与具有肾毒性、骨髓抑制、细胞毒性或影响红细胞(或白细胞)数目及功能的药物(如更昔洛韦、干扰素、氨苯砜、两性霉素 B、氟胞嘧啶、乙胺嘧啶、长春新碱、长春碱或多柔比星)合用,可增加本品不良反应发生率,增加发生血液毒性的危险性。如必须合用,应密切监测肾功能及血液参数(包括血红蛋白、血细胞比容和白细胞分类计数),谨慎用药,必要时可减少药物剂量。

【应急处理】对症治疗,必要时可采取血液透析。

拉 米 夫 定
Lamivudine

【其他名称】贺普丁,雷米夫定。

【制剂与规格】片剂:100mg,150mg,300mg。

【药理作用】本品对 HBV-DNA 病毒聚合酶以及 HIV 的反转录酶有明显抑制作用,在体内外均可抑制病毒复制。本品对体外及实验性感染动物体内的乙型肝炎病毒(HBV)有较强的抑制作用。对大多数乙型肝炎患者血清 HBV 的 DNA 检测结果显示,拉米夫定能迅速抑制 HBV 复制,其抑制作用持续整个治疗过程,同时使血清氨基转移酶降至正常水平。

【适应证】在临床上主要用于 HBV 所致的慢性乙型肝炎。

【用法与用量】口服。

(1)治疗慢性乙型肝炎,成人一日 1 次,每次 100mg。

(2)治疗 HIV 感染(与其他抗反转录病毒药合用),推荐剂量为一次 150mg,一日 2 次;或一次 300mg,一日 1 次。

【注意事项】

(1)肾功能不全可影响本品清除,肌酐清除率<30ml/min 患者不宜使用。

(2)少数患者停止使用本品后肝炎病情可能加重,因此,如果停用本品,要对患者进行严密观察。若肝炎恶化,应考虑重新使用本品治疗。

(3)本品治疗期间不能防止患者将 HBV 通过性接触或血源性传播方式感染他人,故仍应采取适当的防护措施。

(4)使用本品治疗中,一旦有提示乳酸性酸中毒的临床表现和实验室检查结果应终止治疗。

【禁忌证】对该品过敏患者禁用。

【慎用】乳酸性酸中毒者、严重的肝大和脂肪变性者慎用。

【特殊人群用药】

(1)妊娠妇女及哺乳期妇女用药:妊娠 3 个月内的患者不宜使用本品。妊娠 3 个月以上的患者使用本品需权衡利弊。哺乳期妇女授乳期间应停止用药。

(2)儿童用药:尚无儿童使用拉米夫定的数据。

(3)老年患者用药:对于因年龄增大而肾脏排泄功能下降的老年患者,拉米夫定代谢无显著变化,只有在肌酐清除率<30ml/min 时,才有影响。

【不良反应】常见的不良反应有上呼吸道感染样症状、头痛、恶心、腹痛和腹泻；可出现贫血、纯红细胞再生障碍、血小板减少等血液系统反应以及瘙痒、皮疹、风疹等过敏反应。

【药物相互作用】拉米夫定与具有相同排泄机制的药物（如 TMP）同时使用，拉米夫定的血药浓度可增加 40%，无临床意义，但有肾功能损害患者应注意。与齐多夫定合用可增加后者的血药峰浓度，但不影响两者的消除和药-时曲线下面积。

【应急处理】诱导呕吐，服用药用炭等，血液透析和腹膜透析。

司 他 夫 定
Stavudine

【其他名称】艾复定，司坦夫定。

【制剂与规格】胶囊剂：20mg，30mg，40mg。

【药理作用】本品为合成的胸苷类似物，在体内转化为三磷酸司他夫定而抑制 HIV 的反转录酶，从而抑制病毒 DNA 的合成。对 HIV-1 和 HIV-2 均有抑制作用，对齐多夫定耐药的 HIV-1 仍对本品敏感。体外实验表明，本品对 HIV-1 和 HIV-2 有同等抑制作用，有效浓度为 0.01μg/ml。本品对 HIV 有抑制活性，对齐多夫定产生耐药性的 HIV-1 病毒株本品也有抑制作用，但对 HBV 和病原性杆菌无抑制作用。

【适应证】在临床上主要用于治疗 I 型 HIV 感染。

【用法与用量】口服。

（1）成人：体重 ≥60kg 者一次 40mg，一日 2 次；体重 <60kg 者一次 30mg，一日 2 次。

（2）儿童：体重 ≥30kg 者按成人剂量；体重 <30kg 者一次 1mg/kg，一日 2 次。

（3）肾功能低下者：需根据其肌酐清除率调整剂量。

【注意事项】治疗中如发生手足麻木、刺痛等症状，应立即停药，症状消退后可考虑再次用药，如再发生上述症状，则应完全停止用药。

【禁忌证】对该品过敏患者禁用。

【慎用】严重的肝、肾功能不全和脂肪变性者慎用。

【特殊人群用药】

（1）妊娠妇女及哺乳期妇女用药：尚不明确。

（2）儿童用药：儿童患者中发生的不良反应及严重的实验室检查异常，其类型和发生率均与成人相同。

（3）老年患者用药：目前未在 65 岁以上老年患者中进行临床研究，但老年人通常有肾功能衰退，应注意调整剂量。

【不良反应】

（1）本品可引起外周神经病变，主要表现为手足麻木、刺痛感。晚期 HIV 感染、有神经病变史或同时使用其他神经毒性药物的患者较易发生。

（2）常见的还有贫血、白细胞和血小板减少、食欲减退、恶心、呕吐、腹痛和腹泻以及肝脂肪变性、肝炎和肝衰竭等。

（3）常见与本品治疗相关的乳酸性酸中毒报道，表现为全身疲乏、恶心、呕吐、腹痛、突发不可解释的体重减轻、呼吸困难、运动无力等。

（4）其他不良反应还有肌肉疼痛、失眠、过敏反应、发热、寒战等。

【药物相互作用】

(1)与去羟肌苷和／或羟基脲合用时，乳酸性酸中毒、胰腺炎及严重脂肪肝的发生风险可能增加；与利巴韦林合用，曾引起致死性或非致死性乳酸性酸中毒。

(2)与齐多夫定可竞争性抑制本品的细胞内磷酸化，导致本品失效。

(3)与美沙酮合用，本品的生物利用度、AUC 及峰浓度均降低。

【应急处理】长期用药过量可导致外周神经病变和肝毒性反应，可通过血液透析清除药物以解毒。

聚乙二醇干扰素 α-2a
Peginterferon α-2a

【其他名称】派罗欣，Pegasys。

【制剂与规格】注射液：180μg。

【药理作用】本品为聚乙二醇与重组干扰素 α-2a 结合形成长效干扰素，可与细胞表面的特异性受体结合，激活基因转录，调节多种生物效应；可抑制感染细胞内的病毒复制，抑制细胞增殖，并有免疫调节作用。

【适应证】用于肝硬化代偿期或无肝硬化的慢性丙型肝炎治疗。

【用法与用量】皮下注射，推荐剂量为一次 180μg，每周 1 次，共用 48 周。发生中度和重度不良反应者应调整剂量，初始剂量减至 135μg，有些病例需减至 45μg 或 90μg。随着不良反应减轻，逐渐恢复至常规剂量。

【注意事项】

(1)患者中性粒细胞低于 0.75×10^9/L 时应调整剂量；低于 0.5×10^9/L 时应暂时停药；恢复至 1×10^9/L 时可重新治疗，以每次 90μg 的剂量开始。血小板计数低于 50×10^9/L 时每次剂量应减至 90μg；当低于 25×10^9/L 时应考虑停药。

(2)使用干扰素导致的流感样症状中，发热是非常常见。在使用本品治疗的过程中，应排除其他原因导致的发热，尤其是有中性粒细胞减少的患者。

【禁忌证】对该品过敏患者；自身免疫性肝炎、严重的肝功能不全者；有严重的心脏病病史者；有严重的精神病或精神病病史者禁用。

【慎用】患有自身免疫性疾病、银屑病、既往有心脏病病史、精神病病史、结肠炎、胰腺炎、病毒感染性疾病、糖尿病及肾功能不全者慎用。

【特殊人群用药】

(1)妊娠妇女及哺乳期妇女用药：妊娠妇女慎用，哺乳期妇女用药期间应暂停哺乳。

(2)儿童用药：慎用。

(3)老年患者用药：用药前及用药期间应检查肾功能，以此调整用药剂量。

【不良反应】常见有疲劳、发热、寒战、恶心、腹痛、腹泻、头痛、头晕、失眠、抑郁、瘙痒等；偶见呕吐、口干、牙龈出血、口腔溃疡、肌肉痉挛、震颤、乏力、焦虑、咽痛、咳嗽、甲状腺功能减退、皮疹、潮热及流感样症状等；罕见肝功能异常、行为异常、糖尿病、自身免疫现象、心律失常、肺炎及脑出血、消化性溃疡等。

【药物相互作用】与茶碱合用时，后者的 AUC 升高 25%，可能引起茶碱中毒（如恶心、呕吐、心悸、癫痫发作）。两者合用时应监测茶碱血药浓度，并适当调整茶碱的用量。

【应急处理】未见报道。

聚 肌 胞

Poly I∶C

【其他名称】聚肌苷酸 - 聚胞苷酸,聚肌胞苷酸。

【制剂与规格】注射液∶2mg。

【药理作用】本品是一种合成的双链 RNA,在体内能诱生干扰素,通过干扰素作用于正常的细胞产生抗病毒蛋白,从而阻止病毒复制。有广谱抗病毒作用,也有增强细胞免疫和抗肿瘤作用。

【适应证】在临床上用于治疗病毒性角膜炎、单纯疱疹,慢性病毒性肝炎的辅助治疗。

【用法与用量】

(1)肌内注射,一次 1~2mg,隔日一次。

(2)结膜内注射,一次 0.2~0.5mg,隔 3 日 1 次。

(3)患带状疱疹者可配合局部外用,一日数次。

【注意事项】如出现过敏反应,应立即停药;注射后产生发热者,如 2 天后不能自行消失,应立即停药。

【禁忌证】对该品过敏患者禁用。

【慎用】肝、肾功能不全者慎用。

【特殊人群用药】

(1)妊娠妇女及哺乳期妇女用药∶妊娠妇女慎用,哺乳期妇女用药期间应暂停哺乳。

(2)儿童用药∶慎用。

(3)老年患者用药∶用药前及用药期间应检查肾功能,以此调整用药剂量。

【不良反应】少数患者可有低热。

【药物相互作用】与维生素 B_{12} 合用,抗病毒作用协同,优于单用。

【应急处理】未见报道。

十五、抗真菌药

氟 康 唑

Fluconazol

【其他名称】大扶康。

【制剂与规格】片剂片∶50mg,100mg,150mg,200mg。胶囊剂∶50mg,100mg,150mg。注射液∶100mg∶50ml,200mg∶100ml。

【药理作用】本品属吡咯类抗真菌药,抗真菌谱较广,口服及静脉注射本品对人和各种动物真菌感染,如念珠菌感染(包括免疫正常或免疫受损的人和动物的全身性念珠菌病)、新型隐球菌感染(包括颅内感染)、糠秕马拉色菌、小孢子菌属、毛癣菌属、表皮癣菌属、皮炎芽生菌、粗球孢子菌(包括颅内感染)及荚膜组织胞浆菌、斐氏着色菌、卡氏枝孢霉等有效。本品体外抗菌活性明显低于酮康唑,但本品体内抗菌活性明显高于体外作用。本品的作用机制主要为高度选择性干扰真菌的细胞色素 P450 活性,从而抑制真菌细胞膜上麦角固醇生物合成。

【适应证】

(1)念珠菌病:口咽部和食管念珠菌感染;播散性念珠菌病,包括腹膜炎、肺炎、尿路感染等;念珠菌外阴阴道炎;骨髓移植患者接受细胞毒类药物或放射治疗时,预防念珠菌感染的发生。

(2)隐球菌病:治疗脑膜炎以外的新型隐球菌病或治疗隐球菌脑膜炎时,作为两性霉素B联合氟胞嘧啶初治后的维持治疗药物。

(3)球孢子菌病。

(4)接受化疗、放疗和免疫抑制治疗患者的预防治疗。

(5)可替代伊曲康唑用于芽生菌病和组织胞浆菌病的治疗。

【用法与用量】口服或静脉滴注,静脉滴注时,最大速率为200mg/h,且容量不超过10ml/min。

(1)成人:

1)播散性念珠菌病:首次剂量0.4g,以后一次0.2g,一日1次,持续4周,症状缓解后至少持续2周。

2)食管念珠菌病首次剂量0.2g,以后一次0.1g,一日1次,持续至少3周,症状缓解后至少持续2周。根据治疗反应,也可加大剂量至一次0.4g,一日1次。

3)口咽部念珠菌病:首次剂量0.2g,以后一次0.1g,一日1次,疗程至少2周。

4)念珠菌外阴阴道炎:单剂量0.15g。

5)隐球菌脑膜炎:一次0.4g,一日1次,直至病情明显好转,然后一次0.2~0.4g,一日1次,用至脑脊液病毒培养转阴后至少10~12周。或一次0.4g,一日2次,连续2日,然后一次0.4g,一日1次,疗程同前述。

(2)肾功能不全者:若只需给药1次,不用调节剂量;需多次给药时,第1日及第2日应给常规剂量,以此后按肌酐清除率来调节给药剂量:肌酐清除率(ml/min)百分比>50%者,按常规剂量的100%用药;11%~50%(未透析)者,按常规剂量的50%用药;定期透析患者,一次透析后应用按常规剂量的100%用药。

【注意事项】

(1)与其他吡咯类药物可发生交叉过敏反应,因此对任何一种吡咯类药物过敏者都应禁用氟康唑。

(2)需定期监测肝、肾功能,用于肝肾功能减退者需减量应用。

(3)在免疫缺陷者中的长期预防用药,已导致念珠菌属等对氟康唑等吡咯类抗真菌药耐药性增加,应避免无指征预防用药。

(4)治疗过程中可发生轻度一过性GOT及GPT升高,偶可出现肝毒性症状。治疗前后均应定期检查肝功能,如出现持续异常或肝毒性临床症状时均需立即停用。

(5)与肝毒性药物合用、需服用氟康唑2周以上或接受多倍于常用剂量的本品时,可使肝毒性发生率增高,需严密观察。

(6)疗程应视感染部位及个体治疗反应而定。一般治疗应持续至真菌感染的临床表现及实验室检查指标显示真菌感染消失为止。隐球菌脑膜炎或反复发作口咽部念珠菌病的艾滋病患者需用氟康唑长期维持治疗以防止复发。

(7)接受骨髓移植者,如严重粒细胞减少已先期发生,则应预防性使用,直至中性粒细胞计数上升至 $1.0 \times 10^9/L$ 以上后 7 日。

【禁忌证】对氟康唑或其他吡咯类药有过敏史者禁用。

【特殊人群用药】

(1)妊娠妇女及哺乳期妇女用药:妊娠妇女禁用,哺乳期妇女用药期间应暂停哺乳。

(2)儿童用药:对小儿的影响缺乏充足的研究资料,小儿不宜应用。

(3)老年患者用药:用药前及用药期间应检查肾功能,根据肌酐清除率调整剂量。

【不良反应】

(1)常见恶心、呕吐、腹痛或腹泻等。

(2)过敏反应可表现为皮疹,偶可发生严重的剥脱性皮炎(常伴随肝功能损害)、渗出性多形红斑。

(3)肝毒性治疗过程中可发生轻度一过性 GOT 及 GPT 升高,偶可出现肝毒性症状,尤其易发生于有严重基础疾病(如艾滋病和癌症)的患者。

(4)可见头晕、头痛。

(5)某些患者,尤其有严重基础疾病(如艾滋病和癌症)的患者,可能出现肾功能异常。

(6)偶可发生周围血常规一过性中性粒细胞减少和血小板减少等血液学检查指标改变,尤其易发生于有严重基础疾病(如艾滋病和癌症)患者。

【药物相互作用】

(1)本品与异烟肼或利福平合用时,可使本品的浓度降低。

(2)本品与甲苯磺丁脲、氯磺丁脲和格列吡嗪等磺酰脲类降血糖药合用时,可使此类药物的血药浓度升高而可能导致低血糖,因此需监测血糖,并减少磺酰脲类降血糖药的剂量。

(3)高剂量本品和环孢素合用时,可使环孢素的血药浓度升高,致毒性反应发生的危险性增加,因此必须在监测环孢素血药浓度并调整剂量的情况下方可谨慎应用。

(4)本品与氢氯噻嗪合用,可使本品的血药浓度升高。

(5)本品与茶碱合用时,茶碱血药浓度约可升高 13%,可导致毒性反应,故需监测茶碱的血药浓度。

(6)本品与华法林等双香豆素类抗凝药合用时,可增强双香豆素类抗凝药的抗凝作用,致凝血酶原时间延长,故应监测凝血酶原时间并谨慎使用。

(7)本品与苯妥英钠合用时,可使苯妥英钠的血药浓度升高,故需监测苯妥英钠的血药浓度。

【应急处理】对用药过量患者,可只采取对症治疗(支持疗法)。氟康唑大部分由尿排出,强迫利尿可能增加其消除率。经血药透析治疗 3 小时,可使氟康唑的血浆浓度降低 50%。

伊 曲 康 唑
Itraconazole

【其他名称】依他康唑。

【制剂与规格】胶囊:0.1g。口服液:1.5g∶150ml。注射液:0.25g∶25ml。

【药理作用】本品是一种合成的广谱抗真菌药,为三氮唑衍生物,对皮肤癣菌,如毛癣菌属、小孢子菌属、絮状表皮癣菌、酵母菌、新型隐球菌、糠秕孢子菌属、念珠菌属(包括白念珠菌、光滑念珠菌和克柔念珠菌)、曲霉菌属、组织胞浆菌属、巴西副球孢子菌、申克孢子丝菌、着色真菌属、枝孢霉属、皮炎芽生菌以及各种其他酵母菌和真菌感染有效。体外研究已证实本品可抑制真菌细胞膜的主要成分之一麦角甾醇的合成,从而发挥抗真菌效应。

【适应证】

(1)妇科:外阴及阴道念珠菌病。

(2)皮肤科/眼科:花斑癣、皮肤真菌病、真菌性角膜炎和口腔念珠菌病。

(3)皮肤癣菌和/或酵母菌引起的甲真菌病。

(4)系统性真菌感染:系统性曲霉病及念珠菌病、隐球菌病(包括隐球菌性脑膜炎)、组织胞浆菌病、孢子丝菌病、巴西副球孢子菌病、芽生菌病和其他各种少见的系统性或热带真菌病。

【用法与用量】口服:用餐后立即给药,胶囊必须整粒吞服。

(1)局部感染:

1)念珠菌性阴道炎:一次200mg一日2次;疗程1日。或一次200mg,一日1次,疗程3日。

2)花斑癣:一次200mg,一日1次,疗程7日。

3)皮肤癣菌病:一次100mg,一日1次,疗程15日。高度角化区,如足底部癣、手掌部癣需延长治疗15日,一日100mg。

4)口腔念珠菌病:一次100mg,一日1次,疗程15日,一些免疫缺陷患者如白血病、艾滋病或器官移植患者,伊曲康唑的口服生物利用度可能会降低,因此剂量可加倍。

5)真菌性角膜炎:一次200mg,一日1次,疗程21日。

6)甲真菌病:一次200mg,一日1次,疗程3个月,本品从皮肤和甲组织中清除比血浆慢,因此,对皮肤感染来说,停药后2~4周达到最理想的临床和真菌学疗效,对甲真菌病来说在停药后6~9个月达到最理想的临床和真菌学疗效。

(2)系统性真菌病:

1)曲霉病:一次200mg,一日1次,疗程2~5个月。对侵袭性或播散性感染患者增加剂量至一次200mg、一日2次。

2)念珠菌病:一次100~200mg,一日1次,疗程3周至7个月。

3)非隐球菌性脑膜炎:一次200mg,一日1次,疗程2个月至1年维持治疗,(脑膜感染患者)一日1次。

4)隐球菌性脑膜炎,一次200mg,一日2次,2个月至1年。

5)组织胞浆菌病:一次200mg,一日1次;一次200mg,一日2次,疗程8个月。

6)孢子丝菌病:一次100mg,一日1次,疗程3个月。

7)副球孢子菌病:一次100mg,一日1次,疗程6个月。

8)着色芽生菌病:一次100~200mg,一日1次,疗程6个月。

9)芽生菌病:一次100mg,一日1次;或一次200mg,一日2次,疗程6个月。

危及生命的感染可静脉滴注:先滴注一次200mg,一日2次,共4次;以后一次200mg,一日1次。应尽快将静脉滴注改为口服用药。

用随包装提供的50ml 0.9%氯化钠注射液稀释,稀释后的伊曲康唑注射液应立即使用,并且避免阳光直接照射:将滴速调节到1ml/min(大约25滴/min)。在大约1小时的时间里将 60ml 溶液滴入患者体内。静脉滴注后应用 15~20ml 0.9% 氯化钠注射液冲洗输注管道，以避免残留的伊曲康唑和以后可能用这根导管来输注其他药物之间发生反应。冲洗过程应进行 30 秒至 15 分钟。

【禁忌证】 禁用于严重肾功能不全者。禁用于已知对伊曲康唑及敷料过敏的患者。

【注意事项】

(1)对持续用药超过 1 个月者，以及治疗过程中如出现畏食、恶心、呕吐、疲劳、腹痛或尿色加深的患者，建议检查肝功能。如果出现异常，应停止用药。

(2)肝功能异常患者慎用(除非治疗的必要性超过肝损伤的危险性)。肝硬化患者，使用时应考虑调整剂量，并监测肝酶。

(3)当发生神经系统症状时应终止治疗。

(4)对肾功能不全患者，患者肌酐清除率<30ml/min 时，不得使用静脉给药。

(5)对有充血性心力衰竭危险因素的患者，应谨慎用药，并严密监测。对患有充血性心力衰竭或有充血性心力衰竭病史的患者，应权衡利弊使用。这些危险因素包括心脏疾病(如缺血或瓣膜病)、严重的肺部疾病(如慢性阻塞性肺疾病)、肾衰竭和其他水肿性疾病。

(6)钙通道阻滞剂具有负性肌力作用，合并使用时需加注意。

(7)如果发生可能与伊曲康唑注射液有关的神经病变时，应停药。

(8)对其他唑类药物过敏的患者使用伊曲康唑注射液时应慎重。

(9)伊曲康唑注射液只能用随包装提供的 50ml 0.9% 氯化钠注射液稀释。

【特殊人群用药】

(1)妊娠妇女及哺乳期妇女用药：妊娠妇女禁用(除非用于系统性真菌病治疗，但仍应权衡利弊)。哺乳期妇女不宜使用。育龄妇女使用时应采取适当的避孕措施，直至停止依曲康唑治疗后的下一个月经周期。

(2)儿童用药：儿童的临床资料有限，不用于儿童患者，除非潜在利益优于可能出现的危害。

(3)老年患者用药：用药前及用药期间应检查肾功能，根据肌酐清除率调整剂量。

【不良反应】

(1)常见畏食、恶心、腹痛和便秘。较少见的不良反应包括头痛、可逆性氨基转移酶升高、月经紊乱、头晕和过敏反应(如瘙痒、红斑、风团和血管性水肿)。有个例报道出现 Stevens-Johnson 综合征(重症多形红斑)。

(2)已有潜在病理改变并同时接受多种药物治疗的大多数患者，长疗程治疗时可见低钾血症、水肿、肝炎和脱发等症状。

【药物相互作用】

(1)诱酶药物如利福平和苯妥英钠可明显降低本品的口服生物利用度，因此，当与诱酶药物共同服用时应监测本品的血浆浓度。

(2)本品会抑制由细胞色素 3A 酶催化的药物代谢，导致包括不良反应在内的药物作用增加和／或延长。在伊曲康唑治疗期间不应服用特非那定、阿司咪唑、西沙必利、口服咪达唑仑和三唑仑。若静脉注射咪达唑仑则更应格外谨慎，因为其镇静作用会延长。若需要与伊曲康唑同时服用口服抗凝剂，地高辛，环孢素，全身应用的甲泼尼龙(methylprednisolone)，长春生物碱和他克莫司(tacrolimus)，则应减少这些药物的剂量。

（3）对服用二氢吡啶钙离子通道阻断剂和奎尼丁的患者应监测其不良反应，如水肿和耳鸣／听力下降。必要时可减少这些药物的剂量。在世界各地上市后，罕见在做移植手术患者中同时接受伊曲康唑、环孢素和羟甲基戊二酰辅酶 A（hydroxymethylglutaryl coenzyme A，HMG-GoA）还原酶抑制剂如洛伐他汀的治疗时发生横纹肌溶解的报道，但伊曲康唑和横纹肌溶解的因果关系尚未建立。尚未观察到本品与齐多夫定（zidovudine，AZT）的相互作用。尚未观察到本品对炔雌醇和炔诺酮代谢的诱导效应。

【应急处理】一旦发生，应采取支持疗法，包括洗胃；本品不能经过血液透析清除；无特殊解毒药。

伏 立 康 唑
Voriconazole

【其他名称】活力康唑。

【制剂与规格】片剂：50mg，200mg。注射剂：200mg。

【药理作用】本品的作用机制是抑制真菌中由细胞色素 P450 介导的 14α- 甾醇去甲基化，从而抑制麦角甾醇的生物合成。体外试验表明伏立康唑具有广谱抗真菌作用，对念珠菌属（包括耐氟康唑的克柔念珠菌，光滑念珠菌和白念珠菌耐药株）具有抗菌作用，对所有检测的曲菌属真菌有杀菌作用。此外，本品在体外对其他致病性真菌也有杀菌作用，包括对现有抗真菌药敏感性较低的菌属，例如足放线病菌属和镰刀菌属。

【适应证】适用于侵袭性曲霉病、非中性粒细胞减少患者的念珠菌血症、对氟康唑耐药的念珠菌引起的严重侵袭性感染（包括克柔念珠菌）、由足放线病菌属和镰刀菌属引起的严重感染等。

【用法与用量】

（1）成人：

1）静脉滴注和口服的互换用法：无论是静脉滴注或口服给药，首次给药时第一天均应给予首次负荷剂量，以使其血药浓度在给药第一天即接近于稳态浓度。由于口服片剂的生物利用度很高（96%），在有临床指征时静脉滴注和口服两种给药途径可以互换。

口服：①负荷剂量（适用于第 1 个 24 小时）：患者体重 ≥40kg，每 12 小时给药 1 次，一次 400mg；患者体重<40kg，每 12 小时给药 1 次，一次 200mg。②维持剂量（开始用药 24 小时以后）：患者体重 ≥40kg，一日给药 2 次，一次 200mg；患者体重<40kg，一日给药 2 次，一次 100mg。

静脉滴注：①负荷剂量：每 12 小时给药 1 次，一次 6mg/kg；②维持剂量（开始用药 24 小时以后）：一日给药 2 次，一次 4mg/kg。

静脉滴注前先溶解成 10mg/ml，再稀释至不高于 5mg/ml 的浓度。

2）序贯疗法：序贯治疗无须给予负荷剂量，因为此前静脉滴注给药已经使本品血药浓度达稳态。

用药疗程视患者用药后临床和微生物学反应而定。静脉用药的疗程不宜超过 6 个月。在治疗过程中，医师应严密监测其潜在的不良反应，并根据患者具体情况及时调整药物方案。①静脉给药：如果患者不能耐受一日 2 次，一次 4mg/kg 静脉滴注，可减为一日 2 次，一次 3mg/kg；与苯妥英或利福平布汀合用时，建议伏立康唑的静脉维持剂量增加为一日静脉滴注 2 次，一次 5mg/kg。②口服给药：如果患者治疗反应欠佳，口服给药维持剂量可以增加到一日 2 次，一次 300mg；体重<40kg 的患者剂量调整为一日 2 次，一次 150mg。如果患者不能耐受上述较高的剂量，口服给药维持剂量可以一次减 50mg，逐渐减到一日 2 次，一次 200mg；体重<40kg 的患者减到一日 2 次，一次 100mg。

（2）儿童（2~12 岁）：口服和静脉给药不用负荷剂量。

1）静脉滴注：一日 2 次，一次 7mg/kg。

2）口服：一日 2 次，一次 200mg；如不能耐受一日 2 次，一次 7mg/kg 静脉滴注，可减为一日 2 次，一次 4mg/kg。

（3）肾功能损害者用药：中 - 重度肾功能减退（肌酐清除率<50ml/min）患者应用注射剂时，可发生赋形剂磺丁倍他环糊精钠（sulfobutazone cyclodextrin sodium，SBECD）蓄积；此种患者宜选用口服给药，除非应用静脉制剂的利大于弊。

（4）急性肝损害者（GPT 和 GOT 增高）无须调整剂量，但应继续监测肝功能以观察是否有进一步升高，建议轻 - 中度肝硬化患者负荷剂量不变，维持剂量减半。

【注意事项】

（1）极少数使用者发生了尖端扭转型室性心动过速，伴有心律失常危险因素的患者需慎用；已知对其他唑类药物过敏者慎用。

（2）治疗前或治疗期间应监测血电解质，如有电解质紊乱应及时纠正。

（3）连续治疗超过 28 天者，需监测视觉功能，包括视敏度、视力范围以及色觉。

（4）片剂应在餐后或餐前至少 1 小时服用，其中含有乳糖成分，先天性半乳糖不能耐受者、Lapp 乳糖酶缺乏或葡萄糖 - 半乳糖吸收障碍者不宜应用片剂。

（5）可能引起视觉改变，包括视力模糊和畏光，使用期间应避免从事有潜在危险性的工作，例如驾驶或操纵机器。

（6）治疗中患者出现皮疹需严密观察，如皮损进一步加重则需停药，用药期间应避免强烈的、直接的阳光照射。

（7）用药期间必须监测肾功能，肾功能障碍者静脉给药时必须密切监测血肌酐水平，如有升高，应考虑改为口服给药。

（8）在用药期间妊娠，应告知患者本品对胎儿的潜在危险；哺乳期妇女和儿童患者应慎用，如果使用一定要权衡利弊。

（9）静脉滴注速度最快不超过每小时 3mg/kg，禁止和其他静脉药物（包括血制品、电解质）在同一输液通路中同时滴注，使用全肠外营养时不需要停用，但需要分不同的静脉通路滴注。

【禁忌证】 本品禁用于已经对伏立康唑或任何一种赋形剂有过敏史者。

【慎用】 尚不明确。

【特殊人群用药】

（1）妊娠妇女及哺乳期妇女用药：伏立康唑不宜用于妊娠妇女，除非对母亲的益处显著大于对胎儿的潜在毒性。育龄期妇女应用伏立康唑期间需采取有效的避孕措施。尚无伏立康唑在乳汁中分泌的资料。除非明显利大于弊，否则哺乳期妇女不宜使用伏立康唑。

（2）儿童用药：伏立康唑在 12 岁以下儿童的安全性和有效性尚未建立。

（3）老年患者用药：老年人与年轻人相仿，因此无须调整剂量。

【不良反应】

(1) 常见视觉障碍、发热、皮疹、恶心、呕吐、腹泻、头痛、败血症、周围性水肿、腹痛以及呼吸功能紊乱、肝功能试验值增高。

(2) 少见过敏反应、虚弱、背痛、注射部位疼痛、房性心律失常、房颤、完全性房室传导阻滞、二联率、心动过缓、束支传导阻滞、期外收缩、QT 间期延长、室上性心动过速、畏食、便秘、消化不良、腹胀、胃肠炎、齿龈炎、舌炎、肾上腺皮质功能不全、胃炎、甲状腺功能减退、粒细胞缺乏症、贫血、出血时间延长、发绀、血栓性血小板减少性紫癜、蛋白尿、尿素氮增高、肌酐磷酸激酶增高、高钾血症、高镁血症、高钠血症、高尿酸血症、关节痛、肌痛、肌无力、激动、张力过高、感觉减退、失眠、眩晕、咳嗽增加、鼻出血、咽炎、声音改变、血管性水肿、接触性皮炎、光敏性皮肤反应、皮肤出汗、荨麻疹、耳聋、耳痛、眼痛、眼干、味觉异常、排尿困难、少尿、尿潴留。

【药物相互作用】本品可使 CYP3A4 底物的血浓度增高，从而导致 QT 间期延长，并且偶见尖端扭转型室性心动过速，禁止与如特非那定、阿司咪唑、西沙必利、匹莫齐特或奎尼丁合用。

【应急处理】在临床试验中有 3 例儿科患者意外发生应急处理，患者接受了 5 倍于静脉推荐剂量的伏立康唑，其中有 1 例为持续 10 分钟的畏光不良事件。目前尚无本品的解毒剂，可通过血液透析清除，清除率为 121ml/min，赋形剂 SBECD 的血液透析清除率为 55ml/min，所以当应急处理时，血液透析有助于将本品和 SBECD 从体内清除。

两性霉素 B
Amphotericin B

【其他名称】二性霉素 B。

【制剂与规格】注射剂：5mg（5 000U），25mg（2.5 万 U），50mg（5 万 U）。注射用脂质体（AMBL）：2mg（2 000U），10mg（1 万 U），50mg（5 万 U），100mg（10 万 U）。

【药理作用】本品可与敏感真菌细胞膜上的甾醇结合，损伤膜的通透性，导致细胞内重要物质如钾离子、核苷酸和氨基酸等外漏，从而破坏了细胞正常代谢而抑制其生长。通常临床治疗所达到的药物浓度对真菌起抑菌作用，如药物浓度达到人体可耐受范围的高限时，则对真菌起杀菌作用。

【适应证】用于敏感真菌所致的深部真菌感染且病情呈进行性发展者，如败血症、心内膜炎、脑膜炎（隐球菌及其他真菌）、腹腔感染（包括与透析相关者）、肺部感染、尿路感染和眼内炎等。

【用法与用量】

(1) 注射剂：

1) 静脉滴注：先以灭菌注射用水 10ml 配制本品 50mg（或以 5ml 配制 25mg）后，用 5% 葡萄糖注射液稀释，稀释用葡萄糖注射液的 pH 应在 4.2 以上，滴注液的药物浓度不超过 10mg/100ml，不可用 0.9% 氯化钠注射液，因可产生沉淀；避光缓慢静脉滴注。

成人最高一日不超过 1mg/kg，一日或间隔 1~2 日 1 次，累计总量 1.5~3.0g，疗程 1~3 个月，也可长至 6 个月，视病情及疾病种类而定。对敏感真菌感染宜采用较小剂量，即成人一次 20~30mg，疗程同上。开始时先试以 1~5mg 或按体重一次 0.02~0.1mg/kg 给药，以后根据患者耐受情况一日或隔日增加 5mg,当增至一次 0.6~0.7mg/kg 时即可暂停增加剂量,此为一般治疗量。

2)鞘内给药:先以灭菌注射用水 10ml 配制本品 50mg(或 5ml 配制 25mg)然后取 5mg/ml 浓度的药液 1ml,加 5% 葡萄糖注射液 19ml 稀释,使最终浓度成 250mg/ml,注射时取所需药液量以脑脊液 5~30ml 反复稀释,并缓慢注入。首次 0.05~0.1mg,以后渐增至一次 0.5mg,最大量一次不超过 1mg,一周给药 2~3 次,总量 15mg 左右。鞘内给药时宜与小剂量地塞米松或琥珀酸氢化可的松同时给予,并需用脑脊液反复稀释药液,边稀释边缓慢注入以减少不良反应。鞘内注射液药物浓度不可高于 25mg/100ml,pH 应在 4.2 以上。

3)局部用药:气溶吸入时成人一次 5~10mg,用灭菌注射用水溶解成 0.2%~0.3% 溶液应用;超声雾化吸入时本品浓度为 0.01%~0.02%,一日吸入 2~3 次,一次吸入 5~10ml;持续膀胱冲洗时一日以本品 5mg 加入 1 000ml 灭菌注射用水中,按每小时注入 40ml 速度进行冲洗,共用 5~10 日。

(2)脂质体(AMBL):静脉滴注,起始剂量 0.1mg/(kg·d),用注射用水稀释溶解并振荡摇匀后加至 5% 葡萄糖 500ml 内静脉滴注,滴速不得超过 30 滴/min,观察有无不适,前 2 小时每小时监测体温、脉搏、呼吸、血压各 1 次,如无不良反应,第 2 日开始增加一日 0.25~0.5mg/kg,剂量逐日递增至维持剂量,一日 1~3mg/kg。输液浓度以不大于 0.15mg/ml 为宜,中枢神经系统感染,最大剂量 1mg/kg 给药前可考虑合并用地塞米松,以减少局部反应,但应注意皮质激素有引起感染扩散的可能,疗程视病种病情而定。

【注意事项】

(1)本品毒性大,不良反应多见,但它又是治疗危重深部真菌感染的唯一有效药物,选用时必须权衡利弊后作出决定。总的来说,其含脂复合制剂因具有特有的药动学特性而其毒性有所降低。因此,其含脂复合制剂适用于不能耐受注射用两性霉素 B 引起的肾毒性或出现严重毒性反应的患者,其中两性霉素 B 胆固醇复合体(ABCD)尚适用于粒细胞缺乏患者发热疑为真菌感染的经验治疗。

(2)下列情况应慎用:①肾功能重度减退时,其半衰期仅轻度延长,肾功能轻、中度损害的患者如病情需要仍可选用;重度肾功能损害者则需延长给药间期或减量应用,应用其最小有效量;老年人减量慎用;当治疗累积剂量>4g 时,可引起不可逆性肾功能损害。②可致肝毒性,肝病患者避免应用本品。

(3)治疗期间定期严密随访血、尿常规,肝、肾功能,血钾、心电图等,如血尿素氮或血肌酐明显升高时,则需减量或暂停治疗,直至肾功能恢复。

(4)为减少不良反应,给药前可给非甾体抗炎药和抗组胺药,如吲哚美辛和异丙嗪等,同时给予琥珀酸氢化可的松 25~50mg 或地塞米松 2~5mg 一同静脉滴注。

(5)中断治疗 7 日以上者,需重新自小剂量(0.25mg/kg)开始逐渐增加至所需量。

(6)本品宜缓慢避光滴注,每剂滴注时间至少 6 小时。

(7)药液静脉滴注时应避免外漏,因其可致局部刺激。

【禁忌证】肝功能损害者禁用。

【慎用】肾功能损害者慎用。

【特殊人群用药】

(1)妊娠妇女及哺乳期妇女用药:用于治疗患全身性真菌感染的妊娠妇女,对胎儿无明显影响。但妊娠妇女用药尚缺乏有良好对照的研究,妊娠妇女如确有应用指征时方可慎用。哺乳期妇女应避免应用或于用药时暂时停止哺乳。

(2)儿童用药:儿童静脉及鞘内给药剂量以体重计算均同成人,应限用最小有效剂量。

(3)老年患者用药:老年患者肾功能有生理性减退,宜按肾功能减退的程度减量应用。

【不良反应】

(1)静脉滴注过程中或静脉滴注后发生寒战、高热、严重头痛、食欲减退、恶心、呕吐,有时可出现血压下降、眩晕,低钾血症等。

(2)几乎所有患者在疗程中均可出现不同程度肾功能损害,尿中可出现红细胞、白细胞、蛋白和管型、血尿素氮和肌酐增高,肌酐清除率降低,也可引起肾小管性酸中毒。

(3)血液系统毒性反应有正常红细胞性贫血,偶可有白细胞或血小板减少。

(4)肝毒性,较少见,可致肝细胞坏死,急性肝衰竭亦有发生。

(5)静脉滴注过快时可引起心室颤动或心搏骤停。电解质紊乱亦可导致心律失常。滴注时易发生血栓性静脉炎。

(6)鞘内注射可引起严重头痛、发热、呕吐、颈项强直、下肢疼痛及尿潴留等,严重者可发生下肢截瘫等。

(7)过敏性休克、皮疹等变态反应偶有发生。

【药物相互作用】

(1)肾上腺皮质激素:此类药物除在控制两性霉素 B 的药物反应时可合用外,一般不推荐两者同时应用,因由两性霉素 B 诱发的低钾血症有可能被肾上腺皮质激素类药物加重,如需同用时则后者宜给予最小剂量和最短疗程,并需监测患者的血钾浓度和心脏功能。

(2)洋地黄苷:两性霉素 B 应用时可能发生的低钾血症,可增强潜在的洋地黄毒性反应,两者同用时应经常监测血钾浓度和心脏功能。

(3)氟胞嘧啶与两性霉素 B 同用可增强两者药效,但两性霉素 B 也可增强氟胞嘧啶的毒性反应,此与两性霉素 B 可增加氟胞嘧啶的自细胞摄取并损伤其自肾排泄有关。

(4)肾毒性药物:如氨基糖苷类、抗肿瘤药、卷曲霉素、多黏菌素类、万古霉素与两性霉素 B 同用时肾毒性增强。

(5)由两性霉素 B 诱发的低钾血症可增强神经肌肉阻断药的作用,因此两者同用时应经常测定患者的血钾浓度。

(6)同时应用尿液碱化药可增加两性霉素 B 的排泄,并防止或减少肾小管酸中毒发生的可能。

(7)本品与氟胞嘧啶合用可增加疗效,但毒性也增强,因本品可致肾功能不全,则可加强氟胞嘧啶的毒性(后者 90% 从尿排出)。

(8)本品可增强洋地黄类药物的作用。

【应急处理】药物过量,可能引起呼吸循环衰竭,应立即中止给药,并进行临床及实验室监测,予以支持、对症处理。

氟 胞 嘧 啶
Flucytosine

【其他名称】Fluorocytosin,5-FC。

【制剂与规格】片剂：0.25g，0.5g。注射剂：250ml∶2.5g。

【药理作用】本品为抗真菌药，对隐球菌属、念珠菌属和球拟酵母菌等具有较高抗菌活性；对着色真菌、少数曲霉属有一定抗菌活性，对其他真菌的抗菌作用均差。本品为抑菌剂，高浓度时具杀菌作用，其作用机制在于药物通过真菌细胞的渗透酶系统进入细胞内，转化为氟尿嘧啶，替代尿嘧啶进入真菌的脱氧核糖核酸中，从而阻断核酸合成。真菌对本品易产生耐药性，在较长疗程中即可发现真菌耐药现象。

【适应证】用于念珠菌属心内膜炎、隐球菌属脑膜炎、念珠菌属或隐球菌属真菌败血症、肺部感染和尿路感染。

【用法与用量】

(1)口服：成人一次 1.0~1.5g，一日 4 次，为避免或减少恶心、呕吐，一次服药时间持续 15 分钟。

(2)静脉滴注：成人一日 0.1~0.15g/kg，分 2~3 次给药，滴注速度 4~10ml/min。

【注意事项】

(1)单用本品在短期内可产生真菌对本品的耐药菌株，治疗播散性真菌病时通常与两性霉素 B 联合应用。

(2)肾功能减退者需减量用药，并根据血药浓度测定结果调整剂量。

(3)用药期间应进行下列检查：①造血功能：需定期检查周围血常规；②肝功能：定期检查血清氨基转移酶、碱性磷酸酶和血胆红素等；③肾功能：定期检查尿常规、血肌酐和尿素氮；④肾功能减退者需监测血药浓度，峰浓度(Cmax)不宜超过 80mg/L，以 40~60mg/L 为宜。

(4)定期进行血液透析治疗的患者，每次透析后应补给 37.5mg/kg 的一次剂量，腹膜透析者每日补给 0.5~1.0g。

【禁忌证】对本品过敏者、严重肾功能不全者及严重肝脏疾病患者禁用。

【慎用】

(1)骨髓抑制、血液系统疾病或同时接受骨髓抑制药物。

(2)肝功能损害。

(3)肾功能损害，尤其是与两性霉素 B 或其他肾毒性药物同用时。

【特殊人群用药】

(1)妊娠妇女及哺乳期妇女用药：动物实验有致畸作用。人类中虽未发生，但因本品在体内可转变为氟尿嘧啶，对妊娠妇女必须权衡利弊，慎重应用。本品是否经人乳分泌缺乏资料。由于许多药物经乳汁分泌，加之本品对新生儿及婴幼儿有潜在的严重不良反应，哺乳期妇女不宜使用或于使用时停止哺乳。

(2)儿童用药：儿童使用本品的安全性及有效性尚缺乏资料，因此儿童不宜使用。

(3)老年患者用药：老年患者肾功能减退，需减量应用。

【不良反应】

(1)可致恶心、呕吐、畏食、腹痛、腹泻等胃肠道反应和皮疹、嗜酸性粒细胞增多等变态反应。

(2)可发生肝毒性反应，一般表现为 GOT 及 GPT 一过性升高，偶见血清胆红素升高。

(3)可致白细胞或血小板减少，偶可发生全血细胞减少，骨髓抑制和再生障碍性贫血，合用两性霉素 B 者较单用本品为多见,此不良反应的发生与血药浓度过高有关。

(4)偶可发生暂时性神经精神异常,表现为精神错乱、幻觉、定向力障碍和头痛、头晕等。

【药物相互作用】

(1)阿糖胞苷可通过竞争抑制灭活本品的抗真菌活性。

(2)本品与两性霉素 B 具协同作用,两性霉素 B 亦可增强本品的毒性,与两性霉素 B 可使细胞摄入药物量增加以及肾排泄受损有关。

(3)同时应用骨髓抑制药物可增加毒性反应,尤其是造血系统的不良反应。

【应急处理】 应急处理时应予以洗胃、催吐、补充液体加速排泄。必要时予以血液透析。

卡 泊 芬 净
Caspofungin

【其他名称】 科赛斯,Cancidas。

【制剂与规格】 注射剂: 50mg,70mg。

【药理作用】 本品是一种由丝状真菌(*Glarealozoyensis*)发酵产物合成的半合成脂肽(棘白菌素,echinocandin)化合物,能抑制许多丝状真菌和酵母菌细胞壁的一种基本成分——β(1,3)-D- 葡聚糖的合成,哺乳类动物的细胞中不存在 β(1,3)-D- 葡聚糖。

体外药理学研究显示,本品对许多种致病性曲霉菌属和念珠菌属真菌具有抗菌活性。

【适应证】 本品适用于治疗对其他治疗无效或不能耐受的侵袭性曲霉菌病。

【用法与用量】 一般用法与用量: 第一天给予单次 70mg 负荷剂量的注射用醋酸卡泊芬净,随后每天给予 50mg 剂量。

本品约需要 1 小时的时间经静脉缓慢地输注给药,疗程取决于患者疾病的严重程度、被抑制的免疫功能恢复情况以及对治疗的临床反应。虽然尚无证据证明使用更大剂量能提高疗效,但是现有安全性资料提示,对于治疗无临床反应而对本品耐受性良好患者可以考虑将每日剂量加大到 70mg。

对老年患者(65 岁或以上)无须调整剂量;无须根据性别、种族或肾脏受损情况调整剂量。

肝功能不全患者: 对轻度肝功能不全(Child-Pugh 评分为 5~6 分)患者,无须调整剂量;对中等程度肝功能不全(Child-Pugh 评分为 7~9 分)患者,推荐在给予首次 70mg 负荷剂量之后,将本品的每日剂量调整为 35mg;对严重肝功能不全(Child-Pugh 评分>9 分)患者,目前尚无用药的临床经验。

本品不得使用任何含有右旋糖(α-D- 葡聚糖)的稀释液,因其不稳定;不得将本品与任何其他药物混合或同时输注,因为尚无有关本品与其他静脉输注物、添加物或药物的可配伍性资料,应用肉眼观察输注液中是否有颗粒物或变色。

配制:

(1)溶解药瓶中的药物: 溶解粉末状药物时,将储存于冰箱中的本品药瓶置于室温下,在无菌条件下加入 10.5ml 无菌注射用水或含有对羟基苯甲酸甲酯和对羟基苯甲酸丙酯的无菌注射用水,或含有 0.9% 苯甲醇的无菌注射用水。溶解后瓶中药液的浓度将分别为 7mg/ml(每瓶 70mg 装)或 5mg/ml(每瓶 50mg 装)。白色至类白色药物粉末会完全溶解,轻轻混合,直到获得透明的溶液。应对溶解后的溶液进行肉眼观察是否有颗粒物或变色。保存于 25℃

或以下温度的此溶液,在 24 小时之内可以使用。

(2)配制供患者输注溶液:用无菌注射用生理盐水或乳酸化的复方氯化钠注射液稀释,供患者输注用的标准溶液应在无菌条件下将适量已溶解的药物加入 250ml 静脉输注袋或瓶中制备,如医疗上需要每日剂量为 50mg 或 35mg,可将输注液的容积减少到 100ml。溶液或出现了沉淀,则不得使用。如输注液储存于 25℃或以下温度的环境中,必须在 24 小时内使用;如储存于 2~8℃冰箱中,则必须在 48 小时内使用。输注液须用大约 1 小时经静脉缓慢地输注。

【注意事项】

(1)与环孢素同时使用,需权衡利弊。

(2)不推荐 18 岁以下患者使用。

【禁忌证】对本品中任何成分过敏患者禁用。

【慎用】有药物过敏史的患者;肝功能不全患者。

【特殊人群用药】

(1)妊娠妇女及哺乳期妇女用药:除非一定必要,否则本品不得在妊娠期间使用,哺乳妇女尚不清楚本药物是否能由人类乳汁排出,因此接受本品治疗的妇女不应哺乳。

(2)儿童用药:在新生儿和 3 个月以下婴儿中尚缺乏充分研究。本品尚未在儿童中对由念珠菌引起的心内膜炎、骨髓炎和脑膜炎进行研究,本品作为儿童患者侵袭性曲霉菌病的初始治疗也未进行研究。

(3)老年患者用药:老年患者(65 岁或以上)无须调整药物剂量。

【不良反应】

(1)常见发热、头痛、腹痛、疼痛、恶心、腹泻、呕吐、GOT、GPT 升高、贫血、静脉炎 / 血栓性静脉炎,静脉输注并发症、皮肤皮疹、瘙痒等。

(2)实验室检查异常:低白蛋白、低钾血症、低镁血症、白细胞减少、嗜酸性粒细胞增多、血小板减少、中性白细胞减少、尿中红细胞增多、部分凝血激酶时间延长、血清总蛋白降低、尿蛋白增多、凝血酶原时间延长、低钠、尿中白细胞增多以及低钙。

【药物相互作用】

(1)体外试验显示,本品对于细胞色素 P450(cytochrome P450,CYP)系统中的任何一种酶都不抑制。在临床研究中,本品不会诱导改变其他药物经 CYP3A4 代谢。卡泊芬净不是 P- 糖蛋白底物,对细胞色素 P450 而言,卡泊芬净是一种不良底物。

(2)在健康受试者中进行的临床研究显示,本品的药代动力学不受伊曲康唑、两性霉素 B、麦考酚酸盐或他克莫司的影响。本品对伊曲康唑、两性霉素 B 或有活性的麦考酚酸盐代谢产物的药代动力学也无影响。

(3)本品能使他克莫司(FK-506)的 12 小时血浓度($C12h$)下降 26%。对于同时接受这两种药物治疗的患者,建议对他克莫司血浓度进行标准检测,同时适当调整他克莫司的剂量。

(4)本品不会使环孢素的血浆浓度升高,但与环孢霉素同时使用,会出现肝脏 GPT 和 GOT 水平一过性升高,在两项临床研究中发现,环孢素(4mg/kg 一次给药或 3mg/kg 两次给药)能使卡泊芬净的 AUC 增加大约 35%,AUC 增加可能是由于肝脏减少了对卡泊芬净的摄取所致。

(5)群体药代动力学筛查的结果提示,当本品与药物清除诱导剂和/或混合的诱导剂/抑制剂同时使用,可能使本品浓度产生有临床意义的下降。这是根据在少数患者中取得的数据得出结论。在给予这些患者卡泊芬净之前和/或在给予卡泊芬净的同时使用了诱导剂和/或混合诱导剂/抑制剂依非韦伦、nelfinavir、nevirapine、利福平、地塞米松、苯妥英钠或卡马西平同时使用,应考虑将本品的每日剂量加大到 70mg。

【应急处理】临床研究中,已使用过最大剂量为 210mg,这一剂量曾在 6 名健康受试者中单次给予过,耐受良好。另外,每日 100mg 连续给予 21 天曾在 15 名健康受试者使用过,结果耐受良好。卡泊芬净不能由透析清除。

米 卡 芬 净
Micafungin

【其他名称】米卡芬净钠。

【制剂与规格】注射剂:50mg。

【药理作用】本品为棘白菌素类广谱抗真菌药,对念珠菌属、曲霉菌属具有广泛抗真菌作用,对耐氟康唑与依曲康唑的念珠菌亦有作用。通过抑制真菌细胞壁 β-D- 葡聚糖的合成发挥抗真菌作用。对临床分离多种假丝酵母及曲霉有较强的杀灭作用,但对新型隐球菌无效。本品对念珠菌属和曲霉菌属抗菌谱较宽,各种真菌对本品的敏感性顺序为:白色假丝酵母>平滑假丝酵母>热带假丝酵母>葡萄牙甲丝酵母>克鲁丝化假丝酵母>近平滑假丝酵母。与两性霉素 B 联合给药,可以显著增加药物对新型隐球酵母菌的抗菌活性,还可以使两性霉素 B 抗菌谱增宽。

【适应证】用于曲霉菌和念珠菌引起的真菌血症、呼吸道真菌病、胃肠道真菌病。

【用法与用量】静脉滴注:成人一次 50~150mg,一日 1 次。严重或者难治性患者,可增加至一日 300mg。静脉滴注时,应将其溶于 0.9% 氯化钠注射液、葡萄糖注射液或者补充液,剂量为 75mg 或以下时,滴注时间不少于 30 分钟;剂量为 75mg 以上时滴注时间不少于 1 小时。切勿使用注射用水溶解本品。

注意:由于将本品剂量增加至一日 300mg 用以治疗严重或难治性感染安全性尚未完全确立,应密切观察患者病情,体重为 50kg 或以下的患者,一日剂量不应超过 6mg/kg。

【注意事项】

(1)有药物过敏史的患者和肝功能不全患者慎用。

(2)可能出现肝功能异常或黄疸。应严密监测患者肝功能。

(3)溶解本品时勿用力摇晃输液袋,因易起泡,且泡沫不易消失。

(4)本品在光线下可慢慢分解,给药时注意应避免阳光直射。如果从配制到输液结束需时超过 6 小时,应将输液袋遮光(不必将输液管遮光)。

【禁忌证】禁用于对本品任何成分有过敏史者。

【慎用】有药物过敏史患者;肝功能不全患者。

【特殊人群用药】

(1)妊娠妇女及哺乳期妇女用药:妊娠妇女或可能妊娠的妇女以及哺乳期妇女使用时需权衡利弊。

(2)儿童用药:儿童使用的安全性尚未确立。

（3）老年患者用药：老年患者应慎重决定使用剂量。

【不良反应】

（1）血液学异常：可能发生中性粒细胞减少症、血小板减少或溶血性贫血。

（2）可能发生休克、过敏样反应，必须密切观察患者，一旦发现应停止治疗，必要时必须采取适当措施。

（3）可能出现肝功能异常或黄疸。

（4）可能发生严重肾功能不全如急性肾衰竭。

【药物相互作用】本品可使西罗莫司 AUC 增加 21%，Cmax 没有明显变化；可使硝苯地平的 AUC、Cmax 分别增加 18% 和 42%，合用时应监测西罗莫司、硝苯地平的血药浓度，使用剂量应降低。

【应急处理】尚不明确。

（张晓坚　乔云洁　张晶敏　李　峰　张　韬）

参考文献

［１］李德爱, 孙伟, 童荣生, 等. 呼吸内科治疗药物的安全应用 [M]. 北京: 人民卫生出版社, 2012.

［２］李德爱, 吕良忠, 魏筱华, 等. 神经内科治疗药物的安全应用 [M]. 北京: 人民卫生出版社, 2015.

［３］王睿. 临床抗感染药物治疗学 [M]. 北京: 人民卫生出版社, 2006.

［４］陈灏珠, 林果为, 王吉耀. 实用内科学 [M]. 14 版. 北京: 人民卫生出版社, 2013.

［５］陈新谦, 金有豫, 汤光. 新编药物学 [M]. 17 版. 北京: 人民卫生出版社, 2011.

［６］孙纳, 林华. 头孢呋辛致 HIV 感染者中毒性表皮松解坏死症 1 例 [J]. 中国临床药理学杂志, 2009, 18 (3): 217-2181.

［７］抗菌药物临床应用指导原则编写组. 抗菌药物临床应用指导原则 [M]. 北京: 人民卫生出版社, 2015: 1-10.

［８］陈孝平, 汪建平. 外科学 [M]. 8 版. 北京: 人民卫生出版社, 2013: 114-128.

［９］中华人民共和国卫生部医政司, 卫生部合理用药专家委员会. 国家抗微生物治疗指南 [M]. 北京: 人民卫生出版社, 2012: 37-42.

［10］桑福德. 抗微生物治疗指南 [M]. 44 版. 北京: 中国协和医科大学出版社, 2014: 51-56.

［11］汪复, 张婴元. 实用抗感染治疗学 [M]. 2 版. 北京: 人民卫生出版社, 2013: 745-758.

［12］应用抗菌药物防治外科感染的指导意见撰写协作组. 应用抗菌药物防治外科感染的指导意见 (草案)- 外科患者深部真菌感染的防治 [J]. 中华外科杂志, 2005, 43 (15): 1030-1033.

［13］中华医学会 "念珠菌病诊治策略高峰论坛" 专家组. 念珠菌病诊断与治疗专家共识 [J]. 中国感染与化疗杂志, 2011, 11 (2): 81-95.

［14］尿路感染诊断与治疗中国专家共识编写组. 尿路感染诊断与治疗中国专家共识 (2015 版)[J]. 中华泌尿外科杂志, 2015, 36 (4): 245-248.

［15］中华医学会感染病学分会艾滋病学组. 艾滋病诊疗指南. 3 版 (2015 版)[J]. 中华临床感染病杂志, 2015, 8 (5): 385-401.

第五章

鼻部疾病药物治疗

第一节 鼻　疖

一、概述

鼻疖（furuncle of nose）是鼻前庭毛囊、皮脂腺或汗腺局限性急性化脓性炎症。可发生于鼻尖和鼻翼处。由于面部静脉无瓣膜，血液可正逆向流动，若疖肿被挤压或不慎被撞击，细菌沿鼻前庭和上唇丰富的血管网扩散，引起严重的颅内并发症——海绵窦血栓性静脉炎。

二、病因与发病机制

多种炎症性和感染性病因均可引起鼻疖，常见致病菌为金黄色葡萄球菌，其次为表皮葡萄球菌。挖鼻、拔鼻毛或外伤致鼻前庭黏膜损伤，或鼻前庭炎、鼻腔、鼻窦等鼻部疾病时，鼻分泌物反复刺激损伤鼻黏膜而继发感染，使得细菌从皮肤毛囊根部进入皮下组织，形成局限性化脓感染。

三、临床表现与诊断

局部表现为鼻前庭、鼻尖或鼻翼处红、肿、热、痛等化脓性炎症，可伴发热和全身不适。发病初期鼻前庭内可见局部隆起，触之疼痛明显，1周后疖肿成熟，顶部可见黄色脓点，继而破溃流出脓液、炎症消退而愈。如处理不当，不慎挤压周围未成熟部位，易进展为鼻翼或鼻尖部软骨滑膜炎、峡部及上唇蜂窝织炎、眼眶蜂窝织炎，甚至是海绵窦血栓性静脉炎这类严重颅内并发症。

四、治疗原则与策略

（一）一般治疗

以控制感染、禁止挤压、预防并发症为主。饮食上多吃蔬菜、水果，多饮水，保持大便通畅。同时教育患儿戒除挖鼻等不良习惯，保持鼻部清洁，并积极治疗鼻及鼻腔疾病。

（二）抗感染治疗

局部治疗：外用抗菌药物软膏（如莫匹罗星软膏）。

全身治疗：如出现广泛严重感染时可口服抗菌药物,常选用青霉素类和一、二代头孢菌素类。

（三）对症治疗

1. 疖肿未成熟者,可进行局部热敷(热敷 20~30 分钟,一天 3~4 次)、超短波、红外线照射等物理治疗促进鼻疖成熟;局部涂抹外用抗菌药物软膏/10% 鱼石脂软膏,促进疖肿破溃。疖肿已成熟者,可待其自然破溃或在无菌操作下切开排脓,局部消毒并涂以含抗菌药物软膏,切开时禁止挤压周围未成熟部位以防并发症发生。

2. 局部涂抹 10% 鱼石脂软膏消炎消肿。

3. 中成药亦有较好的效果。

4. 并发症的治疗　一旦出现并发症,应足量、恰当给予全身抗感染治疗。对海绵窦血栓性静脉炎患者,应选用易透过血 - 脑屏障的抗菌药物。

五、常用药物治疗

莫 匹 罗 星
Mupirocin

【其他名称】假单胞菌酸 A,百多邦,Pseudomonic Acid A,Bactroban。

【制剂与规格】软膏剂:5g∶0.1g(2%)。

【药理作用】本品竞争性拮抗细菌细胞内异亮氨酸 tRNA 合成酶的异亮氨酸结合部位,从而阻碍氨基酸合成,使细胞内异亮氨酸 tRNA 耗竭,最终抑制细菌蛋白质合成。因其独特抗菌机制,与其他抗菌药物无交叉耐药性。

体外药敏试验表明,莫匹罗星对金黄色葡萄球菌(包括耐甲氧西林金黄色葡萄球菌)、表皮葡萄球菌、链球菌等革兰氏阳性球菌有较强的抗菌活性。

【适应证】适用于革兰氏阳性球菌引起的皮肤软组织感染。

【用法与用量】局部涂于患处,必要时,患处可用敷料包扎或敷盖,每日 3 次,5 天一疗程。

【注意事项】

(1)莫匹罗星软膏仅供皮肤给药,目前国内尚未批准用于眼、鼻、口等黏膜部位给药。

(2)本品敷料为聚乙二醇,大量聚乙二醇可能引起肾损害,因此当皮肤大面积破损,特别是合并肾脏疾病的患者,应避免使用本品。

(3)本品请勿用于身体插管处附近皮肤。

(4)有中度或严重肾损害者慎用。

【禁忌证】对莫匹罗星或其他含聚乙二醇软膏过敏者禁用。

【不良反应】本品不良反应较少,是安全性较高的外用抗菌制剂。偶见局部烧灼感、蜇刺感及瘙痒等,一般不需停药。偶见对莫匹罗星或其软膏基质产生皮肤过敏反应,如皮疹、肿胀(有时出现在面部或口腔,严重者可引起呼吸困难)或虚脱。已有报道显示莫匹罗星软膏引起全身性过敏反应,但非常罕见。

【药物相互作用】尚未检索到本品与其他药物发生具有临床意义相互作用报道。

【应急处理】目前尚无药物过量报道。误入眼内用水冲洗即可。出现严重全身性过敏反应时,应停止使用并清洗创面去除药膏。

第二节 鼻 前 庭 炎

一、概述

鼻前庭炎（vestibulitis of nose）是鼻前庭皮肤的弥漫性炎症，可分为急性和慢性两种。

二、病因与发病机制

本病最常见致病菌为葡萄球菌属。挖鼻、过度擤鼻或鼻腔异物等易损伤鼻前庭皮肤而继发感染，此外，长期吸入有害粉尘或急、慢性鼻炎，鼻窦炎、变应性鼻炎等鼻分泌物刺激鼻黏膜而诱发感染。

三、临床表现与诊断

急性表现为局部疼痛和肿胀，尤以触摸或擤鼻涕时明显，检查时见鼻黏膜肿胀、糜烂，鼻毛上附有黏脓块，部分患者鼻外部可能出现肿胀、发红，但通常无全身发热。慢性表现为鼻前庭灼热、鼻痒、干燥及异物感，鼻塞并不常见，检查见鼻前庭鼻毛稀少，鼻黏膜结痂或皲裂。

根据上述临床表现，排外鼻前庭湿疹可诊断本病。

四、治疗原则与策略

（一）一般治疗

积极治疗鼻腔原发病去除病因，戒除挖鼻、拔鼻毛等不良习惯，避免有害粉尘刺激。多涕儿童及鼻炎患者，用正确的擤鼻法勤擤鼻，保持鼻腔通畅及干净。饮食上多吃蔬菜、水果，多饮水，保持大便通畅。

（二）对症治疗

1. 急性期局部用温生理盐水或硼酸液热湿敷，红外线理疗辅助治疗。局部涂抹外用软膏如莫匹罗星软膏，重症感染可行全身抗感染治疗。

2. 慢性期慢性结痂者用 3% 过氧化氢溶液去除痂皮和脓液，局部涂抹外用软膏如莫匹罗星软膏。渗出较多者，用 5% 氧化锌软膏外用。

3. 中成药亦有较好的效果。

五、常用药物治疗

莫匹罗星详见本章。

第三节　急　性　鼻　炎

一、概述

急性鼻炎(acute rhinitis)是由病毒感染引起的鼻黏膜急性炎性疾病,又称感冒、伤风。四季均可发病,但以冬、春、秋季节交替时更为多见。儿童因免疫功能差,体内缺少相关抗体,易患本病。

二、病因与发病机制

各种呼吸道病毒如鼻病毒、腺病毒、流感和副流感病毒以及冠状病毒可引起本病。

常见诱因有全身因素如受凉、过劳、营养不良、内分泌失调等均可引起机体免疫功能下降,鼻黏膜防御功能破坏,病毒通过呼吸道入侵机体而发病。局部因素主要由鼻腔及邻近部位病变如鼻中隔偏曲、慢性鼻炎、鼻息肉等,使鼻腔通气受限影响其生理功能,病原体在局部繁殖。

三、临床表现与诊断

急性鼻炎潜伏期为1~3天,整个病程分3期。前驱期表现为鼻内干燥、烧灼感或鼻痒、喷嚏,伴畏寒、全身不适;卡他期出现鼻塞、打喷嚏次数增多、水样鼻涕伴嗅觉减退、儿童可出现发热、倦怠,甚至高热、惊厥症状,常伴有呕吐、腹泻等消化道症状。恢复期鼻涕转为黏脓性,全身症状减轻,多在7~10日后痊愈。

根据患者病因、上述临床表现及前鼻镜检查,排外流感、变应性鼻炎、急性传染病如麻疹、猩红热、百日咳等,可诊断本病。

四、治疗原则与策略

(一) 一般治疗

以支持治疗和对症治疗为主,并注意预防并发症。

应告知患儿家长本病是一种自限性疾病,防止交叉感染及并发症。大量饮水,注意保暖,多卧床休息。教育患儿正确擤鼻法,紧压一侧鼻翼,轻轻擤出对侧鼻腔分泌物,减少并发症发生。

(二) 对症治疗

1. 高热患儿可口服对乙酰氨基酚或布洛芬。

2. 早期可用发汗疗法(生姜、红糖与葱白煎水热服),减轻症状,缩短病程。

3. 对鼻塞症状严重患儿,可选用羟甲唑啉滴鼻,减轻黏膜充血、肿胀而改善鼻塞症状,恢复鼻腔通气。

4. 生理盐水冲洗鼻腔。

5. 中成药亦有较好的疗效。

6. 急性鼻炎继发感染可引起急性鼻窦炎、急性中耳炎、急性咽炎、急性喉炎、急性支气管炎、肺炎等，应积极行全身抗感染治疗。

7. 中医药治疗按摩迎香、鼻通穴可减轻鼻塞症状。

五、常用治疗药物

盐酸羟甲唑啉

Oxymetazoline

【其他名称】氧甲唑啉，阿弗林，达芬霖。

【制剂与规格】滴鼻液：10ml：5mg，5ml：2.5mg，3ml：1.5mg。喷雾剂：10ml：5mg，5ml：2.5mg，儿童装 5ml：1.25mg（75 喷，每 1 喷含盐酸羟甲唑啉 0.016 7mg）。

【药理作用】本品为 α 受体激动剂，具有良好外周血管收缩作用，从而减轻炎症所致的鼻黏膜水肿和充血，改善鼻塞症状，并具有抗组胺作用。

【适应证】用于急慢性鼻炎、鼻窦炎、过敏性鼻炎、肥厚性鼻炎。

【用法与用量】

(1)滴鼻液：滴鼻。6 岁以上儿童，一次一侧 1~3 滴，早晨和睡前各 1 次。

(2)喷雾剂：喷鼻。2~6 岁儿童使用儿童装（5ml：1.25mg）；每次每侧 1~3 喷，早晨和睡前各 1 次。6 岁以上儿童用法同成人，可选用 0.05% 盐酸羟甲唑啉喷雾剂，每次每侧 1~3 喷，早晨和睡前各 1 次。

【注意事项】

(1)严格按推荐用量使用，连续使用不得超过 7 天，久用可致药物性鼻炎。

(2)使用过频易产生反跳性充血。

(3)对本品过敏者禁用。

(4)盐酸羟甲唑啉喷雾剂给药时应保持药品直立位挤压喷鼻，切勿将喷雾剂倒置挤压。有文献报道，与直立挤压给药相比，倒置挤压每揿喷出药量为直立挤压的 75 倍，导致一例 4 岁儿童出现羟甲唑啉给药不当引起高血压危险。

(5)盐酸羟甲唑啉滴鼻液浓度为 0.05%，仅用于 6 岁以上儿童。2~6 岁儿童建议使用更低浓度 0.025% 盐酸羟甲唑啉喷雾剂。

【禁忌证】

(1)萎缩性鼻炎及鼻腔干燥者禁用。

(2)妊娠妇女及 2 周岁以下儿童禁用。

(3)正在接受单胺氧化酶抑制剂（如帕吉林、苯乙肼、多塞平等）治疗的患者禁用。

【不良反应】

(1)少数人有轻微烧灼感、针刺感、鼻黏膜干燥及头痛、头晕、心率加快等反应。

(2)罕见过敏反应。

【药物相互作用】使用本品时不能同时使用其他收缩血管类滴鼻剂。

【应急处理】过量应用羟甲唑啉滴鼻液可能引起外周血管收缩，心率减慢及血压升高。儿童大剂量意外使用本品后可出现严重的中枢神经系统抑制。出现药物过量应及时就医对症处置。

赛 洛 唑 啉
Xylometazoline

【其他名称】丁苄唑啉,恶涕完,Otrivin。

【制剂】滴鼻剂:10ml:5mg。鼻喷雾剂:10ml:5mg(每喷含盐酸赛洛唑啉0.625mg)。

【药理作用】盐酸赛洛唑啉为咪唑啉类衍生物,具有直接激动血管α受体而引起血管收缩的作用,从而减轻炎症所致的充血和水肿。

【适应证】用于减轻急、慢性鼻炎,鼻窦炎、过敏性鼻炎、肥厚性鼻炎等疾病引起的鼻塞症状。

【用法与用量】

滴鼻液:滴鼻。6~12岁儿童一次一侧2~3滴,一日2次。

鼻喷雾剂:喷鼻。6~12岁儿童一次一侧2~3喷,早晨和睡前各1次。

【注意事项】

(1)严格按推荐用量使用,连续使用不得超过7天,久用可致药物性鼻炎。

(2)使用过频易产生反跳性充血。

(3)对本品过敏者禁用。

(4)如遇喷头不出药液,请检查一下吸液管和盖子是否已松动,请尽量旋紧盖子并将吸液管插紧,揿时请用力快速揿压,即可达到满意的喷雾效果。

【禁忌证】

(1)3岁以下儿童禁用。

(2)萎缩性鼻炎及鼻腔干燥者禁用。

【不良反应】偶见鼻腔内有一过性轻微灼烧感、干燥感、头痛头晕及心率加快等反应。

【药物相互作用】避免与单胺氧化酶抑制剂或三环类抗抑郁药同时应用。

【应急处理】目前尚无药物过量报道。目前尚无药物过量处理的报道。

第四节 慢 性 鼻 炎

一、概述

慢性鼻炎(chronic rhinitis)是鼻腔黏膜和黏膜下层慢性炎症。炎症可持续数月以上或反复发作,间歇期内亦不能恢复正常,且无明确致病微生物感染。分为慢性单纯性鼻炎和慢性肥厚性鼻炎,其中儿童慢性鼻炎主要是慢性单纯性鼻炎,而慢性肥厚性鼻炎较少见,常合并鼻窦炎。

二、病因与发病机制

急性鼻炎反复发作或治疗不彻底致鼻黏膜损伤;鼻腔及鼻窦慢性疾病长期刺激或局部解剖异常如鼻中隔偏曲,致鼻腔通气引流受阻;鼻腔用药不当或过久;鼻黏膜受到物理(温湿度急剧变化)和化学因子的刺激与损害等均可使鼻黏膜充血、细胞浸润分泌增加。

三、临床表现与诊断

症状可见间歇性或交替性鼻塞、多涕。儿童由于长期流涕可见鼻前庭和上唇部皮炎或湿疹。慢性单纯性鼻炎鼻镜检查可见下鼻甲黏膜肿胀,表面光滑、柔软、富有弹性,对血管收缩剂敏感,总鼻道或下鼻道可见黏液性或脓性分泌物。而慢性肥厚性鼻炎查体可见鼻黏膜肥厚、表面不光滑,局部黏膜弹性差,对血管收缩剂不敏感。

根据病史、临床表现、鼻镜检查可明确诊断。

四、治疗原则与策略

(一) 一般治疗

儿童慢性鼻炎治疗以保守治疗为主,查找病因(全身、局部和环境)并针对病因及时治疗。此外,改善通气、保护鼻黏膜和促进纤毛运动有助于慢性炎症转归。

(二) 对症治疗

1. 严重鼻塞患儿可短期使用低浓度鼻用减充血剂(如 0.025% 羟甲唑啉)以缓解鼻塞症状,连续使用时间不超过 7 天。

2. 对鼻腔分泌物黏稠者可用 40℃生理盐水或 1%~2% 高渗盐水冲洗清洁鼻腔,清除炎性分泌物,避免分泌物刺激诱发细菌感染,有助于鼻黏膜功能恢复、改善症状。

3. 鼻用糖皮质激素应充分重视糖皮质激素对下丘脑 - 垂体 - 肾上腺轴功能抑制作用和对儿童生长发育的影响,因而不推荐常规使用全身糖皮质激素治疗,可选用新一代鼻内用激素,生物利用度低(<1%),一天 1 次给药,耐受性好,如糠酸氟替卡松、糠酸莫米松、丙酸氟替卡松。

4. 黏液溶解促排剂可选用桉柠蒎肠溶软胶囊稀化鼻腔分泌物,改善鼻黏膜纤毛活性,促进黏液排除及鼻腔生理功能恢复。

5. 中成药亦有较好的效果。

6. 中医药治疗按摩迎香、鼻通穴可减轻鼻塞症状。

五、常用药物治疗

羟甲唑啉、赛洛唑啉、糠酸氟替卡松、糠酸莫米松、丙酸氟替卡松、布地奈德、桉柠蒎肠溶软胶囊详见本章。

第五节　变应性鼻炎

一、概述

儿童变应性鼻炎(allergic rhinitis,AR)又称过敏性鼻炎,是指易感患儿接触变应原后主要由特异性 IgE 介导的鼻黏膜非感染性炎性疾病。儿童 AR 在我国的患病率约为 10% 且呈增加趋势。AR 是儿童哮喘发病危险因素,治疗 AR 对哮喘发生发展、严重程度及临床转归均有重要影响。目前,我国变应性鼻炎依据以下 3 种分类标准进行分类:根据变应原种类分为季节性 AR 和常年性 AR,根据症状持续时间分为间歇性 AR(症状发作<4 天 / 周,或<连续 4 周)和持续性 AR(症状发作 ≥4 天 / 周,且 ≥ 连续 4 周),根据疾病严重程度分为轻度 AR 和中 - 重度 AR。

二、病因与发病机制

IgE 介导的 Ⅰ 型变态反应是 AR 发病核心机制,变应原刺激机体产生特异性 IgE,与鼻黏膜上肥大细胞和嗜碱性粒细胞表面高亲和力 IgE 受体结合,使其处于致敏状态,当机体再次接触相同变应原时,变应原与锚定在肥大细胞和嗜碱性粒细胞表面的 IgE 相结合,活化肥大细胞和嗜碱性粒细胞,刺激组胺和白三烯等炎性介质释放,这些炎性介质增加血管渗透性、促进黏液分泌和血管扩张导致鼻漏、黏膜水肿和鼻塞,刺激鼻内感觉神经、兴奋副交感神经导致喷嚏和鼻腔瘙痒和充血,该过程称为速发相反应。组胺等炎性介质还可诱导血管内皮细胞、上皮细胞等表达或分泌黏附分子、趋化因子及细胞因子等,募集和活化嗜酸性粒细胞及 Th2 淋巴细胞等免疫细胞,导致炎性介质(白三烯、前列腺素、血小板活化因子等)的进一步释放,Th2 免疫应答占优势,Th2 细胞释放 IL-4 和 IL-13 进一步刺激肥大细胞产生更多 IgE,炎性反应得以持续和加重,该过程称为迟发相反应。

此外,遗传因素、环境因素、非 IgE 介导炎性反应、营养与肠道菌群也与 AR 发生发展相关。

三、临床表现与诊断

AR 的典型症状为阵发性喷嚏、清水样涕、鼻痒和鼻塞,每天症状持续或累计约 1 小时以上。对花粉过敏者可伴眼痒、流泪、结膜充血等眼部症状。症状严重的患儿可出现变应性敬礼(allergic salute)动作,即患儿为缓解鼻痒和使鼻腔通畅而用手掌或手指向上揉鼻动作。

查体可见双侧鼻黏膜苍白、肿胀,下鼻甲水肿,鼻腔水样分泌物。症状严重的患儿可出现:①变应性黑眼圈(allergic shiner):指患儿下眼睑肿胀导致静脉回流障碍而出现的下睑暗影;②变应性皱褶(allergic crease):指患儿经常向上揉搓鼻尖而在鼻部皮肤表面出现的横行皱纹。

AR 诊断需具有上述 2 项或以上症状和体征,并同时具备皮肤点刺试验(skin prick test,SPT)或血清变应原特异性 IgE 检测结果至少一项呈阳性。

四、治疗原则与策略

AR 的治疗原则应包括环境控制、药物治疗、特异性免疫治疗以及患者教育以上四方面综合治疗。其中,环境控制包括避免和减少接触空气中变应原和各种刺激物,尽管这一目标很难实现,但仍是 AR 防治重要策略。药物治疗和特异性免疫治疗是现有治疗 AR 最主要手段。《欧洲儿童鼻炎意见书》推荐在药物治疗方面根据 ARIA 的分类法,依据疾病严重度、合并症、治疗可行性,推荐阶梯式治疗方案,具有较强的临床实用性和指导性。该《意见书》建议 AR 患儿初始治疗首选口服或鼻用抗组胺药物,症状控制不佳升阶梯治疗选用鼻用糖皮质激素,若仍控制不好,在鼻用糖皮质激素的基础上联合抗组胺药物和 / 或白三烯受体拮抗剂;若病情控制良好,依次行降阶梯治疗。

(一) 避免接触变应原

控制 AR 症状第一步即是识别和回避变应原,典型变应原包括室内变应原和室外变应原。室外变应原不能完全避免,主要包括花粉与真菌,与季节性 / 间歇性变应性鼻炎发病相关。室内变应原可以避免,主要包括尘螨、猫狗毛屑与蟑螂,与常年性 / 持续性变应性鼻炎发病相关。目前研究尚不能证实避免尘螨接触可使患儿受益(推荐等级 D);避免接触宠物虽然证据不足,但临床上仍然推荐(推荐等级 D)。对花粉过敏 AR 患者,建议在花粉播散高峰期减少户外活动,户外活动建议患儿使用特制口罩、眼镜、鼻腔过滤器、花粉阻断剂及惰性纤维素粉等减少致敏花粉与鼻腔或结膜接触,以减少症状发作。对尘螨过敏常年性 AR 患儿使用花粉阻隔剂(plllen blocker cream)可明显改善其鼻部症状和生活质量。

(二) 药物治疗

1. **抗组胺药物** 抗组胺药物竞争性结合 H_1 受体发挥拮抗组胺作用,是轻度间歇性 / 持续性变应性鼻炎首选药物。第一代抗组胺药物易透过血 - 脑屏障,用药后常出现镇静、嗜睡等中枢神经系统不良反应,临床现已少用。第二代口服抗组胺药物安全性高、不良反应少、起效快、作用时间长、可一天 1 次给药、患者依从性好。5 岁以下患儿推荐使用糖浆剂,5 岁以上可使用口服剂型。鼻用抗组胺药物疗效与第二代口服抗组胺药物相当,但起效更快,给药后 15~30 分钟起效,鼻腔局部给药可在靶组织获取更高的药物浓度,高效缓解鼻塞症状。国内外多个指南推荐口服或鼻用第二代或新型 H_1 抗组胺药作为 AR 的一线治疗药物,间歇性变应性鼻炎疗程不少于 2 周,持续性变应性鼻炎疗程不少于 4 周。也可用于花粉过敏患者在致敏花粉播散前的预防性治疗,疗程依据花粉播散时间以及对症状的严重程度。

2. **鼻用糖皮质激素** 鼻用糖皮质激素是 AR 的一线治疗药物,可显著改善 AR 患者出现所有鼻部症状包括喷嚏、流涕、鼻痒和鼻塞。作为中 - 重度持续性变应性鼻炎首选药物,疗程不少于 4 周。临床观察显示,儿童 AR 采用糠酸莫米松、丙酸氟替卡松或布地奈德鼻喷剂治疗 1 年,未发现以上药物对儿童生长发育存在显著影响。指南建议儿童避免使用口服、肌内注射、静脉注射糖皮质激素。

3. **白三烯受体拮抗剂** 白三烯是引起 AR 患者出现鼻塞、流涕等症状重要炎性介质,临床推荐使用口服白三烯受体拮抗剂为治疗 AR 的一线药物,对改善鼻塞症状疗效优于第二代口服抗组胺药物。孟鲁司特钠不良反应轻微,即使在儿童患者也具有较好的安全性和良好耐受性。常与鼻喷或吸入糖皮质激素联合使用治疗中 - 重度变应性鼻炎,特别适用于经鼻用糖皮质激素治疗后鼻塞症状未得到良好控制或伴有下呼吸道症状患儿。

4. **肥大细胞膜稳定剂** 肥大细胞稳定剂能稳定肥大细胞膜和嗜碱性粒细胞,以防止肥大细胞脱颗粒,从而抑制组胺、白三烯等炎症介质释放,能有效缓解 AR 患者喷嚏、流涕、鼻痒症状,但对鼻塞症状改善作用不明显。临床常用色甘酸钠和曲尼司特,本类药物起效慢、作用时间短,一天需多次给药,患者依从性差,是 AR 二线治疗药物。

5. **减充血剂** 是 AR 二线治疗药物。严重鼻塞患儿可短期使用低浓度鼻用减充血剂(如 0.025% 羟甲唑啉)以缓解鼻塞症状,连续使用时间不超过 7 天。

6. **抗胆碱药** 鼻用抗胆碱药物是 AR 二线治疗药物,临床常用异丙托溴铵。目前我国尚未批准异丙托溴铵鼻用剂型上市。

7. **鼻腔盐水冲洗** 推荐使用 40℃生理盐水或 l%~2% 高渗盐水冲洗清洁鼻腔,清除鼻内变应原、炎性分泌物,有助于鼻黏膜功能恢复、改善症状。

8. **中医药治疗**　采用中药内服外敷及针灸治疗对儿童变应性鼻炎有一定的疗效。

(三) 特异性免疫治疗

变应原特异性免疫治疗是针对 IgE 介导的 I 型变态反应性疾病的对因治疗,对 AR 具有近期和远期疗效,如预防 AR 进展为哮喘,减少新的变应原产生,是 AR 的一线治疗方案。目前临床常用的变应原免疫治疗方法有皮下免疫治疗和舌下免疫治疗,适用于 5 岁以上、对常规药物治疗无效、主要由尘螨过敏导致变应性鼻炎。

五、常用药物治疗

羟甲唑啉、赛洛唑啉、糠酸氟替卡松、糠酸莫米松、丙酸氟替卡松、桉柠蒎肠溶软胶囊详见本章。

西 替 利 嗪
Cetirizine

【**其他名称**】去敏定,仙特明,Zyrtec。

【**制剂**】糖浆剂: 120ml: 0.12g。口服溶液: 0.1%。滴剂: 10m: 10.1g。

【**药理作用**】西替利嗪是一种 H_1 受体拮抗剂,无抗胆碱或抗 5- 羟色胺作用。中枢抑制作用较少。

【**适应证**】治疗季节性鼻炎,常年性过敏性鼻炎以及非鼻部症状眼结膜炎,过敏引起瘙痒和荨麻疹症状。

【**用法与用量**】儿童口服给药。

糖浆剂:①成人或 12 岁以上儿童:每次 10ml,一天 1 次。若出现不良反应,可改在早晚各 1 次,每次 5ml。② 6~11 岁儿童:根据症状的严重程度不同,推荐起始剂量为 5ml,每日 1次。③ 2~5 岁儿童:推荐起始剂量为 2.5ml,每日 1 次。

口服溶液:推荐儿童使用。① 6 岁及 6 岁以上儿童:在大多数情况下,推荐剂量为每日 10mg(10ml),一次口服。若患者对不良反应较为敏感,可每日早晚各服 1 次,每次 5mg(5ml)。② 2~5 岁儿童:5mg(5ml)/ 次,每日 1 次;或 2.5mg(2.5ml)/ 次,每日 2 次。③ 6 个月至未满 2 岁儿童:早上和晚上各服用 2.5mg(2.5ml)。④肝、肾功能损害患者剂量调整: 12岁以上(含 12 岁)肾功能降低(肌酐清除率为 11~31ml/min)患者、血液透析患者(肌酐清除率<7ml/min)和肝功能损害患者,推荐剂量为 5mg、每日 1 次。因难以准确服用 2.5mg 以下剂量,并且缺乏 6 岁以下肝或肾功能损害的儿童患者药代动力学及安全性信息,因此不推荐在 6 岁以下肝或肾功能损害儿童患者中使用本品。

滴剂:建议在晚餐期间用少量液体送服此药。6 岁以上儿童,早上和晚上各服用 0.5ml(5mg,约 10 滴)或每天 1 次 1ml(10mg,约 20 滴);2~6 岁儿童,早上和晚上各服用 0.25ml(2.5mg,约 5 滴)或每天 1 次 0.5ml(5mg,约 10 滴);1~2 岁儿童,早上和晚上各服用 0.25ml(2.5mg,约 5 滴)。肾功能不全患者,建议减半服用推荐剂量。6 岁以上肾功能不全儿童,早上和晚上各服用 0.25ml(2.5mg,约 5 滴)或每天 1 次 0.5ml(5mg,约 10 滴);1~6 岁肾功能不全儿童,每天 1 次 0.25ml(2.5mg,约 5 滴)。

【注意事项】

(1)美国批准本品用于≥6月龄儿童。6月龄~2岁的较小儿童剂量可为2.5mg,每日1次。

(2)肝功能不全患者,如没有同时患有肾功能不全症状,无须调整给药剂量。

(3)10mg/ml口服滴剂中所含尼泊金甲酯和尼泊金丙酯可能引起变态反应(可能为迟发型)。

(4)治疗剂量下,未显示与酒精存在显著临床意义的相互作用(血液酒精水平为0.5g/L)。虽然如此,建议伴随饮酒时应慎用。

【禁忌证】

(1)禁用于对本品的任何成分过敏者。

(2)禁用于严重肾功能不全患者(肌酐清除率<10ml/min)。

【不良反应】

(1)少数患者可出现头痛、口干、嗜睡、情绪不稳定等,但发生率很低。

(2)极少数患者可出现皮疹、皮肤瘙痒、恶心、呕吐、腹痛、腹泻等过敏反应。

(3)迄今为止,尚未发现本药引起心律失常、QT间期延长、室性心动过速及肥胖等不良反应,但用药期间(尤其长期用药者)仍应加强观察及随访。

【药物相互作用】

(1)与可抑制中枢神经系统的药物(如巴比妥类、苯二氮䓬类、肌肉松弛药、麻醉药、止痛药及吩噻嗪类镇静药)或三环类抗抑郁药合用,可引起严重嗜睡。

(2)尚未发现与低剂量茶碱、阿奇霉素、伪麻黄碱、酮康唑或红霉素具有临床意义的药物相互作用。400mg剂量的茶碱导致西替利嗪清除率有较小的降低,可能是由于较高的茶碱剂量具有较强的效果。

【应急处理】一次口服5ml(50mg),能引起嗜睡作用。本品无特效拮抗剂,在大量过量情况下,应尽快进行胃肠灌洗,除进行一般急救支持性治疗外,还必须定时监测所有生命体征。

左西替利嗪
Levocetirizin

【其他名称】去敏定,仙特明。

【制剂与规格】颗粒剂:2.5mg。口服溶液:0.05%。

【药理作用】本品为抗组胺制剂,无明显抗胆碱和抗5-羟色胺作用,中枢抑制作用较小。

【适应证】过敏性鼻炎(包括季节性持续过敏性鼻炎和常年性持续性过敏性鼻炎)及慢性特发性荨麻疹。

【用法与用量】儿童口服给药,于餐前30分钟服用。

颗粒剂:6岁及以上儿童,每日口服1次,每次2袋(5mg),空腹或餐中或餐后均可服用。针对肾功能损害患者,轻度肾功能损害患者无须调整剂量,中重度肾功能损害患者用法与用量按如下说明调整:肌酐清除率30~49ml/min,每2日1次,5mg;<30ml/min,每3日1次,5mg;肾病晚期采用透析疗法的患者<10ml/min禁用本品。

口服溶液：口服，成人及 6 岁以上儿童，一日 1 次，每次 10ml（1 支）。2~6 岁儿童，一日 1 次，每次 5ml（0.5 支）。

【注意事项】

（1）盐酸左西替利嗪颗粒 2 周岁以下儿童用药的安全性尚未确定。盐酸左西替利嗪口服溶液无法减半使用，不建议 6 岁以下儿童使用本品。

（2）虽然目前暂无研究资料，但当某些敏感患者同时服用左西替利嗪和酒精或中枢神经系统抑制剂时，可能会对其中枢神经系统产生影响。

【禁忌证】

（1）禁用于对本品任何成分过敏者或者对哌嗪类衍生物过敏者。

（2）禁用于伴有特殊遗传性疾病［包括患有罕见的半乳糖不耐受症、原发性乳糖酶缺乏（lapplactase）或葡萄糖 - 半乳糖吸收不良］的患者。

【不良反应】本品耐受性良好，不良反应轻微且多可自愈。常根据发生率由高至低依次为：常见（>1/100 且<1/10）：头痛、嗜睡、口干、疲倦；少见（>1/1 000 且<1/100）：乏力、腹痛。上市后发现罕见的不良反应有过敏反应、呼吸困难、恶心、血管性水肿、瘙痒、荨麻疹、皮疹和体重增加。

【药物相互作用】尚未检索到本品与其他药物发生具有临床意义相互作用报道。

【应急处理】儿童过量服用后起初兴奋，随后嗜睡。本品尚无特效解毒剂，过量服用本品后应立即洗胃，建议采取对症治疗及支持性治疗；血液透析对去除本品无效。

依 巴 斯 汀
Ebastine

【其他名称】艾巴斯啶，开思亭，Ebastel，Kestine。

【制剂】薄膜衣片：10mg。

【药理作用】依巴斯汀具有迅速而长效组胺抑制作用，并且具有对组胺 H_1 受体的超强亲和力。口服给药，依巴斯汀及其代谢产物均不能穿过血 - 脑屏障。

【适应证】伴有或不伴有过敏性结膜炎的过敏性鼻炎（季节性和常年性）、慢性特发性荨麻疹。

【用法与用量】儿童口服给药。12 岁以上儿童，一日 1 片或 2 片一次口服；6~11 岁儿童，一日 1 次半片（5mg）口服；2~5 岁儿童，常用量为一日 1 次 2.5mg 口服。肝肾功能不全患者无须作剂量调整。对于严重肝功能衰竭患者，每日用量严禁超过 10mg/d。

【注意事项】

（1）2 岁以下儿童本品的安全性有待进一步验证。

（2）对已知具有心脏病风险因素，例如 QT 延长综合征、低钾血症患者以及正在服用具有延长 QT 间期或 CYP3A4 酶抑制剂时需注意。

（3）由于依巴斯汀在服用后 1~3 小时内起作用，所以不适用于急性过敏的单药紧急治疗。

（4）依巴斯汀影响皮试结果，因此皮试只有在停服依巴斯汀 5~7 天后才可进行。

【禁忌证】对依巴斯汀或片剂中任何成分过敏的患者。

【不良反应】

（1）国外文献报道 12 岁以上患者中>1% 的不良反应为头痛（7.9%）、嗜睡（3%）、口干

(2.1%)。<1% 的不良反应为下腹痛、消化不良、鼻出血、鼻炎、鼻窦炎、恶心和失眠。

(2)在 12 岁以下儿童,>1% 的不良反应为头痛(11.7%)、口干(2.6%)、嗜睡(1.25%),<1% 的不良反应为食欲增加、腹泻、皮疹、烦躁、情绪不稳、多动、口味改变以及虚弱。

【药物相互作用】依巴斯汀应慎用于同时服用酮康唑或红霉素的患者。与食物同时服用并不影响依巴斯汀临床疗效。

【应急处理】过量试验显示,每日 100mg 以下的剂量不会显现出临床表现和症状。依巴斯汀没有特殊解毒剂,可给予洗胃并监测心电图等生命指征,及时给予对症治疗。

非索非那定
Fexofenadine

【其他名称】索那定盐酸盐,太非,阿特拉,Telfast,RALTIVA。

【制剂与规格】片剂:30mg,60mg。薄膜衣片:330mg,460mg。胶囊剂:60mg。

【药理作用】本品是一种第二代 H_1 受体拮抗剂,是特非那丁的羧基化代谢物,它选择性阻断外周 H_1 受体,具有良好的抗组胺作用,但无抗 5- 羟色胺抗胆碱和抗肾上腺素作用。

【适应证】本品适用于缓解儿童季节过敏性鼻炎相关症状。亦可减轻季节性过敏性鼻炎和慢性特发性荨麻疹引起的症状。

【用法与用量】儿童口服给药。

(1)季节性过敏性鼻炎:12 岁及 12 岁以上儿童,盐酸非索非那定的推荐剂量为 60mg,一日 2 次,或 180mg 日 1 次。肾功能不全患者推荐起始剂量为 60mg,一日 1 次。6~11 岁儿童,盐酸非索非那定的推荐剂量为 30mg,一日 2 次,肾功能不全的儿童患者推荐起始剂量为 30mg,一日 1 次。

(2)慢性特发性荨麻疹:12 岁及 12 岁以上儿童,盐酸非索非那定的推荐剂量为 60mg,一日 2 次。肾功能不全患者推荐起始剂量为 60mg,一日 1 次。6~11 岁儿童,盐酸非索非那定的推荐剂量为 30mg,一日 2 次。肾功能不全的儿童患者推荐起始剂量为 30mg,一日 1 次。

【注意事项】

(1)美国批准本品用于 ≥6 月龄儿童。6 月龄 ~2 岁的较小儿童剂量可为 15mg,每日 2 次。

(2)肝功能不全者不需减量,肾功能不全的患者剂量需减半。

【禁忌证】对本品成分过敏者禁用。

【不良反应】非索非那定常见不良反应是头痛、嗜睡、恶心、头昏、疲倦。这些不良反应与安慰剂组观察到的相似。其中,嗜睡和疲倦发生率为 1.3%,恶心和消化不良发生率为 1.6%,头痛和白细胞增多发生率为 1.5%。目前尚未见到有关非索非那定引起严重心脏毒性的报道。

【药物相互作用】

(1)在服用盐酸非索非那定之前 15 分钟使用含铝或氢化镁凝胶的抗酸剂会降低非索非那定生物利用度,因此两者合用时给药时间应分开 2 小时。

(2)非索非那定与红霉素或酮康唑合并使用时,会使非索非那定的血药浓度增加 2 倍,但不良反应发生率没有增加,非索非那定对红霉素和酮康唑的药代动力学没有影响。

【**应急处理**】目前尚无药物过量报道。对于药物过量患者,应密切观察并给予支持疗法,血液透析不能有效地清除血液中的非索非那定。

<h1 style="text-align:center">氯 雷 他 定</h1>
Loratadine

【**其他名称**】克敏能,氯雷他汀,诺那他定,氯羟他定。

【**制剂与规格**】颗粒剂:5mg。分散片:5mg。咀嚼片:5mg。

【**药理作用**】氯雷他定为口服长效三环类抗组胺药,具有选择性抗外周 H_1 受体的作用。它作为第三代抗组胺药,具有起效快作用强的特点。

【**适应证**】季节性过敏性鼻炎(减轻鼻部或非鼻部症状)及特发性荨麻疹。

【**用法与用量**】儿童口服给药。

片剂:12 岁以上儿童同成人,每天 1 次,每次 2 片(10mg)。2~12 岁儿童,若体重>30kg,每天 1 次,每次 2 片(10mg);若体重≤30kg,每天 1 次,每次 1 片(5mg)。

颗粒剂:用温开水溶解后口服。12 岁以上儿童同成人,每天 1 次,每次 2 包(10mg)。2~12 岁儿童,若体重>30kg,每天 1 次,每次 2 包(10mg);若体重≤30kg,每天 1 次,每次 1 包(5mg)。

【**注意事项**】

(1)氯雷他定在 2 岁以下儿童的安全性和疗效尚未确定。国外研究表明,1~2 岁儿童应用 2.5mg 氯雷他定后药代动力学特征与年龄较大的儿童及成人相似。

(2)抗组胺药能清除或减轻皮肤对所有变应原的阳性反应,因此在做皮试前约 48 小时应停止使用氯雷他定。

(3)对肝功能不全者,消除半衰期有所延长,请在医师指导下使用,可按 10mg/ 次,隔日 1 次服药。

(4)肾功能不全者慎用。

【**禁忌证**】对本品过敏者或特异体质者禁用。

【**不良反应**】在每天 10mg 的推荐剂量下,本品未见明显的镇静作用。常见不良反应有乏力、头痛、嗜睡、口干、胃肠道不适(包括恶心、胃炎)以及皮疹等。罕见不良反应有脱发、过敏反应、肝功能异常、心动过速及心悸等。

【**药物相互作用**】

(1)同时服用酮康唑、大环内酯类抗生素、西咪替丁、茶碱等药物,会提高氯雷他定在血浆中的浓度,应慎用。

(2)其他已知能抑制肝脏代谢的药物,在未明确与氯雷他定相互作用前应谨慎合用。

【**应急处理**】儿童服用过量本品(>10mg)有锥体外系迹象、心悸等症状。过量中毒时,如患者清醒可予催吐。可用生理盐水洗胃,并给予活性炭吸附药物。也可以考虑用盐类泻药(硫酸钠)以阻止药物在肠道吸收。

<h1 style="text-align:center">地氯雷他定</h1>
Desloratadine

【**其他名称**】脱羧氯雷他定,地洛他定。

【制剂与规格】干混悬剂：0.5g∶2.5mg，1g∶5mg（以地氯雷他定计）。

【药理作用】本品为非镇静性长效三环类抗组胺药，为氯雷他定活性代谢物，可通过选择性地拮抗外周 H_1 受体。本品不易通过血 - 脑屏障。

【适应证】用于缓解慢性特发性荨麻疹及常年性过敏性鼻炎的全身及局部症状。

【用法与用量】儿童口服给药。溶于水中，服用前搅拌均匀，地氯雷他定可与食物同时服用。

（1）0.5g∶2.5mg：1~5 岁儿童每日 1 次，每次半袋（1.25mg）；6~11 岁儿童每日 1 次，每次 1 袋（2.5mg）；成人和青少年（12 岁或 12 岁以上）每日 1 次，每次 2 袋（5mg）。

（2）1g∶5mg：1~5 岁儿童每日 1 次，每次 1/4 袋（1.25mg）；6~11 岁儿童每日 1 次，每次半袋（2.5mg）；成人和青少年（12 岁或 12 岁以上）每日 1 次，每次 1 袋（5mg）。

【注意事项】

（1）由于抗组胺药能清除或减轻皮肤对所有变应原的阳性反应，因而在进行任何皮肤过敏性试验前 48 小时，应停止使用本品。

（2）严重肾功能不全患者慎用。

（3）肝损伤、膀胱颈阻塞、尿道张力过强、前列腺肥大、青光眼患者应遵医嘱用药。

（4）美国批准本品在 6 月龄~1 岁的小儿应用更低剂量 1mg，每日 1 次。

【禁忌证】对本品活性成分或敷料过敏者禁用。

【不良反应】最常见不良反应为疲倦口干和头痛。迄今罕有过敏性反应及心悸、转氨酶升高及胆红素增加的报道。

【药物相互作用】地氯雷他定与其他抗交感神经药或有中枢神经系统镇静作用的药合用会增强睡眠。

【应急处理】目前尚无药物过量报道。急性药物过量时应考虑采取标准治疗措施去除未吸收的活性物质。建议进行对症及支持治疗。地氯雷他定不能通过血液透析清除。

氮 䓬 斯 汀

Azelastine

【其他名称】盐酸氮斯汀，盐酸氮䓬斯丁，盐酸氮斯丁，氮司汀。

【制剂与规格】鼻喷剂：10mg∶10ml，每揿 0.07ml，含盐酸氮䓬斯汀 0.07mg。

【药理作用】盐酸氮䓬斯汀为一种新结构的 2,3- 二氮杂萘酮衍生物，为潜在的长效抗过敏化合物，具有 H_1 受体拮抗剂特点。动物实验数据表明，高浓度盐酸氮䓬斯汀可以阻止过敏反应中某些化学介质的合成和释放（例如白三烯、组胺、5- 羟色胺），并能够阻止 I-CAMI 上调和嗜酸性粒细胞移行发挥广泛的抗炎作用。

【适应证】季节性过敏性鼻炎（花粉症），常年性过敏性鼻炎。

【用法与用量】6 岁以上儿童用药同成人用法与用量。1 喷 / 鼻孔，早晚各 1 次，每日 2 次或遵医嘱。

【注意事项】

（1）美国 FDA 批准氮䓬斯汀用于 5 岁以上儿童。

（2）喷药时保持头部直立。首次用药或用药后贮存超过 3 天后再次用药应连续按压几次，直到有均匀的雾状喷出。

【禁忌证】对本品任何成分过敏患者禁用。

【不良反应】本品不良反应发生率较低(<2%),临床试验中不良症状表现为:嗜睡、鼻干、口干、多梦、腹痛、头晕、眩晕、咳嗽、脸红等,如使用不当(如头后仰)可能会产生辛辣味、恶心、呕吐等症状。

【药物相互作用】在饮酒或使用中枢神经系统抑制剂时,禁用本品,否则会加重中枢神经系统抑制。

【应急处理】目前尚无药物过量报道。估计急性药物过量可能出现中枢神经系统的症状,一旦这种情况出现,即应对症治疗或进行支持疗法,本品无特异解毒剂。

左卡巴斯汀
Levocabastin

【其他名称】左卡巴司丁,佐卡司汀,Livostin。

【制剂与规格】鼻喷雾剂:10ml:5mg(按左卡巴斯汀计),每瓶 100 揿,每揿含左卡巴斯汀 50μg。

【药理作用】盐酸左卡巴斯汀是一种强效、长效、速效、具有高度选择性的组胺 H_1 受体拮抗剂,局部应用于鼻部,几乎立刻起效,清除过敏性鼻炎典型症状(喷嚏、鼻痒、流涕),作用可维持数小时。

【适应证】用于过敏性鼻炎症状治疗。

【用法与用量】本品在用前必须摇匀。成年和 12 岁以上儿童,常规剂量每鼻孔每次喷 2 揿,每日 2 次,也可增加至每次每鼻孔喷 2 揿,每日 3~4 次,连续用药直至症状消除。患者在用前先清洗鼻道(如擤鼻涕等),喷药时将药物吸入,第一次喷药前使气雾泵源充满,直至能很好地喷出气雾,然后再开始使用。

【注意事项】

(1)盐酸左卡巴斯汀经肾脏排泄,肾功能不全患者应在医师指导下使用。

(2)12 岁以下儿童不宜用本品。

【禁忌证】对本品有过敏史者禁用。

【不良反应】偶有使用本品后,出现暂时而轻微局部刺激(鼻刺痛和烧灼感)报道。上市以来,以下药物不良反应有很少报道:过敏、呼吸困难、支气管痉挛、心动过速、鼻塞、鼻出血、头痛、眼睑水肿、疲乏、全身不适和用药部位反应(包括鼻部水肿和鼻腔不适)。

【药物相互作用】尚未发现左卡巴斯汀与其他药物存在有临床相关意义相互作用,但不能排除与酒精有轻微相互作用。

【应急处理】目前尚无使用本品过量报道。估计误服瓶中内容物后会发生轻微镇静作用。一旦误服,应建议患者多饮水以促进肾脏排除左卡巴斯汀。

孟鲁司特钠
Montelukast Sodium

【其他名称】马尼地平,马尼地平盐酸盐,顺尔宁,Singulair。

【制剂与规格】咀嚼片:4mg,5mg。颗粒剂:0.5g:4mg(以孟鲁司特计)。

【药理作用】孟鲁司特对半胱氨酰白三烯($CysLT_1$)受体有高度亲和性和选择性,从而有效拮抗半胱氨酰白三烯(LTC_4、LTD_4、LTE_4)与 $CysLT_1$ 受体结合,竞争性阻断半胱氨酰白三烯的生物学作用,从而降低鼻部气道阻力和改善鼻阻塞的症状。目前研究认为,孟鲁司特并不拮抗 $CysLT_2$ 受体。

【适应证】适用于 1 岁以上儿童哮喘的预防和长期治疗,包括预防白天和夜间的哮喘症状,治疗对阿司匹林敏感哮喘患者以及预防运动诱发支气管收缩;也用于减轻季节性过敏性鼻炎引起的症状。

【用法与用量】口服,每日 1 次,本品可与食物同服或另服。哮喘患者应在睡前服用。过敏性鼻炎患者可根据自身的情况在需要时间服药。同时患有哮喘和过敏性鼻炎者应每晚用药 1 次。

颗粒剂:1~2 岁儿童哮喘患者每天服用 4mg 口服颗粒一袋。2~5 岁儿童哮喘患者和 / 或过敏性鼻炎患者应每天服用 4mg 口服颗粒一袋。

咀嚼片:2~5 岁哮喘和 / 或季节性过敏性鼻炎儿童患者每日 1 次,每次 4mg。6~14 岁哮喘和 / 或季节性过敏性鼻炎儿童患者每日 1 次,每次 5mg。

【注意事项】

(1)孟鲁司特钠用于儿童急性哮喘发作的治疗效果尚未确定。不建议用于急性哮喘发作治疗。

(2)孟鲁司特钠在 6 个月至 14 岁儿童中已进行有效性和安全性研究。但 6 个月以下儿童患者的安全性和有效性尚未确定。

(3)虽然在医师的指导下可逐渐减少合并使用吸入皮质类固醇剂量,但不应用本品突然替代吸入或口服皮质类固醇。在接受本品治疗的患者减少全身皮质类固醇剂量时,建议应加以注意并作适当临床监护。

【禁忌证】对本品中的任何成分过敏者禁用。

【不良反应】本品一般耐受性良好,不良反应轻微,通常不需要终止治疗。上市使用后有以下不良反应报道:超敏反应(包括过敏反应、血管性水肿、皮疹、瘙痒、荨麻疹和罕见的肝脏嗜酸性粒细胞浸润)、夜梦异常和幻觉、嗜睡、兴奋、激惹,包括攻击性行为,烦躁不安、失眠、感觉异常 / 触觉障碍及较罕见的癫痫发作、恶心、呕吐、消化不良、腹泻、GPT 和 GOT 升高、罕见的胆汁淤积性肝炎;关节痛,包括肌肉痉挛的肌痛;出血倾向增加,挫伤、心悸和水肿。

【药物相互作用】

(1)推荐剂量,本品与下列药物不发生有临床意义的药代动力学改变:茶碱、泼尼松、泼尼松龙、口服避孕药(乙炔雌二醇 / 炔诺酮 35/1)、特非那定、地高辛和华法林。

(2)在合并使用苯巴比妥的患者中,孟鲁司特的血浆浓度 - 时间曲线下面积(AUC)减少大约 40%。但是不推荐调整本品使用剂量。

【应急处理】已有上市后儿童急性药物过量报道。在大部分药物过量报道中,没有不良事件。最常发生不良事件与安全性特征一致,包括腹痛、嗜睡、口渴、头痛、呕吐和精神运动过度。尚无药物过量处理的报道。

色 甘 酸 钠
Sodium Cromoglicate

【其他名称】色甘酸二钠,咽泰,Disodium Cromoglicate,Intal。

【制剂与规格】滴鼻液:10ml:0.2g。气雾剂:每瓶总量 14g,内含色甘酸钠 0.7g,每揿含色甘酸钠 3.5mg。

【药理作用】色甘酸钠能稳定肥大细胞膜,抑制其释放组胺、白三烯、5- 羟色胺、缓激肽及慢反应物质等致敏介质,从而预防过敏反应发生。

【适应证】预防和治疗支气管哮喘、过敏性哮喘及过敏性鼻炎。

【用法与用量】

滴鼻液:滴鼻。儿童一次 2~3 滴,一日 3~4 次。对于季节性患者,在易发季节应提前2~3 周使用。

气雾剂:喷吸前先摇匀液体。气雾吸入,每次 1~2 揿,每日 3~4 次。

【注意事项】

(1)用药前清洁鼻腔。

(2)严重肝肾功能不全患者慎用。

(3)本品起效较慢,需连用数日甚至数周后才起作用,发病季节之前 2~3 周提前用药。

(4)极少数人在开始用药时出现哮喘加重,此时可先吸入少许扩张支气管的气雾剂,如沙丁胺醇。

(5)不要中途突然停药,以免引起哮喘复发。

(6)色甘酸钠气雾剂连续使用数次后,须取下助动器,用温水浸泡冲洗,擦净晾干后重新安装,以防助动器喷孔堵塞。

(7)色甘酸钠气雾剂受压容器,严禁受热、撞击或在瓶上戳刺,即使将药用完也应避免。

【禁忌证】对本品及氟里昂过敏者禁用。

【不良反应】可见鼻刺痛、烧灼感、喷嚏、头痛、嗅觉改变,罕见鼻出血、皮疹等过敏反应,偶有排尿困难。气雾吸入可致刺激性咳嗽。

【药物相互作用】本品尚未检索到本品与其他药物具有临床意义的相互作用报道。

【应急处理】目前尚无药物过量的报道。尚无药物过量处理的报道。

曲 尼 司 特
Tranilast

【其他名称】利喘贝,肉桂氨茴酸,利喘平,Rizaben。

【制剂与规格】颗粒剂:1.0g:0.1g。片剂:0.1g。胶囊剂:0.1g。

【药理作用】本品有稳定肥大细胞和嗜碱性粒细胞的细胞膜作用,阻止其脱颗粒,从而抑制组胺、5- 羟色胺过敏性反应物质的释放,对于 IgE 抗体引起的大白鼠皮肤过敏反应和实验性哮喘有显著抑制作用。

【适应证】预防和治疗支气管哮喘及过敏性鼻炎。

【用法与用量】儿童口服给药。通常情况下,成人一次 0.1g,一日 3 次;儿童按体重一日5mg/kg,分 3 次服用。

【注意事项】

(1)本品不同于其他对症药,它能阻断过敏反应发生的环节,在易发季节前半个月服用,能起到预防作用。

(2)本品对已经发作的症状,不能迅速起效。当哮喘大发作时,可联合使用支气管舒张剂或肾上腺皮质激素服药 1~4 周,其他对症治疗药可逐渐减量,直至撤除而单用。一般 2~3 个月为一个疗程。

(3)可与其他平喘药并用,以本品作为基础处方药,有规则地连续服用,可长期控制哮喘的发作。

(4)激素依赖性患者使用时,激素用量应慢慢减少,不可突然停用。

(5)肝肾功能异常者慎用。

【禁忌证】对本产品成分过敏者禁用。

【不良反应】

(1)肝脏:偶尔出现肝功能异常,需注意观察,可采取减量、停药等适当措施。

(2)胃肠道:食欲减退、恶心、呕吐、腹痛、腹胀、便秘、腹泻、胃部不适,偶有胃部不消化感。

(3)血液系统:有时红细胞数和血红蛋白量下降。

(4)精神／神经系统:有时头痛、头昏,偶有头沉重感。

【药物相互作用】尚未检索到本品与其他药物发生具有临床意义的相互作用报道。

【应急处理】目前尚无药物过量报道。尚无药物过量处理的报道。

第六节 急性鼻窦炎

一、概述

急性鼻窦炎(acute sinusitis)是指鼻腔和鼻窦黏膜细菌感染后的急性炎症,鼻部症状持续 10 天以上,12 周内完全缓解。急性感染性鼻窦炎好发于儿童,患病率高达 5%~6%。

二、病因与发病机制

肺炎球菌、流感嗜血杆菌是急性鼻窦炎的主要致病菌。正常情况下,鼻窦是无菌的,由于鼻窦窦口细小,发生狭窄或阻塞时鼻腔通气引流受限,鼻黏膜纤毛清除能力下降,鼻窦易被定植于鼻黏膜和鼻咽部的细菌污染而继发感染。上呼吸道感染和变态反应性鼻炎是儿童急性鼻窦炎常见的易感因素。

三、临床表现与诊断

儿童症状与成人有所不同,主要表现为鼻塞、流涕、咳嗽、头痛,可伴嗅觉与听力下降、行为异常,严重者多伴发热。儿童应特别关注是否有张口呼吸、气粗或夜间睡眠打鼾等鼻塞症状,注意力下降、易烦躁、易激惹等行为异常症状。查体可见鼻甲黏膜充血肿胀、鼻腔及鼻道有黏(脓)性分泌物,并可见咽后壁黏(脓)性分泌物附着、颜面部鼻窦部位压痛等。

诊断时应依据主要症状和体征,并结合鼻(内)镜检查结果进行综合诊断。如无特殊情况,不进行鼻部 CT 检查,特别是<6 岁的患儿。

四、治疗原则与策略

(一) 一般治疗

儿童急性鼻窦炎主要以药物治疗为主,目的是迅速控制感染、预防迁延成慢性鼻窦炎及并发症为主。与急性鼻炎相同,建议多饮水,多休息,进食营养丰富、易于消化流质饮食。

(二) 抗感染治疗

细菌性鼻窦炎有使用抗菌药物的指征,以口服给药途径为主,严重感染或呕吐患儿等可静脉给药,上述抗菌药物不推荐联合使用抗菌药物。抗菌药物选择应覆盖以下常见病原体如肺炎球菌、流感嗜血杆菌、卡他莫拉菌,结合儿童患者用药特点、抗菌药物在感染部位组织分布浓度,推荐选用阿莫西林 - 克拉维酸为一线治疗药物,每次剂量(以阿莫西林计)30~45mg/kg,每日 2 次。对青霉素过敏者可选用大环内酯类药物如口服阿奇霉素。阿奇霉素具有鼻窦感染部位组织浓度高、半衰期长、一天 1 次给药、患者依从性好的特点。阿奇霉素每次剂量10mg/kg,每日 1 次,疗程为 3~ 天,疗程总剂量不超过 1 500mg。对一线药物耐药患者,可选用三代头孢菌素如头孢地尼 8mg/kg,每 12 小时 1 次,或头孢泊肟 5mg/kg,每 12 小时 1 次。

(三) 对症治疗

1. 鼻用糖皮质激素 糖皮质激素具有强大的抗炎、抗水肿作用,可显著缓解急性期鼻窦炎症状,急性期使用 2~4 周,症状控制后继续用药 2 周。应充分重视糖皮质激素对下丘脑 - 垂体 - 肾上腺轴功能的抑制作用和对儿童生长发育的影响,因而不推荐常规使用全身糖皮质激素治疗,可选用新一代鼻内用激素,生物利用度低($<1\%$),一天 1 次给药,耐受性好,如糠酸氟替卡松、糠酸莫米松、丙酸氟替卡松。

2. 鼻腔冲洗 使用生理盐水或 2% 高渗盐水进行鼻腔雾化、滴注或冲洗,每日 3~4 次,持续 2 周。

3. 抗组胺药物及白三烯受体拮抗剂 对有明确变态反应因素,特别是合并变应性鼻炎患儿可全身 / 局部使用第二代或新型 H_1 抗组胺药,对伴有哮喘的患儿首选口服白三烯受体拮抗剂,疗程一般不少于 2 周。

4. 黏液溶解促排剂 主要用于慢性期,但对急性期也有效,可选用桉柠蒎肠溶软胶囊,推荐使用 4 周。

5. 鼻用减充血剂 对伴有持续性严重的鼻塞患儿可局部给予短疗程(7 天以内)、低浓度 0.025% 盐酸羟甲唑啉、赛洛唑啉。

6. 中医中药治疗 缺少高级别循证医学证据,可作为辅助治疗方法。

五、常用药物治疗

西替利嗪、左西替利嗪、非索非那定、氯雷他定、地氯雷他定、氮䓬斯汀、左卡巴斯汀、依巴斯汀、孟鲁司特钠、羟甲唑啉、赛洛唑啉、桉柠蒎肠溶软胶囊详见本章。

糠酸氟替卡松

Fluticasone Furoate

【其他名称】文适,Avamys。

【制剂与规格】鼻喷雾剂:每喷含糠酸氟替卡松 27.5μg。

【药理作用】糠酸氟替卡松为合成的三氟化皮质类固醇,体外显示其与人类糖皮质激素受体亲和力较高,具有强抗炎作用。尚不明确糠酸氟替卡松影响鼻炎症状的确切机制。

【适应证】适用于治疗 2 岁及 2 岁以上季节性和常年性过敏性鼻炎患者症状。

【用法与用量】鼻喷用。

成人/青少年(12 岁及以上):建议首次用量为每日 1 次、每次 110μg(每侧鼻孔 2 喷)。一旦症状得到适当控制,可将剂量减至每日 1 次、每侧鼻孔 1 喷以维持疗效。

儿童(2~11 岁):建议首次用量为每日 1 次、每次 55μg(每侧鼻孔 1 喷)。每日 1 次、每侧鼻孔 1 喷疗效不明显的患者可改为每日 1 次、每次 110μg(每侧鼻孔 2 喷)。一旦症状得到适当控制,建议将剂量减至每日 1 次、每次 55μg(每侧鼻孔 1 喷)。

【注意事项】

(1)糠酸氟替卡松鼻用喷雾剂在 2 岁以下儿童中的有效性和安全性尚未确定。

(2)建议接受糠酸氟替卡松鼻用喷雾剂的儿童定期进行生长监测(如通过测量身高),尚不清楚本品对儿童生长速度长期影响。

(3)糠酸氟替卡松鼻用喷雾剂给药后,在体内经尿液排泄比例<1%,肾功能不全儿童无须调整剂量。

(4)无糠酸氟替卡松鼻用喷雾剂在中度肝脏损害儿童中的资料。无在重度肝脏损害儿童中的资料,在此类患者中糠酸氟替卡松的暴露量可能会进一步增加。

【禁忌证】对本品中任何成分过敏者禁用。

【不良反应】本品长期使用(超过 6 个月)的鼻出血、鼻溃疡发生率较高。偶见头痛、鼻痛、鼻部不适(包括鼻烧灼感、鼻刺激和鼻酸痛)、鼻干。

【药物相互作用】糠酸氟替卡松经肝脏细胞色素酶 CYP3A4 介导,不建议与利托那韦合用,可能增加糠酸氟替卡松全身暴露风险。

【应急处理】目前尚无急性或慢性过量数据。无药物过量相关急性全身发现,过量除观察外可能不需要任何治疗。

丙酸氟替卡松
Fluticasone Propionate

【其他名称】氟替卡松丙酸酯,辅舒良,Flixonase。

【制剂与规格】喷雾剂:0.05%,相当于每喷含丙酸氟替卡松 50μg。

【药理作用】本品为糖皮质激素类药物,具有强效的局部抗炎与抗过敏作用。

【适应证】用于预防和治疗季节性过敏性鼻炎和常年性过敏性鼻炎。

【用法与用量】鼻腔喷入:左手喷右侧鼻孔,右手喷左侧鼻孔,避免直接喷向鼻中隔。

12 岁以上儿童:每个鼻孔各 2 喷,每日 1 次(每日 200μg),以早晨用药为好。某些患者需每个鼻孔各 2 喷,每日 2 次,早晚各 1 次直至症状改善。当症状得到控制时,维持剂量为每个鼻孔 1 喷,每日 1 次。每日最大剂量为每个鼻孔不超过 4 喷。

4~11 岁儿童:每日 1 次,每个鼻孔各 1 喷。某些患者需每日 2 次,每鼻孔各 1 喷,最大剂量为每鼻孔不超过 2 喷。

【注意事项】

(1)本品在 4 岁以下儿童中的有效性和安全性尚未确定。

(2) 应在接触过敏原之前使用本品，以防止过敏性鼻炎症状的发生。

(3) 必须规律地用药才能获得最大疗效，最佳疗效出现在连续治疗 3~4 天后。

(4) 连续使用本品一般不超过 3 个月。

【禁忌证】尚不明确。

【不良反应】曾有发生鼻中隔穿孔报道，但极为罕见，通常见于鼻手术后患者。与其他鼻部吸入剂一样，使用后引起鼻、喉部干燥、刺激、令人不愉快味道和气味。鼻出血、头痛、过敏反应，包括皮疹、面部或舌部水肿曾有报道，罕有过敏性/过敏样反应和支气管痉挛的报道。长期、大剂量经鼻腔给予皮质激素可能导致全身性反应。

【药物相互作用】应避免本品与利托那韦合用。

【应急处理】目前尚无急性或慢性过量的数据。尚无药物过量处理的报道。

糠酸莫米松
Mometasone Furoate

【其他名称】糠酸莫米他松，艾洛松，内舒拿，Eloson，Nasonex。

【制剂与规格】鼻喷雾剂：50μg/揿（0.05%）。

【药理作用】糠酸莫米松是一种局部用糖皮质激素，发挥局部抗炎作用的剂量并不引起全身作用。

【适应证】适用于治疗 3 岁以上儿童季节性或常年性鼻炎，对于曾有中 - 重度季节性过敏性鼻炎症状的患者，主张在花粉季节开始前 2~4 周用本品作预防性治疗。

【用法与用量】鼻腔给药。

3~11 岁儿童：常用推荐量为每侧鼻孔 1 喷（每喷为 50μg），一日 1 次（总量为 100μg）。

12 岁以上儿童用法与用量同成人：用于预防和治疗的常用推荐量为每侧鼻孔 2 喷（每喷为 50μg），一日 1 次（总量为 200μg），一旦症状被控制后，剂量可减至每侧鼻孔 1 喷（总量 100μg），即能维持疗效。如果症状未被有效控制，可增剂量至每侧鼻孔 4 喷的最大日剂量，一日 1 次（总量 400μg），在症状控制后减小剂量。

【注意事项】

(1) 在每次用药前充分振摇容器。禁止穿刺喷嘴。如果喷雾器停用 14 日或 14 日以上，则在下一次应用时应重新启动。

(2) 对于涉及鼻黏膜未经治疗局部感染，不应使用本品。

(3) 于新近接受鼻部手术或受外伤患者，在伤口愈合前不应使用鼻腔用糖皮质激素。

(4) 糠酸莫米松对 2 岁以下儿童治疗过敏性鼻炎安全性与有效性尚未建立。

(5) 在安慰剂对照临床试验中，小儿患者使用本品每日 100μg 长达 1 年，未发现其减慢生长发育速度。但本品在免疫缺乏儿童生长抑制的潜在影响未被排除。

【禁忌证】对本品中任何成分（活性成分有糠酸莫米松一水合物；非活性成分有纤维素、甘油、枸橼酸钠二水合物、枸橼酸水化物、聚山梨酯 80、苯扎氯铵、纯水）过敏者禁用。

【不良反应】在儿童患者中，常见不良反应为头痛（3%）鼻出血（6%）。鼻腔吸入糠酸莫米松一水合物很少发生即刻过敏反应，极少有过敏和血管性水肿的报道。罕有味觉及嗅觉干扰报道。

【药物相互作用】尚未检索到本品与其他药物具有临床意义药物相互作用报道。

【应急处理】目前尚无急性或慢性过量数据。由于本品全身生物利用度低(<1%),因而发生药物过量时除观察外不需任何治疗,恢复后可重新使用适宜剂量的药物。

布 地 奈 德
Budesonide

【其他名称】泼米考特得宝,雷诺考特,布德松,布地缩松,Pulmicort,Rhinocort。

【制剂与规格】喷雾剂:64μg/喷,每瓶120喷,药液浓度为1.28mg/ml。

【药理作用】布地奈德是一种具有高效局部抗炎作用的糖皮质激素。糖皮质激素在鼻炎治疗中的确切机制尚不完全清楚。预防性使用布地奈德对鼻刺激引起嗜酸性粒细胞迁移和过敏反应有保护作用。

【适应证】治疗季节性和常年性过敏性鼻炎,常年性非过敏性鼻炎;预防鼻息肉切除后鼻息肉再生,对症治疗鼻息肉。

【用法与用量】

(1)鼻炎:成人、6岁及6岁以上儿童,推荐起始剂量为一日256μg,此剂量可于早晨一次喷入或早晚分2次喷入。即早晨每个鼻孔内喷入128μg(2×64μg);或早晚2次,每次每个鼻孔内喷入64μg。一日用量超过256μg,未见作用增加。在获得预期临床效果后,减少用量至控制症状所需最小剂量。临床试验表明,一些患者每天早晨每个鼻孔喷入32μg作为维持剂量是足够的。

(2)治疗或预防鼻息肉:推荐剂量为1日256μg,此剂量可于早晨1次喷入或早晚分2次喷入。在获得预期临床效果后,减少用量至控制症状所需最小剂量,以此作为维持剂量。对18岁起成人,治疗过敏性鼻炎,32μg/喷的剂量无需处方。

【注意事项】

(1)对布地奈德或处方中任一成分有过敏史者。

(2)治疗伴有鼻部真菌感染和疱疹患者应谨慎。

(3)布地奈德鼻喷雾剂不可接触眼睛,若接触眼睛,立即用水冲洗。

(4)6岁以下儿童使用本品经验有限。

(5)一些患者在开始治疗后5~7小时即可缓解症状,而达到最大疗效通常需要连续数天治疗(少数患者可能需要2周才能达到最大疗效)。因此,治疗季节性鼻炎,如果可能的话,最好在接触过敏原前开始使用。

(6)伴有严重的鼻充血时可能需配合使用缩血管药物。

(7)为控制过敏所致眼部症状有时可能需要同时给予辅助治疗。

(8)最多可使用3个月。

【禁忌证】对布地奈德或处方中任一成分有过敏史者。

【不良反应】约5%患者会发生局部刺激不良反应。

(1)常见(>1/100):气道,如局部刺激、轻微的血性分泌物、鼻出血。

(2)少见(1/1 000):全身,如血管性水肿;皮肤,如荨麻疹、皮疹、皮炎、瘙痒;气道,如鼻中隔穿孔和黏膜溃疡。

速发或迟发过敏反应,包括荨麻疹、皮疹、皮炎、血管性神经水肿和瘙痒已有报道。极少数患者在鼻腔内给予糖皮质激素后出现黏膜溃疡和鼻中隔穿孔。这些不良反应的原因(可能由糖皮质激素、这些疾病或其他因素引起)尚不清楚。

【药物相互作用】因缺乏鼻用布地奈德与酮康唑合用时推荐剂量资料,故应避免两药合用。若无法避免合用,两药给药间隔应尽可能长。同时应考虑减少布地奈德用量。其他强效 CYP3A4 抑制剂可能也会引起布地奈德血药浓度明显升高。

【应急处理】本品急性过量,即使用大的剂量,也不会产生临床上的问题。若长期大剂量使用,可出现糖皮质激素全身性作用如皮质醇增多症和肾上腺抑制。尚无药物过量处理的报道。

第七节 慢性鼻窦炎

一、概述

慢性鼻窦炎(chronic sinusitis)指鼻腔和鼻窦黏膜细菌感染后慢性炎症,鼻部症状持续 12 周以上,症状不能完全缓解甚至加重。慢性鼻窦炎临床可以分为两型,即慢性鼻窦炎不伴息肉(chronic rhinosinusitis without nasal polyps,CRSsNP)和慢性鼻窦炎伴有息肉(chronic rhinosinusitis with nasal polyps,CRSwNP)。

二、病因与发病机制

慢性鼻窦炎是多因素炎症性疾病,暴露于变应原和刺激物,鼻息肉、鼻甲肥大、鼻中隔偏曲等阻塞性病因以及急性鼻窦炎治疗不彻底、牙源性感染等感染性因素均可导致鼻腔鼻窦黏膜局部炎症和肿胀。儿童慢性鼻窦炎的病因因年龄不同而略有差异,腺样体疾病(与腺样体大小无关)是低龄儿童慢性鼻窦炎发病的主要病因,而变应性鼻炎则是年长儿童患病的重要因素。

三、临床表现与诊断

主要症状有鼻塞、黏性或黏脓性鼻涕;次要症状有头面部胀痛,嗅觉减退或丧失,少数患者出现鼻出血。与急性鼻窦炎相比,慢性鼻窦炎全身症状轻或不明显,一般无头痛,常表现为头部沉重或闷胀痛。若慢性鼻窦炎急性发作,则头痛显著。鼻内镜检查有助于儿童慢性鼻窦炎诊断,检查可见鼻黏膜水肿、鼻道黏脓性分泌物。

诊断时应依据主要症状和体征,并结合鼻(内)镜检查结果进行综合诊断。上述症状具备两种或两种以上相关症状,其中主要症状中的鼻塞、黏性或黏脓性鼻涕必具其一即可。如无特殊情况,不进行鼻部 CT 检查,特别是<6 岁的患儿。

四、治疗原则与策略

(一) 一般治疗

针对原发病积极治疗去除病因,如矫治鼻中隔偏曲、鼻甲肥大、鼻息肉等阻塞性病因;积极治疗变应性病因;针对急性鼻窦炎、牙龈感染、慢性扁桃体炎等感染性病因积极行抗感染治疗,清除邻近感染性病灶。

(二) 抗感染治疗

慢性鼻窦炎无常规使用抗菌药物指征,除非有流脓涕、颌面部疼痛等急性感染症状。与急性鼻窦炎不同的是,慢性鼻窦炎感染病原菌主要为厌氧菌、需氧革兰氏阴性杆菌和金黄色葡萄球菌,包括耐甲氧西林金黄色葡萄球菌。对近期有抗菌药物暴露史患者,应考虑细菌耐药可能,应选用耐 β- 内酰胺酶类药物如青霉素 + 酶抑制剂、三代以上头孢菌素药物等覆盖厌氧菌抗菌药物,推荐阿莫西林克拉维酸钾作为一线治疗方案,对青霉素过敏患者可选用克林霉素一日 20~40mg/kg,口服,分多次给药,每 6~8 小时 1 次。也可根据细菌培养及药敏试验结果选用敏感的抗菌药物。与急性鼻窦炎相比,慢性鼻窦炎抗感染疗程应更长。

(三) 抗炎

1. 糖皮质激素

(1) 鼻用糖皮质激素:建议使用 8~12 周,症状完全控制后进行临床评估,可继续使用 2~4 周,症状控制后继续用药 2 周。对于需要较长时间使用糖皮质激素的患儿,推荐新一代鼻内用激素,生物利用度低(<1%),一天 1 次给药,耐受性好,如糠酸氟替卡松、糠酸莫米松、丙酸氟替卡松。

(2) 全身糖皮质激素:口服糖皮质激素(如泼尼松、甲泼尼龙)用于 CRSsNP 缺乏随机对照研究,临床证据不足。针对 CRSsNP 患者,不推荐使用全身或鼻内注射糖皮质激素治疗。

口服糖皮质激素用于治疗 CRSwNP 曾被称为药物息肉切除术(medical polypectomy),研究证实短期口服糖皮质激素治疗可改善 CRSwNP 患者临床症状,并使息肉缩小。然而这一临床疗效只是暂时的,停药后 3 个月,息肉大小恢复至治疗前水平。针对 CRSwNP 患者,在鼻用糖皮质激素治疗 3 个月疗效不佳时,或严重、复发性鼻息肉患者,可考虑短期口服糖皮质激素治疗,治疗前应取得患者知情同意。同时,为维持疗效,应采取口服和鼻用糖皮质激素联合序贯治疗。考虑到全身糖皮质激素治疗可能产生全身不良反应以及对儿童生长抑制的潜在影响,《儿童鼻 - 鼻窦炎诊断和治疗建议(2012 年,昆明)》不推荐常规使用全身糖皮质激素用于儿童慢性鼻窦炎患者。

2. 大环内酯类药物　14 元环大环内酯类药物(克拉霉素、罗红霉素)在高浓度时具有抗菌与抗细菌生物膜的作用,在低浓度时主要是抗炎和免疫调节作用。小剂量(常规治疗剂量 $\frac{1}{2}$)、长期>12 周大环内酯类药物作为抗炎药物治疗可用于慢性鼻窦炎不伴有息肉、嗜酸性粒细胞正常、IgE 值正常、变应原检测阴性的非变应性慢性鼻窦炎患者,特别是脓性分泌物较多的 CRS 患者。鼻内镜手术后不常规使用大环内酯类药物,如果术后 4 周以上的鼻黏膜仍呈持续性充血、肿胀并伴有脓性分泌物,也可以考虑使用。

(四) 其他对症治疗

1. 鼻腔冲洗　使用生理盐水或 2.3% 高渗盐水进行鼻腔雾化、滴注或冲洗,每日 3~4 次,持续 2 周。该法可作为常规治疗方法,可改善鼻腔局部微环境、改善症状。

2. 抗组胺药物及白三烯受体拮抗剂　对有明确变态反应因素,特别是合并变应性鼻炎患儿可全身 / 局部使用第二代或新型 H_1 抗组胺药,对伴有哮喘患儿推荐首选口服白三烯受体拮抗剂,疗程一般不少于 4 周。

3. 黏液溶解促排剂　推荐用于慢性鼻窦炎患者,可稀化鼻腔和鼻窦分泌物并改善鼻黏膜纤毛活性,促进黏液排除及鼻腔鼻窦生理功能恢复,可选用桉柠蒎肠溶软胶囊。

4. **中药**　缺少高级别循证医学证据,可作为辅助治疗方法。

5. **手术**　专家共识推荐对于 6 岁以下儿童推荐腺样体切除术作为初始手术疗法,对于 6~12 岁患儿腺样体切除术治疗慢性鼻窦炎的有效性证据不充分。此外,内镜鼻窦手术是治疗儿童慢性鼻窦炎的有效方法,适用于在药物治疗和 / 或腺样体切除术无效患者。

五、常用药物治疗

西替利嗪、左西替利嗪、非索非那定、氯雷他定、地氯雷他定、氮䓬斯汀、左卡巴斯汀、依巴斯汀、糠酸氟替卡松、丙酸氟替卡松、糠酸莫米松、布地奈德、孟鲁司特钠、羟甲唑啉、赛洛唑啉详见本章。

桉柠蒎肠溶软胶囊
Eucalyptol-Limonene-Pinene

【其他名称】 切诺。

【制剂与规格】 肠溶胶囊：按桉柠蒎油计为 0.12g/ 粒。

【药理作用】 桉柠蒎肠溶软胶囊含有 3 种有效成分：桉油精具有解热、抗炎、抗菌、平喘和镇痛作用；柠檬烯具有镇咳、祛痰、抗菌作用；α- 蒎烯具有镇咳、祛痰、抗真菌作用。3 种有效成分作用于黏液纤毛清除系统,解除黏液纤毛清除系统障碍,碱化黏液,调整黏液的 pH 至正常值,降低黏液的黏滞度；发挥 β 拟交感效应,直接刺激纤毛摆动,增强纤毛活性,利于黏液运转排出,调节分泌,恢复黏液毯的比例,保证黏液毯完整和持续更新,为纤毛提供有效摆动空间,全面恢复黏液纤毛清除系统功能,重建整个系统的清除防御机制,通气引流,打破炎性反应的恶性循环,从根本上治疗鼻炎、鼻窦炎、支气管炎等气道炎性反应。

【适应证】 本品为黏液溶解性祛痰药。适用于：

(1) 急、慢性鼻炎,鼻窦炎,急、慢性支气管炎肺炎、支气管扩张和肺脓肿等呼吸道疾病患者的止咳化痰。

(2) 亦适用于慢性阻塞性肺疾病、肺部真菌感染、肺结核等痰液排除。

(3) 用于支气管造影术后患者,促进对比剂排出。

【用法与用量】 口服,本品较宜在餐前 30 分钟用凉开水送服,勿将胶囊掰开或嚼破后服用。4~10 岁儿童：急性患者一次 0.12g(1 粒),每天 3~4 次。慢性患者 1 次 0.12g(1 粒),每天 2 次。

【注意事项】 本品在体内快速代谢,约 60% 柠檬烯以原药形式经尿排泄,尚无肾功能不全儿童药物剂量调整资料。

【禁忌证】 对本品过敏者禁用。

【不良反应】 本品不良反应轻微,偶有胃肠道不适及过敏反应,如皮疹、面部水肿、呼吸困难和循环障碍。

【药物相互作用】 尚未检索到有临床意义的药物相互作用报道。

【应急处理】 高剂量中毒反应有头晕、恶心、腹痛,严重时可出现昏迷和呼吸障碍。严重中毒后罕见有心血管并发症。

药物过量应急处理：使用液体石蜡 3ml/kg 体重；5% 碳酸氢钠溶液洗胃,并吸氧。

克 拉 霉 素
Clarithromycin

【其他名称】甲红霉素,Claricid。

【制剂与规格】片剂:0.125g。分散片:0.125g。颗粒剂:0.125g。干混悬剂:0.125g,0.25g。干糖浆剂:125mg:5ml。

【药理作用】克拉霉素通过阻碍细胞核蛋白 50S 亚基联结,抑制蛋白合成而产生抑菌作用。对革兰氏阳性菌如金黄色葡萄球菌、链球菌、肺炎球菌等有抑制作用,对部分革兰氏阴性菌如流感嗜血杆菌、百日咳杆菌、淋病奈瑟菌、嗜肺军团菌和部分厌氧菌如脆弱拟杆菌、消化链球菌、痤疮丙酸杆菌等也有抑制作用,此外对支原体也有抑制作用。本品特点为在体外的抗菌活性与红霉素相似,与红霉素之间有交叉耐药性。

此外,本品还具有抗炎作用、抗细菌生物膜作用及免疫调节作用。

【适应证】适用于克拉霉素敏感菌所引起的下列感染:

(1)鼻咽部感染:包括扁桃体炎、咽炎、鼻窦炎。

(2)下呼吸道感染:包括支气管炎、细菌性肺炎、非典型肺炎。

(3)皮肤感染:脓疱病、丹毒、毛囊炎、疖和伤口感染。

【用法与用量】口服。

抗感染:6 个月以上儿童,按体重一次 7.5mg/kg,每 12 小时 1 次。或按以下量给药:体重 8~11kg,一次 62.5mg,每 12 小时 1 次;体重 12~19kg,一次 125mg,每 12 小时 1 次;体重 20~29kg,一次 187.5mg,每 12 小时 1 次;体重 30~40kg,一次 250mg,每 12 小时 1 次;根据感染的严重程度应连续服用 5~10 日。

抗炎:以上常规治疗剂量的 1/2。

【注意事项】

(1)6 个月以下儿童疗效和安全性尚未确定。

(2)克拉霉素主要由肝脏排泄,因此,对肝功能损伤患者用药应谨慎,中度 - 严重肾功能损伤的患者使用本品也应注意。

(3)由于克拉霉素治疗窗较大,当患者肾功能正常时,无须减少剂量,但对肾功能损伤的患者,应按以下方法进行剂量调整:肌酐清除率为 30~60ml/min 的患者,克拉霉素剂量减少 50%;肌酐清除率<30ml/min 的患者,克拉霉素剂量减少 75%。

(4)本品可空腹口服,也可与食物或牛奶同服,与食物同服不影响其吸收。

(5)克拉霉素干混悬剂中含蔗糖,因此不适用于遗传性果糖不耐受、葡萄糖 / 半乳糖吸收障碍综合征或存在蔗糖 - 异麦芽糖酶缺乏的患者。糖尿病患者在服用克拉霉素干混悬剂时,有必要考虑蔗糖含量。

(6)本品与红霉素及其他大环内酯类药物之间有交叉过敏和交叉耐药性。

(7)与别的抗生素一样,可能会出现真菌或耐药细菌导致严重感染,此时需要中止使用本品,同时采用适当治疗。

(8)血液或腹膜透析不能降低本品血药浓度。

【禁忌证】

(1)本品禁用于已知对大环内酯类抗生素或其敷料过敏的患者。

（2）克拉霉素禁止与下列药物合用：阿司咪唑、西沙必利、哌迷清和特非那丁。

（3）克拉霉素禁止与麦角胺或双氢麦角胺合用，否则可能导致麦角碱中毒。

（4）克拉霉素禁止与口服咪达唑仑合用。

（5）有 QT 间期延长（先天性或获得性 QT 间期延长）或室性心律失常史（包括尖端扭转型室性心动过速）的患者不得服用克拉霉素。

（6）克拉霉素不应与 HMG-CoA 还原酶抑制剂（他汀类药物），洛伐他汀或辛伐他汀合用，否则可能会有横纹肌溶解风险。接受克拉霉素治疗期间应停止服用这些药物。

（7）克拉霉素禁用于低钾血症患者（有 QT 间期延长风险）。

（8）克拉霉素禁用于伴有肾功能不全的严重肝功能不全患者。

（9）克拉霉素（和其他 CYP3A4 强效抑制剂）禁止与秋水仙碱合用。

（10）克拉霉素禁止与替卡格雷或雷诺嗪合用。

【不良反应】服用克拉霉素后，最频繁、最常见不良反应有腹痛、腹泻、恶心、呕吐、血清氨基转移酶短暂升高和味觉异常。可能发生过敏反应，轻者为药疹、荨麻疹，重者为过敏及 Stevens-Johnson 症。偶见肝毒性、艰难梭菌引起的假膜性肠炎。

【药物相互作用】

（1）本品可轻度升高卡马西平血药浓度，两者合用时需对后者做血药浓度监测。

（2）本品对氨茶碱、茶碱的体内代谢略有影响，一般无须调整后者剂量，但氨茶碱、茶碱应用剂量偏大时需监测血浓度。

（3）与其他大环内酯类抗生素相似，本品会升高需要经过细胞色素 P450 系统代谢药物的血清浓度（如阿司咪唑、华法林、麦角生物碱、三唑仑、咪达唑仑、环孢素、奥美拉唑、雷尼替丁、苯妥英、溴隐亭、阿芬他尼、海索比妥、丙吡胺、洛伐他汀、他克莫司等）。

（4）与西沙必利、匹莫齐特合用会升高后者血浓度，导致 QT 间期延长，心律失常如室性心动过速、室颤和充血性心力衰竭。与阿司咪唑合用会导致 QT 间期延长，但无任何临床症状。

（5）大环内酯类抗生素能改变特非那丁的代谢而升高其血浓度，导致心律失常如室性心动过速、室颤和充血性心力衰竭。

（6）与地高辛合用会引起地高辛血浓度升高，应进行血药浓度监测。

（7）与利托那韦合用，本品代谢会明显被抑制，故本品每天剂量>1g 时，不应与利托那韦合用。

（8）与氟康唑合用会增加本品血浓度。

【应急处理】如果摄入过高剂量克拉霉素，可能会出现胃肠道反应。一位双向情感障碍患者摄入 8g 克拉霉素后，出现精神状态改变、偏执、低钾血症和低氧血症。一旦发现克拉霉素服药过量，应立即去除尚未吸收药物，可予洗胃及支持疗法。

罗　红　霉　素
Roxithromycin

【其他名称】蓓克，郎素，罗力得，罗迈新，迈克罗德，Claramid，Rulid。

【制剂与规格】片剂：50mg，75mg，150mg。胶囊：50mg，75mg，150mg。颗粒剂：25mg，50mg，75mg。

【药理作用】本品为新一代大环内酯类抗生素,主要作用于革兰氏阳性菌、厌氧菌、衣原体和支原体等。其体外抗菌作用与红霉素相类似,对链球菌、杜克雷嗜血杆菌、沙眼衣原体、肺炎支原体、口腔或阴道厌氧菌等的活性与红霉素类似;对弯曲杆菌、百日咳杆菌及流感嗜血杆菌的作用不如红霉素类;对结核分枝杆菌、大部分非典型性分枝杆菌、空肠弯曲菌、白喉杆菌、出血败血性巴斯德菌也有抑制作用;对革兰氏阴性菌无抗菌活性。某些细菌对红霉素和本品有交叉耐药性,本品对支原体、衣原体及军团菌感染特别有效。体内抗菌作用比红霉素强1~4倍。

此外,本品还具有抗炎作用、抗细菌生物膜作用及免疫调节作用。

【适应证】

(1)适用于敏感菌株引起的下列感染:①上呼吸道感染;②下呼吸道感染;③耳鼻喉感染;④生殖器感染(淋病奈瑟菌感染除外);⑤皮肤软组织感染。

(2)也可用于支原体肺炎、沙眼衣原体感染及军团病等。

【用法与用量】空腹口服。

抗感染:其参考用量(每次2.5~5mg/kg,每日2次)或遵医嘱。体重24~40kg者每次100mg,每日2次。体重12~23kg者每次50mg,每日2次。婴幼儿每次2.5mg/kg,每日2次,或遵医嘱。

抗炎:以上常规治疗剂量的1/2。

【注意事项】

(1)肝功能不全者慎用。严重肝硬化者血消除半衰期($t_{1/2\beta}$)延长至正常水平2倍以上,如确实需要使用,则给药时间延长1倍,一日1次。

(2)轻度肾功能不全者不需作剂量调整,严重肾功能不全者给药时间延长1倍(一日1次)。

(3)本品与红霉素存在交叉耐药性。

(4)为获得较高血药浓度,本品需空腹(餐前1小时或餐后3~4小时)与水同服。

(5)用药期间定期监测肝功能。

【禁忌证】对本品过敏者禁用。

【不良反应】可见胃肠道反应(如恶心、呕吐、腹痛、腹泻)、皮疹、血管源性水肿、支气管痉挛、过敏性休克、头痛、眩晕、无力、味觉和嗅觉异常、GPT及GOT升高。曾有使用该品种诱发急性胰腺炎、急性肝细胞性肝炎文献报道。

【药物相互作用】

(1)血管收缩类药物麦角类生物碱不能与本品同时使用。

(2)不推荐本品与西沙必利、匹莫齐特合用,可导致QT间期延长。

(3)本品可增加地高辛吸收。两者合用时,应监测心电图和血清强心苷水平。

(4)本品可增加咪达唑仑曲线下面积,延长其半衰期。

(5)本品可导致特非那定和阿司咪唑血药浓度升高,引发严重的室性心律失常。不能与本品同时使用。

(6)本品与茶碱合用,可增加其血清水平,导致茶碱中毒。

【应急处理】未见药物过量报道。药物过量时,应对症及支持治疗。

第八节　急性上颌骨骨髓炎

一、概述

急性上颌骨骨髓炎（osteomyelitis of maxilla）成人少见，多见于新生儿及 3 岁内的幼儿，因其病因、疾病进程、治疗方法与成人不同，故也称为婴幼儿急性上颌骨骨髓炎。本病具有起病急、病情重、发展快、并发症多的特点，尽早诊断和及时治疗对患儿预后极为重要。

二、病因与发病机制

感染主要来源为血行性感染，其次创伤性因素（人工喂养奶嘴创伤、拔除"马牙"、清洗口腔等）及鼻源性感染等。婴幼儿上颌骨中髓质疏松、血管丰富，病原菌易扩散。常见致病菌为金黄色葡萄球菌，其次为链球菌。

三、临床表现与诊断

患儿起病急，高热、畏寒，体温可高达 40℃以上，食欲减退，烦躁哭闹，夜卧不安，严重时可出现抽搐、昏迷等症。

局部可表现为 24 小时内即可出现眼睑肿胀，结膜水肿，或有眼球突出、移位、眼肌麻痹等。继而一侧面颊部、硬腭或牙槽处红肿，以后穿破形成脓瘘。患侧鼻腔黏膜肿胀，有黏脓性或脓性分泌物，或有血性分泌物。如继续发展，上颌骨有死骨形成，牙胚也随之坏死脱落，最终形成持续性瘘管或口、腭变形。

主要根据患儿年龄及典型局部症状，细菌培养及 X 线拍片或 CT 扫描。

四、治疗原则与策略

婴幼儿急性上颌骨骨髓炎起病急、病情重，抗感染治疗是最主要治疗措施，此外还包括全身支持治疗，脓肿切开引流，一旦形成死骨行刮治术，术中尽量保存牙胚。

（一）抗感染治疗

本病多由细菌感染引起，因而早期、足量抗感染治疗，及时控制感染是疾病预后的关键。青霉素因其毒性低、抗菌活性强、价格低廉，是儿童患者首选药；合并厌氧菌感染时，常合并使用甲硝唑和二、三代头孢菌素等覆盖厌氧菌的抗菌药物。积极行血培养，根据药敏结果针对敏感菌调整治疗方案，感染控制后须继续用药 1 周，过早停药易致复发。

（二）对症治疗

1. 局部热敷、理疗。

2. 一旦形成脓肿，应及时切开排脓。

3. 营养支持，补液、补充多种维生素以维持水及电解质平衡；必要时酌情输血。

4. 保持口腔清洁，及时吸出口腔及鼻内分泌物。

5. 本病常出现迁徙性感染如菌血症、支气管肺炎、肺脓肿、颅内感染等并发症，应积极行全身抗感染治疗。

五、常用药物治疗

阿莫西林、阿莫西林克拉维酸钾、头孢呋辛、头孢曲松等详见第四章。

第九节 鼻 出 血

一、概述

鼻出血(epistaxisnosebleed)指血液从鼻孔、鼻腔或鼻咽部流出,按出血部位可分为两类:鼻前部出血和鼻后部出血。约 90% 儿童鼻出血好发于鼻前部,一般呈自限性,症状较轻微。鼻后部出血在儿童中不常见,通常由严重的鼻部创伤导致。儿童鼻出血罕见于 2 岁以下的婴幼儿(发病率约 1/1 万),若发生,应考虑创伤或严重的全身性疾病(如血液病、肿瘤等)。

二、病因与发病机制

儿童鼻出血病因与成人略有不同,常见病因包括外伤(挖鼻、颜面部创伤、鼻中隔穿孔)、炎症与感染性因素(鼻腔异物、上呼吸道感染、变应性鼻炎、鼻窦炎、血管炎)、肿块(鼻息肉、青少年鼻咽血管纤维瘤)、血液系统疾病(白血病、血小板功能障碍/紊乱、免疫性血小板减少症、再生障碍性贫血、肝病)、药物因素(抗凝剂、鼻类固醇喷雾剂、药物不当等)以及儿童偏食引起维生素 C、维生素 P、维生素 K 或钙缺乏等。

发病机制:儿童鼻出血以局部原因性为主,几乎全部发生在鼻中隔前下部,该部位主要有克氏静脉丛分布,血供丰富,且鼻中隔下部鼻黏膜薄,任何引起鼻黏膜损伤(外伤、挖鼻)或鼻黏膜刺激,包括冷空气、空气干燥、变态反应、感染、慢性鼻炎等因素均可造成血管损伤破裂出血。

三、临床表现与诊断

鼻出血由于原因不同其表现各异,局部原因引起的鼻出血多为单侧,而全身性原因引起的鼻出血可能两侧鼻腔交替或同时出血。出血部位好发于鼻中隔前下部易出血区,出血量不一,轻者涕中带血、滴血,重者可见喷射性或搏动性小动脉出血,达几十毫升甚至数百毫升以上。少数患者出现间歇性反复出血或呈持续性出血。

根据患者临床表现,迅速判断是否为鼻出血;应用前鼻镜、鼻内镜等设备,明确出血部位;并详细采集病史、完善相关检查查明病因,针对原发病进行治疗。

四、治疗原则与策略

儿童鼻出血大多数为自发性出血,不伴有气道受累或血流动力学不稳定,很少危及患儿生命。首先快速评估患儿一般情况、生命体征、气道稳定性和精神状态,以识别是否需要气道干预和/或液体复苏。对呼吸和血流动力学稳定患者尽快明确出血部位、出血原因并采取相应止血措施,积极治疗原发病。告知患儿家长纠正孩子不良习惯,勤剪指甲,勿挖鼻孔。室内空气干燥时建议使用加湿器或用鼻腔生理盐水喷雾/凝胶保持鼻腔湿润等措施预防鼻出血发生。

（一）局部治疗

1. **直接压迫法** 此法作为临时急救措施,方法为使患儿端坐并保持腰部前倾,尽量减少血液误吸,用手指压紧出血侧和鼻翼,至少持续压迫 5~10 分钟后检查出血是否已控制。

2. **收敛法** 直接压迫法如出血未控制,可局部使用血管收缩药。优选盐酸羟甲唑啉（向鼻腔出血部位喷 1~2 喷 0.05% 盐酸羟甲唑啉,或将浸以盐酸羟甲唑啉的棉片置于鼻内靠近鼻中隔处）。给药后,直接压迫鼻翼两侧 5 分钟再次检查出血情况。

3. **烧灼法** 包括化学烧灼和电烧灼,适用于上述方法对鼻中隔前部出血无效、反复出血且能找到固定出血点者。化学烧灼应用 75% 硝酸银棒,两种类型烧灼均可能导致鼻溢和结痂,应避免过度烧灼和鼻中隔双侧同时烧灼,从而造成鼻中隔溃疡和穿孔。

4. **冷冻止血法** 适用于鼻腔前部出血。

5. **基质密封剂** 基质止血密封剂由胶原源性微粒和局部用牛源性凝血酶组成,用于控制急性鼻出血。密封剂为亲水性的,对不规则出血面适应良好。

6. **填塞法** 适用于出血量大、弥漫性出血或出血部位不明者。由于存在误吸风险,1 岁以下婴儿应避免行鼻腔填塞。

7. **其他** 上述方法任意一种均无法控制出血患者,可采用放置鼻用气囊导管、颌内动脉栓塞术、鼻内镜下直接烧灼或动脉结扎术止血。

8. 鼻出血控制后,尽管以往常用局部涂抹抗生素软膏或液体石蜡促进黏膜愈合,但目前仍缺乏循证证据,2015 年美国儿童鼻出血实践指南未做推荐。

（二）全身治疗

1. 鼻出血严重者应注意监测血压、心率,如出现失血性休克,应及时进行抗休克治疗。失血量过大导致血红蛋白低于 70g/L 时,需要考虑输血。

2. **镇静剂** 缓解患儿紧张情绪减少出血,尤其是对反复出血者。

3. **止血剂** 仅适用于凝血功能障碍导致黏膜弥漫性出血,如注射用血凝酶、卡巴克洛、酚磺乙胺、6-氨基己酸、凝血酶等。

4. **维生素** 维生素 C、维生素 K_4。

五、常用药物治疗

羟甲唑啉、赛洛唑啉详见本章。

（熊爱珍 谢珊珊 龙春根 丁国标）

参考文献

［1］张亚梅, 张天宇. 实用小儿耳鼻咽喉科学 [M]. 北京: 人民卫生出版社, 2011: 245-291.

［2］黄选兆, 汪吉宝, 孔维佳. 实用耳鼻咽喉头颈外科学 [M]. 2 版. 北京: 人民卫生出版社, 2008: 105-212.

［3］中华人民共和国卫生部医政司, 卫生部合理用药专家委员会. 国家抗微生物治疗指南 [M]. 北京: 人民卫生出版社, 2012: 124-125.

［4］胡亚美, 张金哲, 江载芳, 等. 儿科药物治疗学 [M]. 2 版. 北京: 中国医药科技出版社, 2000: 896-909.

［5］邱昕, 王洪田. 儿童鼻炎意见书: 欧洲变态反应与临床免疫学会推荐 [J]. 国际耳鼻咽喉头颈外科杂志, 2015, 39 (2): 116-121.

［6］中华耳鼻咽喉头颈外科杂志编辑委员会鼻科组, 中华医学会耳鼻咽喉头颈外科学分会鼻科学组、小儿学组, 中华儿科杂志编辑委员会. 儿童变应性鼻炎诊断和治疗指南 (2010 年, 重庆)[J]. 中华耳鼻咽喉头颈外科杂志, 2011, 46: 7-8.

［7］中华耳鼻咽喉头颈外科杂志编辑委员会鼻科组, 中华医学会耳鼻咽喉头颈外科学分会鼻科学组. 变应性鼻炎诊断和治疗指南 (2015 年, 天津)[J]. 中华耳鼻咽喉头颈外科杂志, 2016, 51: 6-19.

［8］中华医学协会儿科医师分会儿童耳鼻咽喉专业委员会. 儿童急性感染性鼻- 鼻窦炎诊疗——临床实践指南 (2014 年制定)[J]. 中国实用儿科杂志, 2015, 30 (7): 512-414.

［9］中华耳鼻咽喉头颈外科杂志编辑委员会, 中华医学会耳鼻咽喉头颈外科学分会小儿学组、鼻科学组. 儿童鼻- 鼻窦炎诊断和治疗建议 (2012 年, 昆明)[J]. 中华耳鼻咽喉头颈外科杂志, 2013, 48: 177-179.

［10］BRIETZKE S E, SHIN J J, CHOI S, et al. Clinical Consensus Statement: Pediatric Chronic Rhinosinusitis [J]. Otolaryngol Head Neck Surg, 2014, 151: 542-553.

［11］中华医学会儿科学分会呼吸学组. 白三烯受体拮抗剂在儿童常见呼吸系统疾病中的临床应用专家共识 [J]. 中华实用儿科临床杂志, 2016, 31: 973-977.

［12］RECORD S. Practice Guideline: Epistaxis in Children [J]. J Pediatr Health Care, 2015, 29 (5): 484-488.

第六章

咽、喉部疾病药物治疗

第一节　急　性　咽　炎

一、概述

急性咽炎(acute pharyngistis)多见于冬、春季,为咽黏膜、黏膜下组织的急性炎症,常累及咽部淋巴组织,可单独发生,亦可伴发或继发于急性鼻炎、急性扁桃体炎、中耳炎、喉炎等,常为上呼吸道急性感染的一部分,亦可导致咽后壁脓肿、急性肾炎、风湿热、败血症等严重的并发症。

二、病因和发病机制

1. **病毒感染**　常以柯萨奇病毒(Coxsackie virus)、腺病毒多见,鼻病毒及流感病毒则次之。病毒可通过飞沫和密切接触而传染。

2. **细菌感染**　以链球菌、葡萄球菌及肺炎双球菌多见,且以 A 族乙型链球菌引起感染者症状较重。

3. **物理及化学因素**　亦可引起本病,如高温、刺激性气体等。

上述原因中,以病毒感染和细菌感染较多见。

三、临床表现与诊断

(一) 临床表现

1. **症状**　一般起病急,先有咽干,继之咽痛,可伴有发热、头痛、呕吐、食欲减退等全身症状。

2. **体征**　咽部黏膜急性弥漫性充血、肿胀,如病情进一步发展,则可化脓,有黄白色点状分泌物,可伴有颈淋巴结肿大、压痛。

3. 全身症状较轻,且无并发者,一般 1 周内可愈。

(二) 诊断与鉴别诊断

根据病史、症状及体格检查诊断不难。但应注意是否为急性传染病(如麻疹、猩红热、流感等)的前驱症状或伴发症状,在儿童尤为重要。还可行咽拭子培养和血清学检查,可明确病原。临床上需与急性会厌炎相鉴别。

四、治疗原则与策略

轻症患者,注意休息,多喝水,进食清淡和易消化的食物;考虑为细菌感染引起者,同时伴有明确的感染灶,如合并鼻窦炎、扁桃体炎或怀疑有支原体或衣原体感染者,可使用抗生素治疗,如青霉素、头孢菌素、阿奇霉素及红霉素等。如为一般病毒感染性咽炎,多为自限性,予对症治疗即可。部分中药制剂有一定的抗病毒疗效,可以选用。如为甲、乙型流感病毒感染,可早期选用磷酸奥司他韦口服治疗,疗程 5 天。

五、常用治疗药物

注射用青霉素钠、红霉素等抗生素药物详见第四章。

奥 司 他 韦
Oseltamivir

【其他名称】达菲,奥赛米未,特敏福。

【制剂与规格】胶囊剂:每粒 75mg。

【药理作用】本品在体内转化为对流感病毒神经氨基酸具有抑制作用代谢物,有效抑制病毒颗粒释放,阻抑甲、乙型流感病毒传播。

口服后在体内大部分转化为有效活性物,可进入气管、肺泡、鼻黏膜及中耳等部位,并由尿液排泄,少于 20% 的药物由粪便排泄。

【适应证】

(1)用于 1 岁及 1 岁以上儿童和成人的甲型和乙型流感治疗(磷酸奥司他韦能够有效治疗甲型和乙型流感,但是乙型流感的临床应用数据尚不多)。

(2)用于成人和 13 岁及 13 岁以上青少年的甲型和乙型流感的预防。

【用法与用量】本品用温开水完全溶解后口服。

磷酸奥司他韦可以与食物同服或分开服用。但对一些患者,进食同时服药可提高药物的耐受性。

流感的治疗:在流感症状开始的第一天或第二天(理想状态为 36 小时内)就应开始治疗。

(1)成人和青少年:磷酸奥司他韦在成人和 13 岁以上青少年推荐口服剂量为每次75mg,每日 2 次,共 5 日。

(2)儿童:对 1 岁以上儿童推荐按照表 6-1 服用。

表 6-1　体重 - 剂量表

体重 /kg	推荐剂量(服用 5 天)
≤ 15	30mg,每日 2 次
>15~23	45mg,每日 2 次
>23~40	60mg,每日 2 次
>40	75mg,每日 2 次

流感的预防：磷酸奥司他韦用于与流感患者密切接触后流感预防时的推荐口服剂量为75mg，每日 1 次，至少 7 天。同样应在密切接触后 2 天内开始用药。磷酸奥司他韦用于流感季节时预防流感的推荐剂量为 75mg，每日 1 次。有数据表明，连用药物 6 周安全、有效。服药期间一直具有预防作用。

流感治疗：对肌酐清除率>30ml/min 的患者不必调整剂量。对肌酐清除率在 10~30ml/min 的患者，推荐使用剂量减少为每次 75mg，每日 1 次，共 5 天。不推荐将磷酸奥司他韦用于肌酐清除率<10ml/min 的患者和严重肾衰竭、需定期进行血液透析或持续腹膜透析的患者。无肾衰竭儿童的用药剂量资料。

对肌酐清除率>30ml/min 的患者不必调整剂量。对肌酐清除率在 10~30ml/min 的患者推荐剂量降低为磷酸奥司他韦 75mg 隔日 1 次或每日 30mg。不推荐用于终末期肾衰竭的患者，包括慢性定期血液透析、持续腹膜透析或肌酐清除率<10ml/min 的患者。

肝功能不全患者：用于轻中度肝功能不全患者（Child-Pugh 评分 ≤9 分）治疗和预防流感时无须调整剂量。

【注意事项】

（1）自磷酸奥司他韦上市后，陆续收到流感患者使用磷酸奥司他韦治疗发生自我伤害和谵妄事件的报道，大部分报道来自日本，主要是儿科患者，但磷酸奥司他韦与这些事件相关性还不清楚。在使用该药物治疗期间，应该对患者自我伤害和谵妄事件等异常行为进行密切监测。

（2）尚无证据显示磷酸奥司他韦对甲型流感和乙型流感以外的其他疾病有效。

（3）奥司他韦对 1 岁以下儿童治疗流感的安全性和有效性尚未确定。

（4）奥司他韦对 13 岁以下儿童预防流感的安全性和有效性尚未确定。

（5）在健康状况差或不稳定必须入院患者中，奥司他韦安全性和有效性尚无资料。

（6）在免疫抑制患者中，奥司他韦治疗和预防流感的安全性和有效性尚不确定。

（7）在合并有慢性心脏或 / 和呼吸道疾病患者中，奥司他韦治疗流感的有效性尚不确定。这些人群中治疗组和安慰剂组观察到的并发症发生率无差别。

（8）磷酸奥司他韦不能取代流感疫苗。磷酸奥司他韦使用不应影响每年接种流感疫苗。磷酸奥司他韦对流感的预防作用仅在用药时才具有。只有在可靠的流行病学资料显示社区出现了流感病毒感染后才考虑使用磷酸奥司他韦治疗和预防流感。

（9）对肌酐清除率在 10~30ml/min 的患者，用于治疗和预防的推荐剂量应做调整。磷酸奥司他韦不推荐用于肌酐清除率<10ml/min 的患者，以及严重肾衰竭需定期进行血液透析和持续腹膜透析的患者。

（10）无肾衰竭儿童药物剂量的资料。

（11）没有观察到药物对患者驾驶车辆或者操纵机械能力产生影响。但是必须考虑流感本身可能造成的影响。

【不良反应】皮肤和皮下组织改变：有极少病例报道出现过敏反应，中毒性表皮坏死，Stevens-Johnson 综合征，多形红斑，发红（皮疹），皮炎和大疱疹。

肝脏和胆道：有极少病例报道有流感样疾病患者出现肝炎和肝酶升高。有个案报道出现胰腺炎、血管性水肿、喉部水肿、支气管痉挛、面部水肿、嗜酸性粒细胞升高、白细胞下降和血尿。

如果患者出现类似反应,应停用奥司他韦并及时就医。

【禁忌证】对本品任何成分过敏者禁用。

【药物相互作用】与流感疫苗的相互作用:尚无磷酸奥司他韦和减毒活流感疫苗相互作用的系统评估。药理学和药代动力学研究数据表明,磷酸奥司他韦和其他药物之间基本上没有显著的具有临床意义的相互作用。

磷酸奥司他韦被主要分布在肝脏的酯酶迅速转化为活性代谢产物(奥司他韦羧酸盐)。

【药物过量】目前尚无药物过量的报道。

第二节　慢性咽炎

一、概述

慢性咽炎(chronic pharyngitis)为咽部黏膜、黏膜下组织的弥漫性炎症,常累及咽部的淋巴组织。本病多见于成年人,但近年儿童患儿的发病率有所上升。

二、病因与发病机制

病程长,症状易反复发作,常多与急性咽炎反复发作有关,邻近器官感染,如鼻、鼻窦炎和扁桃体炎等也是重要的致病原因,一些全身性因素,如贫血、消化不良、下呼吸道感染、维生素缺乏也会影响本病发生。近年来认为胃食管反流和鼻咽反流也是重要的致病因素,难治性咽炎常与此有关。

三、临床表现与诊断

(一) 临床表现

慢性咽炎全身症状均不明显,而以局部症状为主。常有急性咽炎发作,间歇期不发热,仅觉咽部不适,发干或有异物感,年龄较小者多有家长主诉常清嗓子,喉咙有痰,常作"吭、咯"声,欲将分泌物排出,重者可发生刺激性咳嗽。易恶心、呕吐。上述症状常在用嗓过度、气候突变或吸入干热或寒冷空气时加重。检查见咽后壁黏膜充血,毛细血管扩张,淋巴滤泡增生,有时在滤泡上可见小白点。若由于鼻炎、鼻窦炎所致,常可见咽后壁有黏脓性分泌物附着。可以伴有下颌下淋巴结肿大。

(二) 诊断

从病史及检查所见本病诊断不难,但应注意的是,许多全身性疾病(特别是肿瘤早期)可能仅有与慢性咽炎相似症状。故当主诉症状和检查所见不相吻合时或有其他疑点时,不应勉强诊断为慢性咽炎,而必须详细询问病史,全面仔细检查鼻、咽、喉、气管、食管、颈部甚至全身隐匿性病变,特别是恶性肿瘤,以免漏诊。

四、治疗原则与策略

1. 明确病因　针对病因进行治疗,戒除烟酒,积极治疗鼻炎、鼻窦炎、腺样体炎和扁桃体炎、下呼吸道感染以及胃食管反流病等。纠正便秘和消化不良,改善工作和生活环境(避免粉尘及有害气体)。

2. **药物治疗**　可使用清热解毒、消炎中成药;对过敏因素存在者,可用抗过敏药物,如氯雷他定或西替利嗪等;疑有维生素缺乏者可加用维生素 B_1、维生素 B_2、维生素 C 或复合维生素;有胃食管反流病者要加用抗酸药(奥美拉唑等)和促胃动力药(多潘立酮等);一般不应用抗生素治疗,但当合并有急性感染者可考虑使用。

3. **局部治疗**　如含服喉片或雾化吸入等以缓解症状。

4. **中医治疗**　如针灸、中药等。

5. **手术治疗**　适用于慢性咽炎经保守治疗无效的患儿,可使用冷冻或等离子烧灼治疗。术后注意口腔清洁。

五、常用治疗药物

氯 雷 他 定
Loratadine

【**其他名称**】氯羟他定,克敏能,开瑞坦。

【**制剂与规格**】颗粒剂:5mg/ 包。

【**药理作用**】氯雷他定为口服长效三环类抗组胺药,具有选择性抗外周 H_1 受体作用。其抗组胺作用起效快、效强、持久。

【**适应证**】用于缓解过敏性鼻炎有关症状,如喷嚏、流涕及鼻痒、鼻塞以及眼部痒及烧灼感。亦适用于缓解慢性荨麻疹、瘙痒性皮肤病及其他过敏性皮肤病的症状及体征。

【**用法与用量**】用温开水溶解后口服。成人:每天 1 次,每次 2 包(10mg)。2~12 岁儿童:体重>30kg,每天 1 次,每次 2 包(10mg);体重 ≤30kg,每天 1 次,每次 1 包(5mg);氯雷他定颗粒剂,用于1~2 岁儿童,每天 1 次,每次半包(2.5mg)。

【**注意事项**】

(1)精神运动试验研究表明,本品与酒同时服用不会产生药力相加作用。

(2)抗组胺药能清除或减轻皮肤对所有变应原的阳性反应,因此在做皮试前约 48 小时应停止使用氯雷他定。

(3)本品对心脏功能无影响,但偶有心律失常报道,有心律失常病史者应慎用。

(4)对肝功能不全者,消除半衰期有所延长,应适当调整剂量。

(5)2 岁以下儿童用药请咨询医师。

【**不良反应**】在临床对照试验中,氯雷他定未显示临床上明显的镇静或抗胆碱能作用,其发生率与安慰剂相似,嗜睡、口干、体重增加、乏力、头痛和恶心的报道很罕见。

【**禁忌证**】对本品具有过敏反应或特异体质患者禁用。

【**药物相互作用**】临床试验显示,健康成人同时服用氯雷他定(10mg)、治疗剂量红霉素、卡米替定等药物后,本品及代谢物血药浓度有轻微上升,其吸收、分布、代谢没有明显变化。

【**药物过量**】成人过量服用本品(40~180mg)后,会出现嗜睡、心动过速和头痛等症状,儿童服用过量本品(>10mg)有锥体外系迹象、心悸等症状。在以上情况下,可采取催吐、活性炭吸附等措施。

西 替 利 嗪
Cetirizine

【其他名称】仙特敏,赛特赞。

【制剂与规格】片剂:每片 10mg。胶囊剂:每粒 10mg。分散片:每片 10mg。

【药理作用】本品为口服选择性组胺 H_1 受体拮抗剂。无明显抗胆碱或抗 5- 羟色胺作用。中枢作用较小。

【适应证】季节性过敏性鼻炎、常年性过敏性鼻炎、过敏性结膜炎以及过敏引起的瘙痒和荨麻疹对症治疗。

【用法与用量】口服。滴剂使用时,打开瓶盖,然后瓶口垂直向下,药液即会滴出。

本品口服滴剂换算:

28 滴(1ml)=10mg。

14 滴(0.5ml)=5mg。

7 滴(0.25ml)=2.5mg。

成年人及 6 岁以上儿童:在大多数正常情况下,推荐剂量为每日 1ml(10mg,约 28 滴),一次口服。若患者对不良反应敏感,可每日早晚 2 次服用,每次 0.5ml(5mg,约 14 滴)。从本品治疗适应证来看,建议可在晚餐期间用少量液体送服此药。

2~6 岁儿童:每天 1 次 0.5ml(5mg,约 14 滴)或早上和晚上各服用 0.25ml(2.5mg,约 7 滴)。

1~2 岁儿童:建议早上和晚上各服用 0.25ml(2.5mg,约 7 滴)。

1 岁以下儿童:虽然有 6 个月以上到 1 岁婴儿服用西替利嗪临床数据,但相关评估尚未完全结束,如需使用,请遵医嘱,谨慎使用。

推荐成年人和 2 岁以上儿童使用。

对于肾功能损害儿童患者。剂量调整还需要考虑儿童肝清除率和体重。

肝功能不全患者:肾功能正常的患者,无须调整给药剂量。

【注意事项】

(1)酒后避免使用:在治疗剂量下,本品不会强化酒精作用(血液酒精浓度 0.8g/kg),但是必须小心。

(2) 司机、操作机器或高空作业人员慎用:对健康志愿者试验表明,每日服用 20mg 或 25mg 本品可能影响人的机敏性和反应时间。少数情况下服用 10mg 本品会导致机敏性降低。

【不良反应】偶有报道患者有轻微和短暂的不良反应,如头痛、头晕、嗜睡、激动不安、口干、胃肠不适。在测定精神运动功能客观实验中,本品对镇静的影响和安慰剂相似。罕有过敏反应报道。

【禁忌证】禁用于对本品任何成分或羟嗪过敏者。禁用于严重肾功能不全患者(肌酐清除率<10ml/min)。

【药物相互作用】至今尚未有与其他药物相互作用的报道,但同时服用镇静剂(安眠药)时要小心。

【药物过量】药物过量症状,在成人可表现为嗜睡,儿童可表现为激动。一次口服 5ml (50mg),能引起嗜睡作用。到目前为止,尚无特别的解毒剂,在大量过量情况下,应尽快进行胃肠灌洗。除进行一般急救支持性治疗外,还必须定时监测所有生命体征。

维生素 B$_1$

Vitamin B$_1$

【其他名称】硫胺,Thiamine。

【制剂与规格】片剂:10mg。

【药理作用】维生素 B$_1$ 参与体内辅酶形成,能维持正常糖代谢及神经、消化系统功能。摄入不足可致维生素 B$_1$ 缺乏,严重缺乏可致脚气病以及周围神经炎等。

【适应证】用于预防和治疗维生素 B$_1$ 缺乏症,如脚气病、神经炎、消化不良等。

【用法与用量】口服,成人,一次 1 片,一日 3 次。

【注意事项】

(1)必须按推荐剂量服用,不可超量服用。

(2)儿童用量请咨询医师或药师。

(3)妊娠妇女及哺乳期妇女应在医师指导下使用。

(4)如服用过量或出现严重不良反应,应立即就医。

(5)对本品过敏者禁用,过敏体质者慎用。

(6)本品性状发生改变时禁止使用。

(7)请将本品放在儿童不能接触的地方。

(8)儿童必须在成人监护下使用。

(9)如正在使用其他药品,使用本品前请咨询医师或药师。

【不良反应】推荐剂量维生素 B$_1$ 几乎无毒性,过量使用可出现头痛、疲倦、烦躁、食欲减退、腹泻、水肿。

【禁忌证】尚不明确。

【药物相互作用】

(1)本品遇碱性药物如碳酸氢钠、枸橼酸钠等可发生变质。

(2)本品不宜与含鞣质的中药和食物合用。

(3)如与其他药物同时使用可能会发生药物相互作用,详情请咨询医师或药师。

维生素 B$_2$

Vitamin B$_2$

【其他名称】长效维生素 B$_2$,长效核黄素。

【制剂与规格】片剂:5mg。

【药理作用】维生素 B$_2$ 是辅酶的组成成分,参与糖、蛋白质、脂肪的代谢,维持正常的视觉功能和促进生长。

【适应证】用于预防和治疗维生素 B$_2$ 缺乏症,如口角炎、唇干裂、舌炎、阴囊炎、结膜炎、脂溢性皮炎等。

【用法与用量】口服,成人,一次 1~2 片,一日 3 次。儿童遵医嘱。

【注意事项】

(1)本品宜饭后服用。

(2)必须按推荐剂量服用,不可超量服用。

(3)儿童用量请咨询医师或药师。

(4)对本品过敏者禁用,过敏体质者慎用。

(5)本品性状发生改变时禁止使用。

(6)请将本品放在儿童不能接触的地方。

(7)儿童必须在成人监护下使用。

(8)如正在使用其他药品,使用本品前请咨询医师或药师。

【不良反应】在正常肾功能状态下几乎不产生毒性;服用后尿呈黄色,但不影响继续用药。

【禁忌证】尚不明确。

【药物相互作用】

(1)饮酒(乙醇)影响肠道对维生素 B_2 的吸收。

(2)同用吩噻嗪类药、三环类抗抑郁药、丙磺舒等药时,维生素 B_2 用量增加。

(3)不宜与甲氧氯普胺(胃复安)合用。

(4)如与其他药物同时使用可能会发生药物相互作用,详情请咨询医师或药师。

维生素 C

Vitamin C

【其他名称】抗坏血酸,维生素丙,丙种维生素。

【制剂与规格】片剂:0.1g。注射液:0.2g。粉针剂:1g。

【药理作用】维生素 C 参与氨基酸代谢、神经递质合成、胶原蛋白和组织细胞间质合成,可降低毛细血管的通透性,加速血液凝固,刺激凝血功能,促进铁在肠内吸收,促使血脂下降,增加对感染的抵抗力,参与解毒功能,且有抗组胺的作用及阻止致癌物质(亚硝胺)生成的作用。

【适应证】

(1)用于治疗维生素 C 缺乏症,也可用于各种急慢性传染性疾病及紫癜等辅助治疗。

(2)慢性铁中毒的治疗:维生素 C 促进去铁胺对铁的螯合,使铁排出加速。

(3)特发性高铁血红蛋白症的治疗。

(4)下列情况对维生素 C 的需要量增加:

1)患者接受慢性血液透析、胃肠道疾病(长期腹泻、胃或回肠切除术后)、结核病、癌症、溃疡病、甲状腺功能亢进、发热、感染、创伤、烧伤、手术等。

2)因严格控制或选择饮食,接受肠道外营养的患者,因营养不良,体重骤降,以及在妊娠期和哺乳期。

3)应用巴比妥类、四环素类、水杨酸类,或以维生素 C 作为泌尿系统酸化药时。

【用法与用量】肌内或静脉注射,成人每次 0.1~0.25g,每日 1~3 次;小儿每日 0.1~0.3g,分次注射。必要时,成人每次 2~4g,每日 1~2 次,或遵医嘱。

口服。用于补充维生素 C:成人一日 1 片。用于治疗维生素 C 缺乏:成人一次 1~2 片,一日 3 次;儿童一日 1~3 片。至少服 2 周。

【注意事项】

1. 维生素 C 对下列情况的作用未被证实预防或治疗癌症、牙龈炎、化脓、出血、血尿、视网膜出血、抑郁症、龋齿、贫血、痤疮、不育症、衰老、动脉硬化、溃疡病、结核、痢疾、胶原性疾病、骨折、皮肤溃疡、花粉症、药物中毒、血管栓塞、感冒等。

2. 对诊断干扰大量应用将影响以下诊断性试验的结果 ①大便隐血可致假阳性；②能干扰血清乳酸脱氢酶和血清转氨酶浓度自动分析结果；③尿糖（硫酸铜法）、葡萄糖（氧化酶法）均可致假阳性；④尿中草酸盐、尿酸盐和半胱氨酸等浓度增高；⑤血清胆红素浓度下降；⑥尿 pH 下降。

3. 下列情况应慎用 ①半胱氨酸尿症；②痛风；③高草酸盐尿症；④草酸盐沉积症；⑤尿酸盐性肾结石；⑥糖尿病（因维生素 C 可能干扰血糖定量）；⑦葡萄糖 -6- 磷酸脱氢酶缺乏症；⑧血色病；⑨铁粒幼细胞贫血或地中海贫血；⑩镰状细胞贫血。

4. 长期大量服用突然停药，有可能出现维生素 C 缺乏症症状，故宜逐渐减量停药。

【不良反应】

(1)长期应用每日 2~3g 可引起停药后维生素 C 缺乏症。

(2)长期应用大量维生素 C 偶可引起尿酸盐、半胱氨酸盐或草酸盐结石。

(3)快速静脉注射可引起头晕、晕厥。

【禁忌证】 未进行该项试验且无可靠参考文献。

【药物相互作用】

(1)大剂量维生素 C 可干扰抗凝药的抗凝效果。

(2)与巴比妥或扑米酮等合用，可促使维生素 C 排泄增加。

(3)纤维素磷酸钠可促使维生素 C 代谢为草酸盐。

(4)长期或大量应用维生素 C 时，能干扰双硫仑对乙醇的作用。

(5)水杨酸类能增加维生素 C 排泄。

(6)不宜与碱性药物（如氨茶碱、碳酸氢钠、谷氨酸钠等）、核黄素、三氯叔丁醇、铜、铁离子（微量）溶液配伍，以免影响疗效。

(7)与维生素 K$_3$ 配伍，因后者有氧化性，可产生氧化还原反应，使两者疗效减弱或消失。

【药物过量】 每日 1~4g，可引起腹泻、皮疹、胃酸增多、胃液反流，有时尚可见泌尿系结石、尿内草酸盐与尿酸盐排出增多、深静脉血栓形成、血管内溶血或凝血等，有时可导致白细胞吞噬能力降低。每日用量超过 5g 时，可导致溶血，重者可致命。妊娠妇女应用大量时，可产生婴儿维生素 C 缺乏症。

复合维生素 B
Vitamin Complex

【制剂与规格】 片剂，铝塑包装，10 片 / 盒，30 片 / 盒，60 片 / 盒，100 片 / 盒。

【药理作用】 维生素和微量元素是维持人体正常生命活动所必需的重要物质。缺乏时可导致代谢障碍，引起多种疾病。维生素类药构成多种辅酶，参与多种物质代谢、利用和合成，促使骨骼成长，维持上皮组织的结构完整，保持正常的生长发育。微量元素重要生理功能有：参与酶构成与激活；构成体内重要的载体及电子传输系统；参与激素及维生素合成；调控自由基水平。

【适应证】 用于妊娠期和哺乳期妇女对维生素、矿物质和微量元素的额外需求；并预防妊娠期因缺铁和叶酸所致的贫血。

【用法与用量】口服。一次 1 片，一日 1 次，与早餐同时服用；如存在晨起恶心现象，可在中午或晚上服用。

【注意事项】

(1)本品不推荐儿童使用。

(2)请严格按推荐剂量服用。

(3)由于含铁，本药可改变粪便的颜色使之变黑，这无临床意义。由于含有维生素 B_2，服用后可能会发现尿液颜色略微变黄，这种效应没有危害。

(4)过敏体质者慎用。

(5)本品性状发生改变时禁止使用。

(6)请将本品放在儿童不能接触的地方。

(7)如正在使用其他药品，使用本品前请咨询医师或药师。

(8)肾结石和尿路结石的患者必须谨慎服用，因为钙、维生素 C 和维生素 D 可能会促使结石形成。

(9)本品含有乳糖。具有罕见半乳糖不耐受遗传性问题患者、拉普乳糖酶缺乏患者或出现葡萄糖 - 半乳糖吸收不良患者，不得服用本品。

(10)本品不包含碘，因此，在妊娠期和哺乳期间，必须提供足够的碘摄入量。

(11)没有关于本品对生育力效果的数据。

(12)在妊娠期间，维生素 A 每天的服用量不得超过 3 000μg(10 000U)；在同时服用本品期间应考虑到大量含有维生素 A 食物被消化的因素。

(13)在哺乳期里，本品含有的维生素和矿物质分泌到母乳中；这时应考虑到宝宝是否正在服用含有相同成分的补充剂。

(14)没有观察到对驾驶和机器操作能力的影响。

(15)建议不要在摄入含有高浓度植酸(在谷物)或草酸(菠菜和大黄中)的食物后 2 小时内，服用本品；因为这些食物可能会抑制本品中钙的吸收。

(16)非特征性始发症状，例如突然发生头痛、意识模糊和胃肠道紊乱(如便秘、腹泻、恶心和呕吐)可能指示急性过量。如果发生这类症状，必须停止使用并咨询医师。

(17)维生素 C 过量(超过 15g)可能引起葡萄糖 -6- 磷酸盐脱氢酶缺乏的某些个体发生溶血性贫血。

【不良反应】

(1)本品耐受性良好，少数病例会出现胃肠道不良反应表现如便秘、腹部疼痛、腹泻、恶心和呕吐，但一般不需停药。可能发生头痛、头晕、失眠、紧张。某些敏感妇女可能会出现一定程度的过度兴奋，故此类患者避免在晚间服用。

(2)在个别情况下，本品可能造成包括荨麻疹、颜面水肿、哮鸣、皮肤发红、皮疹、水疱和休克等过敏反应。如果产生过敏反应，应停止该药物治疗，并且必须咨询医师。

(3)一些患有卵巢过度刺激综合征女性服用本品后，可能引起卵巢刺激，这种情况下，建议不要在夜晚服用本品。

(4)如出现任何不良事件或反应，请咨询医师。

【禁忌证】

(1)高维生素 A 血症、高维生素 D 血症、高钙血症、高钙尿症者禁用。

(2)肾功能不全、铁蓄积、铁利用紊乱者、铜代谢障碍者禁用。

(3)已知对本品的任一成分过敏者禁用。

【药物相互作用】

(1)不宜与抗酸药、胃酸抑制药、喹诺酮类、双膦酸盐、左旋多巴、甲状腺素、青霉胺、曲恩汀、四环素类药物、抗生素类药物、抗生素、洋地黄、抗病毒药物和噻嗪类利尿剂药物同用。必要时两药须间隔 2 小时以上分别服用。

(2)不宜与其他含维生素 A 和维生素 D 的药物同用。

(3)本品不宜与卡马西平、苯妥英、扑米酮及巴比妥类药物并用。

(4)如与其他药物同时使用,可能会发生药物相互作用。详情请咨询医师或药师。

【药物过量】未见报道。

奥 美 拉 唑
Omeprazole

【其他名称】奥克,洛赛克,奥必唑。

【制剂与规格】注射剂:40mg,20mg。肠溶片:10mg,20mg。

【药理作用】奥美拉唑通过对壁细胞质子泵的特异性作用,降低胃酸分泌。奥美拉唑对胃酸分泌的作用是可逆的。奥美拉唑是一种弱碱性物质,在壁细胞内的酸性环境中浓集并转化为活性物质,抑制 H^+/K^+-ATP 酶。奥美拉唑的抑制作用呈剂量相关性,并抑制基础胃酸分泌和刺激性胃酸分泌,但与刺激类型有关。

【适应证】

(1)消化性溃疡出血、吻合口溃疡出血。

(2)应激状态时并发急性胃黏膜损害、非甾体抗炎药引起的急性胃黏膜损伤。

(3)预防重症疾病(如脑出血、严重创伤等)应激状态及胃手术后引起的上消化道出血等。

(4)全身麻醉或大手术后以及衰弱昏迷患者防止胃酸反流合并吸入性肺炎。

(5)作为当口服疗法不适用时,下列病症的替代疗法:十二指肠溃疡、胃溃疡、反流性食管炎及 Zollinger-Ellison 综合征(卓 - 艾综合征)。

【用法与用量】本品应缓慢静脉注射。一次 40mg,每日 1~2 次。卓 - 艾综合征患者推荐静脉注射 60mg 作为起始剂量,每日 1 次。每日剂量可能要求更高,剂量应个体化。当每日剂量超过 60mg 时,分 2 次给予。

必须整片吞服,至少用半杯液体送服。药片不可咀嚼或压碎,可将其分散于水或微酸液体中(如果汁),分散液必须在 30 分钟内服用。

非甾体抗炎药相关十二指肠溃疡或十二指肠糜烂,同时用或不用非甾体抗炎药:常用剂量为 20mg,一日 1 次。通常 4 周内可治愈,若初始疗程效果不肯定,应再治疗 4 周。

预防非甾体抗炎药相关十二指肠溃疡、十二指肠糜烂或消化不良症状:正常剂量为 20mg,一日 1 次。

胃溃疡:常用剂量 20mg,一日 1 次,通常 4 周内可治愈。若初始疗程未完全治愈,应再治疗 4 周。其他治疗无效的胃溃疡患者,可给予本品 40mg,一日 1 次,通常 8 周内可治愈。复发的病例,可反复治疗。

胃溃疡长期治疗,本品 20mg,一日 1 次。若治疗失败,剂量可增至 40mg,一日 1 次。

非甾体抗炎药相关胃溃疡或胃黏膜糜烂,同时用或不用非甾体抗炎药:常用剂量为 20mg,一日 1 次。通常 4 周内可治愈,若初始疗程效果不肯定,应再治疗 4 周。

预防非甾体抗炎药相关胃溃疡、胃黏膜糜烂或消化不良症状:常用剂量为 20mg,一日 1 次。

溃疡样症状治疗:本品常用剂量 20mg,一日 1 次。一些患者每日 10mg 可能已足够。如果每天 20mg 治疗 2~4 周仍未能控制症状,建议做进一步检查。

酸相关性消化不良:上腹部疼痛或不适,伴有或不伴有烧心症状患者症状减轻,推荐剂量为本品 20mg,一日 1 次。一些患者每日 10mg 可能已足够,因此 10mg 可作为起始剂量,如果每天 20mg 治疗 4 周,仍未能控制症状,建议做进一步检查。

肝功能损害者:严重肝功能损害者每日用量不超过 20mg。

肾功能损害者:肾功能损害患者无须调整剂量。

不能口服药物患者,可用奥美拉唑非肠道给药剂型,如针剂或粉针剂。

【注意事项】

(1)本品抑制胃酸分泌的作用强、时间长,故应用本品不宜同时再服用其他抗酸剂或抑酸剂。为防止抑酸过度,在一般消化性溃疡等疾病,不建议大剂量长期应用(Zollinger-Ellison 综合征患者除外)。

(2)因本品能显著升高胃内 pH,可能影响许多药物吸收。

(3)肾功能受损者无须调整剂量;肝功能受损者慎用,根据需要酌情减量。

(4)治疗胃溃疡时应排除胃癌后才能使用本品,以免延误诊断和治疗。

(5)动物实验中,长期大量使用本品后,观察到高促胃液素血症及继发胃嗜铬样细胞肥大和良性肿瘤的发生,这种变化在应用其他抑酸剂及施行胃大部切除术后亦可出现。

(6)本品不影响驾驶和操作机器。

【不良反应】奥美拉唑耐受性良好,不良反应多为轻度和可逆。下列不良反应为临床试验或常规使用中所报道,但在许多病例中与奥美拉唑治疗本身因果关系尚未确定(表 6-2)。

表 6-2　奥美拉唑不良反应

部位	常见不良反应	偶见不良反应	罕见不良反应
中枢和外周神经系统	头痛	头晕、感觉异常、嗜睡、睡眠障碍和眩晕	可逆性意识错乱、激动、攻击、抑郁和幻觉,多见于重症患者
内分泌系统			男子女性型乳房
消化系统	腹泻、便秘、腹痛、恶心 / 呕吐和腹胀		口干、口炎和胃肠道念珠菌病
血液系统			白细胞减少、血小板减少、粒细胞缺乏症和全血细胞减少
肝胆		肝酶升高	脑病(见于先前有严重肝病患者),肝炎或黄疸性肝炎、肝衰竭
肌肉与骨骼			关节痛、肌无力和肌痛

续表

部位	常见不良反应	偶见不良反应	罕见不良反应
皮肤		皮疹、皮炎和/或瘙痒、荨麻疹	光敏反应、多形红斑、脱发
其他		乏力	过敏反应,例如血管水肿、发热、支气管痉挛、间质性肾炎和过敏性休克。出汗增多、外周水肿、视力模糊、味觉障碍和低钠血症

【禁忌证】对本品过敏者禁用。与其他质子泵抑制剂一样,奥美拉唑不应与阿扎那韦合用。

【药物相互作用】

(1)本品或其他胃酸抑制剂/抗酸剂使胃液 pH 升高,可能影响其他药物的吸收。例如本品与酮康唑/伊曲康唑合用时,酮康唑和伊曲康唑的血浆浓度降低。本品应避免与酮康唑或伊曲康唑合用。

(2)本品会抑制 CYP2C19 酶,因此会增加其他通过该酶代谢的血浆浓度,如地西泮、苯妥英、华法林(R- 华法林,低活性)。对于正在接受苯妥英、华法林或其他维生素 K- 拮抗剂治疗的患者,开始或停用奥美拉唑时应进行监测。

(3)本品(每天 40mg)使伏立康唑(CYP2C19 底物)的 Cmax 和 AUC 分别增加 15% 和 41%。伏立康唑使奥美拉唑的浓度 - 时间曲线下面积(area under the concentration-time curve,AUC)增加 280%,在进行联合治疗和长期治疗时,对肝功能损伤严重的患者应考虑调整奥美拉唑的剂量。

(4)当本品与克拉霉素或红霉素合用时,奥美拉唑血药浓度会增加。但本品与阿莫西林或甲硝唑合用时,奥美拉唑血浆浓度无影响。

(5)本品(40mg,每日 1 次)与阿扎那韦 300mg/ 利托那韦 100mg 合用,会降低健康人群阿扎那韦的暴露量(AUC,Cmax 和 Cmin 约降低 75%)。阿扎那韦剂量增加至 400mg 不能补偿本品对阿扎那韦暴露量的影响。所有质子泵抑制剂不应与阿扎那韦合用。

(6)本品与他克莫司合用,可能会增加后者血药浓度。在开始合用或停用本品时,建议监测他克莫司的血药浓度。

(7)本品与抑制 CYP2C19 或 CYP3A4 酶的药物(HIV 蛋白酶抑制剂、酮康唑、伊曲康唑)合用,可能会使奥美拉唑的血浆浓度升高。

(8)本品与下列酶底物无代谢性相互作用,如 CYP1A2(咖啡因、非那西丁、茶碱)、CYP2C9(S- 华法林、吡罗昔康、双氯芬酸和萘普生)、CYP2D6(美托洛尔、普萘洛尔)、CYP2E1(乙醇)和 CYP3A(环孢素、利多卡因、奎尼丁、雌二醇、红霉素、布地奈德)。

【药物过量】临床试验中,本品静脉给药一日累积剂量达 270mg 和 3 日达 650mg,不良反应无剂量相关性。其症状为头晕、情感淡漠、头痛、意识错乱、血管扩张、心动过速、恶心、呕吐、腹胀、腹泻。

治疗:必要时洗胃或使用活性炭,对症治疗。

多潘立酮
Domperidone

【其他名称】哌双咪酮,吗丁啉,胃得灵。

【制剂与规格】片剂:每片 10mg。栓剂:每粒 60mg。注射液:每支 10mg(2ml)。滴剂:10mg/ml。

【药理作用】本品直接作用于胃肠壁,可增加胃肠道的蠕动和张力,促进胃排空,增加胃窦和十二指肠运动,协调幽门收缩,同时也能增强食管的蠕动和食管下端括约肌的张力,抑制恶心、呕吐。本品不易透过血 - 脑屏障。

【适应证】用于消化不良、腹胀、嗳气、恶心、呕吐、腹部胀痛。

【用法与用量】口服。

成人一次 10ml,一日 3 次,餐前 15~30 分钟服用。儿童用量见表 6-3。

表 6-3　儿童用量表

年龄 / 岁	体重 /kg	一次用量 /ml	一日次数
1~3	10~15	3~4	一日 3 次,餐前 15~30 分钟服用
4~6	16~21	5~6	
7~9	22~27	7~8	
10~12	28~37	9~10	

【注意事项】

(1)妊娠妇女慎用,哺乳期妇女使用本品期间应停止哺乳。

(2)心脏病患者(心律失常)以及接受化疗的肿瘤患者应用时需慎重,有可能加重心律失常。

(3)如服用过量或出现严重不良反应,应立即就医。

(4)对本品过敏者禁用,过敏体质者慎用。

(5)本品性状发生改变时禁止使用。

(6)请将本品放在儿童不能接触的地方。

(7)儿童必须在成人监护下使用。

(8)如正在使用其他药品,使用本品前请咨询医师或药师。

(9)本品含有山梨醇,可能不适用于山梨醇不耐受者。

(10)当抗酸剂或抑制胃酸分泌药物与本品合用时,前两类药不能在饭前服用,应于饭后服用,即不宜与本品同时服用。

(11)由于重度肾功能损伤患者多潘立酮的消除半衰期延长,需重复给药时,应根据肾功能损害的严重程度将服药频率减为每日 1~2 次,同时剂量酌减,此类患者长期用药时需定期检查。

(12)与多潘立酮片相比,多潘立酮混悬液更适用于儿童。

(13)用前摇匀。

(14)在没有咨询医师情况下,连续使用本品不得超过 14 天。

(15)药物过量主要在婴儿和儿童中报道。药物过量症状包括兴奋、意识改变、惊厥、定向障碍、嗜睡和锥体外系反应。本品无特定解救药。一旦药物大量过量,在1小时内洗胃及给予活性炭可能会有帮助,建议进行严密的临床监护及支持疗法。抗胆碱药物或帕金森病的药物可能对锥体外系反应有帮助。

【不良反应】

(1)偶见轻度腹部痉挛、口干、皮疹、头痛、腹泻、神经过敏、倦怠、嗜睡、头晕等。

(2)有时导致血清泌乳素水平升高、溢乳、男子乳房女性化等,但停药后即可恢复正常。

(3)不良反应报道如下(包括不良反应发生率):口干(1.7%)、性欲缺乏(0.2%)、焦虑(0.1%)、嗜睡(0.8%)、头痛(0.6%)、腹泻(0.4%)、皮疹(0.2%)、瘙痒(0.1%)、溢乳(0.5%)、乳腺痛(0.2%)、乳腺触痛(0.2%)、无力(0.1%)。

除上述不良反应外,还应注意静坐不能、乳腺分泌物、乳腺增大、乳腺肿胀、抑郁、过敏反应、哺乳障碍和月经不调。

(4)除以上临床试验不良反应报道外,有以下上市后不良反应。

非常罕见的不良反应:过敏反应,包括过敏性休克、兴奋、神经过敏、锥体外系反应、惊厥、血管神经性水肿、荨麻疹、尿潴留、肝功能检验异常、血液催乳素升高。

罕见不良反应:男子乳腺发育、闭经。

(5)使用本品可能会致使严重室性心律失常和心源性猝死的发生风险增加。老年患者和那些有心脏疾病或心脏疾病史患者应慎用本品。

(6)上市后经验中,除锥体外系反应外,成人和儿童的安全性特征无区别。锥体外系反应主要发生于新生儿及婴儿(1岁以下)。其他中枢神经系统反应如惊厥、兴奋也主要在婴儿及儿童中报道。

【禁忌证】

(1)嗜铬细胞瘤、乳、机械性肠梗阻、胃肠出血等疾病患者禁用。

(2)已知对多潘立酮或本品任一成分过敏者禁用。

(3)增加胃动力有可能产生危险时(例如胃肠道出血、机械性梗阻、穿孔)禁用。

(4)分泌催乳素的垂体肿瘤(催乳素瘤)患者禁用。

(5)禁止与酮康唑口服制剂、红霉素或其他可能会延长QTc间期的CYP3A4酶强效抑制剂(例如氟康唑、伏立康唑、克拉霉素、胺碘酮、泰利霉素)合用。

(6)中重度肝功能不全患者禁用。

【药物相互作用】

(1)不宜与唑类抗真菌药如酮康唑、伊曲康唑,大环内酯类抗生素如红霉素,HIV蛋白酶抑制剂类抗艾滋病药物及奈法唑酮等合用。

(2)抗胆碱能药品如痛痉平、溴丙胺太林、山莨菪碱、颠茄片等会减弱本品的作用,不宜与本品同服。

(3)抗酸药和抑制胃酸分泌的药物可降低本品生物利用度,不宜与本品同服。

(4)本品与地高辛合用时,会使后者吸收减少。

(5)如与其他药物同时使用可能会发生药物相互作用,详情请咨询医师或药师。

(6)多潘立酮不增强神经抑制剂的作用。

(7)多潘立酮会减少多巴胺能激动剂(如溴隐亭、左旋多巴)外周不良反应,如消化道症状、恶心及呕吐,但不会拮抗其中枢作用。

(8)与钙通道阻滞剂(如地尔硫䓬和维拉帕米)和阿瑞吡坦合用,会导致多潘立酮的血药浓度增加。

第三节　急性扁桃体炎

一、概述

急性扁桃体炎(acute tonsillitis)为腭扁桃体的急性非特异性炎症,是急性咽炎的一部分,是一种极常见的咽部疾病。急性扁桃体炎的病程与并发症与急性咽炎不尽相同,因此可单纯作为一个病,也可并入咽炎,多见于 10~30 岁青少年,春、秋两季气温变化时最多见。

二、病因与发病机制

乙型溶血性链球菌为本病的主要致病菌。非溶血性链球菌、葡萄球菌、肺炎球菌、流感杆菌及腺病毒等也可引起本病。细菌和病毒混合感染者亦较多见。近年来,还发现有厌氧菌感染病例。上述病原体存在于正常人的口腔及扁桃体内而不会致病,当某些因素使全身或局部抵抗力降低时,病原体方能侵入体内,或原有细菌大量繁殖而致病。而受凉、潮湿、疲劳过度、烟酒过度、有害气体等均可为诱因。急性扁桃体炎的病原体可通过飞沫、食物或直接接触而传染,故有传染性。

一般分为 3 类:

1. **急性卡他性扁桃体炎**(acute catarrhal tonsillitis)　多为病毒(腺病毒、流感或副流感病毒等)引起。病变较轻;扁桃体表面黏膜充血,为急性炎症表现,黏膜完整,无明显渗出物。

2. **急性滤泡性扁桃体炎**(acute follicular tonsillitis)　扁桃体充血、肿胀。其黏膜下出现较多大小一致的圆形黄白色点状化脓滤泡,而有的淋巴滤泡内只有白细胞增多。这些化脓淋巴滤泡一般不隆起于扁桃体表面,但可透过黏膜表层窥见,这些散在的黏膜下滤泡均分布于各个隐窝开口之间。

3. **急性隐窝性扁桃体炎**(acute lacunar tonsillitis)　扁桃体充血、肿胀,隐窝内由脱落上皮细胞、纤维蛋白、白细胞及细菌等组成的豆渣样物,且可逐渐增多,可从隐窝开口溢出,有时互相连成一片形似假膜,易于拭去。

也有将急性扁桃体炎分为 2 类者,即急性卡他性扁桃体炎和急性化脓性扁桃体炎。而后者从病理上看,已包括了急性滤泡性扁桃体炎及急性隐窝性扁桃体炎 2 种类型。

三、临床表现与诊断

(一)临床表现

三型扁桃体炎的基本症状大致相似,只是急性卡他性扁桃体炎的全身症状及局部症状均较轻。

1. **全身症状**　多见于急性滤泡性及急性隐窝性扁桃体炎。起病较急,可有畏寒、高热,一般持续 3~5 天;头痛,食欲差,疲乏无力,腰背及四肢酸痛,可有便秘;小儿患者可因高热而引起抽搐、呕吐及昏睡。

2. 局部症状为主要症状

(1)咽痛:为急性扁桃体炎的主要症状。初起多为一侧咽痛,继可发展至对侧;吞咽或咳嗽时咽痛加重;疼痛较剧者可致吞咽困难,也可引起耳部放射痛,此乃经迷走神经耳支或舌咽神经鼓室支反射所致。

(2)可表现为言语含糊不清;为软腭运动障碍引起。

(3)若炎症向鼻咽部发展,波及咽鼓管,则可出现耳闷、耳鸣及耳痛症状,有时还可引起听力下降。

(4)葡萄球菌感染者,扁桃体肿大较显著,在幼儿中还可引起呼吸困难。

(二) 诊断

根据病史、典型症状及检查所见,诊断较易。对于急性隐窝性扁桃体炎来说,须与某些全身性疾病所引起的咽峡炎相鉴别,以免漏诊较严重的全身性疾病,如白血病、粒细胞缺乏症、猩红热、白喉等。

急性扁桃体炎的并发症可分局部和全身并发症两类。其危害性往往大于急性扁桃体炎本身,目前由于抗生素的应用,其并发症已明显减少。

1. 局部并发症 较容易引起,为急性炎症直接侵犯邻近组织所致。

(1)颈深部感染:最常见者为扁桃体周脓肿,也可引起咽后脓肿及咽旁脓肿等。

(2)急性扁桃体炎:向上蔓延可引起急性中耳炎、急性鼻炎及鼻窦炎;向下可引起急性喉气管炎、急性支气管炎,甚至可引起肺炎、颈内静脉血栓性静脉炎等。

2. 全身并发症 目前一般认为,全身并发症的发生与各个靶器官对链球菌所产生的Ⅲ型变态反应有关。

(1)急性关节炎:常侵犯肩、肘及膝关节,小关节受累较少。受累关节运动时感疼痛,仅当并发风湿性关节炎时方出现关节肿胀。

(2)风湿热:其症状常在急性扁桃体炎发作后 1~3 周出现,有时也可发生于急性炎症期间。

(3)循环系统疾病:可引起急性心包炎、急性心内膜炎、急性心肌炎或急性全心炎。在急性扁桃体炎后出现风湿热者,心脏并发症尤为多见。

(4)可引起急性肾小球肾炎,多在急性扁桃体炎后 2~3 周出现症状。另外,还可并发急性尿道炎、急性睾丸炎及附睾炎等。

(5)还可引起脓毒血症、亚急性甲状腺炎、急性腹膜炎、急性阑尾炎及急性胆囊炎等。

四、治疗原则与策略

1. 一般疗法 居住环境要注意清洁、安静、光线充足,室温应保持在 20~22℃,相对湿度为 55%~60%,因有一定传染性,最好能隔离患者或佩戴口罩。需卧床休息,进流质饮食及多饮水,供给足够水分,加强营养及疏通大便。

2. 抗感染治疗 为主要治疗方法。首选青霉素,安全、有效,若青霉素过敏,也可用头孢菌素或红霉素替代,根据病情轻重,决定给药途径。剂量要足,疗程要够,通常要用 10 天。如果小孩不太配合,也可选用阿奇霉素 3~5 天,若治疗 2~3 天后病情无好转,须分析其原因,改用其他种类抗生素,有条件者可在确定致病菌后,根据药敏试验采用抗生素。若证实是链球菌感染,或既往有风湿热、肾炎病史者,青霉素疗程应为 10~14 天。

3. 对症治疗　高热时,可口服退热药(布洛芬或对乙酰氨基酚),亦可冷敷或温水浴等物理降温。发生高热、惊厥时,可予以镇静、止惊等处理(苯巴比妥钠、地西泮、水合氯醛等);咽痛可含服喉片,也有消炎止痛的作用,能缓解症状;中成药亦有较好的效果。

五、常用治疗药物

青霉素类药物详见第四章第五节。

布 洛 芬
Ibuprofen

【其他名称】异丁洛芬,芬必得,异丁苯丙酸。

【制剂与规格】片剂(胶囊):每片(粒)0.1g,0.2g,0.3g。缓释胶囊:每粒 0.3g。颗粒剂:每袋 0.1g,0.2g。干混悬剂:每瓶 1.2g。糖浆剂:每支 0.2g(10ml)。

【药理作用】本品为非甾体类解热镇痛消炎药,作用机制是抑制前列腺素的合成,从而发挥解热、镇痛、消炎作用。

【适应证】用于婴幼儿退热,缓解由于感冒、流感等引起的轻度头痛、咽痛及牙痛等。

【用法与用量】口服,需要时每 6~8 小时可重复使用,每 24 小时不超过 4 次,5~10mg/(kg·次)。或参照年龄、体重 - 剂量表(表 6-4),用滴管量取。

使用前请摇匀,使用后请清洗滴管

表 6-4　体重 - 剂量表

年龄	体重 /kg	剂量 / 次
6 个月以下		应遵医嘱
6~11 个月	5.5~8.0	1 滴管(1.25ml)
12~23 个月	8.1~12.0	1.5 滴管(1.875ml)
2~3 岁	12.1~15.9	2 滴管(2.5ml)

【注意事项】

(1)6 个月以下婴幼儿应遵医嘱。

(2)将本品和其他所有药物置于远离儿童接触的地方。

(3)服用剂量不应超过推荐剂量,否则可能引起头痛、呕吐、倦怠、低血压及皮疹等。过量服用应立即请医师诊治。

(4)有消化道溃疡病史患儿,肾功能不全患者、心功能不全及高血压患儿慎用。

(5)有支气管哮喘病患儿,请在医师指导下使用。

(6)合并抗凝治疗的患儿,服药的最初几日应随时监测其凝血酶原时间。

(7)连续用药 3 天以上发热或疼痛仍未缓解者需请医师诊治。

(8)除非有医师的指导,在使用本药期间,勿再使用含布洛芬或其他解热镇痛药物。

(9)由于持续的呕吐,腹泻或液体摄入不足而出现明显的脱水需就医,以纠正水及电解质平衡。

(10)避免与其他非甾体抗炎药,包括选择性 COX-2 抑制剂合并用药。

(11)根据控制症状的需要,在最短治疗时间内使用最低有效剂量,可以使不良反应降到最低。

(12)在使用所有非甾体抗炎药治疗过程中的任何时候,都可能出现胃肠道出血、溃疡和穿孔的不良反应,其风险可能是致命的。当患者服用该药发生胃肠道出血或溃疡时,应停药。

(13)本品可能引起严重心血管血栓性不良事件、心肌梗死和脑卒中的风险增加,其风险可能是致命的。所有 NSAIDs,包括 COX-2 选择性或非选择性药物,可能有相似风险。有心血管疾病或心血管疾病危险因素的患者,其风险更大。即使既往没有心血管症状,医师和患者也应对此类事件的发生保持警惕。应告知患者严重心血管安全性的症状和 / 或体征以及如果发生应采取的步骤。

患者应该警惕诸如胸痛、气短、无力、言语含糊等症状和体征,而且当有任何上述症状或体征发生后,应该马上寻求医师帮助。

(14)与所有非甾体抗炎药(NSAIDs)一样,本品可导致新发高血压或使已有的高血压症状加重,其中任何一种都可导致心血管事件的发生率增加。在开始本品治疗和整个治疗过程中应密切监测血压。

(15)有高血压和 / 或心力衰竭(如液体潴留和水肿)病史的患者应慎用。

(16)NSAIDs,包括本品可能引起致命的、严重皮肤不良反应,例如剥脱性皮炎、Stevens-Johnson 综合征(SJS)和中毒性表皮坏死溶解症(toxic epidermal necrolysis,TEN)。这些严重事件可在没有征兆的情况下出现。应告知患者严重皮肤反应的症状和体征,在第一次出现皮肤皮疹或过敏反应的其他征象时,应停用本品。

【不良反应】本品耐受性良好,不良反应低,一般为轻度胃肠道不适,偶有皮疹和耳鸣,头痛及氨基转移酶升高等,也有引起胃肠道出血而加重溃疡的报道。

【禁忌证】

(1)已知对本品过敏的患者。

(2)服用阿司匹林或其他非甾体抗炎药后诱发哮喘、荨麻疹或过敏反应的患者。

(3)有应用非甾体抗炎药后发生胃肠道出血或穿孔病史的患者。

(4)有活动性消化道溃疡 / 出血,或者既往曾复发溃疡 / 出血的患者。

(5)重度心力衰竭患者。

【药物相互作用】

(1)除非有医师的指导,在使用本药期间,勿再使用含布洛芬或其他解热镇痛药物。

(2)合并抗凝治疗的患儿,服药最初几日应随时监测其凝血酶原时间。

【药物过量】服用剂量不应超过推荐剂量,否则可能引起头痛、呕吐、倦怠、低血压及皮疹等。过量服用应立即请医师诊治。

对乙酰氨基酚等药详见第七章。

苯 巴 比 妥
Phenobarbital

【其他名称】鲁米那。

【制剂与规格】片剂:每片 10mg,15mg,100mg。注射剂:每支 50mg,100mg,200mg。

【药理作用】本品为镇静催眠、抗惊厥药,是长效巴比妥类的典型代表。对中枢的抑制作用随着剂量加大,表现为镇静、催眠、抗惊厥及抗癫痫。大剂量对心血管系统、呼吸系统有明显的抑制。过量可麻痹延髓呼吸中枢致死。体外电生理实验见苯巴比妥使神经细胞的氯离子通道开放,细胞超极化,拟似 γ- 氨基丁酸(γ-aminobutyric acid,GABA)的作用。治疗浓度的苯巴比妥可降低谷氨酸兴奋作用,加强 γ- 氨基丁酸的抑制作用,抑制中枢神经系统单突触和多突触传递,抑制癫痫灶高频放电及其向周围扩散。

【适应证】主要用于治疗抗惊厥、癫痫,是治疗癫痫持续状态的重要药物。可用于麻醉前用药。片剂用于治疗焦虑、失眠(用于睡眠时间短早醒患者)、癫痫及运动障碍。是治疗癫痫大发作及局限性发作的重要药物。也可用作抗高胆红素血症药及麻醉前用药。

【用法与用量】肌内注射。成人常用量:催眠,一次 50~100mg;麻醉前用药,一次 100~200mg;术后应用,一次 100~200mg,必要时重复,24 小时内总量可达 400mg;极量一次 250mg,一日 500mg。治疗癫痫持续状态时剂量加大,静脉注射一次 200~300mg(速度不超过每分钟 60mg),必要时 6 小时重复 1 次。小儿常用量:镇静或麻醉前应用,一次按体重 2mg/kg;抗惊厥或催眠每次按体重 3~5mg/kg 或按体表面积 125mg/m²。

成人常用量:催眠,30~100mg,晚上一次顿服;镇静,一次 15~30mg,每日 2~3 次;抗惊厥,每日 90~180mg,可在晚上一次顿服,或每次 30~60mg,每日 3 次;极量一次 250mg,一日 500mg;抗高胆红素血症,一次 30~60mg,每日 3 次。

小儿常用量:用药应个体化,镇静,每次按体重 2mg/kg,或按体表面积 60mg/m²,每日 2~3 次;抗惊厥,每次按体重 3~5mg/kg;按高胆红素血症,每次按体重 5~8mg/kg,分次口服,3~7 天见效。

【注意事项】

(1)对一种巴比妥过敏者,可能对本品过敏。

(2)作抗癫痫药应用时,可能需 10~30 天才能达到最大效果,需按体重计算药量,如有可能应定期测定血药浓度,以达最大疗效。

(3)肝功能不全者,用量应从小量开始。

(4)长期用药可产生耐药性。

(5)长期用药可产生精神或躯体的药物依赖性,停药需逐渐减量,以免引起撤药症状。

(6)与其他中枢抑制药合用,对中枢产生协同抑制作用,应注意。

(7)下列情况慎用:轻微脑功能障碍(minial brain dysfunction,MBD)、低血压、高血压、贫血、甲状腺功能减退、肾上腺功能减退、心肝肾功能损害、高空作业、驾驶员、精细和危险工种作业者。

【不良反应】

(1)用于抗癫痫时最常见的不良反应为镇静,但随着疗程的持续,其镇静作用逐渐变得不明显。

(2)可能引起微妙的情感变化,出现认知和记忆缺损。

(3)长期用药,偶见叶酸缺乏和低钙血症。

(4)罕见巨幼红细胞贫血和骨软化。

(5)大剂量时可产生眼球震颤、共济失调和严重的呼吸抑制。

(6)用本品的患者中 1%~3% 出现皮肤反应,多见者为各种皮疹以及哮喘,严重者可出现剥脱性皮炎和多形红斑(或 Stevens-Johnson 综合征),中毒性表皮坏死极为罕见。

(7)有报道用药者出现肝炎和肝功能异常。

(8)长时间使用可发生药物依赖,停药后易发生停药综合征。

【禁忌证】

(1)对本品过敏者。

(2)严重肺功能不全、肝硬化患者。

(3)严重肺部疾病、支气管哮喘、呼吸抑制的患者。

(4)血卟啉病史者。

(5)贫血患者。

(6)血糖未控制的糖尿病患者。

【药物相互作用】

(1)本品为肝药酶诱导剂,提高药酶活性,长期用药不但加速自身代谢,还可加速其他药物代谢。如饮酒、全身麻醉药、中枢性抑制药或单胺氧化酶抑制药等与巴比妥类药合用时,可相互增强效能。

(2)与口服抗凝药合用时,可降低后者的效应,这是由于肝微粒体酶的诱导,加速了抗凝药的代谢,应定期测定凝血酶原时间,从而决定是否调整抗凝药的用量。

(3)与口服避孕药或雌激素合用,可降低避孕药的可靠性,因为酶的诱导可使雌激素代谢加快。

(4)与皮质激素、洋地黄类(包括地高辛)、土霉素或三环抗抑郁药合用时,可降低这些药物的效应,因为肝微粒体酶的诱导,可使这些药物代谢加快。

(5)与环磷酰胺合用,理论上可增加环磷酰胺烷基化代谢产物,但临床上的意义尚未明确。

(6)与奎尼丁合用时,由于增加奎尼丁的代谢而减弱其作用,应按需调整后者的用量。

(7)与钙通道阻滞剂合用,可引起血压下降。

(8)与氟哌丁醇合用治疗癫痫,可引起癫痫发作形式改变,需调整用量。

(9)与吩噻嗪类和四环类抗抑郁药合用时,可降低抽搐阈值,增加抑制作用;与布洛芬类合用,可减少或缩短半衰期而减少作用强度。

【药物过量】15~20 倍过量药物可能引起昏迷、严重的呼吸和心血管抑制、低血压和休克,继而引发肾衰竭、死亡。深度呼吸抑制是急性中毒直接死亡原因。可致严重中毒,中毒致死血药浓度为 6~8mg/100ml。解救措施中最重要的是维持呼吸和循环功能,施行有效的人工呼吸,必要时行气管切开,并辅之以有助于维持和改善呼吸、循环的相应药物。可用碳酸氢钠、乳酸钠碱化尿液加速排泄,如肾功能正常可用呋塞米,严重者可透析。极度过量时,大脑一切电活动消失,脑电图变为一条平线,并不一定代表为临床死亡,若不并发缺氧性损害,尚有挽救的希望。

地西泮等药详见第七章。

水 合 氯 醛
Chloral Hydrate

【其他名称】水化氯醛,含水氯醛。

【制剂与规格】有水合氯醛 65g、溴化钠 65g、淀粉 20g、枸橼酸 0.25g、薄荷水 0.5ml、琼脂糖浆 500ml、蒸馏水适量,共配成 100ml。

【药理作用】催眠药和抗惊厥药,有催眠及抗惊厥作用。

【适应证】用于失眠、烦躁不安及惊厥。

【用法与用量】儿童剂量:镇静催眠,口服或灌肠,6 个月以上一次 30~40mg/kg;抗惊厥,灌肠一次 40~60mg/kg;或遵医嘱。

【注意事项】

(1)久用可产生耐受性、依赖性和成瘾性。

(2)请将本品置于儿童接触不到的地方。

【不良反应】刺激性强,易引起恶心、呕吐,服时稀释之。

【禁忌证】心脏病、动脉硬化症、肝肾疾病、热性病、特异质者以及消化性溃疡和胃肠炎患者须慎用或者禁用。

【药物相互作用】

(1)可诱导肝微粒体酶活性。

(2)代谢产物可置换出某些与血浆蛋白结合的酸性药物,使其活性增强,合用药物时应注意。

【药物过量】成人极量一次 2g,一日 4 次;口服 4~5g 可引起急性中毒,致死量 10g 左右。

第四节　慢性扁桃体炎

一、概述

慢性扁桃体炎(chronic tonsillitis)的定义尚不明确,通常表现为咽痛至少 3 个月且伴有扁桃体炎症,多由急性扁桃体炎反复发作或因腭扁桃体隐窝引流不畅,窝内细菌、病毒滋生感染而演变为慢性炎症,是临床上最常见的疾病之一。链球菌和葡萄球菌为本病的主要致病菌。扁桃体窝易储存细菌及分泌物,细菌毒素经腺窝周围的血管网传播到周身,产生抗原、抗体复合物,到远离扁桃体的其他器官,如心脏、肾脏、关节等引发疾病。因而扁桃体成为不少全身性疾病如风湿热、心肌炎、肾炎等的病灶。

二、发病机制

慢性扁桃体炎的发生机制目前尚不清楚,可由急性扁桃体炎反复发作导致,也可继发于急性传染病,如猩红热、麻疹、白喉、流感等,还可继发于鼻腔及鼻窦等邻近组织器官感染。另外,近年来还有学者认为慢性扁桃体炎与自身变态反应有关。

三、病理

可分为三型:

1. 增生或肥大型　因炎症反复刺激,腺体淋巴组织与结缔组织增生,腺体肥大、质软,突出于腭弓之外,儿童多为此型。扁桃体隐窝口宽大,可见有分泌物堆集或有脓点。镜检:腺体淋巴组织增生,生发中心扩大,丝状核分裂明显,吞噬活跃。

2. 纤维或萎缩型 淋巴组织和滤泡变性萎缩,为广泛纤维组织所取代,因瘢痕收缩,腺体小而硬,常与腭弓及扁桃体周围组织粘连。病灶感染多为此型。

3. 隐窝型 腺体隐窝内有大量脱落上皮细胞、淋巴细胞、白细胞及细菌聚集而形成脓栓或隐窝口因炎症瘢痕粘连,内容物不能排出,形成脓栓或囊肿,成为感染灶。

四、临床表现与诊断

(一) 临床表现

1. 小儿慢性扁桃体炎症状多不典型,常有易患感冒及急性扁桃体炎反复发作病史,年龄较大患儿发作时常诉有咽痛,发作间歇期自觉症状少,可有咽内发干、发痒、异物感、刺激性咳嗽等轻微症状。

2. 咽部经常不适,若扁桃体隐窝内潴留干酪样腐败物或有大量厌氧菌感染,则出现口臭。

3. 小儿患儿如扁桃体过度肥大,可能出现呼吸不畅、睡眠打鼾、吞咽或言语共鸣障碍。

4. 由于隐窝脓栓被咽下,刺激胃肠或隐窝内细菌、毒素等被吸收引起全身反应,导致消化不良、头痛、乏力、低热等。

5. 体征 扁桃体可大可小,扁桃体大小并不表明其炎症程度。单纯的扁桃体肥大不一定是慢性发炎,应观察注意腺窝大小及分泌物情况,舌腭弓是否慢性充血,下颌角淋巴结是否肿大或有压痛等。

(二) 诊断

根据病史结合局部检查进行诊断。患儿有反复急性发作病史,为本病诊断的主要依据。局部检查时如发现扁桃体及腭舌弓慢性充血,扁桃体表面凹凸不平,有瘢痕或黄白色点状物,挤压腭舌弓有分泌物从隐窝口溢出,则可确诊。

五、治疗原则与策略

(一) 非手术治疗

1. 参加体育锻炼,增强体质和抗病能力,注意营养,急性扁桃体炎发作时治疗要充分。基于慢性扁桃体炎是感染 - 变态反应的观点,故也应将免疫治疗考虑在内,可应用各种增强免疫力药物(如注射人免疫球蛋白、转移因子等)。

2. 局部涂药、隐窝灌洗、冷冻及激光疗法等均有人试用,远期疗效仍不理想。

(二) 手术治疗

扁桃体切除术:

1. 适应证 扁桃体是一个免疫器官,具有细胞免疫和体液免疫功能。可抑制细菌在呼吸道黏膜的黏附、生长和扩散,对病毒有中和与抑制扩散作用,还可通过补体的活化,增强吞噬细胞功能。扁桃体的免疫功能在小儿期(3~5 岁)最活跃,此期行扁桃体手术应慎重。应严格掌握手术适应证,但年龄不是手术禁忌证。适应证如下:

(1)扁桃体过度增生肥大出现入睡打鼾、张口呼吸及睡眠不安。说话含混不清。

(2)慢性扁桃体炎经常急性发作;一年 5 次以上;扁桃体腺窝内常见栓塞物,患儿口臭不适。或虽非反复发作,但曾引起咽旁感染或扁桃体周围脓肿者。

(3)慢性扁桃体炎已成为引起其他脏器病变的病灶,如风湿性关节炎、风湿热、心肌炎及肾炎等。

(4)慢性扁桃体炎与邻近组织器官的病变有关联时,如中耳炎、鼻窦炎、下颌下淋巴结炎等。

(5)扁桃体角化症及白喉带菌者,经保守治疗无效时。

(6)扁桃体多次发炎以致经久低热而找不出其他原因者。

(7)扁桃体良性肿瘤,可连同扁桃体一并切除;恶性者应慎重选择适应证和手术范围。

2.禁忌证

(1)急性扁桃体发作时,一般不实行手术,宜在炎症消退后 2~3 周切除扁桃体。

(2)造血系统疾病及凝血功能减退者,如再生障碍性贫血、血小板减少性紫癜等一般不手术。如与其相关联时,应与相关学科紧密合作,采取综合措施,充分的术前准备下进行手术。

(3)患有严重的全身性疾病,如活动性肺结核、风湿性心脏病、关节炎、肾炎等,病情尚未稳定时暂缓手术。

(4)家族中免疫球蛋白缺乏或自身免疫病的发病率高,白细胞计数较低者,不宜手术。

(5)术前体检:详询病历,特别要注意血液病史。并作详细全身体检,必要时作胸部 X 线透视和 / 或拍片。检验血常规和凝血酶原时间、肝功能和尿常规。

(6)麻醉及手术方法:考虑到患儿的年龄和手术对其心理的影响,目前一般选择全身麻醉插管下手术。手术方法分为挤切法、剥离法、电刀切除法和等离子消融法。

(7)手术前后处理:手术当日早晨禁食。术后当天可进冷流食如冰棍、冷牛乳等。卧床休息,勿用力说话和咳嗽。注意有无出血现象,若患儿口吐鲜血,或入睡后不停地吞咽(出血征象),应即检查伤口,若有活动性出血,立即进行止血,并给止血剂,出血过多者应输血输液。术后第 2 天可进半流食,开始漱口以保持口腔清洁。发高热或感染者,使用抗生素,对症治疗。一般 2 周后伤口即可完全愈合。

六、常用治疗药物

人免疫球蛋白
Human Immunoglobulin

【其他名称】丙种球蛋白,人乙型感染免疫球蛋白。

【制剂与规格】每支 150mg(1.5ml),300mg(3ml),500mg(5ml)。

【药理作用】本品含有广谱抗病毒、细菌或其他病原体的 IgG 抗体,另外免疫球蛋白独特型和独特型抗体能形成复杂的免疫网络,所以具有免疫替代和免疫调节的双重治疗作用。经静脉输注后,能迅速提高受者血液中 IgG 水平,增强机体的抗感染能力和免疫调节功能。

【适应证】

(1)原发性免疫球蛋白缺乏症,如 X 联锁低免疫球蛋白血症、常见变异性免疫缺陷病、免疫球蛋白 G 亚型缺陷病等。

(2)继发性免疫球蛋白缺陷病,如重症感染、新生儿败血症等。

(3)自身免疫性疾病,如原发性血小板减少性紫癜、川崎病。

【用法与用量】用法:静脉滴注或以 5% 葡萄糖溶液稀释 1~2 倍做静脉滴注,开始滴注速度为 1.0ml/min(约 20 滴 /min),持续 15 分钟后若无不良反应,可逐渐加快速度,最快滴注速度不得超过 3.0ml/min(约 60 滴 /min)。

推荐剂量:

(1)原发性免疫球蛋白缺乏或低下症:首次剂量 400mg/kg 体重;维持剂量 200~400mg/kg 体重,给药间隔时间视患者血清 IgG 水平和病情而定,一般每月 1 次。

(2)原发性血小板减少性紫癜:每日 400mg/kg 体重,连续 5 日。维持剂量每次 400mg/kg 体重,间隔时间视血小板计数和病情而定,一般每周 1 次。

(3)重症感染:每日 200~300mg/kg 体重,连续 2~3 日。

(4)川崎病:发病 10 日内应用,儿童治疗剂量 2.0g/kg 体重,一次输注。

【注意事项】

(1)本品专供静脉输注用。

(2)如需要,可以用 5% 葡萄糖溶液稀释本品,但糖尿病患者应慎用。

(3)药液呈现混浊、沉淀、异物或瓶子有裂纹、过期失效,不得使用。

(4)本品开启后,应一次输注完毕,不得分次或给第二人输用。

(5)有严重酸碱代谢紊乱的患者应慎用。

【不良反应】一般无不良反应,极个别患者在输注时出现一过性头痛、心慌、恶心等不良反应,可能与输注速度过快或个体差异有关。上述反应大多轻微且常发生在输液开始 1 小时内,因此建议在输注的全过程定期观察患者的一般情况和生命特征,必要时减慢或暂停输注,一般无须特殊处理即可自行恢复。个别患者可在输注结束后发生上述反应,一般在 24 小时内均可自行恢复。

【禁忌证】

(1)对人免疫球蛋白过敏或有其他严重过敏史者。

(2)有抗 IgA 抗体的选择性 IgA 缺乏者。

【药物相互作用】本品应单独输注,不得与其他药物混合输用。

【药物过量】尚不明确。

转 移 因 子
Transfer Factor

【其他名称】p- 转移因子,百佳。

【制剂与规格】注射液:3mg(多肽):100μg(核糖)。口服液:10ml:20mg(多肽):600μg(核糖)。

【药理作用】免疫调节药。本品可增强或抑制体液免疫和细胞免疫功能;增加辅助性 T 细胞数。

【适应证】用于治疗病毒性或霉菌性细胞内感染(如带状疱疹、流行性乙型脑炎、白念珠菌感染、病毒性心肌炎等);对恶性肿瘤可作为辅助治疗剂(主要用于肺癌、鼻咽癌、乳腺癌、骨肉瘤等);免疫缺陷病(如湿疹、血小板减少、多次感染综合征及慢性皮肤黏膜真菌病有较好的疗效)。

用于某些抗生素难以控制的病毒性或霉菌性细胞内感染的辅助治疗(如带状疱疹、流行性乙型脑炎、白念珠菌感染、病毒性心肌炎等);亦可作为恶性肿瘤的辅助治疗剂;本品可用于湿疹、血小板减少、多次感染综合征、慢性皮肤黏膜真菌病等免疫缺陷疾病。

【用法与用量】皮下注射:淋巴回流较丰富的上臂内侧或大腿内侧腹股沟下端为宜,也可皮下注射于上臂三角肌处。一次 1~2 支,1 周或 2 周 1 次或遵医嘱。

口服。一次 10ml,一日 1~3 次。

【注意事项】当药品性状发生改变时禁止使用。

【不良反应】尚未见有关不良反应报道。

【禁忌证】对本品过敏者禁用。

【药物相互作用】尚不明确。

【药物过量】尚不明确。

第五节　增殖体肥大

一、概述

增殖体肥大又称腺样体肥大(adenoids hyperplasia),腺样体为鼻咽部淋巴组织,位于鼻咽部的后壁及顶部,2~6 岁是增殖旺盛时期,10 岁后逐渐开始萎缩,成年则大部分消失。儿童期如果腺样体增生肥大引起一系列临床症状,称为腺样体肥大。肥大的腺样体可大如核桃,妨碍鼻腔空气流通,阻止鼻咽部分泌物排泄;也可以堵塞咽鼓管口,影响中耳通气与引流。

二、病因与发病机制

腺样体炎症反复发作或邻近部位如鼻腔、鼻窦、扁桃体的炎症波及鼻咽部,刺激腺样体发生病理性增生。近年来有报道 2 岁以下儿童尤其要考虑胃食管外反流诱导引起腺样体炎反复发作,导致腺样体增生。此外有研究显示食物不耐受也是引起腺样体肥大的一个重要原因。

三、临床表现与诊断

(一) 临床表现

1. 鼻阻塞为本病主要症状,患儿常张口呼吸,呼吸粗而有声,入睡打鼾,运动时呼吸短促,鼻孔常流黏胀性分泌物,极易感冒。

2. 言语含糊,口齿不清且带鼻音。因鼻塞饮食不畅,常囫囵吞食,每餐费时甚久,以致消化不良。

3. 易患慢性中耳炎,致听觉减退。

4. 可呈“腺样体面容”张口呼吸、鼻根下陷、嘴唇甚厚、鼻唇沟变浅、上唇短而上翻、上门齿外突、面容呆笨、无表情。因呼吸困难,可发生鸡胸或漏斗胸,夜晚睡眠不安。

其他阻塞严重及为时较久者,可导致阻塞性睡眠呼吸暂停低通气综合征(obstructive sleep apnea-hypopnea syndrome,OSAHS)、肺动脉高压和肺心病等。检查口腔,可见腭弓高拱,牙齿排列不整齐。

（二）诊断

1. 鼻部三联症慢性鼻塞、流涕和闭塞性鼻音。

2. 耳闷胀感、耳鸣、传导性听力下降。

3. OSAHS 症状入睡打鼾,张口呼吸,睡眠不安等。

4. 还可伴有阵咳及支气管炎等下呼吸道感染症状。

体格检查发现有腺样体面容,营养发育不良,或有分泌性中耳炎的体征。鼻咽顶后壁见红色块状隆起堵塞后鼻孔。睡眠监测检查见不同程度睡眠呼吸障碍。

四、治疗原则与策略

凡具上述症状者,均应手术治疗。术前注意事项与扁桃体手术同,但手术较简单不必限制年龄和季节。如伴扁桃体肥大,可与扁桃体切除术同时进行。术后可用低浓度减充血剂如 0.5% 麻黄碱或 0.025% 羟甲唑啉滴鼻剂滴鼻,全身应用抗生素 3~5 天预防感染。

腺样体切除指征：

1. 阻塞症状 ①腺样体增生引起的慢性鼻塞或习惯性张口呼吸；②睡眠呼吸障碍,如 OSAHS、上气道阻力综合征；③排除其他原因引起的生长发育不良,如肺源性心脏病、吞咽异常等；④颌面部或牙齿发育异常；⑤淋巴组织异常增生。

2. 感染因素 ①反复发作或慢性腺样体炎症；②合并反复发作或慢性分泌性中耳炎；③合并慢性化脓性中耳炎；④合并慢性鼻窦炎。

3. 新生物怀疑有良性或恶性新生物生长。

五、常用治疗药物

盐酸羟甲唑啉滴鼻液
Oxymetazoline Hydrochloride Nasal Drops

【制剂与规格】10ml: 本品每瓶含盐酸羟甲唑啉为 5mg。5ml: 本品每瓶含盐酸羟甲唑啉为 2.5mg。3ml: 本品每瓶含盐酸羟甲唑啉为 1.5mg。

【药理作用】盐酸羟甲唑啉为咪唑类衍生物,具有直接激动血管 α_1 受体而引起血管收缩的作用,从而减轻炎症所致的充血和水肿。

【适应证】用于急慢性鼻炎、鼻窦炎、过敏性鼻炎、肥厚性鼻炎。

【用法与用量】滴鼻。成人和 6 岁以上儿童,一次一侧 1~3 滴,早晚各 1 次。

【注意事项】

(1) 严格按推荐用量使用,连续使用不得超过 7 天,如需继续使用,应咨询医师。

(2) 高血压、冠心病、甲状腺功能亢进、糖尿病等患者慎用。

(3) 3~6 岁儿童应在医师指导下使用。

(4) 对本品过敏者禁用,过敏体质者慎用。

(5) 当本品性状发生改变时禁用。

（6）请将此药品放在儿童不能接触的地方。

（7）儿童必须在成人监护下使用。

（8）如正在使用其他药品,使用本品前请咨询医师或药师。

【不良反应】

（1）滴药过频易致反跳性鼻充血,久用可致药物性鼻炎。

（2）少数人有轻微烧灼感、针刺感、鼻黏膜干燥以及头痛、头晕、心率加快等反应。

（3）罕见过敏反应。

【禁忌证】

（1）萎缩性鼻炎及鼻腔干燥者禁用。

（2）妊娠妇女及 2 周岁以内儿童禁用。

（3）正在将接受单胺氧化酶抑制剂（如帕吉林、苯乙肼、多塞平等）治疗患者禁用。

【药物相互作用】

（1）使用本品不能同时使用其他收缩血管类滴鼻剂。

（2）如与其他药物同时使用可能会发生药物相互作用,详情请咨询医师或药师。

【药物过量】未见报道。

第六节　喉　梗　阻

一、概述

喉是呼吸道最狭窄的部位,即呼吸道门户。喉腔因各种原因发生急性阻塞或缩窄导致喉生理功能障碍引发呼吸困难称为喉梗阻（laryngeal obstruction）。任何病变引起的喉梗阻均可导致机体氧摄取障碍及二氧化碳蓄积,若不及时解除梗阻,将会导致各主要脏器如脑、心、肺、肾严重损伤。由于小儿喉部解剖特点,炎症时易充血、水肿而出现喉梗阻。

二、病因与发病机制

急性喉梗阻主要由炎症（如急性喉炎、急性会厌炎、喉脓肿、咽部脓肿、下颌下蜂窝织炎等）、喉部异物、喉外伤、变态反应性或神经血管性水肿、双侧喉返神经麻痹引起。急性喉梗阻为小儿常见危重症状,发病甚急,必须以急症对待,积极抢救处理。

三、临床表现与诊断

（一）临床表现

1. 吸气性呼吸困难及喘鸣　为喉梗阻的主要表现。患儿吸气困难,呼吸急促,喉鸣,鼻翼扇动,烦躁不安,面色苍白,额冒汗珠,四肢发冷,脉搏加速。

2. 吸气性软组织凹陷　因呼吸极度困难,胸腹肌均加速动作以助呼吸,吸气时胸骨上下、两侧锁骨上以及下部肋间隙均显凹陷（称为三凹征）。

3. 声音嘶哑　如病变原因在喉内会出现声嘶,甚至失声。如系喉外病因,则声音大多正常。咳嗽声可为哮吼样。

4. 缺氧症状 因用力呼吸,患儿极度疲倦,而似入睡状态。呼吸似乎平缓,但 1~2 分钟后终因缺氧而呼吸又见困难,甚至惊醒。出现皮肤发绀或苍白发灰,发生呼吸及循环衰竭。

（二）分度

根据吸气性呼吸困难的轻重,将喉梗阻分为 4 度:

Ⅰ度:活动后出现吸气性喉鸣和呼吸困难,肺部听诊呼吸音及心率无改变。

Ⅱ度:安静时亦出现喉鸣和吸气性呼吸困难,肺部听诊可闻及喉传导音或管状呼吸音,心率加快。

Ⅲ度:除上述喉梗阻症状外,因缺氧而出现烦躁不安、口唇及指(趾)发绀、双眼圆睁、惊恐万状、头面部出汗,肺部呼吸音明显降低,心率快,心音低钝。

Ⅳ度:渐显衰竭、昏睡状态,由于无力呼吸,三凹征可不明显,面色苍白发灰,肺部听诊呼吸音几乎消失,仅有气管传导音,心律不齐,心音钝、弱。

（三）诊断

根据上述临床表现,喉梗阻的诊断较易,但应及时作出病因诊断,呼吸困难严重者应先解除呼吸困难后再进行检查。检查咽、喉、胸部以明确梗阻原因,并应与下呼吸道阻塞及肺部疾病相鉴别。如呼吸困难时主要表现在下胸部出现凹陷,应考虑肺炎。支气管哮喘及毛细支气管炎的呼吸困难则以呼气性为主,气管不完全梗阻表现为混合性呼吸困难。胸部 X 线检查以排除肺炎、肺不张及先天性心脏病等。纤维喉镜或直接喉镜检查可明确喉部病变。如细菌感染是喉梗阻的原因,当即可做咽培养。破伤风发生喉痉挛时多伴有其他肌痉挛,易于识别。

四、治疗原则与策略

如为喉部异物,应立即应用直接喉镜取出异物。咽喉部脓肿,及时切开引流即可解除梗阻;缺氧者予以吸氧,烦躁不安可用异丙嗪,除镇静外还有减轻喉头水肿的作用;痰多者可选用祛痰剂(氨溴索等),必要时直接喉镜吸痰。出现严重呼吸困难,心脏负担加重,易致衰竭,严重缺氧可致中枢神经系统损伤,甚至危及生命。

对于一时不能除去原因的严重喉梗阻（Ⅲ度或Ⅳ度喉梗阻）、经以上述处理仍有严重缺氧征象或有Ⅲ度喉梗阻者,需气管插管,呼吸机辅助通气治疗,必要时行气管切开。

五、常用治疗药物

异 丙 嗪
Promethazine

【其他名称】非那根。

【制剂与规格】片剂:每片 5mg。注射剂:1ml : 25mg。

【药理作用】异丙嗪是吩噻嗪类抗组胺药,也可用于镇吐、抗晕动以及镇静催眠。

(1)抗组胺作用:与组织释放的组胺竞争 H_1 受体,能拮抗组胺对胃肠道、气管、支气管或细支气管平滑肌的收缩或挛缩,解除组胺对支气管平滑肌的致痉和充血作用。

(2)止吐作用:可能与抑制了延髓催吐化学感受区有关。

(3)抗晕动症:可能通过中枢性抗胆碱性能,作用于前庭和呕吐中枢及中脑髓质感受器,主要阻断前庭核区胆碱能突触迷路冲动的兴奋。

(4)镇静催眠作用:可能由于间接降低了脑干网状上行激活系统的应激性。

【适应证】

(1)皮肤黏膜的过敏:适用于长期、季节性的过敏性鼻炎,血管运动性鼻炎,过敏性结膜炎,荨麻疹,血管神经性水肿,对血液或血浆制品的过敏反应,皮肤划痕症。

(2)晕动病:防治晕车、晕船、晕飞机。

(3)用于麻醉和手术前后的辅助治疗,包括镇静、催眠、镇痛、止吐。

(4)用于防治放射病性或药源性恶心、呕吐。

【用法与用量】肌内注射。

(1)成人用量:

1)抗过敏:一次 25mg,必要时 2 小时后重复;严重过敏时可用肌内注射 25~50mg,最高量不得超过 100mg。

2)在特殊紧急情况下,可用灭菌注射用水稀释至 0.25%,缓慢静脉注射。

3)止吐:12.5~25mg,必要时每 4 小时重复 1 次。

4)镇静催眠:一次 25~50mg。

(2)小儿常用量:

1)抗过敏:每次按体重 0.125mg/kg 或按体表面积 3.75mg/m^2,每 4~6 小时 1 次。

2)抗眩晕:睡前可按需给予,按体重 0.25~0.5mg/kg 或按体表面积 7.5~15mg/m^2 或一次 6.25~12.5mg,每日 3 次。

3)止吐:每次按体重 0.25~0.5mg/kg 或按体表面积 7.5~15mg/m^2,必要时每 4~6 小时重复;或每次 12.5~25mg,必要时每 4~6 小时重复。

4)镇静催眠:必要时每次按体重 0.5~1mg/kg 或每次 12.5~25mg。

【注意事项】

(1)已知对吩噻嗪类药高度过敏的人,也对本品过敏。

(2)下列情况应慎用:急性哮喘,膀胱颈部梗阻,骨髓抑制,心血管疾病,昏迷,闭角型青光眼,肝功能不全,高血压,胃溃疡,前列腺肥大症状明显者,幽门或十二指肠梗阻,呼吸系统疾病(尤其是儿童,服用本品后痰液黏稠,影响排痰,并可抑制咳嗽反射),癫痫患者(注射给药时可增加抽搐的严重程度),黄疸,各种肝病以及肾衰竭,Reye 综合征(异丙嗪所致的锥体外系症状易与 Reye 综合征混淆)。

应用异丙嗪时,应特别注意有无肠梗阻,或药物的过量、中毒等问题,因其症状体征可被异丙嗪的镇吐作用所掩盖。

【不良反应】异丙嗪属吩噻嗪类衍生物,小剂量时无明显不良反应,但大量和长时间应用时可出现吩噻嗪类常见的不良反应。

(1)较常见的有嗜睡;较少见的有视力模糊或色盲(轻度),头晕目眩、口鼻咽干燥、耳鸣、皮疹、胃痛或胃部不适感、反应迟钝(儿童多见)、晕倒感(低血压)、恶心或呕吐(进行外科手术和/或并用其他药物时),甚至出现黄疸。

(2)增加皮肤对光的敏感性,多梦魇,易兴奋,易激动,幻觉,中毒性谵妄,儿童易发生锥体外系反应。上述反应发生率不高。

(3)心血管的不良反应很少见,可见血压增高,偶见血压轻度降低。白细胞减少、粒细胞减少症及再生不良性贫血则属少见。

【禁忌证】未进行该项实验且无可靠参考文献,故尚不明确。

【药物相互作用】

(1)对诊断的干扰:葡萄糖耐量试验中可显示葡萄糖耐量增加。可干扰尿妊娠免疫试验,结果呈假阳性或假阴性。

(2)乙醇或其他中枢神经抑制剂,特别是麻醉药、巴比妥类、单胺氧化酶抑制剂或三环类抗抑郁药与本品同用时,可增加异丙嗪和/或这些药物的效应,用量要另行调整。

(3)抗胆碱类药物,尤其是阿托品类和异丙嗪同用时,后者的抗毒蕈碱样效应增加。

(4)溴苄铵、胍乙啶等降压药与异丙嗪同时应用时,前者的降压效应增强。肾上腺素与异丙嗪同应用时肾上腺素的 α 作用可被阻断,使 β 作用占优势。

(5)顺铂、巴龙霉素及其他氨基糖苷类抗生素、水杨酸制剂和万古霉素等耳毒性药与异丙嗪同用时,其耳毒性症状可被掩盖。

(6)不宜与氨茶碱混合注射。

【药物过量】用量过大的症状和体征有:手脚动作笨拙或行动古怪,严重时嗜睡或面色潮红、发热、气急或呼吸困难,心率加快(抗毒蕈碱 M 受体效应),肌肉痉挛,尤其好发于颈部和背部肌肉。坐卧不宁,步履艰难,头面部肌肉痉挛性抽动或双手震颤(后者属锥体外系效应)。解救时可对症注射地西泮(安定)和毒扁豆碱。必要时给予吸氧和静脉输液。

氨 溴 索
Ambroxol

【其他名称】溴己铵,必消痰。

【制剂与规格】片剂:每片 15mg,30mg。胶囊剂:每粒 30mg。口服液:每支 15mg(5ml),180mg(60ml)。

【药理作用】本品为稀化黏痰祛痰药,可增加呼吸道液量,减少黏液分泌,可促进肺表面活性物质的分泌及支气管纤毛运动,使痰易于咳出。

【适应证】适用于急性、慢性支气管炎引起的痰液黏稠、咳痰困难。

【用法与用量】口服,成人和 12 岁以上儿童:通常在治疗的最初 2~3 天,一次 10ml,一日 3 次;然后减少为一次 10ml,一日 2 次。12 岁以下儿童:6~12 岁儿童:每次 5ml,一日 2~3 次;2~5 岁儿童:每次 2.5ml,一日 3 次。

【注意事项】

(1)妊娠妇女及哺乳期妇女慎用。

(2)2 岁以下儿童应在医师指导下使用。

(3)肝肾功能不全的患者,应在医师指导下使用。

(4)应避免与中枢性镇咳药(如右美沙芬等)同时使用,以免稀化的痰液堵塞气道。

(5)本品为一种黏液调节剂,仅对咳痰症状有一定作用,在使用时应注意咳嗽、咳痰的原因,如使用 7 日未见好转,应及时就医。

(6)如服用过量或发生严重不良反应,应及时就医。

(7)对本品过敏者禁用,过敏体质慎用。

（8）本品性状发生改变时禁止使用。

（9）请将本品放在儿童不能接触的地方。

（10）儿童必须在成人监护下使用。

（11）如正在使用其他药品,使用本品前请咨询医师或药师。

【不良反应】 极少数患者有轻度胃肠道不适(如恶心、呕吐、消化不良、腹泻)及过敏反应(如皮疹、罕见血管神经性水肿),罕见头痛及眩晕等。

【禁忌证】 对本品过敏者禁用。

【药物相互作用】 本品与抗生素(阿莫西林、头孢呋辛、红霉素、多西环素)同时服用,可导致抗生素在肺组织浓度升高。本品与β₂受体激动剂、茶碱等扩张支气管药物有协同作用。

如与其他药物同时使用可能发生药物相互作用,详情请咨询医师或药师。

【药物过量】 未见报道。

第七节　喉软骨软化病

一、概述

先天性喉部异常包括喉软骨软化症(laryngomalacia)即先天性喉喘鸣(congenital laryngeal stridor)、会厌两裂、先天性喉蹼、喉膨出、声门下狭窄等,其中以喉软骨软化病为最常见,是由于喉肌组织功能障碍所致,占喉部先天畸形的50%~75%,男女发病率约为2:1。先天性喉喘鸣是一种婴幼儿常见疾病,吸气时发生喉鸣,到2岁左右恢复常态,偶可见于较大的儿童或迟发性喉软化症。

二、病因及发病机制

目前尚未完全明了,其发病可能是由于喉软骨发育不成熟、软化,导致吸气时会厌软骨两侧向后内蜷曲,与喉头接触。杓会厌皱襞及杓状软骨均吸入喉部,阻塞喉部入口,发生呼吸困难。喉鸣由杓会厌皱襞震动而发生。

三、临床表现与诊断

(一) 临床表现

1. **症状**　表现为间断性、低音调、吸气性喉喘鸣,用力吸气时喘鸣声加重。继发于声门上杓会厌襞周围组织的震动。是最常见的喉先天性畸形。男女发病率为2:1,出生后几天到几周后发病,最常见在出生后2周发病。出生6个月时症状最为严重,之后稳定并逐渐缓解,18~24月龄时症状消失。喉喘鸣在哭闹、进食及仰卧位时加重。中-重度患儿可伴有喂食困难、胃食管反流、生长停滞、发绀、间歇性完全阻塞或心力衰竭,极重度者可窒息死亡。

2. **体征**　临床检查可见典型三凹征,可闻及吸气期喉喘鸣。双肺呼吸音清晰。对可疑病例,使用电子喉气管内镜有助于确诊,清醒状态软质喉内镜检查可见典型病理表现。

（二）诊断及鉴别诊断

根据发病时间、典型病史、症状、吸气期喉喘鸣和三凹征一般不难作出诊断,必要时可作直接喉镜或纤维喉镜检查以确定喉部畸形的性质。依据纤维喉镜检查结果的分型,喉软化症可分为以下6种:①Ⅰ型:杓会厌襞向内陷型;②Ⅱ型:过长的管状会厌伴卷曲,常与Ⅰ型同时存在;③Ⅲ型:小脚软骨和楔状软骨向前内塌陷型(轻);④Ⅲ型:小脚软骨和楔状软骨向前内塌陷型(重);⑤Ⅳ型:会厌吸气期向后移位接触咽后壁或向喉内塌陷接触声带;⑥Ⅴ型:杓会厌皱襞过短。

重度喉软化症建议标准与参考指标:下列症状同时具备3个以上时,可诊断为重度喉软化症,是外科治疗的重要参考指征。①安静时呼吸困难和/或活动后重度呼吸困难;②喂养困难;③身高和体重生长滞滞;④睡眠呼吸暂停和阻塞性低通气;⑤难以控制胃食管反流;⑥阻塞性呼吸困难行气管插管病史;⑦活动性缺氧;⑧活动性高碳酸血症;⑨异常睡眠监测和呼吸暂停指数增高。

本病常与喉部其他疾病(如先天性喉囊肿)、气管异常(如先天性气管蹼、气管狭窄、颈部肿瘤、淋巴结肿大等)、小下颌等相鉴别,通过体格检查、胸部X线片、直接喉镜或纤维喉镜检查等可帮助诊断。

四、治疗原则与策略

1. 一般治疗　精心护理和加强喂养。如母亲饮食缺钙或妊娠期有四肢酸麻情况,宜早给患儿及其母亲足够的钙及维生素D,并晒太阳。特别应注意防治呼吸道感染。一般喉部间隙随年龄增大,大多在2岁左右,症状逐渐消失;气管环随年龄增大,逐渐发育变硬,症状便可缓解。对继发于气管腔外压迫的病例,应针对压迫原因,进行治疗,以解除呼吸道梗阻。

2. 外科治疗　目前仅用于极度严重病例,只在症状严重时需要,如严重威胁生命的气道阻塞症等。常见的手术方式有声门上成形术、会厌成形术、杓会厌襞成形术、杓会厌襞切开术、会厌融合术等。切除位置和程度范围取决于每个患儿具体阻塞状况。常用手术器械包括常规的喉显微器械、CO_2激光、微切削钻等。

3. 术后处理　术后应用抗生素至少5天,采取严格的抗胃食管反流措施,应用抗酸药物,并注意术后体位。

五、常用治疗药物

维生素D滴剂
Vitamin D Drops（Soft Capsules）

【制剂与规格】每粒含维生素D_3 400U。

【药理作用】维生素D可参与钙和磷的代谢,促进其吸收,并对骨质形成有重要作用。

【适应证】用于预防和治疗维生素D缺乏症,如佝偻病等。

【用法与用量】口服。成人与儿童一日1~2粒。

【注意事项】

(1)下列情况慎用:动脉硬化、心功能不全、高胆固醇血症、高磷血症、对维生素D高度敏感及肾功能不全患者。

(2)婴儿应在医师指导下使用。

(3)必须按推荐剂量服用,不可超量服用。

(4)对本品过敏者禁用,过敏体质者慎用。

(5)本品性状发生改变时禁止使用。

(6)请将本品放在儿童不能接触的地方。

(7)儿童必须在成人监护下使用。

(8)如正在使用其他药品,使用本品前请咨询医师或药师。

【不良反应】长期过量服用,可出现中毒,早期表现为骨关节疼痛、肿胀、皮肤瘙痒、口唇干裂、发热、头痛、呕吐、便秘或腹泻、恶心等。

【禁忌证】维生素 D 增多症、高钙血症、高磷血症伴肾性佝偻病患者禁用。

【药物相互作用】

(1)苯巴比妥、苯妥英、扑米酮等可减弱维生素 D 的作用。

(2)硫糖铝、氢氧化铝可减少维生素 D 的吸收。

(3)正在使用洋地黄类药物患者,应慎用本品。

(4)大剂量钙剂或利尿药(一些降血压药)与本品同用,可能会发生高钙血症。

(5)大量含磷药物与本品同用,可发生高磷血症。

(6)如与其他药物同时使用可能会发生药物相互作用,详情请咨询医师或药师。

第八节　急性感染性喉炎

一、概述

急性感染性喉炎(acute infections laryngitis)为喉部黏膜弥漫性炎症,好发于声门下部,又称急性声门下喉炎。春、冬季节多发,常见于 6 个月至 3 岁幼儿。

二、病因及发病机制

常继发于急性上呼吸道感染,有时在麻疹、流感、肺炎等病程中并发。常见病毒为副流感病毒、嗜血性流感病毒和腺病毒;常见的病原体为金黄色葡萄球菌、肺炎球菌、乙型链球菌和流感嗜血杆菌等。

由于小儿喉腔狭小,软骨软弱,黏膜内血管及淋巴结丰富,黏膜下组织松弛,易引起喉水肿;且咳嗽功能不强,致分泌物不易排出;神经敏感,受刺激后易引起喉痉挛,并发喉梗阻。

对小儿喉炎的研究还表明,儿童胃食管反流也可以引起喉炎,病变位置主要位于声门区的后部黏膜及杓状软管表面的黏膜,并认为胃食管反流也是引起喉部炎症和形态改变的一个原因。

三、临床表现与诊断

(一) 临床表现

急性感染性喉炎多继发于上呼吸道感染,也可为急性传染病的前驱症状或并发症。可有不同程度发热,夜间突发声嘶,犬吠样咳嗽和吸气性喉鸣伴呼吸困难。咽喉部充血,室带肿胀,声门下黏膜呈梭状肿胀,以致喉腔狭小发生喉梗阻。呈吸气性呼吸困难、鼻翼扇动,吸气时出现三凹征。患儿面色发绀,有不同程度烦躁不安,咳出分泌物喉可稍见缓解。白天症状较轻,夜间加剧(因入睡后喉部肌肉松弛,分泌物潴留阻塞喉部,刺激喉部发生喉痉挛)。少数患儿有呛食现象,哺乳或饮水即发呛,吃固体食物呛咳较轻。

(二) 诊断

小儿急性喉炎发作快,有其特殊症状,声嘶、喉鸣、犬吠样咳嗽、吸气性呼吸困难,一般诊断不难,但应与急性喉气管支气管炎、喉白喉、喉水肿、喉痉挛、急性会厌炎、喉或气管异物等婴幼儿喉梗阻相鉴别。

四、治疗原则与策略

小儿急性喉炎病情发展快,易并发喉梗阻,治疗应及时。使用抗生素及肾上腺皮质激素治疗,疗效迅速良好。

1. 急性喉炎病势进展迅速,应及早选用适当、足量的广谱抗生素控制感染。

2. **激素** 有抗炎及抑制变态反应的作用,治疗喉炎效果良好,但用量要够大,否则不易生效。病情较轻者可口服泼尼松,Ⅱ度以上喉梗阻患儿应给予静脉滴注地塞米松或氢化可的松或甲泼尼龙。

3. **镇静剂** 急性喉炎患儿因呼吸困难缺氧,多烦躁不安,宜用镇静剂。异丙嗪口服或注射,除有镇静作用,还可减轻喉水肿及喉痉挛,多数患儿用后效果良好。氯丙嗪及吗啡有抑制呼吸作用,影响观察呼吸困难的程度,故急性喉炎患儿最好不用。缺氧严重时应及早考虑气道重建。

4. **雾化吸入** 将布地奈德混悬液 2ml 和生理盐水 2ml 加入雾化器中,一天 2 次,雾化吸入后可以加速喉部炎症及水肿的消退,并稀释分泌物,利于咳出。

5. Ⅲ度呼吸困难患儿,由于咳嗽反射差,喉部或气管内常有分泌物潴留,可在直接喉镜下吸出,除去机械性梗阻,减轻因分泌物刺激所引起的喉痉挛,多可立即缓解呼吸困难。在进行直接喉镜检查吸痰的同时,还可局部喷雾 1% 麻黄碱以减轻喉部肿胀,缓解呼吸困难。吸痰后,应严密观察病情变化,必要时需气管插管,呼吸机辅助通气治疗或行气管切开。

6. **对症疗法** 体温高者,应用物理或药物降温。进流质或半流质易消化食物,多饮水,必要时输液。痰多者可选用祛痰剂。保持呼吸道通畅,防止缺氧加重,呼吸困难缺氧者给予吸氧。

7. **气管插管** 经上述处理后仍有严重缺氧征象或有Ⅲ度以上喉梗阻者,需气管插管,呼吸机辅助通气治疗,必要时行气管切开。

五、常用治疗药物

泼尼松等药详见第四章。

异丙嗪详见本章第七节。

吸入用布地奈德混悬液
Budesonide Suspension for Inhalation

【其他名称】普米克令舒。

【制剂与规格】2ml∶0.5mg,2ml∶1mg。

【药理作用】本品不为含卤素的肾上腺皮质激素类药物,具有抑制呼吸道炎症反应,减轻呼吸道高反应性,缓解支气管痉挛等作用。

【适应证】治疗支气管哮喘。可替代或减少口服类固醇治疗。建议在其他方式给予类固醇治疗不适合时应用吸入用布地奈德混悬液。

【用法与用量】起始剂量、严重哮喘期或减少口服糖皮质激素时的剂量:①成人:一次1~2mg,一天2次;②儿童:一次0.5~1mg,一天2次。

维持剂量应个体化,应是使患者保持无症状的最低剂量。建议剂量:①成人:一次0.5~1mg,一天2次;②儿童:一次0.25~0.5mg,一天2次。

【注意事项】

(1)运动员慎用。

(2)服类固醇停药期间,一些患者可能出现口服类固醇撤药相关症状,如关节和/或肌肉痛、倦怠及情绪低落,即使他们的呼吸功能能够得到维持甚至出现了改善。

(3)由于布地奈德能够进入循环系统,尤其在较高剂量时还可能出现全身活性,故当服用超过推荐剂量的吸入用布地奈德混悬液时,或者在治疗中未滴定至最低有效剂量的情况下,可能出现HPA抑制的情况。由于个体对于皮质醇生成的影响的敏感性不同,故医师在处方布地奈德混悬液时应考虑此信息。

(4)由于吸入类固醇存在全身吸收的可能性,应对接受吸入用布地奈德混悬液治疗的患者出现的任何全身类固醇作用进行观察。术后或者肾上腺功能不全患者需要严密观察。

(5)在治疗期间,少数患者可能出现一些全身类固醇治疗的作用,如肾上腺功能亢进、骨密度降低以及肾上腺抑制,特别是用较高剂量治疗时。

(6)吸入用布地奈德混悬液持续治疗对儿童生长速度的潜在影响,需要结合替代治疗方案的临床获益和风险加以权衡。

(7)虽然在临床研究中,患者接受过长达1年的吸入用布地奈德混悬液治疗,其在人体长期使用的局部和全身影响尚不完全清楚。特别是,长期使用对口腔、咽、气管和肺的发育或免疫影响尚不清楚。

(8)在临床研究中,一些患者中出现了口腔和咽部的局部白念珠菌感染。吸入用布地奈德混悬液治疗组与安慰剂对照组的发生率类似。如果发生此类感染,可能需要进行相应的抗真菌治疗和/或中断吸入用布地奈德混悬液的治疗。

(9)呼吸道存在活动性或非活动性结核感染,未加治疗的全身性真菌、细菌、病毒或寄生虫感染,或者眼单纯疱疹的患者需慎重。

(10)在吸入类固醇治疗后,罕有青光眼、眼内压升高以及白内障的病例报道。

(11)在HPA轴受到抑制期间,当患者遇创伤、手术、感染(特别是胃肠炎)或其他与严重电解质损失有关的情况时,可能出现肾上腺皮质功能不全的症状或体征。

(12)对于由口服类固醇转为吸入用布地奈德混悬液治疗的患者要缓慢撤药。在撤药期间,应密切观察患者的肺功能(FEV$_1$ 或 AMPEF),β 受体激动剂使用情况,以及哮喘症状。此外,还需要观察与肾上腺皮质功能不全相关的症状,如疲劳、倦怠、虚弱、恶心和呕吐以及低血压等。

(13)以前曾接受高剂量类固醇全身治疗的患者,从口服治疗改用布地奈德治疗时,可能再发生早期过敏症状或其他免疫系统疾病,如鼻炎、结膜炎、嗜酸性粒细胞(嗜曙红细胞)异常、湿疹及关节炎。

(14)使用免疫抑制药物的患者比健康个体更容易发生感染。

(15)未进行有关水痘和麻疹感染患者接受吸入性类固醇治疗的研究。

(16)一项临床研究考察了 12 个月至 8 周岁儿童哮喘患者在接受吸入用布地奈德混悬液治疗后的免疫应答情况。

(17)如果接受免疫抑制剂类固醇治疗的患者接触了水痘病毒感染源,可能需要予以水痘带状疱疹免疫球蛋白(varicella-zoster immunoglobulin,VZIG)或者混合静脉滴注免疫球蛋白(intravenous immunoglobulin,IVIG)治疗。如果患者接触到了麻疹病毒感染源,可能需要予以混合肌内注射免疫球蛋白(immunoglobulin,IG)进行治疗。如果患者出现了水痘,应考虑使用抗病毒药物治疗。

(18)布地奈德不是支气管扩张剂,因而不应用于快速缓解急性支气管痉挛或者其他哮喘急性发作。

(19)与其他吸入性哮喘药同时使用,服药后可能出现支气管痉挛,并伴有哮鸣的即时性加重。如果在吸入用布地奈德混悬液给药后出现急性支气管痉挛,必须立即使用一种速效吸入性支气管扩张剂进行治疗,中断吸入用布地奈德混悬液治疗,并且采取其他替代治疗方案。

(20)在吸入用布地奈德混悬液治疗期间,如果哮喘患者对常用量的支气管扩张剂无响应时,应立即与医师联系。

(21)与其他吸入治疗一样,用药后患者可能会立即出现反常的支气管痉挛。如发生严重反应,必须对治疗进行重新评估,如有需要,制订替代治疗方案。

(22)肝功能下降可能影响布地奈德清除率。

【不良反应】在使用吸入用布地奈德混悬液治疗的儿童患者中曾报道过下列不良反应:①吸入后,偶见咳嗽声音嘶哑和口腔咽喉部念珠菌感染;②偶有过敏反应,表现为皮疹、荨麻疹、血管神经水肿。

【禁忌证】对布地奈德或其他任何成分过敏者。

【药物相互作用】在临床研究中,布地奈德与其他药物联合给药较为常见,可增加不良事件发生率。布地奈德以及其他类固醇药物体内主要代谢途径,是经细胞色素 P450(CYP)3A4 代谢。口服酮康唑(一种强效 CYP3A4 抑制剂)后,会导致口服布地奈德平均血浆药物浓度增加。当与其他已知的 CYP3A4 抑制剂(如伊曲康唑、克拉霉素、红霉素等)联合用药时,可能使布地奈德的代谢受到抑制,并且增加布地奈德的全身暴露量。当布地奈德与长期使用的酮康唑或其他已知的 CYP3A4 抑制剂联合用药时,应予以注意。奥美拉唑对于口服布地奈德的药代动力学没有影响,而西咪替丁(一种 CYP1A2 的主要抑制剂)能够导致布地奈德清除率轻微下降,并且相应增加其口服生物利用度。

【**药物过量**】吸入用布地奈德混悬液过量用药后发生急性毒性的可能性非常低。如果长时间过量使用吸入类固醇,将会出现全身类固醇作用,诸如肾上腺皮质功能亢进或生长抑制等。

第九节 痉挛性喉炎

一、概述

痉挛性喉炎(spasmodic laryngitis)又称痉挛性哮吼,其特征为喉部痉挛,常在夜间发作,多发于 2~6 岁幼儿,易反复发作。

二、病因及发病机制

痉挛性喉炎多继发于上呼吸道感染,也可为急性鼻炎或急性咽炎的下行感染。病原体主要为副流感病毒(Ⅰ型居首位,Ⅲ型次之),其次为呼吸道合胞病毒,其少数属于流感及其他病毒。

三、临床表现与诊断

(一) 临床表现

常在前半夜骤然发病,咳嗽声紧促如犬吠。严重者有显著喉梗阻,出现喉鸣、吸气困难、胸壁凹陷、唇色青紫。经过治疗后痉挛缓解,随即沉睡。次夜可重发,可连续数夜发作。白天声音仍嘶哑,但无痉挛现象,至夜间症状又加重。须慎防冷空气侵袭,特别是在夜间睡眠时。

(二) 诊断

患儿均为幼儿或学龄前儿童,夜间起病,缺乏全身症状,这些都是诊断要点。如以前有过同样病史,则诊断易于确定。最初一次喉痉挛可能被疑为喉间异物。主要应与急性感染性喉炎、喉白喉及手足搐搦的喉痉挛相鉴别。

四、治疗原则及策略

通常预后良好,一般不需气管切开,应用下列疗法可使症状缓解或停止:

1. 增加室内湿度及新鲜空气,以弛缓喉痉挛。
2. 抗生素疗法。
3. 肾上腺皮质激素可解除喉痉挛。

五、常用治疗药物

抗生素疗法详见第四章。
肾上腺皮质激素药物的应用详见本章。

第十节　急性会厌炎

一、概述

急性会厌炎(acute epiglottitis)亦名急性梗阻性声门上喉炎,是一种凶险的、进展很快的会厌及其周围组织的急性炎症。炎性水肿常侵犯会厌、杓会厌皱襞、杓状软骨和喉室带,很少侵犯声门和声门下区。本病仅为急性喉炎、气管炎住院患儿的1/400,多发生于温带的冬季。常见于年龄较大的儿童,小婴儿较少见,此病病情危重,应予高度重视。

二、病因及发病机制

感染是常见的病因,最常见的致病菌是流感嗜血杆菌B型。肺炎球菌、α-溶血性链球菌和葡萄球菌等亦可致病。其他如外伤、异物、有害其他损伤及变态反应等。

三、临床表现与诊断

(一) 临床表现

1. 发病甚急,病前常有轻度上呼吸道感染。较小患儿常突然发病,高热(体温38.5~40.5℃),呼吸困难。较大儿童则先诉嗓子痛,吞咽困难。发病数分钟或数小时内,即出现严重喉梗阻,极度呼吸困难、吸气性喘鸣、鼻扇、三凹征、吞咽困难、拒绝饮食、烦躁。常因吞咽困难而流涎。

2. 声音多不嘶哑,有时语音低。婴幼儿常表现颈后仰而无其他脑膜刺激征。大孩子宁愿坐而不愿躺下,下颌向前,舌伸出口外,表情焦虑恐惧,呼吸慢而安静。病情严重而发展快者,似休克状态,可见苍白、青紫,失去知觉。

3. 检查咽部多无明显病变或仅有充血。咽部若有唾液潴留或流口水,则为危险征兆,应立即准备气管内切开。用压舌板深压舌根,可见增大、红肿、樱桃样会厌,为本病的特点。这种检查是危险的,除非已准备好气管切开,否则不能随便施行。因为强力压舌,使舌下降可完全堵塞呼吸道。若会厌肿成球状,在恶心或吸气终了,可嵌入声门而突然窒息。这种检查也不是必需的,近查看咽部有无唾液潴即可。

4. 喉镜检查喉部炎症严重,会厌、杓会厌皱襞、杓状软骨、室带均充血水肿致声带及声门不可见。

5. 颈部有轻度淋巴结炎。双肺呼吸音降低,换气极少。白细胞常升至$(15\sim25)\times10^9$/L,中心多形核细胞增多。

6. 喉部X线检查时,应注意勿强迫患儿平卧,以免引起窒息,可直立拍片。喉部侧位片,可见会厌肿胀如球状。因呼吸道梗阻,吸气时拍片可见声门下扩张。

(二) 诊断

对于诉有急性咽喉疼痛的患者,口咽部黏膜及扁桃体检查无明显改变的,要考虑到急性会厌炎的可能,间接喉镜检查多可以确诊。实验室检查及影像学检查均非诊断所必需,如已诊断明确应尽量省略,以免延误治疗及抢救时机。主要与单纯性喉水肿、喉白喉、急性喉气管支气管炎、喉异物相鉴别。

四、治疗原则及策略

急性会厌炎是一个有生命危险的疾病,在发病 2~5 小时内,可突然出现休克或窒息,儿童患儿死亡率为 7%~8%,应密切观察守护患儿。进行抢救应立即从点滴壶内快速注入地塞米松 2~5mg/ 次(能迅速缓解呼吸困难),疗效约为氢化可的松的 30 倍。同时给予抗生素,必要时用 1% 麻黄碱加 1∶1 000 肾上腺素雾化吸入或直接喷雾喉部。小儿烦躁为缺氧表现,予以吸氧,尽量不用镇静剂。如喉梗阻严重,应及早作气管切开术或气管插管。

五、常用治疗药物

地 塞 米 松

Dexamethasone

【其他名称】氟美松。

【制剂与规格】片剂:每片 0.75mg。注射液:2mg(1ml),5mg(1ml)。

【药理作用】

(1)抗炎作用:本产品可减轻和防止组织对炎症反应,从而减轻炎症表现。激素抑制炎症细胞,包括巨噬细胞和白细胞在炎症部位集聚,并抑制吞噬作用、溶酶体酶释放以及炎症化学中介物合成和释放。可以减轻和防止组织对炎症反应,从而减轻炎症表现。

(2)免疫抑制作用:包括防止或抑制细胞介导的免疫反应,延迟性过敏反应,减少 T 淋巴细胞、单核细胞、嗜酸性粒细胞数量,降低免疫球蛋白与细胞表面受体的结合能力,并抑制白介素的合成与释放,从而降低 T 淋巴细胞向淋巴母细胞转化,并减轻原发免疫反应的扩展。可降低免疫复合物通过基底膜,并能减少补体成分及免疫球蛋白的浓度。

【适应证】主要用于过敏性与自身免疫性炎症性疾病,如结缔组织病、严重的支气管哮喘、皮炎等过敏性疾病,溃疡性结肠炎、急性白血病、恶性淋巴瘤等。此外,本药还用于某些肾上腺皮质疾病的诊断——地塞米松抑制试验。

【用法与用量】口服,成人开始剂量为一次 0.75~3.00mg(1~4 片),一日 2~4 次。维持量约一日 0.75mg(1 片),视病情而定。儿童根据病情对症给药,或遵医嘱。

【注意事项】

(1)结核、急性细菌性或病毒性感染患者慎用,必要应用时,必须给予适当的抗感染治疗。

(2)长期服药后,停药前应逐渐减量。

(3)糖尿病、骨质疏松症、肝硬化、肾功能不良、甲状腺功能减退患者慎用。

(4)运动员慎用。

【不良反应】本品较大剂量易引起糖尿病、消化道溃疡和类库欣综合征症状,对下丘脑 - 垂体 - 肾上腺轴抑制作用较强。并发感染为主要的不良反应。

【禁忌证】对本品及肾上腺皮质激素类药物有过敏史患者禁用。高血压、血栓症、胃与十二指肠溃疡、精神病、电解质代谢异常、心肌梗死、内脏手术、青光眼等患者一般不宜使用。

特殊情况下权衡利弊使用,但应注意病情恶化的可能。

【药物相互作用】

(1)与巴比妥类、苯妥英、利福平同服,本品代谢促进作用减弱。

(2)与水杨酸类药合用,增加其毒性。

(3)可减弱抗凝血剂、口服降糖药作用,应调整剂量。

(4)与利尿剂(保钾利尿剂除外)合用可引起低钾血症,应注意用量。

【药物过量】未进行该项实验,且无可靠参考文献。

氢化可的松

Hydrocortlsone

【其他名称】可的索,皮质醇。

【制剂与规格】注射剂:10mg(2ml),25mg(5ml),50mg(10ml)。

【药理作用】

(1)抗炎作用:糖皮质激素减轻和防止组织对炎症的反应,从而减轻炎症表现。

(2)免疫抑制作用:防止或抑制细胞中介的免疫反应、延迟性过敏反应,并减轻原发免疫反应的扩展。

(3)抗毒、抗休克作用:糖皮质激素能对抗细菌内毒素对机体的刺激反应,减轻细胞损伤,发挥保护机体的作用。

【适应证】用于抢救危重患者如中毒性感染、过敏性休克、严重的肾上腺皮质功能减退症、结缔组织病、严重的支气管哮喘等过敏性疾病,并可用于预防和治疗移植物急性排斥反应。

【用法与用量】临用前,用0.9%氯化钠注射液或5%葡萄糖注射液稀释后使用。

(1)静脉注射用于治疗成人肾上腺皮质功能减退及腺垂体功能减退危象,严重过敏反应,哮喘持续状态、休克,每次游离型100mg或氢化可的松琥珀酸钠135mg静脉滴注,可用至每日300mg,疗程不超过3~5日。

(2)软组织或关节腔内注射用于治疗类风湿关节炎、骨关节炎、腱鞘炎、肌腱劳损等。关节腔内注射,每次1~2ml(25mg/ml);鞘内注射每次1ml。

(3)肌内注射一日50~100mg,分4次注射。

【注意事项】

1. 糖皮质激素与感染　肾上腺皮质功能减退患者易发生感染。在激素作用下,原来已被控制的感染可活动起来,最常见者为结核感染复发。在某些感染时应用激素,可减轻组织破坏、减少渗出、减轻感染中毒症状,但必须同时用有效的抗生素治疗、密切观察病情变化,在短期用药后,即应迅速减量、停药。

2. 对诊断的干扰

(1)糖皮质激素可使血糖、血胆固醇和血脂肪酸、血钠水平升高,使血钙、血钾下降。

(2)对外周血常规的影响为淋巴细胞、真核细胞及嗜酸、嗜碱细胞数下降,多核白细胞和血小板增加,后者也可下降。

(3)活性较强的糖皮质激素(如地塞米松)可使尿中17-羟皮质类固醇和17-酮类固醇下降。

（4）长期大剂量服用糖皮质激素可使皮试结果呈假阴性，如结核菌素试验、组织胞浆菌素试验和过敏反应皮试等。

（5）糖皮质激素还可使甲状腺 ^{131}I 摄取率下降，减少促甲状腺激素（thyroid-stimulating hormone，TSH）对促甲状腺激素释放激素（thyrotropin-releasing hormone，TRH）刺激反应。使 TRH 兴奋实验结果呈假阳性。干扰促黄体素释放素（luteinizing hormone-releasing hormone，LHRH）兴奋试验的结果。

（6）使放射性核素脑和骨显像减少或稀疏。

3. 下列情况应慎用　心脏病或急性心力衰竭、糖尿病、憩室炎、情绪不稳定和有精神病倾向、全身性真菌感染、青光眼、肝功能损害、眼单纯性疱疹、高脂蛋白血症、高血压、甲状腺功能减退（此时糖皮质激素作用增强）、重症肌无力、骨质疏松、胃溃疡、胃炎或食管炎、肾功能损害或结石、结核病等。

4. 随访检查　长期应用糖皮质激素者，应定期检查以下项目：①血糖、尿糖或糖耐量试验，尤其是糖尿病或糖尿病倾向者；②小儿应定期检测生长和发育情况；③眼科检查，注意白内障、青光眼或眼部感染发生；④血清电解质和大便隐血；⑤高血压和骨质疏松检查，尤以老年人更为重要。

【不良反应】糖皮质激素在应用生理剂量替代治疗时无明显不良反应，不良反应多发生在应用药理剂量时，而且与疗程、剂量、用药种类、用法及给药途径等有密切关系。

常见不良反应有以下几类：

（1）长程使用可引起以下不良反应：医源性库欣综合征面容和体态、体重增加、下肢水肿、紫纹、易出血倾向、创口愈合不良、痤疮、月经紊乱、肱或股骨头缺血性坏死、骨质疏松或骨折（包括脊椎压缩性骨折、长骨病理性骨折）、肌无力、肌萎缩、低钾血症、胃肠道刺激（恶心、呕吐）、胰腺炎、消化性溃疡或穿孔、儿童生长受到抑制、青光眼、白内障、良性颅内压升高综合征、糖耐量减退和糖尿病加重。

（2）患者可出现精神症状：欣快感、激动、谵妄、不安、定向力障碍，也可表现为抑制。精神症状尤易发生于患慢性消耗性疾病的人及以往有过精神不正常者。用量达到每日 40mg 泼尼松或更多，用药数日至 2 周即可出现。

（3）并发感染为肾上腺皮质激素的主要不良反应。以真菌、结核分枝杆菌、葡萄球菌、变形杆菌、铜绿假单胞菌和各种疱疹病毒为主。多发生在中程或长程疗法时，但也可在短期用大剂量后出现。

（4）下丘脑 - 垂体 - 肾上腺轴受到抑制，为激素治疗的重要并发症，其发生与制剂、剂量、疗程等因素有关。

（5）糖皮质激素停药综合征可出现患者在停药后出现头晕、昏厥倾向、腹痛或背痛、低热、食欲减退、恶心、呕吐、肌肉或关节疼痛、头疼、乏力、软弱，经仔细检查如能排除肾上腺皮质功能减退和原来疾病的复燃，则可考虑为对糖皮质激素依赖综合征。

（6）静脉迅速给予大剂量可能发生全身性过敏反应，包括面部、鼻黏膜、眼睑肿胀、荨麻疹、气短、胸闷、喘鸣。

【禁忌证】严重的精神病（过去或现在）和癫痫，活动性消化性溃疡病，新近胃肠吻合手术，骨折，创伤修复期，角膜溃疡，肾上腺皮质功能亢进症，高血压，糖尿病，妊娠妇女，抗菌药物不能控制的感染如水痘、麻疹、霉菌感染、较重的骨质疏松等。

【药物相互作用】

(1)非甾体抗炎药可加强其致溃疡作用。

(2)可增强对乙酰氨基酚的肝毒性。

(3)与两性霉素 B 或碳酸酐酶抑制剂合用时,可加重低钾血症,长期与碳酸酐酶抑制剂合用,易发生低血钙和骨质疏松。

(4)与蛋白质同化激素合用,可增加水肿的发生率,使痤疮加重。

(5)与抗胆碱能药(如阿托品)长期合用,可致眼压增高。

(6)三环类抗抑郁药可使其引起的精神症状加重。

(7)与降糖药如胰岛素合用时,因可使糖尿病患者血糖升高,应适当调整降糖药剂量。

(8)甲状腺激素可使其代谢清除率增加,故甲状腺激素或抗甲状腺药与其合用时,应适当调整后者的剂量。

(9)与避孕药或雌激素制剂合用,可加强其治疗作用和不良反应。

(10)与强心苷合用,可增加洋地黄毒性及心律失常的发生。

(11)与排钾利尿药合用,可致严重低血钾,并由于水钠潴留而减弱利尿药的排钠利尿效应。

(12)与麻黄碱合用,可增强其代谢清除。

(13)与免疫抑制剂合用,可增加感染的危险性,并可能诱发淋巴瘤或其他淋巴细胞增生性疾病。

(14)可增加异烟肼在肝脏代谢和排泄,降低异烟肼的血药浓度和疗效。

(15)可促进美西律在体内代谢,降低血药浓度。

(16)与水杨酸盐合用,可减少血浆水杨酸盐的浓度。

(17)与生长激素合用,可抑制后者的促生长作用。

【药物过量】 可引起类肾上腺皮质功能亢进综合征。主要原因为物质代谢和水盐代谢紊乱的结果。

（陈　强　卢庆红　李　岚　朱晓华）

参考文献

［1］张亚梅, 张天宇. 实用小儿耳鼻咽喉科学 [M]. 北京: 人民卫生出版社, 2011.

［2］胡亚美, 江载芳, 申昆玲, 等. 诸福棠实用儿科学 [M]. 8 版. 北京: 人民卫生出版社, 2015: 2545.

［3］黄选兆, 汪吉宝. 实用耳鼻咽喉科学 [M]. 北京: 人民卫生出版社, 2005: 355-357.

［4］MANNING S C, INGLIS A F, MOUZAKES J, et al. Laryngeal anatomical differences in pediatric patients with severe laryngomalacia [J]. Arch Otilaryngol Head Neck Surg, 2005, 131 (4): 340-343.

［5］RICHTER G T, THOMPSON D M. The surgical management of laryngomalacia [J]. Otilaryngol Clin North Am, 2008, 41 (5): 837-864.

第七章

急性上呼吸道感染药物治疗

一、概述

急性上呼吸道感染(acute upper respiratory infection,AURI)简称上感,俗称"感冒",是小儿最常见疾病。系由各种病原体引起的上呼吸道急性感染,该病主要侵犯鼻、鼻咽和咽部,根据主要感染部位的不同可诊断为急性鼻炎、鼻窦炎、急性咽炎、急性扁桃体炎等。

二、病因与发病机制

各种病毒和细菌均可引起急性上呼吸道感染,但90%以上为病毒,主要有鼻病毒(rhinovirus,RV)、呼吸道合胞病毒(respiratory syncytial virus,RSV)、流感病毒(influenza virus)、副流感病毒(parainfluenza virus)、腺病毒(adenovirus,ADV)、冠状病毒(coronal virus)等。病毒感染后可继发细菌感染,最常见的为溶血性链球菌,其次为肺炎球菌、流感嗜血杆菌等。肺炎支原体(*Mycoplasma pneumoniae*)亦可引起上呼吸道感染。

婴幼儿时期由于上呼吸道解剖和免疫特点而易患本病。营养障碍性疾病如维生素 D 缺乏性佝偻病、亚临床维生素 A、锌或铁缺乏症等,或免疫缺陷病、被动吸烟、护理不当、气候改变和环境不良等因素,易导致反复上呼吸道感染或病程迁延。

三、临床表现与诊断

(一) 一般类型上感

1. 症状

(1)局部症状:鼻塞、流涕、喷嚏、干咳、咽部不适和咽痛等,多于 3~4 天内自然痊愈。

(2)全身症状:发热、烦躁不安、头痛、全身不适、乏力等。部分患儿有食欲减退、呕吐、腹泻、腹痛等消化道症状。腹痛多为脐周阵发性疼痛,无压痛,可能为肠痉挛所致;如腹痛持续存在,多为并发急性肠系膜淋巴结炎。

婴幼儿局部症状较轻,以全身症状为主,常有消化道症状。多有发热,体温可高达39~40 ℃,热程为 2~3 天至 1 周,起病 1~2 天可因高热引起惊厥。年长儿以局部症状为主。

2. **体征** 体格检查可见咽部充血、扁桃体肿大,有时可见下颌和颈淋巴结肿大。肺部听诊一般正常。肠道病毒感染者可见不同形态的皮疹。

(二) 流行性感冒

系流行性感冒病毒所致,有明显流行病学史。全身症状重,如发热、头痛、咽痛、肌肉酸痛等。上呼吸道卡他症状可不明显。

(三) 两种特殊类型的上感

1. 疱疹性咽峡炎(herpangina)　主要由柯萨奇 A 组病毒所致。好发于夏、秋季。起病急骤,临床表现为高热、咽痛、流涎、畏食、呕吐等。体格检查可发现咽部充血,在咽腭弓、软腭、腭垂的黏膜上可见数个至十数个 2~4mm 大小灰白色的疱疹,周围有红晕,1~2 日后破溃形成小溃疡,疱疹也可发生于口腔的其他部位。病程为 1 周左右。

2. 咽结膜热(pharyngo-conjuncetival fever)　由腺病毒 3、7 型所致。好发于春、夏季,散发或发生小流行。以发热、咽炎、结膜炎为特征。多呈高热、咽痛、眼部刺痛,有时伴消化道症状。体检发现咽部充血,可见白色点块状分泌物,周边无红晕,易于剥离单侧或双侧滤泡性咽结膜炎,可伴球结膜出血;颈及耳后淋巴结增大。病程为 1~2 周。

根据临床表现,在排除急性传染病早期、急性阑尾炎、过敏性鼻炎等疾病后,结合实验室检查,可作出诊断。

实验室检查:病毒感染者外周血白细胞计数正常或偏低,中性粒细胞减少,淋巴细胞计数相对增高。病毒分离和血清学检查可明确病原。

细菌感染者外周血白细胞可增高,中性粒细胞增高,在使用抗菌药物前行咽拭子培养可发现致病菌。C 反应蛋白(C-reactive protein,CRP)和降钙素原(procalcitonin,PCT)有助于鉴别细菌感染。

四、治疗原则与策略

(一) 一般治疗

充分休息、多饮水,注意呼吸道隔离,预防并发症,并重视一般护理和支持疗法。

(二) 抗感染治疗

1. 抗病毒药物　大多数上呼吸道感染由病毒感染引起,若为流感病毒感染,可用磷酸奥司他韦等抗流感药物治疗。部分中药制剂有一定的抗病毒疗效。

2. 抗菌药物　细菌性上呼吸道感染或病毒性上呼吸道感染继发细菌感染者可选择应用抗菌药物治疗,常选用青霉素类、头孢菌素类、大环内酯类抗菌药物。咽拭子培养阳性结果有助于指导抗菌治疗。若证实为链球菌感染,或既往有风湿热、肾炎病史者,青霉素疗程应为 10~14 日。

(三) 对症治疗

1. 高热　可口服对乙酰氨基酚或布洛芬,亦可用冷敷、温水擦浴等措施降温。

2. 高热惊厥者　可予以镇静、止惊等处理(如应用地西泮、苯巴比妥、水合氯醛等)。

3. 鼻塞者　可酌情给予减充血剂,咽痛可含服咽喉片。

4. 并发症的治疗　对常见并发症的治疗,是处理急性上呼吸道感染的一个重要环节,必须根据临床症状轻重缓急而采取适当的治疗办法控制症状,给予正确治疗方案,安全治愈。

五、常用治疗药物

奥 司 他 韦
Oseltamivir

【其他名称】奥塞米韦,达菲,Tamiflu。

【制剂与规格】胶囊:75mg。颗粒剂:15mg。

【药理作用】本品为一种强效特异性流感病毒神经氨酸酶抑制药的前体药,通过改变病毒复制所必需的神经氨酸酶活性位点结构,从而阻止所有与临床相关的流感病毒 A 株或 B 株毒株的复制。本药作用有高度特异性,对其他病毒、细菌或人类的神经氨酸酶没有或几乎没有抑制作用。就其本身而言,即使浓度高达 1mmol/L 也不会对培养中的细胞产生毒性作用。另外,本药不抑制机体对流感病毒感染的免疫反应。

【适应证】防治 A 型及 B 型流感。

【用法与用量】儿童口服给药。

(1)预防流感:13 岁及 13 岁以上青少年用法与用量同成人,每次 75mg,每天 1 次。

(2)治疗流感:本药已被批准用于出现流感症状不超过 2 天的 1 岁及 1 岁以上儿童。具体如下:13 岁及 13 岁以上青少年的用法与用量同成人,每次 75mg,每日 2 次。13 岁以下儿童的用量根据体重而定,若体重≤15kg,每次 30mg,每天 2 次;若体重为 15~23kg,每次 45mg,每天 2 次;若体重为 23~40kg,每次 60mg,每天 2 次;若体重>40kg,每次 75mg,每天 2 次。

【注意事项】

(1)尚无证据显示磷酸奥司他韦对甲型流感和乙型流感以外的其他疾病有效。

(2)奥司他韦对 1 岁以下儿童治疗流感安全性和有效性尚未确定。

(3)奥司他韦对 13 岁以下儿童预防流感安全性和有效性尚未确定。

(4)在健康状况差或不稳定,必须入院的患者中奥司他韦的安全性和有效性尚无资料。

(5)在免疫抑制的患者中奥司他韦治疗和预防流感的安全性和有效性尚不确定。

(6)在合并有慢性心脏和/或呼吸道疾病的患者中奥司他韦治疗流感的有效性尚不确定。这些人群中治疗组和安慰剂组观察到的并发症发生率无差别。

(7)磷酸奥司他韦不能取代流感疫苗。磷酸奥司他韦的使用不影响每年接种流感疫苗。磷酸奥司他韦对流感的预防作用仅在用药时才具有。只有在可靠的流行病学资料显示社区出现了流感病毒感染后才考虑使用磷酸奥司他韦治疗和预防流感。

(8)无肾衰竭儿童的药物剂量的资料。

【禁忌证】对本品过敏者禁用。

【不良反应】

(1)全身:面部或舌部肿胀、变态反应、过敏反应/过敏样反应、体温过低。

(2)皮肤:皮疹、皮炎、荨麻疹、湿疹、中毒性表皮坏死松解症、Stevens-Johnson 综合征,多形红斑。

(3)消化系统:肝炎、肝功能检查异常。

(4)心脏：心律失常。

(5)胃肠道：恶心、呕吐、胃肠道出血、出血性结肠炎等。

(6)精神神经性不良事件：流感可能会引起许多神经和行为症状，包括幻觉、谵妄和行为异常，有些病例中还会引发致命性结果。这些事件可能出现在脑炎或脑病背景下，但也可能出现在无明显严重疾病的情况下。

(7)接受本品用药的流感患者中，曾出现导致受伤的谵妄和行为异常等上市后报道(主要来源于日本)，有些病例还导致致命性结果。主要在儿童患者中报道了这些事件，且通常为突发事件，并迅速消退。

【药物相互作用】本药与丙磺舒合用会使本药羧酸盐的血浆浓度提高 2 倍，但由于活性代谢产物安全范围很宽，与丙磺舒合用时不需要调整药物剂量。

【应急处理】在临床试验中，本品剂量高达 1 000mg 时主要导致恶心和呕吐。在治疗剂量时有报道发生谵妄、幻觉、精神病、癫痫发作等精神神经性不良事件，可能与流感有关。尚无药物过量处理的报道。

对乙酰氨基酚
Paracetamol

【其他名称】扑热息痛,醋氨酚,百服宁,泰诺,Acetaminophen。

【制剂与规格】片剂：0.1g,0.3g,0.5g,0.65g。胶囊剂：0.3g。泡腾冲剂：0.1g,0.5g。溶液剂：10ml：0.25g,5ml：0.25g。滴剂：10ml：1g,16ml：1.6g。注射液：1ml：0.075g,2ml：0.25g。栓剂：0.15g,0.3g,0.6g。

【药理作用】本品镇痛作用可能是通过抑制中枢神经系统中前列腺素的合成以及阻断痛觉神经末梢的冲动而产生镇痛。解热作用则可能是通过下视丘脑体温调节中枢产生周围血管扩张、出汗与散热而起作用。本品能缓解疼痛和发热症状，与非甾体抗炎药相比其抗炎作用弱。

【适应证】

(1)缓解轻度 - 中度疼痛，如头痛、关节痛、肌痛、神经痛、偏头痛、牙痛、痛经及癌症或术后疼痛等。

(2)退热，如感冒或其他原因引起的高热。

(3)治疗轻、中度骨关节炎。

(4)本品可用于对阿司匹林过敏、不耐受或不适于应用阿司匹林的病例，如水痘、血友病及其他出血性疾病患者(包括应用抗凝治疗的病例)以及轻型消化性溃疡及胃炎等。

(5)本品仅可作对症治疗，故应用本品时须同时治疗疼痛或发热的原因。

【用法与用量】口服或塞肛。儿童每次 10~15mg/kg(<600mg)口服，每 4~6 小时 1 次；新生儿一次 10mg/kg 口服，每 6~8 小时 1 次，如果有黄疸应减量至 5mg/kg。每日<4 次，用药不超过 3 天。

【注意事项】

(1)阿司匹林过敏者对本品一般不发生过敏反应。但有报道在因阿司匹林过敏发生哮喘的患者中，少数(<5%)可于服用本品后发生轻度支气管痉挛性反应。

(2)下列情况应慎用：①乙醇中毒、肝病或病毒性肝炎时，本品有增加肝脏毒性作用的危险;②肾功能不全,长期大量应用有增加肾脏毒性危险。

(3)不宜大量或长期用药以防引起造血系统和肝、肾损害。

【禁忌证】 对本品过敏者禁用。

【不良反应】

(1)一般剂量较少引起不良反应,对胃肠刺激小,不会引起胃肠出血。少数病例可发生粒细胞缺乏症、贫血、过敏性皮炎(皮疹、皮肤瘙痒等)、肝炎或血小板减少症等。

(2)长期大量用药,尤其是在肾功能低下者,可出现肾绞痛或急性肾衰竭(少尿、尿毒症)或慢性肾衰竭(镇痛药性肾病)。

【药物相互作用】

(1)本药与巴比妥类(如苯巴比妥)药物合用时,长期或超量服用本品时,可致肝功能损害。

(2)长期或大量使用本品时,因可减少凝血因子在肝内合成,可增强抗凝药的作用,应注意根据凝血酶原时间调整抗凝药剂量。

(3)长期大量与阿司匹林、其他水杨酸盐制剂或其他非甾体抗炎药合用时,可明显增加肾毒性。

(4)与抗病毒药齐多夫定合用时,由于两药可互相降低与葡糖醛酸的结合作用而降低清除率,从而增加毒性,因此应避免同时应用。

(5)本品与氯霉素并用,可延长后者的半衰期,增强其毒性。

【应急处理】 服用超量(包括中毒量)时,可很快出现恶心、呕吐、胃痛、腹泻、畏食及多汗等症状,且可持续24小时。2~4天内可出现肝功能损害,表现为肝区疼痛、肝大或黄疸。第3~5天肝功能异常可达高峰,第4~6天可出现明显的肝功能衰竭,表现为肝性脑病(精神、神志障碍、躁动,嗜睡)、抽搐、呼吸抑制及昏迷等症状以及凝血障碍、胃肠道出血、弥散性血管内凝血、低血糖、酸中毒、心律失常、循环衰竭或肾小管坏死。曾报道有人一次服用本品8~15g而导致严重肝坏死,并于数日内死亡。

服药过量时应洗胃或催吐,并给予拮抗剂 N-乙酰半胱氨酸,不得给予活性炭,因后者可影响拮抗剂的吸收。N-乙酰半胱氨酸开始用时按体重给予140mg/kg口服,然后以70mg/kg每4小时1次,共用17次。病情严重时可静脉给药,将药物溶于5%葡萄糖注射液200ml中静脉注射。拮抗剂宜尽早应用,12小时内给药疗效满意,超过24小时疗效较差。治疗中应进行血药浓度监测,并给予其他疗法,如用血液透析或血液滤过。

布 洛 芬
Ibuprofen

【其他名称】 异丁苯丙酸,异丁洛芬,芬必得,BRUFEN。

【制剂与规格】 片剂:0.1g,0.2g,0.3g。胶囊剂:0.1g,0.2g,0.3g。颗粒剂:0.1g,0.2g。干混悬剂:34g∶1.2g。混悬液:100ml∶2.0g,30ml∶0.6g。栓剂:50mg,0.1g。

【药理作用】 本品具镇痛、抗炎、解热作用。其作用机制通过对环氧合酶抑制而减少前列腺素的合成,由此减轻因前列腺素引起的组织充血、肿胀,降低周围神经痛觉的敏感性。它通过下丘脑体温调节中枢而起解热作用。

【适应证】 对成人和儿童发热有解热作用;也适用于急性轻、中度疼痛;风湿及类风湿关节炎。

【用法与用量】儿童口服或塞肛。

(1)口服:解热镇痛,一次 5~10mg/kg,每 6 小时 1 次。抗风湿,每天 30~40mg/kg,分 3~4 次。用于 3 个月以上儿童,尽可能每日 ≤4 次。

(2)塞肛:成人一次 100mg,如需要再次用药应间隔 4 小时以上。1~3 岁小儿一次 50mg,如症状无缓解,每 4~6 小时重复给药 1 次,24 小时不超过 200mg。3 岁以上小儿,一次 100mg。

【注意事项】

(1)对阿司匹林或其他非甾体抗炎药过敏者对本品可有交叉过敏反应。

(2)有下列情况患者应慎用:支气管哮喘,心功能不全、高血压、血友病或其他出血性疾病,消化道溃疡病史,肾功能不全。

(3)长期用药时应定期检查血常规及肝、肾功能。

(4)对长期应用糖皮质激素的患者加用本品时,皮质激素需缓慢停药,以免病情加重或引起皮质功能不全。

【禁忌证】对本品过敏者及对阿司匹林过敏的哮喘患者禁用。鼻息肉综合征、血管性水肿患者禁用。用于晚期妊娠妇女可使妊娠期延长,引起难产及产程延长;妊娠妇女及哺乳期妇女禁用。

【不良反应】

(1)消化道症状包括消化不良、胃烧灼感、胃痛、恶心、呕吐,少数(<1%)出现胃溃疡和消化道出血,亦有因溃疡穿孔者。

(2)神经系统症状如头痛、嗜睡、晕眩,耳鸣少见。

(3)肾功能不全很少见,多发生在有潜在性肾病变者;但少数服用者可出现下肢水肿。

(4)其他少见症状有皮疹、支气管哮喘发作、肝酶升高、白细胞减少等。

【药物相互作用】

(1)饮酒或与其他非甾体抗炎药同用时可增加胃肠道的不良反应,并可导致溃疡。长期与对乙酰氨基酚同用时可增加对肾脏的不良反应。

(2)与阿司匹林或其他水杨酸类药物同用时,药效不增强,而胃肠道不良反应及出血倾向发生率增高。

(3)本品与肝素、双香豆素等抗凝药及血小板聚集抑制药同用时,可导致凝血酶原时间延长,增加出血倾向。

(4)本品与呋塞米同用时,后者的排钠和降压作用减弱,与抗高血压药同用时也降低后者的降压效果。

(5)本品与地高辛、维拉帕米、硝苯地平、甲氨蝶呤、口服降血糖药同用时,能使这些药物的血药浓度增高。亦可影响抗高血压药降压效果。

(6)丙磺舒可降低本品排泄,增加血药浓度,从而增加毒性,故同用时宜减少本品剂量。

【应急处理】药物的不良反应与所服用剂量呈正相关,严重时可出现昏迷、肾衰竭、代谢性酸中毒及呼吸循环抑制。因此服药超量时应做紧急处理,包括催吐或洗胃、口服活性炭、抗酸药和 / 或利尿药,并给予监测及其他支持疗法。

地 西 泮
Diazepam

【其他名称】安定,苯甲二氮䓬,VALIUM,DLAPAM,STESOLID,STESOLIN,PIAZEPAM。

【制剂与规格】片剂:2.5mg,5mg。胶囊剂:10mg。注射液:2ml:10mg。

【药理作用】本品为长效苯二氮䓬类药,可引起中枢神经系统不同部位的抑制,随着用量加大,而具有抗焦虑、镇静、催眠、抗惊厥、抗癫痫及中枢性肌肉松弛作用。本类药的作用机制尚未完全阐明,认为可以加强或易化 γ- 氨基丁酸(GABA)的抑制性神经递质的作用,GABA 在苯二氮䓬受体相互作用下,主要在中枢神经各个部位,起到突触前和突触后的抑制作用。

(1)抗焦虑作用:能选择性抑制边缘系统中海马和杏仁核神经元电活动的发放和传播,产生抗焦虑作用。

(2)镇静催眠作用:通过刺激上行性网状激活系统内 GABA 受体,提高 GABA 在中枢神经系统的抑制。苯二氮䓬类药物的镇静催眠作用强于巴比妥类,但其宿醉的不良反应低于巴比妥类。能够明显缩短入睡潜伏期,延长睡眠时间,减少觉醒次数。主要是延长慢波睡眠第Ⅱ期、缩短第Ⅲ期,对于快速眼动睡眠时间的影响不明显。

(3)抗惊厥与抗癫痫作用:可能由于增强突触前抑制,抑制皮质 - 丘脑和边缘系统的致痫灶引起的异常放电的扩散,但不能消除原发病灶的异常放电。

(4)骨骼肌松弛作用:主要抑制脊髓多突触传出通路和单突触传出通路。地西泮由于具有抑制性神经递质或阻断兴奋性突触传递而抑制多突触和单突触反射。苯二氮䓬类也可能直接抑制运动神经和肌肉功能。

(5)其他作用:本品可引起暂时性记忆缺失,在大剂量时可以干扰记忆通路的建立或记忆信息的保存,表现为顺行性遗忘或逆行性遗忘,从而影响到用药后对于部分经历事件的记忆或对于用药前经历事件的部分遗忘。

【适应证】

(1)焦虑症。

(2)镇静催眠。

(3)抗癫痫和抗惊厥:静脉注射为治疗癫痫持续状态的首选药物,但同时需用其他抗癫痫药巩固与维持;对破伤风轻度阵发性惊厥也有效。

(4)口服可用作麻醉前给药以减少焦虑和紧张,也可起到基础麻醉的效能,静脉注射可用于全身麻醉诱导。

(5)可缓解局部肌肉或关节炎症所引起的反射性肌肉痉挛,上运动神经元病变,手足徐动症和僵人综合征的肌肉痉挛,颞颌关节病变引起的咬肌痉挛。

(6)恐惧症。

(7)紧张性头痛。

(8)特发性震颤。

【用法与用量】口服给药或静脉注射。

(1)口服:<1 岁婴儿,一日 1~2.5mg,幼儿一日不超过 5mg,5~10 岁儿童一日不超过 10mg。

(2)静脉注射：一次 0.25~0.5mg/kg，但一次不能超过 20mg，缓慢注射。

【注意事项】

(1)有下列情况患者慎用：6 个月以下儿童，疲劳患者，肝、肾功能损害者，严重抑郁或有自杀倾向者，卟啉病患者。

(2)本品静脉注射易发生静脉血栓或静脉炎，静脉注射宜慢，否则可引起心脏停搏和呼吸抑制。

(3)慢性肺功能不全患者使用本品有出现呼吸抑制的风险，应调整剂量。

(4)儿童使用苯二氮䓬类药物，有出现精神反应和异常反应的报道，一旦出现，应停药。

(5)静脉注射用于经口腔做内镜检查时，若有咳嗽、呼吸抑制、喉头痉挛等反射活动，应同时应用局部麻醉药。

【禁忌证】下列情况禁用：对本品过敏者；严重肝功能、呼吸功能不全；睡眠呼吸暂停综合征；重症肌无力；急性闭角型青光眼。

【不良反应】

(1)常见不良反应：恶心、便秘、水肿、嗜睡、精神错乱、共济失调、月经不规则。

(2)严重罕见的不良反应：粒细胞缺乏、造血系统疾病和肝功能下降。

(3)长期连续用药可产生依赖性和成瘾性，停药可能发生撤药症状，表现较多见为睡眠困难，异常激惹状态和神经质；较少见或罕见的有腹部或胃痉挛、精神错乱、惊厥、肌肉痉挛、恶心或呕吐、颤抖、异常多汗。

【药物相互作用】

(1)与乙醇及其他中枢神经抑制药合用，可增强中枢抑制作用。

(2)抗酸药可延迟但不减少地西泮的吸收。

(3)与影响 CYP450 酶药物合用，可发生复杂相互作用：卡马西平、苯巴比妥、苯妥英、利福平为肝药酶诱导剂，可增加本品消除，使血药浓度降低。

(4)与抗高血压药和利尿降压药合用，可使降压作用增强。

(5)与地高辛合用，可增加地高辛血药浓度而致中毒。

(6)与左旋多巴合用时，可降低后者的疗效。

【应急处理】药物过量可出现动作失调、言语含糊不清、嗜睡、易惊醒、重者昏迷和呼吸抑制。苯二氮䓬类药物超量或中毒时，应该立即静脉使用特效拮抗剂氟马西尼，并应及早进行对症处理，包括催吐或洗胃等，以及呼吸和循环方面支持疗法；如有兴奋异常，不能用巴比妥类药，以免中枢性兴奋加剧或延长中枢神经系统的抑制。

苯 巴 比 妥
Phenobarbital

【其他名称】鲁米那，Luminal。

【制剂与规格】片剂：15mg，30mg，100mg。注射液：1ml∶100mg，2ml∶200mg。粉针剂：50mg，100mg，200mg。

【药理作用】本品为长效巴比妥类，对中枢神经系统有广泛抑制作用，随用量增加而产生镇静、催眠和抗惊厥效应，大剂量时产生麻醉作用，作用机制现认为主要与阻断脑干网状结构上行激活系统有关。本品还具有抗癫痫效应，其机制在于抑制中枢神经系统单突触和多突触传递,还可能与其增强中枢抑制性递质 γ- 氨基丁酸的功能有关。对癫痫大发作与局限性发作及癫痫持续状态有良效,对癫痫小发作疗效差,对精神运动性发作则往往无效,且单用本药治疗时还可能使发作加重。

【适应证】主要用于治疗焦虑、失眠、癫痫及运动障碍;也可用作抗高胆红素血症。

【用法与用量】

(1)口服:小儿用于镇静每次 2mg/kg,用于抗惊厥每次 3~5mg/kg,用于抗高胆红素血症每日 5~8mg/kg,分次口服。

(2)肌内注射:一次 6~10mg/kg,必要时 4 小时后可重复,一次极量不超过 0.2g。

【注意事项】

(1)对一种巴比妥过敏者,可能对本品过敏。

(2)本品作为抗癫痫药应用时,可能需要 10~30 天才能达到最大效果,需按体重计算药量,需定期测定血药浓度,以达最大疗效。

(3)肝功能不全患者,用药时应从小剂量开始。

(4)长期用药可产生精神或躯体的药物依赖性,停药需逐渐减量,以免引起撤药症状。

(5)下列情况慎用:抑郁、严重贫血、哮喘史、心脏病、糖尿病、药物滥用或依赖史、肝功能损害、多动症、高血压、甲状腺功能亢进症、肾上腺功能减退已处于临界状态、不能控制的疼痛、肾功能损害。

(6)静脉注射速度不应超过每分钟 60mg,过快可引起呼吸抑制。

【禁忌证】下列情况禁用:对苯巴比妥药品过敏者;肝功能严重损害者;呼吸系统疾病(呼吸困难或呼吸阻塞、支气管哮喘、呼吸抑制)患者;卟啉病患者。

【不良反应】

(1)对巴比妥类药物过敏患者可出现皮疹,严重者发生剥脱性皮炎和 Stevens-Johnson 综合征,这种患者可能致死。一旦出现皮疹等皮肤反应,应停用。

(2)静脉注射巴比妥类药物,特别是快速给药时,可出现严重呼吸抑制、呼吸暂停、喉痉挛和支气管痉挛或伴发高血压。

(3)常见不良反应:恶心、呕吐、便秘等胃肠道反应;笨拙或行走不稳、眩晕或头晕、头痛、失眠、嗜睡或醉态等神经系统反应;焦虑、紧张不安、易怒等精神症状。

(4)较少见不良反应:①过敏而出现意识障碍,抑郁或逆向反应;②皮疹、环形红斑、湿疹,眼睑、口唇和面部水肿等;③幻觉、低血压;④血栓性静脉炎,中性粒细胞减少,血小板减少、巨幼红细胞贫血;⑤肝功能损害、黄疸;⑥骨骼疼痛、骨量减少、软骨病、肌肉无力等。

(5)在停药后发生惊厥或癫痫发作、晕厥、幻觉、多梦、梦魇、震颤、不安、入睡困难、异常乏力等,则提示可能为撤药综合征。

【药物相互作用】

(1)与对乙酰氨基酚合用,可引起肝脏毒性。

(2)与对乙酰氨基酚、双香豆素、氢化可的松、地塞米松、氯丙嗪、多西环素、地高辛、洋地黄毒苷、苯妥英钠及环孢素合用时,苯巴比妥使它们代谢加速、疗效降低。

(3)合用时使环磷酰胺在体内活化的药物作用增加;合用时使乙琥胺、卡马西平血药浓度降低。

(4)合用时使丙戊酸半衰期缩短,肝毒性增加,而苯巴比妥血药浓度增高。

(5)合用时增强钙通道阻滞剂的降压作用。

【应急处理】巴比妥类急性过量时表现中枢神经和呼吸系统抑制,甚至进展到潮式呼吸的程度,反射消失、瞳孔缩小、流涎、心律失常、体温降低、昏迷等。亦可发生典型休克征群。极度巴比妥过量时,大脑的一切电活动消失,脑电图变为一条平线,若不并发缺氧性损害,这种情况完全是可逆的,而不代表为临床死亡。巴比妥过量常可并发肺炎、肺水肿、心律不齐、充血性心力衰竭及、肾衰竭等。

本品中毒的急救:口服本品未超过 3 小时者,可用大量温生理盐水或 1∶2 000 的高锰酸钾溶液洗胃(注意防止液体流入气管内,以免引起吸入性肺炎)。再用 10~15g 硫酸钠溶液导泻(禁用硫酸镁)。可用碳酸氢钠、乳酸钠碱化尿液加速排泄,亦可用甘露醇等利尿剂。又因呼吸抑制所致呼吸性酸中毒时,可促进药物进入中枢,加重中毒反应,因此保证呼吸道通畅尤为重要,必要时行气管插管或气管切开。亦可适当给予中枢兴奋药。血压偏低时,可静脉滴注葡萄糖盐水或低分子右旋糖酐。

水 合 氯 醛
Chloral Hydrate

【其他名称】水化氯醛,含水氯醛。

【制剂】水合氯醛溶液:10%。

【药理作用】具有镇静、催眠作用,较大剂量有抗惊厥作用。口服后 30 分钟内即能入睡,作用持续时间为 4~8 小时,无滞后作用和蓄积性。本品不缩短 REMS 睡眠时间。水合氯醛的中枢性镇静作用被认为是由于它的代谢产物三氯乙醇所致,但其作用机制尚不清楚,可能与巴比妥类相似。

【适应证】不易入睡的失眠;解除焦虑,用于麻醉和手术前及睡眠脑电图检查前;癫痫持续状态。

【用法与用量】儿童口服或灌肠。催眠,小儿耐量较好,一次按体重 50mg/kg 或按体表面积 1.5g/m^2,睡前服用,一次最大限量为 1g,亦可一次按体重 16.7mg/kg 或按体表面积 0.5g/m^2,一日 3 次。镇静,一次按体重 8mg/kg 或按体表面积 0.25g/m^2,最大限量为 500mg,一日 3次,饭后服用。

【注意事项】

(1)本品刺激性强,应用时需稀释使用。

(2)下列情况应慎用:严重心脏病,有药物滥用或依赖史,胃炎、食管炎和溃疡病(仅指口服时),严重肝功能损害,间歇性血卟啉病(本品可使急性发作),直肠炎或结肠炎时不可直肠给药,严重的肾功能损害,精神抑郁患者或有自杀倾向者。

(3)长期服用有成瘾性与耐受性。

【禁忌证】对水合氯醛过敏者;严重或明显的肝、肾功能损害患者。

【不良反应】

(1)常见不良反应:腹痛、腹泻、恶心、呕吐、头晕、笨拙、嗜睡、步履不稳。

(2)严重不良反应:心律失常、尖端扭转型室性心动过速、过敏性皮疹或荨麻疹(罕见),精神错乱、幻觉、异常兴奋(罕见)。

(3)撤药综合征:精神错乱、幻觉、恶心、呕吐、神经质、烦躁、发抖、异常兴奋等。

【药物相互作用】

(1)与西沙必利、硫利达嗪等已知可延长 QT 间期的药物合用,出现 QT 间期延长、尖端扭转型室性心动过速、心脏停搏等心脏毒性的风险增加,禁忌合用。

(2)与ⅠA 类和Ⅲ类抗心律失常药、三环类抗抑郁药、抗精神病药、喹诺酮类以及其他证实具有 QT 间期延长作用的药物(如特非那定、三氧化二砷、甲氧苄啶、复方磺胺甲噁唑、克拉霉素、红霉素、泰利霉素、氟康唑、氟西汀、三氟拉嗪、氟烷、异氟烷、奥曲肽、血管升压素等)合用,出现 QT 间期延长、尖端扭转型室性心动过速、心脏停搏等心脏毒性的风险增加,不推荐合用。

(3)与阿片类镇痛药、巴比妥类、苯二氮䓬类、中枢作用的肌肉松弛药等具有呼吸和中枢神经系统抑制作用的药物合用,呼吸抑制风险增加。

(4)与抗凝药同用时,抗凝效应减弱,应定期测定凝血酶原时间,以决定抗凝药用量。

(5)服用水合氯醛后静脉注射呋塞米注射液,可导致出汗、烘热、血压升高。

【应急处理】本品过量可产生持续的精神错乱、吞咽困难、严重嗜睡、体温低、顽固性恶心、呕吐、胃痛、癫痫发作、呼吸短促或困难、心率过慢、心律失常、严重乏力,并可能有肝肾功能损害,在恢复时可产生短暂的黄疸和 / 或蛋白尿。口服 4~5g 可引起急性中毒,致死量在 10g 左右。口服过量处理:应考虑洗胃,支持呼吸和循环功能,维持体温正常;心电监护,保持水电解质平衡。清除血液中三氯乙醇,可考虑血液透析。

盐酸麻黄碱
Ephedrine Hydrochloride

【其他名称】麻黄素,SANEDRINE,EPHETONIN。

【制剂与规格】滴鼻剂:0.5%(小儿用药),1%(成人用药),2%(检查、手术及止血时用)。

【药理作用】本品通过激动 α 受体引起血管收缩,从而减少鼻腔黏膜容积。其血管收缩作用比较持久而缓和,对鼻黏膜上皮纤毛活动影响小,改善鼻腔通气,促进鼻窦引流,并可减轻局部炎症。

【适应证】用于急、慢性鼻炎、鼻窦炎,也可用于鼻出血。

【用法与用量】儿童使用浓度 0.5%,一次 3~4 滴,一日 3 次滴鼻。

【注意事项】不宜长期使用,建议使用 5~7 天。

【禁忌证】甲状腺功能亢进症、高血压、动脉硬化、心绞痛等患者禁用。

【不良反应】

(1)偶有鼻刺痛感、烧灼感等局部刺激症状。

(2)高浓度、频繁和长期使用,对鼻黏膜有损害作用。

(3)偶有患者使用后出现血压升高。

【药物相互作用】

(1)麻黄碱与巴比妥类、苯海拉明、氨茶碱合用,通过后者的中枢抑制、抗过敏、抗胆碱、解除支气管痉挛及减少腺体分泌作用。

(2)忌与帕吉林(优降宁)等单胺氧化酶抑制剂合用,以免引起血压过高。

【应急处理】麻黄碱全身吸收过量可能引起高血压、头痛、惊厥甚至颅内出血,以及心动过缓、房室传导阻滞等。过量时的处理:呼吸支持,有高血压、惊厥、室性心动过速等症状出现时应给予相应治疗,不伴有低血压的心动过缓可不予治疗。高血压的处理宜选择血管扩张剂,如酚妥拉明或硝普钠,并在使用血管扩张剂前避免使用 β 受体阻滞剂。小剂量艾司洛尔或美托洛尔常可有效治疗快速型心律失常;不宜治疗与高血压相关的房室传导阻滞或窦性心动过缓。

青霉素钠、苯唑西林钠、氨苄西林钠、阿莫西林等抗生素药物治疗临床应用详见第四章第五节。

(陈志敏 张园园 倪映华 李浩飞)

参考文献

[1] 李德爱, 陈志红, 傅平, 等. 儿科治疗药物的安全应用 [M]. 北京: 人民卫生出版社, 2015.

[2] 李德爱, 孙伟, 童荣生, 等. 呼吸内科治疗药物安全应用 [M]. 北京: 人民卫生出版社, 2012.

[3] 胡亚美, 江载芳. 诸福堂实用儿科学 [M]. 7 版. 北京: 人民卫生出版社, 2012.

[4] 国家药典委员会. 临床用药须知化学药和生物制品卷 [M]. 北京: 中国医药科技出版社, 2015.

[5] 陈新谦, 金有豫, 汤光. 新编药物学 [M]. 北京: 人民卫生出版社, 2018.

[6] 中国国家处方集编委会. 中国国家处方集化学药品与生物制品卷儿童版 [M]. 北京: 人民军医出版社, 2013.

第八章

支气管炎药物治疗

第一节 急性支气管炎

一、概述

急性支气管炎（acute bronchitis）是指由于各种病原体感染引起的支气管黏膜炎症，多继发于上呼吸道感染后，气管常同时受累，故亦称为急性气管支气管炎（acute tracheobronchitis）。这是儿童时期常见的呼吸道疾病，婴幼儿多见。

二、病因和发病机制

病原为各种病毒、细菌，或两者混合感染。能引起上呼吸道感染的病原体均可引起支气管炎，但以病毒感染为主。常见的病毒有呼吸道合胞病毒、腺病毒、鼻病毒、流感病毒和副流感病毒等。免疫功能低下、特应性体质、营养障碍和支气管结构异常等均为本病发生的危险因素。

三、临床表现与诊断

大多先有上呼吸道感染症状，3~4 天后以咳嗽为主要症状，初为干咳，以后有痰。婴幼儿症状较重，有痰不易咳出，常伴有发热、呕吐及腹泻等。一般无全身症状。体检发现双肺呼吸音粗，可有不固定的散在的干啰音和粗中湿啰音，一般无气促、发绀。症状多于 3 周内缓解。胸部 X 线检查常显示双肺纹理增粗。

根据呼吸道症状、体征，可临床诊断，一般不需要实验室检查。除非为鉴别诊断，一般不需要常规进行胸部 X 线检查。

四、治疗原则与策略

（一）一般治疗

同上呼吸道感染，宜经常变换体位，多饮水，湿化气道，使呼吸道分泌物易于咳出。

（二）控制感染

由于病原体多为病毒，一般不需要应用抗菌药物。怀疑有细菌感染可应用 β- 内酰胺类抗菌药物；如为支原体感染,则应选择大环内酯类抗菌药物。

（三）对症治疗

一般不用镇咳和镇静剂,以免抑制咳嗽反射,影响痰液咳出。

1. 祛痰药　痰液稠厚时,可选择 N- 乙酰半胱氨酸、氨溴索、愈创甘油醚和一些中药制剂等。

2. 止喘　对喘憋严重者,可雾化吸入支气管扩张剂,如沙丁胺醇,以及糖皮质激素,如布地奈德。喘息严重者可短期口服糖皮质激素,如泼尼松 3~5 天。

3. 抗过敏　有过敏体质者可酌情选用抗过敏药物。

五、常用治疗药物

β- 内酰胺类、大环内酯类抗菌药物详见第四章。

乙酰半胱氨酸

Acetylcysteine

【其他名称】痰易净,易咳净,MUCOMYST,AIRBRON,FLUIMUCIL,MUCOFILIN,MUCISOL。

【制剂与规格】片剂:200mg,500mg,600mg。颗粒剂:100mg,200mg。喷雾剂:0.5g,1g。

【药理作用】本品具有较强的黏痰溶解作用。其分子中所含巯基（—SH）能使白色黏痰中的黏多糖蛋白多肽链中的二硫键（—S—S—）断裂,还可通过核糖核酸酶,使脓性痰中 DNA 纤维断裂,故不仅能溶解白色黏痰,而且能溶解脓性痰,从而降低痰的黏滞性,并使之液化,易于咳出。此外,本品进入细胞内后,可脱去乙酰基形成 L- 半胱氨酸,参与谷胱甘肽（glutathione,GSH）的合成,故有助于保护细胞免受氧自由基等毒性物质的损害。

【适应证】

（1）用于手术后、急性和慢性支气管炎、支气管扩张、肺结核、肺炎、肺气肿等引起的黏稠分泌物过多所致的咳痰困难。

（2）可用于对乙酰氨基酚中毒的解毒以及环磷酰胺引起的出血性膀胱炎的治疗。

【用法与用量】

（1）口服:

1）颗粒剂:成人,一次 200mg,一日 2~3 次。2 岁以上儿童,一次 100mg,一日 2~4 次。

2）泡腾片:成人一次 600mg,一日 1~2 次,用半杯温开水（ ≤40℃ ）溶解,最好在晚上服用。

（2）喷雾吸入:仅用于非应急情况下。临用前用氯化钠溶液使其溶解成 10% 溶液,每次 1~3ml,一日 2~3 次。

【注意事项】

（1）对支气管哮喘或有支气管痉挛史、胃溃疡、胃炎患者慎用。

（2）不宜与金属、橡皮、氧化剂、氧气接触,故喷雾器须用玻璃或塑料制作。

（3）应用喷雾剂时应新鲜配制,剩余的溶液需保存在冰箱内,48 小时内用完。

（4）本品可能在部分病例引起支气管痉挛,对严重支气管哮喘患者,应用本品需在严密监测下使用。

【禁忌证】对本品过敏者禁用。患有苯丙酮酸尿症者禁用。

【不良反应】偶有过敏反应,如荨麻疹和罕见的支气管痉挛。可出现胃肠道刺激,如恶心、呕吐。吸入本品可造成支气管痉挛。

【药物相互作用】

(1)本品可减弱青霉素、四环素、头孢菌素类的抗菌活性,故不宜同时应用;必要时可间隔 4 小时交替使用。

(2)与硝酸甘油合用,可增加低血压和头痛的发生。

(3)本品与碘化油、糜蛋白酶、胰蛋白酶有配伍禁忌。

(4)与异丙肾上腺素合用或交替使用可提高药效,减少不良反应。

【应急处理】静脉注射或过量可引起血管扩张、皮肤潮红、恶心、呕吐、支气管痉挛和水肿、心动过速及血压降低。曾有报道,一名 30 个月大的儿童因意外接受了大剂量乙酰半胱氨酸(2 450mg/kg)静脉注射后死亡(癫痫持续状态,颅高压);另有一名患严重哮喘的成人药物过量后发生致命的支气管痉挛。活性炭可吸附乙酰半胱氨酸并减少其全身吸收,但作用有限。

氨　溴　索
Ambroxol

【其他名称】溴环己胺醇,沐舒坦,兰苏,兰勃素,BRONCHOPRONT,MUCOSOLVAN,LASOLVAN,MUCOVENT,MUSCO。

【制剂与规格】片剂:30mg。胶囊剂:75mg。口服溶液剂:50ml∶0.3g,100ml∶0.6g。气雾剂:2ml∶15mg。注射液:2ml∶15mg。

【药理作用】本品为溴己新在体内活性代谢产物。能促进肺表面活性物质分泌及气道液体分泌,使痰中黏多糖蛋白纤维断裂,促进黏痰溶解,增强支气管黏膜纤毛运动,促进痰液排出。其祛痰作用显著超过溴己新,且毒性小,耐受性好。

【适应证】伴有痰液分泌异常或排痰功能不良的急、慢性支气管肺疾病的祛痰治疗,尤其是慢性支气管炎急性发作、喘息性支气管炎、支气管哮喘等症引起的痰液黏稠、咳痰困难。

【用法与用量】

(1)口服:儿童一日 1.2~1.6mg/kg,分 3 次。

(2)缓慢静脉滴注:6 岁以下儿童一次 7.5mg;6 岁以上儿童一次 15mg,一日 2~3 次。

【注意事项】

(1)使用本品期间,应避免同服强力镇咳药。

(2)注射液不应与 pH>6.3 的其他溶液混合。

【禁忌证】对氨溴索或配方中其他任何成分过敏者禁用。

【不良反应】

(1)轻微上消化道不良反应(主要是胃部灼热、消化不良,偶见恶心、呕吐)。

(2)过敏反应很少出现,主要为皮疹。

(3)极少病例报道出现严重的急性过敏反应,其中的某些患者通常对其他物质亦可能产生过敏。

【药物相互作用】

(1)本品与阿莫西林、阿莫西林／克拉维酸、氨苄西林、头孢呋辛、红霉素、多西环素等抗生素合用,可增加这些抗生素在肺内的分布浓度,增强其抗菌疗效。

(2)本品与 β₂ 受体激动剂及茶碱等支气管扩张剂合用有协同作用。

【应急处理】目前尚无药物过量及过量处理的报道。

愈创甘油醚
Guaifenesin

【其他名称】愈创木酚甘油醚,Guaiphenesin。

【制剂与规格】片剂:0.2g。糖浆剂:2%(120ml)。

【药理作用】本品为恶心祛痰剂,并有轻度镇咳、防腐作用,大剂量尚有平滑肌松弛作用。

【适应证】用于慢性支气管炎的多痰咳嗽,多与其他镇咳平喘药合用或配成复方制剂应用。

【用法与用量】口服:成人一次 0.2g,一日 3~4 次。

【注意事项】消化道溃疡患者、妊娠妇女及哺乳期妇女慎用。

【禁忌证】对本品过敏者及肺出血、肾炎和急性胃肠炎患者禁用。妊娠 3 个月内妇女禁用。

【不良反应】

(1)可见头晕、嗜睡、恶心、胃肠不适及过敏等不良反应。

(2)本品刺激胃黏膜,反射性引起气道分泌增加。

【药物相互作用】无相关资料。

【应急处理】目前尚无药物过量的报道。估计急性药物过量最可能表现为恶心,伴随或不伴随呕吐。尚无药物过量处理的报道。

桃 金 娘 油
Gelomyrtol Forte

【制剂与规格】胶囊:300mg,120mg。

【药理作用】桃金娘科树叶标准提取物在上、下呼吸道黏膜均能迅速发挥溶解黏液、促进分泌的作用,并可产生 β- 拟交感神经效应,刺激黏膜纤毛运动,增强黏膜纤毛清除功能,使黏液移动速度显著增加,有助痰液排出。此外,本品具有抗炎作用,能通过减轻支气管黏膜肿胀而起到舒张支气管的作用。

【适应证】急慢性鼻窦炎和支气管炎。

【用法与用量】口服给药。4~10 岁儿童:急性患者一次 1 粒 120mg,每天 3~4 次;慢性患者一次 120mg,每天 2 次。成人:急性患者一次 1 粒 300mg,一日 3~4 次;慢性患者 300mg,一日 2 次。

【注意事项】

(1)本品适宜在餐前 30 分钟用较多凉开水送服。

（2）本胶囊不宜打开或嚼破后服用。

【禁忌证】对本品过敏者禁用。

【不良反应】本品即使在使用大剂量时,亦极少发生不良反应。极个别有胃肠道不适及原有的肾结石和胆结石移动。偶有过敏反应,如皮疹、面部水肿、呼吸困难和循环障碍。

【药物相互作用】尚不明确。

【应急处理】高剂量中毒反应有头晕、恶心、腹痛,严重时可出现昏迷和呼吸障碍。严重中毒后罕见有心血管并发症。解救措施:使用液体石蜡 3ml/kg 体重;5% 碳酸氢钠溶液洗胃,并吸氧。

特 布 他 林
Terbutaline

【其他名称】间羟叔丁肾上腺素,间羟舒喘灵,间羟舒喘宁,间羟嗽必妥,叔丁喘宁,博利康尼,喘康速,BRINCANYL,BRETHINE,BRISTURIN。

【制剂与规格】片剂:1.25mg,2.5mg,5mg。胶囊:1.25mg,2.5mg。注射液:0.25mg。气雾剂:每瓶 50mg(200 喷),每瓶 100mg(400 喷)。粉雾剂:0.5mg(每吸)。

【药理作用】为选择性 β_2 受体激动剂,其支气管扩张作用与沙丁胺醇相近。于哮喘患者,本品 2.5mg 的平喘作用与 25mg 麻黄碱相当。动物或人的离体实验证明,其对心脏 β_1 受体的作用极小,其对心脏兴奋作用比沙丁胺醇小 7~10 倍,仅及异丙肾上腺素的 1/100。但临床应用时,特别是大量或注射给药仍有明显心血管系统不良反应,这除与它直接激动心脏 β_1 受体有关外,尚与其激动血管平滑肌 β_2 受体,舒张血管,血流量增加,通过压力感受器反射地兴奋心脏有关。

【适应证】
用于支气管哮喘、哮喘型支气管炎和慢性阻塞性肺疾病时的支气管痉挛。

【用法与用量】
（1）吸入:
1）气雾剂:一次 0.25~0.5mg,一日 3~4 次,24 小时内总量不应超过 6mg。
2）雾化液:20kg 以上儿童,一次 5mg,一日 3 次;20kg 以下,一次 2.5mg,一日 3 次,不应超过 4 次。
3）粉雾剂:一次 0.25~0.5mg,每 4~6 小时 1 次,严重者可增至一次 1mg,一日最大剂量不超过 4mg。
（2）口服:一次 0.062 5mg/kg(不超过 1.25mg),一日 3 次。

【注意事项】高血压、冠心病、糖尿病、甲状腺功能亢进、癫痫患者及妊娠期妇女慎用。

【禁忌证】对本品及其他肾上腺素受体激动剂过敏者及严重心功能损害者禁用。

【不良反应】少数病例可见手指震颤、头痛、头晕、失眠、心悸及胃肠障碍,偶见血糖及血乳酸升高。口服 5mg 时,手指震颤发生率可达 20%~33%。故应以吸入给药为主,只在重症哮喘发作时才考虑静脉应用。

【药物相互作用】

(1)与其他肾上腺素受体激动药合用可使疗效增加,但不良反应也增多。

(2)β受体阻滞剂如普萘洛尔、醋丁洛尔、阿替洛尔、美托洛尔等可拮抗本品的作用,使疗效降低,并可致严重的支气管痉挛。

(3)与茶碱类药合用,可增加松弛支气管平滑肌作用,但心悸等不良反应也增加。

(4)单胺氧化酶抑制药、三环抗抑郁药、抗组胺药、左甲状腺素等可增加本品不良反应。

【应急处理】支持治疗。低血压、心动过速和室性心律失常是由过度的β肾上腺素能刺激引起的,β受体阻滞剂如普萘洛尔或艾司洛尔是特异性拮抗剂,对既往有哮喘或喘息病史患者慎用β受体阻滞剂。

沙 丁 胺 醇

Salbutamol

【其他名称】舒喘灵,索布氨,阿布叔醇,羟甲叔丁肾上腺素,柳丁氨醇,嗽必妥,万托林,爱纳灵,Albuterol,VENTOLIN,PROVENTIL,Sulphate,Saltanol,ETINOLINE。

【制剂与规格】片(胶囊)剂:0.5mg,2mg。缓释片(胶囊)剂:4mg,8mg。气雾剂:溶液型,药液浓度0.2%(g/g),每瓶28mg,每揿0.14mg;混悬型,药液浓度0.2%(g/g),每瓶20mg(200揿),每揿0.1mg。粉雾剂胶囊:每粒0.2mg;0.4mg,用粉雾吸入器吸入。注射液:0.4mg(2ml)。糖浆剂:4mg(1ml)。

【药理作用】为选择性β_2受体激动剂,能选择性激动支气管平滑肌β_2受体,有较强的支气管扩张作用。于哮喘患者,其支气管扩张作用比异丙肾上腺素强约10倍。抑制肥大细胞等致敏细胞释放过敏反应介质亦与其支气管平滑肌解痉作用有关。对心脏β_1受体的激动作用较弱,故其增加心率作用仅及异丙肾上腺素的1/10。

【适应证】用于防治支气管哮喘,哮喘型支气管炎和肺气肿患者的支气管痉挛。制止发作多用气雾吸入,预防发作则可口服。

【用法与用量】

(1)吸入:

1)气雾剂:儿童缓解症状或运动及接触过敏原前10~15分钟给药,一次100~200μg;急性发作时第一小时内可每20分钟给药1次,共连续3次,以后按需每2~4小时给药。

2)溶液:缓解急性发作症状。12岁以下最小起始剂量一次2.5mg,急性发作时第一小时内可每20分钟给药1次,共连续3次,以后按需每2~4小时给药。

3)粉雾剂:喷雾吸入,成人一次0.2~0.4mg,一日4次。

(2)口服:

1)1个月至2岁:一次0.1mg/kg,一日3~4次,一次最大剂量2mg。

2)2~6岁:一次1~2mg,一日3~4次。

3)6~12岁:一次2mg,一日3~4次。

4)12~18岁:一次2~4mg,一日3~4次。

【注意事项】

(1)心血管功能不全、高血压、糖尿病、甲状腺功能亢进患者及妊娠期妇女慎用。

(2)长期用药亦可形成耐受性,不仅疗效降低,且可能使哮喘加重。

(3)本品缓释片不能咀嚼,应整片吞服。

【禁忌证】对本品及其他肾上腺素受体激动剂过敏者禁用。

【不良反应】偶见恶心、头痛、头晕、心悸、手指震颤等不良反应。剂量过大时,可见心动过速和血压波动。一般减量即恢复,严重时应停药。罕见肌肉痉挛,过敏反应。

【药物相互作用】

(1)与其他肾上腺素受体激动剂或茶碱类药物合用,其支气管扩张作用增强,但不良反应也可能加重。

(2)β受体阻滞剂如普萘洛尔能拮抗本品的支气管扩张作用,故不宜合用。

(3)单胺氧化酶抑制剂、三环抗抑郁药、抗组胺药、左甲状腺素等可增加本品不良反应。

(4)与甲基多巴合用时,可致严重急性低血压反应。

(5)与洋地黄类药物合用,可增加洋地黄诱发心动过速的危险性。

【应急处理】支持治疗。低血压、心动过速和室性心律失常是由过度的β肾上腺素能刺激引起的,β受体阻滞剂如普萘洛尔或艾司洛尔是特异性拮抗剂,对既往有哮喘或喘息病史患者慎用β受体阻滞剂。

甲 泼 尼 龙

Methylprednisolone

【其他名称】甲基强的松龙,甲强龙,美卓乐。

【制剂与规格】片剂:2mg,4mg。

甲泼尼龙醋酸酯混悬注射液(局部注射):每支 20mg(1ml); 40mg(1ml)。

甲泼尼龙琥珀酸钠注射液:每支相当于甲泼尼龙 40mg; 125mg; 500mg。

【药理作用】抗炎作用较强,对钠潴留作用微弱,作用同泼尼松。甲泼尼龙醋酸酯混悬剂为分解缓慢,作用持久,可供肌内、关节腔内注射。甲泼尼龙琥珀酸钠为水溶性,可供肌内注射或静脉滴注。$t_{1/2}$ 为 2~3 小时,故治疗严重休克时,应于 4 小时后重复给药。

【适应证】用于抗炎治疗风湿性疾病、肌原疾病、皮肤疾病、过敏状态、眼部疾病、胃肠道疾病、呼吸道疾病、水肿状态;免疫抑制治疗、休克、内分泌失调等。

【用法与用量】口服:开始 1 日 16~24mg,分 2 次,维持量 1 日 4~8mg。

关节腔内及肌内注射:1 次 10~40mg。静脉滴注用于危重病情作为辅助疗法时,推荐剂量是 30mg/kg 体重,将已溶解的药物与 5% 葡萄糖注射液、生理盐水注射液或两者混合后至少静脉输注 30 分钟。此剂量可于 48 小时内,每 4~6 小时重复 1 次。

冲击疗法:每日 1g,静脉注射,使用 1~4 天;或每月 1g,静脉注射,使用 6 个月。系统性红斑狼疮:每日 1g,静脉注射,使用 3 天。多发性硬化症:每日 1g,静脉注射,使用 3 天或 5 天。肾小球肾炎、狼疮性肾炎:每日 1g,静脉注射,使用 3 天、5 天或 7 天。

【注意事项】注射液在紫外线和荧光下易分解破坏,故应避光,其他注意事项同泼尼松。

【禁忌证】全身性真菌感染禁用。

【不良反应】

(1)体液与电解质紊乱钠潴留、体液潴留、充血性心力衰竭、低钾性碱中毒和高血压等。

(2)肌肉骨骼系统肌无力、类固醇性肌病、骨质疏松、压迫性脊椎骨折、无菌性坏死和病理性骨折等。

(3)消化系统消化道溃疡、消化道出血、胰腺炎、食管炎和肠穿孔等。

(4)皮肤妨碍伤口愈合、皮肤薄脆、瘀点和瘀斑、皮肤萎缩等。

(5)神经系统颅内压升高、假性脑肿瘤、癫痫发作和精神错乱等。

(6)内分泌系统月经失调、糖耐量降低、糖尿病和抑制儿童生长等。

(7)免疫系统掩盖感染、潜在感染发作、机会性感染和过敏反应等。

(8)其他青光眼、眼球突出、负氮平衡、心脏停搏、心律不齐和支气管痉挛等。

【药物相互作用】

(1)同时服用甲泼尼龙和环孢素会引起惊厥。因为上述两种药物会互相抑制对方的代谢,所以服用任一药物时引起的惊厥和其他不良反应在同时服用两种药物时更易发生。

(2)甲泼尼龙与他克莫司合用时,可以降低或升高他克莫司的血浆浓度。

(3)糖皮质激素升高血糖,减弱口服降糖药或胰岛素的作用。

(4)苯巴比妥、苯妥英钠、利福平等肝药酶诱导剂可加快糖皮质激素代谢,故糖皮质激素需适当增加剂量。

(5)糖皮质激素与噻嗪类利尿剂或两性霉素 B 均能促使排钾,合用时注意补钾。

【应急处理】支持治疗,无特效解毒剂。

泼 尼 松
Prednisone

【其他名称】强的松,去氢可的松。

【制剂与规格】片剂: 5mg。

【药理作用】本品具有抗炎、抗过敏、抗风湿和免疫抑制作用,能抑制结缔组织增生,降低毛细血管壁和细胞膜通透性,减少炎性渗出,并能抑制组胺及其他毒性物质的形成与释放。还能促进蛋白质分解转变为糖,减少葡萄糖利用。因而使血糖及肝糖原都增加,可出现糖尿,同时增加胃液分泌,增进食欲。当严重中毒性感染时,与大量抗菌药物配合使用,可有良好的降温、抗炎、抗休克及促进症状缓解作用。其水钠潴留及排钾作用比可的松小,抗炎及抗过敏作用较强,不良反应较少,故比较常用。

【适应证】用于结缔组织病、系统性红斑狼疮、严重的支气管哮喘、皮肌炎、血管炎等过敏性疾病,急性白血病、恶性淋巴瘤等病症。

【用法与用量】

(1)补充替代疗法口服,1 次 5~10mg,一日 10~60mg,早晨起床后服用 2/3,下午服用 1/3。

(2)抗炎口服,1 日 5~60mg。剂量及疗程因病种及病情不同而异。根据皮质激素昼夜分泌的节律,采用隔日 1 次给药法,以减少不良反应。

(3)自身免疫性疾病口服,每日 40~60mg,病情稳定后可逐渐减量。

(4)过敏性疾病,口服每日 20~40mg,症状减轻后减量,每隔 1~2 日减少 5mg。

(5)防止器官移植、排斥反应,一般在术前 1~2 天开始每日口服 100mg,术后 1 周改为每日 60mg,以后逐渐减量。

(6)治疗急性白血病恶性肿瘤等,每日口服 60~80mg,症状缓解后减量。

【注意事项】

(1)已长期应用本药患者,在手术时及术后 3~4 日内常须酌增用量,以防皮质功能不足。一般外科患者应尽量不用,以免影响伤口的愈合。

(2)本品及可的松均需经肝脏代谢活化为泼尼松龙或氢化可的松才有效,故肝功能不全者不宜应用。

(3)本品因其盐皮质激素活性很弱,故不适用于原发性肾上腺皮质功能不全症。

(4)高血压、血栓症、胃与十二指肠溃疡、精神病、电解质代谢异常、心肌梗死、内脏手术、青光眼等患者一般不宜使用,特殊情况下权衡利弊,注意病情恶化的可能。

【禁忌证】对本品过敏者禁用。

【不良反应】见甲泼尼龙,糖皮质激素类药物不良反应。

【药物相互作用】见甲泼尼龙,糖皮质激素类药物相互作用。

【应急处理】支持治疗,无特效解毒剂。

地 塞 米 松
Dexamethasone

【其他名称】氟美松。

【制剂与规格】醋酸地塞米松片:每片 0.75mg。地塞米松磷酸钠注射液:2mg(1ml),5mg(1ml)。

【药理作用】本品抗炎作用及控制皮肤过敏的作用比泼尼松更显著,而对水钠潴留和促进排钾作用较轻微,对垂体肾上腺皮质轴的抑制作用较强。血浆蛋白结合率低,生物 $t_{1/2}$ 约为 190 分钟,组织 $t_{1/2}$ 约为 3 日。肌内注射地塞米松磷酸钠或醋酸地塞米松,分别于 1 小时或 8 小时血药浓度达峰值。

【适应证】用于过敏性与自身免疫性炎症性疾病。多用于结缔组织病、活动性风湿病、类风湿关节炎、红斑狼疮、严重支气管哮喘、严重皮炎、溃疡性结肠炎、急性白血病等,也用于某些严重感染及中毒、恶性淋巴瘤的综合治疗。片剂还用于某些肾上腺皮质疾病的诊断。

【用法与用量】口服,每日 0.75~3mg,每日 2~4 次;维持剂量每日 0.75mg。一般剂量静脉注射每次 2~20mg;静脉滴注时,应以 5% 葡萄糖注射液稀释,可 2~6 小时重复给药至病情稳定,但大剂量连续给药一般不超过 72 小时。还可用于缓解恶性肿瘤所致的脑水肿,首剂可静脉推注 10mg,随后每 6 小时肌内注射 4mg,一般 12~24 小时患者可有所好转,2~4 天后逐渐减量,5~7 天停药。对不宜手术的脑肿瘤,首剂可静脉推注 50mg,以后每 2 小时重复给予 8mg,数天后再减至每天 2mg,分 2~3 次静脉给予。用于鞘内注射每次 5mg,间隔 1~3 周注射 1 次;关节腔内注射一般每次 0.8~4mg,按关节腔大小而定。

【注意事项】

(1)因本品潴钠作用微弱,不宜用作肾上腺皮质功能不全的替代治疗。

(2)长期服用,较易引起精神症状及精神病,有癔症病史及精神病史者最好不用。

【禁忌证】溃疡病、血栓性静脉炎、活动性肺结核、肠吻合手术后患者禁用。

【不良反应】见甲泼尼龙,糖皮质激素类药物不良反应。

【药物相互作用】见甲泼尼龙,糖皮质激素类药物相互作用。

【应急处理】支持治疗,无特效解毒剂。

氯 雷 他 定
Loratadine

【其他名称】氯羟他定,诺那他定,克敏能,开瑞坦,CLARITYNE,CLARITINE,LISINO,FRISTAMIN。

【制剂与规格】片剂:10mg。胶囊:10mg。颗粒剂:5mg。糖浆剂:60mg/60ml。

【药理作用】哌啶类抗组胺药,为阿扎他定的衍生物,具有选择性抗外周组胺 H_1 受体的作用。其抗组胺作用起效快、效强、持久。其作用比阿司咪唑及特非那定均强。本品无镇静作用,无抗毒覃碱样胆碱作用。对乙醇无强化作用。

【适应证】用于过敏性鼻炎、急性或慢性荨麻疹、过敏性结膜炎、花粉症及其他过敏性皮肤病。

【用法与用量】口服,成人及 12 岁以上儿童,1 次 10mg,每日 1 次,空腹服用。日夜均有发作者,可一次 5mg,每日晨、晚各服 1 次。儿童,口服,2~12 岁,体重>30kg 者一次 10mg,一日 1 次;体重<30g 者一次 5mg,一日 1 次。

【注意事项】2 岁以下儿童不推荐使用。妊娠期及哺乳期妇女慎用。

【禁忌证】对本品过敏者禁用。

【不良反应】

(1)较少,偶有口干、头痛等。

(2)偶见肝功能异常、黄疸、肝炎、肝坏死,肝功能受损者应减量。

(3)罕见多形红斑及全身过敏反应。

【药物相互作用】

(1)经肝脏 CYP450 酶代谢,因此抑制肝药酶活性药物,如大环内酯类抗生素、抗真菌药等,可减缓本品代谢,增加本品血药浓度,有可能导致不良反应增加。

(2)与其他中枢抑制药、三环类抗抑郁药合用或饮酒,可引起严重嗜睡。

(3)单胺氧化酶抑制药可增加本品不良反应。

【应急处理】支持治疗,无特效解毒剂。

西 替 利 嗪
Cetirizine

【其他名称】仙特敏,赛特赞,疾立静,ZYRTEC,CETRIZET。

【制剂与规格】片剂:10mg。胶囊:10mg。分散片:10mg。口服液:10mg/10ml。

【药理作用】为哌嗪类抗组胺药,是羟嗪的代谢产物,作用强而持久,具有选择性抗 H_1 受体特性,并具有稳定肥大细胞的作用,无明显的中枢抑制作用及抗胆碱作用。

【适应证】用于季节性和常年性过敏性鼻炎、结膜炎及过敏反应所致的瘙痒和荨麻疹。

【用法与用量】口服,成人及 12 岁以上儿童,一次 10~20mg,一日 1 次,或早晚各服 5mg。肾功能损害者需减量。儿童 2~5 岁者,每日 5mg;6~11 岁者,每日 10mg。

【注意事项】

(1)肾功能损害者需减量。

(2)妊娠妇女及哺乳期妇女应避免使用。

【禁忌证】对本品及羟嗪过敏者禁用。

【不良反应】偶见焦虑、口干、嗜睡或头痛。

【药物相互作用】

(1)与中枢抑制药合用及饮酒,可引起严重嗜睡。

(2)茶碱可增加本品不良反应。

【应急处理】支持治疗,无特效解毒剂。

布 地 奈 德

Budesonide

【其他名称】普米克,普米克令舒,英福美,PULMICORT,PULMICORT RESPULES,INFLAMMIDE。

【制剂与规格】气雾剂:每瓶 10mg(100 喷、200 喷),每喷 100μg、50μg;每瓶 20mg(100 喷),每喷 200μg;每瓶 60mg(300 喷),每喷 200μg。粉雾剂:每瓶 20mg、40mg,每喷 200μg。吸入用混悬液:2ml:1mg,2ml:0.5mg。

【药理作用】本品为糖皮质激素,其与糖皮质激素受体的亲和力较强,因而具有较强的局部抗炎作用。

【适应证】支气管哮喘。

【用法与用量】气雾吸入:16 岁以下儿童起始剂量根据病情及身体发育情况酌情给予,一日 100~400μg;5 岁以下小儿一日 100~200μg。维持剂量应个体化,以减至最低剂量又能控制症状为准。吸入用混悬液:一次 0.25~1mg,一日 2 次。

【注意事项】

(1)肺结核患者特别是活动性肺结核者慎用。

(2)本品不应作为哮喘发作的首要治疗手段。

(3)刺激症状可通过吸入辅助装置的应用而得到改善。

【禁忌证】对本品过敏者禁用。

【不良反应】过敏(速发或迟发的包括皮疹、接触性皮炎、荨麻疹、血管神经性水肿和支气管痉挛)、咽部轻微刺激作用及咳嗽,多数为可逆性声音嘶哑、口咽部念珠菌感染。

【药物相互作用】布地奈德的代谢转化受其他由 CYP3A4 代谢底物(如伊曲康唑、利托那韦)的影响。同时使用这些 CYP3A4 强抑制剂可能会增加血浆布地奈德水平。

【应急处理】支持治疗,无特效解毒剂。

第二节　喘息性支气管炎

一、概述

喘息性支气管炎(asthmatoid bronchitis)是一种临床综合征,泛指一组具有喘息表现的婴幼儿急性支气管感染,肺实质很少受累,部分患儿可发展为支气管哮喘。

二、病因和发病机制

本病的发生与以下因素有关：

1. **解剖特点**　婴幼儿气管和支气管较成人狭窄,其周围弹力纤维发育不完善,故气管支气管黏膜易受感染或其他因素刺激而充血肿胀,引起管腔狭窄,分泌物黏稠不易排出,从而产生喘鸣音。

2. **过敏体质**　婴幼儿患儿呼吸道感染非常常见,但仅有一小部分患儿表现为喘息性支气管炎,这与机体内在因素密切相关。喘息性支气管炎患儿的亲属往往有过敏性鼻炎、荨麻疹、哮喘等变态反应性疾病史,约 30% 患儿有湿疹病史,血清 sIgE 有所升高。

3. **感染因素**　多种病毒和细菌感染均可引起。较常见的有呼吸道合胞病毒、腺病毒、鼻病毒和肺炎支原体等。大多数病例可在病毒感染的基础上合并细菌感染。

三、临床表现和诊断

发病年龄较小,多见于 1~3 岁婴幼儿。常继发于上呼吸道感染之后,病情大多不重,患儿一般表现为低度或中度发热,仅少数患儿出现高热,同时有咳嗽、喘息症状,喘息无明显发作性。体格检查双肺可闻及喘鸣音和粗湿啰音,呼气相延长。治疗后,在病程第 5~7 天上述症状逐渐减轻。部分患儿复发大多与反复感染有关。预后大多良好,到 3~4 岁时发作次数减少。但部分患儿可发展为支气管哮喘。有过敏史、嗜酸性粒细胞升高以及血清 IgE 升高者,是发展为支气管哮喘的高危因素。

根据呼吸道症状、体征,结合辅助检查一般可诊断。应注意与毛细支气管炎、腺病毒肺炎、支气管异物、支气管哮喘、支气管淋巴结核压迫等疾病相鉴别。

四、治疗原则与策略

对喘息性支气管炎患儿,应注意家族与患儿自身的过敏史、嗜酸性粒细胞计数、血清 IgE 水平等临床资料,动态关注喘息发作情况,若有支气管哮喘的可能,则应尽早予以规范抗哮喘治疗。无上述危险因素者可作为急性支气管炎并给予相应的治疗。

五、常用治疗药物

药物治疗详见第八章第一节。

第三节　慢性支气管炎

一、概述

慢性支气管炎(chronic bronchitis)是指气管、支气管黏膜及周围组织的慢性非特异性炎症,表现为反复的支气管感染,病程超过 2 年,每年发作时间超过 3 个月,临床上以咳嗽、咳痰或伴有喘息及反复发作的慢性过程为特征。慢性支气管炎的认识来源于成人,在儿童作为一独立的疾病尚存在争议。

二、病因和发病机制

单纯性慢性支气管炎在小儿很少见，一般与慢性鼻窦炎、增殖体炎、原发性或继发性纤毛运动障碍等疾病有关。感染是慢性支气管炎发生、发展的重要因素，病毒与细菌为本病的主要病原体。患儿可继发于重症腺病毒肺炎、麻疹肺炎、毛细支气管炎和肺炎支原体肺炎，也可由于长期吸入有害尘烟损伤支气管黏膜，削弱了呼吸道防御功能而发生。慢性支气管炎的病例应注意存在基础疾病的可能。

三、临床表现与诊断

约有半数患儿生长发育落后于同龄儿，抵抗力较差。多在冬季发病，患儿常在感冒后出现持续性咳嗽，持久不愈，一般晨间咳嗽较重，白天较轻，晚间睡前有阵咳或排痰，或伴轻中度喘息，痰量或多或少，痰液咳出后症状有所缓解。年长儿患儿常诉胸痛。若不积极治疗，症状会反复发作和加重，病程迁延，甚至夏季亦可发病。最终因支气管或肺间质破坏，并发肺不张、肺气肿、支气管扩张等不可逆性损伤。

根据咳嗽、咳痰或伴喘息，每年发病持续 3 个月，连续 2 年以上，并排除其他心、肺疾病可作出诊断。但应与慢性鼻窦炎、增殖体肥大、睡眠呼吸暂停综合征、肺结核、咳嗽变异性哮喘、支气管扩张、原发性纤毛运动障碍以及胃食管反流等慢性呼吸道疾病相鉴别。

四、治疗原则与策略

1. 一般措施　注意营养，加强户外活动和体育锻炼。针对有关病因如鼻窦炎、增殖体炎等积极治疗。要重视季节交替和避免可能存在的过敏原和有害烟尘对呼吸道的影响。

2. 抗感染治疗　慢性支气管炎急性发作大多是由细菌感染引起的，可针对性地选择抗菌药物进行治疗。

3. 对症治疗　痰多患儿可选择应用黏液溶解性祛痰药，如愈创甘油醚、氨溴索或桃金娘油，以有助于增加黏膜纤毛运动和痰液排出。伴有喘息患儿可选择平喘药物，如雾化吸入沙丁胺醇 / 特布他林、异丙托溴铵、布地奈德等。

五、常用治疗药物

常用抗菌药物详见第七章。祛痰药，如愈创甘油醚、氨溴索或桃金娘油，平喘药物，如雾化吸入沙丁胺醇 / 特布他林、布地奈德详见第八章第一节。

异丙托溴铵
Ipratropium Bromide

【其他名称】异丙阿托品，溴化异丙托品，爱全乐，爱喘乐，ATROVENT。

【制剂与规格】气雾剂：每喷 20μg 或 40μg，每瓶 200 喷。雾化溶液：50μg/2ml，250μg/2ml，500μg/2ml，500μg/20ml。

【药理作用】胆碱能受体拮抗剂，阻断 M1、M2、M3 受体，但主要药理作用是拮抗气道平滑道肌上 M3 胆碱受体，抑制胆碱能神经对气道平滑肌的作用，导致平滑肌松弛，气道扩张。

其舒张支气管的作用比 β₂ 受体激动药弱,起效较慢,但长期应用不易产生耐药,对老年人的疗效不低于年轻人。

主要通过气雾吸入法给药,气雾吸入后,血浆浓度与静脉注射 0.15mg、口服 1.5mg 比较,仅为后两种给药途径的 1‰,表明其支气管扩张作用主要依赖局部的药物浓度。本品主要在体内部分代谢,经粪与尿排泄。吸入给药时,48% 由粪排出。消除半衰期为 3.2~3.8 小时。

【适应证】

(1)用于缓解慢性阻塞性肺疾病(COPD)引起的支气管痉挛、喘息症状。

(2)防止哮喘,尤适用于因用 β 受体激动剂产生肌肉震颤、心动过速而不能耐受此类药物的患者。

(3)也可用于支气管哮喘。

【用法与用量】

气雾吸入:成人,一次 40~80μg,每日 3~4 次。溶液雾化吸入:一次 50~125μg,经雾化器给药。儿童气雾吸入:一次 20~40μg,每日 3~4 次。

【注意事项】

(1)妊娠早期慎用;青光眼患者、前列腺增生者慎用。

(2)雾化者吸入时,避免药物进眼内。

(3)在窄角青光眼患者,本品与 β 受体激动剂合用可增加青光眼急性发作的危险性。

(4)使用与 β 受体激动剂组成复方制剂时,须同时注意两者的禁忌证。

【禁忌证】对阿托品类药物过敏者禁用。

【不良反应】主要有口干、苦味感;偶见干咳和喉部不适。偶见心悸、支气管痉挛、眼干、眼调节障碍、尿潴留。

【药物相互作用】

(1)与 β 受体激动剂(沙丁胺醇、非洛特罗)、茶碱、色甘酸钠合用可相互增强疗效。

(2)金刚烷胺、吩噻嗪类抗精神病药、三环抗抑郁药、单胺氧化酶抑制药及抗组胺药可增强本品的作用。

【应急处理】支持治疗。基于本品较宽的治疗窗和局部给药方式,应不会出现严重的抗胆碱能症状。轻微的全身抗胆碱能作用表现,包括口干、视力调节障碍和心率增加等可能发生。

第四节　闭塞性细支气管炎

一、概述

闭塞性细支气管炎(bronchiolitis obliterans,BO)是一种细支气管炎性损伤所致的慢性气流受限综合征。BO 典型病理表现为细支气管的部分或完全闭塞,临床表现为重症肺炎或其他原因引起的气道损伤后反复咳嗽、喘息、呼吸困难。

二、病因和发病机制

(一) 感染

感染是儿童 BO 最常见病因。感染后 BO 最常见病原是腺病毒,其次是麻疹病毒、肺炎支原体。其他病原如呼吸道合胞病毒、流感病毒、副流感病毒 3 型、人类免疫缺陷病毒 1 型、衣原体、百日咳杆菌等亦与 BO 发生相关。感染的腺病毒亚型(特别是 3、7、21 血清型)及腺病毒肺炎急性期的严重程度与 BO 发生有关。

(二) 结缔组织病

1. **重症渗出性多形红斑**　又称 Stevens-Johnson 综合征(SJS),是引起儿童 BO 的常见病因之一。

2. **其他结缔组织病**　如类风湿关节炎、系统性红斑狼疮、硬皮病、干燥综合征等亦能引起 BO。

(三) 吸入因素

吸入有毒物质可导致 BO 的发生。

(四) 骨髓移植及心、肺等器官移植

骨髓移植后急性移植物抗宿主反应和实体器官移植后急性排斥反应是 BO 发生的高危因素,与骨髓移植前机体的状态、骨髓移植过程中的疾病,尤其是骨骼移植后的病毒性肺炎、免疫抑制剂的应用等有关。

(五) 其他

如胃食管反流、药物因素等。部分患儿找不到明确的诱因。

三、临床表现与诊断

(一) 临床表现

患儿常有感染或其他原因引起肺损伤的前驱病史。临床症状轻重不一,多数表现为反复咳嗽、喘息、呼吸困难,活动后加剧,运动耐受性差,重者呈慢性持续症状。轻症患儿可无症状,呼吸道感染时出现咳嗽、气喘。BO 患儿易患呼吸道感染,并因此使症状进一步加重。肺部喘鸣音和湿啰音是最常见体征,重者可有呼吸增快,伴鼻翼扇动、三凹征,但杵状指(趾)不多见。病程常持续 6 周以上。治疗上对支气管舒张剂反应差,未合并感染时抗感染治疗不能使症状缓解。

(二) 诊断

BO 是一种病理诊断,病理学检查是其最可靠的诊断依据。BO 典型病理改变为细支气管周围纤维化,压迫管腔,导致管腔狭窄闭塞,这种损伤是不可逆的。但由于肺活检本身的风险及取材部位的局限性,临床开展较为困难。目前 BO 的临床诊断主要依赖于临床表现,结合肺功能、HRCT 检查结果进行,诊断依据包括以下几点:

1. **前驱史**　患儿常有感染或其他原因所致的细支气管损伤病史。

2. **临床表现**　反复咳嗽、喘息、呼吸困难,活动后加剧,运动耐受性差。双肺可闻及广泛喘鸣音和湿啰音,并持续存在达 6 周以上,对支气管舒张剂反应差。

3. **辅助检查**　胸部 HRCT 示马赛克灌注征、支气管扩张、支气管壁增厚等。肺功能示小气道阻塞性通气功能障碍或混合性通气功能障碍,支气管舒张试验多为阴性。

4. 排除其他引起反复咳喘疾病,如反复呼吸道感染、支气管哮喘、胃食管反流、各种先天性支气管肺发育畸形、原发性的纤毛运动障碍、肺结核等。

四、治疗原则与策略

BO 目前尚无公认的治疗指南。目前临床上多数儿科医师采取以下的治疗措施,但疗效尚缺乏循证依据。

(一) 抗炎治疗

1. 糖皮质激素　糖皮质激素能抑制炎症反应和纤维化形成,并能减少继发于病毒感染和过敏原触发的气道高反应性和支气管狭窄。临床症状轻微可直接吸入糖皮质激素,或作为全身应用激素的维持治疗,如布地奈德雾化液、丙酸氟替卡松气雾剂、布地奈德 / 福莫特罗、沙美特罗替卡松等。病情较重或在病程早期可选择全身应用,如口服或静脉滴注应用甲泼尼龙。全身应用激素时若治疗无反应或出现明显不良反应(如免疫抑制、骨质疏松、生长迟缓等)时,需及时停用。

2. 大环内酯类　阿奇霉素、红霉素具有抗炎特性,能抑制中性粒细胞活性和减少细胞因子的分泌。研究发现其可使移植后 BO 患者的肺功能得到改善,但临床应用时应定期监测肝肾功能。

3. 白三烯受体拮抗剂　如孟鲁司特钠。研究发现其能抑制气道炎症,改善成人肺移植后 BO 患者的肺功能。

(二) 对症治疗

1. 氧疗及呼吸支持　对持续存在低氧血症患儿应提供氧疗,使血氧饱和度达到94%以上。

2. 肺部理疗　肺部理疗可有效改善呼吸道分泌物潴留,使痰量减少,辅助肺不张复张等。

3. 支气管舒张剂　短效 β_2 肾上腺素能受体激动剂短期吸入可能部分改善喘息症状。长效 β_2 肾上腺素能受体激动剂不能单独使用,可与吸入激素联合使用。

4. 抗菌药物　BO 患儿易反复呼吸道感染,当患儿有感染征象如出现发热、喘息症状加重、痰量增多时建议使用抗菌药物。一般疗程为 2~3 周。

5. 营养支持　BO 患儿需要给予足够热卡和能量支持,以保证机体正常的生长发育及免疫功能,以减少反复感染。

6. 支气管肺泡灌洗　一般不推荐作为 BO 治疗手段。

(三) 其他治疗

1. 肺移植　肺移植为那些药物治疗无效,持续存在严重气流受限、伴有肺功能进行性降低和越来越依赖氧气支持的 BO 患儿提供了长期存活的机会。目前多用于移植后 BO 和 SJS 后 BO。感染后 BO 后期病情一般不再进展,行肺移植者少。

2. 中药　可试用清肺化痰平喘的中药制剂。

五、常用治疗药物

常用抗菌药物详见第七章。平喘药物,如雾化吸入沙丁胺醇 / 特布他林、布地奈德详见第八章第一节。

亚胺培南西司他丁

Imipenem Cilastatin

【其他名称】亚胺硫霉素 - 西拉司丁钠,伊米配能 - 西司他丁钠,泰能,TIENAM。

【制剂与规格】粉针剂:0.5g,1g,2g。

【药理作用】亚胺培南为具有碳青霉烯(carbapenem)环的硫霉素类(thienamycin)抗生素由链霉菌(*S.cattleya*)培养液中分离出硫霉素经半合成制取。西司他丁系由合成法制取。亚胺培南对革兰氏阳性、阴性的需氧和厌氧菌具有抗菌作用。肺炎球菌、化脓性链球菌、金黄色葡萄球菌(包括产酶株)、大肠埃希菌、克雷伯菌、不动杆菌部分菌株、脆弱拟杆菌及其他拟杆菌、消化球菌和消化链球菌的部分菌株对本品甚敏感。粪链球菌、表皮链球菌、流感嗜血杆菌、奇异变形杆菌、沙雷杆菌、产气肠杆菌、阴沟肠杆菌、铜绿假单胞菌、气性坏疽梭菌、艰难梭菌等对本品也相当敏感。本品有较好的耐酶性能,与其他 β- 内酰胺类药物间较少出现交叉耐药性。

【适应证】用于敏感菌所致的腹膜炎、肝胆感染、腹腔内脓肿、阑尾炎、妇科感染、下呼吸道感染、皮肤和软组织感染、尿路感染、骨和关节感染以及败血症等。

【用法与用量】静脉给药。

(1)儿童:3 个月以上儿童每次 15~25mg/kg,每 6 小时给药 1 次,一日最大剂量为 2g;4 周至 3 个月儿童每次 25mg/kg,每 6 小时给药 1 次;1~4 周儿童每次 25mg/kg,每 8 小时给药 1 次;≤1 周儿童每次 25mg/kg,每 12 小时给药 1 次。

(2)成人:肾功能正常患者根据感染严重程度、细菌对本品的敏感性以及患者体重而定,每日 2~3g,每 6~8 小时给药 1 次;每日最大剂量不得超过 50mg/kg 或 4g,目前无资料显示剂量超过 4g 可提高疗效。

【注意事项】

(1)本品与青霉素类和头孢菌素类药物有部分交叉过敏反应,因此在使用本品前,应详细询问患者过去有无对 β- 内酰胺类药物的过敏史。对 β- 内酰胺类有过敏性休克史者禁用。若在使用本品时出现过敏反应,应立即停药并作相应处理。

(2)可产生中枢神经系统的不良反应,如肌肉阵挛、精神错乱或癫痫发作,尤其当使用剂量超过了根据体重和肾功能状态所推荐的剂量时,但这些不良反应大多发生于已有中枢神经系统疾病的患者(如脑损害或有癫痫病史)或肾功能损害者,因为这些患者会发生药物蓄积。

【禁忌证】对亚胺培南、西司他丁或其他碳青霉烯类药物过敏者禁用,或对 β- 内酰胺类有过敏性休克史者禁用。

【不良反应】本品可引起恶心、呕吐、腹泻等胃肠道症状,也偶引起假膜性肠炎。血液学方面不良反应有嗜酸性粒细胞增多、白细胞减少、中性粒细胞减少、粒细胞缺乏、血小板减少或增多、血红蛋白减少等,并可致 Coombs 试验阳性。对肝脏的不良反应有氨基转移酶、血胆红素或碱性磷酸酶升高。肾功能方面不良反应有血肌酐和血尿素氮升高。但儿童用本药时常可发现红色尿,这是由于药物引起变色并非血尿。也可发生神经系统方面的症状,如肌痉挛、精神障碍等。也可致过敏反应,如皮肤瘙痒、皮疹荨麻疹、药热等。可引起注射部位疼痛、血栓性静脉炎等。

【药物相互作用】

(1) 亚胺培南等碳青霉烯类药物与丙戊酸联合应用,会导致丙戊酸浓度降低,丙戊酸浓度会低于治疗范围,故癫痫发作风险增加。

(2) 与丙磺舒合用,可使亚胺培南血药浓度升高,半衰期延长。

(3) 与环孢素同用,可增加神经毒性作用。

(4) 亚胺培南与更昔洛韦合用,可引起癫痫发作。

(5) 与氨基苷类合用,对铜绿假单胞菌有协同抗菌作用。

【应急处理】 支持治疗,无特效解毒剂。

美 罗 培 南
Meropenem

【其他名称】 倍能,美平,海正美特,MEPEM。

【制剂与规格】 粉针剂: 0.5g,1g。

【药理作用】 对大肠埃希菌和铜绿假单胞菌的青霉素结合蛋白(PBP)2、3、4 和金黄色葡萄球菌的 PBP1、2、4 有强的亲和力。抗菌谱与亚胺培南近似,经临床证实的有效菌有肺炎球菌(耐青霉株除外)、绿色链球菌、大肠埃希菌、流感嗜血杆菌(包括产 β- 内酰胺酶株)、肺炎克雷伯菌、脑膜炎奈瑟球菌、铜绿假单胞菌、脆弱拟杆菌、丙酸消化球菌等。此外,在体外对下列菌显示明显抗菌作用: 金黄色葡萄球菌和表皮葡萄球菌(包括产酶株)、不动杆菌、气单胞菌、弯曲菌、枸橼酸杆菌、阴沟肠杆菌、流感嗜血杆菌(耐氨苄西林和非产酶株)、哈夫尼亚菌、卡他莫拉菌(包括产酶株)、摩根杆菌、巴斯德杆菌奇异变形杆菌、普通变形杆菌、沙门菌属、沙雷菌、志贺菌属、结肠炎耶尔森菌、多种拟杆菌、艰难梭菌、真杆菌、梭杆菌等。本品对多数 β- 内酰胺酶有良好的耐抗力(除金属 β- 内酰胺酶外)。本品不用于耐甲氧西林的葡萄球菌(MRSA、MRSE)感染,对李斯特菌无效。与其他碳青霉烯类显示交叉耐药性。

【适应证】 用于敏感菌所致的呼吸道、尿路、肝胆、外科、骨科、妇科、五官科感染以及腹膜炎、皮肤化脓性疾病等。本品可适用于敏感菌所致脑膜炎。

【用法与用量】

(1) 3 个月以上儿童一次 20mg/kg,每 8 小时给药 1 次; 细菌性脑膜炎患者一次 40mg/kg,每 8 小时给药 1 次; 体重超过 50kg 者按 50kg 给药。

(2) 成人肾功能正常患者根据感染严重程度、细菌对本品敏感性以及患者体重等而定,常用量为一次 0.5~1g,每 8~12 小时给药 1 次; 细菌性脑膜炎患者可增至一次 2g,每 8 小时给药 1 次; 一日最大剂量不得超过 6g。

【注意事项】

(1) 对过敏体质可致过敏性休克,其他过敏反应者、曾有青霉素或头孢菌素过敏史者应慎用。

(2) 严重肝肾功能不全、癫痫、潜在神经疾病患者慎用。

【禁忌证】 对本品或其他碳青霉烯类药物过敏者禁用,或对 β- 内酰胺类有过敏性休克史者禁用。

【不良反应】 不良反应占用药者的<1%,其中包括腹泻(5%)、恶心和呕吐(39%)、头痛(28%)、皮疹(17%)、瘙痒(1.6%)、窒息(1.2%)和便秘(1.2%),其他尚有腹痛、药物热、腹胀、背

痛、肝功能异常、心脏症状、肺栓塞、低血压、晕厥、黄疸、贫血、外周水肿、缺氧、呼吸障碍、出汗、少尿、肾衰竭,本品尚可致多种神经、精神症状,尤其是对有癫痫史、细菌性脑膜炎和肾衰竭患者。注射局部刺激反应也有时发生。

【药物相互作用】

(1)与氨基苷类合用,对某些铜绿假单胞菌有协同抗菌作用。

(2)与丙磺舒合用,可抑制美罗培南肾脏排泄,导致血药浓度升高,半衰期延长。

(3)与丙戊酸合用,可致后者血药浓度降低而导致癫痫复发。

【应急处理】支持治疗,无特效解毒剂。

万 古 霉 素

Vancomycin

【其他名称】盐酸万古霉素,稳可信,来可信,方刻林,VANCOR。

【制剂与规格】粉针剂: 0.5g,1g。

【药理作用】属于糖肽类抗生素。对金黄色葡萄球菌、表皮葡萄球菌、化脓性链球菌、肺炎球菌等有较强抗菌活性,对厌氧链球菌、艰难梭菌、炭疽杆菌、放线菌、白喉杆菌、淋病奈瑟菌、草绿色链球菌、粪链球菌等有一定的抗菌作用。本品对革兰氏阳性菌有较强的杀菌作用,对多数革兰氏阴性菌、分枝杆菌属、立克次体属、衣原体属或真菌均无效。

【适应证】临床用于革兰氏阳性菌严重感染,尤其是耐甲氧西林菌株。血液透析患者发生葡萄球菌属所致的动静脉分流感染。口服用于对甲硝唑无效的假膜性结肠炎或多重耐药葡萄球菌小肠结肠炎。

【用法与用量】

(1)全身感染:

1)儿童常用量:出生 0~7 天新生儿,首剂 15mg/kg,继以 10mg/kg,每 12 小时 1 次,静脉滴注;出生 8 天至 1 个月新生儿,首剂 15mg/kg,继以 10mg/kg 每 8 小时 1 次,静脉滴注;儿童,10mg/kg,每 6 小时 1 次,静脉滴注,或 20mg/kg,每 12 小时 1 次,静脉滴注。用药时需做血药浓度监测。

2)成人常用量:每 6 小时静脉滴注 0.5g 或 7.5mg/kg,或每 12 小时静脉滴注 1g 或 15mg/kg。

(2)艰难梭菌引起的假膜性结肠炎经甲硝唑治疗 2 个疗程无效者可口服本品。口服剂量:儿童一次 10mg/kg,每 6 小时 1 次,5~10 天;成人一次 125~500mg,每 6 小时 1 次,5~10 天需要时可重复给药。

【注意事项】

(1)本品对耐甲氧西林金黄色葡萄球菌所致感染明确有效,但对葡萄球菌肠炎非口服用药,其有效性尚未明确。

(2)用药期间监测血药浓度。

(3)快速推注或短时内静脉滴注本药可使组胺释放出现红人综合征(面部、颈躯干红斑性充血、瘙痒等)、低血压等不良反应,所以每次静脉滴注应在 60 分钟以上。

(4)肾功能损害及老年患者应调节用药量和用药间隔,监测血中药物浓度,慎重给药。

【禁忌证】对本品或去甲万古霉素过敏者禁用。

【不良反应】早期制剂中有较多杂质,耳肾毒性及皮疹等不良反应发生率较高。目前使用的制剂较纯,不良反应尤其肾毒性明显减少。

(1)发生率较少者有听力减退、耳鸣或耳部饱满感(耳毒性)、血尿、呼吸困难、嗜睡、尿量或排尿数显著增多或减少、食欲减退、恶心或呕吐、异常口渴、软弱无力(肾毒性)等。

(2)红人综合征发生率低,多见于快速大剂量静脉滴注后,症状有食欲不佳、寒战或发热、晕厥、瘙痒、恶心或呕吐、心搏加速、皮疹或面红,颈根、上半身背、臂等处发红或麻刺感(释放组胺)。用药前使用抗组胺药常可使症状减轻或避免出现。

(3)偶有药物热、皮疹、瘙痒、过敏样反应等变态反应,静脉给药可引起血栓性静脉炎,偶有中性粒细胞或血小板减少、心力衰竭等。

【药物相互作用】

(1)氨基糖苷类、两性霉素 B 注射剂、阿司匹林、其他水杨酸盐、杆菌肽(注射)、布美他尼注射剂、卷曲霉素、卡氮芥、顺铂、环孢素、依他尼酸注射剂、呋塞米注射剂、链佐星、巴龙霉素及多黏菌素类等药物与万古霉素合用或先后应用,有增加耳毒性和 / 或肾毒性的潜在可能;可能发生听力减退,即使停药后仍可能继续进展至耳聋。反应可呈可逆性,但往往成为永久性的。本品与其他耳毒性抗感染药合用或先后应用时需监测听力,万古霉素与氨基糖苷类联合应用时需进行肾功能测定及血药浓度监测,以调整给药剂量或给药间期。

(2)布克力嗪、赛克力嗪(cyclizine)等抗组胺药、吩噻嗪类、噻吨类抗精神病药以及曲美苄胺等与本品合用时,可能掩盖耳鸣、头晕、眩晕等耳部饱胀感,听力减退甚至缺失中毒性症状。

(3)万古霉素与碱性溶液有配伍禁忌,遇重金属可发生沉淀。

(4)与二甲双胍合用,可减少二甲双胍的清除,从而使二甲双胍的血药浓度升高。

(5)与琥珀酰胆碱合用,可增强琥珀酰胆碱的神经 - 肌肉阻滞作用。

(6)与华法林合用,可增加出血风险。

【应急处理】支持治疗,无特效解毒剂。

替 考 拉 宁
Teicoplanin

【制剂与规格】粉针剂: 0.2g,0.4g。

【药理作用】对金黄色葡萄球菌、链球菌、李斯特菌、肠球菌等革兰氏阳性和一些厌氧菌有抗菌作用。对所有革兰氏阴性菌、分枝杆菌、真菌等均无效。

【适应证】临床用于耐甲氧西林金黄色葡萄球菌和耐氨苄西林肠球菌所致的系统感染(对中枢感染无效)。本类药物(万古霉素与本品)限用于上述适应证,其目的是防止过度应用(即用于其他抗生素能控制的一些病原菌感染)而造成耐药菌滋长。

【用法与用量】可通过静脉注射或肌内注射给药。可通过 3~5 分钟推注或 30 分钟输液进行静脉注射给药。新生儿应采用输液给药。

(1)新生儿和 2 月龄以下婴儿:负荷剂量单次 16mg/kg 体重,第一天静脉输液。维持剂量单次 8mg/kg 体重,每天 1 次静脉输液。儿童(2 月龄 ~12 岁):负荷剂量每 12 小时按10mg/kg 体重单次静脉给药,重复给药 3 次。维持剂量按 6~10mg/kg 体重单次静脉给药,每天 1 次。

（2）成人：首剂 400mg，次日开始每日 200mg；严重感染，每次 400mg，每 12 小时 1 次，共 3 次，继以 400mg，每天 1 次。

【注意事项】

（1）用药期间需注意肾、耳毒性发生，必须定期随访肾功能、尿常规、血常规、肝功能，注意听力改变，必要时监测听力。

（2）妊娠期妇女不宜使用，哺乳期妇女应用本品，建议暂停哺乳。

（3）本品可与万古霉素（去甲万古霉素）有交叉过敏反应。对万古霉素过敏者慎用。

【禁忌证】 对本品过敏者禁用。对万古霉素、去甲万古霉素等糖肽类抗菌药物过敏者禁用。

【不良反应】 与去甲万古霉素近似而较轻。本品有肾毒性，可引起血清肌酐短暂升高；有耳毒性反应；曾有引起白细胞减少、中性粒细胞减少、血小板增多的报道，尚有头晕和消化道症状，肝功能一时性障碍，皮肤过敏反应以及肌内注射部位红肿等。

【药物相互作用】 本品与环丙沙星合用，增加癫痫发作风险。目前尚缺乏本品与其他药物同时应用发生相互作用的相关报道。静脉麻醉药成瘾患者对本品肾清除加快，常需加大剂量。

【应急处理】 支持治疗，无特效解毒剂。

利 奈 唑 胺
Linezolid

【其他名称】 利奈唑德，Zyvox。

【制剂与规格】 片剂：600mg。注射液：600mg。

【药理作用】 本品为合成的噁唑烷酮类（oxazolidinones）抗菌药物，能抑制细菌蛋白质合成，其特点是与细菌核糖体 50S 亚基的 23S rRNA 位点结合，阻止 70S 初始复合物的形成。由于其结构特殊和作用机制独特，故与其他抗菌药无交叉耐药性。对多重耐药的革兰氏阳性球菌，包括 MRSA、MRSE、PRSP、CRSP，尤其是对万古霉素耐药的肠球菌有效。

【适应证】 本品用于治疗由特定微生物敏感株引起的下列感染：

（1）万古霉素耐药的屎肠球菌引起的感染，包括伴发的菌血症。

（2）院内获得性肺炎：由金黄色葡萄球菌（甲氧西林敏感或耐药菌株）或肺炎球菌（包括耐多药菌株）引起的院内获得性肺炎。

（3）复杂性皮肤和皮肤软组织感染，包括未并发骨髓炎的糖尿病足部感染，由金黄色葡萄球菌（甲氧西林敏感或耐药菌株）、化脓性链球菌或无乳链球菌引起的复杂性皮肤和皮肤软组织感染。

【用法与用量】 口服或静脉滴注给药。儿童（出生至 11 岁者），每次 10mg/kg，每 8 小时 1 次。成人和超过 12 岁儿童，每次 600mg，每 12 小时 1 次。复杂性皮肤和皮肤软组织感染：5 岁以下儿童 10mg/kg，每 8 小时口服；5~11 岁儿童 10mg/kg，每 12 小时口服；青少年 600mg/ 次，每 12 小时口服；成人 400mg/ 次，每 12 小时口服。治疗耐万古霉素肠球菌感染疗程 14~28 天，肺炎、菌血症及皮肤软组织感染疗程 10~14 天。

【注意事项】

（1）本品应严格控制使用指征，避免滥用。妊娠期妇女和哺乳妇慎用。

(2)空腹或饭后服用须避开高脂性饮食及含酪胺食物和含醇饮料。本品具有单胺氧化酶抑制作用。

(3)有高血压病史者使用本品应注意观察。

(4)在应用利奈唑胺患者中有出现骨髓抑制的报道(包括贫血、白细胞减少、全血细胞减少和血小板减少)。在已知转归的病例中,停用利奈唑胺后血常规指标可以上升并恢复到治疗前的水平。对应用利奈唑胺的患者应每周进行全血细胞计数检查,尤其是那些用药超过2周,或用药前已有骨髓抑制,或合并应用能导致骨髓抑制的其他药物,或有慢性感染既往或目前合并接受其他抗菌药物治疗的患者。对发生骨髓抑制或骨髓抑制发生恶化患者应考虑停用利奈唑胺治疗。

(5)应用利奈唑胺过程中,有乳酸性酸中毒报道。在报道病例中,患者反复出现恶心和呕吐。患者在接受利奈唑胺时,如发生反复恶心或呕吐、有原因不明的酸中毒或低碳酸血症,需要立即进行临床检查。

(6)在利奈唑胺治疗的患者中有周围神经病和视神经病变的报道,主要为治疗时间超过了28天最长推荐疗程的患者。在视神经病变进展至视力丧失的病例中,患者治疗时间超过了最长推荐疗程。在利奈唑胺治疗<28天的患者中,有视力模糊的报道。

(7)在利奈唑胺治疗过程中有惊厥报道。其中一些病例原有癫痫发作病史或有癫痫发作危险因素。

(8)正在使用任何能抑制单胺氧化酶A或B药物(如苯乙肼、异卡波肼)患者,或2周内曾经使用过这类药物的患者不应使用利奈唑胺。除非能够对于患者可能出现血压升高进行监测,否则利奈唑胺不应用于高血压未控制的患者、嗜铬细胞瘤、甲状腺功能亢进的患者和/或使用以下任何药物的患者,包括直接或间接拟交感神经药物(如伪麻黄碱)、血管升压药物(如肾上腺素、去甲肾上腺素)、多巴胺类药物(如多巴胺、多巴酚丁胺)。除非密切观察患者5-羟色胺综合征的体征和/或症状,否则利奈唑胺不应用于类癌综合征患者和/或使用任何以下药物患者,包括5-羟色胺再摄取抑制剂、三环类抗抑郁药、5-羟色胺5-HT$_1$受体激动剂(曲普坦类药物)、哌替啶或丁螺环酮。

【禁忌证】对利奈唑胺或本品其他成分过敏者禁用。禁止本品与MAO抑制药合用或使用间隔不足2周。

【不良反应】不良反应有消化道症状,失眠、头晕、药热、皮疹等。可见血小板减少,尚有白细胞、中性粒细胞减少骨髓抑制,ALT、AST、LDH、ALP、脂酶、淀粉酶、总胆红素BUN和肌酐等变化,舌变色、口腔念珠菌病,罕见乳酸性酸中毒。

【药物相互作用】

(1)本品有MAO抑制作用,禁忌并用拟肾上腺素药物(伪麻黄碱、多巴胺、肾上腺素等)和5-HT再摄取抑制药(如抗抑郁药),禁用含酪胺食物(奶酪、肉干等)和某些含醇饮料(啤酒、红酒等),以免引起血压异常升高。

(2)避免与减少血小板的药物合用。

(3)与抗组胺药合用,抗组胺药的抗胆碱能作用延长并增加。

(4)与利福平合用,利奈唑胺的Cmax和AUC显著下降。

【应急处理】支持治疗,无特效解毒剂。

氢化可的松
Hydrocortisone

【其他名称】可的索,皮质醇,Cortisol。

【制剂与规格】氢化可的松注射液:10mg:2ml,25mg:5ml,50mg:10ml,100mg:20ml(为氢化可的松的稀乙醇溶液)。

醋酸氢化可的松注射液:125mg:5ml(为醋酸氢化可的松的无菌混悬液)。

注射用氢化可的松琥珀酸钠:50mg 或 100mg(按氢化可的松计算)。

醋酸氢化可的松片:20mg。

【药理作用】本品原为天然糖皮质激素,现已人工合成。抗炎作用为可的松的 1.25 倍,还具有免疫抑制和抗休克作用等。此外,也有一定程度的盐皮质激素活性,具有留水、留钠及排钾作用。其乙醇溶液注射剂及氢化可的松琥珀酸钠可于静脉滴注。但本品醇溶液,在中枢抑制或肝功能不全患者应尽可能不用,尤其是大剂量时。其血浆 $t_{1/2}$ 约为 1.5 小时,但其生物学作用的 $t_{1/2}$ 为 8~12 小时。

【适应证】用于结缔组织病、系统性红斑狼疮、严重的支气管哮喘、皮肌炎、血管炎等过敏性疾病,急性白血病、恶性淋巴瘤等病症。

【用法与用量】氢化可的松注射液:每次 100~300mg,与 0.9% 氯化钠注射液或 5% 葡萄糖注射液稀释至 0.2mg/ml 后作静脉滴注。

注射用氢化可的松琥珀酸钠:100~300mg(按氢化可的松计算)。临用时,以生理盐水或 5% 葡萄糖注射液稀释后静脉滴注或肌内注射。

醋酸氢化可的松片:用于肾上腺皮质功能减退的替代治疗、风湿性发热、痛风、支气管哮喘等。每日 20~30mg,分 1~2 次服用。

【注意事项】儿童静脉用药宜选注射用氢化可的松琥珀酸钠。

【禁忌证】对本品过敏者禁用。

【不良反应】见甲泼尼龙,糖皮质激素类药物不良反应。

【药物相互作用】见甲泼尼龙,糖皮质激素类药物相互作用。

【应急处理】支持治疗,无特效解毒剂。

布地奈德福莫特罗
Budesonide and Formoterol

【其他名称】信必可都保。

【制剂与规格】布地奈德福莫特罗粉雾剂:每喷 80μg/4.5μg 或 160μg/4.5μg,每支 60 喷。为布地奈德与福莫特罗两种药物的混合制剂。

【药理作用】布地奈德为糖皮质激素,其与糖皮质激素受体的亲和力较强,因而具有较强的局部抗炎作用。福莫特罗为长效选择性 β_2 受体激动剂,与 β_2 受体有很强的亲和力,具有支气管扩张作用,且呈剂量依赖关系。其支气管扩张作用比沙丁胺醇、特布他林等强。

【适应证】主要适用于支气管哮喘,特别是单用吸入 β 受体激动剂或肾上腺皮质激素效果不满意患者,也可应用于慢性阻塞性肺疾病的治疗。

【用法与用量】

成人：布地奈德福莫特罗 80μg/4.5μg，一次 1~2 吸，一日 2 次，或布地奈德福莫特罗 160μg/4.5μg，一次 1~2 吸，一日 2 次。

儿童：12 岁以上同成人；6 岁及以上布地奈德福莫特罗 80μg/4.5μg，一次 2 吸，一日 2 次；6 岁以下不推荐应用。

【注意事项】

(1)甲状腺功能亢进、糖尿病、心脏病患者慎用；妊娠妇女慎用。

(2)避免与肾上腺素、异丙肾上腺素等合用。

【禁忌证】对本品及辅料过敏者禁用。

【不良反应】因为本品含有布地奈德和福莫特罗，这两种药物的不良反应在使用本品时均可出现。

福莫特罗常见：肌肉震颤、头痛、心动过速及面部潮红；偶见皮肤过敏、恶心；较少见低钾血症。

【药物相互作用】

(1)布地奈德的代谢转化受其他由 CYP3A4 代谢底物(如伊曲康唑、利托那韦)的影响。同时使用这些 CYP3A4 强抑制剂可能会增加血浆布地奈德水平。尽量避免同时使用这些药物，除非用药益处超过对于机体影响风险。如果患者正在使用 CYP3A4 强抑制剂，不推荐使用本品的维持、缓解治疗。

(2)药效动力学的相互作用：β 受体阻滞剂能减弱或抑制福莫特罗的作用。本品不应与 β 受体阻滞剂(包括滴眼液)一起使用，除非有充足的理由。同时与奎尼丁、丙吡胺、普鲁卡因胺、吩噻嗪、抗组胺药(特非那定)和三环类抗抑郁药使用可延长 QTc 间期，并增加室性心律不齐的危险。

另外，左旋多巴、左甲状腺素、催产素和酒精也可损害心脏对 β2-拟交感神经药的耐受性。同时与单胺氧化酶抑制剂合用，包括特性相似的物质，如呋喃唑酮和丙卡巴肼，可能会突然引起高血压反应。

(3)患者同时接受卤代烃麻醉时，发生心律不齐的危险增高。

(4)同时使用其他 β 肾上腺素药物有潜在的协同作用。

(5)对于正在使用洋地黄毒苷患者，低钾血症可使其发生心律失常的可能性增加。

(6)没有观察到布地奈德和福莫特罗与任何其他治疗哮喘药物间有相互作用。

【应急处理】支持治疗。布地奈德无特效解毒剂。对于福莫特罗，低血压、心动过速和室性心律失常是由过度的 β 肾上腺素能刺激引起的，β 受体阻滞剂如普萘洛尔或艾司洛尔是特异性拮抗剂，对既往有哮喘或喘息病史患者慎用 β 受体阻滞剂。

沙美特罗替卡松
Salmeterol Xinafoate and Fluticasone

【其他名称】舒利迭。

【制剂与规格】沙美特罗替卡松粉雾剂：按两药不同比例共有 6 种剂型，每支 28 喷或 60 喷。

【药理作用】丙酸氟替卡松具有与糖皮质激素受体亲和力较高、脂溶性高等特点。其高脂溶性目前位于所有吸入性糖皮质激素之首。由于高脂溶性,使其在气道内浓度和存留时间明显延长,并使穿透细胞膜与糖皮质受体结合局部抗炎活性更强。沙美特罗为长效选择性 β_2 受体激动药,吸入本药 25μg 的支气管舒张作用相当于吸入沙丁胺醇 200μg。该药能阻止肺组织释放组胺和白介素而具有抗炎作用,也能抑制抗原诱发气道反应性增高。

【适应证】适用于可逆性气道阻塞长期规律治疗。主要用于支气管哮喘,特别是单用吸入肾上腺皮质激素或 β 受体激动剂效果不满意患者,也可应用于慢性阻塞性肺疾病治疗。

【用法与用量】成人和 12 岁及 12 岁以上青少年:每次 1 吸(50μg 沙美特罗和 100μg 丙酸氟替卡松)、每日 2 次,或每次 1 吸(50μg 沙美特罗和 250μg 丙酸氟替卡松)、每日 2 次,或每次 1 吸(50μg 沙美特罗和 500μg 丙酸氟替卡松)、每日 2 次。

4 岁及 4 岁以上儿童:每次 1 吸(50μg 沙美特罗和 100μg 丙酸氟替卡松),每日 2 次。尚无 4 岁以下儿童使用本品资料。

【注意事项】

(1)吸入本品有时可产生异常支气管痉挛,加重哮喘,此时应立即停用,并使用有效的短效 β_2 受体激动剂。

(2)不宜同时使用非选择性 β 受体阻滞剂、单胺氧化酶抑制剂及三环类抗抑郁药。

(3)本品不适用于急性哮喘发作患者,此时应先用短效 β_2 受体激动剂。

(4)甲状腺功能亢进、冠心病、高血压患者慎用,妊娠妇女慎用。

(5)避免与肾上腺素、异丙肾上腺素等合用。

【禁忌证】对本品及辅料过敏者禁用。

【不良反应】丙酸氟替卡松不良反应同上。沙美特罗不良反应为:常见恶心、呕吐、肌肉震颤;少见头痛、心悸、低血钾,偶可引起异常支气管痉挛、喉痉挛。

【药物相互作用】

(1)哮喘患者,除非迫不得已,应避免合用选择性及非选择性 β- 阻滞剂。与其他含 β 肾上腺素药物合用会产生潜在的累积作用。

(2)酮康唑和 SEREVENT(有效成分为沙美特罗)合用时,将会导致血浆中沙美特罗的暴露量明显增加(Cmax 的 1.4 倍,AUC 的 15 倍),这可能引起心电图 QTc 间期延长。

(3)由于广泛的首关代谢作用和肠及肝中细胞色素酶 P4503A4 的高系统清除作用,通常吸入后丙酸氟替卡松的血药浓度很低。因此,不太可能出现具有临床意义的由丙酸氟替卡松引起的药物相互作用。

【应急处理】支持治疗。氟替卡松特无效解毒剂。对于沙美特罗,低血压、心动过速和室性心律失常是由过度的 β 肾上腺素受体能刺激引起的,β 受体阻滞剂如普萘洛尔或艾司洛尔是特异性拮抗剂,对既往有哮喘或喘息病史患者慎用 β 受体阻滞剂。

孟鲁司特钠

Montelukast Sodium

【其他名称】蒙泰路特钠,蒙鲁司特,顺尔宁,SINGULAIR。

【制剂与规格】孟鲁司特钠咀嚼片:4mg,5mg。孟鲁司特钠片:10mg。

【**药理作用**】本品为高度选择性半胱氨酰白三烯（cysteinyl leukotriene，CysLT）受体拮抗剂，能抑制 LTC_4、LTD_4、LTE_4 与受体的结合，可缓解白三烯介导的支气管炎症和痉挛状态，减轻白三烯所致的激惹症状，改善肺功能。

【**适应证**】用于预防支气管哮喘和支气管哮喘的长期治疗。也用于治疗阿司匹林敏感哮喘，预防运动诱发的支气管收缩。

【**用法与用量**】

成人、15 岁及 15 岁以上，每次 10mg，一日 1 次，每晚睡前服。6~14 岁儿童每次 5mg，一日 1 次。2~5 岁儿童每次 4mg，一日 1 次。

【**注意事项**】

（1）口服本药治疗急性哮喘发作疗效尚未明确，故本药单用不应用于治疗急性哮喘发作。

（2）与皮质类固醇制剂合用时，不应骤然使用本药取代吸入用或口服皮质类固醇制剂。

【**禁忌证**】对本品过敏者禁用。

【**不良反应**】有轻度头痛、头晕、嗜睡、兴奋、激惹、烦躁不安、失眠、感觉异常 / 触觉障碍及较罕见的癫痫发作、恶心、呕吐、腹痛、转氨酶升高。

【**药物相互作用**】

（1）孟鲁司特钠经肝脏 CYP3A 药酶代谢，可使经该肝药酶代谢的特非那定、阿司咪唑、西沙比利、咪达唑仑或三唑仑的血药浓度升高或毒性增加。

（2）依非韦伦、茚地那韦可诱导 CYP3A 活性，合用时可降低本品血药浓度。

（3）克拉霉素、红霉素、氟康唑、齐多夫定、沙奎那韦可抑制 CYP3A 活性，合用升高本品血药浓度或毒性。

【**应急处理**】支持治疗，无特效解毒剂。

（陈志敏　张园园　朱正怡　余子兰）

参考文献

［1］李德爱，陈志红，傅平，等. 儿科治疗药物的安全应用 [M]. 北京：人民卫生出版社，2015.

［2］李德爱，孙伟，童荣生，等. 呼吸内科治疗药物安全应用 [M]. 北京：人民卫生出版社，2012.

［3］江载芳，申昆玲. 诸福堂实用儿科学 [M]. 8 版. 北京：人民卫生出版社，2015.

［4］中华医学会儿科学分会呼吸学组，《中华儿科杂志》编辑委员会. 儿童闭塞性细支气管炎的诊断与治疗建议 [J]. 中华儿科杂志，2012，50 (10): 743-745.

［5］国家药典委员会. 临床用药须知化学药和生物制品卷 [M]. 北京：中国医药科技出版社，2015.

［6］陈新谦，金有豫，汤光. 新编药物学 [M]. 北京：人民卫生出版社，2018.

［7］中国国家处方集编委会. 中国国家处方集化学药品与生物制品卷儿童版 [M]. 北京：人民军医出版社，2013.

第九章

支气管哮喘药物治疗

一、概述

支气管哮喘（bronchial asthma），简称哮喘，是儿童期最常见的慢性呼吸道疾病。

哮喘是多种细胞（如嗜酸性粒细胞、肥大细胞、T淋巴细胞、中性粒细胞及气道上皮细胞等）和细胞组分共同参与的气道慢性炎症性疾病，这种慢性炎症导致气道反应性增加，当患者接触物理、化学、生物等刺激因素时，发生广泛多变的可逆性气流受限，从而引起反复发作的喘息、咳嗽、气促、胸闷等症状，常在夜间和/或清晨发作或加剧，多数患儿可经治疗缓解或自行缓解。支气管哮喘是儿童期最常见的慢性疾病，近10余年来我国儿童哮喘患病率有明显的上升趋势，严重影响儿童身心健康，也给家庭和社会带来沉重的精神和经济负担。

目前世界范围内约有2亿哮喘患者，各国发病率在1%~13%不等，儿童哮喘如诊治不及时，随病程进展可产生气道不可逆性狭窄和气道重塑，因此，早期防治至关重要，为此，世界卫生组织（World Health Organization，WHO）与美国国家卫生研究院心肺血液研究所制订了全球哮喘方案（Global Imitiative for Asthma，GIFA），目前已成为防治哮喘的重要指南，该方案不断更新，针对5岁以下儿童哮喘患者，5岁以上及成人哮喘患者，目前已出版GINA 2014版。

二、病因及发病机制

哮喘发病机制极为复杂，尚未完全清楚，与免疫、神经、精神、内分泌因素，遗传学背景和神经信号通路密切相关。

1. 免疫因素　气道慢性炎症被认为是哮喘本质，多种细胞和一系列炎症介质共同参与，最终诱发速发型（IgE增高）变态反应性慢性气道炎症。

2. 神经、精神和内分泌因素　哮喘患儿β肾上腺素能受体和迷走神经张力亢进，或同时伴有α肾上腺素能神经反应性增强，从而发生气道高反应性（airway hyperresponsiveness，AHR）。一些哮喘患儿发作与情绪及内分泌功能紊乱有关，具体机制不明。

3. 遗传学背景　哮喘为多基因遗传性疾病，已发现许多与哮喘发病有关的基因，哮喘具有明显遗传倾向，患儿及家庭成员患过敏性疾病和特发性体质者明显高于正常人员。

4. 神经信号通路　在哮喘患者体内存在丝裂素活化蛋白激酶（mitogen-activated protein kinase，MAPR）等神经信号通路的细胞因子、黏附因子和炎性介质对机体的作用，参与气道炎症和气道重塑。

三、临床表现

咳嗽和喘息呈反复发作性,以夜间和清晨为重。发作期可有流涕、打喷嚏和胸闷,发作时呼吸困难,呼气相延长伴有哮鸣音。严重病例呈端坐呼吸,恐惧不安,大汗淋漓,面色青灰。

体格检查可见桶状胸、三凹征,严重者气道广泛堵塞,哮鸣音反应消失,称"闭锁肺"(silent lung),是哮喘最危险的体征。肺部粗湿啰音时隐时现,在剧烈咳嗽后或体位变化时可消失,提示湿啰音的产生是位于气道内的分泌物所致。在发作间歇期可无任何症状和体征,有些病例在用力时才可听到哮鸣音。此外,在体格检查时还应注意有无过敏性鼻炎、鼻窦炎和湿疹等。

哮喘发作在合理应用常规缓解药物治疗仍有严重或进行性呼吸困难称为哮喘急性状态,表现为喘息急性发作出现咳嗽,喘息,呼吸困难,大汗淋漓和烦躁不安,甚至表现为端坐呼吸,语言不连续,严重发绀,意识障碍及心肺功能不全征象。

四、诊断与分期

(一) 诊断

1. 儿童哮喘的标准

(1)反复发作喘息,咳嗽,气促,胸闷,多与接触应变原、冷空气、物理或化学性刺激、呼吸道感染及运动等有关,常在夜间和/或清晨发作或加剧。

(2)发作时在双肺可闻及散在或弥漫性以呼气相为主的哮鸣音,呼气相延长。

(3)上述症状和体征经抗哮喘治疗有效或自行缓解。

(4)除外其他疾病所引起的哮喘、咳嗽、气促和胸闷。

(5)表现不典型者(如无明显喘息或哮鸣音)应至少具备以下1项:①支气管激发试验或运动激发试验阳性;②存在可逆性气流受限,支气管舒张实验阳性,吸入速效 β_2 受体激动剂后5分钟 FEV_1 增加 ≥ 12% 或抗哮喘治疗有效,使用支气管舒张剂和口服(或吸入)糖皮质激素治疗 1~2 周后,FEV_1 增加 ≥ 12%;③ PEF 每天变异率(连续监测 1~2 周)≥ 20%。

符合第(1)~(4)条或第(4)(5)条者,可诊断为哮喘。

2. 咳嗽变异性哮喘诊断标准

(1)咳嗽持续>4 周,常在夜间和/或清晨发作或加剧,以干咳为主。

(2)临床上无感染征象,或经较长时间抗生素治疗无效。

(3)抗哮喘药物诊断性治疗有效。

(4)排除其他原因引起的慢性咳嗽。

(5)支气管激发试验阳性和/或 PEF 每天变异率(连续监测 1~2 周)≥ 20%。

(6)个人或一、二级亲属特应性疾病史,或过敏原测试阳性。

以上(1)~(4)项为诊断基本条件。

3. 5 岁及 5 岁以下儿童哮喘诊断依据

(1)哮喘、咳嗽、气促持续超过 10 天,每年发作>3 次或严重发作和/或夜间加重。

(2)具备哮喘的危险因素(特异质或家族史)。

（3）对控制治疗有反应（吸入低剂量激素治疗 2~3 个月临床症状改善，停药后症状加重）。

（二）分期

1. 急性发作期（exacerbation） 突发喘息、咳嗽、气促、胸闷等症状，或原有症状急剧加重。根据病情严重程度，可分轻度、中度、重度及急性呼吸暂停。

2. 慢性持续期（persistent） 近期不同频率、不同程度出现喘息、咳嗽、气促和胸闷症状。

3. 临床缓解期（remission） 经过治疗或未经治疗，症状和体征消失，肺功能恢复到急性发作前水平，并维持 3 个月以上。

以喘息为主要症状的儿童哮喘应注意与毛细支气管炎、支气管内膜结核或支气管淋巴结结核、气道异物、支气管肺血管畸形、心源性疾病、纵隔疾病和咽喉部疾病相鉴别，咳嗽变异性哮喘（cough variant asthma，CVA）应注意与反复支气管炎、感染后咳嗽、上气道咳嗽综合征、胃食管反流和嗜酸性粒细胞支气管等疾病相鉴别。

五、治疗原则与策略

（一）治疗目的

1. 达到并维持症状的控制。

2. 维持正常活动，包括运动功能。

3. 使肺功能水平接近正常。

4. 预防哮喘急性发作。

5. 避免药物不良反应。

6. 预防哮喘导致的死亡。

（二）治疗原则

为长期、持续、规范和个体化治疗。急性发作期治疗的重点为抗炎、平喘迅速缓解症状，慢性持续期和缓解期应坚持长期抗炎，降低气道高反应性，防止气道重塑，避免触发因素，做好自我管理。

（三）治疗哮喘的药物

治疗哮喘的药物包括缓解药物和控制药物。

1. 缓解药物 能迅速缓解支气管收缩及其他伴随的急性症状，用于哮喘急性发作期，包括：①吸入型速效 β_2 受体激动剂；②糖皮质激素；③抗胆碱能药物；④口服短效 β_2 受体激动剂；⑤短效茶碱；⑥硫酸镁。

2. 控制药物 是抑制气道炎症需长期使用的药物，用于哮喘慢性维持期，包括：①吸入型糖皮质激素（inhaled corticosteroid，ICS）；②长效 β_2 受体激动剂；③白三烯调节剂；④缓释茶碱；⑤肥大细胞膜稳定剂；⑥全身性糖皮质激素。

（四）哮喘急性发作期治疗

1. β_2 受体激动剂 根据起效快、慢分为速效和缓慢起效两大类，根据维持时间的长短分为短效和长效两大类，吸入型速效 β_2 受体激动剂疗效可维持 4~6 小时，是缓解哮喘急性症状的首选药物，严重哮喘发作时第 1 小时可在 20 分钟吸入 1 次，以后每 2~4 小时可重复吸入。药物剂量，每次沙丁胺醇 2.5~5.0mg 或特布他林 2.5~5.0mg。急性发作病情相对轻，也可选择口服短效制剂，如沙丁胺醇片和特布他林片。

2. 糖皮质激素 病情较重的急性病例应给予口服泼尼松短程治疗(1~7日),每日1~2mg/kg,分2~3次,严重哮喘发作时应静脉给予甲泼尼龙,每日2~6mg/kg,分2~3次输注,或琥珀酸氢化可的松或氢化可的松,每次5~10mg/kg,一般静脉糖皮质激素使用1~7日,症状缓解后即停止静脉用药,若需持续使用糖皮质激素者,可改为口服泼尼松。

3. 抗胆碱酯酶药 吸入型抗胆碱能药物(如异丙托溴安)舒张支气管的作用比β₂受体激动剂弱,起效比较慢,但长期使用不易产生耐药,不良反应少。

4. 短效茶碱 可作为缓解药物用于哮喘急性发作的治疗,主张将其作为哮喘综合治疗方案中的一部分。而不单独应用哮喘。需注意其不良反应,长时间使用者最好监测茶碱的血药浓度。

(五) 哮喘危重状态的处理

1. 氧疗 用密闭面罩或双鼻导管提供高浓度湿化氧疗,初始吸氧浓度以40%为宜,流量4~5L/min。

2. 补液 纠正酸中毒,维持水与电解质平衡,纠正酸碱紊乱。

3. 糖皮质激素 全身应用糖皮质激素为儿童危重哮喘治疗的一线药物,应尽早使用。病情严重时不能以吸入治疗替代全身糖皮质激素治疗,以免延误病情。

4. 支气管扩张剂的使用 ①吸入型β₂受体激动剂;②氨茶碱静脉滴注;③抗胆碱能药物;④肾上腺素皮下注射,每次1:1 000肾上腺素0.01ml/kg,儿童最大不超过0.3ml,必要时可每20分钟使用1次,不能超过3次。

5. 镇静剂 可用水合氯醛灌肠,慎用或禁用其他镇静剂;在插管条件下,亦可用地西泮镇静,剂量为每次0.3~0.5mg/kg。

6. 抗菌药物治疗 儿童哮喘发作主要由病毒引发,抗菌药物不作为常规应用,如同时发生下呼吸道细菌感染,则选用病原体敏感的抗菌药物。

7. 辅助机械通气征

(1)持续严重的呼吸困难。

(2)呼吸音减弱或几乎听不到哮鸣音及呼吸音。

(3)因过度通气和呼吸肌疲劳,而使胸廓运动受限。

(4)意识障碍、烦躁或抑制,甚至昏迷。

(5)吸氧状态下发绀进行性加重。

(6)$PaCO_2 \geq 65mmHg$。

(六) 哮喘持续期治疗

1. ICS ICS是哮喘持续状态的首选药物,也是目前最有效的抗炎药物,优点是通过吸入药物直接作用气道黏膜,局部抗炎作用强,全身不良反应少,通常需要长期规范吸入1~3年甚至更长时间才起到治疗作用。目前临床上常用的ICS有布地奈德、丙酸氟替卡松和丙酸倍氯米松。每3个月应评估病情,以决定升级治疗,维持目前治疗或降级治疗。

2. 白三烯调节剂 分为白三烯合成酶抑制剂和白三烯受体拮抗剂,该药耐受性好,不良反应少,服用方便。白三烯受体拮抗剂包括孟鲁斯特和扎鲁司特。

3. 缓释茶碱 主要协助IgE抗炎,每天分1~2次服用,以维持昼夜的稳定血药浓度。

4. 长效β₂受体激动剂 药物包括福莫特罗、沙美特罗、班布特罗及丙卡特罗等。

5. 肥大细胞膜稳定剂 色甘酸钠,常用于预防运动及其他刺激诱发哮喘。

6. **全身性糖皮质激素**　仅短期在慢性持续期分级为重度持续患儿,长期使用高剂量 ICS 加吸入型 β₂ 受体激动剂及其他控制药物疗效欠佳的情况下使用。

7. **联合治疗**　对病情严重度分级为重度持续和使用 ICS 病情控制不佳的中度持续哮喘提倡长期联合治疗,如 ICS 联合吸入型长效 β₂ 受体激动剂、ICS 联合白三烯调节剂和 ICS 联合缓释茶碱。

8. **特异性免疫治疗**　在无法避免过敏原或药物治疗无效时,可考虑针对过敏原的特异性免疫治疗,需要在有抢救措施的医院进行。特异性免疫治疗应与抗炎及哮喘药物联用,坚持足够疗程。

(七) 管理与教育

1. **避免危险因素**　避免接触过敏原,积极治疗和消除感染灶,去除各种诱发因素(如吸烟、呼吸道感染和气候变化等)。

2. **哮喘的教育与管理**　可提高疗效,减少复发,提高患儿生活质量。通过对患儿及家长进行哮喘基本防治知识的教育,调动其对哮喘防治的主观能动性,提高依从性,避免各种危险因素,巩固治疗效果,提高生活质量。教会患儿及其家属正确使用儿童哮喘控制测试(Childhood Asthma Control Test,C-ACT)等儿童哮喘控制问卷,以判断哮喘控制水平。

3. **多形式教育**　通过门诊教育、集中教育(哮喘之家等活动)、媒体宣传等多种形式,向哮喘患儿及其家属宣传哮喘基本知识。

六、常用治疗药物

平喘药是指能针对哮喘发病的不同环节,缓解或预防哮喘发作的一类药物。常用平喘药可分为以下几类:① β₂ 受体激动剂;② M 胆碱受体拮抗剂;③ 磷酸二酯酶抑制剂;④ 过敏介质阻释剂;⑤ 肾上腺皮质激素类;⑥ 白三烯受体拮剂。以下为常用的 β₂ 受体激动剂。

特 布 他 林
Terbutaline

【**其他名称**】博利康尼,喘康速。

【**制剂与规格**】气雾剂:0.25mg/揿,200 揿/瓶,400 揿/瓶。雾化液:5.0mg/2ml。片剂:2.5mg。

【**药理作用**】本品为选择性 β₂ 受体激动剂,对心脏 β₁ 受体作用极小,其对心脏的兴奋作用仅为异丙肾上腺素的 1/100,但临床应用,尤其是大剂量给药时仍存在明显的心血管系统不良反应,这除与其直接激动心脏 β₁ 受体有关外,尚与其他兴奋血管平滑肌 β₂ 受体,舒张血管血流量增加,通过压力感受器反射性兴奋心脏有关。由于其在体内不易被儿茶酚邻甲基转移酶(catechol-O-methyl transferase,COMT)、单胺氧化酶(monoamine oxidase,MAO)磷酸酯酶氧化失活。故作用时间持久,可经多种方式给药,其中以起雾吸入疗效最好。

【**适应证**】支气管哮喘,支气管炎,肺气肿及其他伴有支气管痉挛的呼吸系统疾病。

【**用法及剂量**】

(1) 吸入气雾剂 0.25~0.5mg,1~2 揿/次,一日 3~4 次,重症患者 1.5mg、6 揿/次,24 小时总量不超过 6mg(24 揿)。雾化液儿童体重>20kg 者,每次 5mg,一日 3 次;体重<20kg 者,每次 2.5mg,一日 3 次,不超过 4 次。

(2)口服 0.065mg/(kg·次),一次总量不超过 1.25mg,一日 3 次。

【注意事项】

(1)对其他肾上腺素受体激动剂过敏者对本品可能过敏。

(2)高血压、冠心病、甲状腺功能亢进、糖尿病患者慎用。

(3)可能会引起低钾血症尤其是与黄嘌呤衍生物、糖皮质激素、利尿剂合用时及治疗时可能增加低钾血症的发生,需检测血钾浓度。

(4)大剂量应用诱发糖尿病患者发生酮症酸中毒。

(5)本品对人或动物未见致畸作用。

(6)长期应用可产生耐药性,疗效降低。

【不良反应】

(1)头痛、恶心、震颤、强直性痉挛、心悸、心动过速。

(2)胃肠道障碍、皮疹、荨麻疹。

(3)睡眠障碍及行为失调,如多动、易激动、坐立不安等。

(4)低钾血症。

(5)不良反应的程度主要取决于给药剂量和途径,从小剂量逐渐加至治疗量,常能避免和减少不良反应。

(6)长期应用可产生耐药性,疗效降低。

【特殊人群】

(1)妊娠期妇女:用药无已知风险,建议妊娠期前三个月慎用。怀孕或计划怀孕请告知医生。

(2)哺乳期妇女:本品可随乳汁分泌,治疗剂量不会对乳儿产生不良影响。

(3)儿童:根据患儿体重个体化给药。

(4)老年人:用法与用量同成人。

【药物的相互作用】

(1)与其他肾上腺受体激动剂联用可增加疗效,但不良反应也相应增加。

(2)与茶碱合用时,可降低茶碱的血药浓度。增强舒张支气管平滑肌的作用,但可加重心悸等不良反应。

(3)与琥珀酰胆碱合用,可增强后者的肌松作用。

(4)单胺氧化酶抑制剂、三环类抗抑郁剂、抗组胺药、左甲状腺素等可增强本品不良反应。

(5)与非保钾利尿药(噻嗪类利尿药)合用可引起低钾血症和心电图改变。

(6)合用咖啡因碱充血剂及拟交感胺类药物可增加心脏的不良反应。

(7)肾上腺素 β 受体阻滞剂(如醋丁洛尔、阿替洛尔、拉贝洛尔、美托洛尔、纳多洛尔、吲哚洛尔、普萘洛尔、噻吗洛尔等)能拮抗本药作用,使疗效降低。还可诱发哮喘患者产生严重的支气管痉挛。

(8)本药能减弱胍乙啶的降血压作用。

【药物过量】药物过量通常无须治疗。如果怀疑服用大量的硫酸特布他林,可考虑采取下列措施:药用炭灌胃冲洗,监测酸碱平衡、血糖和电解质,监测心率、心律和血压,纠正代谢异常。建议用心脏选择性 β 受体阻滞剂(如美托洛尔)来治疗心律失常所引起的血流动力学异常改变。但应慎用 β 受体阻滞剂,因其可能会诱导支气管阻塞。如果 β_2 受体介导的外周血管阻力减小导致血压明显下降,则应给予扩容剂。

<h1 style="text-align:center">沙 丁 胺 醇</h1>
Salbutamol

【其他名称】Ventolin,Proventil,舒喘灵,阿布叔醇,羟甲叔丁肾上腺素,柳丁氨醇。

【制剂与规格】片剂:2mg/ 片。控释片(喘特灵,Volmax):4mg/ 片,8mg/ 片。注射剂:0.5mg/1ml。气雾剂:0.2%(100μg/ 揿,200 揿 / 支)。溶液剂:5mg/ml,每瓶 20ml。

【药理作用】本品化学结构与异丙肾上腺素近似,作用较异丙肾上腺素相当或略强。其在气管内吸收较慢,而且不易被体内的硫酸酶破坏,所以作用较强而持久。本品能有效地抑制组胺和致过敏性迟缓反应物质的释放,防止支气管痉挛。

沙丁胺醇为选择性 β_2 受体激动剂,能选择性激动支气管平滑肌 β_2 受体,有较强的支气管扩张作用。对于哮喘患者,其支气管扩张作用至少与异丙肾上腺素相等。抑制肥大细胞等致敏细胞释放过敏反应介质亦与其支气管平滑肌解痉作用有关。

本品对心脏 β_1 受体的激动作用较弱,故其增加心率作用仅及异丙肾上腺素的 1/10。因不易被消化道的硫酸酯酶和组织中的儿茶酚氧位甲基转移酶破坏,故本品口服有效,作用持续时间较长。口服生物利用度为 30%,服后 15~30 分钟生效,2~4 小时作用达高峰,持续 6 小时以上。气雾吸入生物利用度为 10%,吸入后 1~5 分钟生效,1 小时作用达高峰,可持续 4~6 小时。大部在肠壁和肝脏代谢,进入循环的原形药物少于 20%;主要经肾排泄。该药用于防治支气管哮喘、哮喘型支气管炎和肺气肿患者的支气管痉挛。如果用于制止哮喘发作,多用气雾吸入方式,预防发作则可口服。

【适应证】

(1)支气管哮喘、喘息性支气管炎、支气管痉挛、肺气肿等。

(2)慢性充血性心力衰竭。

【用法与用量】

(1)口服:成人每次 2~4mg,1 日 3 次;儿童每次 0.1~0.15mg/kg,1 日 2~3 次。

(2)气雾吸入:每次 0.1~0.2mg(即喷吸 1~2 揿),必要时每 4 小时重复 1 次,但 24 小时内不宜超过 8 次。

(3)雾化吸入:12 岁以下儿童的常用剂量为 0.5ml 溶液剂(2.5mg 硫酸沙丁胺醇),使用时用注射用生理盐水稀释至 2.0~2.5ml,有些儿童可能需要高达 5.0mg 的剂量。

(4)静脉注射:1 次 0.4mg,用 5% 葡萄糖注射液 20ml 或氯化钠注射液 20ml 稀释后缓慢注射。

(5)静脉滴注:1 次 0.4mg,用 5% 葡萄糖注射液 100ml 稀释后滴注。

(6)肌内注射:1 次 0.4mg,必要时 4 小时可重复注射。

【注意事项】

(1)少数人可见恶心、头痛、头晕、心悸、手指震颤等不良反应。剂量过大时可见心动过速和血压波动。一般减量即恢复,严重时应停药。

(2)对其他肾上腺素受体激动剂过敏者可能对本品呈交叉过敏。

(3)长期用药亦可形成耐受性,不仅疗效降低,且可能使哮喘加重。

(4)对抛射氟利昂过敏的患者禁用本品雾化剂。

(5)β 受体阻滞剂如普萘洛尔能拮抗本品支气管扩张作用,故不宜合用。

(6)心血管功能不全、冠状动脉供血不足、高血压、糖尿病和甲状腺功能亢进患者慎用。

【不良反应】

(1)较常见的不良反应:震颤、恶心、心率增快或心搏异常强烈。

(2)较少见的不良反应:头晕、目眩、口咽发干。

(3)逾量中毒的早兆表现:胸痛,头晕,持续严重的头痛,严重高血压,持续恶心、呕吐,持续心率增快或心搏强烈,情绪烦躁不安等。

【药物相互作用】

(1)同时应用其他肾上腺素受体激动剂者,其作用可增加,不良反应也可能加重。

(2)并用茶碱类药时,可增加松弛支气管平滑肌的作用,也可能增加不良反应。

(3)本品支气管扩张作用能被 β 受体阻滞剂普萘洛尔拮抗,因而不宜与普萘洛尔同用。

【应急处理】过量使用该品最常见体征和症状是一过性 β 受体激动剂药理学作用所介导事件。沙丁胺醇过量可引起低钾血症,应监测血钾水平。对于有心脏症状(如心动过速、心悸)表现的患者,应考虑中断该品治疗,并给予恰当的对症治疗,如给予具有心脏选择性 β 受体阻滞剂。对有支气管痉挛病史的患者,应谨慎使用 β 受体阻滞剂。沙丁胺醇过量体征为显著的心动过速和 / 或肌肉震颤。应注意对于 40 揿 100μg 的该品,所含沙丁胺醇相当于 4mg 沙丁胺醇片剂。

肾 上 腺 素
Adrenaline

【其他名称】L- 肾上腺素,副肾碱,副肾素。

【制剂与规格】注射剂: 1mg/ml。

【药理作用】兴奋 α 和 β 受体,使心肌收缩力增加,心率加快,心肌耗氧量增加,使皮肤、黏膜及内脏 + 血管收缩,冠状血管及骨骼肌血管则扩张。在常用剂量下,收缩压上升,而舒张压并不升高;剂量增大时,收缩压与舒张压均升高。此外,还可松弛支气管和胃肠道平滑肌,解除支气管平滑肌痉挛,减轻支气管黏膜充血、水肿,改善和消除呼吸困难。

【适应证】主要适用于因支气管痉挛所致的严重呼吸困难,急性支气管哮喘发作。

【用法与用量】皮下或肌内注射: 0.1% 注射液儿童 0.01ml/kg,每 4 小时可重复 1 次,极量为 0.5ml。慢性哮喘患者睡前可肌内注射油剂 2mg,维持时间可达 4 小时。亦可用 0.1% 气雾剂吸入给药。

【注意事项】

(1)使用本品时必须注意血压、心率与心律的变化,多次使用应监测血糖。

(2)高血压、器质性心脏病,冠状动脉病变,糖尿病,甲状腺功能亢进症,创伤性及出血性休克,心源性哮喘患者等慎用。

(3)用于过敏性休克时应补充血流量。

(4)每次局部麻醉药使用不可超过 300μg,否则可引起头痛、心悸、血压升高等。

(5)注射时须更换部位,以免引起组织坏死。

【不良反应】

(1)治疗量有时可见面色苍白、焦虑不安,头痛、呕吐、出汗、四肢发冷、眩晕、震颤、心悸、血压升高、尿潴留、肺水肿、短时的血乳酸或血糖升高等。

(2)大剂量时兴奋中枢,引起激动、呕吐及肌强直、惊厥等。

(3)用量过大或皮下注射误入静脉时,可引起血压骤升、心律失常,甚至脑出血、心室颤动。

【药物相互作用】

(1)本品与洋地黄等药物、全身麻醉药或普鲁卡因合用时可致心律失常,甚至心室颤动。

(2)与缩宫素、麦角新碱、麻黄碱等合用可增强血管收缩,导致高血压或外周组织缺血。

(3)与甲状腺激素合用可使血压显著升高,诱发心血管意外。

(4)与降糖药合用,降低后者的降血糖作用。

(5)与硝酸酯类药物合用可导致低血压,减弱后者抗心绞痛作用。

(6)三环素抗抑郁药可增强本品对心血管的作用,导致心律失常、高血压或心动过速。

(7)与呱乙啶、利血平合用,本品交叉应增强,产生高血压及心动过速。

(8)与吩噻嗪类药物合用,可导致严重休克。

(9)与 α 受体阻滞剂合用,可致严重低血压。

(10)与利尿药合用,可减弱本品升压作用。

(11)与异丙肾上腺素、去甲肾上腺素或加阿托品组成四联药,可用于心脏复苏。

(12)禁止与碱性药物配伍。

【应急处理】误用过量肾上腺素可出现恶心、呕吐、面色苍白、心动过速、胸部压迫感、室性期前收缩、血压上升、肌肉震颤、步态不稳、寒战、发热、出汗、瞳孔散大、喘息性呼吸、惊厥等。血压急剧上升时则有搏动性头痛。重症患儿常发生肺水肿、心室颤动、脑出血、昏迷、心脏及呼吸中枢麻痹。

中毒处理:

1. 肾上腺素能受体阻断药可迅速降低血压,防止心律失常,常用的有:①酚苄明 0.52mg/kg 加生理盐水 250ml,静脉滴注;②氢化麦角碱 0.3~1mg,肌内或静脉注射;③哌罗克生(piperoxan)10~20mg,静脉注射。

2. 立即吸入亚硝酸异戊酯 0.2ml,或硝酸甘油 0.6~1.2mg 舌下含化,氯茶碱 0.25g 加入 25% 葡萄糖溶液 20ml 中静脉注射。

3. 吸氧。

4. 对症治疗。

斑 布 特 罗
Bambuterol

【其他名称】邦尼,帮备。

【制剂与规格】盐酸帮布特罗片:10mg、20mg。口服液:100mg/100ml。

【药理作用】本药在体内转化为特布他林,提高药物的吸水性及稳定性,从而延长作用维持时间。特布他林激动肾上腺素 β_2 受体,松弛支气管平滑肌;并能抑制内源性致痉挛物质释放,抑制由内源性介质引起的水肿;还可增加支气管纤毛的廓清能力。

【适应证】用于支气管哮喘、慢性喘息性支气管炎、慢性阻塞性肺疾病和其他支气管痉挛的肺部疾病。

【用法与用量】 口服：2~5 岁 5mg/ 次，1 日 1 次；6~12 岁 10mg/ 次，1 日 1 次。

【注意事项】

（1）甲状腺功能亢进症、糖尿病及心脏病患者慎用。

（2）对本品特布他林及拟交感胺类药物过敏者禁用。

（3）肥厚型心肌病患者禁用。

（4）肝硬化、严重肝功能不全、肾功能不全患者应减少给药剂量。

【不良反应】

（1）肌肉震颤、头痛、心悸、心动过速等。

（2）偶尔强直性肌肉痉挛。

【药理相互作用】

（1）不宜与肾上腺素能受体阻断剂合用。

（2）与其他拟交感胺类药合用作用增强，毒性增加。

（3）可部分抑制血浆中胆碱酯酶活性，延长琥珀酰胆碱的肌肉松弛作用。

（4）β_2 受体激动剂会增加血糖浓度，糖尿病患者使用本品时建议调整降血糖药物。

（5）与皮质激素、利尿药合用可加重低钾。

（6）与其他支气管扩张药合用时可增加不良反应。

（7）可减弱胍乙啶的降血压作用。

（8）MAO 抑制药、三环类抗抑郁药、抗组胺药、左甲状腺素可加重其他不良反应。

丙 卡 特 罗
Procaterol

【其他名称】 美喘清，美普清。

【制剂与规格】 盐酸丙卡特罗片：25μg。口服液：0.15mg/30ml，0.3mg/60ml。

【药理作用】 本品为选择性 β_2 受体激动剂，对支气管 β_2 受体具有高度选择性，其支气管扩张作用强而持久。本品尚具有较强的抗过敏作用，不仅可抑制速发型气道阻力增加，而且可抑制迟发型气道反应增高。本品尚可增强呼吸道纤毛的作用。

【适应证】 本品为选择性较高的 β_2 受体激动剂，支气管扩张作用较强，微小剂量即可产生明显的支气管扩张作用；还有较强的抗过敏作用，可稳定肥大细胞膜，抑制组胺等过敏物质释放，对于过敏原诱发的支气管哮喘有较好的疗效。用于治疗呼吸道阻塞引起的呼吸困难、支气管哮喘、喘息性支气管炎及肺气肿。

【用法与用量】 口服：成人 1 次 2 片，1 日 1 次，睡前服用；或 1 次 2 片，1 日 2 次，清晨及睡前服用。6 岁以上儿童 1 次 1 片，服用方法同成人。儿童可依据年龄和体重增减。

【注意事项】

（1）有可能引起心律失常，服用时应予注意。

（2）有以下疾病患者慎服：甲状腺功能亢进、高血压、心脏病、糖尿病。

【不良反应】 患者偶有口干、鼻塞、倦怠、恶心、胃部不适、肌颤、头痛、眩晕或耳鸣；亦可发生皮疹、心律失常、心悸、面部潮红等。

【药物相互作用】

（1）本药与肾上腺素及异丙肾上腺素等儿茶酚胺类并用时会引起心律失常、心率增加，故应避免与上述药物并用。

(2)并用茶碱类药时可增加舒张支气管平滑肌的作用,但不良反应也增加。

(3)避免与单胺氧化酶抑制剂及三环类抗抑郁药同时应用。

【应急处理】罕见休克、过敏性症状,故应注意观察,发现异常时应减量或终止给药,并采取适当措施。

克 仑 特 罗
Clenbuterol

【其他名称】氨必妥,氨双氯喘通,氨孝素。

【制剂与规格】盐酸克仑特罗:20μg、40μg。

【药理作用】为选择性 β_2 受体激动剂,松弛支气管平滑肌的作用强而持久,并具有增强纤毛运动、溶解黏液的作用,对心血管系统的影响较小。

【适应证】用于预防和治疗支气管哮喘、慢性喘息性支气管炎,慢性阻塞性肺疾病,运动性哮喘、肺气肿等呼吸系统疾病所致的支气管痉挛。

【用法与用量】口服:儿童 0.5~1.5μg/(kg·次),1 日 2~3 次。

【注意事项】

(1)甲状腺功能亢进症、心律失常及高血压患者慎用。

(2)大剂量可兴奋 β_2 受体,导致心肌收缩力增强、心率加快,心肌耗氧量增加,对患儿心脏疾病尤其冠心病者可导致心肌缺血,甚至心肌梗死。

(3)慎与非选择性受体阻断药合用。

【不良反应】

(1)心血管系统,心率加快、心悸、血压变化及心电图改变等。

(2)中枢神经系统,震颤、头痛、头晕、眩晕和神经质、迟发型运动障碍。

(3)胃肠道,口干、恶心、上腹部疼痛。

(4)内分泌系统,血糖升高。

(5)皮肤过度出汗,皮炎。

【药物相互作用】与 MAO 抑制药合用,可使心动过速、激动或轻躁狂等不良反应发生率增加。

【药物过量】同丙卡特罗。

妥 洛 特 罗
Tulobuterol

【其他名称】喘舒,阿来迪贴。

【制剂与规格】贴剂:0.5mg/贴,1mg/贴,2mg/贴。片剂:0.5mg,1mg。

【药理作用】为选择性肾上腺素 β_2 受体激动剂,对支气管平滑肌具有较强的扩张作用,对心脏的兴奋作用较弱。本品除有明显的平喘作用外,尚有一定的止咳、祛痰作用。

【适应证】用于缓释支气管哮喘,急、慢性支气管炎,肺气肿等气道阻塞性疾病所致的呼吸困难等症状。

【用法与用量】①贴剂:粘贴于胸部、背部及上臀部,一日 1 次。剂量为儿童 0.5~3 岁以下 0.5mg,3~9 岁以下 1mg,9 岁以上 2mg。②口服:0.5~2mg/ 次,一日 3 次。

【注意事项】

(1)甲状腺功能亢进症、高血压、心脏病、糖尿病、特异性皮炎患者慎用。

(2)视患者病情适当并用类固醇制剂、茶碱制剂等。

【不良反应】

(1)过敏反应、心悸、面色潮红、心律不齐、震颤。

(2)发热、头痛、全身乏力、失眠、头晕等。

(3)恶心、呕吐、食欲减退、胃部不适。

(4)皮疹、瘙痒。

(5)低钾血症。

【药物相互作用】

(1)与肾上腺素、异丙肾上腺素合用可加强本药心脏兴奋作用,导致心律失常,应避免合用。

(2)与 MAO 抑制药合用,可使心动过速、躁狂等不良反应,应避免合用。

(3)并用黄嘌呤衍生物、类固醇制剂及利尿剂可增强 β₂ 受体激动剂所致低血钾,低氧血症可增强低钾对心律的影响,重症哮喘患者需密切监测血钾。

【药物过量】同丙卡特罗。

福 莫 特 罗
Formoterol

【其他名称】安通气,奥克斯都保。

【制剂与规格】富马酸福莫特罗干粉吸入剂:每吸 4.5μg,60 吸 / 支;每吸 9μg,60 吸 / 支。

【药理作用】本品为长效选择性 β₂ 受体激动剂,具有强力而持续支气管扩张作用,且是剂量依赖关系。本品还具有抗过敏和抗炎作用,能对抗血管通透性增高,可抑制抗原诱发的嗜酸性粒细胞聚集,也可抑制肥大细胞介导的组胺释放。

【适应证】用于支气管哮喘、慢性支气管炎、喘息性支气管炎、肺气肿所致的呼吸困难。尤其适用夜间发作型哮喘和需要长期服用 β 受体激动剂患者。

【用法与用量】常用吸入量:4.5~9μg/ 次,1 日 1~2 次。早晨及夜间用药;或 9~18μg/ 次,1 日 1~2 次,最高剂量为 36μg/d。哮喘夜间发作可于晚间给药 1 次。

【注意事项】

(1)肝肾功能不全、甲状腺功能亢进症、嗜铬细胞瘤、梗阻性肥厚型心肌病、严重高血压、心肌缺血、心动过速、严重心力衰竭、运动员慎用。

(2)伴有 QT 间期延长及使用影响 QT 间期的药物治疗的患儿慎用。

(3)可影响血糖代谢,糖尿病患儿应监测血糖。

(4)可能造成低血钾,注意监测血钾浓度。

(5)本品可能引起气管痉挛,哮喘急性发作期的迟缓会增加此危险性。

【不良反应】

(1)头痛、心悸、震颤、烦躁、失眠、心动过速。

(2)皮疹、荨麻疹、房颤、期前收缩、窦性心动过速、支气管痉挛、低钾或高钾血症。

（3）恶心、味觉异常、眩晕、心绞痛、QT 间期延长、过敏反应和血中胰岛素、血糖、游离脂肪酸；尿酮体水平升高。

【药物相互作用】

（1）与其他拟交感神经药合用,会加重本品不良反应。

（2）合用黄嘌呤衍生物、类固醇药物和利尿剂,可能增加低血钾作用。

（3）β 受体阻滞剂,尤其是非选择性 β 受体阻滞剂,可能部分或完全抑制 β 受体激动剂。

（4）加用 L- 多巴、L- 甲状腺素、缩宫素和乙醇,会降低心脏对 β_2- 拟交感神经药物的耐受性。

（5）与 MAO 抑制剂包括有相似特征的药物,如喃唑酮和甲基苯肼合用会引起高血压反应。

（6）与奎宁丁、丙吡胺、普鲁卡因胺、吩噻嗪类、抗组胺药、MAO 抑制剂和三环素类抗抑郁药合用会延长 QT 间期,增加发生室性心律失常的危险。

【药物过量】同丙卡特罗。

沙 美 特 罗
Salmeterol

【其他名称】喘必灵,强力安喘通。

【制剂与规格】胶囊: 50mg。气雾剂: 每喷 25μg（60 喷,120 喷,200 喷）。

【药理作用】本品为选择性 β_2 受体激动剂,扩张支气管平滑肌,具有作用强而持久（12 小时）、肺外作用小、耐受性好的特点。用药后 0~20 分钟开始出现支气管扩张作用,最佳疗效可持续 12 小时,故能有效地控制夜间哮喘和运动诱发的哮喘。通过持续抑制炎性介质释放,减缓炎性细胞激活,抑制炎性细胞浸润,防止炎性水肿,从而发挥抗炎和防止哮喘作用。

【适应证】用于支气管哮喘,包括夜间哮喘和运动诱发的哮喘;与吸入性糖皮质激素合用,用于可逆性阻塞性气道疾病。

【用法与用量】粉雾吸入: 儿童吸 25μg/ 次,一日 2 次。气雾剂:用法与用量同粉雾剂。

【注意事项】

（1）本品不适用于缓解急性哮喘发作。

（2）下述情况应慎用,如肺结核、甲状腺功能亢进、对拟交感激素有异常反应、心血管疾病、糖尿病、有低钾倾向患者。

（3）为避免哮喘急性加重风险,不能突然中断使用本品治疗。

（4）治疗可逆性阻塞性气道疾病应常规遵循阶梯方案,观察临床症状、体征及测定肺功能来监测疗效。

【不良反应】

（1）头疼、心悸、震颤。

（2）心律失常、肌肉痉挛、水肿、血管神经性水肿、口咽部刺激。

【药物相互作用】

（1）与茶碱类等支气管扩张剂合用可产生协同作用,应注意调整剂量。

（2）与短效 β 受体激动剂合用时可使 FEV_1 得到改善,且不增加心血管不良反应的发生率。

(3)可逆性阻塞性气道疾病患者,除非迫不得已,应避免使用选择性及非选择性 β 受体阻滞剂。

(4)与 MAO 抑制药合用可增加心悸、激动和躁狂发生的危险,不宜合用。

(5)不宜与三环素抗抑郁药合用,可增加心血管兴奋性。

(6)与黄嘌呤衍生物、激素、利尿剂合用可加重低血钾。

(7)与保钾利尿剂合用,尤其本品超级量时,可出现心电图异常或加重低血钾。

(8)合用吸入型糖皮质激素和 / 或色甘酸盐不影响本药的安全性。

【药物过量】同丙卡特罗。

异丙托溴铵
Ipratropium Bromide

【其他名称】爱喘乐,爱全乐,溴化异丙托溴铵。

【制剂与规格】吸入用异丙托溴铵溶液:50μg/2ml,250μg/2ml,500μg/2ml,500μg/20ml。异丙托溴铵气雾剂:20μg/ 掀,200 掀 / 支;40μg/ 掀,200 掀 / 支。

【药物作用】本品对支气管平滑肌有较高选择性,扩张支气管平滑肌作用较强,对呼吸道腺体和心血管系统的作用不明显。

【适应证】用于慢性阻塞性肺疾病所致的支气管痉挛,包括慢性支气管炎哮喘、肺气肿等,缓解喘息症状。

【用法与用量】吸入。

(1)溶液:12 岁以上儿童 500μg/ 次,1 日 3~4 次,急性发作期可重复给药,剂量超过1mg/d,应医疗监护。6~12 岁儿童 250μg/ 次;6 岁以下儿童推荐剂量为 250μg/ 次,应在医疗监护下给药。

(2)气雾剂:学龄儿童推荐剂量为 40~80μg/ 次,1 日 3~4 次。

【注意事项】

(1)应避免本品接触到眼睛,如不慎污染到眼睛,出现闭角型青光眼的症状时,应首先选用缩瞳药并立即就医。

(2)有尿路梗阻患者使用时可增加尿潴留危险。

(3)有囊性纤维化患者可能会引起胃肠道蠕动紊乱。

【不良反应】

(1)头痛、恶心、口干、咳嗽、局部刺激。

(2)心动过速、心悸、眼部调节障碍、胃肠动力紊乱和尿潴留等抗胆碱能不良反应。

(3)变态反应如皮疹、舌、唇和面部血管性水肿、荨麻疹、喉头水肿和过敏反应。

【药物相互作用】

(1)与班诺特罗、色甘酸钠、茶碱、沙丁胺醇合用,可相互增加疗效。

(2)金刚烷胺、吩噻嗪类、抗精神病药、三环类抗抑郁药、MAO 抑制药以及抗组胺药可增强本品作用。

(3)β 受体激动剂和黄嘌呤类制剂能增强支气管扩张作用。

(4)当雾化吸入的异丙托溴铵和 β 受体激动剂合用时,有闭角型青光眼病史的患者可能增加急性青光眼发作风险。

【应急处理】未遇到过量引起的特殊症状。基于异丙托溴铵气雾剂雾化吸入液宽广的治疗范围和局部给药方法,应该不会发生严重的抗胆碱能不良反应;但可能出现轻微全身性抗胆碱能作用表现,包括口干、视力调节障碍和心动过速等。

氨 茶 碱
Aminophylline

【其他名称】阿咪康,安释定,茶碱乙烯双胺。

【制剂与规格】片剂: 0.1g/ 片,0.2g/ 片。注射剂: 250mg/2ml,500mg/2ml,250ml/10ml。栓剂: 0.25g。缓释片剂: 0.1g/ 片。

【药理作用】该品为茶碱与乙二胺复盐,其药理作用主要来自茶碱,乙二胺使其水溶性增强。本品对呼吸道平滑肌有直接松弛作用。其作用机制比较复杂,过去认为通过抑制磷酸二酯酶,使细胞内 cAMP 含量提高所致。近来实验认为,茶碱的支气管扩张作用部分是由于内源性肾上腺素与去甲肾上腺素释放的结果。此外,茶碱是嘌呤受体阻断药,能对抗腺嘌呤等对呼吸道收缩作用。茶碱能增强膈肌收缩力,尤其在膈肌收缩无力时作用更显著,因此有益于改善呼吸功能。本品尚有微弱的舒张冠状动脉、外周血管和胆管平滑肌的作用,有轻微增加骨骼肌收缩力和轻微利尿作用。

【适应证】

(1)适用于支气管哮喘、慢性喘息性支气管炎、慢性阻塞性肺疾病等缓解喘息症状。

(2)也用于心功能不全和心源性哮喘。

【用法与用量】

(1)静脉注射:负荷量为 4~6mg/kg(≤250mg),缓慢静脉滴注 20~30 分钟,继之根据年龄持续滴注维持剂量 0.7~1mg/(kg·h)。如已用口服氨茶碱者,直接使用维持剂量持续静脉滴注。亦可采用间歇给药方法,每 6~8 小时缓慢静脉滴注 4~6mg/(kg·次)。

(2)口服:小儿按 3~5mg/(kg·d),每日 3 次。

(3)直肠给药:一般在睡前或便后,一次 4~6mg/kg,一日 1~2 次。

【注意事项】

(1)应定期监测血清茶碱浓度,以保证最大疗效而不发生血药浓度过高危险。

(2)有以下情况患者血清茶碱浓度的维持时间往往显著延长,应酌情调整用药剂量或延长用药间隔时间。如肾功能或肝功能不全患者,年龄超过 55 岁,特别是男性和伴发慢性肺部疾病患者,任何原因引起的心功能不全患者,持续发热患者,使用某些药物的患者及茶碱清除率减低者。

(3)茶碱制剂可致心律失常和 / 或使原有的心律失常加重,应监测患者心率和 / 或节律的任何改变。

(4)高血压者或有非活动性消化道溃疡病史的患者慎用本品。

【不良反应】茶碱毒性常出现在血清浓度为 15~20μg/ml 时,特别是在治疗开始,早期多见的不良反应有恶心、呕吐、易激动、失眠等。当血清浓度超过 20μg/ml 时,可出现心动过速、心律失常。血清中茶碱超过 40μg/ml 时,可出现发热、失水、惊厥等,严重的甚至引起呼吸、心搏骤停致死。

【药物相互作用】

(1)地尔硫䓬、维拉帕米可干扰茶碱在肝内的代谢,与本品合用可增加本品的血药浓度和毒性。

(2)西咪替丁可降低本品的肝清除率,合用时可增加茶碱的血清浓度和/或毒性。

(3)某些抗菌药物如大环内酯类的红霉素、罗红霉素、克拉霉素,喹诺酮类的依诺沙星、环丙沙星、氧氟沙星、左氧氟沙星,克林霉素,林可霉素等可降低茶碱的清除率,增高其血药浓度。其中尤以红霉素、依诺沙星为著,当茶碱与上述药物配伍应用时,应适当减量或监测茶碱血药浓度。

(4)苯巴比妥、苯妥英、利福平可诱导肝药酶,加快茶碱肝清除率,使茶碱血清浓度降低;茶碱也干扰苯妥英的吸收,两者血浆浓度均下降,合用时应调整剂量,并监测血药浓度。

(5)与锂盐合用,可使锂的肾排泄增加,影响锂盐的作用。

(6)与美西律合用,可降低茶碱清除率,增加血浆中茶碱浓度,需调整剂量。

(7)与咖啡因或其他黄嘌呤类药并用,可增加其作用和毒性。

【应急处理】 尚不明确。

茶 碱
Theophylline

【其他名称】 长效茶碱,迪帕米,时尔平。

【制剂与规格】 片剂:0.1g。缓释片:0.1g,0.4g。缓释胶囊:0.1g,0.2g,0.3g。控释片:0.1g。控释胶囊:0.1g,0.3g。

【药理作用】 对呼吸道平滑肌有直接松弛,为平滑肌松弛药。作用机制包括:

(1)磷酸二酯酶可使细胞内环磷酸腺苷(cAMP)含量增高。

(2)刺激内源性肾上腺素及去甲肾上腺素释放。

(3)本品为嘌呤受体阻断剂,能对抗腺嘌呤对呼吸道平滑肌的收缩作用。

(4)增强膈肌收缩力,改善呼吸功能。

(5)抑制肥大细胞和嗜碱性粒细胞脱组胺,具有一定的抗炎作用。

(6)降低气道高反应性。

(7)增强 β 受体激动剂活性。

(8)促进纤毛运动。

(9)免疫调整作用。

【适应证】

(1)缓解成人和 3 岁以上儿童的支气管哮喘发作。

(2)急性哮喘发作后的维持治疗。

(3)缓解阻塞性肺疾病具有的支气管痉挛、喘息症状。

【用法与用量】 口服 3 岁以上儿童 0.1g 开始,最大剂量不超过 10mg/(kg·d);12 岁以上儿童起始剂量为 0.1~0.2g,1 日 2 次,最大剂量不超过 0.9g/d,分 2 次服用。控释胶囊:1~9 岁 0.1g/次,9~16 岁 0.2g/次。

【注意事项】 同氨茶碱。缓解片及缓释胶囊不可以压碎或咀嚼,控释胶囊,应整粒吞服,或将胶囊中的小丸倒在温水或流质食物中吞服。

【不良反应】

(1)头痛、恶心、呕吐和睡眠障碍。

(2)消化功能紊乱,眩晕和震颤。

(3)发热惊厥甚至发生猝死。

【药物相互作用】同氨茶碱。

【药物过量】未见报道。

<h2 style="text-align:center">布 地 奈 德</h2>
<h3 style="text-align:center">Budesonide</h3>

【其他名称】普米克令舒(Pulmicort Respules)。

【制剂与规格】气雾剂:50μg/喷,200喷/瓶,200μg/喷,100喷/瓶。吸入用粉剂:100μg/喷,200喷/支。混悬液:0.5mg/2ml,1mg/2ml。鼻喷雾剂:32μg,64μg,120喷/支。

布地奈德/富马酸福莫特罗:(80μg/4.5μg)/喷,60喷/支。布地奈德/富马酸福莫特罗:(160μg/4.5μg)/喷,60喷/支,120喷/支。

布地奈德/福莫特罗粉吸入剂(信必可都保吸入剂):≥12岁儿童160μg/4.5μg,1~2喷/次,1日2次;6~12岁儿童80μg/4.5μg(1喷),2喷/次,1日2次。

【药理作用】局部应用肾上腺皮质激素类药物,肝脏首过效应强,仅做局部治疗用,吸入本品局部抗炎作用强,而无皮质激素的全身作用,全身不良反应少,对HPA轴的抑制作用较小,长期用药耐受性好,支气管哮喘有良好疗效。

【适应证】支气管哮喘;重度慢性阻塞性肺疾病;季节性或常年发生过敏性鼻炎;鼻息肉及鼻息肉手术后预防息肉再生。

【用法与用量】

(1)气雾剂:严重哮喘和停用或减量使用口服糖皮质激素患儿,开始剂量为2~7岁200~400μg/d,分2~4次吸入;7岁以上200~800μg/d,分2~4次吸入。

(2)粉吸入剂:≥6岁,原来使用或吸入糖皮质激素者200~400μg/次、1日1次,或100~200μg/次、1日2次;原使用口服糖皮质激素者200~400μg/次、1日1次;儿童的最高推荐剂量为400μg/次,1日2次。维持剂量为100~800μg/d,当哮喘控制后,应减至最低剂量。

(3)吸入用混悬液:儿童0.25~0.5mg/次,1日2次。

(4)鼻喷吸入:6岁以上儿童256μg/d,早晨1次喷入(每个鼻孔128μg)。

【注意事项】

(1)长期接受吸入治疗的儿童应定期测量身高,监测肾上腺皮质功能。

(2)肺结核、鼻真菌感染和疱疹患者慎用。

(3)本品不适用于快速缓解支气管痉挛。

(4)避免合用酮康唑、伊曲康唑或其他强效CYP3A4抑制药。

(5)2岁以下儿童慎用或不用。

(6)每次用药后用水漱口。

【不良反应】

(1)轻度舌部、口腔、喉部刺激,口干、咽痛、声嘶、味觉减退、溃疡。

(2)口咽部念珠菌感染。

(3)头痛、头晕、恶心、腹泻、疲劳、体重增加。

(4)精神症状：紧张、不安、抑郁、行为障碍。

(5)速发或迟发过敏反应，皮疹、接触性皮炎、荨麻疹、血管性水肿和支气管痉挛。

(6)罕见皮肤淤血，肾上腺功能减退和生长缓慢。

【药物相互作用】

(1)合用酮康唑及其他强效CYP3A4抑制剂可能会增加布地奈德血药浓度，若必须合用上述药物，则用药间隔时间应尽可能长，同时减少布地奈德用量。

(2)本品与其他常用的治疗哮喘药物合用时，未见不良反应发生率增高。

丙酸氟替卡松
Fluticasone Propionate

【其他名称】辅舒良，辅舒酮。

【制剂与规格】气雾剂：50μg/揿，125μg/揿，250μg/揿。喷鼻剂：50μg/揿，100mg/支。沙美特罗/替卡松干粉吸入剂（舒利迭）：≥12岁者1次1吸（50μg/250μg），1日2次；4~12岁者1次1吸（50μg/100μg），1日2次；如病情控制，可逐渐减量至1日1次，根据夜间或日间症状不同，可分别于晚上或早晨给药。

【药理作用】局部用糖皮质激素与糖皮质激素受体亲和力较高，具有较强的抗炎和抗过敏作用，具有较高的亲脂性，易在肺组织中摄取储存，在肺部的作用时间持久。

【适应证】

(1)支气管哮喘的预防性治疗。

(2)重度慢性阻塞性肺疾病。

(3)喷鼻剂用于预防和治疗季节性过敏性鼻炎，包括花粉症及常年过敏性鼻炎。

【用法与用量】吸入：≥12岁，100~250μg/d；4~11岁，50μg、1日2次，最大剂量为100μg/d、1日2次。经鼻喷雾吸入：>4岁，100μg/d，症状严重者可加至200μg/d，病情控制后，剂量应减至100μg/d，总剂量不应超过200μg/d。

【注意事项】

(1)长期使用本品，应定期检测身高，不可突然中断治疗。

(2)肺结核，全身性感染患儿慎用。

(3)本品不适用于快速缓解急性哮喘症状。

(4)经鼻喷雾吸入剂不推荐用于4岁以下儿童。

(5)每次用药后用水漱口。

【不良反应】

(1)口腔及喉部念珠菌病，声嘶。

(2)皮肤过敏反应，免疫功能紊乱。

(3)血管神经性水肿，呼吸困难，支气管痉挛，白内障，青光眼，库欣综合征，肾上腺抑制，生长迟缓。

(4)焦虑，睡眠障碍，行为改变如易激动、活动过度。

(5)消化功能紊乱、关节痛。

【药物相互作用】酮康唑、利托那韦等强效细胞色素 P4503A4 酶抑制药可抑制本品代谢,提高本品血药浓度及生物利用度,增加本品全身不良反应的危险性,如库欣综合征反馈下丘脑 - 垂体 - 肾上腺轴抑制。

倍 氯 米 松
Beclomethasone

【其他名称】欠可乐,贝克松,必可酮。

【制剂与规格】气雾剂:50μg/ 揿,250μg/ 揿。粉吸入剂:50μg/ 揿,100μg/ 揿,200μg/揿。喷雾剂:50μg/ 揿。

【药理作用】局部作用的强效肾上腺皮质激素,亲脂性好,起效较快,抗炎作用强,气雾吸入后直接作用呼吸道发挥平喘作用。平喘作用可持续 4~6 小时。对下丘脑 - 垂体 - 肾上腺轴抑制较轻。

【适应证】支气管哮喘。

【用法与用量】儿童最大量不超过 400μg/d,症状缓解后逐渐减量;鼻腔喷雾适合 6 岁以上儿童。

【注意事项】

(1)长期使用本品的儿童应密切随访生长发育状况,并定期监测肾上腺皮质功能,不可突然中断治疗。

(2)本品不适用于缓解急性哮喘症状,不适用于重度哮喘患者。

(3)肺结核患者慎用。

(4)个体化用药,并根据临床症状及肺功能监测疗效。

(5)用药后用水漱口。

【不良反应】

(1)口腔及喉部的念珠菌病、喉部刺激,声嘶。

(2)皮疹、风疹、瘙痒及红斑。

(3)眼、面部、口唇及喉部水肿,呼吸困难,支气管痉挛。

(4)白内障、青光眼、库欣综合征、肾上腺抑制、生长迟缓。

(5)焦虑、睡眠障碍,行为改变,如活动过度,易激惹。

(6)使用鼻喷雾剂可出现鼻咽部干燥或烧灼感,喷嚏和鼻出血。

【药物相互作用】

(1)胰岛素能抵抗本品作用,糖尿病患者应注意调整,用药剂量。

(2)可能影响甲状腺对碘摄取、清除和转化,用药过程应监测甲状腺功能。

【应急处理】该品用量过大(>0.8mg/d)可出现糖皮质激素的一系列全身性不良反应,需停药或减量。

色 甘 酸 钠
Sodium Cromoglicate

【其他名称】宁敏,色甘酸二钠。

【制剂与规格】粉雾胶囊剂:20mg。气雾剂:3.5mg/ 揿,5mg/ 揿。滴眼剂:0.16g/8ml。

滴鼻剂：20mg/ml。

【药理作用】本品平喘作用机制尚未完全阐明,可能有如下机制：①直接抑制由于兴奋刺激感受器而导致的神经反射,抑制反射性支气管痉挛；②抑制非特异性气道高反应性；③抑制血小板活化因子(platelet-activating factor,PAF)引起的支气管痉挛。

【适应证】

(1)预防支气管痉挛哮喘发作。

(2)过敏性鼻炎、季节性花粉症、春季角膜炎、结膜炎、湿疹及皮肤瘙痒症。

【用法与用量】

(1)用于哮喘：①干粉吸入：>5岁20mg/次,1日4次,症状缓解后40~60mg/d,维持量20mg/d；②气雾吸入：>6岁每日2吸,3.5~7mg/次。

(2)用于过敏性鼻炎：干粉吸入,>6岁每例10mg/次,1日2~3次。

【注意事项】

(1)不会吸粉剂的幼儿应避免使用,≤6岁儿童较难使患儿协调吸药,故较少选用气雾吸入。

(2)本品应在哮喘易发季节前1~3周用药,可预防速发型和迟发型过敏性哮喘及运动和其他刺激诱发哮喘。

(3)肝、肾功能不全者慎用。

(4)不能突然中途停药,以免导致哮喘复发。

【不良反应】鼻刺痛、烧灼感、喷嚏、嗅觉异常、头痛、一过性支气管痉挛、皮疹、鼻出血。

【药物相互作用】

(1)与糖皮质激素合用,可增强治疗支气管哮喘的疗效。

(2)合用氨茶碱可减少茶碱用量,并提高平喘效果。

(3)合用异丙肾上腺素疗效和不良反应可增加。

【应急处理】可能发生不良反应,以过敏症状加剧的形式出现,此时应立即去医院就诊。如果忘记服药或者服用了较小剂量药物,下次服药时不要服用大一级剂量药物,而应该从最近一次有良好耐受剂量开始。

酮 替 芬
Ketotifen

【其他名称】噻苯酮,噻喘酮,喘者定。

【制剂与规格】酮替芬1mg相当于富马酸酮替芬1.38mg,以下含量均以酮替芬计。片剂：0.5mg,1mg。胶囊：0.5mg,1mg。口服溶液：1mg/5ml。

【药理作用】本品为强效过敏介质阻断剂。

(1)抑制抗原诱发的肥大细胞释放组胺和慢反应物质(slow reacting substance A, SRS-A)。

(2)抑制抗原、血清及肌钙离子介导诱发的嗜碱性粒细胞或中性粒细胞释放组胺和慢反应物质。

(3)还兼有较强的 H_1 受体拮抗作用,较氯苯那敏强10倍。

(4)降低哮喘患者的非特异性气道高反应性,拮抗过敏原、组胺、二氧化硫、乙酰胆碱引起的支气管痉挛。

(5)本品不影响黏液纤毛运动。

【适应证】过敏性支气管、过敏性咳嗽、过敏性鼻炎、花粉症、过敏性结膜炎。

【用法与用量】口服:4~6 岁 0.4mg/ 次,6~9 岁 0.5mg/ 次,9~14 岁 0.6mg/ 次,1 日 1~2 次给药。

【注意事项】3 岁以下幼儿不推荐使用。

【不良反应】

(1)嗜睡、倦怠、口干、恶心等胃肠道反应。

(2)头痛、头晕、迟钝、体重增加。

【药物相互作用】

(1)与激素合用时,可减少激素用量。

(2)与镇静催眠药合用时,可增加困倦、乏力等症状,应避免合用。

(3)与抗组胺药合用,有协同作用。

(4)与中枢神经抑制剂合用,可增加本品镇静作用,应避免合用。

(5)可增加阿托品类药物的阿托品样不良反应。

(6)禁止与口服降血糖药合用。

【应急处理】过量服用本药可引起昏睡、恶心等反应,必要时予以洗胃或催吐,严密监护患者,采用支持治疗直至症状缓解。

孟 鲁 司 特
Montelukast

【其他名称】顺尔宁。

【制剂与规格】咀嚼片:4mg,5mg。颗粒剂:4mg/0.5g。片剂:10mg。

【药理作用】本品为选择性白三烯受体拮抗剂,对半胱氨酸白三烯(cysteinyl leukotriene,CysLT)受体有高度亲和性和选择性,能有效抑制 LTC_4、LTD_4、LTE_4 与 $CYSLT_1$ 结合产生的生理效应。体内诸多自体活性物质(如白三烯等)参与了炎症、过敏反应及哮喘的发病,本品拮抗白三烯受体,对哮喘有效,尤其对阿司匹林敏感的哮喘,可减少发作次数和症状,减少对激素的依赖。本品对激素耐药患者也有效。

【适应证】

(1)哮喘的预防和长期治疗。

(2)治疗对阿司匹林敏感的哮喘患者以及预防运动诱发的支气管哮喘。

(3)用于减轻季节性过敏性鼻炎引起的症状。

【用法与用量】口服:1~5 岁 4mg/ 次,6~14 岁 5mg/ 次,15 岁以上儿童 10mg/ 次,1 日 1 次,睡前服用。

【注意事项】

(1)不适用于哮喘急性发作。

(2)可逐渐减少合并使用的吸入性糖皮质激素用量,但不能突然停用糖皮质激素。

(3)在减少全身用糖皮质激素剂量时,偶见皮疹,肺部症状加重,嗜酸性粒细胞增多症,心脏并发症和神经病变,应注意临床监护。

【不良反应】耐受性良好,不良反应轻微。

(1)头痛、腹痛、肌痛。

(2)过敏反应,包括皮疹、血管性水肿、皮肤瘙痒、荨麻疹和罕见的肝嗜酸性粒细胞浸润。

(3)嗜睡,易激惹,烦躁不安,睡眠障碍。

(4)恶心、呕吐、消化不良,腹泻。

(5)本品未发现有致突变作用和致癌性。

【药物相互作用】

(1)可与其他一些常规用于哮喘预防和长期治疗的药物合用。

(2)合用苯巴比妥,孟鲁斯特的血浆 AUC 减少约 40%,但是不推荐调整本品的使用剂量。

(3)利福平可减少本药的生物利用度。

(4)推荐剂量的本品用药不影响以下药物的药代动力学:茶碱,泼尼松,泼尼松龙,特非那定,地高辛,华法林和口服避孕药(炔雌醇 / 炔雌酮 35%)。

【应急处理】尚无关于临床治疗中本品过量的专门资料。在大部分药物过量的报道中,未报道出现不良事件。观察到最多的不良事件是口渴、嗜睡、瞳孔散大、运动功能亢进和腹痛。尚不清楚本品是否能经腹膜或血液透析清除。

(李国林　张慧明　任春玲　蔺　千)

参考文献

[1]　王丽,陈燕惠. 儿科临床药理学 [M]. 北京: 人民卫生出版社,2015.

[2]　李德爱,陈志红,傅平. 儿科治疗药物的安全应用 [M]. 北京: 人民卫生出版社,2015.

[3]　王卫平. 儿科学 [M]. 9 版. 北京: 人民卫生出版社,2017.

[4]　胡亚美,张金哲,江载芳. 儿科药物治疗学 [M]. 2 版. 北京: 中国医药科技出版社,2011.

[5]　中华医学会儿科学分会呼吸学组. 白三烯受体拮抗剂在儿童呼吸系统疾病中的临床应用专家共识 [J]. 中华实用儿科临床杂志,2016,31 (13): 973-977.

[6]　陈新谦,金有豫,汤光. 新编药物学 [M]. 17 版. 北京: 人民卫生出版社,2011.

[7]　CHOONARA I. Regulation of drugs for children in Europe [J]. BMJ, 2007, 335 (7632): 1221-1222.

[8]　BOND G R, WOODWARD R W, HO M. The Growing Impact of Pediatric Pharmaceutical Poisoning [J]. J Pediatr, 2012, 160: 265-270.

[9]　陈吉生. 新编临床药物学 [M]. 北京: 中国中医药出版社,2013.

[10]　李学玲,秦红兵,邹浩军. 常用药物新编 [M]. 2 版. 北京: 人民卫生出版社,2016.

第十章

肺炎药物治疗

第一节 肺 炎

肺炎（pneumonia）是指不同病原体或其他因素（如吸入羊水、油类或过敏反应）等所引起的肺部炎症。主要临床表现为发热、咳嗽、气促、呼吸困难和肺部固定性中、细湿啰音。重症患者可累及循环、神经及消化系统而出现相应的临床症状，如心力衰竭、中毒性脑病及中毒性肠麻痹等。肺炎是小儿的一种主要常见病，尤多见于婴幼儿，也是婴儿时期死亡的主要原因，严重威胁小儿健康，被卫生健康委列为小儿四病防治之一，故加强对本病防治十分重要。

目前对于肺炎的临床诊断分类，主要是依据病理形态、病原体和病程等。分类如下：

一、病理分类

大叶性肺炎、支气管肺炎、间质肺炎、毛细支气管肺炎以及其他不常见肺炎，如吸入性肺炎等。其中，以支气管肺炎最为多见。

二、病原体分类

1. **细菌性肺炎** 由肺炎球菌、流感嗜血杆菌、葡萄球菌、大肠埃希菌、B 族和 A 族链球菌、肺炎杆菌、铜绿假单胞菌等引起。

2. **病毒性肺炎** 由腺病毒、呼吸道合胞病毒、流感病毒、副流感病毒、巨细胞病毒、麻疹病毒等引起。

3. **真菌性肺炎** 多由白念珠菌、曲霉菌、球孢子菌、肺孢子菌等引起。

4. **衣原体肺炎。**

5. **非感染因素引起的肺炎** 吸入性肺炎、过敏性肺炎、嗜酸性粒细胞性肺炎、类脂性肺炎、脱屑性肺炎等。

三、病程分类

发病 1 个月以内者，称为急性肺炎；病程长达 1~3 个月者，称为迁延性肺炎；超过 3 个月者，称为慢性肺炎。

四、病情分类

根据是否有呼吸系统以外的系统受累及是否有胸壁吸气性凹陷,分轻症肺炎和重症肺炎。

五、感染地点分类

社区获得性肺炎(CAP)和院内获得性肺炎(HAP)。CAP 是指无明显免疫抑制的患儿在医院外或住院 48 小时内发生的肺炎。HAP 是指住院 48 小时后发生的肺炎。

第二节　细菌性肺炎

一、肺炎球菌肺炎

(一)概述

肺炎球菌肺炎是由肺炎球菌所引起的肺段或肺叶急性炎性实变,占社区获得性肺炎的半数以上。世界卫生组织(WHO)2005 年估计,每年有 70 万~100 万 5 岁以下儿童死于肺炎球菌感染,是 5 岁以下儿童疫苗可预防疾病死亡的第一病因,占 28%,2 岁以下儿童是肺炎球菌感染发病率最高的人群。婴幼儿偶可发生。气候骤变时机体抵抗力降低,发病较多,冬春季多见,可能与呼吸道病毒感染流行有一定关系。

(二)病因与发病机制

肺炎球菌(*Streptococcus pneumoniae*,SP)为革兰氏阳性双球菌,属链球菌的一种。SP 抗原主要有荚膜多糖和 C 多糖(即 M 蛋白)两种菌体抗原,荚膜多糖为重要的毒力因子。根据荚膜多糖的组成差异,SP 可分为 90 多种不同血清型。SP 是一种重要的条件致病菌,常定植于人的鼻咽部。肺炎球菌在儿童鼻咽部的定植率尤其高,在中国 5 岁以下健康或上呼吸道感染儿童中,鼻咽拭子肺炎球菌分离率可达 20%~40%。正常情况下 SP 并不致病,当寄生环境发生变化时,如机体抵抗力下降时,麻疹、流感等呼吸道病毒感染以后,或营养不良、老年体弱等情况下,SP 可播散至鼻窦或中耳致局部感染,吸入下呼吸道导致肺炎,当其侵入血液循环,伴或不伴其他部位播散繁殖时,则可引起侵袭性感染。SP 致病过程包括黏附、炎症反应、细菌产物的细胞毒作用。研究表明 SP 的荚膜多糖是致病主要毒力因子,不同荚膜血清型的 SP 存活能力及致病力也不同,这与补体成分在荚膜上的沉积、降解以及巨噬细胞清除作用相关。此外,SP 的一些蛋白质作为炎症介质或直接攻击宿主组织而在致病过程中也起到重要作用。婴幼儿时期由于免疫功能尚不成熟,病菌沿支气管播散形成以小气道周围实变为特征病变——支气管肺炎,为儿童肺炎球菌肺炎最常见的病理类型。SP 也引起以肺大叶或肺节段为单位的炎症——大叶性肺炎,多见于年长儿。

(三)临床表现与诊断

1. **症状**　临床起病多急骤,可有寒战、高热(可达 40℃)、呼吸急促、呼气呻吟、鼻翼扇动、发绀,可有胸痛,最初数日多咳嗽不重,无痰,后可有痰呈铁锈色。轻症者神志清醒,重症者可有烦躁、嗜睡、惊厥、谵妄,甚至昏迷等缺氧中毒性脑病表现。亦可伴休克、急性呼吸窘迫综合征等。

2. **体征**　肺部体征早期不明显或仅呼吸音粗糙,以后可闻及固定的中、细湿啰音。肺实变后可有典型叩诊浊音、语颤增强及管状呼吸音等。支气管肺炎则呈斑片状阴影。大叶性肺炎可见肺纹理增强或局限于一个节段的浅薄阴影,以后有大片阴影均匀致密,占全肺叶或一个节段,经治疗后逐渐消散。少数患者出现肺大疱或胸腔积液。

3. **实验室检查**　外周血白细胞总数及中性粒细胞均升高,ERS、CRP、PCR 增加。

根据临床表现,在排除肺炎杆菌肺炎、支原体肺炎等,结合影像学检查和实验室检查,可作出诊断。

(四) 治疗原则与策略

1. **一般治疗**　保持环境安静、整洁,室内通风换气,保证患儿休息。维持患儿足够饮食,补充维生素 C 等。

2. **抗生素治疗**　2008 年美国临床和实验室标准化委员会(Clinical and Laboratory Standards Institute,CLSI)修订了 SP 青霉素折点判定标准,口服青霉素沿用原先标准,即敏感(S)≤0.06mg/L,中介(I)为 0.12~1mg/L,耐药(R)≥2mg/L;而对胃肠道外使用青霉素的折点标准:非脑膜炎标本(呼吸道,血流)来源菌株 S≤2mg/L,I=4mg/L,R≥8mg/L。

青霉素敏感者(penicillin-susceptible,PSSP)肺炎国内推荐首选青霉素 G 或阿莫西林;青霉素中介(penicillin-intermediate,PISP)肺炎首选高剂量青霉素,也可选阿莫西林 - 克拉维酸或第一代或第二代头孢菌素,备选头孢曲松或头孢噻肟或万古霉素;青霉素耐药(PRSP)肺炎首选万古霉素或利奈唑胺。

青霉素常用剂量为 5 万~10 万 U/(kg·d),或每日给 60 万~100 万 U 或更多,一般分 3 次静脉给药。青霉素过敏的患儿可静脉注射红霉素 100mg/(kg·d),好转后可改为口服。治疗应持续 1~2 周,或完全退热后 3~5 日。如青霉素用药后 2~3 日病情未见好转,应考虑对青霉素不敏感的耐药菌株的存在,更换上述的抗生素。也可根据咽拭子、痰培养或肺泡灌洗液培养出的肺炎球菌敏感试验结果选用抗生素。美国儿科协会推荐喹诺酮类应该继续限于治疗无其他安全和有效替代药物的感染。但目前国内学者仍认为 18 岁以下儿童应避免使用喹诺酮类药物。

对表现感染性休克或脑水肿、脑疝的病例,应按感染性休克或颅内高压症进行抢救。对晚期就诊者必须注意较常见并发症,如脓胸、肺脓肿、心包炎、心肌炎及中毒性肝炎,并及时给予适当治疗。脓胸需穿刺抽脓。

3. **预防**　目前国内有 13 价肺炎球菌多糖结合疫苗(PCV13,用于婴幼儿)及 23 价肺炎球菌多糖疫苗(PPV23,用于 2 岁以上儿童),接种后用于预防肺炎球菌感染。

二、金黄色葡萄球菌肺炎

(一) 概述

金黄色葡萄球菌是临床常见的革兰氏阳性球菌,可产生多种毒素,致病性强,是社区获得性感染和医院感染的主要致病菌,在新生儿、婴幼儿中的发病率高。近年来由于滥用抗生素致耐药性金黄色葡萄球菌株明显增加,加上小儿免疫功能低下,故易发生。鼻前庭是金黄色葡萄球菌主要的定植部位,80% 以上金黄色葡萄球菌感染来源于鼻腔定植的金黄色葡萄球菌。而儿童肺炎的病原体常由呼吸道入侵,少数经血行入肺,病理改变以肺组织广泛出血性坏死和多发性小脓肿形成为特点。由于病变发展迅速、组织破坏严重,故易形成肺脓肿、脓胸、肺气胸、肺大疱、皮下气肿、纵隔气肿,并可引起败血症及其他器官的迁徙性化脓灶,如化脓性心包炎、脑膜炎、肝脓肿等。

(二) 病因与发病机制

葡萄球菌为革兰氏染色阳性球菌,可分为凝固阳性葡萄球菌(主要为金黄色葡萄球菌,简称金葡菌)及凝固酶阴性的葡萄球菌(如表皮葡萄球菌和腐生葡萄球菌等)。葡萄球菌的致病物质主要是毒素与酶,如溶血毒素、杀白细胞素、肠毒素等,具有溶血、坏死、杀白细胞及血管痉挛等作用。

(三) 临床表现与诊断

1. **临床症状** 起病急、病情严重、进展快,全身中毒症状明显。发热多呈弛张热型,但早产儿和体弱儿有时可无发热或仅有低热;患者面色苍白、烦躁不安、咳嗽、呻吟、呼吸浅快和发绀;重症者可发生休克;消化系统症状有呕吐、腹泻和腹胀。

2. **体征** 肺部体征出现较早,两肺有散在中、细湿啰音,发生脓胸、脓气胸和皮下气肿时则有相应的体征。发生纵隔气肿时呼吸困难加重。可有各种类型皮疹,如荨麻疹或猩红热样皮疹等。

3. **X 线检查** 胸部 X 线可有小片状影,病变发展迅速,甚至数小时内可出现小脓肿、肺大疱或胸腔积液,因此在短期内应重复摄片。病变吸收较一般细菌性肺炎缓慢,重症病例在 2 个月时可能还未完全消失。

4. **实验室检查** 外周血白细胞多数明显增高,中性粒细胞增高伴核左移并有中毒颗粒。婴幼儿和重症患者可出现外周血白细胞减少,但中性粒细胞百分比仍较高。

根据全身毒血症状,咳嗽、脓血痰,白细胞计数增高、中性粒细胞比例增加、核左移并有中毒颗粒和 X 线表现,可作出初步诊断。细菌学检查是确诊依据,可行痰、胸腔积液、血和肺穿刺培养。

(四) 治疗原则与策略

强调应早期清除引流原发病灶,选用敏感抗菌药物。近年来,金黄色葡萄球菌对青霉素耐药率已高达 90% 左右,葡萄球菌:对甲氧西林敏感金黄色葡萄球菌(methicillin-sensitive *Staphylococcus aureus*,MSSA)、凝固酶阴性葡萄球菌(methicillin-sensitive coagulase-negative *Staphylococcus*,MSCNS)首选苯唑西林或氯唑西林、第一、二代头孢菌素,备选万古霉素。耐甲氧西林葡萄球菌(methicillin-resistant *Staphylococcus aureus*,MRSA)、耐甲氧西林凝固酶阴性葡萄球菌(methicillin-resistant coagulase-negative *Staphylococcus*,MRCNS)首选万古霉素,备选利奈唑胺,严重感染可联合用利福平。MSSA 肺炎 14 天左右,而 MRSA 肺炎疗程宜延长至 21~28 天。

万古霉素 1~2g/d 静脉滴注;或替考拉宁首日 0.8g 静脉滴注,以后 0.4g/d。偶有药物热、皮疹、静脉炎等不良反应。临床选择抗菌药物时可参考细菌培养药敏试验结果。

三、流感嗜血杆菌肺炎

(一) 概述

流感嗜血杆菌肺炎(*Haemophilus influenzae* pneumonia,Hi pneumonia)是流感嗜血杆菌引起的炎症,大多数流感嗜血杆菌肺炎是由具致病力强的 b 型(Hib)所引起。近年来,由于大量使用广谱抗生素、免疫抑制剂及院内感染等原因,发病有上升趋势。流感嗜血杆菌(Hi)主要通过空气飞沫或接触分泌物传染,新生儿可通过母亲产道感染。感染多呈散发,常年都有发病,但通常是秋季开始上升,冬季达到高峰。我国儿童 Hib 肺炎占社区获得性肺炎的 8%~20%。

（二）病因与发病机制

Hi 为革兰氏阴性矮小杆菌,为需氧菌。此菌可分为非荚膜型及荚膜型,前者一般不致病,后者可引起严重的感染。Hi 存在于正常人的上呼吸道中,健康人群的自然携带率是 Hi 侵袭性疾病发生的重要影响因素。由 Hib 感染引起的疾病一般只发生在人类,尤其是婴儿或 5 岁以下儿童。年龄越小,感染 Hib 危险性越大,其发病率越高。我国死于肺炎患儿中 Hib 感染的比例为 17%,Hib 是我国儿童严重细菌性肺炎的重要病原和致死原因。

大多数 Hi 肺炎可为局限分布(节段性或大叶性肺炎),也可为弥散分布(支气管肺炎)。肺部可见多形核白细胞浸润的炎性区域,支气管或细支气管上皮细胞遭到破坏,间质水肿常呈出血性。

（三）临床表现与诊断

1. 症状　流感嗜血杆菌肺炎易并发于流感病毒或葡萄球菌感染患儿,起病较缓,病程为亚急性。常有发热、咳嗽、胸痛、气促或呼吸困难,有痉挛性咳嗽,颇似百日咳,有时像毛细支气管炎。全身症状重,中毒症状明显。小婴儿多并发脓胸、心包炎、败血症、脑膜炎及化脓性关节炎,易后遗支气管扩张症。

2. 体征　可有肺部湿性啰音、三凹征等。

3. X 线检查　X 线所见与肺炎球菌肺炎颇似,可呈线状渗出、过度通气及斑片状实质。

4. 实验室检查　白细胞增高明显,可达 2 万 ~7 万个 /μl,有时伴有淋巴细胞相对或绝对升高。

根据临床表现,在排除肺炎球菌肺炎、金黄色葡萄球菌肺炎和百日咳后,结合实验室检查,可作出诊断。

（四）治疗原则与策略

首选阿莫西林克拉维酸、氨苄西林舒巴坦或阿莫西林 / 舒巴坦,备选第二、三代头孢菌素或新一代大环内酯类。氨苄西林 100~150mg/(kg·d),IDSA 推荐首选氨苄西林,如产 β- 内酰胺酶则首选头孢曲松或头孢噻肟,降阶梯治疗或轻度肺炎首选口服阿莫西林或阿莫西林 - 克拉维酸,备选第三代头孢菌素。国内推荐首选阿莫西林 - 克拉维酸、氨苄西林 - 舒巴坦或阿莫西林 - 舒巴坦,备选第二代或三代头孢菌素或新一代大环内酯类。

预防:有流感嗜血杆菌疫苗可供选择。

四、其他链球菌肺炎

（一）概述

链球菌为革兰氏阳性链状球菌,有很多族和型。通常按溶血与否分为 α、β、γ(甲链、乙链、丙链)三种。大多数致病性链球菌为乙链,即产生完全溶血的链球菌。根据抗原结构不同将乙链分为 A、B……S 共 18 个血清型。近年来,欧美国家发现某些 A 族链球菌(group A *Streptococcus*,GAS)菌株毒力很强,可引起严重全身性感染如败血症和肺炎等。GAS 引起咽炎、猩红热、皮肤感染,并与风湿和肾炎有关。由 A 族链球菌引起的肺炎常继发于小儿风疹、水痘和猩红热。β- 溶血性链球菌可以在麻疹或百日咳病程中作为继发感染出现,而其中 B 族链球菌(group B *Streptococcus*,GBS)是国外新生儿肺炎的主要致病菌。在欧美国家 GBS 与产科和新生儿肺炎感染关系密切,是新生儿肺炎的主要病原菌。GBS 可引起新生儿早发型或晚发型感染,早发型感染常发生在生后 24 小时内,主要引起肺炎和败血症,晚发型感染多发生在生后第 7 天至 3 个月,主要引起脑膜炎。母婴垂直传播是 GBS 早期感染的主要途径,而晚发型 *GBS* 感染可能与生后水平传播有关。

（二）病因与发病机制

链球菌首先侵犯上呼吸道,由淋巴管到达支气管、肺实质和胸膜表面,逆行扩散后,局部炎症反应可阻塞淋巴管。在早期,大多数反应发生间质,这与病毒或支原体引起的间质性肺炎相似。如果细支气管周围有炎症,小支气管可部分阻塞。阻塞远端肺实质通气差,可能发生脓肿或肺大疱。在肺的其他区域,可有水肿液聚集在肺间质和肺泡内。肺间质和支气管壁有白细胞浸润,并且有肺泡上皮脱落。在链球菌肺炎愈合期,肺泡内的水肿渗出液、红细胞、纤维蛋白和其他碎屑可融合形成透明膜。

（三）临床表现和诊断

1. 症状 链球菌感染发病急,有咽痛、音哑、发热、胸痛、咳嗽、呼吸窘迫和白细胞增多。细支气管周围弥漫性炎性渗出,可与病毒引起的间质性肺炎及化脓性肺炎相似。常伴有肺脓肿和肺大疱,与葡萄球菌相似。这些症状通常会自行消失。最常见的并发症是肺脓肿和脓胸,较少见的并发症有心包炎、腹膜炎。全身链球菌感染性疾病可出现暴发性紫癜、休克症状以及链球菌中毒休克综合征。

2. 体征 当炎症位于一个肺段或肺叶时叩诊呈浊音,听诊有捻发音,出现胸腔积液时有相应体征。

3. X 线检查 可见节段受累与其他细菌性肺炎相像。

（四）治疗原则和策略

A、B 族链球菌感染：首选大剂量青霉素、阿莫西林、氨苄西林,备选头孢曲松、头孢噻肟。青霉素 G 或阿莫西林或氨苄西林,青霉素剂量要加大。治疗用大剂量青霉素 G 10 万/(kg·d)进行静脉或肌内注射有效。在细菌培养未获结果时,可用头孢呋辛 75mg/(kg·d)有良效,疗程为 3 周。脓胸需做闭式引流术。链球菌感染偶可致肺组织坏死后遗留肺部疾病。当前 GAS 对 β- 内酰胺类保持着极高敏感性,但国内分离株对克林霉素的耐药率超过 90%。国内推荐首选大剂量青霉素、阿莫西林、氨苄西林,备选头孢曲松或头孢噻肟。IDSA 推荐首选青霉素或氨苄西林,备选头孢曲松或头孢噻肟或克林霉素(如敏感)或万古霉素,降阶梯治疗或轻度肺炎首选口服阿莫西林或青霉素 V,备选克林霉素。对并发 STSS 者,推荐 β- 内酰胺类联合克林霉素治疗以减少毒素所致的病变。

五、其他革兰氏阴性杆菌所致肺炎

（一）概述

由革兰氏阴性杆菌引起的肺炎多见于新生儿及小婴儿。近年来,由于广泛使用抗生素及免疫抑制和医院内交叉感染,革兰氏阴性杆菌性肺炎有增加趋势。尽管新的抗生素不断出现,但其死亡率仍高。常见细菌有大肠埃希菌、铜绿假单胞菌和肺炎杆菌。

（二）病因与发病机制

1. 大肠埃希菌肺炎 肠道内常见革兰氏阴性杆菌,一般不致病,但在一定条件下可引起肠道外感染。大肠埃希菌肺炎多系间质性肺炎,肺间质有多种细胞浸润。此病常见于小婴儿。

2. **铜绿假单胞菌肺炎**　一种坏死性支气管肺炎,多发生于严重心肺疾病患儿、早产儿、粒性白细胞缺乏或免疫缺陷患儿,以及长期用抗生素治疗患儿。铜绿假单胞菌肺炎多继发于极重型腺病毒肺炎、气管切开的乙型脑炎、化疗后的白血病及烧伤患儿,也是呼吸肌相关肺炎的主要病原。

3. **肺炎杆菌肺炎**　又称肺炎克雷伯菌肺炎,其病原菌肺炎克雷伯菌为儿童院内获得性肺炎的最常见病原,易产生超广谱 β- 内酰胺酶的耐药菌株(extended-spectrum β-lactamases,ESBL)。可继发于慢性支气管扩张、流感或感染,仅偶见于婴幼儿,可在婴儿室或病房内因奶瓶、吸氧设备及湿化器等污染而发生交叉感染,甚至造成小流行。此病临床表现与环境有关,新生儿、年长儿肺炎克雷伯菌肺炎与相应年龄的其他细菌病原肺炎相似。但可致广泛肺泡损伤、肺实质坏死、肺脓肿及空洞形成,有大量黏液蛋白渗出物,实变常沿大叶或小叶分布。

(三) 临床表现与诊断

1. 症状和体征

(1)大肠埃希菌肺炎:①全身症状极重,脉搏增快常与发热不成比例,新生儿体温低于正常;②腺病毒肺炎后继发。

(2)铜绿假单胞菌肺炎:①出现寒战、中等度发热,中毒症状、咳嗽、发绀;②排出大量脓性绿色痰液,可以咯血;③脉搏与体温比较相对缓慢;④肺部体征无明显的大片实变,有弥漫喘鸣音。

(3)肺炎杆菌肺炎:①发病常骤起,出现胸痛、呼吸困难。②年长儿有大量黏稠血性痰,呈砖红色,但婴幼儿少见。③由于气道被黏液梗阻,肺部体征较少或完全缺乏。④病情极为严重,发展迅速,患儿常呈休克状态。⑤常见并发症为肺炎脓肿,可呈多房性蜂窝状,而后形成纤维性变;其次为脓胸及胸膜肥厚。肺炎杆菌肺炎可伴发于肺炎球菌肺炎,如遇肺脓肿抗肺炎球菌治疗无效时,应该考虑同时存在克雷伯菌感染。

2. X 线检查

(1)大肠埃希菌肺炎:X 线多呈双侧支气管肺炎,脓胸常见,肺脓肿少见。

(2)铜绿假单胞菌肺炎:X 线呈弥漫性或节段性肺炎多发性小脓肿可融合成大脓肿,脓胸。

(3)肺炎杆菌肺炎:X 线呈小叶性及大叶性实变,发展迅速,坏死后形成肺脓肿。

诊断主要依靠气管吸出物、血液及胸腔积液的培养等细菌学检查而获得。凡原有肺炎见好后又见恶化或原发病迁延不愈时,应怀疑此类肺部感染。

(四) 治疗原则与策略

1. **大肠埃希菌肺炎**　肠杆菌科细菌(大肠埃希菌、肺炎克雷伯菌等):不产 ESBL 菌应依据药敏试验选药,首选第三代或第四代头孢菌素或哌拉西林等广谱青霉素,备选替卡西林克拉维酸、哌拉西林他唑巴坦;产 ESBL 菌轻中度感染首选替卡西林克拉维酸、哌拉西林 /他唑巴坦,重症感染或其他抗菌药物治疗效果不佳时选用厄他培南、亚胺培南、美罗培南和帕尼培南。产 AmpC 酶者可首选头孢吡肟,备选亚胺培南、美罗培南和帕尼培南。

2. **铜绿假单胞菌肺炎**　轻度者首选头孢哌酮舒巴坦、头孢他啶、头孢吡肟、(哌拉西林 +

他唑巴坦)等；危重者宜选抗生素联合治疗,可选择第三代头孢菌素或碳青霉烯类,联用喹诺酮或氨基糖苷类抗生素(阿米卡星或庆大霉素),鉴于药物可能引起不良反应,使用前应告知家长、征得其同意并签署知情同意书。

3. **肺炎杆菌肺炎**　抗生素治疗同大肠埃希菌肺炎。首选头孢曲松或头孢噻肟,单用或联用阿米卡星,备选有替卡西林＋克拉维酸、氨曲南或庆大霉素。对产生超广谱 β- 内酰胺酶的耐药菌株,应停用三代头孢菌素,首选亚胺培南或美罗培南。疗程为 3~4 周。此病预后严重,常出现肺脓肿、呼吸衰竭或中毒性休克,存活者日后可残留肺部损害。以肺炎克雷伯菌和大肠埃希菌肺炎为主,不产 ESBL 菌株感染可依据药敏结果选药,推荐首选第三代或第四代头孢菌素或哌拉西林等广谱青霉素,备选 β- 内酰胺类加酶抑制剂；产 ESBL 菌株轻中度感染首选替卡西林 - 克拉维酸、哌拉西林 - 他唑巴坦,重症感染或其他抗菌药物疗效不佳时选用碳青霉烯类。有学者建议,非严重儿童社区获得性产 ESBL 感染选择头孢吡肟、阿米卡星或哌拉西林 - 他唑巴坦。耐碳青霉烯类抗生素肠杆菌科细菌(CRE)是当前对人类构成严重威胁的细菌,呈广泛耐药(XDR)甚至全耐药(PDR)。近年国内外儿童 CRE 检出率明显上升。笔者医院确诊的 22 例重度 CRE 肺炎中 2 例为 CAP,均<2 个月,基础疾病分别为支气管畸形和法洛四联症,因合并呼吸衰竭,病情危重而放弃治疗。两种及以上体外敏感抗菌药物联合可降低 CRE 感染的病死率。部分 CRE 菌株对碳青霉烯类呈低水平耐药(MIC ≤4mg/L),但加大剂量与其他药物联合时仍有一定疗效,含美罗培南的联合方案治疗的病死率低于不含美罗培南的方案。美国学者推荐儿童 CRE 感染治疗首选延长输注(超过3 小时)美罗培南联合阿米卡星、喹诺酮类或多黏菌素 E,备选替加环素或静脉磷霉素。迄今CRE 儿童分离株对阿米卡星仍保持非常高的敏感性。医院呼吸道分离株对阿米卡星的敏感率高达 90%,可在无其他可供选择的药物时选择阿米卡星作为联合用药。磷霉素对 MDR/XDR 革兰氏阴性菌有良好的体外抗菌活性,CRE 对其敏感率为 39%~100%,包括对替加环素和多黏菌素不敏感菌株；与碳青霉烯类、氨基糖苷类、替加环素等有协同作用,且具有良好耐受性和安全性,是当前 CRE 感染联合治疗中非常值得关注药物。由于国内普遍未检测临床分离菌对磷霉素的药敏,故其临床应用报道较少,尤其在儿童。笔者曾应用磷霉素针联合阿米卡星和 / 或其他敏感药物成功治疗 6 例严重 CRE 感染,其中 2 例伴重度肺炎和呼吸衰竭。替加环素对 CRE 的体外抑菌活性高,联合应用可提高疗效并减少耐药。因其可影响牙齿及骨骼发育,尚未被批准用于 18 岁以下儿童,国外已在 8~11 岁严重感染及 CAP 患儿中进行多中心、开放 2 期临床试验,结果显示,替加环素的药动学和安全性与成人类似。在治疗威胁生命的儿童严重感染时可考虑选择替加环素,但仅为个案报道。多黏菌素治疗儿童严重 CRE 感染可能有效,但仍需要前瞻性和随机对照试验来证实其有效性和安全性。美国一项多中心调查显示,多数儿科医师仍缺乏治疗经验,儿童使用主要关注肾毒性和神经毒性,其耐药性也值得关注。

六、常用治疗药物

苯唑西林钠
Oxacillin

【**其他名称**】苯唑青霉素钠,新青霉素Ⅱ,BACTOCIL。

【制剂与规格】注射剂(粉): 0.5g, 1.0g。

【药理作用】本品为半合成、耐青霉素酶、耐酸青霉素,可口服与注射给药。作用机制同青霉素,但对青霉素敏感阳性球菌的抗菌作用不如青霉素,比青霉素差 10 倍。本品不为金黄色葡萄球菌产生的青霉素酶所破坏,对产酶金黄色葡萄球菌产生的青霉素酶所破坏,对产酶金黄色葡萄球菌有效,对不产酶菌株的抗菌作用不如青霉素。用于耐青霉素的金黄色葡萄球菌和表皮葡萄球菌的周围感染,对中枢感染一般不适用。

【适应证】主要用于耐青霉素葡萄球菌所致的各种感染,如败血症、心内膜炎、烧伤、骨髓炎、呼吸道感染、脑膜炎、软组织感染等;也可用于化脓性链球菌或肺炎球菌与耐青霉素葡萄球菌所致的混合感染。

【用法与用量】

(1)口服:50~100mg/(kg·d),分 4~6 次。

(2)肌内或静脉注射:①体重<2 000g:日龄为 0~7 天,50mg/(kg·d),分 2 次应用;日龄>7 天者,100mg/(kg·d),分 3 次应用。②体重>2 000g:日龄为 0~7 天,75mg/(kg·d),分 3 次应用;日龄>7 天者,150mg/(kg·d),分 4 次应用。均用静脉途径。

【注意事项】

(1)本品可致过敏性休克,用药前应做皮肤过敏试验。

(2)可出现药疹、药物热、胃肠道反应等。

(3)婴儿大量使用可致血尿、蛋白尿甚至尿毒症。

(4)新生儿、早产儿及有哮喘、湿疹、花粉症、荨麻疹等过敏性疾病和肝病患者应慎用本品。

【不良反应】

(1)过敏反应,与青霉素有交叉过敏反应。

(2)肝毒性,氨基转移酶升高或引起非特异性肝炎。

(3)大剂量静脉给药可引起惊厥。

(4)血液学异常:如中性粒细胞下降。

(5)有报道婴儿使用大剂量本品后出现血尿、蛋白尿和尿毒症。

【药物相互作用】

(1)本品与氨基糖苷类、去甲肾上腺素、间羟胺、苯巴比妥、维生素 B 族、维生素 C 等药物存在配伍禁忌,不宜同瓶滴注。

(2)丙磺舒可减少苯唑西林的肾小管分泌、延长本品血清半衰期。

(3)阿司匹林、磺胺药抑制本品与血清蛋白结合,提高本品游离血药浓度。

【应急处理】有药物过敏史或变态反应性患者,在局部用药及使用长效制剂时过敏反应的发生率较高。

过敏抢救措施包括:

(1)立即停药,平卧,就地抢救,采用头低足高位。

(2)皮上注射 0.1% 盐酸肾上腺素溶液 0.5~1ml,儿童酌情减量,每隔 30 分钟可再皮下注射 0.5ml,直至脱离危险期,必要时加糖皮质激素或抗组胺药。

(3)心脏停搏者,行心脏胸外按压术或心内注射 0.1% 盐酸肾上腺素溶液 1ml。

(4)吸氧,出现呼吸抑制时进行口对口人工呼吸,并肌内注射尼可刹米或洛贝林等呼吸中枢兴奋剂。喉头水肿影响呼吸时行气管切开术。

(5)用氢化可的松 200mg 或地塞米松 5~10mg 加入 40ml 50% 葡萄糖溶液中静脉注射,或加入 500ml 5%~10% 葡萄糖溶液中静脉滴注。

(6)根据病情需要可用血管活性药物,如多巴胺、间羟胺等。

(7)纠正酸中毒及抗组胺药物的应用。

(8)血液透析可清除本药。

氯唑西林钠

Oxacillin

【其他名称】邻氯青霉素钠,氯苯西林钠,氯唑青。

【制剂与规格】注射剂:每瓶 0.5g。胶囊剂:125mg/ 粒,250mg/ 粒,500mg/ 粒。颗粒剂:50mg。

【药理作用】本品吸收快,血药浓度高,肌内注射 0.5~1 小时就能达到高峰血药浓度。与其他抗生素无交叉耐药性,毒性低。与血清蛋白的结合率为 94%。

【适应证】本品的抗菌范围、作用机制和抗药性与苯西林相同。主要用于产酶金黄色葡萄球菌或其他葡萄球菌所致的败血症、肺炎、心内膜炎、骨髓或皮肤软组织感染等。

【用法与用量】儿童剂量:

(1)空腹口服:50~100mg/(kg·d),分 3~4 次,最大剂量为 4g/d。

(2)肌内、静脉注射或静脉滴注新生儿体重低于 2kg 者,日龄 1~14 天时每 12 小时按体重给予 25mg/kg;日龄 15~30 天时按体重给予 25mg/kg。新生儿体重超过 2kg 者,日龄 1~14 天时每 8 小时按体重给予 25mg/kg;日龄 15~30 天时每 6 小时按体重给予 25mg/kg。

轻、中度肾功能减退患者无须调整剂量,严重肾功能减退患者应避免大剂量应用,以防中枢神经系统毒性反应发生。于饭前 1 小时或饭后 2 小时服用。

【注意事项】

(1)应用本品前需详细询问药物过敏史并进行青霉素皮肤过敏试验。

(2)对一种青霉素过敏患者可能对其他青霉素类药物或青霉素胺过敏。

(3)有哮喘、湿疹、花粉症、荨麻疹等过敏性疾病患者应慎用本品。

(4)本品能降低患者胆红素与血清蛋白的结合能力,新生儿尤其是有黄疸者慎用本品。

【不良反应】

(1)过敏反应:荨麻疹等各类皮疹多见,白细胞减少、间质性肾炎、哮喘发作等和血清病型反应也可发生,严重者如过敏性休克偶见。过敏性休克一旦发生,必须就地抢救,保持气道畅通、吸氧,并予以肾上腺素、糖皮质激素等治疗措施。

(2)静脉注射本品偶可产生恶心、呕吐和血清氨基转移酶升高。

(3)大剂量注射本品可引起抽搐等中枢神经系统毒性反应。

(4)有报道婴儿使用大剂量本品后出现血尿、蛋白尿和尿毒症。

(5)个别病例发生粒细胞缺乏症或淤胆性黄疸。

【药物相互作用】

(1)本品与氨基糖苷类、去甲肾上腺素、间羟胺、苯巴比妥、维生素 B 族、维生素 C 等药物存在配伍禁忌,不宜同瓶滴注。

（2）丙磺舒可减少氯唑西林的肾小管分泌,延长本品血清半衰期。

（3）阿司匹林、磺胺药抑制本品与血清蛋白结合,提高本品游离血药浓度。

【应急处理】有药物过敏史或变态反应性患者,在局部用药及使用长效制剂时过敏反应的发生率较高。过敏抢救措施包括:

（1）立即停药,平卧,就地抢救,采用头低足高位。

（2）皮上注射 0.1% 盐酸肾上腺素溶液 0.5~1ml,儿童酌情减量,每隔 30 分钟可再皮下注射 0.5ml,直至脱离危险期,必要时加糖皮质激素或抗组胺药。

（3）心脏停搏者,行心脏胸外按压术或心内注射 0.1% 盐酸肾上腺素溶液 1ml。

（4）吸氧,出现呼吸抑制时进行口对口人工呼吸,并肌内注射尼可刹米或洛贝林等呼吸中枢兴奋剂。喉头水肿影响呼吸时行气管切开术。

（5）用氢化可的松 200mg 或地塞米松 5~10mg 加入 40ml 50% 葡萄糖溶液中静脉注射,或加入 500ml 5%~10% 葡萄糖溶液中静脉滴注。

（6）根据病情需要可用血管活性药物,如多巴胺、间羟胺等。

（7）纠正酸中毒及抗组胺药物的应用。

（8）血液透析可清除本药。

阿洛西林钠
Azlocilin

【其他名称】苯咪唑青霉素。

【制剂与规格】注射剂: 2.0g, 3.0g, 4.0g。

【药理作用】本品为半合成广谱青霉素,属酰脲类青霉素。其抗菌作用机制与青霉素相似,系通过与细菌青霉素结合蛋白（PBPs）结合,干扰细菌细胞壁的合成而起抗菌作用。由于与铜绿单胞菌生存所需的 PBPs 形成多位点结合且对细菌细胞膜具有较强的穿透作用,故阿洛西林对假单胞菌（如铜绿假单胞菌）有较强抗菌作用。在广谱青霉素中,本药抗菌作用强,体外抗菌活性略低于美洛西林、哌拉西林。但阿洛西林在体外对铜绿假单胞菌活性是替卡西林或美洛西林 2~4 倍,是羧苄西林 4~8 倍。本药对大肠埃希菌、变形杆菌的抗菌活性也强于哌拉西林和羧苄西林。阿洛西林对肺炎链球的抗菌作用优于青霉素和氨苄西林,对氨苄西林敏感的革兰氏阴性杆菌的作用与氨苄西林相同或优于氨苄西林,对肠杆菌属细菌的抗菌活性比庆大霉素弱。阿洛西林对大多数革兰氏阴性菌（包括铜绿假单胞菌、克雷伯菌、沙雷菌等）、革兰氏阳性菌及厌氧菌都有抗菌活性。产 β- 内酰胺酶大肠埃希菌、耐青霉素金黄色葡萄球菌对阿洛西林耐药。

【适应证】主要用于治疗革兰氏阴性菌引起的败血症、脑膜炎、肺炎、胆道感染、烧伤后等严重感染。也适用于治疗耐青霉素和氨苄西林的铜绿假单胞菌、吲哚阳性变形杆菌和肠杆菌属所致的尿道感染。

【用法与用量】静脉注射:儿童每天 75mg/kg,分 2~4 次给药;婴儿及新生儿每天 100mg/kg,分 2~4 次给药。

【注意事项】

（1）禁用:对阿洛西林或其他青霉素类过敏者。

（2）慎用:①妊娠妇女、哺乳期妇女;②肾功能严重损害者;③有哮喘、湿疹、花粉症、荨麻疹等过敏疾病史者;④体弱者。

(3)交叉过敏:对1种青霉素类药过敏者可能对其他青霉素类药过敏,也可能对青霉胺或头孢菌素类药过敏。

(4)药物对检验值或诊断的影响:①用药期间,以硫酸铜法进行尿糖测定时可出现假阳性,但用葡萄糖酶法测定则不受影响;②用磺基水杨酸沸腾试验、醋酸试验、双缩脲反应、硝酸试验等方法测定尿蛋白时,可出现尿蛋白反应假阳性。

(5)用药前后及用药时应检查或监测的项目:①根据需要监测肾功能;②监测出、凝血时间;③大剂量用药时,应定期检测血清钠浓度水平。

【不良反应】过敏反应较多见的有皮疹、药物热、嗜酸性粒细胞增多等;少数患者有腹泻、恶心、呕吐等胃肠反应。凝血障碍、低钾血症、肝氨基转移酶升高、对中枢神经系统的刺激等亦可见。

【药物相互作用】

(1)与阿米卡星、庆大霉素、奈替卡星等氨基糖苷类联合应用,可产生协同抗菌作用。

(2)与环丙沙星联用,可导致环丙沙星的分布容积(Vd)、清除率降低,使血药浓度峰值水平升高。

(3)与抗凝血药(肝素、香豆素、茚满二酮等)、血小板聚集抑制药或磺吡酮合用时,可加强对血小板功能的抑制作用,增加出血的危险性。

(4)与甾体抗炎止痛药(阿司匹林、二氟尼柳)以及其他水杨酸制剂合用时,可加强对血小板功能的抑制作用,增加出血的危险性。

(5)与溶栓剂合用时,可能会导致严重出血。

(6)与伤寒活疫苗同时使用,可降低伤寒活疫苗的免疫效应,可能机制是本药对沙门伤寒菌有抗菌活性。

【应急处理】尚不明确。

哌拉西林钠
Piperacillin

【其他名称】哔唑西林,氧哌嗪青霉素,哌氨苄青霉素。

【制剂与规格】注射剂:0.5g,1.0g。

【药理作用】本品为半合成的广谱青霉素,属酰脲类青霉素。其抗菌作用机制与青霉素相似,通过与细菌青霉素结合蛋白(PBPs)结合,干扰细菌细胞壁的合成而起抗菌作用。此外,由于本药与铜绿假单胞菌生存所必需的PBPs形成多位点结合,且对细菌具有强大的穿透作用,因此对假单胞菌(如铜绿假单胞菌)强大的抗菌作用。

本药抗菌作用特点是:①对铜绿假单胞菌等革兰氏阴性杆菌的作用强;②对肺炎克雷伯菌的作用优于其他青霉素类药;③对氨苄西林敏感的革兰氏阴性杆菌的作用与氨苄西林相同。本药对大肠埃希菌、变形杆菌属、肺炎克雷伯菌、铜绿假单胞菌、淋病奈瑟菌(不产 β-内酰胺酶株)、不产 β-内酰胺酶的沙门菌属、志贺菌属、脆弱类杆菌、肠球菌有较好的抗菌作用。产气杆菌、枸橼酸杆菌、普鲁威登菌和不动杆菌对本药敏感性较差;沙雷菌属和产酶流感嗜血杆菌对本药耐药。

【适应证】主要用于治疗铜绿假单胞菌和各种敏感革兰氏阴性杆菌所致的败血症、呼吸道感染、尿路感染、胆道感染、腹腔感染、妇科感染、皮肤软组织感染等。

【用法与用量】儿童静脉给药：

（1）婴幼儿和 12 岁以下儿童给药剂量尚未正式确定，故临床应用的每天剂量为 100~200mg/kg。

（2）新生儿体重低于 2kg 者出生后第 1 周，每 12 小时 50mg/kg；第 2 周起，每 8 小时 50mg/kg。

（3）新生儿体重 2kg 以上者出生后第 1 周，每 8 小时 50mg/kg；以后，每 6 小时 50mg/kg。

【注意事项】

（1）交叉过敏：对 1 种青霉素类药过敏者可能对其他青霉素类药过敏，也可能对青霉胺或头孢菌素类过敏。对本药或其他青霉素过敏者禁用。

（2）慎用：①有过敏史者；②有出血史者；③溃疡性结肠炎患者；④严重肝、肾功能障碍者；⑤体弱者。

（3）药物对儿童的影响：12 岁以下儿童用药的安全性剂量尚未正式确定，应慎用。

（4）药物对妊娠的影响：药物可少量经母乳排泄使婴儿致敏，出现腹泻、念珠菌感染和皮疹。

（5）药物对检验值或诊断影响：直接 Coombs 试验可呈阳性反应。

（6）用药前后及用药时应检查或监测：①长期用药时应定期检查肝、肾功能；②治疗期间发生假膜性肠炎者应进行粪便检查、艰难梭菌培养以及该菌细胞毒素分析；③肾功能减退者用药前或用药中应做凝血试验测定；④有肝、肾功能不全者用药中应监测血药浓度。

【不良反应】

（1）过敏反应：约 3% 患者用药后可出现皮疹、皮肤瘙痒等过敏反应，偶见药物热、过敏性休克等。

（2）消化系统：约 3% 患者用药后可出现腹泻，偶见恶心、呕吐、假膜性肠炎。

（3）肝毒性：少数患者用药后可出现肝功能异常（血清氨基转移酶和血清乳酸脱氢酶、血清胆红素升高）、胆汁淤积性黄疸等。

（4）肾毒性：少数患者用药后可出现肾功能异常（尿素氮和血清肌酐升高）。

（5）血液系统：少数患者用药后可出现凝血功能障碍（凝血时间、血小板聚集、凝血酶原时间异常等）和白细胞减少。

（6）中枢神经系统：有报道大剂量用药偶可出现青霉素脑病（肌肉阵挛、抽搐、昏迷等），容易出现在尿毒症患者中。

（7）其他：肌内或静脉给药时可致注射部位疼痛、硬结，严重者可致血栓性静脉炎。

【药物相互作用】

（1）本药与氨基糖苷类（阿米卡星、庆大霉素或妥布霉素）联用对铜绿假单胞菌、沙雷菌、克雷伯菌、吲哚阳性变形杆菌、普鲁威登菌、其他肠杆菌属和葡萄球菌的敏感菌株有协同杀菌作用，但与庆大霉素、卡那霉素、新生霉素、多黏菌素 B、磺胺嘧啶、呋喃妥因、去甲肾上腺素、间羟胺、苯巴比妥、戊巴比妥、小解蛋白、维生素 B 族、维生素 C、琥珀胆碱等呈配伍禁忌。

（2）本药与某些头孢菌素联用对大肠埃希菌、铜绿假单胞菌、克雷伯菌和变形杆菌属的某些敏感菌株有协同抗菌作用。

（3）丙磺舒可减少哌拉西林在肾小管排泄，使哌拉西林血药浓度增加 30%，半衰期延长

30%。

(4)本药与肝素、香豆素、茚满二酮等抗凝血药同用可能会增加凝血机制障碍和出血危险。

(5)本药与庆大霉素联合应用对粪肠球菌无协同作用。

(6)本药与头孢西丁同用时,头孢西丁可诱导细菌产生β-内酰胺酶而对铜绿假单胞菌、沙雷菌属、变形杆菌属和肠杆菌属出现拮抗作用。

【应急处理】应及时停药并予对症、支持治疗。血液透析可清除哌拉西林。

青霉素、氨苄西林、阿莫西林克拉维酸钾、头孢唑林钠等抗生素的临床应用详见第四章第五节。

头 孢 硫 脒
Cefathiamidine

【其他名称】吡脒头孢,硫脒头孢菌素。

【制剂与规格】注射剂:0.5g,1.0g。

【药理作用】本品对革兰氏阳性菌及部分阴性菌有抗菌活性,对革兰氏阳性球菌的作用尤强。本品体外抗菌活性试验表明,对肺炎球菌、化脓性链球菌、金黄色葡萄球菌(MSSA菌株)、表皮葡萄球菌(methicillin-sensitive *Staphylococcus epidermidis*,MSSE菌株)和卡他兰汉菌有较强的抗菌活性,对肺炎球菌的MIC_{90}为0.25μg/ml,对化脓性链球菌的MIC_{90}为0.5μg/ml,对其他3种细菌的MIC_{90}均<0.25μg/ml,对流感嗜血杆菌亦有较强的抗菌活性,MIC_{90}为2.0μg/ml。对草绿色链球菌、溶血性链球菌、非溶血性链球菌、白喉杆菌、产气荚膜杆菌、破伤风杆菌和炭疽杆菌均有良好抗菌作用。对金黄色葡萄球菌(MASA菌株)、表皮葡萄球菌(MRSE菌株)的体外抗菌活性不如万古霉素。本品的作用机制为抑制敏感菌的细胞壁合成,而产生杀菌作用。

【适应证】用于敏感菌引起呼吸系统、肝胆系统、五官、尿路感染及心内膜炎、败血症等。

【用法与用量】

(1)肌内注射:小儿按体重1日50~100mg/kg,分3~4次给药。

(2)静脉注射:小儿按体重1日50~100mg/kg,分2~4次给药。临用前加灭菌注射用水或氯化钠注射适量溶解。药液宜现用现配,配制不宜久置。

【注意事项】

(1)交叉过敏反应:应用该品前须详细询问头孢菌素类及青霉素类药物过敏史,对1种头孢菌素或头霉素(cephamycin)过敏者对其他头孢菌素或头霉素也可能过敏。对青霉素类、青霉素衍生物或青霉胺过敏者也可能对头孢菌素或头霉素过敏。青霉素过敏患者中,应用头孢菌素时发生过敏反应者占5%~7%;如做免疫反应测定时,则对青霉素过敏患者应用该品时应根据患者情况充分权衡利弊后决定。有青霉素过敏性休克或即刻反应者,不宜再选用头孢菌素类。

(2)有胃肠道疾病史者,特别是溃疡性结肠炎、局限性肠炎或抗生素相关性肠炎(头孢菌素类很少产生假膜性结肠炎)者慎用。

(3)肾功能减退患者应用该品须适当减量。

(4)对诊断的干扰:应用该品患者Coombs试验可出现阳性;妊娠妇女产前应用该品,此阳性反应也可出现在新生儿。

(5)禁忌：对头孢菌素抗生素过敏者禁用,有青霉素过敏性休克史者避免应用本品。

【不良反应】偶有荨麻疹、哮喘、皮肤瘙痒、寒战、高热、血管神经性水肿等,偶见治疗后非蛋白氮和谷丙转氨酶升高。

【药物相互作用】肌内注射合用丙磺舒 1g 后,12 小时尿排泄量降为给药量的 65.7%。

【应急处理】尚不明确。如出现药物过量,一般应采用对症治疗和支持治疗。

头孢西丁钠
Cefoxitin Sodium

【其他名称】噻吩甲氧头孢菌素,先锋美吩,甲氧头霉噻吩。

【制剂与规格】注射剂：1.0g。

【药理作用】本品是头霉素类抗生素。它是由链霉素产生的头霉素经半合成制成的一种新型抗生素。其母核与头孢菌素相似,抗菌性能也类似,习惯被列入第二代头孢菌素类中。头孢西丁的抗菌作用机制是通过与细菌细胞的 1 个或多个青霉素结合蛋白(PBPs)结合,抑制细菌分裂活跃细胞的细胞壁合成,从而起到抗菌作用。

【适应证】适用于治疗敏感所致的下呼吸道感染。泌尿生殖系统感染、预防感染(包括腹膜炎、胆道感染)、败血症以及骨关节、皮肤软组织感染。也适用于预防腹腔或盆腔手术后感染。

【用法与用量】静脉给药：

(1)婴儿(3 个月以内)不宜使用本药。

(2)儿童(3 个月以上)每次 13.3~26.7mg/kg,每 6 小时 1 次；或每次 20~40mg/kg,每 8 小时 1 次。

【注意事项】

(1)慎用：①高度过敏性体质；②严重肝、肾功能不全者；③胃肠道疾病,尤其是有结肠炎病史者；④2 岁以下儿童。

(2)交叉过敏：对 1 种头孢菌素类药物过敏者对其他头孢菌素类药物也可能过敏；对青霉素类、青霉素衍生物或青霉胺过敏者也可能对头孢菌素类药物过敏。

(3)药物对检验值或诊断的影响：①应用碱性酒石酸铜试液进行尿糖试验可呈假阳性；②高浓度头孢西丁可使尿 17- 羟皮质类固醇出现假性升高；③可出现直接 Coombs 试验阳性。

(4)禁忌：①对本药或其他头孢菌素类药物过敏者；②有青霉素过敏性休克史者。

【不良反应】

(1)过敏反应：可见皮疹、荨麻疹、红斑、药物热等过敏反应；罕见过敏性休克。

(2)消化系统：可见恶心、呕吐、食欲减退、腹痛、腹泻、便秘等胃肠道症状。

(3)肝毒性：少数患者用药后可出现肝功能异常(谷草转氨酶、谷丙转氨酶一过性升高)。

(4)肾毒性：少数患者用药后可出现尿素氮、肌酸、肌酐一过性升高；偶有致间质性肾炎的报道。

(5)血液系统：少数患者用药后可出现血红蛋白降低,血小板、中性粒细胞减少,嗜酸性粒细胞增多症。

(6) 长期大剂量使用本药可致菌群失调,发生二重感染。还可能引起维生素 K、维生素 B 缺乏。

(7) 肌内注射部位可出硬结、疼痛;静脉注射剂量过大或过快时可产生灼热感、血管疼痛,严重者可致血栓性静脉炎。

【药物相互作用】

(1) 与氨基糖苷类药物合用有协同抗菌作用,但合用时可增加肾毒性。

(2) 与丙磺舒合用可延迟本药的排泄,升高头孢西丁的血药浓度及延长半衰期。

(3) 与呋塞米等强利尿药同用,可增加肾毒性。

(4) 与伤寒活疫苗同用,可能会降低伤寒活疫苗的免疫效应,可能的机制是本药对伤寒沙门菌具有抗菌活性。

【应急处理】 尚不明确。如出现药物过量,一般应采用对症治疗和支持治疗。

头孢孟多
Cafamandole

【其他名称】 头孢孟多酯钠,头孢羟唑。

【制剂与规格】 注射剂:0.5g,1.0g。

【药理作用】 本品为第二代注射用头孢菌素,杀菌力强,抗菌谱广。其作用机制是通过抑制细菌的乙酰转肽酶而干扰细胞壁肽聚糖的合成,使细菌变成丝状或球状,最后溶解,从而起到杀菌的作用。本药对白喉杆菌、大肠埃希菌、奇异变形杆菌、肺炎杆菌、流感杆菌、部分产生杆菌、吲哚阳性变形杆菌、普鲁威登菌、伤寒杆菌、志贺菌属、淋病奈瑟菌和脑膜炎球菌有较强的抗菌活性;对脆弱类杆菌的抗菌作用较差。沙雷菌、产碱杆菌、不动杆菌、铜绿假单胞菌、肠球菌和耐甲氧西林金黄色葡萄球菌对本药耐药。

【适应证】 本药适用于治疗敏感细菌所致的呼吸道感染、胆道感染、腹腔感染、盆腔感染、尿路感染、皮肤软组织感染、骨和关节感染以及败血症等。

【用法与用量】

(1) 肌内注射:1 个月以上的婴儿和小儿每天 50~100mg/kg,分 3~4 次给药。

(2) 静脉给药:1 个月以上的婴儿和小儿每天 50~100mg/kg,分 3~4 次静脉滴注或静脉注射。

【注意事项】

(1) 交叉过敏:对 1 种头孢菌素过敏者对其他头孢菌素类药也可能过敏;对青霉素类、青霉素衍生或青霉胺过敏者也可能对头孢菌素过敏。

(2) 慎用:①妊娠妇女慎用;②头孢孟多可经乳汁排出,有报道本药可以少量进入乳汁中,暂时改变婴儿的肠道细菌平衡而导致腹泻,哺乳期妇女应慎用。

(3) 1 个月以内的新生儿和早产儿不推荐应用本药。

(4) 药物对检验值或诊断的影响:①可出现直接 Coombs 试验阳性;②以硫酸铜法测定尿糖时可呈假阳性,采用葡萄糖酶法测定尿糖则不受影响;③以磺基水杨酸检测尿蛋白可呈假阳性。

(5) 长期用药时应定期检查肝、肾功能和血常规;肾功能减退者大剂量用药时,在治疗前和治疗过程中应检测出、凝血时间。

（6）禁忌：①对本药或其他头孢菌素过敏者；②有青霉素过敏性休克或即刻反应者。

【不良反应】

（1）本药临床应用发生不良反应较少（约7.8%），肾脏毒性比第一代头孢菌素低。

（2）偶见药疹、药物热等过敏反应。

（3）少数患者用药后可出现肝功能改变（血清谷丙转氨酶、谷草转氨酶一过性升高）。

（4）少数患者用药后出现可逆性肾损害（血清肌酐和血尿素氮升高）。

（5）肾功能减退者大剂量用药时，由于本药干扰维生素K在肝的代谢，可导致低凝血酶原血症，偶可出现凝血功能障碍所致的出血倾向、凝血酶原时间和出血时间延长等。

（6）肌内或静脉用药时可致注射部位疼痛，严重者可致血栓性静脉炎。

【药物相互作用】

（1）本药与红霉素合用，可增加头孢孟多对脆弱类杆菌的体外抗菌活性。

（2）本药与庆大霉素或阿米卡星合用，对某些革兰氏阴性杆菌的体外实验可呈现协同抗菌作用。

（3）丙磺舒可抑制本药从肾小管分泌，同用时可增加本药的血药浓度并延长半衰期。

（4）本药与产生低凝血酶原血症、血小板减少症或胃肠道溃疡的药物同用，可干扰凝血功能和增加出血危险。

（5）本药与氨基糖苷类同用，可增加肾毒性。

（6）本药与多黏菌素类同用，可增加肾毒性。

（7）本药与呋塞米、依他尼酸等强利尿药同用，增加肾毒性。

【应急处理】大剂量给药时头孢菌素会引起癫痫发作，特别是患者肾脏会受到损害。当患者肾功能受到损害时必须将剂量减少。如果癫痫发作，应立即停止给药，若出现临床症状，应给予抗惊厥药治疗，在无法治疗这种过量反应情况下，应考虑使用血液透析治疗。

亚胺培南-西司他汀钠
Imipenem and Cilastatin Sodium

【其他名称】伊米配能-西司他丁钠，亚胺硫霉素-西拉司丁钠。

【制剂与规格】注射剂：0.25g，0.5g，1.0g（以亚胺培南计量）。

【药理作用】本品为具有碳青霉烯的甲砜霉素类抗生素，通过抑制细菌细胞壁的合成而杀灭革兰氏阳性菌、阴性菌及厌氧菌，其中包括对其他抗生素不敏感在肾内被肾肽酶破坏灭活，临床应用制剂中加入西司他丁钠特异性酶抑制剂，它可阻断亚胺培南在肾脏代谢，继而增加尿道中未经改变的亚胺培南浓度，以保证药物的有效性。本品对β-内酰胺酶高度稳定，抗菌谱广，抗菌活性强。链球菌（产酶、不产酶）、大肠埃希菌属、克雷伯菌属、流感嗜血杆菌、变形梭杆菌、沙雷菌属、产气杆菌、阴沟肠杆菌、铜绿假单胞菌、不动杆菌及脆弱拟杆菌等致病菌均对本品高度敏感。

【适应证】临床用于敏感菌引起的各类感染，尤其用于多种菌混合感染和需氧/厌氧菌混合感染，如败血症、感染性心内膜炎，腹腔内感染、下呼吸道感染、泌尿生殖系感染、骨关节感染、皮肤和软组织感染等，还适用于污染手术或可能污染之手术的术前预防，以及防止已存在手术后感染向严重发展。

【用法与用量】静脉滴注：稀释液可用0.9%氯化钠溶液、5%（10%）葡萄糖溶液、5%

(10%)甘露醇。儿童每天 30~80mg/kg；严重感染每天 100mg/kg，每 6~8 小时 1 次。

【注意事项】

（1）禁忌：①对本品任何成分有过敏患者禁用；②严重休克或有心脏传导阻滞的患者禁用。

（2）本品与 β- 内酰胺类抗生素、青霉素和头孢菌素有局部交叉过敏反应，因此，在使用本品前详细询问患者有无过敏史。使用后若有过敏反应，应立即停药并做相应处理。

（3）有癫痫的患者在应用本品期间应继续采用抗惊厥疗法。一旦出现局部性震颤，则应减量或停药。

（4）本品静脉滴注时不能与其他抗生素混合使用，且应现用现配，用生理盐水溶解的药液室温下存放不能超过 12 小时，用葡萄糖溶液溶解的药液只能保存 4 小时。

【不良反应】

（1）超剂量使用：本品可能出现神经系统毒性反应，如肌肉痉挛、精神错乱或癫痫发作，尤其是肾功能损害严重伴有癫痫病史的患者。局部红斑、疼痛，有可能发生血栓性静脉炎。

（2）过敏反应：皮疹、瘙痒、荨麻疹、多形红斑、Stevens-Johnson 综合征、血管性水肿、念珠菌病、发热、牙齿色斑。罕见中毒性表皮坏死、表皮脱落性皮炎。

（3）胃肠道反应：恶心、呕吐、腹泻，严重者可发生假膜性肠炎。

（4）血液：嗜酸性粒细胞增多症、白细胞减少症、中性粒细胞减少症、血小板减少症、血小板增多症和血红蛋白降低，以及延长凝血酶原时间；部分患者 Coombs 试验呈阳性反应。

（5）肝、肾功能可出现 GPT、GOT、胆红素和碱性磷酸酶升高，罕见肝炎。

（6）对肾功能不良的患者有可能引起肾功能损伤。

【药物相互作用】

（1）丙磺舒可使本品的血药浓度和 $t_{1/2}$ 延长，故不推荐并用。

（2）与乳酸钠制剂可产生配伍变化。

（3）本品虽可与氨基糖苷类抗生素联用，但两种药物不可混合注射。

【应急处理】尚无有关处理本品治疗过量的特殊资料。亚胺培南 / 西司他丁钠盐可通过血液透析清除，但在剂量过大时这种措施对处理本品药物过量是否有用尚不得而知。

万 古 霉 素

Vancomycin

【其他名称】盐酸万古素。

【制剂与规格】注射剂：0.5g，1.0g。胶囊：0.125g，0.25g。

【药理作用】万古霉素是东方链霉素菌株产生的三环糖肽类窄谱抗生素，能以高亲和力结合到敏感细菌壁前体肽聚末端的丙氨酰丙氨酸上，阻断构成细菌细胞壁的高分子肽聚糖合成，导致细胞壁破损而杀灭细菌，还可改变细菌细胞膜渗透性，并选择地抑制 RNA 合成。抗菌谱仅覆盖革兰氏阳性菌，不易产生耐药，和其他抗生素之间也不会发生交叉抗药性。对革兰氏阳性菌有强大的抗菌作用，包括耐甲氧西林金黄色葡萄球菌、表皮葡萄球菌等。

口服吸收较差，但对假膜性肠炎和严重肾功能障碍患者，血药浓度亦可达治疗水平。静脉给药可广泛分布到全身大多数组织和体液中，在血清、胸腔积液、心包液、腹水、滑膜液、尿液、腹膜透析液和心房组织液中均可达有效浓度，但在胆汁中不能达到有效浓度。可透过胎盘,但不能透过正常血-脑屏障进入脑脊液,当脑膜炎症时可渗入脑脊液并达有效浓度。血浆蛋白结合率约55%。可在肝中代谢,主要以原药经肾排出。个体差异较大。成人 $t_{1/2}$ 为 3~9 小时,幼儿为 2.2~3 小时,肝功能对 $t_{1/2}$ 影响不大,肾功能障碍时明显延长。

【适应证】主要用于葡萄球菌(包括耐青霉素和耐新青霉素株)、艰难梭菌等所致的感染和肠球菌等引起的严重感染,如心内膜炎、败血症、假性肠炎等。

【用法与用量】儿童剂量:口服 20~50mg/(kg·d),分 4 次,治疗 5~10 天,总量不超过 2g/d;静脉用药 20~40mg/(kg·d),分 2~4 次。37 周以下早产儿每次 15mg/kg,每 12 小时 1 次;足月儿每次 10~15mg/kg,每 8 小时 1 次,均静脉应用。疗程 7~10 天。

【注意事项】

(1)对万古霉素过敏者禁用。

(2)新生儿、婴幼儿、严重听力减退或有耳聋者慎用。

(3)本药的结构特殊,与其他抗生素无交叉耐药性。

(4)通常不作为一线药物应用,作为一种三线药物,在常用抗菌药物无效或不能应用时(如假膜性肠炎时)应用。

(5)输入速度过快可产生红斑样或荨麻疹样反应,皮肤发红(称为红人综合征),尤以躯干上部为甚。输入药液过浓可致血栓性静脉炎,应适当控制药液浓度和滴注速度。

(6)不可肌内注射,因可致剧烈疼痛。

(7)可引起口麻、刺痛感、皮肤瘙痒、嗜酸性粒细胞增多、药物热、感冒样反应以及血压剧降、过敏性休克反应等。

(8)可致严重的耳中毒和肾中毒,大剂量和长时间应用时尤易发生,严重肾功能不全者慎用。

(9)含本药的输液中不得添加其他药物。

【不良反应】

(1)耳毒性、肾损害严重,与剂量大小有关。大剂量应用时、肾功能不全患者、儿童应进行血药浓度监测。

(2)偶见过敏反应。

(3)静脉滴注时可发生恶心、寒战、发热,所以药物浓度不宜过高,速度不宜过快。偶可出现血压降低和休克样症状。

(4)对血管有刺激性,可引起注射部位剧烈疼痛,严重者可致血栓性静脉炎。

(5)大剂量快速滴注可致严重低血压,甚至心脏停搏。

(6)可发生中性粒细胞缺乏、嗜酸性粒细胞增多等,罕见血小板减少。

(7)口服可引起恶心、呕吐等胃肠道反应。

【药物相互作用】

(1)与氨基糖苷类抗生素合用对肠球菌有协同抗菌作用,同时耳、肾毒性增加。抗组胺药、吩噻嗪类药物可掩盖耳鸣、头昏、眩晕等耳毒性症状。

(2)与麻醉药合用易出现变态反应,必要时应先给予本品后做麻醉诱导。

(3)许多药物合用时可产生沉淀反应,如氯霉素、肾上腺皮质激素、甲氧西林、氨茶碱、巴比妥类、氯噻嗪、碳酸氢钠、苯妥英、磺胺异噁唑等。

(4)忌与碱性药物配伍。

(5)与考来烯胺同时服用,因离子交换树脂与其结合,可使药效灭活。

【应急处理】用药过程中如果出现头晕、耳鸣、听力减退,应立即停药。静脉输液速度不应过快,如出现低血压、休克症状,立即停药。药物过量处理包括维持肾功能、对症支持治疗,必要时可进行腹膜透析。

替 考 拉 宁
Teicoplanin

【其他名称】肽可霉素,太古霉素。

【制剂与规格】注射剂(粉): 200mg,400mg。

【药理作用】本品为新型糖肽类抗生素。是一种非肠道用药,具有较强的杀菌活性,可供静脉给药或肌内注射。本药的作用机制是与敏感细菌细胞壁前体肽聚末端的丙氨酰丙氨酸有高亲和力,通过与之结合,阻断构成细菌细胞壁的高分子肽聚糖合成,导致细胞壁缺损而杀灭细菌。此外,本药也可能改变细菌细胞膜渗透性,并选择性地抑制 RNA 合成。本药的作用特点是对大多数金黄色葡萄球菌的作用强于万古霉素,对表皮葡萄球菌的作用与万古霉素相似,但对肠球菌杀菌的作用弱于去甲万古霉素。由于本药独特的作用机制,很少出现耐替考拉宁菌株,所以本药对青霉素及头孢菌素类、大环内酯类、四环素类、氯霉素类、氨基糖苷类、利福平耐药的革兰氏阳性菌仍有抗菌活性。替考拉宁的抗菌谱与万古霉素相似,对厌氧及需氧革兰氏阳性菌均有抗菌活性。本药对金黄色葡萄球菌和凝固酶阴性葡萄球菌(包括对甲氧西林敏感及耐药菌)、链球菌、肠球菌、单核细胞增多性李斯特菌、JK 组棒状杆菌和革兰氏阳性厌氧菌(包括艰难梭菌和消化球菌)有较强的抗菌活性;对多数革兰氏阴性菌、分枝杆菌属、拟杆菌属、立克次体属、衣原体属或真菌无效。

【适应证】

(1)适用于治疗对青霉素、头孢菌素或其他抗生素类药耐药的葡萄球菌感染。

(2)适用于治疗对青霉素、头孢菌素类抗生素过敏的严重葡萄球菌感染,如皮肤和软组织感染、泌尿道感染、呼吸道感染、骨和关节感染、败血症、心内膜炎及腹膜透析相关性腹膜炎。

【用法与用量】

1. 肌内注射

(1)严重感染和中性粒细胞减少的患儿(2 个月以上):维持剂量为每次 10mg/kg,每天 1 次。

(2)严重感染和中性粒细胞减少的婴儿:维持剂量为每次 8mg/kg,每天 1 次。

2. 静脉注射

(1)严重感染和中性粒细胞减少的患儿(2 个月以上):推荐剂量为 10mg/kg,前剂按每 12 小时静脉注射 1 次,随后维持量为每次 10mg/kg,每天 1 次。

(2)严重感染和中性粒细胞减少的婴儿:第 1 天推荐剂量为 16mg/kg,负荷剂量为 1 剂;维持剂量为每次 8mg/kg,每天 1 次。

3. 静脉滴注剂量同静脉注射。

【注意事项】

(1)慎用:①肾功能受损者;②对万古霉素过敏者。

（2）禁忌：对本药过敏者。

（3）交叉过敏：本药对万古霉素可能存在交叉过敏性。

（4）长期或大剂量用药时应进行血液检查 2 次，并进行肝、肾功能检测；肾功能不全者长期用药应监测听力；用药中应进行血药浓度监测。

【不良反应】患者对本药耐受性良好，不良反应一般轻微且短暂，严重不良反应罕见。主要不良反应有：

（1）局部反应：红斑、局部疼痛、血栓性静脉炎。

（2）变态反应：皮疹、瘙痒、发热、支气管痉挛、过敏反应。

（3）胃肠道症状：恶心、呕吐、腹泻。

（4）血液学：嗜酸性粒细胞增多、白细胞减少、中性粒细胞减少、血小板减少或增多。

（5）肝功能：血清氨基转移酶和 / 或血清碱性磷酸酶升高。

（6）肾功能：血清肌酐短暂升高。

（7）中枢神经系统：头晕、头痛。

（8）耳毒性：有报道用药后可出现轻度听力下降、耳鸣、前庭功能紊乱，但尚未明确这些症状是否与本药确切有关。

【药物相互作用】

（1）与环丙沙星同用，可增加发生惊厥的危险。

（2）与氨基糖苷类药合用或先后应用，可增加耳毒性和 / 或肾毒性的可能。

（3）与两性霉素 B、杆菌肽（注射）、卷曲霉素、巴龙霉素及多黏菌素类合用或先后应用，可增加耳毒性和 / 或肾毒性的可能。

（4）与依他尼酸、呋塞米等利尿药合用或先后应用，可增加耳毒性和 / 或肾毒性的可能。

（5）与环孢素、抗组胺药、布克利嗪、赛克利嗪、吩噻嗪类、噻吨类、曲美苄胺合用或先后应用，可增加耳毒性和 / 或肾毒性的可能。

（6）与阿司匹林及其他水杨酸盐合用或先后应用，可增加耳毒性和 / 或肾毒性的可能。

（7）与茶碱同用不会显著改变两种药物的药动学，两种药物同时给药时不需减量。

【应急处理】替考拉宁不能被血透清除，药物过量需对症治疗。有报道 2 例中性粒细胞减少儿童（分别为 4 岁和 8 岁）因用药不慎，几次过量使用本品，剂量高达 100mg/（kg·d），尽管替考拉宁的血药浓度高达 300mg/L，但未出现临床症状和实验室检验值异常。

利 奈 唑 胺
Linezolid

【其他名称】利奈唑德，Zyvox。

【制剂与规格】片剂：200mg，400mg，600mg。注射液：100ml：200mg，200ml：400mg，300ml：600mg。口服混悬液：5ml：100mg。

【药理作用】本品为人工合成的唑烷酮类抗生素，是细菌蛋白合成抑制剂，作用于细菌 50S 核糖体亚单位，并且最接近作用部位。与其他药物不同，利奈唑胺不影响肽基转移酶活性，只是作用于翻译系统的起始阶段，抑制 mRNA 与核糖体连接，阻止 70S 起始复合物形成，从而抑制细菌蛋白质合成。利奈唑胺的作用部位和方式独特，因此在具有特殊性或获得性耐药特征的阳性细菌中，都不易与其他抑制蛋白合成抗菌药发生交叉耐药，在体外也不易诱导细菌耐药性。研究表明,通常导致阳性细菌对作用于 50S 核糖体亚单位的抗菌药物产生耐药性基因对利奈唑胺均无影响,包括存在修饰酶、主动外流机制以及细菌靶位修饰和保护作用。利奈唑胺对甲氧西林敏感或耐药葡萄球菌、万古霉素敏感或耐药肠球菌、青霉素敏感或耐药肺炎球菌均显示良好的抗菌作用,对厌氧菌亦具抗菌活性,对卡他莫拉菌和流感嗜血杆菌具有中度活性。

【适应证】

(1)耐万古霉素屎肠球菌引起的感染,包括并发的菌血症。

(2)院内获得性肺炎,致病菌为金黄色葡萄球菌(甲氧西林敏感或耐甲氧西林菌珠耐多药肺炎球菌)或肺炎球菌(包括耐多药菌株)。如果已证实或怀疑存在革兰氏阴性致病菌感染,临床上需要联合应用抗革兰氏阴性菌药物。

(3)复杂性皮肤或皮肤软组织感染(skin and soft tissue infection,SSTI),包括未并发骨髓的糖尿病足部感染,由金黄色葡萄球菌(甲氧西林敏感或耐甲氧西林菌株)、化脓链球菌或无乳链球菌引起。只有当微生物实验检查显示敏感性革兰氏阳性菌感染时,才应该使用利奈唑胺治疗复杂性皮肤或皮肤软组织感染。如果已证实或怀疑同时存在革兰氏阴性致病菌感染,在没有其他有效治疗措施时才使用利奈唑胺,还必须联合应用抗革兰氏阴性菌药物。

(4)非复杂性皮肤或皮肤软组织感染,由金黄金葡萄球菌(仅为甲氧西林敏感菌株)所致。

(5)社区获得性肺炎及伴发的菌血症,由肺炎球菌(包括耐多药菌株),或由金黄色葡萄球菌(仅为甲氧西林敏感菌株)所致。

【用法与用量】儿童患者(刚出生至 11 岁):每 8 小时静脉注射或口服(片剂或口服混悬剂)10mg/kg,连续 10~14 天。

【注意事项】

(1)为减少细菌对药物耐药的发生及保持利奈唑胺和其抗菌药物的疗效,利奈唑胺应仅用于确诊或高度怀疑敏感菌所致感染的治疗或预防。

(2)利奈唑胺静脉注射液应在 30~120 分钟内静脉输注。不能将这些静脉输液袋串联到其他静脉给药通路中。不可在此溶液中加入其他药物。

(3)对使用利奈唑胺的患者应每周进行全血细胞计数的检查,尤其是用药超过 2 周,或以前有过骨髓抑制病史,或合用能诱导发生骨髓抑制的其他药物,或有慢性感染既往或目前合并接受其他抗菌药物治疗的患者。

(4)有使用后出现假膜性结肠炎的报道,严重程度可为轻度至威胁生命。

(5)使用利奈唑胺过程中,有出现乳酸性酸中毒的报道。

(6)在抗菌药物分组管理中,利奈唑胺被列入特殊管理一类。

【不良反应】

(1)利奈唑胺最常见不良反应为腹泻、头痛和恶心。

(2)其他不良事件有呕吐、失眠、便秘、皮疹、头晕、发热、口腔念珠菌、阴道念珠菌、真菌感染、局部腹痛、消化不良、味觉改变、舌变色、瘙痒。

(3)利奈唑胺不良反应有骨髓抑制,包括贫血、白细胞减少、各类血细胞减少和血小板减少。

(4)周围神经病和视神经病,有时进展至失明。

(5)乳酸性酸中毒。

【药物相互作用】

(1)利奈唑胺静脉注射液与下列药物通过 Y 形接口联合给药时,可出现物理性质不配伍:两性霉素 B、盐酸氯丙嗪、地西泮、喷他脒异硫代硫酸盐、乳糖酸红霉素、苯妥英钠和甲氧苄啶 - 磺胺甲噁唑。

(2)利奈唑胺静脉注射液与头孢曲松钠合用,可致两者的化学性质不配伍。

【应急处理】用药过程如出现严重腹泻、皮疹、瘙痒等过敏反应立即停药,并对症处理。

氨 曲 南
Aztheonam

【其他名称】噻肟单酰胺菌素,AZACTAM。

【制剂与规格】注射剂(粉):1.0g,0.5g。

【药理作用】本品抗菌谱较窄,仅对需氧革兰氏阴性杆菌具有抗菌作用,对铜绿假单胞菌的抗菌活性与头孢他啶相似,对许多细菌产生的 β- 内酰胺酶高度稳定(稳定性高于第三代头孢菌素),但是对革兰氏阳性菌和厌氧菌无效。本品对大肠埃希菌、克雷伯菌、沙雷杆菌、奇异变形杆菌、吲哚阳性变形杆菌、枸橼酸杆菌、流感嗜血杆菌、铜绿假单胞菌及其他假单胞菌、某些肠杆菌属,淋病奈瑟菌等有较强抗菌活性,对军团菌属耐药。本药可被超广谱和染色体介导的酶水解,不诱导 β- 内酰胺酶活性。

【适应证】适用于敏感菌所致的肺炎、胸膜炎、腹腔感染、胆道感染、骨和关节感染、皮肤和软组织炎症,尤其适用于尿路感染,也可用于败血症。本品有较好的耐酶性能,因此,对青霉素类、氨基糖苷类等药物不敏感微生物,可试用本品。

【用法与用量】

1. 肌内注射

(1)轻 - 中度感染:1 次 30mg/kg,每 8 小时 1 次。

(2)中 - 重度感染:1 次 30mg/kg,每 6~8 小时 1 次。1 日最大剂量不应超过 120mg/kg。

(3)继发于肠杆菌或铜绿假单胞菌感染的重度泌尿道感染患儿:1 次 32~63mg/kg,每 12 小时 1 次。

2. 静脉给药

(1)轻 - 中度感染、中 - 重度感染:同肌内注射。

(2)囊性纤维化患儿由铜绿假单胞菌所致的肺部感染:1 次 50mg/kg,每 6 小时 1 次,并联用阿米卡星。1 日总量不应超过 6~8g。

(3)极低体重新生儿:1 次 30mg/kg,每 12 小时 1 次。

(4)早产儿:1 次 30mg/kg,每 8~12 小时 1 次。

【注意事项】

(1)禁用:对本品过敏者;对其他 β- 内酰胺类抗生素有过敏性休克史者;对利多卡因等局部麻醉药有过敏史者;对头孢他啶过敏者。

(2)慎用:本品与青霉素类之间不存在交叉过敏反应,但对于青霉素过敏者及过敏体质者,严重肝、肾功能不全者,使用时仍须慎重。对于特殊用药人群,如早产儿、新生儿、婴幼儿慎用。

(3)药物对检验值或诊断的影响：直接 Coombs 试验可呈阳性反应。

【不良反应】

(1)本品可致皮疹、紫癜、瘙痒等过敏反应。

(2)本品可致腹泻、恶心、呕吐、味觉改变、黄疸及药物性肝炎等消化道症状。

(3)本品可致血栓性静脉炎、注射部位肿胀等局部刺激症状。

(4)此外尚有神经系统症状、阴道炎、口腔损害、乏力、眩晕、出血等不良反应。

(5)可引起肠道菌群紊乱，引发二重感染。

【药物相互作用】

(1)与其他抗菌药物如青霉素、万古霉素、克林霉素等合用，可扩大抗菌谱。

(2)与氨基糖苷类抗生素合用有协同抗菌作用。

(3)与利尿药合用时可增加肾毒性。

(4)与头孢西丁在体内有拮抗作用。

(5)与甲硝唑、萘夫西林、头孢拉定有配伍禁忌。

【应急处理】尚未见使用过量的报道，血液透析和腹膜透析将有助于本品从血清中清除。

第三节 病毒性肺炎

一、腺病毒肺炎

(一) 概述

肺炎为腺病毒（ADV）感染所致，ADV 共有 49 个血清型，引起小儿肺炎最常见的为 3 型、7 型，其次为 11 型、21 型、1 型、2 型、5 型、6 型和 14 型亦可见到。本病多见于 6 个月至 2 岁小儿，冬、春季节多发。

(二) 病因与发病机制

腺病毒是 DNA 病毒，主要在细胞核内繁殖，耐温、耐酸、耐脂溶剂的能力较强，除了咽、结膜及淋巴组织外，还在肠道繁殖。病灶性或融合性坏死性肺浸润和支气管炎及肺间质炎为本病主要病理变化。由于支气管闭塞及肺实质的严重炎性病变，影响了通气和气体交换，最后导致低氧血症和二氧化碳潴留，使呼吸和心率次数增加；由于呼吸深度增加和呼吸辅助肌参与活动，出现鼻翼扇动及三凹现象；缺氧和二氧化碳潴留及酸性代谢产物增加可引起代谢性酸中毒和呼吸性酸中毒，并可使小动脉反射性收缩，形成肺动脉高压，加重右心负担；腺病毒及体内毒性代谢产物直接作用于心肌，可引起中毒性心肌炎，进而导致心力衰竭。

缺氧和二氧化碳潴留可引起脑毛细血管显著扩张淤血，管壁内皮细胞、平滑肌及外膜细胞均增生肿胀，血管周围的脑组织疏松，呈轻度脱髓鞘现象；神经细胞呈急性肿胀，胶质细胞普遍增生。较脑膜、蛛网膜及蛛网膜下腔血管高度扩张，血 - 脑脊液屏障通透性增加，患者可出现抽搐、脑水肿和脑疝等症状，肾脏多有肿胀。淋巴组织、脾淋巴结、扁桃体等均有显著的急性炎症反应与增生活跃现象。

(三) 临床表现与诊断

1. 临床特点　起病急骤,高热持续时间长,中毒症状重,啰音出现较晚,X 线改变较肺部体征出现早,易合并心肌炎和多器官衰竭。症状表现为:

(1)发热:可达 39℃以上,呈稽留高热或弛张热,热程长,可持续 2~3 周。

(2)中毒症状重:面色苍白或发灰,精神不振,嗜睡与烦躁交替。

(3)呼吸道症状:咳嗽频繁,呈阵发性喘憋、较重不等的呼吸困难和发绀。

(4)消化系统症状:腹泻、呕吐和消化道出血;可因脑水肿而致嗜睡、昏迷或惊厥发作。

2. 体征

(1)肺部啰音出现较迟,多于高热 3~7 天后出现,肺部病变融合时出现实变体征。

(2)肝、脾增大,由于单核 - 吞噬细胞系统反应较强所致。

(3)麻疹样皮疹。

(4)出现心率加速、心音低钝等心肌炎表现;亦可有脑膜刺激征等中枢神经系统体征。

3. X 线特点

(1)肺部 X 线较肺部啰音出现早,故强调早期摄片。

(2)大小不等的片状阴影或融合成病灶,甚至 1 个大叶。

(3)病灶吸收较慢,需数周或数月。

ADV 肺炎易继发细菌感染。继发细菌感染者表现为持续高热不退;症状恶化或一度好转又恶化;痰液由白色转为黄色脓样;外周血白细胞明显升高,有核左移;胸部 X 线见病变增多或发现新的病灶。

(四) 治疗原则与策略

细致评估患儿病情轻重情况,监测患儿氧饱和度,氧饱和度低于 90%,应该吸氧,重症者应转入 PICU 进行监护治疗,重症者完善血气分析,极期积极进行呼吸支持,有助于帮助度过极期,并可改善预后。主要进行对症支持及综合治疗,目前尚无特异的抗腺病毒药物:可考虑选用利巴韦林、干扰素、聚肌胞注射液、左旋咪唑、人血丙种球蛋白等药物。利巴韦林,10~15mg/(kg·d),分 2~3 次,口服、静脉滴注。干扰素,100 万 U/ 次,1 次 / 日,肌内注射。左旋咪唑,1~1.5mg/(kg·d),分 2~3 次口服;对于重症病毒感染,可考虑应用人血丙种球蛋白,400mg/(kg·d),连用 3~5 天,可起到支持作用。继发细菌真菌感染者选用敏感抗生素及抗真菌药物治疗。对有发热、心力衰竭、DIC、脑水肿、脱水、喘息患儿采取相应的对症措施。如有心力衰竭,可加用洋地黄类药物控制心力衰竭。如出现明显呼吸道梗阻、严重中毒症状,可短期使用肾上腺皮质激素、吸痰、物理治疗。

二、呼吸道合胞病毒性肺炎

(一) 概述

呼吸道合胞病毒(RSV,简称合胞病毒,也属于副黏病毒科)是引起小儿病毒性肺炎最常见的病原,可引起间质性肺炎及毛细支气管炎。RSV 为 RNA 病毒,只有 1 个血清型,但有 A、B 两个亚型,我国以 A 型为主。本病多见于婴幼儿,尤多见于 1 岁以内小儿。

(二) 病因与发病机制

合胞病毒肺炎为呼吸道合胞病毒感染引起,RSV 感染的潜伏期为 2~8 天(多为 4~6 天)。一般认为其发病机制是 RSV 对肺的直接侵害,引起间质性炎症,而非变态反应所致,与 RSV

毛细支气管炎不同。合胞病毒肺炎的典型所见是单核细胞间质浸润,主要表现为肺泡腔充满水肿液,并可见肺透明膜形成。在一些病例亦可见细支气管壁的淋巴细胞浸润。在肺实质出现伴有坏死区水肿,导致肺泡填塞、实变和萎陷。少数病例在肺泡腔内可见多核融合细胞,形态与麻疹巨细胞相仿,但找不到核内包涵体。

（三）临床表现与诊断

1. **临床症状**　本病多见于婴幼儿,其中半数以上为 1 岁以内婴儿,男女比例为(1.5~2)：1,潜伏期为 4~5 日。初期可见咳嗽、鼻堵塞。约 2/3 病例有高热,最高可至 41℃,但发热一般不是持续性的,较易由解热药退热,高热时间多数为 1~4 天,少数为 5~8 天。约 1/3 患儿中度发热,多持续 1~4 天。多数病例的热程为 4~10 天。轻症病例呼吸困难及发热症状不显著,中、重症有较明显呼吸困难、喘憋、口唇青紫、鼻翼扇动及三凹征,少数重症病例也可并发心力衰竭。

2. **体征**　胸部听诊多有细小或粗、中啰音,叩诊一般无浊音,少数有过清音。

3. **X 线检查**　多数有小点片状、斑片状阴影,大片状者极为罕见。部分患儿有不同程度肺气肿。

4. **血常规**　外周血白细胞总数大多正常。

本病确诊主要依据病毒学及血清学检查结果。

（四）治疗原则与策略

细致评估患儿病情轻重情况,监测患儿氧饱和度,氧饱和度过低,应该吸氧,重症者应转入重症监护室进行监护治疗,重症者完善血气分析,必要时进行呼吸支持。主要进行对症支持治疗(参照一般肺炎治疗)。抗病毒治疗可能有效,可选用利巴韦林(不常规使用)、干扰素雾化等。条件允许可使用免疫球蛋白、RSV-IGIV 和帕利珠单抗可中和病毒发挥作用。不推荐常规全身使用肾上腺皮质激素,可选用雾化吸入肾上腺皮质激素治疗。支气管舒张剂：可单独雾化吸入 β_2 受体激动剂,或者联合 M 受体阻滞剂。如合并细菌感染,可加用敏感抗生素治疗。

三、流感病毒肺炎

（一）概述

流感病毒肺炎是一种严重的间质性肺炎,有时可侵犯中枢神经系统或循环系统,多发生于弱小婴幼儿,集中于 6 个月至 2 岁的年龄阶段,流行多见于冬春寒冷季节。乙型流感病毒肺炎一般较甲型所致者轻。

（二）病因与发病机制

流感病毒分为甲、乙、丙三型,具有血凝素(HA)及神经氨酸酶(NA)两种表面抗原,易发生抗原变异。目前流行的型别有新甲 1 型(H1N1)及甲 3 型(H3N2)同时存在,少数为乙型。流感病毒主要侵袭呼吸道上皮细胞,病毒通过与上皮细胞含唾液酸的糖蛋白相结合而进入宿主细胞,引起细胞坏死、水肿以及炎细胞浸润。肺部病变以间质性肺炎为主要表现,表现为肺间质细胞浸润,肺泡水肿,黏膜分泌异常,严重者有广泛出血性、坏死性支气管炎及肺炎。

（三）临床表现与诊断

1. **症状**　潜伏期 1~7 天,平均为 2 天。发病急,大多数在发病后 48 小时高热持续不退,少数患儿经过中等度发热 2~3 天后才逐渐上升。呼吸道症状显著,69.5% 患儿有咳嗽症状,24.5% 患儿有咳痰。可有喘息,有时退热后仍喘。有时神经系统症状显著,甚至早期就有持久性昏迷,或发生惊厥。部分患儿可以出现多脏器功能损害,如心肌炎、心源性休克、肾衰竭、神经系统并发症等。

2. 体征 叩诊浊音、呼吸音变化及细小湿性啰音或捻发音,均于起病后逐渐发生。胸腔可见积液,多为黄色微混液,自数十至数百毫升不等。少数病例中可见咽部红肿,有假膜,易于剥离。

3. X 线检查 在大多数病例中可见肺门两旁肺野有不整齐的絮状或小片阴影,并不广泛;少数病例可发生大块阴影。

4. 实验室检查 白细胞减少,可低到 $(1\sim2) \times 10^9/L$,92.3% 患儿出现淋巴细胞减少。1/2 患儿伴有 CD4/CD8 下降(<1.4)。

在流感流行时,婴幼儿持续高热不退并有肺炎症状,用抗生素无效,即应考虑流感病毒肺炎的可能,需进行病毒学检查以确诊。

(四)治疗原则与策略

1. 一般治疗 首先进行一般治疗及病情评估,重症者应及早进行监护治疗,可使用丙种球蛋白。对症支持治疗,参照一般肺炎治疗。

2. 抗病毒治疗 奥司他韦、扎那米韦、帕拉米韦均为神经氨酸酶的可逆性竞争抑制物。奥司他韦的抗病毒活性比扎那米韦高,口服生物利用度高,推荐用于流感病毒性肺炎的治疗,但应争取在 48 小时内早期应用。

奥司他韦:1 岁及以上儿童,体重不足 15kg 者 30mg、每日 2 次;体重为 15~23kg 者 45mg、每日 2 次;体重为 23~40kg 者 60mg、每日 2 次;体重>40kg 者 75mg、每日 2 次。疗程为 5 天,重症患儿可适当延长。

扎那米韦:适用于 7 岁以上人群。每日 2 次,间隔 12 小时;每次 10mg(分 2 次吸入)。不建议用于重症或有并发症患者。

帕拉米韦:儿童建议 10mg/kg,每日 1 次给药 1~5 天,单次最大剂量为 600mg。

3. 流感的预防 可给予流感疫苗接种预防。对于在流感流行季节、有高危因素的患儿,可给予口服奥司他韦药物预防。

四、副流感病毒肺炎

(一)概述

副流感病毒肺炎是由副流感病毒引起的严重间质性肺炎,可侵袭中枢神经系统或循环系统。可引起小儿轻重不同的上、下呼吸道感染,如感冒、中耳炎、重症喉、气管或支气管炎、毛细支气管炎和肺炎。本病多发生于弱小婴幼儿,全年均可发病,流行多见于冬春寒冷季节。

(二)病因与发病机制

副流感病毒属副黏病毒科,RNA 病毒,与人类有关的副流感病毒分为 4 型:1 型中有两种株别,即血细胞吸附第 2 型病毒(HA2)和仙台病毒(HVJ);2 型为哮吼病毒(HA1);3 型也有两种株别,即 A 及 B(M25)。1 型、2 型、3 型可引起轻度鼻炎、咽炎及支气管炎;1 型、2 型可引起重症喉炎(哮吼),多见于 2~6 岁儿童;3 型可引起肺炎及毛细支气管炎,多见于 1 岁以内婴儿。

副流感病毒作为婴幼儿肺炎和毛细支气管炎的病毒病原,近年来在北方次于呼吸道合胞病毒及鼻病毒为第 3 位,在南方仅次于呼吸道合胞病毒为第 2 位。

(三) 临床表现与诊断

1. **症状** 1 岁以内婴儿的 3 型副流感病毒的临床表现与呼吸道合胞病毒感染相似。起病时先有感冒症状,流涕、低热、咳嗽,而后出现咳嗽加重,有痰,呼吸加快,合并细菌感染体温高热,中毒症状重,喘憋明显。2 型及仙台病毒肺炎多数病情均较轻。发热 1~8 天,其间高热时间很短,咳嗽不甚剧烈,只有个别病例出现喉炎、轻度呼吸困难。

2. **体征** 3 型副流感病毒肺炎肺内闻及干湿啰音及哮鸣音。2 型及仙台病毒肺炎肺部有散在啰音,绝大多数叩诊无浊音。

3. **X 线检查** 肺纹理增重,双下肺可见点状阴影,肺泡充气过度,合并细菌感染可见实变征象。

做病毒分离和 / 或血清学检查即可确诊本病。本病常不能与呼吸道合胞病毒肺炎及 5 个月以下小婴儿的腺病毒肺炎鉴别,但较 6 个月以上婴幼儿病情明显轻。有时与抗生素治疗下的肺炎球菌肺炎不易区别,白细胞增多及中性粒细胞碱性磷酸酶增高对诊断后者有一定帮助。

(四) 治疗原则与策略

1. **一般治疗** 本病具有自愈性,注意休息及呼吸道管理,居室保持空气流通,增加空气内的湿度,注意隔离消毒,预防交叉感染。给予足量维生素及蛋白质,多饮水及少量多次进软食。必要时,氧疗纠正呼吸性酸中毒。

2. **抗病毒治疗** 利巴韦林有抗副流感病毒功效,静脉滴注 10~15mg/(kg·d),分 2~3 次 /d。

3. **糖皮质激素** 对于喘憋患者,可应用吸入用糖皮质激素雾化吸入治疗,危重患者必要时采用全身糖皮质激素治疗。

4. **抗生素** 本症一般不需用抗生素。如有继发细菌感染时,可酌情根据病原学检测结果加用抗生素控制感染。如培养发现葡萄球菌或流感嗜血杆菌等继发感染,应积极应用青霉素类或者头孢类抗生素抗菌治疗。

5. **支气管舒张剂** 喘憋患者可根据年龄选择雾化吸入 β_2 受体激动剂以改善通气。

五、毛细支气管炎

(一) 概述

急性毛细支气管炎是一种婴幼儿较常见的下呼吸道感染,多见于 2 岁以下婴幼儿,峰值发病年龄为 2~6 个月,发病与该年龄支气管的解剖学特点有关。细支气管狭窄与阻塞是本病病理基础,其临床症状如肺炎,且喘憋更著。临床上较难发现未累及肺泡与肺泡间壁的纯粹毛细支气管炎,故国内认为是一种特殊类型肺炎,也称为喘憋性肺炎。

(二) 病因与发病机制

毛细支气管炎最常见病因是病毒感染,尤其是呼吸道合胞病毒(RSV)。其他病毒有副流感病毒(3 型较常见)、腺病毒、流感病毒、肠病毒与鼻病毒等感染也与毛细支气管炎有关。除了病毒外,肺炎支原体和肺炎衣原体也可引起毛细支气管炎。病变主要侵及直径为

70~300μm 的毛细支气管,黏液分泌增加,有细胞破坏物、纤维素堵塞,出现上皮细胞坏死及支气管周围淋巴细胞浸润。炎症可波及肺泡、肺泡壁及肺间质。肺不张、肺气肿较为明显。

(三) 临床表现与诊断

1. **症状**　常在上呼吸道感染后 2~3 日出现持续性干咳和发作性呼吸困难。咳与喘憋同时发生为本病特点。症状轻重不等,重者呼吸困难发展甚快,咳嗽略似百日咳,初起呼吸症状严重,出现发作性喘憋。体温高低不一,低热(甚至无热)、中等发热及高热各占 1/3,重度喘憋者可出现呼吸性酸中毒。

2. **体征**　喘憋发作时呼吸快而浅,常伴有呼气性喘鸣,脉快而细。患儿有明显鼻扇及三凹征,重症患儿有明显梗阻性肺气肿、苍白及发绀。胸部体征常有变异。叩诊可呈鼓音。当毛细支气管接近于完全梗阻时,呼吸音明显减低,或听不见。在喘憋发作时往往听到湿啰音,当喘憋稍缓解时,可有弥漫性细湿啰音或中湿啰音,喘鸣音往往很明显,偶有笛音等干啰音。发作时可有肋间增宽、肋骨横位,横膈及肝、脾因肺气肿推向下方。

3. **X 线检查**　可见全肺有不同程度梗阻怀疑肺气肿,摄片可显现支气管周围炎征象,或有肺纹理粗厚。不少病例肺泡亦明显受累,有小的点片状阴影,但无大片实变。

患儿年龄偏小,在发病初期即出现明显发作性喘憋,体检及 X 线检查出现明显肺气肿,可作出诊断。

(四) 治疗原则与策略

1. **一般治疗**　以支持治疗为主,注意呼吸道管理,雾化吸入治疗之前及必要时给予患儿吸痰处理;吸氧以维持氧饱和度维持在 95% 以上;居室保持空气流通,增加空气内的湿度,注意隔离消毒,预防交叉感染。给予足量维生素及蛋白质,多饮水及少量多次进软食。

2. **喘憋发作期间治疗**　可应用支气管舒张剂及胆碱能受体拮抗剂雾化吸入,以短期内缓解患者临床症状。但应注意的是,吸入支气管舒张剂并不能减少住院率及住院时间。争取多次口服液体以补充水分,不足时可静脉点滴补液。对呼吸性酸中毒患者宜用雾化吸痰加强呼吸道管理等方法使呼吸道通畅。对并发心力衰竭病例应及时应用洋地黄类药物。若患者出现进行性呼吸急促、进行性加重的三凹征、频繁的呼吸暂停等表现,应及时应用 CPAP 或机械通气。

3. **抗病毒治疗**　对于严重的 RSV 感染及有高危因素的 RSV 感染患者,可应用利巴韦林雾化治疗处理,但仅限于疾病早期,并不推荐常规应用。

4. **糖皮质激素**　对于轻症喘息,可应用吸入用糖皮质激素雾化吸入治疗;全身糖皮质激素是否可改善毛细支气管炎的预后尚有争议。

5. **免疫球蛋白预防性使用**　免疫球蛋白可降低 RSV 感染率。毛细支气管炎应用免疫球蛋白的疗效尚不确定。

6. **抗生素**　本症一般不需用抗生素。如有继发细菌感染时,可酌情使用青霉素控制感染。如培养发现葡萄球菌或流感嗜血杆菌等继发感染,应积极进行抗菌治疗。

7. **RSV-F 蛋白单克隆抗体**　帕丽珠单克隆抗体为直接针对 RSV 表面糖蛋白的人类重组单克隆抗体,可以在 RSV 流行季节每月注射 1 次,每次 15mg/kg,连续使用 5 次可降低感染率、住院率及高危婴儿的 ICU 住院率,安全、有效。

六、巨细胞病毒肺炎

(一) 概述

巨细胞病毒(CMV)是一种 DNA 病毒,属疱疹病毒类,健康小儿可携带此病毒。巨细胞包涵体病毒感染在先天性或后天性病例中大多数症状不明显。出现症状者称为巨细胞包涵体病,巨细胞病毒肺炎是这类病的一个组成部分。

(二) 病因与发病机制

先天性病例的传染途径主要是从受感染的母亲,经过胎盘传给胎儿。在新生儿及早产儿较多见,多于生后 4 个月内发病,患病者和携带者均可从尿和唾液中排出病毒。近年来,由于广泛应用激素及免疫抑制剂,较大年龄儿童,特别是在恶性肿瘤、器官移植患儿应用免疫抑制剂治疗后及 AIDS 患儿,巨细胞病毒性肺炎有所增加。

肺部病变广泛,与其他间质性肺炎相似。终末气道肺泡壁及肺泡腔可见许多巨细胞,其中含核仁包涵体和胞质内包涵体,这些包涵体亦可见于唾液腺、肾、胃肠道、肝、脑等器官。间质和肺泡内均有单核细胞浸润及富含蛋白质的液体。

(三) 临床表现与诊断

1. 症状　巨细胞病毒肺炎常被其他全身严重症状所掩盖。新生儿巨细胞肺炎可表现为持续性呼吸窘迫,但同时常有肝脾大、黄疸、紫癜和中枢神经系统损害。出生后数月发病者,肺炎亦可合并肝、脾增大,有时还并发肺孢子虫肺炎。该病患儿多为 6 个月以内婴儿,主要症状为咳嗽、气促、喘息,高热症状患儿仅占 15.1%。

2. 体征　肺部可以闻及湿啰音。听诊多无异常。

3. X 线检查　可见广泛的索条状纹理增粗和小叶性炎症浸润灶,呈网点状阴影,实变少见。本病缺乏独特的临床表现,常需病毒学和血清学的诊断方法。

(四) 治疗原则和策略

1. 抗病毒治疗　更昔洛韦(GCV)是儿童严重巨细胞病毒感染的一线用药:①诱导治疗:通常采用 5mg/kg,每 12 小时 1 次,持续 2~3 周;②维持治疗:剂量 5mg/kg,每日 1 次,连续 5~7 天。

2. 免疫治疗　CMV-Ig 是抗巨细胞病毒的免疫球蛋白。CMV-Ig 或者静脉丙种球蛋白联合更昔洛韦治疗 CMV 肺炎,可提高存活率 30%~70%。

3. 预防性治疗　对于移植后出现 CMV 活动感染证据但无临床表现或者有 CMV 感染高危因素患者,可预防性使用更昔洛韦,使用时间一般为 2~4 个月。

七、常用治疗药物

阿 糖 腺 苷

Vidarabine

【其他名称】注射用单磷酸阿糖腺苷,腺嘌呤阿糖苷,Ara-A。

【制剂与规格】粉针剂:100mg/ 瓶,200mg/ 瓶。

【药理作用】本品为抗脱氧核糖核酸(DNA)病毒药,其药理作用是与病毒的脱氧核酸聚合酶结合,使其活性降低而抑制 DNA 合成。单磷酸阿糖腺苷进入细胞后,经过磷酸化生成阿糖腺苷二磷酸（Ara-ADP）和阿糖腺苷三磷酸（Ara-ATP）。抗病毒活性主要由阿糖腺苷三磷酸（Ara-ATP）引起，Ara-ATP 与脱氧腺苷三磷酸（dATP）竞争地结合到病毒 DNA 的合成，还能抑制病毒 DNA 末端脱氧核苷酰转移酶活性，使 Ara-A 渗入到病毒的 DNA 中并连接在 DNA 链 3'-OH 位置的末端，抑制了病毒 DNA 的合成。

【适应证】临床主要用于治疗慢性乙型肝炎和其他病毒性感染如带状疱疹、单纯疱疹、生殖器疱疹等，此外在手足口病及儿童水痘方面也有一定的疗效。

【用法与用量】使用前，每瓶加 2ml 灭菌生理盐水溶解后肌内注射或缓慢静脉注射，或遵医嘱。小儿剂量：5~10mg/（kg·d），疗程为 10 天。新生儿：10~15mg/（kg·d），持续滴注 12 小时以上，疗程为 10~14 天。用药过程中密切注意不良反应的发生并及时处理。

【注意事项】

(1)如注射部位疼痛，必要时可加盐酸利多卡因注射液解除疼痛症状。

(2)用药过程中密切注意不良反应的发生并及时处理。

(3)配制的溶液不可冷藏。

(4)动物实验发现本药有致畸或致突变作用，因此妊娠妇女及婴儿禁用。

【药物相互作用】

(1)不可与含钙的输液配伍。

(2)不宜与血液、血浆及蛋白质输液剂配伍。

(3)别嘌醇可加重本品对神经系统的毒性，不宜与别嘌醇并用。

(4)与干扰素同用可加重不良反应。

【应急处理】大剂量注射可引起严重中枢系统反应，如震颤、眩晕、幻觉、共济失调、精神变态等，应停药或减量。本品缺少特异性拮抗剂，过量或引起毒性反应时主要对症和支持治疗。腹膜透析或血液透析有助于本品清除。

阿　昔　洛　韦
Acyclovir

【其他名称】无环鸟苷，克毒星，ZOVIRAX。

【制剂与规格】注射剂：0.5g。

【药理作用】阿昔洛韦在体外对单纯疱疹病毒、水痘带状疱疹病毒、巨细胞病毒等具有抑制作用。药物易被单纯疱疹病毒摄取，然后磷酸化三磷酸盐，通过干扰病毒 DNA 聚合酶和抑制病毒复制两种方式抑制病毒复制，在 DNA 聚合酶的作用下与增长的 DNA 链结合，引起 DNA 链延伸中断。

【适应证】

(1)单纯疱疹病毒感染：用于免疫缺陷者初发和复发性黏膜皮肤感染的治疗以及反复发作的病例的预防。也用于单纯疱疹性脑炎治疗。

(2)带状疱疹：用于免疫缺陷者严重带状疱疹患者或免疫功能正常者弥散型带状疱疹的治疗。

(3)免疫缺陷者水痘的治疗。

【用法与用量】静脉用药的配制：阿昔洛韦注射液用 0.9% 生理盐水或 5% 葡萄糖溶液稀释至至少 100ml，使最后药物浓度不超过 7g/L，否则易引起静脉炎。

静脉滴注注意:

(1)重症生殖器疱疹的初治:婴儿与12岁以下小儿每8小时按体表面积250mg/m²,共5日。

(2)免疫缺陷者皮肤黏膜单纯疱疹:婴儿与12岁以下小儿每8小时按体表面积250mg/m²,共7日;12岁以上按成人量。

(3)单纯疱疹性脑炎:每8小时按体重10mg/kg,共10日。

(4)免疫缺陷合并水痘:每8小时按10mg/kg或500mg/m²,共10日。

(5)小儿最高剂量:为每8小时按体表面积500mg/m²。

【注意事项】

(1)对更昔洛韦过敏者也可能对阿昔洛韦注射液过敏。

(2)新生儿、婴幼儿慎用。

(3)以下情况考虑用药利弊:①脱水或已有肾功能不全,阿昔洛韦注射液剂量应减少;②严重肝功能不全者、对阿昔洛韦注射液不能承受者、精神异常或以往细胞毒性药物出现精神反应者,静脉用阿昔洛韦注射液易产生精神症状,须慎用。

(4)严重免疫功能缺陷者:长期或多次应用阿昔洛韦注射液治疗后可能引起单纯疱疹病毒和带状疱疹病毒对阿昔洛韦注射液耐药。如单纯疱疹患者应用阿昔洛韦注射液后皮损无改善,应测试单纯疱疹病毒对阿昔洛韦注射液的敏感性。

(5)对诊断的干扰:静脉给药可引起肾小管阻塞,使血肌酐和尿素氮增高。如果剂量恰当、补水充足,则不易引起。

(6)一旦疱疹症状与体征出现,应尽早给药。

(7)静脉给药:

1)阿昔洛韦注射液专供静脉滴注,药液1小时以上匀速滴入,避免快速滴入或静脉推注,否则可发生肾小管内药物结晶沉积,引起肾功能损害(可达10%)。

2)静脉滴注后2小时尿药浓度最高,此时应给患者充足的水,防止药物沉积于肾小管内。

3)配液方法:阿昔洛韦注射液应加入适量的溶液(如葡萄糖注射液)使药液浓度不高于7g/L。肥胖患者的剂量应按标准体重计算。

(8)1次血液透析可使血药浓度降低60%,因此血液透析后应补给1次剂量。

(9)新生儿不宜以含苯甲醇的稀释液配制静脉滴注液,否则易引起致命的综合征,包括酸中毒、中枢抑制、呼吸困难、肾衰竭、低血压、癫痫和颅内出血等。

【不良反应】

(1)常见不良反应:若注射浓度太高(10g/L)可引起静脉炎,外溢时注射部位可出现炎症,还可能引起皮肤瘙痒或荨麻疹。

(2)少见不良反应:注射给药,特别是静脉注射时,有急性肾功能不全、血尿和低血压。

(3)罕见不良反应:注射给药可能出现昏迷、意识模糊、幻觉、癫痫等中枢神经系统症状。

(4)注射用药可以引起轻度头痛(常见)、多汗(少见),如果症状持续存在或明显时应引起注意。

【药物相互作用】

(1)静脉给药时与干扰素或甲氨蝶呤(鞘内)合用时可能引起精神异常,应慎用。

（2）静脉给药时与肾毒性药物合用时可加重肾毒性，特别是肾功能不全者更易发生。

（3）与齐多夫定合用时可引起肾毒性，表现为深度昏睡和疲劳。

【应急处理】大剂量突击性注射可发生急性肾小管坏死，应多饮水。大剂量注射时可引起神经系统障碍，应立即停药。本品缺少特异性对抗药，过量或引起毒性反应时主要是对症和支持治疗。腹膜透析或血液透析有助于本品清除。

更 昔 洛 韦
Ganciclovir

【其他名称】丙氧鸟苷。

【制剂与规格】注射剂：0.5g。胶囊剂：250mg。

【药理作用】本品系阿昔洛韦的衍生物，进入细胞后经细胞脱氧鸟苷激化酶转化为一磷酸、二磷酸、三磷酸衍生物，后者可与三磷酸脱氧鸟苷竞争与病毒DNA多聚酶的结合，因而抑制病毒DNA合成。本品在已感染的巨细胞病毒内，其磷酸化的过程较正常细胞更快，且本品能渗入病毒和宿主细胞的DNA中，但对病毒DNA多聚酶的抑制作用较宿主细胞DNA多聚酶强。对巨细胞病毒、单纯疱疹病毒Ⅰ型和Ⅱ型、EB病毒和水痘带状疱疹病毒均有抑制作用。

【适应证】用于以下情况的治疗或预防：免疫缺陷如艾滋病或器官移植合并巨细胞病毒视网膜炎因而危及视力者；艾滋病患者合并危及生命的巨细胞病毒感染；骨髓移植或固体器官移植患者移植物对巨细胞病毒血清试验呈阳性，或接受移植骨髓的供受者为排CMV者。

【用法与用量】儿童剂量：静脉滴注，用于治疗，每次5mg/kg，每12小时1次，疗程为14~21天；用于维持，每次5mg/kg，每日1次，或6mg/kg，每周3~5次；用于预防，每次5mg/kg，每12小时1次，维持7~14天。

【注意事项】

（1）对本品或阿昔洛韦过敏及严重中性粒细胞减少或血小板减少患者禁用；中性粒细胞<500/μl或血小板计数<25 000/μl者禁用。

（2）儿童慎用。

（3）用药期间应多饮水。

（4）定期检查肝、肾功能。

（5）本品静脉滴注应缓慢，且不可肌内注射。

（6）不能与其他注射液混合使用。

（7）应避免本品药液与皮肤或黏膜接触。

【不良反应】

（1）常见中性粒细胞、血小板减少，贫血等。

（2）可发生定向障碍、共济失调、昏迷、头痛、头晕、震颤、抽搐等。

（3）可见恶心、呕吐、畏食、腹痛等胃肠道反应。

（4）有发热、皮疹等过敏反应。

（5）可出现失眠、低血压等症状，少数见眼干、白内障、视网膜脱落。

（6）肝、肾功能损害，低血钾，低血糖。

(7) 注射部位静脉炎。

(8) 可能有致癌、致畸、免疫抑制和生殖系统远期毒性作用。

【药物相互作用】

(1) 与亚胺培南 - 西司他丁(泰能)同时使用,可致全身抽搐、癫痫发作。

(2) 与具有骨髓抑制或肾毒性的药物合用,可加强药物毒性。

(3) 应避免与氨基糖苷类、环孢素等肾毒性药物合用。

(4) 与去羟肌苷合用,可出现痢疾、胰腺炎、神经障碍等。

(5) 静脉给药时与干扰素、甲氨蝶呤合用,可引起精神异常。

(6) 丙磺舒可减少本品自肾小管分泌,使排泄减慢,血药浓度升高,体内长期蓄积,毒性增加。

(7) 与齐多夫定合用,可引起中性粒细胞减少和贫血,肾毒性增强。

【应急处理】静脉注射本药过量可致包括不可逆转的各类血小板减少症,持续性骨髓抑制,可逆性中性粒细胞减少或粒细胞减少,肝、肾功能损害和癫痫。对于用药过量患者,透析能降低药物血浆浓度,酌情使用造血生长因子。由于本药可引起中性粒细胞减少和血小板减少,并易引起出血和感染,故用药期间应注意口腔卫生。用药期间若出现上述情况,应考虑调整用量。若中性粒细胞计数在 0.5×10^9/L 以下或血小板计数低于 25×10^9/L 应暂时停药,直至中性粒细胞数增加至 0.75×10^9/L 以上方可重新给药。少数患者同时采用粒细胞 - 单核巨噬细胞集落刺激因子(granulocyte-macrophage colony-stimulating factor,GM-CSF)治疗粒细胞减少有效。

第四节 其他微生物所致肺炎

一、支原体肺炎

(一) 概述

支原体肺炎是由肺炎支原体(*Mycoplasma pneumoniae*,MP)感染引起的、呈间质性肺炎及毛细支气管炎样改变,占儿童社区获得性肺炎的 10%~40%。肺部病变呈融合性支气管肺炎、间质性肺炎,伴支气管炎。肺泡有少量炎症渗出物,并可发生灶性肺不张、肺实变和肺气肿。临床表现为顽固性剧烈咳嗽的肺部炎症。MP 是儿童时期肺炎和其他呼吸道感染的重要病原之一。肺炎支原体可引起扁桃体炎、鼻炎、中耳炎、气管炎、毛细支气管炎、肺炎,幼儿多患上呼吸道感染,学龄儿多患肺炎。

(二) 病因与发病机制

肺炎支原体是介于细菌和病毒之间,兼性厌氧,能独立生活的最小微生物。MP 广泛存在于全球范围,从密切接触的亲属及社区开始流行,容易在幼儿园、学校等人员密集环境中发生。MP 主要通过呼吸道传播,潜伏期 1~3 周,潜伏期内至症状缓解数周均有传染性。MP感染致病机制复杂,可能与以下因素有关:

1. MP 侵入呼吸道后,借滑行运动定位于纤毛之间,通过黏附细胞器上的 P1 黏附素等黏附于上皮细胞表面,抵抗黏膜纤毛的清除和吞噬细胞的吞噬。

2. MP 黏附于宿主细胞后,其合成的过氧化氢可引起呼吸道上皮细胞的氧化应激反应,并分泌社区获得性肺炎呼吸窘迫综合征(CARDS)毒素等对呼吸道上皮造成损伤。

3. MP 感染除引起呼吸系统症状外,同时也能引起其他系统的表现,提示免疫因素(包括固有免疫及适应性免疫的多个环节)在 MP 感染的致病中起重要的作用。

(三)临床表现与诊断

1. **临床症状** 起病缓慢,潜伏期为 2~3 周。病初有全身不适、乏力、头痛。2~3 天后出现发热,体温常达 39℃左右,可持续 1~3 周,可伴有咽痛和肌肉酸痛。

咳嗽为本病突出症状,一般于病后 2~3 天开始,初为干咳,后转为顽固性剧咳,常有黏稠痰液,偶带血丝,少数病例可类似百日咳性阵咳,可持续 1~4 周。

2. **体征** 肺部体征多不明显,甚至全无。少数可听到干、湿啰音,但多很快消失,故体征与剧咳及发热等临床表现不一致,为本病特点之一。婴幼儿起病急、病程长、病情较重,表现为呼吸困难、喘憋、喘鸣音较为突出;肺部啰音比年长儿多。

部分患儿可有溶血性贫血、脑膜炎、心肌炎、肾炎、吉兰-巴雷综合征等肺外表现。

3. **X 线检查** 本病的重要诊断依据为肺部 X 线改变。特点为:①支气管炎;②间质性肺炎;③均匀一致的片状阴影似大叶性肺炎改变;④肺门阴影增浓。

上述改变可相互转化,有时一处消散,而另一处又出现新的病变即所谓游走性浸润;有时呈薄薄的云雾状浸润影。亦可有胸腔积液。体征轻而 X 线改变明显是它的又一特点。

(四)治疗原则与策略

1. **抗生素治疗** 本病有自限性,多数病例不经治疗可自愈。儿科患者早期使用大环内酯类药物可减轻症状及缩短病程。常选用红霉素或者阿奇霉素注射液。轻症患者可选用口服,重症患者可选用静脉输注。红霉素常用 30~40mg/(kg·d),分 2~3 次静脉输注。阿奇霉素注射液常用 10mg/(kg·d);每天 1 次,连用 3~5 天后停 4 天,疗程一般不少于 2~3 周。若继发细菌感染,可根据痰病原学检查,选用针对性的抗菌药物治疗。

2. **肾上腺皮质激素的应用** 在支原体发生发展过程中有免疫损伤的介导,对重症支原体肺炎或合并肺不张、支气管扩张、BO 或者有肺外并症的患者及难治性支原体肺炎,可采用肾上腺皮质激素治疗。一般使用甲泼尼龙 1~2mg/(kg·d),分 2~3 次静脉滴注;或者口服醋酸泼尼松片 1~2mg/(kg·d),分 2~3 次口服。

3. **支气管镜治疗** 对黏液栓堵塞造成影像学呈肺部实变、肺不张等患者,早期支气管镜灌洗可改善预后缩短病程。

二、衣原体肺炎

(一)概述

由衣原体引起的肺炎,包括沙眼衣原体(*Chlamydia trachomatis*,CT)、肺炎衣原体(*Chamydia pneumoniae*,CP)、鹦鹉热衣原体和家畜衣原体。与人类关系密切的为 CT 和 CP,偶见鹦鹉热衣原体肺炎。沙眼衣原体感染可导致沙眼、关节炎和泌尿生殖系统感染等多种疾病,其引起的肺炎多由受感染的母亲直接传染,约 20% 受感染的婴儿发生肺炎,为 6 个月以内婴儿肺炎的主要病原之一。肺炎衣原体是 5 岁以上儿童支气管炎和肺炎的常见病原之一,占 5 岁以上社区肺炎的 5%~20%,是仅次于肺炎支原体的非典型病原体。

(二) 病因与发病机制

衣原体是一种介于病毒和细菌之间的微生物,既具有细菌又具有病毒特点,与细菌相同的是其具有细胞壁,以二次分裂方式繁殖,有 DNA、RNA 和核糖体;与病毒相同的是其只在细胞内生长。衣原体具有独特的两阶段生活周期,即具有感染性的原体(EB)和具有代谢活性的网状体(RB)两种形式。在经过抗菌药物、γ 干扰素的治疗或营养物质缺乏的情况下,衣原体的代谢降低,可以长期在细胞内存在。衣原体特殊的三阶段、较长时间的生活周期有利于病原体的生存,同时也是衣原体感染容易长期持续、亚临床感染多的基础,这也是针对衣原体治疗需要长疗程的原因。

(三) 临床表现与诊断

1. 症状　CT 肺炎主要见于婴儿,多为 1~3 个月婴儿;起病缓慢,多不发热或仅有低热,一般状态良好;开始可有鼻塞、流涕等上呼吸道感染症状,1/2 患儿有结膜炎;呼吸系统主要表现为呼吸增快和具有特征性的阵发性不连贯咳嗽,一阵急促咳嗽后继以一短促吸气,但无百日咳样回声。

CP 肺炎多见于学龄儿童;大部分为轻症,发病常隐匿;无特异性临床表现,早期多为上呼吸道感染症状,咽痛、声音嘶哑、发热;呼吸系统最多见症状是咳嗽,1~2 周后上呼吸道感染症状逐渐消退而咳嗽逐渐加重,并出现下呼吸道感染征象,如未经有效治疗,则咳嗽可持续 1~2 个月或更长。

2. 体征　CT 肺炎肺部听诊可闻及湿啰音,半数可伴有结膜炎;CP 肺炎肺部听诊可闻及中、细湿啰音。

3. X 线检查　CT 肺炎 X 线可显示双侧间质性或小片状浸润,双肺过度充气;CP 肺炎 X 线可见到肺炎病灶,多为单侧下叶浸润,也可为广泛单侧或双侧性病灶。

因衣原体肺炎的临床表现、X 线检查或常规实验室检查无特异性,须根据微生物学诊断标准进行诊断。

(四) 治疗原则与策略

1. 一般治疗　加强护理和休息,保持良好的周围环境。烦躁不安可加重缺氧,故可给予适当的镇静药物。有缺氧表现者,可给予吸氧及其他对症治疗。

2. 抗菌药物治疗　β-内酰胺类抗生素对衣原体无效,有效的抗菌药物主要包括大环内酯类、四环素类和喹诺酮类。由于四环素类和喹诺酮类不推荐在儿童中使用,治疗衣原体感染主要为阿奇霉素、红霉素或克拉霉素。红霉素 20~30mg/(kg·d),分 3~4 次口服,连用 2 周,重症或不能口服者,可静脉给药;阿奇霉素 10mg/(kg·d),每天口服 1 次,首剂可以加倍,疗程 3~5 天;克拉霉素 15mg/(kg·d),分 2 次口服,病程 10~14 天(12 岁以下儿童不推荐)。阿奇霉素、克拉霉素在细胞内及组织浓度较高,且胃肠道反应较红霉素轻,故常作为首选治疗。临床上衣原体耐药并不多见,但考虑到常规疗程治疗后衣原体肺炎的症状容易复发,建议延长疗程至少 2 周。

肺炎衣原体感染可以合并肺炎球菌感染,应该联合使用 β-内酰胺类抗菌药物。此外,在社区获得性肺炎的治疗过程中,对于病情较轻且有提示为非典型病原体感染者,若不能排除肺炎衣原体感染的可能性,经验治疗方案中应包括大环内酯类抗生素。

(五) 常用治疗药物

红霉素等药物的临床治疗应用详见第四章第五节。

三、真菌性肺炎

(一) 概述

小儿真菌性肺炎是指由真菌引起的肺部感染,虽然比较少见,但常在许多全身性疾病基础上发生,可使诊断及治疗困难,故在临床工作中有一定重要意义。近年来,由于广泛应用广谱抗生素、细胞毒性药物及肾上腺皮质激素,其发病率及临床重要性正在不断增加。

(二) 病因与发病机制

真菌从形态上主要可分为酵母菌和丝状真菌。酵母菌中与人类疾病相关的常见致病菌有念珠菌和隐球菌,丝状真菌中主要有曲霉菌、根霉菌及皮肤真菌。但也有部分真菌在组织内和在培养基内分别呈现各种以上形态,则称为双相真菌,由这类真菌引起的疾病主要有组织胞浆菌病、芽生菌病、孢子丝菌病、球孢子菌病、类似孢子菌病等。真菌一般不产生毒素,其致病作用主要与真菌在人体内感染部位繁殖所引起的理化损伤及所产生的酶类、酸性代谢产物有关。

主要的深部真菌有假丝酵母菌病、曲菌病、组织胞浆菌病、球孢子菌病、孢子丝菌病、毛菌病、着色真菌病、隐球菌病及芽生菌病等,其中以白念珠菌最常见,致病力最强。此外,社区获得性肺部真菌感染已经成为一个非常严重的问题。院内感染或合并呼吸衰竭者死亡率较高。

促使真菌发生的因素有:早产儿、新生儿、营养不良儿及虚弱患儿;慢性消耗性疾病如恶性肿瘤;血液系统疾病化疗后:如白血病、粒细胞缺乏症、再生障碍性贫血等化疗后;长期使用肾上腺皮质激素及其他免疫抑制剂,引起机体免疫功能低下;先天性免疫功能缺陷;长期使用广谱抗生素;医院内因污染器械(如较长期留置的各导管)而感染;获得性免疫缺陷病(acquired immunodeficiency syndrome,AIDS)。

全身播散性真菌病由于临床应用免疫抑制剂和静脉高营养日益增多而较前常见。慢性黏膜假丝酵母菌病可单独发生或见于甲状旁腺功能减退或原发性慢性肾上腺皮质功能减退症患儿。

曲霉菌在自然界广泛存在,是继念珠菌后第二位的人类机会性真菌感染。曲霉菌感染途径主要是呼吸道,最常见的病变部位是肺。

(三) 临床表现和诊断

1. **症状** 假丝酵母菌肺炎表现为发热、咳嗽、咯血、气促、发绀,精神萎靡或烦躁不安。曲霉菌可引起以下类型的下呼吸道病变:过敏性肺泡炎、非侵袭性腐生性疾病(曲霉菌病)、变态反应性支气管肺曲霉菌病以及侵袭性曲霉菌病。机体免疫功能正常的人长时间暴露于含有大量曲霉孢子的环境中,吸入孢子数超出人体防御系统的极限时,可引起急性侵袭性肺部感染。但侵袭性肺曲霉菌病多见于各种原因造成的免疫功能低下患儿,感染可经气道侵入或经血管侵入。两者临床症状相似,最初都有发热、咳嗽及进行性呼吸困难,可有咯血。

2. **体征** 假丝酵母菌肺炎胸部体征包括叩诊浊音和听诊呼吸音增强,可有管状呼吸音和中小水泡音。

3. **X线检查** 假丝酵母菌肺炎可似粟粒性结核,和/或有大片实变灶,少数有胸腔积液及心包积液,同时可有口腔鹅口疮,皮肤或消化道等部位的念珠菌病。在肺内,此菌可以与细菌如葡萄球菌或大肠埃希菌等同时存在。

血管侵袭性曲霉菌病在 CT 上典型征象是实变区周围磨玻璃状晕轮征。气道侵袭性曲霉病无特异性,多呈结节阴影。血管侵袭性曲霉病可有肺不张表现。

组织学检查见到典型菌丝及真菌培养阳性可作出诊断。

(四)治疗原则和策略

假丝酵母菌病首选氟康唑,备选两性霉素 B、卡泊芬净以及伏立康唑。曲霉菌选择伏立康唑、两性霉素 B 和卡泊芬净。隐球菌感染选择氟康唑和两性霉素 B,严重的脑膜炎可加用氟胞嘧啶。

(五)常用治疗药物

<h2 style="text-align:center">两性霉素 B</h2>
Amphotericin B

【其他名称】二性霉素 B,FUNCIZONE。

【制剂与规格】注射用粉针剂:5mg,25mg,50mg。

【药理作用】本品为多烯类抗真菌抗生素,通过影响细胞膜通透性发挥抑制真菌生长的作用。该品可与敏感真菌细胞膜上的固醇结合,损伤膜的通透性,导致细胞内重要物质如钾离子、核苷酸和氨基酸等外漏,从而破坏了细胞的正常代谢而抑制其生长。通常临床治疗所达到的药物浓度对真菌起到抑菌的作用,当药物浓度达到人体可耐受范围的高限时则对真菌起杀菌作用。

【适应证】对本品敏感的真菌有隐球菌、组织胞浆菌、球孢子菌属、孢子丝菌属、念珠菌属等,部分曲菌对本品耐药。

【用法与用量】

1. 儿童　静脉滴注,试验剂量为 0.1mg/(kg·d),最大量为 0.5mg/(kg·d),输注 20~30 分钟;如果患儿每日能耐受,则加首剂余量,首剂为 0.25~0.5mg/(kg·d),每日 1 次;然后每隔 1~2 天递增每日用量 0.125~0.25mg/(kg·d),直至每日 0.7~1mg/(kg·d),总剂量为 15~30mg/(kg·d)。

2. 新生儿

(1)静脉滴注:试验剂量为 0.1mg/(kg·d),最大量为 1mg/(kg·d)。首剂为 0.25mg/(kg·d),每日 1 次,然后每日递增 0.125~0.25mg/(kg·d),维持量为每日 0.5~1mg/(kg·d);或每日 1mg/(kg·d),无试验剂量及每日递增阶段。总剂量:介入性导管所致的感染为 10~15mg/kg,全身性感染为 25~30mg/(kg·d),心内膜炎或中枢感染为 40~45mg/kg。

(2)鞘内注射:首剂为 0.05~0.1mg,1 周内渐增至每次 0.5mg,每 2~3 天 1 次,最大量为每次 1ml,每周给药 2~3 次,总剂量为 15mg。

【注意事项】半衰期为 15 天。严重肝病患者禁用,肾功能损害者慎用。用时以注射用水溶解,后以 5% 葡萄糖溶液稀释。禁用生理盐水稀释。静脉滴注液浓度为 0.1g/L,避光输注不少于 6 小时。鞘内注射溶液浓度为 0.25mg/ml,注射时再以脑脊液自身逐步稀释。用药初期隔日 1 次检测肝、肾功能,血钾及血镁。1 周查 1 次血常规,若出现 BUN>14.2mmol/L,Cr>265μmol/L,或肝功能显著损害,则必须停药。静脉滴注或者鞘内注射应加适量的地塞米松。忌与氨基糖苷类、抗肿瘤药、万古霉素、多黏菌素同用。

【不良反应】

(1)寒战、高热。

（2）恶心、呕吐、食欲减退等胃肠道反应。

（3）静脉炎。

（4）对肾脏、肝脏及造血器官损害,大剂量时可致肾小管坏死钙化,长期用药可发生正细胞正色素性贫血。

（5）过敏性休克、低钾血症、低镁血症。

（6）静脉滴注过快可致心搏、呼吸骤停。

（7）鞘内注射可致头痛、呕吐、下肢疼痛、尿潴留至暂时性截瘫。

【药物相互作用】

（1）肾上腺皮质激素:此类药物在控制两性霉素 B 的药物不良反应时可合用,但一般不推荐两者同时应用,因可加重两性霉素 B 诱发的低钾血症。如需同时应用,则肾上腺皮质激素宜用最小剂量和最短疗程,并须监测患者的血钾浓度和心脏功能。

（2）洋地黄苷:本品所致的低钾血症可增强潜在的洋地黄毒性,两者同用时应严密监测血钾浓度和心脏功能。

（3）氟胞嘧啶与两性霉素 B 具协同作用,但本品可增加细胞对前者的摄取并损害其经肾排泄,从而增强氟胞嘧啶的毒性反应。

（4）本品与吡咯类抗真菌药如酮康唑、氟康唑、伊曲康唑等在体外具拮抗作用。

（5）氨基糖苷类、抗肿瘤药物、卷曲霉素、多黏菌素类、万古霉素等肾毒性药物与本品同用时可增强其肾毒性。

（6）骨髓抑制剂、放射治疗等可加重患者贫血,与两性霉素 B 合用时须监测血钾浓度。

（7）本品诱发的低钾血症可加强神经肌肉阻滞的作用,两者同用时应减少其剂量。

（8）应用尿液碱化药可增强本品排泄,并防止或减少肾小管酸中毒发生的可能。

【应急处理】与输注有关的急性反应可以事先通过使用抗组胺和皮质固醇来预防,通过降低输注速度和迅速使用抗组胺和皮质固醇来处理。如果发生过敏性休克时立即停用药物,使用肾上腺素、地塞米松和抗组胺类药物对症治疗。病情较重者迅速补充血容量扩容。如有喉头水肿致呼吸困难者行气管切开术。药物过量可能引起呼吸循环衰竭,应立即终止给药,并进行临床及实验室监测,予以支持、对症处理。

两性霉素 B 脂质体
Amphotericin B Liposome

【制剂与规格】注射用粉针剂:50mg,100mg。

【药理作用】同两性霉素 B。

【适应证】适用于因肾损伤或药物毒性而不能使用有效剂量的两性霉素 B 患者,余同两性霉素 B。

【用法与用量】对于不能耐受两性霉素 B 儿童,可从小剂量静脉滴注本品 0.1mg/(kg·d),递增至 5mg/(kg·d)。

【注意事项】肝、肾功能损害者慎用。不可肌内注射。其他不良反应同两性霉素 B。

【不良反应】同两性霉素 B。

【药物相互作用】同两性霉素 B。

【应急处理】同两性霉素 B。本药不可通过血液透析清除。

制 霉 菌 素
Nystatin

【其他名称】制霉素。

【制剂与规格】片剂:10万U,50万U。混悬液:10万U/1ml。

【药理作用】本品为多烯类抗真菌药,具有广谱抗真菌作用。制霉菌素对念珠菌属的抗菌活性高,通常新型隐球菌、曲菌、毛霉菌、小孢子菌、荚膜组织胞浆菌、皮炎芽生菌及皮肤癣菌对本品敏感。本品可与真菌细胞膜上固醇相结合,导致细胞膜通透性改变,以致重要细胞内容物漏失而发挥抗真菌作用。

【适应证】

(1)口服治疗消化道念珠菌肠炎。

(2)局部应用治疗口腔念珠菌感染、皮肤黏膜念珠菌感染。

(3)阴道念珠菌病。

【用法与用量】

(1)<2岁患者:每日40万~80万U;>2岁患者,每日100万~200万U,均分为4次。

(2)新生儿:每日20万~40万U,每6小时1次。鹅口疮用混悬液涂抹口腔两侧,早产儿每次0.25~0.5ml,足月儿每次1ml,每日4次。

【注意事项】有制霉菌素过敏史者禁用。混悬液剂室温下不稳定,应新鲜配制。本品口服除念珠菌肠炎外,不宜用作其他深部真菌病的治疗。本品对全身真菌感染无治疗作用。妊娠妇女及哺乳期妇女慎用。5岁以下儿童不推荐使用。

【不良反应】口服后可引起恶心、呕吐、腹泻、皮疹等。

【药物相互作用】尚不明确。

氟 康 唑
Fluconazole

【其他名称】IFLUCAN。

【制剂与规格】片剂(胶囊):50mg,100mg,150mg。注射剂:5ml∶100mg,50ml∶100mg,100ml∶200mg。

【药理作用】本品为合成的咪唑二噁烷衍生物,通过抑制真菌的麦角固醇生物合成并改变细胞膜其他脂类化合物组成而发挥抗菌作用。

【适应证】

(1)系统性念珠菌病:包括念珠菌血症、播散性念珠菌和其他类型的侵入性念珠菌感染。侵入性感染包括腹膜、心内膜、眼、肺和尿路感染。本品可用于恶性肿瘤患者、重症监护患者、接受细胞毒或免疫抑制治疗,或有其他易感因素的念珠菌感染患者。

(2)隐球菌病:隐球菌脑膜炎和其他部位的隐球菌感染(如肺部、皮肤)。本品可用于免疫功能正常的患者、艾滋病患者和器官移植或其他原因引起免疫功能抑制患者。氟康唑可用于艾滋病患者隐球菌病的维持和治疗,以防止其复发。

(3)黏膜念珠菌病:包括口咽部、食管、非侵入性支气管肺部感染,念珠菌菌尿症,皮肤黏膜和口腔慢性萎缩性念珠菌病(牙托性口疮)。本品可用于机体防御功能正常者和免疫功能缺陷患者的治疗。

（4）用于预防艾滋病患者口咽部念珠菌病的复发。

（5）经细胞毒化疗法或放疗后恶性肿瘤易感者的真菌感染的预防。

（6）免疫功能正常者的地方性深部真菌病、球孢子菌病、类球孢子菌病、孢子丝菌病和组织胞浆菌病。

【用法与用量】与成人感染相似，疗程应根据治疗后的临床和真菌学反应而确定，儿童的每日最高剂量不应超过成人的每日最高剂量。氟康唑应每日 1 次给药。

（1）黏膜念珠菌病：氟康唑的每日推荐剂量为 3mg/kg。为能迅速达到稳态浓度，第 1 天可给予 6mg/kg 的饱和剂量。

（2）系统性念珠菌和隐球菌感染：根据疾病的严重程度，每日推荐剂量为 6~12mg/kg。

（3）预防用药：为防止免疫功能缺陷患儿经过细胞毒药物化疗或放疗后出现中性粒细胞减少继而发生真菌感染，根据中性粒细胞减少的严重程度和时间长短，氟康唑的剂量应为每日 3~12mg/kg。

（4）新生儿：<2 周的患儿剂量可按年长小儿给药，但应每 72 小时给药 1 次；3~4 周的患儿给予相同剂量，每 48 小时给药 1 次。

【注意事项】

（1）肝功能不全患者应慎用氟康唑。偶有患者在使用氟康唑后出现严重肝毒性，包括致死性肝毒性，主要发生在有严重基础疾病或情况者。氟康唑使用过程中肝功能异常患者，应密切监查患者有无更严重肝损害发生。

（2）氟康唑治疗过程中，偶有患者出现剥脱性皮炎。艾滋病患者更易对多种药物发生严重的皮肤反应。如果在浅部真菌感染患者服用氟康唑后出现皮疹，应立即停药。侵入性 / 系统性真菌感染患者出现了皮疹，应对其严密监察，一旦出现大疱性损害或多形红斑，应立即停用氟康唑。服用氟康唑（每日剂量<400mg）的患者同时应用特非那定时应予以严密监察。

（3）与其他唑类抗真菌药相仿，偶有患者服用氟康唑后发生过敏的报道。

（4）极少数病例报道有 QT 间期延长和尖端扭转型室速。已有潜在引起心律失常病情患者应慎用氟康唑。

（5）肾功能不全患者应慎用氟康唑。

（6）氟康唑为 CYP2C9 及 CYP3A4 的中效抑制剂。使用氟康唑治疗患者，如果同时使用经 CYP2C9 及 CYP3A4 代谢且治疗窗较窄药物时，须密切监测。

（7）偶发生头晕或惊厥。

【不良反应】

（1）血液及淋巴系统疾病：罕见，包括粒细胞缺乏、白细胞减少、血小板减少。

（2）免疫系统疾病：罕见，包括过敏反应、血管性水肿。

（3）代谢与营养疾病：罕见，包括高甘油三酯血症、高胆固醇血症、低血糖症。

（4）精神性疾病：少见，包括失眠、嗜睡。

（5）神经系统疾病：常见头痛，少见癫痫发作、头晕、感觉异常、味觉异常，罕见震颤。

（6）耳蜗疾病：少见眩晕。

（7）心脏疾病：罕见，包括尖端扭转型室性心动过速、QT 间期延长。

（8）胃肠道疾病：常见腹痛、腹泻、恶心、呕吐，少见消化不良、胃肠胀气、口干。

（9）肝胆疾病：常见 GPT、GOT、碱性磷酸酶升高；少见胆汁淤积、黄疸、胆红素升高；罕见肝毒性，包括罕见死亡病例、肝衰竭、肝细胞坏死、肝炎与肝细胞损害。

（10）皮肤及皮下组织疾病：常见皮疹，少见瘙痒、荨麻疹、出汗增加、药疹，罕见中毒性表皮坏死松解症、Stevens-Johnson 综合征、急性泛发性皮疹性脓疱病脱落性皮炎、面部水肿、脱发。

（11）骨骼肌、结缔组织与骨骼系统疾病：少见肌痛。

（12）全身疾病及给药部位病情：少见疲劳、不适、乏力、发热。

【药物相互作用】

（1）本品与异烟肼或利福平合用时，可使本品浓度降低。

（2）本品与甲苯磺丁脲、氯磺丁脲和格列吡嗪等磺酰脲类降血糖药合用时，可使此类药物血药浓度升高而可能导致低血糖，因此需监测血糖，并减少磺酰脲类降血糖药剂量。

（3）高剂量本品和环孢素合用时，可使环孢素血药浓度升高，致毒性反应发生的危险性增加，因此必须在监测环孢素血药浓度并调整剂量的情况下方可谨慎应用。

（4）本品与茶碱合用时，茶碱血药浓度约可升高 13%，可导致毒性反应，故需监测茶碱血药浓度。

（5）本品与氢氯噻嗪合用时，可使本品血药浓度升高。

（6）本品与华法林等双香豆素类抗凝药合用时，可增强双香豆素类抗凝药的抗凝作用，致凝血酶原时间延长，故应监测凝血酶原时间并谨慎使用。

（7）本品与苯妥英钠合用时，可使苯妥英钠血药浓度升高，故需监测苯妥英钠血药浓度。

【应急处理】对用药过量患者，应采取对症治疗（支持疗法及必要时洗胃）。氟康唑大部分由尿排出，强迫利尿可能增加其清除率。3 小时的血液透析治疗可使氟康唑血浆浓度降低约 50%。

伏 立 康 唑
Voriconazole

【其他名称】VRC。

【制剂与规格】注射用粉针剂：200mg。片剂：50mg，200mg。

【药理作用】本品为合成的咪唑二噁烷衍生物，通过抑制真菌麦角固醇生物合成并改变细胞膜其他脂类化合物组成而发挥抗菌作用。

【适应证】治疗侵袭性曲霉病。治疗非中性粒细胞减少患者的念珠菌血症。治疗对氟康唑耐药的念珠菌引起的严重侵袭性感染（包括克柔念珠菌）。治疗由足放线病菌属和镰刀菌属引起的严重感染。本品应主要用于治疗进展性、可能威胁生命的感染患者。

【用法与用量】

（1）负荷剂量（第 1 个 24 小时）每 12 小时静脉滴注给药 1 次，每次 6mg/kg（仅适用于第 1 个 24 小时）。

（2）维持剂量（开始用药 24 小时后）每日静脉滴注给药 2 次，每次 4mg/kg（2~12 岁儿童）。

（3）注意口服维持剂量体重 ≥40kg 者，每 12 小时 1 次，每次 200mg；体重 <40kg 者，每

12 小时 1 次,每次 100mg。

【注意事项】

(1)包括伏立康唑在内的许多唑类药物会引起 QT 间期延长。本品可导致心律失常,因此伏立康唑应慎用于上述具有潜在心律失常危险患者。

(2)伏立康唑给药前,应严格纠正血钾、镁、钙等电解质异常。

(3)与静脉滴注有关的类过敏反应主要为潮红、发热、出汗、心动过速、胸闷、呼吸困难、晕厥、恶心、瘙痒以及皮疹。症状多在开始静脉滴注后即刻出现,一旦出现上述反应考虑停药。

(4)伏立康唑片剂应至少在餐后 1 小时或餐前 1 小时服用。

(5)伏立康唑可能会引起视觉改变,包括视力模糊和畏光。

(6)用药期间应避免强烈的、直接的阳光照射。

(7)伏立康唑口服干混悬剂中含有蔗糖成分,故伴有罕见的先天性果糖不耐受、蔗糖酶 - 异麦芽酶缺陷或葡萄糖 - 半乳糖吸收障碍患者不宜应用本品。

(8)须评估患者的肾功能(主要为血肌酐)和肝功能(主要为肝酶检查和胆红素)。肝功能损害患者建议继续监测肝功能以观察是否进一步损害。建议轻 - 中度肝硬化者伏立康唑的负荷剂量不变,但维持剂量减半。因此严重肝功能不全患者应用本品时必须权衡利弊,并密切监测药物的毒性反应。

(9)中度 - 严重肾功能减退(肌酐清除率<50ml/min)的患者应用本品时,可能发生赋形剂硫代丁醚 -β- 环糊精钠(SBECD)蓄积。除非应用静脉制剂利大于弊,否则应选用口服给药。肾功能障碍者静脉给药时必须密切监测血肌酐水平,如果有升高应考虑改为口服给药。

【不良反应】 在治疗研究中最为常见不良反应为视觉障碍(18.7%)、发热(5.7%)、恶心(5.4%)、皮疹(5.3%)、呕吐(4.4%)、寒战(3.7%)、头痛(3.0%)、肝功能检测值升高(2.7%)、心动过速(2.4%)、幻觉(2.4%)。与治疗有关的,导致停药最常见不良事件包括肝功能检测值增高、皮疹和视觉障碍。

【药物相互作用】

(1)本品禁用于已知对伏立康唑或任何一种赋形剂有过敏史者。

(2)本品禁止与 CYP3A4 底物(特非那定、阿司咪唑、西沙必利、匹莫齐特或奎尼丁)合用,因为本品可使上述药物的血药浓度增高,从而导致 QT 间期延长。偶见尖端扭转型室性心动过速。

(3)本品禁止与利福平、卡马西平和苯巴比妥合用,因为这些药物可以显著降低本品血药浓度。

(4)本品不可与麦角生物碱类药物(麦角胺、二氢麦角胺)合用。麦角生物碱类为 CYP3A4 的底物,两者合用后麦角类药物的血药浓度增高可导致麦角中毒。

(5)西罗莫司与伏立康唑合用时,前者的血药浓度可能显著增高,因此这两种药物不同时应用。

(6)本品禁止与利托那韦(每次 400mg,每 12 小时 1 次)合用。

(7)本品禁止与依法韦仑同时应用。两者同时应用时,伏立康唑血药浓度显著降低,依法韦仑血药浓度显著增高。

(8)本品禁止与利福布汀同时应用。两者合用时,伏立康唑血药浓度显著降低,依法韦仑血药浓度则显著增高。

【应急处理】目前尚无伏立康唑的解毒剂。伏立康唑可通过血液透析清除,清除率为121ml/min,SBECD 的血液透析清除率为 55ml/min。故当药物过量时,血液透析有助于将伏立康唑和 SBECD 从体内清除。

醋酸卡泊芬净
Caspofungin Acetate

【其他名称】Cancidas,GRIVULFIN。

【制剂与规格】注射剂: 50mg,70mg。

【药物作用】醋酸卡泊芬净是一种半合成的脂肽化合物,能抑制许多丝状真菌和酵母菌细胞壁的一种基本成分 β(1,3)-D- 葡聚糖的合成。哺乳类动物的细胞中不存在 β(1,3)-D-葡聚糖。

【适应证】本品适用于成人患者和儿童患者(3 个月及 3 个月以上)。美国食品药品监督管理局(FDA)已批准卡泊芬净用于其他药物不敏感或耐受的食管念珠菌病、侵袭性曲霉菌感染、侵袭性念珠菌血症、深部念珠菌感染(腹膜炎、胸膜炎和腹腔内感染)以及中性粒细胞减少性发热的治疗。

【用法与用量】在儿童患者(3 个月至 17 岁)中,本品需要大约 1 小时的时间经静脉缓慢地输注给药。儿童患者(3 个月至 17 岁)的给药剂量应根据患者的体表面积计算。对于所有适应证,第 1 天都应给予 $70mg/m^2$ 的单次负荷剂量(日实际剂量不超过 70mg),之后给予 $50mg/m^2$ 的日剂量(日剂量不超过 70mg)。疗程可以根据适应证进行调整。对于儿童患者,$50mg/(m^2·d)$ 的剂量可获得与成人 50mg/d 相当的药物暴露量。

【注意事项】

(1)对本品中任何成分过敏的患者禁用。

(2)不建议将本品与环孢素同时使用。

【不良反应】

(1)常见发热、寒战、头痛。

(2)肝脏氨基转移酶水平升高。

(3)心脏心动过速。

(4)外周血管置管位置疼痛、潮红、低血压。

(5)皮质皮疹、瘙痒。

【药物相互作用】

(1)体外实验显示,醋酸卡泊芬净对于细胞色素 P450(CYP)系统中的任何一种酶都不抑制。

本品药动学不受伊曲康唑、两性霉素 B、麦考酚酸盐或他克莫司的影响。本品对伊曲康唑、两性霉素 B 或有活性的麦考酚酸盐代谢产物的药动学也无影响。

(2)本品能使他克莫司(FK-506)的 12 小时血药浓度下降 26%。对于同时接受这两种药物治疗患者,建议对他克莫司血药浓度进行标准检测,同时适当调整他克莫司的剂量。

(3)本品与环孢素同时使用,会出现肝脏 GPT 和 GOT 的一过性升高。

(4)本品与药物清除诱导剂同时使用,可能使卡泊芬净的浓度产生有临床意义的下降。

在给予这些患者卡泊芬净之前和/或在给予卡泊芬净的同时,使用了药物清除诱导剂如依法韦仑、奈非那韦、奈非拉平、利福平、地塞米松、苯妥英或与卡马西平,应考虑在给予70mg的负荷剂量之后,将本品的每日剂量加大到70mg。

【应急处理】当药物过量时,卡泊芬净不能由透析清除。

米 卡 芬 净
Micafungin

【其他名称】米卡芬净钠,Fungard。

【制剂与规格】注射用粉针剂:50mg,100mg。

【药理作用】本品是一种半合成脂肽类化合物,能竞争性抑制真菌细胞壁的必需成分(1,3)-β-D葡聚糖的合成。米卡芬净对深部真菌感染的主要致病真菌曲霉菌属和念珠菌属有广谱抗真菌活性。

【适应证】

(1)曲霉病:成人一般每日单次剂量为50~150mg米卡芬净钠,每日1次,静脉滴注。对于严重或者难治性曲霉病患者,根据患者情况,剂量可增加至300mg/d。

(2)念珠菌病:成人一般每日单次剂量为50mg米卡芬净钠,每日1次,静脉滴注。对于严重或者难治性念珠菌病患者,根据患者情况,剂量可增加至300mg/d。体重为50kg或以下的患者,剂量不应该超过每日6mg/kg。

【注意事项】

(1)下列患者应慎用米卡芬净:有药物过敏史的患者;肝功能不全患者。

(2)配伍禁忌:当本品与其他药物一起溶解时可能产生沉淀,而且本品在碱性溶液中不稳定,效价会降低。

【不良反应】

(1)血液学异常:可能出现中性粒细胞减少症(发生率1.5/100)、血小板减少或溶血性贫血。应通过定期检查等密切监测患者,如果观察到类似异常,必须采取适当措施,如停止治疗。

(2)休克、过敏样反应:可能发生休克或过敏样反应。必须密切观察患者,一旦发生异常如血压异常、口腔不适、呼吸困难、弥漫性潮红、血管神经性水肿或荨麻疹,应停止治疗,必要时必须采取适当措施如保持呼吸道通畅,或者使用肾上腺素、类固醇激素或抗组胺药等。

(3)肝功能异常或黄疸:可能出现GOT、GPT上升等肝功能异常或黄疸。

(4)急性肾衰竭:严重肾功能不全如急性肾衰竭可能会发生。

【药物相互作用】

(1)下列药物与本品混合后会立即降低本品效价,氨苄西林、磺胺甲噁唑、甲氧苄啶、阿昔洛韦、更昔洛韦、乙酰唑胺等。

(2)本品可使西罗莫司的药-时曲线下面积(AUC)增加21%,峰浓度(Cmax)没有明显变化;可使硝苯地平的AUC、Cmax分别增加18%和42%。与以上药物合用时应监测西莫司、硝苯地平血药浓度,使用剂量应降低。

【应急处理】用药时须密切观察患者,一旦发生异常如血压异常、口腔不适、呼吸困难、弥漫性潮红、血管神经性水肿或荨麻疹,应停止治疗,必要时必须采取适当措施如保持呼吸道通畅,或使用肾上腺素、类固醇激素或抗组胺药等治疗过敏性休克方案进行处理。

四、卡氏肺囊虫肺炎

(一) 概述

卡氏肺囊虫肺炎(PCP)亦可称为卡氏肺孢子虫肺炎,又称间质性浆细胞肺炎,为条件性肺部感染性疾病,是一种少见的肺炎,多发生于早产儿、营养不良的婴儿以及免疫受抑制的儿童和成人。

(二) 病因与发病机制

肺是卡氏肺囊虫的主要寄生部位,其在肺泡腔内可见两种形式:一种直径为5~8nm的囊体,包含8个多形性囊内子孢子,多位于肺泡中央;另一种形式是囊外滋养体,为出囊后的子孢子,紧贴肺泡上皮寄生、增殖。卡氏肺囊虫通过纤维粘连蛋白等附在Ⅰ型肺泡细胞上,作为PCP发病的起始步骤。肺泡巨噬细胞吞噬并杀死卡氏肺囊虫,释放肿瘤坏死因子。卡氏肺囊虫肺炎有两种组织病理类型:一种为婴儿间质性浆细胞肺炎,可见于3~6个月体弱婴儿,有时呈暴发流行。可见肺泡间隔广泛增厚,以浆细胞浸润为主。另一种类型多见于免疫系统损伤儿童,为弥漫性脱屑性肺泡炎,肺泡内含有大量的卡氏肺囊虫,肺泡巨噬细胞呈泡沫样改变,肺泡间隔浸润不同于婴儿型,通常没有浆细胞浸润。

(三) 临床表现和诊断

1. 症状

(1) 婴儿型:主要为早产儿、营养不良和虚弱患儿,1~6个月小婴儿为主,属于间质性浆细胞肺炎,起病缓慢,主要症状为纳奶欠佳、烦躁不安、咳嗽、呼吸增快及发绀,而发热不显著。

(2) 儿童型:主要发生于各种原因所致免疫功能低下者,起病急骤,与婴儿型不同处为,几乎所有患儿均有发热。初期表现有食欲减退、体重减轻,儿童可有发育迟滞。继而出现干咳、发热、发绀、呼吸困难,很快呈现呼吸窘迫,病程发展很快,未及时发现和治疗病死率高达70%~100%。

2. 体征

(1) 婴儿型:听诊时啰音不多,1~2周内呼吸困难逐渐加重。肺部体征少,与呼吸窘迫症状的严重程度不成比例,为本病特点之一。可伴发纵隔气肿、皮下气肿或脾大。

(2) 儿童型:主要发生于各种原因所致免疫功能低下者,起病急骤,与婴儿型不同处为大部分病人均有发热。此外,临床常见症状为呼吸加速、咳嗽、紫绀、三凹、鼻扇及腹泻。病程发展快,不治疗时多死亡。

3. X线检查　可见双肺弥漫性颗粒状阴影,自肺门向周围伸展,呈磨玻璃样,伴支气管充气像,以后变成致密索条状,间质有不规则片块状影。后期有持久的肺气肿,在肺周围部分更为明显。可伴纵隔气肿及气胸。

4. 实验室检查　白细胞计数正常或稍高,约半数病例淋巴细胞减少,嗜酸性粒细胞轻度增高。血气分析示显著的低氧血症和肺动脉氧分压差加大,肺功能测试典型改变为潮气量、肺总量和弥散量下降。

病原体的检测可作出本病诊断。

（四）治疗原则和策略

1. 病原治疗　首选药物为甲氧苄啶 - 磺胺甲基异噁唑（TMP-SMZ），按体重每次口服 SMZ 18.75~25mg/kg 及 TMP 3.75~5mg/kg，每 8 小时 /6 小时 1 次，疗程为 3~4 周。其他药物如喷他脒甲磺酸盐（戊烷脒）、氨苯砜、阿托伐醌、三甲曲沙、克林霉素和伯氨喹、卡泊芬净可用于治疗本病。

2. 对症治疗　应用丙种球蛋白，可以增强免疫力。根据病情给予呼吸支持（氧疗、机械通气）治疗。

（五）常用治疗药物

丙种球蛋白见第四章。

复方磺胺甲噁唑
Compound Sulfamethoxazole

【其他名称】复方新诺明。

【制剂与规格】片剂：含 SMZ 0.4g，TMP 0.08g。针剂：2ml（含 SMZ 0.4g，TMP 0.08g）

【药理作用】本品为磺胺类抗菌药，是磺胺甲噁唑（sulfamethoxazole，SMZ）与甲氧苄啶（rimethoprim，TMP）的复方制剂。SMZ 抑制二氢叶酸合成酶，干扰合成叶酸的第一步；TMP 作用于叶酸合成代谢的第二步，选择性抑制二氢叶酸还原酶的作用，两者合用可使细菌的叶酸代谢受到双重阻断。复方磺胺甲噁唑的协同抗菌作用较单药增强，对其呈现耐药菌株减少。然而近年来细菌对复方磺胺甲噁唑的耐药性亦呈增高趋势。

【适应证】

（1）适用于治疗敏感的流感杆菌、肺炎球菌所致的成人慢性多气管炎急性发作、儿童急性中耳炎。

（2）适用于治疗大肠埃希菌、克雷伯菌属、肠杆菌属、奇异变形杆菌、普通变形杆菌和摩根菌敏感菌所致的感染。

（3）适用于治疗产肠毒素大肠埃希菌和志贺菌属所致的旅游者腹泻，以及福氏或宋氏志贺菌敏感菌株所致的感染。

（4）可作为卡氏肺孢子虫肺炎的治疗首选以及预防用药。

（5）可用于预防脑膜炎球菌所致的脑膜炎。

【用法与用量】儿童常用量：治疗细菌感染，2 个月以上、体重 40kg 以下的婴幼儿按体重口服 SMZ 20~30mg/kg 及 TMP 4~6mg/kg，每 12 小时 1 次；体重 ≥40kg 的小儿剂量同成人常用量。治疗肺孢子虫病，按体重每次口服 SMZ 18.75~25mg/kg 及 TMP 3.75~5mg/kg，每 8 小时 1 次，疗程为 21 日。

【注意事项】

（1）中耳炎的预防：溶血性链球菌扁桃体炎和咽炎不宜应用本品。

（2）交叉过敏反应：即对一种磺胺药呈过敏患者对其他磺胺药也可能过敏。对呋塞米、砜类、噻嗪类利尿药、磺脲类、碳酸酐酶抑制药呈现过敏者对磺胺药亦可过敏。

（3）禁忌证：①对磺胺甲噁唑、甲氧苄啶任一成分过敏者；②对其他磺胺类药过敏者；③2 个月以下婴儿、早产儿；④严重肝、肾功能损害者；⑤巨幼细胞贫血患者。

（4）慎用：①葡萄糖 -6- 磷酸脱氢酶缺乏者；②轻中度肝、肾功能损害者；③血中啉病患者;④叶酸缺乏性血液系统疾病;⑤失水患者;⑥艾滋病患者;⑦休克患者。

(5)药物对儿童的影响:本药可与胆红素竞争在血浆蛋白上的结合部位,而早产儿、新生儿乙酰转移酶系统尚未发育完善,游离血药浓度增高,可能增加早产儿、新生儿发生胆红素脑病的危险。

(6)药物对哺乳的影响:本药可经乳汁分泌,乳汁中浓度可达母体血药浓度的50%~100%。药物可能导致葡萄糖-6-磷酸脱氢酶缺乏的新生儿发生溶血性贫血。

(7)用药前后及用药时应检查或监测:①对接受较长疗程患者应做血常规检查;②长疗程或高剂量治疗时应做定期尿液检查(每2~3日查尿常规1次);③用药中应进行常规肝、肾功能检查;④严重感染者应测定血药浓度,总磺胺血药浓度不应超过200μg/ml,以避免增高不良反应发生率。

(8)慢性支气管炎急性发作疗程至少10~14日,尿路感染者疗程7~10日,细菌性痢疾疗程为5日,儿童急性中耳炎疗程为10日,卡氏肺孢子肺炎疗程为14日。

(9)长疗程、大剂量使用本药时,宜同服碳酸氢钠并多饮水。

(10)由于本药能抑制大肠埃希菌生长,妨碍B族维生素在肠内合成,故用药超过1周以上者应同时给予B族维生素以预防其缺乏,接受本药治疗者对维生素K的需要量也增加。

(11)用药中如出现皮疹、周围血常规异常、假膜性肠炎、中枢神经系统毒性等严重不良反应的早期征兆应立即停药。

(12)磺胺药除非为乙胺嘧啶的辅助用药治疗先天性弓形体病外,该类药物在新生儿及2个月以下的婴儿中禁用。

【不良反应】

(1)过敏反应:较为常见,可表现为药疹,严重者可以发生渗出性多形红斑、剥脱性皮炎和大疱表皮松解萎缩性皮炎等;也有表现为光敏反应、药物热、关节及肌肉疼痛、发热等血清病样反应。偶见过敏性休克。

(2)血液系统:葡萄糖-6-磷酸脱氢酶缺乏者用药后易发生溶血性贫血及血红蛋白尿,在新生儿和小儿中尤为多见。此外,用药后也可发生粒细胞减少、血小板减少、正铁血红蛋白性贫血及再生障碍性贫血。

(3)中枢神经系统:①由于本药与胆红素竞争蛋白结合部位,可致游离胆红素增高,游离胆红素进入中枢神经系统导致胆红素脑病。因新生儿肝功能不完善,对胆红素处理差,尤易发生。②偶可发生精神错乱、定向力障碍、幻觉、欣快感或忧郁感等中枢神经系统毒性症状。

(4)肾脏:可发生结晶尿、血尿和管型尿,严重者可引起少尿、尿痛甚至肾衰竭。偶有患者发生间质性肾炎或肾小管坏死等严重不良反应。

(5)胃肠道:口服本药后可出现恶心、呕吐、食欲减退、腹泻等胃肠道反应,一般症状轻微,不影响继续用药。偶有致假膜性肠炎的报道。

(6)肝脏:可发生黄疸、肝功能减退,严重者可发生急性重型肝炎。

(7)其他:①偶可发生无菌性脑膜炎,出现头痛、颈项强直等症状;②有报道,用药后偶可致甲状腺肿大及甲状腺功能减退。

【药物相互作用】

(1)与碱化尿液的药物合用,可增强磺胺药在碱性尿中的溶解度,促进药物排泄。

(2)对氨基苯甲酸及其衍生物(如普鲁卡因)可取代细菌摄取磺胺药,因而拮抗磺胺药的抑菌作用,故两者不宜合用。

(3)与口服抗凝药、口服降糖药、甲氨蝶呤、苯妥英钠和硫喷妥钠等药物合用时,磺胺药可置换这些药物与血浆蛋白结合,或抑制其代谢,使上述药物的作用增强甚至产生毒性反应,因此需调整其剂量。甲氧苄啶不宜与抗肿瘤药、2,4-二氨基嘧啶类药物同时应用,也不宜在应用其他叶酸拮抗剂期间应用,因为有发生骨髓再生不良或巨幼细胞贫血的可能。甲氧苄啶可干扰苯妥英钠的肝内代谢,延长苯妥英钠的 $t_{1/2}$ 达 50%,并减少其清除率 30%。

(4)磺胺药与骨髓抑制药同用时,可能增强此类药物对造血系统的不良反应。如有指征须两类药物合用时,应严密观察可能发生的毒性反应。能引起骨髓抑制的药物与甲氧苄啶合用时发生白细胞、血小板减少的机会增多。

(5)溶栓药物磺胺药合用时,可增加前者潜在的毒性作用。甲氧苄啶抑制华法林代谢,增强其抗凝作用。

(6)具有肝毒性药物与磺胺药同时应用,可能引起肝毒性发生率的增高,故应监测肝功能。

(7)光敏药物与磺胺药同时应用,可能增加光敏反应的发生风险。

(8)接受磺胺药治疗者,维生素 K 的需要量增加。

(9)乌洛托品在酸性尿中可分解产生甲醛,后者可与磺胺形成不溶性沉淀物,使发生结晶尿的危险性增加,因此两药不宜同时应用。

(10)磺胺药可取代保泰松的血浆蛋白结合部位,当两者合用时可增强保泰松的作用。

(11)磺吡酮与磺胺类药物合用时可减少后者自肾小管分泌,使其血药浓度升高而持久,并可发生毒性反应,因此合用期间须调整磺胺药的剂量。当磺吡酮疗程较长时,应对磺胺药的血药浓度进行监测。

(12)氨苯砜与甲氧苄啶合用两者的血药浓度均可升高,氨苯砜血药浓度升高可致不良反应增多且加重,尤其是正铁血红蛋白血症的发生。

(13)利福平与甲氧苄啶同时应用可使后者清除明显增加,半衰期缩短。

(14)甲氧苄啶与环孢素合用可增加肾毒性。

(15)甲氧苄啶与普鲁卡因合用可减少其肾清除,致该药及其代谢物 N-乙酰普鲁卡因胺的血药浓度增高。

【应急处理】

(1)短期过量服用本药会出现食欲减退、腹痛、恶心、呕吐、头晕、头痛、嗜睡、神志不清、精神低沉、发热、血尿、结晶尿、血液疾病、黄疸、骨髓抑制等。一般治疗为停药后,行洗胃、催吐或大量饮水;尿量低且肾功能正常时,可给予输液治疗。在治疗过程中,应监测血常规、电解质等。如出现较明显的血液系统不良反应或黄疸,应予以血液透析治疗。

(2)如因服用本药引起叶酸缺乏时,可同时服用叶酸制剂;如出现骨髓抑制,先停药。给予叶酸 3~6mg 肌内注射,1 日 1 次,连用 3 日或至造血功能恢复正常为止;长期过量服用本药引起骨髓抑制,造成血小板、白细胞减少和巨幼细胞贫血时,应给予高剂量叶酸(每日肌内注射亚叶酸 5~15mg)治疗,直到造血功能恢复正常为止。

第五节　其他原因所致肺炎

一、过敏性肺炎

(一) 概述

过敏性肺炎是一组由不同致敏原引起的非哮喘性变应性肺疾病，以弥漫性间质炎症为其病理特征。系由于吸入含有真菌孢子、细菌产物、动物蛋白质或昆虫抗原的有机物尘埃微粒(直径<10μm)所引起的过敏反应，因此又称为外源性变应性肺泡炎(EAA)。

(二) 病因与发病机制

一般认为是Ⅲ型变态反应(由于免疫复合物的沉着)，但肺活检未发现Ⅲ型变态反应组织损害所特有的肺血管炎，因此，有人支持Ⅳ型变态反应观点，因为它的组织学损害是在急性期以肺泡壁为主的淋巴细胞浸润，继而是单核细胞浸润和散在的非干酪性巨细胞肉芽肿，后期是肺组织纤维化和闭塞性细支气管炎，与Ⅳ型变态反应一致。

(三) 临床表现与诊断

1. **症状**　过敏性肺炎第一次发作易与病毒性肺炎相混淆，于接触抗原数小时后出现症状；有发热、干咳、呼吸困难、胸痛及发绀。不少特殊性患儿接触抗原后可先出现喘息、流涕等速发过敏反应，4~6小时后呈Ⅲ型反应，表现为急性过敏性肺炎。先有干咳、胸闷，继而发热、寒战和出现气急、发绀。亚急性起病较缓，数周或数月内出现症状或慢性起病隐匿，亚急性或慢性多以咳嗽、气短、乏力、体重减轻为主要表现。

2. **体征**　急性过敏性肺炎肺部有湿啰音，多无喘鸣音，无实变或气道梗阻表现。亚急性过敏性肺炎肺内可闻及湿啰音。

3. **影像学检查**　X线胸部X线片显示弥漫性间质性浸润、粟粒或小结节状阴影，在双肺中部及底部较明显，以后扩展为斑片状致密阴影。高分辨率CT特点：急性期、亚急性期常为弥漫性的、边缘不清的细结节影和磨玻璃影；慢性期可见线状阴影，牵拉性支气管扩张，肺叶体积减小及蜂窝肺。以中肺叶病变为主。慢性过敏性肺炎还可见小气道阻塞表现。

4. **实验室检查**　急性发作时，末梢血常规呈白细胞升高$(15~25)×10^9/L$，伴中性粒细胞增高，但多无嗜酸性粒细胞升高，丙种球蛋白可升高到20~30g/L，伴IgG、IgM及IgA升高，血清补体正常，类风湿因子可为阳性。过敏性肺炎时支气管肺泡灌洗液中，淋巴细胞比例增高，以CD8为主的T细胞增加。

根据临床表现、结合影像学和实验室检查，可作出本病诊断。

(四) 治疗原则和策略

应立即避免与致敏原接触。如肺部病变广泛可用激素治疗，泼尼松1~2mg/(kg·d)，连续1~2个月可使症状、体征及X线改变迅速消失。治疗2~6个月可防止肺纤维化发生。

二、嗜酸性粒细胞性肺炎

(一) 概述

嗜酸性粒细胞性肺炎(eosinophilic pneumonia, ELD)是指以气道和/或肺实质嗜酸性粒细胞增多为特征的一组病因明确或尚未明确的异质性临床疾病,伴有或不伴有外周血嗜酸性粒细胞增多。ELD 并非一个独立的疾病,其疾病谱庞杂,现多采用 Allen 和 Davis 所提出的 10 种疾病归为 ELD,其包括:单纯型肺嗜酸性粒细胞增多症(SPE)、急性嗜酸性粒细胞肺炎(AEP)、慢性嗜酸性粒细胞性肺炎(CEP)、特发性高嗜酸性粒细胞综合征(IHES)、变应性肉芽肿性血管炎(CSS)、变应性支气管肺曲霉病(ABPA)、支气管中心性肉芽肿病(BG)、寄生虫感染(包括单纯型肺嗜酸性粒细胞增多症、热带型嗜酸性粒细胞增多症、内脏幼虫移行症)及药源性嗜酸性粒细胞性肺炎。

(二) 病因与发病机制

ELD 的病因可分为已知病因和未知病因。已知病因包括寄生虫、植物、真菌孢子、药物等。此类疾病的共同病理特点为肺实质和间质组织中 EOS 的广泛浸润。

嗜酸性粒细胞(eosinophils,EOS)在 ELD 发病机制中所起的作用尚不十分清楚,但它的作用可能是多方面的,包括组织炎症和损伤的增高、持续和放大。EOS 受 T 辅助细胞调控,释放大量的细胞因子、氧自由基和花生四烯酸代谢产物等,参与肺组织的损伤过程。嗜酸性粒细胞颗粒内贮存多种酶和阳离子多肽,包括嗜酸性粒细胞阳离子蛋白、主要碱性蛋白和过氧化物酶等,能激活肥大细胞脱颗粒和炎症的一系列反应。在不同疾病中,EOS 可能发挥不同的作用,引起相应的肺损伤。

(三) 临床表现与诊断

1. **症状与体征**　除了肺组织嗜酸性粒细胞增多的共同特点外,ELD 不同疾病之间缺乏密切的临床联系。ELD 临床表现缺乏特异性,常见症状包括咳嗽、胸闷和气喘等,部分有发热,可以是急性、亚急性或慢性起病,病情轻重不一,可以是一过性轻微症状,也可以出现严重呼吸衰竭致死。对伴有哮喘症状者可考虑 ABPA、BG、CSS 和 CEP,多系统受累提示 CSS 和 IHES。

2. **X 线检查**　胸部 X 线表现可为肺部片状或云雾状浸润性阴影,虽然没有特异性,但有些特征的表现特别是 HRCT 有可能提示某些特异诊断,如短暂的游走性浸润提示 SPE。广泛的双肺外侧浸润影提示 CEP,近端支气管扩张和分支样黏液影提示 ABPA。

3. **实验室检查**　通常将嗜酸性粒细胞绝对值计数 $(0.5\sim1.5)\times10^9$/L 定为轻度增多,$(1.5\sim5.0)\times10^9$/L 为中度增多,超过 5.0×10^9/L 为重度增多。除 AEP 外,其他 ELD 外周血多有嗜酸性粒细胞增高。正常情况下,BALF 中嗜酸性粒细胞不超过 1%,超过 5% 被定义为嗜酸性粒细胞增多,但在 5%~25% 常是非特异性的,除 ELD 外,也可见其他间质性肺病,超过 25% 被定义为重度增多,则主要见于 ELD,特别是 SPE、AEP、CEP、IHES 和 CSS 等。ELD 多有血清总 IgE 水平增高,明显增高者提示 ABPA,血清 ANCA(+)提示 CSS。

根据临床表现,在排除过敏性肺炎、韦格纳肉芽肿等疾病后,结合实验室检查和影像学检查,可作出诊断。

(四) 治疗原则和策略

SPE 可不治自愈,ABPA、AEP、CEP、IHES 的治疗仍主要是糖皮质激素,CSS 推荐使用糖皮质激素和免疫抑制剂,真菌感染给予抗真菌治疗,丝虫感染可给予乙胺嗪等抗丝虫药物治疗。

三、类脂性肺炎

(一) 概述

类脂性肺炎是一种慢性肺间质增生性炎症,大多见于早产儿,弱小或有腭裂的婴儿,由于脂肪或油脂吸入肺内而引起。

（二）病因与发病机制

类脂性肺炎分为外源性和内源性，外源性病因为吸入油脂，其原因如下：

1. 使用油剂药物滴鼻剂。

2. 由于腭裂、胃食管裂、衰弱无力或平卧喂奶咽部吞咽反射不健全而吸入肺内；或患胃食管反流性疾病。

3. 小儿哭闹时强行喂奶或服油剂药物。内源性类脂性肺炎也叫胆固醇肺炎，其脂质物质来源于肺脏本身，是由于单核细胞和巨噬细胞的功能受损所致，也可由先天性表面活性物质基因突变所致。

类脂性肺炎初期呈间质增生性炎症，亦可见渗出性病变；第二期出现弥漫增生性纤维化，可并发急性支气管肺炎；第三期见多发性局限性结节，如石蜡瘤。在光镜下可见病变区有无数巨噬细胞，由于吞噬了细小油滴而呈泡沫状。巨噬细胞进入肺泡间隔，取道淋巴管而达肺门淋巴结。此外，可见肺泡上皮增生，伴异物型巨细胞形成。肺门淋巴结可见含油滴的细胞。外源性类脂性肺炎肺组织内可见胆固醇结晶，肺间质的炎症、纤维化。

（三）临床表现与诊断

1. 症状和体征　病情轻重依据年龄、吸入的物质而不同。轻者可无症状、重者出现危及生命的疾病。儿童大量吸入可引起急性的临床表现和早期 X 线检查发现。通常以咳嗽就诊，有时伴有痰和呼吸困难，少见症状还有胸疼、咯血、体重减轻和间断发热。多数病例显示临床表现严重不一致，如临床无症状而胸部 X 线片发现广泛的影像学异常。继发感染时出现发热及肺炎表现，肺部可有实音和湿啰音。肺外表现可有呕吐、胃痛、咽下困难、眩晕等。

2. 影像学检查　X 线检查在轻度病例仅有肺门阴影增宽，较重时可见邻近肺门的实变，以中下肺及右侧肺较多见。有时可见两侧肺气肿。肺 CT 可见含气腔的实变影和磨玻璃影。

外源性类脂性肺炎根据其油脂吸入病史，以及与疾病一致的放射发现，支气管肺泡灌洗液有含脂质的巨噬细胞可考虑本病的诊断。

（四）治疗原则和策略

无特异性治疗。主要为避免油剂的继续暴露、激素应用以及支气管肺泡灌洗。避免与上、下呼吸道感染患儿接触，以减少继发性感染。发生感染时即予抗菌药物。

四、脱屑性间质肺炎

（一）概述

脱屑性间质肺炎（DIP）组织学特点为肺泡腔内肺泡巨噬细胞均匀分布，见散在的多核巨细胞。同时有轻中度肺泡间隔增厚，主要为胶原沉积而少有细胞浸润。在低倍镜下各视野外观呈单一均匀性分布，而与 DIP 分布的多样性形成鲜明对比。

（二）病因与发病机制

在小儿诊断的 DIP 多为表面活性蛋白 C（SP-C）和 ABCA3 的基因突变所致。

（三）临床表现与诊断

1. 症状和体征　DIP 男性发病是女性的 2 倍。主要症状为干咳和呼吸困难，通常隐袭起病。半数患儿出现杵状指（趾）。

2. 影像学检查　DIP 的主要影像学改变在中、下肺区域，有时呈外周分布。主要为磨玻璃样改变,有时可见不规则的线状影和网状结节影。广泛性磨玻璃状改变和轻度纤维化的改变多提示脱屑性肺炎。

(四) 治疗原则和策略

治疗:儿童主要采用糖皮质激素治疗,成人患儿对糖皮质激素治疗反应较好,小儿 DIP 对激素治疗反应差。

常用治疗药物详见第四章。

五、淋巴间质性肺炎

(一) 概述

淋巴间质性肺炎(LIP)也称为淋巴细胞间质性肺炎。病理表现:肉眼上间质内肺静脉和细支气管周围有大小不等的黄棕色结节,坚实如橡皮。结节有融合趋势。镜下:肺叶间隔,肺泡壁、支气管、细支气管和血管周围可见块状混合性细胞浸润,以成熟淋巴细胞为主,有时可见生发中心,未见核分裂,此外还有浆细胞、组织细胞和单核细胞等。浆细胞为多克隆,可有 B 细胞和 T 细胞,但是以一种为优势。

(二) 病因与发病机制

在儿童,多与 HIV、EBV 感染有关。

(三) 临床表现与诊断

1. 症状　LIP 的临床表现为非特异性的,包括咳嗽和进行性呼吸困难。肺外表现为体重减轻、乏力。发热、胸痛和咯血少见。

2. 体征　听诊可闻及肺底湿啰音,杵状指(趾),肺外淋巴结肿大,脾大少见。

3. 影像学检查　有网状结节状渗出,边缘不清的小结。有时可见片状实变及大的多发结节。在小儿,可见双侧间质或网点状渗出,通常为纵隔增宽和肺门增大。肺 CT 多示 2~4mm 结节或磨玻璃样阴影。病情发展可有支气管扩张、囊泡影。

(四) 治疗原则与策略

LIP 治疗主要为糖皮质激素和丙种球蛋白治疗,有时可用细胞毒性药物。激素治疗后有的病例症状改善,有的病例肺部浸润好转,不久后又恶化。用环磷酰胺和长春新碱等抗肿瘤治疗,效果不确定。

第六节　慢　性　肺　炎

(一) 概述

儿童急性肺炎经过及时治疗,一般 1~2 周即可完全恢复,发展成慢性肺炎很少见。凡肺炎病程超过 3 个月者称为慢性肺炎。近年来小儿急性肺炎病死率降低,但重症肺炎患儿未彻底恢复、复发和演变成慢性肺炎者并不少见。因此,及时防治慢性肺炎非常重要。

(二) 病因与发病机制

慢性肺炎的形成常与一些促成因素有关。常见的有:

1. 营养不良、佝偻病、先天性心脏病及肺结核患儿患肺炎时。

2. 病毒感染引起的间质性肺炎,如腺病毒、麻疹合并腺病毒感染等。

3. 某些位于支气管深部异物,特别是缺乏刺激性而不产生初期急热的异物,可被忽视而长期存留在肺部,形成慢性肺炎。

4. 反复发生的上感、支气管炎、鼻窦炎、胃食管反流、气管食管瘘等。

5. 原发性和继发性免疫缺陷患儿。

6. 原发或继发的气道上皮纤毛形态与功能异常,如先天性纤毛不动症等。

7. 支气管肺发育异常、支气管扩张等。

慢性肺炎的病变可侵及各级支气管、肺泡、间质组织和血管。由于肺部炎症持续存在,使支气管壁弹力纤维破坏,终因纤维化而致管腔狭窄。同时,由于分泌物堵塞管腔而发生肺不张,终致支气管扩张。由于支气管壁及肺泡间壁破坏,空气经过淋巴管散布,进入组织间隙,可形成间质性肺气肿。局部血管及淋巴管也发生增生性炎症,使管壁增厚,管腔狭窄。

慢性肺炎的发生与患儿呼吸道防御功能、机体免疫功能下降及病原体的致病性有关。当患儿呼吸道防御功能出现异常时,如先天性支气管狭窄、支气管软化、气管性支气管、支气管桥、支气管扩张、原发性纤毛运动障碍纤毛结构或功能障碍及囊性纤维性变时,患儿气道清除功能出现异常,呼吸道分泌物不易排出气道,容易引起肺部炎症。当肺部出现炎症时,气道分泌物增多,痰液及病原体不易从呼吸道排除而滞留在气道内,使炎症持续存在,引起慢性肺炎。另外,当患者机体免疫功能低下时,容易感染条件致病菌如不动杆菌属、阴沟杆菌、假单胞菌属、真菌等,由于这些细菌多重耐药,治疗困难,导致病情迁延。

（三）临床表现与诊断

1. 症状与体征　慢性肺炎的特点是周期性复发与恶化,呈波浪形经过。由于病变时期、年龄和个体不同,症状多种多样。在静止期体温正常,无明显体征,几乎没有咳嗽,但在跑步和上楼时容易气喘。在恶化期常伴有肺功能不全,出现发绀和呼吸困难,并由于肺活量和呼吸储备减少及屏气时间缩短等,引起过度通气的外呼吸功能障碍。恶化后好转很缓慢,经常咳痰,甚至出现面部水肿、发绀、胸廓变形和杵状指(趾)。由于肺气肿、肺功能不全而引起肺循环阻力增高,肺动脉压力增高,右心负担加重,可发生肺源性心脏病。还可能有肝功能障碍。

不同病因引起的慢性肺炎其临床表现有所不同。支气管异物引起慢性肺炎常表现为同一部位的慢性化脓性感染,可伴有肺气肿、肺不张。支气管扩张表现为长期咳嗽、咳脓痰,慢性化脓性肺部感染,肺部固定湿性啰音,杵状指(趾)。对于患慢性化脓性肺炎儿童,应疑有支气管扩张。杵状指(趾)的存在对支气管扩张有提示性,但病程短或较局限的支气管扩张可无杵状指(趾)。先天性肺发育异常如肺炎治疗后,发热、咳嗽、咳痰等临床症状被控制,而肺部固定阴影不能完全吸收,或同一肺叶反复感染。原发性纤毛运动障碍、纤毛结构功能障碍时,呼吸道黏液清除障碍,病原微生物潴留于呼吸道,导致感染迁延不愈或反复肺部感染。临床特点是痰多,可伴有喘息,由于整个呼吸道黏膜均受累,还表现为慢性化脓性鼻炎、鼻窦炎、慢性分泌性中耳炎。Kartagener综合征患儿除上述表现外,还可以有内脏错位、先天性心脏病、脑积水、食管闭锁等畸形。免疫缺陷病患儿易发生真菌或其他条件致病菌的感染,这些病原体感染常引起慢性化脓性肺炎,如曲霉、念珠菌、诺卡菌等感染。

2. 影像学检查　X线胸部X线片可见两肺炎症性变化。部分患者中下野及肺门区肺纹理可呈蜂窝状,出现小泡性肺气肿,随病变的发展还可发生支气管扩张,后期可出现右心室肥大及肺动脉段突出等肺源性心脏病的X线征象。

CT能检出常规胸部X线片分辨困难的病变,如大片实变影、肿块、结节、胸膜病变和包裹积液的性质和部位。对血管畸形引起的气道狭窄,CT可明确诊断。

3. 实验室检查 病原学检查明确致病菌对慢性肺炎来讲比治疗更重要。慢性肺炎患者常存在免疫功能缺陷,要进行免疫功能检查。

4. 其他 支气管镜检查术,以观察是否存在支气管异物、痰液栓塞等病变。支气管黏膜活检有助于纤毛功能障碍的诊断。

根据临床表现,在排除肺结核、机化性肺炎伴闭塞性细支气管炎、慢性嗜酸性粒细胞性肺炎、急性或慢性过敏性肺泡炎、肺肿瘤等,结合实验室检查、影像学检查等,可作出诊断。

(四)治疗原则和策略

1. 一般治疗 室内通风换气,保持空气新鲜。如有低氧血症,给予吸氧。积极预防呼吸道感染。加强支持治疗,供给营养饮食和补充维生素。

2. 抗生素治疗 根据痰培养及药物敏感试验结果选择抗生素。慢性肺炎病程长,以院内获得性肺炎为主,病原菌多为革兰氏阴性菌。另外,慢性肺炎常是混合感染,在治疗时应考虑广谱及联合用药。多种抗生素不敏感时要考虑非细菌感染,如真菌、病毒等。对于支气管扩张症患者可以应用小剂量大环内酯类药物。有研究显示,支气管扩张患者连续应用12个月小剂量红霉素,可显著减少肺部症状加重。

3. 其他 激素可以促进病灶吸收,抑制增生,但仅可酌情短暂使用。有免疫缺陷患儿可采用免疫促进疗法,必要时可采用骨髓移植以重建免疫功能。

第七节 机会感染性肺炎

一、概述

机会感染性肺炎是指由机会病原体引起的肺部感染性炎症。这些病原体通常寄居在呼吸道或环境中,一般情况下不引起疾病。但在机体防御能力下降、菌群紊乱等条件下可导致疾病发生,称为条件致病菌。

二、病因与发病机制

(一)机会感染的条件

1. 免疫功能缺陷或低下 儿童时期,尤其是新生儿与早产儿免疫功能不成熟,如皮肤黏膜屏障功能差、吞噬细胞功能低下、免疫球蛋白与补体水平较低等,易发生机会病原体感染。原发性免疫缺陷病易在儿童期发病,常以反复呼吸道感染为主要表现,尤其是一些相对少见、正常情况不致病的机会病原体感染。各种疾病尤其是严重感染、恶性肿瘤、代谢性疾病及营养不良等可导致继发性免疫功能低下。而一些医源性因素,如长期大剂量使用激素、免疫抑制剂、放射性损伤等可损害固有免疫及细胞免疫与体液免疫的功能,导致机会感染的发生。

2. 呼吸道防御能力下降 黏液纤毛功能是下气道清除颗粒物质与微生物的主要方式,

而先天性纤毛功能低下或继发性损害均可能导致黏液纤毛功能障碍,易发生机会性肺部感染。气道结构先天或后天异常如支气管扩张、肺囊肿、肺空洞等慢性肺部疾病也可能为下气道细菌等微生物定植创造条件,气道切开、人工呼吸机的应用则可能损害气道黏膜继而影响其防御功能,成为机会感染性肺炎发生的促发因素。

3. 呼吸道菌群紊乱　呼吸道菌群通过相互之间的制约,干扰或阻止外来微生物定植,维持呼吸道微生态平衡,构成抵抗致病微生物的重要屏障。但广谱抗菌药物长期使用则可杀灭敏感细菌,而耐药菌甚至其他病原体如真菌等趁机大量增殖,造成微生态平衡破坏,称为菌群失调。因而菌群失调也是机会感染性肺炎的重要原因之一。

(二) 机会感染的病原体

机会病原体多数是正常菌群,毒力很低或无毒力,侵袭性很弱。大多长期寄居于呼吸道等特定部位,对健康人无致病性。细菌中以大肠埃希菌、葡萄球菌尤其是耐甲氧西林金黄色葡萄球菌(MRSA)、铜绿假单胞菌、流感嗜血杆菌、肺炎克雷伯菌、变形杆菌、非典型分枝杆菌、李斯特菌及厌氧菌为主。除细菌外,其他病原也不少见,病毒中以水痘-带状疱疹病毒、单纯疱疹病毒、巨细胞病毒最常见;真菌中以白念珠菌、隐球菌和卡氏肺孢子菌为主;寄生虫中以弓形体、隐孢子虫为多。但不同的机体状态,易感染的机会病原体不同。

1. 恶性肿瘤　见于急性与慢性白血病、霍奇金病、淋巴肉瘤等。此类患儿的细菌感染以金黄色葡萄球菌、铜绿假单胞菌、肺炎克雷伯菌、诺卡菌、分枝杆菌为主;其他易感病原包括白念珠菌、隐球菌、曲霉菌或白霉菌、巨细胞病毒、弓形体、卡氏孢子菌等。

2. 免疫缺陷病获得性免疫缺陷综合征(AIDS)　患者机会性细菌感染以铜绿假单胞菌、诺卡菌、肺炎克雷伯菌、大肠埃希菌、葡萄球菌为主,其他如结核分枝杆菌、非典型分枝杆菌、流感嗜血杆菌等,同时应特别关注卡氏肺孢子菌、巨细胞病毒、EB病毒、疱疹病毒、念珠菌、隐球菌、曲霉菌等。细胞免疫缺陷者以分枝杆菌、李斯特菌、诺卡菌及念珠菌、隐球菌、巨细胞病毒、水痘病毒、卡氏肺孢子菌等为主要易感病原。低丙种球蛋白血症者易发生肺炎球菌、流感嗜血杆菌及铜绿假单胞菌等细菌感染。中性粒细胞减少症者易发生铜绿假单胞菌、葡萄球菌、沙雷菌感染。慢性肉芽肿病患者易发生葡萄球菌、大肠埃希菌、沙雷菌及诺卡菌感染。

3. 药物治疗的影响　长期广谱抗生素的应用易导致金黄色葡萄球菌、铜绿假单胞菌、肺炎克雷伯菌及念珠菌感染;糖皮质激素的长期使用则可诱发金黄色葡萄球菌、分枝杆菌及念珠菌、隐球菌和巨细胞病毒感染;细胞毒性药物的应用可诱发大肠埃希菌、肺炎克雷伯菌、沙雷菌、铜绿假单胞菌、巨细胞病毒、疱疹病毒、风疹病毒、EB病毒及卡氏肺孢子菌、弓形体感染。

4. 慢性肺部疾病　支气管扩张、肺囊肿或空洞者易发生肺炎球菌、铜绿假单胞菌、变形杆菌、金黄色葡萄球菌、流感嗜血杆菌感染。

5. 气管切开或人工呼吸器的影响　此类患儿易发生铜绿假单胞菌及其他革兰氏阴性菌、金黄色葡萄球菌、隐球菌等条件致病菌感染。

三、临床表现与诊断

机会感染性肺炎的临床表现无特异性,如发热、咳嗽、呼吸困难、肺部啰音等。但与其他肺炎相比,病程常更为迁延,病情严重,治疗效果较差,预后不良。各种病原体引起的机会感染性肺炎临床过程各异,取决于机会病原体种类与机体免疫功能。

1. 影像学检查　根据肺部影像学检查,肺炎诊断并不困难。免疫受损者肺部病灶形态可能有助于病原学判断。如弥漫性间质或实质受累见于巨细胞病毒、曲霉菌、呼吸道合胞病毒、腺病毒等；大叶性或支气管肺炎、结节、空腔或肺脓肿见于细菌感染（如肺炎球菌、金黄色葡萄球菌、革兰氏阴性菌）、曲霉菌、结核分枝杆菌等。

2. 实验室检查　通过涂片培养、分子生物学检测对病菌进行检测。其中可曲式支气管镜下肺泡灌洗是诊断机会感染性肺炎病原学最有效的手段之一。

对不明原因肺部感染、常规治疗无效、并存在相关诱发因素者应考虑机会感染性肺炎的可能。根据临床表现，结合影像学检查和实验室检查，可作出诊断。

四、治疗原则和策略

由于机会病原体大多耐药，故一旦发生机会感染性肺炎，常不易治疗。应尽可能明确病原，并根据药敏结果采取目标治疗，不明原因及初期经验治疗者应兼顾革兰氏阳性菌和革兰氏阴性菌。必要时给予经验性抗真菌、抗病毒治疗。原发病治疗同样十分重要，可根据病情适当应用丙种球蛋白、输血、血浆或白细胞等以增加抵抗力。

五、常用治疗药物

激素类药物详见第四章。抗菌类药物详见本章。

（张铁松　李　明　李惠英　李云巍　陈　楠）

参考文献

[1] 王卫平. 儿科学 [M]. 8 版. 北京: 人民卫生出版社, 2013.

[2] 江载芳, 申昆玲, 沈颖. 诸福棠实用儿科学 [M]. 8 版. 北京: 人民卫生出版社, 2015.

[3] 申昆玲, 尚云晓. 儿科呼吸系统疾病诊疗规范 [M]. 北京: 人民卫生出版社, 2017.

[4] 李德爱, 陈志红, 傅平. 儿科治疗药物的安全应用 [M]. 北京: 人民卫生出版社, 2015.

[5] 李德爱, 孙伟, 童荣生. 呼吸内科治疗药物安全应用 [M]. 北京: 人民卫生出版社, 2012.

[6] 陈新谦, 金有豫, 汤光. 新编药物学 [M]. 北京: 人民卫生出版社, 2011.

[7] 中华医学会儿科学分会呼吸学组,《中华儿科杂志》编辑委员会. 儿童社区获得性肺炎管理指南 (2013 修订)(上)[J]. 中华儿科杂志, 2013, 51: 745-752.

[8] 王丽, 邓力, 申昆玲, 等. 儿童社区获得性肺炎管理指南 (2013 修订)[J]. 中华儿科杂志, 2013, 51: 856-861.

[9] 董琳, 夏永强. 儿童社区获得性细菌性肺炎的抗菌药物治疗 [J]. 中国实用儿科杂志, 2018, 33: 702-706.

[10] WEINSTEIN M P, KLUGMAN K P, JONES R N. Rationale for revised penicillin susceptibility breakpoints versus *Streptococcus pneumoniae*: coping with antimicrobial susceptibility in an era of resistance [J]. Clin Infect Dis, 2009, 48 (11): 1596-1600.

第十一章

肺不张与肺气肿药物治疗

第一节 肺 不 张

一、概述

肺不张（atelectasis）指出生后肺从未充盈过气体；广义肺不张不仅包括先天性肺不张，还包括已经充气的肺组织失去原有气体，即肺萎陷（pulmonary collapse）。

二、病因与发病机制

肺不张在小儿时期比较常见，可由多种原因引起肺组织萎缩或无气，病因通常有三类。一是外部压力直接作用到肺组织或支气管，直接阻碍肺扩张，如胸廓、膈肌运动障碍，胸腔积液、积气、脓胸导致肺膨胀受限等；二是支气管或细支气管内梗阻，如支气管内异物、支气管感染等病变或痉挛导致支气管或细支气管梗阻；三是非阻塞性肺不张，病因主要有：①肺表面活性物质缺乏，造成很多处微型肺不张（microatelectasis），常见于早产儿肺发育不成熟、支气管肺炎特别是病毒性肺炎致表面活性物质减少等；②可能与终末气道神经肌肉有关，当剧痛或支气管受强烈刺激时，远离气道直到肺泡管及肺泡囊的肌弹力纤维收缩，可造成肺不张，特别是大片的肺萎陷；③其他任何原因引起持续的呼吸活动度减小或呼吸肌麻痹，如昏迷患者、呼吸过浅等。

肺不张在小儿时期的病因主要以毛细支气管炎、支气管炎、哮喘、支气管淋巴结核、多发性神经炎、支气管异物及手术后较为常见。

三、临床表现与诊断

（一）症状

肺不张的临床表现与病变范围大小密切相关。一侧或双侧肺不张患者呼吸极度困难，伴心悸和发绀。肺叶或肺段不张时患者呼吸困难轻，尤其是肺段不张的临床症状基本不明显。不同病因还可合并相关临床症状如血胸致低血压、心动过速等。长期肺不张还可合并肺部感染如发热、咳黄痰等症状。

（二）体征

亦与病变范围大小密切相关。一侧或双侧肺不张的患者胸部体征视诊患侧呼吸运动受限,触诊气管向患侧移位,叩诊患侧呈浊音;听诊患侧呼吸音减弱或消失。肺叶或肺段不张时体征不明显,难以查出。

(三) 辅助检查

X线或胸部CT提示部分肺组织呈均匀致密阴影,肺纹理消失,肺叶体积缩小。表面活性物质不足形成微型肺不张的胸部CT,多表现为患肺呈毛玻璃影。小儿肺不张最常见于双肺下叶和右肺中叶。下呼吸道感染致肺不张多见于左肺下叶及右肺中叶,结核性肿大淋巴结多引起右肺上叶和右肺中叶不张。肺功能检查可见肺容量减小,肺顺应性下降等。必要时可通过支气管镜检查来确定梗阻的部位及原因。

根据病史、查体,结合胸部CT扫描等辅助检查,排除肺炎、肺栓塞、胸腔积液,可作出肺不张诊断。

四、治疗原则与策略

应采取综合疗法,有明确病因的尽快去除病因,采用支气管扩张剂对症治疗,并发感染的患者应用抗菌药物控制感染。

(一) 一般治疗

注意休息,鼓励多饮水,增加营养,尤其是补充维生素C和防治交叉感染都能促进疾病康复。

(二) 病因治疗

1. 由于异物或其他可以解除的支气管阻塞,应立即行支气管镜检查治疗。对于气管分泌物较多患儿,可采用雾化吸入,吸取气管分泌物,或利用拍背的方法,使分泌物容易向外排出。

2. 积极治疗原发病如昏迷、肺部感染。结核时应用抗结核治疗,若合并肺部感染可应用抗菌药物,积极进行病原学检查,尽早明确病原菌。常用抗菌药物为β-内酰胺类,用药时间需用至体温持续正常,感染症状消失3~4天。抗菌药物中,氨基糖苷类有耳、肾毒性,喹诺酮类对骨骼发育有不良影响,四环素类可引起牙齿黄染和牙釉质发育不良,因此这几类抗菌药物应尽量避免应用于儿童。安全和有效是儿童选择抗菌药物的首要原则。

3. 肺炎并发肺不张应常规进行支气管灌洗,吸出分泌物,消除黏液栓,解除梗阻,必要时留取灌洗液做病原学检查。

4. 病毒也是儿童肺部感染的常见感染源。若抗生素治疗效果不理想,要警惕病毒感染或混合感染可能。

5. 对可能早产胎儿,可通过检测羊水中肺表面活性物质明确病情,对早产儿若发现缺乏肺表面活性物质,也可给予外源性肺表面活性物质进行替代治疗等。

(三) 对症治疗

1. 雾化吸入、拍背吸痰、深呼吸并变换体位,同时配合体位引流。

2. 当出现呼吸困难时应氧疗。但儿童应尽量避免长时间吸入纯氧,避免相关并发症。

3. 鼓励术后患儿深呼吸,鼓励咳嗽、咳痰和吹气球等促肺膨胀,也可给予患儿支气管扩张药、化痰止喘药物。

五、常用治疗药物

抗菌药物临床治疗详见第四章第二节"抗感染药物"部分。

猪肺磷脂注射液
Poractant Alfa Injection

【其他名称】固尔苏,Curosurf。

【制剂与规格】混悬剂:1.5ml:120mg;3ml:240mg。

【药理作用】肺表面活性物质(PS)是以磷脂和特异性蛋白质为主要成分的混合物质,分布于肺泡内表面,其主要功能是降低肺表面张力。肺表面活性物质降低表面张力的特性对于维持肺泡稳定、避免肺泡在呼气末萎陷、维持整个通气循环有充分的气体交换必不可少。

【适应证】预防和治疗早产儿的呼吸窘迫综合征(RDS)、胎粪吸入综合征、支气管肺发育不良等。

【用法与用量】

(1)用法:本品开瓶即用,贮藏在2~8℃冰箱里。使用前将药瓶升温到37℃,轻轻上下转动使药液均匀,勿振摇。用无菌针头和注射器吸取药液,直接通过气管内插管将药液滴注到下部气管,或分成2份分别滴注到左、右主支气管。为使PS均匀分布,手工通气约1分钟,氧气百分比和给药前相同。然后将婴儿气道与呼吸机接通,根据临床反应和血气变化适当调整呼吸机参数。以后给药也按同样的方法。给予本品后不需要辅助通气的婴儿可以不连接呼吸机。首次抽吸后残余药液不要再次使用。复温后的药瓶不要重新放回冰箱。

给药后一般会观察到动脉氧分压(PaO_2)或氧饱和度立即升高,因此建议密切观察血气。建议连续监测经皮氧分压或氧饱和度以避免高氧血症。

(2)用量:

1)抢救治疗:推荐剂量为1次100~200mg/kg(1.255~2.5ml/kg)。如果婴儿还需要辅助通气和补充氧气,则可以每隔12小时再追加100mg/kg(最大总剂量为300~400mg/kg)。建议一经诊断为RDS,尽快开始治疗。

2)预防:出生后尽早(15分钟内)1次给药100~200mg/kg。第1次给药后6~12小时可以再给100mg/kg,然后如果发生了RDS需要机械通气,则隔12小时给药(最大总剂量为300~400mg/kg)。

【注意事项】

(1)固尔苏只能在医院内,由对早产婴儿的护理和复苏训练有素、经验丰富的医师使用。院内应该有适当的通气和为RDS婴儿准备的监护设备。

(2)婴儿如果在长时间破膜(超过3周)后分娩,可能肺部发育不良和对外源性表面活性物质反应不佳,此时应特别小心。

(3)应保证婴儿的一般状态稳定,及时纠正酸中毒、低血压、贫血、低血糖和低体温。

(4)用药后偶尔会出现气管内插管被黏液阻塞,也有报道使用PS后出现心动过缓、低血压、低氧饱和度,但很少。出现这些症状需要中断治疗并采取适当措施,等患者情况稳定后仍可以在适当监护下使用本品。

(5)预防用药只有在有完善的新生儿监护措施,在持续监控和护理下给予,并符合下列条件的情况:①妊娠<26周的新生儿推荐预防用药。②妊娠在26~28周之间的新生儿:出生前未使用过皮质激素,推荐立即予预防应用;出生前使用过皮质激素,只有在RDS发生的

情况下使用表面活性剂。

（6）考虑到妊娠<28 周的危险因素，在产期窒息、出生时需要插管、母亲糖尿病、多胎妊娠、男性、家族有 RDS 易患因素、剖宫产妊娠在 29 周或以上：只有在 RDS 发生的情况下使用表面活性剂。

（7）使用外源性表面活性剂治疗后，如果肺功能改善，可以在有足够设施的情况下使用经鼻的持续气道正压（NCPAP）。

（8）使用表面活性物质可以减轻 RDS 的严重程度，或降低其发病率，但是早产婴儿可能因发育不全而有其他合并症，因此不可能完全消除与早产有关的病死率和发病率。

【不良反应】

（1）肺出血：罕见，但有时是对早产儿致命的并发症，发育越不成熟的早产儿发病率越高。

（2）其他：心动过缓、低血压、低氧饱和度、暂时性脑电活动减弱等，但有关报道很少。

【药物相互作用】早产儿的母亲产前应用糖皮质激素，可促进胎儿肺结构和功能的成熟，增加肺表面活性物质分泌，提高本品治疗效果。

【应急处理】万一出现过量时，如果对婴儿呼吸、通气或氧合作用有明确的不良影响，应尽量吸出。同时给予支持疗法，并特别注意水和电解质平衡。

注射用牛肺表面活性剂
Calf Pulmonary Surfactant for Injection

【其他名称】珂立苏。

【制剂与规格】冻干粉针剂：70mg。

【药理作用】本品主要作用是降低肺泡气 - 液界面表面张力，保持肺泡稳定，防止肺不张。在伴有呼吸障碍的早产儿中，肺表面活性物质有使肺泡扩张和稳定的作用，可改善肺顺应性和气体交换。

【适应证】用于经临床和胸部放射线检查诊断明确的新生儿呼吸窘迫综合征（简称 RDS，又称肺透明膜病）的治疗。

【用法与用量】本品仅能用于气管内给药。

（1）给药时间：要在出现 RDS 早期征象后尽早给药，通常在患儿出生后 12 小时以内，不宜超过 48 小时，给药越早效果越好。

（2）剂量：按出生体重计算，剂量约为 70mg/kg。给药剂量应根据患儿具体情况灵活掌握，首次给药范围可在 40~100mg/kg 出生体重，多数病例如能早期及时用药，70mg/kg 即可取得良好效果；病情较重，胸部 X 线片病变明显，动脉血氧分压较低，或有并发症的病例，偏大剂量可有更好效果。

（3）具体方法：

1）每支加 2ml 注射用水，将药品复温到室温（可在室温放置 20 分钟，或用手、暖箱等复温）。

2）轻轻振荡，可使用振荡器，勿用力摇动，使之成为均匀的混悬液。若有少量泡沫属正常现象。

3）用药前清除患儿呼吸道分泌物，固定患儿体位为仰卧位。进行气管插管，插管应插入主气管,不要误入右支气管。可通过肺部听诊判断插管位置是否正确:两侧肺有等同呼吸音,尤其是两腋下,且胃部无呼吸音,则插管位置正确。

4)按剂量将药液抽吸于 5ml 无菌注射器中。为避免将混悬液中的小颗粒注入气管,可用 4 号针头吸取药液,然后通过气管插管注入。

5)给药完毕后,正压通气 1 分钟,使药液分布更均匀,效果更好。给药过程中应密切关注患儿呼吸循环情况,及时调整呼吸机压力,避免造成肺损伤。给药后 4 小时内尽可能不要吸痰。

给药次数:通常应用 1 次即可;如患儿呼吸情况无明显好转,需继续应用呼吸机;如明确呼吸衰竭是由 RDS 引起的,必要时在第 1 次用药后 12~24 小时(至少 6 小时)可应用第 2 次,重复给药最多应用 3 次,剂量与首次给药相同。

【注意事项】

(1)本品仅可用于气管内给药,用药前患儿需进行气管插管。

(2)本品的应用要在有新生儿呼吸急救经验的医师指导下进行,并严格遵守有关新生儿急救规范的操作规程。本品的应用只有在完善新生儿综合治疗和有经验的呼吸急救工作的基础上才能成功,特别是呼吸机的应用。

(3)为使本品混悬液均匀,加水后有时需振荡较长时间(10 分钟左右),但勿用强力,避免产生过多泡沫,但有少量泡沫属正常现象。注意勿将混悬液中的小颗粒注入气管,可用 4 号细针头吸取药液。

(4)给药前要拍胸部 X 线片证实气管插管的位置适中,勿插入过深,以防药液只流入右侧,同时要保持气道插管的通畅,必要时予以吸引。

(5)准备用本品治疗的 RDS 患儿,给药前应用呼吸机的参数宜偏低,注意压力勿过高,因表面活性物质缺乏的肺很容易因强制扩张而损伤。给药后呼吸机的调节视病情而定,大致呼吸频率在 40~60 次 /min,吸气时间为 0.5 秒左右。

(6)给药后肺顺应性很快(几分钟到 1 小时)好转,应及时检查血气,调整呼吸机参数(压力、氧浓度),以免通气过度或血氧过高。

(7)肺表面活性剂治疗不能解决 RDS 患儿的所有问题,影响疗效的因素较多。据统计,应用肺表面活性剂治疗的 RDS 患儿 50%~75% 有即刻持久反应,10%~20% 有暂时效果,另外 15%~25% 对治疗无反应。特别是极低体重儿,除肺表面活性物质缺乏外,尚有肺血管和肺结缔组织等方面问题,对此类窒息患儿 PS 通常仅具有暂时效果。此外,给药开始的时间、剂量、呼吸机调节以及产前母亲是否应用激素都会影响治疗效果。给药后病情改善不明显时,要考虑呼吸窘迫的其他原因,如气胸、动脉导管重新开放等。

(8)肺表面活性物质的灭活(inactivation):肺表面活性物质的灭活或抑制是治疗失败的一个重要原因。在 RDS 病程中,特别在后期,各种原因产生肺损伤可导致肺表面活性物质的灭活。肺上皮损伤时,血浆内渗出成分(如血浆蛋白、纤维蛋白原)、炎性产物、胎粪等都可以引起 PS 灭活。上述物质可干扰肺表面活性物质的磷脂或蛋白的功能,其中有些可逆,有些不可逆,灭活的机制是多样的,可能是肺表面活性物质在肺泡表面形成的单分子层被破坏,可能是磷脂与蛋白的协同作用被改变,也可能是磷脂被分解或蛋白溶解(proteolysis)。含有蛋白的肺表面活性物质制剂有一定的抵抗抑制能力,由于不同肺表面活性物质制剂蛋白成分差异,其抵抗抑制能力不同。在肺表面活性物质治疗中,当抑制现象发生时,可通过增加肺表面活性物质治疗剂量和次数减轻抑制现象的影响。

(9)肺表面活性剂治疗的远期效果：根据国外临床报道，与对照组相比，应用肺表面活性剂(动物制剂)后 2 年以上的患儿未发现过敏性疾病(湿疹、哮喘、牛奶过敏等)的发病率增加；在体格、神经、智力发育方面及患呼吸道感染的次数均与对照组无差别。

(10)根据国外资料，应用牛肺表面活性物质的新生儿中，有 2.6% 新生儿产生特异性蛋白抗体，但其中 1/3 在用药前即已存在。抗体产生的比例小可能与牛和人的肺表面活性物质的蛋白质氨基酸序列极为相近有关。至今没有应用肺表面活性剂引起严重过敏的临床报道。

(11)本品开启后应在 24 小时内应用。

【不良反应】

(1)由于一过性气道阻塞，临床上给药过程中可有短暂的血氧下降和心率、血压波动，发生不良反应时应暂停给药，给予相应处理，病情稳定后再继续给药。根据临床试验，本品给药过程中由于气道部分阻塞引起临床症状者共占 33.4%，其中一过性发绀 21.1%、呛咳 8.8%、呼吸暂停 3.5%，以上症状在药液注毕、手控通气 1 分钟、药物分布于肺泡内后即消失，未见过敏反应及其他不良反应。

(2)给药后肺顺应性可在短时间内好转，应及时调低呼吸机通气压力，以免发生肺通气过度或气胸；吸入氧浓度也要根据血氧变化相应调整。根据本品临床试验结果，用药 3 天后进行血液生化检查，证实 PS 对肝、肾功能无重要影响。

【药物相互作用】早产儿的母亲产前应用糖皮质激素，可促进胎儿肺结构和功能的成熟，增加肺表面活性物质分泌，提高本品治疗效果。

【应急处理】急性大量肺表面活性物质注入气管内可堵塞呼吸道，造成通气障碍；连续多日肺内注入大量肺表面活性物质，可引起吞噬细胞肉芽肿和炎症。如果对婴儿的呼吸、通气或氧合作用有明确的不良影响，应尽量吸出。同时给予支持疗法，并特别注意水和电解质平衡。

第二节　肺　气　肿

一、概述

肺气肿(emphysema)严格来说是肺弹力组织破坏，肺泡壁破坏，导致终末支气管远端(包括呼吸性细支气管、肺泡管、肺泡囊和肺泡)膨胀扩张，是不可逆病变。可分为小叶中心性肺气肿及全小叶性肺气肿两个类型。前者见于慢性支气管炎，后者见于 α_1- 抗胰蛋白酶缺乏症。广义的肺气肿还包括肺过度充气，见于某些下呼吸道病变，如小儿毛细支气管炎、腺病毒肺炎、哮喘及异物，呼气时的阻力大于吸气时，空气滞留在肺泡内，导致呼气末肺容量增加，这种病变是可逆的，不伴肺泡破裂。此外，新生儿时期或婴幼儿早期偶见的先天性大叶性肺气肿(或称先天性肺叶气肿)是先天性肺发育异常，其药物治疗详见第十五章。

二、病因与发病机制

小儿时期肺气肿的原因可以分为两类：

1. **代偿性肺气肿** 见于肺炎、肺不张、脓胸、气胸等情况，由于病肺组织损坏，容积减小，于是健康肺膨胀，形成代偿性肺气肿。

2. **梗阻性肺气肿** 其各种原因与梗阻性肺不张原因相同。

长期慢性炎症可使细支气管管壁结构破坏、纤维化增生，致细支气管和肺泡弹性下降，回缩下降；同时致管壁增厚，管腔狭窄；最终导致肺排气不畅，使细支气管扩张，肺泡容积因吸气而逐渐增加，终至肺泡壁失去弹性，严重者肺泡壁破裂而形成局限性肺气肿，严重者出现自发性气胸。近年来认识到机体蛋白酶与蛋白酶抑制剂之间平衡，可能是肺气肿发病机制中的另一个重要因素。人 α_1- 抗胰蛋白酶水平降低或缺乏可使蛋白溶解导致肺组织损害，表现为肺气肿。

肺气肿患者，由于空气滞留在肺泡，残气量和残气占肺总量百分比逐渐增高，时间肺活量和最大通气量减低，肺活量可由初期正常，到后期肺活量下降，严重者仅为 20% 或更少，但最大通气量降低更显著。最大呼气中期流速和时间肺容量显著减少，表现为阻塞性通气功能障碍。由于换气功能障碍，出现低氧血症，动脉血氧饱和度减少，出现发绀。缺氧进一步引起肺血管痉挛，红细胞增多，血容量和血液黏稠度增加，肺毛细血管床减少，最终导致肺循环阻力增高，右心负荷增加，发展为肺源性心脏病。

三、临床表现与诊断

(一) 症状

主要取决于病因及肺气肿范围大小。一叶以上的肺气肿常有呼吸窘迫症状。

(二) 体征

视诊呼吸急促，桶状胸，触诊一侧重度肺气肿时，心脏、纵隔和气管向健侧移位，患侧膈肌低平，叩诊患侧呈清音或过清音，甚至鼓音；听诊患肺呼吸音减弱、遥远或全无。局限性小量肺气肿，体征不显著。

(三) 辅助检查

1. X 线透视或摄片很重要，正、侧位检查需同时进行。可见患肺透光度增强，患侧肋间隙增宽，膈肌运动受限，位置降低，顶部扁平。两侧肺气肿者，心影较为狭小，单侧者心影向健侧移动，呼气时更为显著。

2. 肺部 CT 扫描、气道重建可协助诊断，并明确气道梗阻的部位。

3. 肺功能检查，表现通气功能下降，最大通气量低于预计值；时间肺活量减低，残气量占肺活量百分比升高。

根据病史、查体，结合胸部 X 线片、CT 扫描等辅助检查，排除先天性肺囊肿、肺大疱及气胸后可作出肺气肿诊断。

四、治疗原则与策略

(一) 一般治疗

防治慢性支气管炎。鼓励主动咳嗽、咳痰，加强锻炼和增加营养，改善肺功能和提高机体免疫力。

（二）对因治疗和对症治疗

发生呼吸困难时,需给予吸氧、祛痰、解痉平喘或使用有效的抗菌药物等。

1. 存在梗阻者解除支气管梗阻的原因,如存在感染者,积极控制呼吸道感染,选用的药物在肺组织中应有较高的浓度,常用抗菌药物为 β- 内酰胺类,肺炎球菌是儿童肺部感染最常见的细菌病原,可首选青霉素类如青霉素 G、阿莫西林和头孢类如头孢曲松、头孢噻肟等。

2. 清理呼吸道分泌物,保持呼吸道通畅。适当采用支气管解痉药物、祛痰药或雾化吸入。

3. 缺氧及心力衰竭时应给吸氧、利尿剂或强心剂,利尿剂是充分控制心力衰竭患者液体潴留的药物。缺氧时禁用抑制呼吸药。

五、常用治疗药物

抗菌常用治疗药物详见第四章第五节。

氢 氯 噻 嗪

Hydrochlorothiazide

【其他名称】双氢克尿塞,双氢氯噻嗪。

【制剂与规格】片剂: 每片 25mg。

【药理作用】

(1)利尿作用: 尿钠、钾、氯、磷和镁等离子排泄增加,而对尿钙排泄减少。其作用机制为主要抑制远端小管前段和近端小管(作用较轻)对氯化钠的重吸收,从而增加远端小管和集合管的 Na^+-K^+ 交换,K^+ 分泌增多。其作用机制尚未完全明了。本类药物都能不同程度地抑制碳酸酐酶的活性,故能解释其对近端小管的作用。本类药还能抑制磷酸二酯酶的活性,减少肾小管对脂肪酸的摄取和线粒体氧耗,从而抑制肾小管对 Na^+、Cl^- 的主动重吸收。

(2)降压作用: 除利尿排钠作用外,可能还有肾外作用机制参与降压,可能是增加胃肠道对 Na^+ 的排泄。

(3)对肾血流动力学和肾小球滤过功能的影响: 由于肾小管对水、Na^+ 的重吸收减少,肾小管内压力升高,以及流经远曲小管的水和 Na^+ 增多,刺激致密斑通过管球反射,使肾内肾素、血管紧张素分泌增加,引起肾血管收缩,肾血流量下降,肾小球入球和出球小动脉收缩,肾小球滤过率也下降。肾血流量和肾小球滤过率下降,以及对亨氏袢无作用,是本类药物利尿作用远不如袢利尿药的主要原因。

【适应证】

(1)水肿性疾病: 排泄体内过多的钠和水,减少细胞外液容量,消除水肿。常见的包括充血性心力衰竭,肝硬化腹水,肾病综合征,急、慢性肾炎水肿,慢性肾衰竭早期,肾上腺皮质激素和雌激素治疗所致的水钠潴留。

(2)高血压: 可单独或与其他降压药联合应用,主要用于治疗原发性高血压。

(3)中枢性或肾性尿崩症。

(4)肾石症: 主要用于预防含钙盐成分形成结石。

【用法与用量】口服。

(1)成人常用量:治疗水肿性疾病,每次 25~50mg(1~2 片),每日 1~2 次,或隔日治疗,或每周连服 3~5 日。治疗高血压,每日 25~100mg(1~4 片),分 1~2 次服用,并按降压效果调整剂量。

(2)小儿常用量:每日按体重 1~2mg/kg 或按体表面积 30~60mg/m²,分 1~2 次服用,并按疗效调整剂量。<6 个月的婴儿剂量可达每日 3mg/kg。

【注意事项】

(1)交叉过敏性:与磺胺类药物、呋塞米、布美他尼、碳酸酐酶抑制剂有交叉过敏反应。

(2)对诊断试剂的干扰可致糖耐量降低,血糖、尿糖、血胆红素、血钙、血尿酸、血胆固醇、血甘油三酯、低密度脂蛋白浓度升高,血镁、钾、钠及尿钙降低。

(3)下列情况慎用:①无尿或严重肾功能减退者,因本类药效果差,应用大剂量时可致药物蓄积;②糖尿病;③高尿酸血症或有痛风病史者;④严重肝功能损害者,水与电解质紊乱可诱发肝性脑病;⑤高钙血症;⑥低钠血症;⑦红斑狼疮,可加重病情或诱发活动;⑧胰腺炎;⑨交感神经切除者(降压作用加强);⑩有黄疸的婴儿。

(4)随访检查:①血电解质;②血糖;③血尿酸;④血肌酐、尿素氮;⑤血压。

(5)应从最小有效剂量开始用药,以减少不良反应的发生,减少反射性肾素和醛固酮分泌。

(6)有低钾血症倾向患者应酌情补钾或与保钾利尿药合用。

(7)慎用于有黄疸的婴儿,因本品可使血胆红素升高。

【不良反应】大多不良反应与剂量和疗程有关。

(1)水与电解质紊乱所致的不良反应:较为常见。低钾血症较易发生与噻嗪类利尿药的排钾作用有关,长期缺钾可损伤肾小管,严重失钾可引起肾小管上皮的空泡变化,以及引起严重快速性心律失常等异位心律。低氯性碱中毒或低氯、低钾性碱中毒,噻嗪类特别是氢氯噻嗪常明显增加氯化物排泄。此外,低钠血症亦不罕见,导致中枢神经系统症状及加重肾损害。脱水造成血容量和肾血流量减少亦可引起肾小球滤过率降低。上述水、电解质紊乱的临床常见反应有口干、烦渴、肌肉痉挛、恶心、呕吐和极度疲乏无力等。

(2)高糖血症,本药可使糖耐量降低、血糖升高,此可能与抑制胰岛素释放有关。

(3)高尿酸血症,干扰肾小管排泄尿酸,少数可诱发痛风发作。由于通常无关节疼痛,故高尿酸血症易被忽视。

(4)过敏反应,如皮疹、荨麻疹等,但较为少见。

(5)血白细胞减少或缺乏症、血小板减少性紫癜等亦少见。

(6)其他:如胆囊炎、胰腺炎、性功能减退、光敏感、色觉障碍等,但较罕见。

【药物相互作用】

(1)肾上腺皮质激素、促肾上腺皮质激素、雌激素、两性霉素 B(静脉用药)能降低本药利尿作用,增加发生电解质紊乱机会,尤其是低钾血症。

(2)非甾体抗炎药尤其是吲哚美辛能降低本药利尿作用,与前者抑制前列腺素合成有关。

(3)与拟交感胺类药物合用,利尿作用可减弱。

(4)考来烯胺(消胆胺)能减少胃肠道对本药吸收,故应在口服考来烯胺 1 小时前或 4 小时后服用本药。

(5)与多巴胺合用时,利尿作用加强。

(6)与降压药合用时,利尿降压作用均加强。

(7)与抗痛风药合用时,后者应调整剂量。

(8)使抗凝药作用减弱,主要是由于利尿后机体血浆容量下降,血中凝血因子水平升高,加上利尿使肝脏血液供应改善,合成凝血因子增多。

(9)降低降血糖药的作用。

(10)洋地黄类药物、胺碘酮等与本药合用时,应慎防因低钾血症引起的不良反应。

(11)与锂制剂合用,因本品可减少肾脏对锂的清除,增加锂的肾毒性。

(12)乌洛托品与本药合用,其转化为甲醛受抑制,疗效下降。

(13)增强非去极化肌肉松弛药的作用,与血钾下降有关。

(14)与碳酸氢钠合用,发生低氯性碱中毒的机会增加。

【应急处理】应用该药物过量时应尽早洗胃,给予支持、对症处理,并密切随访血压、电解质和肾功能。

呋　塞　米
Furosemide

【其他名称】速尿。

【制剂与规格】片剂:20mg。注射剂:20mg。

【药理作用】

(1)对水和电解质排泄的作用:呋塞米能增加水、钠、氯、钾、钙、镁、磷等的排泄。与噻嗪类利尿药不同,呋塞米等袢利尿药存在明显剂量 - 效应关系。随着剂量加大,利尿效果明显增强,药物剂量范围较大。本类药物主要通过抑制肾小管髓袢厚壁段对 NaCl 的主动重吸收,使管腔液 Na^+、Cl^- 浓度升高,而髓质间液 Na^+、Cl^- 浓度降低,使渗透压梯度差降低,肾小管浓缩功能下降,从而导致水、Na^+、Cl^- 排泄增多。由于 Na^+ 重吸收减少,远端小管 Na^+ 浓度升高,促进 Na^+-K^+ 和 Na^+-H^+ 交换增加,K^+ 和 H^+ 排出增多。至于呋塞米抑制肾小管髓袢升支厚壁段重吸收 Cl^- 的机制,过去曾认为该部位存在氯泵,目前研究表明该部位基底膜外侧存在与 Na^+/K^+-ATP 酶有关的 Na^+、Cl^- 配对转运系统,呋塞米通过抑制该系统功能而减少 Na^+、Cl^- 的重吸收。另外,呋塞米可能抑制近端小管和远端小管对 Na^+、Cl^- 的重吸收,促进远端小管分泌 K^+。呋塞米通过抑制亨氏袢对 Ca^{2+}、Mg^{2+} 的重吸收而增加 Ca^{2+}、Mg^{2+} 排泄,短期用药能增加尿酸排泄,而长期用药则可引起高尿酸血症。

(2)对血流动力学的影响:呋塞米能抑制前列腺素分解酶的活性,使前列腺素 E_2 含量升高,从而具有扩张血管作用。扩张肾血管,降低肾血管阻力,使肾血流量尤其是肾皮质深部血流量增加,在呋塞米的利尿作用中具有重要意义,也是其用于预防急性肾衰竭的理论基础。另外,与其他利尿药不同,袢利尿药在肾小管液流量增加的同时肾小球滤过率不下降,可能与流经致密斑的氯减少,从而减弱或阻断了球管平衡有关。呋塞米能扩张肺部容量静脉,降低肺毛细血管通透性,加上其利尿作用,使回心血量减少,左心室舒张末期压力降低,有助于急性左心衰竭的治疗。由于呋塞米可降低肺毛细血管通透性,为其治疗成人型呼吸窘迫综合征提供了理论依据。

【适应证】

(1)水肿性疾病:包括充血性心力衰竭、肝硬化、肾脏疾病(肾炎,肾病及各种原因所致的急、慢性肾衰),尤其是应用其他利尿药效果不佳时,应用本类药物仍可能有效。与其他药物合用治疗急性肺水肿和急性脑水肿等。

(2)在高血压阶梯疗法中,不作为治疗原发性高血压的首选药物。但当噻嗪类药物疗效不佳,尤其当伴有肾功能不全或出现高血压危象时,本类药物尤为适用。

(3)预防急性肾衰竭,用于各种原因导致肾脏血流灌注不足,例如失水、休克、中毒、麻醉意外以及循环功能不全等,在纠正血容量不足的同时及时应用,可减少急性肾小管坏死机会。

(4)高钾血症及高钙血症。

(5)稀释性低钠血症尤其是当血钠浓度低于 120mmol/L 时。

(6)升压素分泌过多症。

(7)急性药物毒物中毒如巴比妥类药物中毒等。

【用法与用量】

(1)成人:治疗水肿性疾病:起始剂量为口服 20~40mg(1~2 片),每日 1 次,必要时 6~8 小时后追加 20~40mg(1~2 片),直至出现满意利尿效果。最大剂量虽可达每日 600mg(30 片),但一般应控制在 100mg(5 片)以内,分 2~3 次服用,以防过度利尿和不良反应发生。部分患者剂量可减少至 20~40mg(1~2 片),隔日 1 次,或每周中连续服药 2~4 日,每日 20~40mg(1~2 片)。紧急情况或不能口服者,可静脉注射,开始 20~40mg,必要时每 2 小时追加剂量,直至出现满意疗效。维持用药阶段可分次给药。

治疗急性左心衰竭:起始 40mg 静脉注射,必要时每小时追加 80mg,直至出现满意疗效。

治疗急性肾衰竭:可用 200~400mg 加于氯化钠注射液 100ml 内静脉滴注,滴注速度每分钟不超过 4mg。有效者可按原剂量重复应用或酌情调整剂量,每日总剂量不超过 1g。利尿效果差时不宜再增加剂量,以免出现肾毒性对急性肾衰竭功能恢复不利。

治疗高血压:起始每日 40~80mg(2~4 片),分 2 次服用,并酌情调整剂量。治疗高血压危象时,起始 40~80mg 静脉注射,伴急性左心衰竭或急性肾衰竭时,可酌情增加剂量。

治疗高钙血症。每日口服 80~120mg(4~6 片),分 1~3 次服用;静脉注射,一次 20~80mg。

(2)小儿:治疗水肿性疾病,起始按体重 2mg/kg,口服,必要时每 4~6 小时追加 1~2mg/kg。静脉给药时,起始按 1mg/kg 静脉注射,必要时每隔 2 小时追加 1mg/kg,最大剂量可达每日 6mg/kg。新生儿应延长用药间隔。

【注意事项】

(1)交叉过敏性:对磺胺药和噻嗪类利尿药过者,对本药可能亦过敏。

(2)对诊断的干扰:可致血糖升高、尿糖阳性,尤其是糖尿病或糖尿病前期患者,过度脱水可使血尿酸和尿素氮水平暂时性升高。血 Na^+、Cl^-、K^+、Ca^{2+} 和 Mg^{2+} 浓度下降。

(3)下列情况慎用:①无或严重肾功能损害者,后者因需加大剂量,故用药间隔时间应延长,以免出现耳毒性等不良反应;②糖尿病;③高尿酸血症或有痛风病史者;④严重肝功能损害者,因水与电解质紊乱可诱发肝性脑病;⑤急性心肌梗死,过度利尿可促发休克;⑥胰腺炎或有此病史者;⑦有低钾血症倾向者,尤其是应用洋地黄类药物或有室性心律失常者;

⑧红斑狼疮,本药可加重病情或诱发活动;⑨前列腺肥大。

(4)随访检查:①血电解质,尤其是合用洋地黄类药物或皮质激素类药物,肝、肾功能损害者;②血压,尤其是用于降压、大剂量应用或用于老年人;③肾功能;④肝功能;⑤血糖;⑥血尿酸;⑦酸碱平衡情况;⑧听力。

(5)药物剂量应从最小有效剂量开始,然后根据利尿反应调整剂量,以减少水与电解质紊乱等不良反应的发生。

(6)存在低钾血症或低钾血症倾向时,应注意补充钾盐。

(7)与降压药合用时,后者剂量应酌情调整。

(8)少尿或无尿患者应用最大剂量后 24 小时仍无效时应停药。

(9)运动员慎用。

【不良反应】

(1)常见者与水与电解质紊乱有关,尤其是大剂量或长期应用时,如直立性低血压、休克、低钾血症、低氯血症、低氯性碱中毒、低钠血症、低钙血症以及与此有关的口渴、乏力、肌肉酸痛、心律失常等。

(2)少见者有过敏反应(包括皮疹、间质性肾炎,甚至心搏骤停)、视觉模糊、黄视症、光敏感、头晕、头痛、食欲减退、恶心、呕吐、腹痛、腹泻、胰腺炎、肌肉强直等;骨髓抑制导致粒细胞减少、血小板减少性紫癜和再生障碍性贫血;肝功能损害、指(趾)感觉异常、高血糖症、尿糖阳性、原有糖尿病加重、高尿酸血症。耳鸣、听力障碍多见于大剂量静脉快速注射时(注射速度大于>4~15mg/min),多为暂时性,少数为不可逆性,尤其当与其他有耳毒性的药物同时应用时。在高钙血症时,可引起肾结石。尚有报道本药可加重特发性水肿。

【药物相互作用】

(1)肾上腺糖、盐皮质激素,促肾上腺皮质激素及雌激素能降低本药利尿作用,并增加电解质紊乱尤其是低钾血症的发生机会。

(2)非甾体抗炎药能降低本药的利尿作用,肾损害机会也增加,这与前者抑制前列腺素合成、减少肾血流量有关。

(3)与拟交感神经药物及抗惊厥药物合用,利尿作用减弱。

(4)与氯贝丁酯合用,两药的作用均增强,并可出现肌肉酸痛、强直。

(5)与多巴胺合用,利尿作用加强。

(6)饮酒及含乙醇制剂和可引起血压下降药物能增强本品利尿和降压作用;与巴比妥类药物、麻醉药合用易引起直立性低血压。

(7)本药可使尿酸排泄减少,血尿酸升高,故与治疗痛风药物合用时,后者剂量应做适当调整。

(8)降低降血糖药的疗效。

(9)降低抗凝药物和抗纤溶药物的作用,主要是利尿后血容量下降,致血中凝血因子浓度升高,以及利尿使肝血液供应改善、肝脏合成凝血因子增多有关。

(10)本药加强非去极化肌肉松弛药的作用,与血钾下降有关。

(11)与两性霉素 B、头孢菌素、氨基糖苷类等抗生素合用,肾毒性和耳毒性增加,尤其是原有肾损害时。

(12)与抗组胺药物合用时耳毒性增加,易出现耳鸣、头晕、眩晕。

(13)与锂合用肾毒性明显增加,应尽量避免。

(14)服用水合氯醛后静脉注射本药可致出汗、面色潮红和血压升高,此与甲状腺素由结合状态转为游离状态增多,导致分解代谢加强有关。

(15)与碳酸氢钠合用发生低氯性碱中毒的机会增加。

【应急处理】应用该药物过量时可发生直立性低血压、休克、低钾血症、低氯血症、低氯性碱中毒、低钠血症、低钙血症等,应监测血压,选择血容量扩张剂予以治疗并积极纠正电解质紊乱。

地 高 辛
Digoxin

【其他名称】强心素,异羟洋地黄毒苷。

【制剂与规格】片剂:0.25mg。酊剂:0.005%/30ml。注射剂:2ml:0.5mg。

【药理作用】本品治疗剂量时:

(1)正性肌力作用:本品选择性地与心肌细胞膜 Na^+,K^+-ATP 酶结合而抑制该酶活性,使心肌细胞膜内、外 Na^+-K^+ 主动偶联转运受损,心肌细胞内 Na^+ 浓度升高,从而使肌膜上 Na^+-Ca^{2+} 交换趋于活跃,使胞质内 Ca^{2+} 增多,肌浆网内 Ca^{2+} 储量亦增多,心肌兴奋时有较多 Ca^{2+} 释放;心肌细胞内 Ca^{2+} 浓度增高,激动心肌收缩蛋白从而增加心肌收缩力。

(2)负性频率作用:由于其正性肌力作用,使衰竭心脏的心排血量增加,血流动力学状态改善,消除交感神经张力的反射性增高,并增强迷走神经张力,因而减慢心率。此外,小剂量时提高窦房结对迷走神经冲动的敏感性,可增强其减慢心率作用;大剂量(通常接近中毒量)则可直接抑制窦房结、房室结和希氏束而呈现窦性心动过缓和不同程度房室传导阻滞。

(3)心脏电生理作用:通过对心肌电活动的直接作用和对迷走神经间接作用,降低窦房结自律性;提高浦肯野纤维自律性;减慢房室结传导速度,延长其有效不应期,导致房室结隐匿性传导增加,可减慢心房纤颤或心房扑动的心室率;由于本药缩短心房有效不应期,当用于房性心动过速和房扑时,可能导致心房率加速和心房扑动转为心房纤颤;缩短浦肯野纤维有效不应期。

【适应证】

(1)用于高血压、瓣膜性心脏病、先天性心脏病等急性和慢性心功能不全。尤其适用于伴有快速心室率,心房颤动的心功能不全;对于肺源性心脏病、心肌严重缺血、活动性心肌炎及心外因素如严重贫血、甲状腺功能减退及维生素 B_1 缺乏症的心功能不全疗效差。

(2)用于控制伴有快速心室率的心房颤动、心房扑动患者的心室率及室上性心动过速。

【用法与用量】给药剂量应个体化。

1. 片剂及注射剂用法与用量

(1)成人常用量口服:常用 0.125~0.5mg(0.5~2 片),每日 1 次,7 天可达稳态血药浓度;若达快速负荷量,可每 6~8 小时给药 0.25mg(1 片),总剂量为 0.75~1.25mg/d(3~5 片/d);维持量为 0.125~0.5mg(0.5~2 片),每日 1 次。

(2)小儿常用量口服:本品总量为早产儿 0.02~0.03mg/kg,1 个月以下的新生儿 0.03~0.04mg/kg,1 个月至 2 岁 0.05~0.06mg/kg,2~5 岁 0.03~0.04mg/kg,5~10 岁 0.02~0.035mg/kg,10 岁或 10 岁以上参考成人常用量;本品总量分 3 次或每 6~8 小时给予。维持量为总量的

1/5~1/3,分 2 次,每 12 小时 1 次或每日 1 次。

(3)静脉注射:一日负荷量按下列剂量分 3 次或 6~8 小时给予。1 个月至 2 岁 0.04mg/kg,2~5 岁 0.03mg/kg,5~10 岁 0.025mg/kg,10 岁或 10 岁以上参考成人剂量,极量为 1 次 1mg。

在小婴幼儿(尤其早产儿)需仔细制订剂量和密切监测血药浓度与心电图。近年通过研究证明,地高辛逐日给予一定剂量,经 6~7 天能在体内达到稳定的浓度而发挥全效作用,因此,病情不急而又易中毒者可逐日按 5.5µg/kg 给药,也能获得满意的治疗效果,并能减少中毒的发生率,或遵医嘱。

2. 酊剂的用法与用量 临床应用为 1 次 0.12~0.5mg,相当于酊剂 2.5~10ml,1 日 1 次;心力衰竭病情急重,若 2 周内未应用洋地黄类制剂者,可适当给予 1 次或数次负荷量,每次给予 0.12~0.5mg 相当酊剂,每 6~8 小时 1 次,总剂量达 0.75mg 相当酊剂。

地高辛酊剂主要用于儿童。酊剂为一种香甜的稀醇溶液剂,供内服之用。酊剂中含芳香剂、甜味剂和乙醇。乙醇含量多在 5%~40%,乙醇易挥发,浓度升高;又因酊剂含醇、甘油,成本较高,国内已极少应用。

【注意事项】

(1)不宜与酸、碱类配伍。

(2)慎用:①低钾血症;②不完全性房室传导阻滞;③高钙血症;④甲状腺功能减退;⑤缺血心脏病;⑥心肌梗死;⑦心肌炎;⑧肾功能损害。

(3)用药期间应注意随访检查:①血压、心率及心律。②心电图。③心功能监测。④电解质尤其钾、钙、镁。⑤肾功能。⑥疑有洋地黄中毒时,应做地高辛血药浓度测定。过量时,由于蓄积性小,一般于停药后 1~2 天中毒表现可以消退。

(4)应用时注意监测地高辛血药浓度。

(5)应用本品剂量应个体化。

(6)禁忌:①与钙注射剂合用;②任何洋地黄类制剂中毒;③室性心动过速、心室颤动;④梗阻性肥厚型心肌病(若伴收缩功能不全或心房颤动仍可考虑);⑤预激综合征伴心房颤动或扑动。

(7)本品可通过胎盘,故妊娠后期母体用量可能增加,分娩后 6 周须减量。本品可排入乳汁中,哺乳期妇女应用须权衡利弊。

【不良反应】

(1)常见不良反应:促心律失常作用、食欲减退或恶心、呕吐(刺激延髓中枢)、下腹痛、异常的无力、软弱。

(2)少见不良反应:视力模糊或"色视"如黄视、绿视,以及腹泻、中枢神经系统反应如精神抑郁或错乱。

(3)罕见不良反应:嗜睡、头痛及皮疹、荨麻疹(过敏反应)。

(4)在洋地黄的中毒表现中,促心律失常最重要,最常见者为室性期前收缩,约占促心律失常不良反应的 39%;其次为房室传导阻滞、阵发性或加速性交界性心动过速、阵发性房性心动过速伴房室传导阻滞、室性心动过速、窦性停搏、心室颤动等。儿童中心律失常比其他反应多见,但室性心律失常比成人少见。新生儿可有 PR 间期延长。

【药物相互作用】

(1)与两性霉素 B、皮质激素或失钾利尿药如布美他尼、依他尼酸等同用时,可引起低血钾而致洋地黄中毒。

(2)与制酸药(尤其三硅酸镁)或止泻吸附药如白陶土、果胶、考来烯胺和其他阴离子交换树脂、柳氮磺吡啶、新霉素或对氨基水杨酸同用时,可抑制洋地黄强心苷吸收而导致强心苷作用减弱。

(3)与抗心律失常药、钙盐注射剂、可卡因、泮库溴铵、萝芙木碱、琥珀胆碱或拟肾上腺素类药同用时,可因作用相加而导致心律失常。

(4)有严重或完全性房室传导阻滞且伴正常血钾者应用洋地黄不应同时应用钾盐,但噻嗪类利尿药、袢利尿剂与本品同用时常需给予钾盐,以防止低钾血症。

(5)β受体阻滞剂与本品同用有导致房室传导阻滞,发生严重心动过缓的可能,应重视,但并不排除β受体阻滞剂用于洋地黄不能控制心室率的室上性快速性心律失常。

(6)与奎尼丁同用,可使本品血药浓度提高约1倍,提高程度与奎尼丁用量相关,甚至可达到中毒浓度。即使停用地高辛,其血药浓度仍继续上升,这是奎尼丁从组织结合处置换出地高辛,减少其分布容积之故。两药合用时应酌减地高辛用量的1/3~1/2。

(7)与维拉帕米、地尔硫䓬、胺碘酮合用,由于降低肾及全身对地高辛清除率而提高其血药浓度,可引起严重心动过缓。

(8)螺内酯可延长本品半衰期,需调整剂量或给药间期,随访监测本品血药浓度。

(9)血管紧张素转换酶抑制剂及其受体拮抗剂可使本品血药浓度增高。

(10)依酚氯铵与本品合用可致明显心动过缓。

(11)吲哚美辛可减少本品肾清除,使本品半衰期延长,有中毒危险,需监测血药浓度及心电图。

(12)与肝素同用,由于本品可能部分抵消肝素的抗凝作用,需调整肝素用量。

(13)洋地黄化时静脉用硫酸镁应极其谨慎,尤其是在静脉注射钙盐时,可发生心脏传导阻滞。

(14)红霉素由于改变胃肠道菌群,可增加本品在胃肠道吸收。

(15)甲氧氯普胺因促进肠道运动而减少地高辛生物利用度约25%;溴丙胺太林因抑制肠道蠕动而提高地高辛生物利用度约25%。

(16)地高辛酊剂含有乙醇,与头孢菌素类、硝基咪唑类药物联用时应警惕戒酒硫样反应。

【应急处理】

(1)若地高辛血药浓度>2.0ng/ml,应警惕地高辛药物过量或毒性反应。

(2)本品过量及毒性反应的处理:轻度中毒者,停用本品及利尿治疗,如有低钾血症而肾功能尚好者可给予钾盐。发生促心律失常者可用:

1)氯化钾静脉滴注,对消除异位心律往往有效。

2)苯妥英钠:该药能与强心苷竞争性争夺 Na^+/K^+-ATP 酶,因而有解毒效应。成人用 100~200mg 加注射用水 20ml 缓慢静脉注射;如情况不紧急,亦可口服,每次 0.1mg,每日 3~4 次。

3)利多卡因:对消除室性心律失常有效,成人用 50~100mg 加入葡萄糖注射液中静脉注射,必要时可重复。

4)阿托品:对缓慢性心律失常者可用,成人用 0.5~2mg 皮下或静脉注射。

5) 心动过缓或完全房室传导阻滞有发生阿 - 斯综合征的可能时,可植入临时起搏器。应用异丙肾上腺素可以提高缓慢的心率。

6) 依地酸钙钠以其与钙螯合的作用,也可用于治疗洋地黄所致的心律失常。

7) 对可能有生命危险的洋地黄中毒可经膜滤器静脉给予地高辛免疫 Fab 片段,每 40mg 地高辛免疫 Fab 片段大约结合 0.6mg 地高辛或洋地黄毒苷。

去乙酰毛花苷
Deslanoside

【其他名称】去乙酰毛花苷丙,西地兰 D。

【制剂与规格】注射剂:0.2mg,0.4mg。

【药理作用】本品为快速强心药,能加强心肌收缩,减慢心率与传导。作用较快,因排泄较快而蓄积较少。口服在肠中吸收不完全,3~6 日作用消失。

【适应证】用于充血性心力衰竭;控制伴快速心室率的心房颤动、心房扑动患者的心室率;终止室上性心动过速起效慢,已少用。

【用法与用量】静脉注射。儿童剂量按下列剂量分 2~3 次间隔 3~4 小时给予,早产儿和足月新生儿或肾功能减退、心肌炎患儿,肌内或静脉注射按体重 0.022mg/kg;2 周至 3 岁的患儿按体重 0.025mg/kg。本品静脉注射获满意疗效后,可改用地高辛的常用维持量以保持疗效。

【注意事项】

(1) 不宜与酸、碱类配伍。

(2) 以下情况禁用:①与钙注射剂合用;②任何强心苷制剂中毒;③室性心动过速、心室颤动;④梗阻性肥厚型心肌病(若伴收缩功能不全或心房颤动仍可考虑);⑤预激综合征伴心房颤动或扑动;⑥对本品所含任何成分过敏者。

(3) 以下情况慎用:①低钾血症;②不完全性房室传导阻滞;③高钙血症;④甲状腺功能减退;⑤缺血性心脏病;⑥急性心肌梗死早期;⑦心肌炎活动期;⑧肾功能损害。

(4) 用药期间应注意随访检查:①血压、心率及心律。②心电图。③心功能监测。④电解质尤其钾、钙、镁。⑤肾功能。⑥疑有洋地黄中毒时,应做地高辛血药浓度测定。过量时,由于蓄积性小,一般于停药后 1~2 天中毒表现可以消退。

(5) 该品可通过胎盘,故妊娠后期母体用量可能适当增加,分娩后 6 周减量。该品可排入乳汁中,哺乳期妇女应用须权衡利弊。

(6) 新生儿对该品耐受性不定,其肾清除减少;早产儿与未成熟儿对该品敏感,按其不成熟程度而减小剂量。按体重或体表面积,1 月龄以上的婴儿比成人用量略大。

(7) 老年人肝、肾功能不全,表观分布容积减小或电解质平衡失调者,对该品的耐受性低,必须减少剂量。

【不良反应】

(1) 常见不良反应包括新出现的心律失常、食欲减退或恶心、呕吐、下腹痛、异常的无力、软弱。

(2) 少见不良反应包括视力模糊或"黄视"(中毒症状)、腹泻、中枢神经系统反应(如精神抑郁或错乱)。

(3) 罕见不良反应包括嗜睡、头痛及皮疹、荨麻疹(过敏反应)。

(4)洋地黄中毒表现中,心律失常最重要,最常见者为室性期前收缩,约占心脏反应的33%;其次为房室传导阻滞、阵发性或加速性交界性心动过速、阵发性房性心动过速伴房室传导阻滞、室性心动过速、窦性停搏、心室颤动等。儿童中心律失常比其他反应性心律失常比成人少见。新生儿可有 PR 间期延长。

【药物相互作用】

(1)与两性霉素 B、皮质激素或失钾利尿药(如布美他尼、依他尼酸等)同用时,可引起低血钾而致洋地黄中毒。

(2)与制酸药(尤其三硅酸镁)或止泻吸附药(如白陶土与果胶)、考来烯胺和其他阴离子交换树脂、柳氮磺吡啶或新霉素同用时,可抑制洋地黄强心苷吸收而导致强心苷作用减弱。

(3)与抗心律失常药、钙盐注射剂、可卡因、泮库溴铵、萝芙木碱、琥珀胆碱或拟肾上腺素类药同用时,可因作用相加而导致心律失常。

(4)β 受体阻滞剂与该品同用可能导致房室传导阻滞而发生严重心动过缓,但并不排除用于单用洋地黄不能控制心室率的室上性快速型心律失常。

(5)与维拉帕米、地尔硫䓬或胺碘酮同用,由于降低肾及全身对地高辛的清除率而提高其血药浓度,可引起严重的心动过缓。

(6)螺内酯可延长本品半衰期,需调整剂量或给药期间,随访监测本品的血药浓度。

(7)依酚氯铵与该品同用可致明显的心动过缓。

(8)血管紧张素转换酶抑制剂及其受体拮抗剂可使该品血药浓度增高。

(9)吲哚美辛可减少该品肾清除,使该品半衰期延长,有洋地黄中毒的危险,需监测血药浓度及心电图。

(10)与肝素同用,由于该品可能部分抵消肝素的抗凝作用,需调整肝素用量。

(11)洋地黄化时静脉用硫酸镁应极端谨慎,尤其是静脉注射钙盐时,可发生心脏传导阻滞。

(12)红霉素由于改变胃肠道菌群,可增加该品在胃肠道吸收。

【应急处理】本品逾量及毒性反应的处理:轻度中毒者停用本品及利尿治疗。透析不能从体内迅速去除本品。如有低钾血症而肾功能尚好,可以给钾盐。在本品引起严重或完全性房室传导阻滞时不宜补钾。

第三节 泡性肺气肿

一、概述

泡性肺气肿(bullous emphysema)又称肺大疱(pneumatocele),是各种原因所致的肺泡腔内压力升高,肺泡壁破裂互相融合,在肺组织内形成含气囊腔。

二、病因与发病机制

多发生在下呼吸道炎症时,肺泡间质的破坏、活瓣性气道阻塞所致。其次,解剖结构异常,异常分支口常为开口狭小或走向平坦易引起完整性或部分性阻塞、空气能进入肺泡而不易排出,肺泡内压力增高,肺泡间隔逐渐因泡内压力增加而破裂,导致多个肺泡融合成肺大疱。此外,也可以发生在外伤后、持续正压通气过程中、α_1-抗胰蛋白酶缺乏患者。

三、临床表现与诊断

(一) 症状

较小的、数目少的、单纯的肺大疱可无任何症状。体积大或多发性肺大疱可出现胸闷、气喘、胸痛。肺大疱突然增大破裂产生自发性气胸时表现为突然胸痛、喘憋、咳嗽、呼吸困难等症状。肺大疱继发感染,可引起咳嗽、咳痰、寒战和发热,严重时出现发绀。

(二) 体征

大泡性肺气肿听诊一般正常,合并感染时可闻及局部固定细湿啰音。

(三) 辅助检查

X 线检查位于肺野边缘甚细薄的透亮空腔,可为圆形、椭圆形或较扁的长方形,大小不一,较大的肺大疱中,有时可见到横贯的间隔。肺大疱可以相互融合而形成占位很大的肺大疱,形似局限性气胸。肺 CT 检查:为肺内薄壁的充气气腔,肺气囊表现为肺内近圆形的薄壁气腔。

X 线检查是最常用的诊断方法,表现为薄壁气腔,腔内肺纹理稀少或仅有条索状阴影,肺大疱周围可有受压致密的肺组织阴影,并发感染时肺大疱腔内可见液平。胸部 CT 是最有效的诊断方法,可以发现胸膜下有普通胸部 X 线片不易显示的直径在 1cm 以下的肺大疱。

根据临床表现,排除气胸、结核性肺空洞、肺脓肿、先天性肺囊肿后,结合多次胸部 X 线片或肺 CT 作出诊断。

四、治疗原则与策略

1. 无症状的肺大疱无须治疗。

2. 抗感染治疗 合并感染者抗感染治疗,疗法详见肺炎及肺脓肿有关部分。

3. 手术治疗 并发自发性气胸或血气胸、肺大疱压迫邻近肺组织引起肺不张、肺大疱反复感染者可以手术治疗,切除病患肺组织。

五、常用治疗药物

抗菌常用治疗药物详见第四章第六节。

（李志业　冀建伟　娄朝旺　孙 楠）

参考文献

［1］李玉林. 病理学 [M]. 8 版. 北京: 人民卫生出版社, 2013: 171-173.

［2］江载芳, 沈坤玲, 沈颖. 诸福棠实用儿科学 [M]. 8 版. 北京: 人民卫生出版社, 2015: 1290-1295.

［3］江载芳. 实用小儿呼吸病学 [M]. 北京: 人民卫生出版社, 2015: 355-417.

［4］李德爱, 陈志红, 傅平, 等. 儿科治疗药物的安全应用 [M]. 北京: 人民卫生出版社, 2015: 26-29, 330-331, 616-698.

［5］孙玉鄂. 胸外科手术学 [M]. 2 版. 北京: 人民军医出版社, 2009: 222-230.

［6］徐虹, 孙锟, 李智平, 等. 临床药物治疗学- 儿科疾病 [M]. 北京: 人民卫生出版社, 2016: 51-57.

［7］蔡映云, 吕迁洲. 临床药物治疗学- 呼吸系统疾病 [M]. 北京: 人民卫生出版社, 2016: 214-234.

［8］新生儿呼吸疾病研究协作组. 猪肺表面活性物质治疗胎粪吸入综合征的多中心随机对照研究 [J]. 中华儿科杂志, 2005, 43: 354-359.

第十二章

支气管扩张和原发性纤毛运动障碍药物治疗

第一节 支气管扩张

一、概述

支气管扩张(bronchiectasis)是小儿较常见的慢性肺损伤,是支气管树病理性和永久性扩张,是可导致反复化脓性感染的慢性气道炎症。临床表现为持续或反复性咳嗽、咳痰,有时咯血,可诱发呼吸功能障碍和慢性肺源性心脏病。

支气管扩张是常见慢性呼吸道疾病,病程长,病变不可逆,由于反复感染,可使患者肺组织和功能严重受损,严重影响患者生活质量,造成沉重的经济负担。

二、病因与发病机制

支气管扩张是由原发病引起的一种病理性改变,作为支气管扩张临床评估的一部分,寻找原发病因,不但有利于采取针对性诊疗措施,而且可减少侵袭性或费时的辅助检查。大多数儿童和成人支气管扩张是继发于呼吸道感染(如肺炎、结核)。免疫功能缺陷导致支气管扩张在儿童也较为常见,其他原因少见或罕见。

下呼吸道感染,特别是细菌性肺炎、支原体、百日咳及病毒感染是儿童支气管扩张的最常见病因。询问病史应特别关注呼吸道感染史,尤其是婴幼儿时期的呼吸道感染。肺结核是支气管扩张的常见病因,尤其肺上叶支气管扩张,应注意询问结核病史或进行相应检查。儿童下呼吸道异物吸入是常见气道阻塞原因,因此,对于支气管扩张患者应注意询问有无胃内容物误吸史。儿童支气管扩张患者应考虑是否免疫功能缺陷,尤其是抗体缺陷;对于严重、持续或反复感染,尤其是多部位感染,应怀疑免疫功能缺陷的可能。

支气管扩张分为先天性与继发性两种。先天性支气管扩张较少见,继发性支气管扩张发病机制中,关键环节为支气管感染和支气管阻塞,两者相互促进,形成恶性循环。

三、临床表现与诊断

(一) 临床表现

1. 症状　咳嗽是支气管扩张最常见症状(>90%),且多伴有咳痰。合并感染时咳嗽和咳痰量明显增多,可呈黄绿色脓痰。多数患儿伴有呼吸困难,这与支气管扩张严重程度呈正相关。约半数患者可出现不同程度咯血,多与感染相关。咯血、咳痰中带血或大量咯血,咯血量与病情严重程度并不完全一致。约 1/3 患儿可出现非胸膜性胸痛。

2. 体征　听诊闻及湿性啰音是支气管扩张的特征性表现,以肺底部最多见,吸气中期最响亮,可持续至吸气末。约 1/3 的患儿可闻及哮鸣音、粗大的干啰音。

(二) 诊断

应根据既往病史、临床表现、体征及实验室检查等指标综合分析确定,胸部高分辨率 CT 是诊断支气管扩张的主要手段。

对所有疑诊支气管扩张患者需仔细询问既往病史,继发下呼吸道感染如结核、非结核分枝杆菌、百日咳、支原体、细菌及病毒感染等,是我国支气管扩张最常见的原因。

所有支气管扩张患者均应评估上呼吸道症状,合并上呼吸道症状可见于纤毛功能异常、囊性纤维化、体液免疫功能异常、黄甲综合征及杨氏综合征(无精子症、支气管扩张、鼻窦炎)。

四、治疗原则与策略

支气管扩张患儿生活质量明显下降,治疗原则包括:治疗潜在病因阻止病程进展,维持或改善肺功能,减少日间症状和急性加重次数,减少急性加重,提高生活质量。

(一) 物理治疗

物理治疗可以促进呼吸道分泌物排出,提高通气有效性,改善运动耐力,缓解气短等症状。排痰:清除气道分泌物是支气管扩张长期治疗的重要环节,是对慢性咳痰或高分辨率 CT 表现为黏痰阻塞患者。常用排痰技术有:①体位引流;②主动呼吸训练;③辅助排痰技术;④正压呼气装置;⑤胸壁高频震荡技术。

(二) 抗菌药物治疗

支气管扩张伴急性加重或症状恶化,即咳嗽、痰量增加、喘息、气急、咯血或发热等全身症状时,可考虑使用抗菌药物。仅脓性痰液或仅痰培养阳性不是抗菌药物应用的指征。

频繁应用抗菌药物,易造成细菌对抗菌药物耐药,因此推荐进行痰培养,急性加重期抗菌药物治疗前应进行痰培养,在等待培养结果时可进行经验性抗菌药物治疗。急性加重初始经验治疗应针对定植菌,判断有无铜绿假单胞菌感染的危险因素:①近期住院;②频繁或近期应用抗生素;③重度气流阻塞(FEV<30%);④口服糖皮质激素。至少符合 4 条中的 2 条,并根据既往细菌培养结果,选择抗菌药物。无铜绿假单胞菌感染高危因素的应经验性应用对流感嗜血杆菌有活性的抗菌药物,有高危因素的应根据病原体检测、药敏试验结果和治疗反应,及时调整抗菌治疗方案,若存在 2 种及以上病原菌,应尽可能选择覆盖所有致病菌的药物。

(三) 咯血的治疗

1. 大咯血紧急处理　大咯血是支气管扩张致命的并发症,一次咯血超过 200ml 或 24 小时咯血超过 500ml 属于大咯血,严重时可窒息。预防窒息应视为大咯血紧急处理的首要措施,首先应保证气道通畅,稳定血流动力学状态。咯血量少时可安抚患者,缓解紧张情绪,患侧卧位休息。窒息时保持头低足高的俯卧位,用手取出口中血块,轻拍健侧背部以促进气管内血液排出。若采取上述措施无效,则应进行气管插管,必要时则行气管切开术。

2. 药物治疗

(1)垂体后叶素：为大咯血的首选药物，一般静脉注射后 3~5 分钟起效，维持 20~30分钟。

(2)促凝血药：可选用抗纤维蛋白溶解药，如氨基己酸，还可给予凝血酶。黏液溶解剂：溴己新、羟甲半胱氨酸。

3. 介入治疗或手术治疗　支气管动脉栓塞术和手术治疗是大咯血的一线治疗方法。

(四) 预防

儿童下呼吸道感染及肺结核是支气管扩张的最常见病因，因此应积极预防儿童下呼吸道感染，接种麻疹、百日咳疫苗，积极治疗肺结核，预防支气管扩张发生。免疫球蛋白缺乏患者，推荐定期使用免疫球蛋白预防反复感染。

五、常用治疗药物

氨苄西林、阿莫西林、第三代头孢菌素、左氧氟沙星、莫西沙星详见第四章。

垂体后叶素
Oxytocin

【其他名称】Hypophysine。

【制剂】注射液：每支 5U：1ml，10U：1ml。

【药理作用】对平滑肌有强烈收缩作用，尤其对血管及子宫之基层作用更强，由于剂量不同，可引起子宫节律收缩至强直收缩。对于肠道及膀胱亦能增加张力而使其收缩。此外，神经垂体尚能抑制排尿。

【适应证】用于肺、支气管出血(如咯血)、消化道出血(呕血、便血)，并适用于产科催产及产后收缩子宫、止血等。对于腹腔手术后肠道麻痹亦有功效。本品尚对尿崩症有减少排尿量之作用。

【用法与用量】肌内、皮下注射或稀释后静脉滴注。

成人呼吸道或消化道出血：一次 5~12U。

儿童用药：根据症状、医嘱和药物说明书应用。

【注意事项】用药后如出现面色苍白、出汗、心悸、胸闷、腹痛、过敏性休克等，应立即停药。

【禁忌证】

(1)妊娠期高血压疾病、高血压、动脉硬化、冠心病、心力衰竭、肺源性心脏病患者。

(2)凡胎位不正、骨盆过窄、产道阻碍及有剖宫史等妊娠期妇女。

(3)对本品过敏或有过敏史者。

【不良反应】尚不明确。

【药物相互作用】

(1)环丙烷等碳氢化合物吸入全身麻醉时，使用缩宫素可导致产妇出现低血压，窦性心动过缓和 / 或房室节律失常。恩氟烷浓度>1.5%，氟烷浓度>1.0% 吸入全身麻醉时，子宫对缩宫素的效应减弱。恩氟烷浓度>3.0% 可消除反应，并可导致子宫出血。

(2)其他宫缩药与缩宫素同时用，可使子宫张力过高，产生子宫破裂和 / 或宫颈撕裂。

【应急处理】目前尚无药物过量的报道。

氨 基 己 酸
Aminocaproic Acid

【其他名称】6- 氨基乙酸。

【制剂】片剂：0.5g。注射液：10ml：1g，10ml：2g。

【药理作用】本品是抗纤维蛋白溶解药。纤维蛋白原通过其分子结构中的赖氨酸结合部位特异性与纤维蛋白结合，然后在激活物作用下变为纤溶酶，该酶能裂解纤维蛋白中精氨酸和赖氨酸肽链，形成纤维蛋白降解产物，使凝血块溶解。本品的化学结构与赖氨酸相似，能定性阻抑纤溶酶原与纤维蛋白结合，防止其激活，从而抑制纤维蛋白溶解，高浓度（100mg/L）则直接抑制纤溶酶活力，达到止血效果。

【适应证】适用于预防及治疗纤维蛋白溶解亢进引起的各种出血。

（1）前列腺、尿道、肺、肝、胰、脑、子宫、肾上腺、甲状腺等富有纤溶酶原激活物脏器的外伤或手术出血，组织纤溶酶原激活物（tissue-type plasminogen activator，t-PA）、链激酶或尿激酶过量引起的出血。

（2）弥散性血管内凝血（disseminated or diffuse intravascular coagulation，DIC）晚期，以防继发性纤溶亢进症。

（3）可作为血友病患者拔牙或口腔手术后出血或月经过多的辅助治疗。

（4）可用于上消化道出血、咯血、原发性血小板减少性紫癜和白血病等各种出血的对症治疗，对一般慢性渗血效果显著。

【用法与用量】

（1）儿童剂量：口服，每次 0.1g/kg，每日 3 次或 4 次；静脉滴注，首剂每次 0.08~0.12g/kg，用 5%~10% 葡萄糖注射液或 0.9% 氯化钠注射液 50~100ml 稀释，于 15~30 分钟滴完，维持量酌减，维持 12~24 小时或更久，视病情而定。

（2）成人剂量：口服，每次 2g，每日 3 次或 4 次；静脉滴注，每次 4~6g，以 5% 葡萄糖注射液或 0.9% 氯化钠注射液 100ml 稀释，15~30 分钟滴完，维持剂量为 1g/h，维持 12~24 小时或更长，视病情而定。

因本品排泄快，需持续给药才能维持有效浓度，故一般皆用静脉滴注法。

【注意事项】

（1）本品排泄快，需持续给药，否则难以维持稳定的有效血药浓度。

（2）有报道认为本品与肝素并用可解决纤溶与弥散性血管内凝血（DIC）同时存在的矛盾。相反的意见则认为两者并用有拮抗作用，疗效不如单独应用肝素。近来认为，两者的使用应按病情及化验检查结果决定。在 DIC 早期，血液呈高凝趋势，继发性纤溶尚未发生，不应使用抗纤溶药。DIC 进入低凝期并有继发性纤溶时，肝素与抗纤溶药可考虑并用。

（3）链激酶或尿激酶的作用可被氨基己酸对抗，故前者过量时亦可使用氨基己酸对抗。

（4）本品不能阻止小动脉出血，术中有活动性动脉出血，仍需结扎止血。

（5）使用避孕药或雌激素的妇女，服用氨基己酸时可增加血栓形成的倾向。

（6）本品静脉注射过快可引起明显血压降低、心动过速和心律失常。

【禁忌证】禁用于对本品过敏者、弥散性血管内凝血（DIC）的高凝期患者、有血栓形成倾向或有血管栓塞性疾病病史者；注射用制剂禁用于早产儿。

【不良反应】

(1)本药有一定的不良反应,剂量增大,不良反应增多,症状加重。而且药效维持时间较短,现已逐渐少用。

(2)常见不良反应为恶心、呕吐和腹泻,其次为眩晕、瘙痒、头晕、耳鸣、全身不适、鼻塞、皮疹、红斑、不射精等。当每日剂量超过16g时,尤易发生。快速静脉注射可出现低血压、心动过速、心律失常,少数人可发生惊厥及心脏或肝脏损害。大剂量或疗程超过4周可产生肌痛、软弱、疲劳、肌红蛋白尿,甚至肾衰竭等,停药后可缓解恢复。

(3)本品从尿排泄快,尿浓度高,能抑制尿激酶的纤溶作用,可形成凝血块,阻塞尿路。

【药物相互作用】

(1)本品即刻止血作用较差,对急性大出血宜与其他止血药物配伍应用。

(2)本品不宜与酚磺乙胺混合注射。

【应急处理】药物过量可引起血栓形成,本品使用过量在机体组织中的浓度与毒理关系不详,血液透析或腹膜透析可清除本品。

凝　血　酶
Thrombin

【其他名称】Thrombin。

【制剂】冻干粉:200U,500U,1 000U,2 000U。

【药理作用】促使纤维蛋白原转化为纤维蛋白,应用于创口,使血液凝固而止血。

【适应证】用于手术中不易结扎的小血管止血、消化道出血及外伤出血等。

【用法与用量】

(1)局部止血:用灭菌氯化钠注射液溶解成50~200U/ml溶液喷雾或用本品干粉喷洒于创面。

(2)消化道止血:用生理盐水或温开水(不超过37℃)溶解成10~100U/ml。口服或局部灌注。也可根据出血部位及程度,适当增减浓度、次数。

【注意事项】本品严禁注射。如误入血管,可导致血栓形成、局部坏死危及生命。

本品必须直接与创面接触,才能起止血作用。本品应新鲜配制使用。

【禁忌证】对本品有过敏史者禁用。

【不良反应】偶可致过敏反应,应及时停药。

外科止血中应用本品曾有致低热反应的报道。

【药物相互作用】本品遇酸、碱、重金属发生反应而降效。

为提高上消化道出血的止血效果,宜先服一定量制酸剂,中和胃酸后口服本品,或同时静脉给予抑酸剂。

本品还可用磷酸盐缓冲液或冷牛奶溶解。如用阿拉伯胶、明胶、果糖胶、蜂蜜等配制成乳胶状溶液,可提高凝血酶的止血效果,并可适当减少本品用量。

【应急处理】目前尚无药物过量的报道。

<h1 style="text-align:center">溴 己 新</h1>
Bromhexine

【其他名称】溴己铵,必消痰,必咳平。

【制剂】片剂:8mg。注射剂:4mg。

【药理作用】本药是从鸭嘴花碱(vasicine)得到的半合成品,具有减少和断裂痰液中黏多糖纤维的作用,使痰液黏度降低,痰液变薄,易于咳出。其实是它能抑制黏液腺和杯状细胞中酸性糖蛋白的合成,使痰液中的唾液酸(酸性黏多糖成分之一)含量减少,痰液黏度下降,有利于痰咳出。本药祛痰作用尚与其促进呼吸道黏膜的纤毛运动及具有恶心性祛痰作用有关。由于痰液咳出,使患者的通气得到改善。

【适应证】主要用于慢性支气管炎及其他呼吸道疾病如哮喘、支气管扩张、硅肺等有黏痰不易咳出者。

【用法与用量】

(1)儿童剂量:口服,每次 0.2mg/kg,每日 2~3 次;肌内注射,每次 2~4mg,每日 1~2 次。

(2)成人剂量:口服,每次 8~16mg,每日 3 次;肌内注射,每次 4~8mg,每日 2 次。

【注意事项】

(1)对本品过敏者禁用。

(2)当药品性状发生改变时禁止使用。

(3)胃溃疡者应慎用。

【禁忌证】对本药过敏者禁用。

【不良反应】

(1)轻微不良反应偶有头痛、头昏、恶心、呕吐、胃部不适、腹痛、腹泻,减量或停药后可消失。可有血清转氨酶一过性升高的现象。

(2)严重的不良反应:皮疹、遗尿。

【药物相互作用】与抗生素联用,疗效更好。

【应急处理】目前尚无药物过量的报道。

<h1 style="text-align:center">第二节 原发性纤毛运动障碍</h1>

一、概述

原发性纤毛运动障碍(primary ciliary dyskinesia,PCD)是由于基因突变引起的纤毛结构或功能缺陷的罕见遗传病,是常染色体隐性遗传,其漏诊、误诊率较高。

PCD 会出现一系列临床表现,如呼吸道感染、鼻窦炎或支气管扩张等,常就诊于呼吸科。由于 PCD 发病率较低,纤毛结构异常多种多样,故在临床诊断中对 PCD 的认识还远远不够。

二、病因与发病机制

PCD 是常染色体隐性遗传,大部分患者是近亲结婚后代。仅有个别报道为 X 染色体隐性遗传。原发性纤毛运动障碍的基本病因是编码纤毛结构蛋白和 / 或功能调控蛋白基因突变。

正常运动纤毛结构为"9+2"型,即轴丝中央是一对中央微管,周围均匀排列着 9 组双联体微管,双联体微管上连接着内、外动力蛋白臂。PCD 患者的纤毛结构表现为中央管增多或减少、轮辐结构异常,内、外动力蛋白臂缺失或减少,其中最为常见的为动力蛋白臂异常,约占半数以上。其他异常有中央微管异位或发育不全。

纤毛结构缺陷会导致纤毛运动能力下降,呼吸系统纤毛广泛分布于鼻咽部、鼻窦、支气管和终末细支气管的下呼吸道等处。部分区域纤毛活动能力下降,会导致儿童出现累及上下呼吸道慢性疾病。呼吸道纤毛运动障碍会导致黏液和细菌滞留,进而引起新生儿呼吸窘迫、慢性肺部炎症或支气管扩张症。少数胚胎发育早期即有纤毛摆动异常患儿,会发生内脏转位。

呼吸系统纤毛的清洁作用主要是通过纤毛摆动而实现的。正常纤毛有:静息、复原摆动和有效摆动 3 种状态。在摆动过程中,纤毛先向后摆动接近 180°,至细胞膜表面,然后充分伸展,并开始有效摆动。有效摆动是垂直于细胞表面进行的,向头端摆动,有效摆动结束后,纤毛会进入短暂的静息状态,随后开始一次新循环。正常人呼吸道纤毛成行排列,纤毛有效摆动方向基本相同,推动表面黏液向头端移动。纤毛会与其邻近的纤毛顺序摆动,当纤毛从静息状态进入有效摆动时,触动其他静息状态纤毛并刺激其进入有效摆动过程。正常纤毛运动具有周期性、节律性、同步性、协调性、方向性和异相性等特点。超微结构异常将影响纤毛的功能,纤毛摆动频率和波形决定了其黏液清除效果。

如果纤毛结构或功能异常,则患儿不能清除呼吸道分泌物及异物,而出现慢性支气管炎、支气管扩张等临床表现。

三、临床表现与诊断

发病年龄可自婴幼儿到成年人,以学龄儿童及青年居多。本病自新生儿期起就可能会有反复中耳炎病史,患儿会反复咳嗽、痰多而黏稠,为黄绿色脓痰,有支气管扩张表现。PCD 诊断依据包括临床表现及辅助诊断方法,包括鼻呼出气一氧化氮(nNO)含量、高速视频显微成像(HSVA)分析纤毛运动模式、透射电镜(TEM)观察纤毛超微结构、基因检测分析基因突变、免疫荧光分析纤毛结构等。但目前还没有单一检查可作为诊断的"金标准"。

典型临床表现:长期慢性咳嗽咳痰,慢性鼻炎鼻窦炎,婴儿时有上、下呼吸道症状或因严重呼吸道症状入住新生儿监护病房病史,有内脏转位,或有先天性心脏病。

鼻呼出气一氧化氮:具有无创、快速、经济等优点,且灵敏度和特异性较高,是 PCD 的筛查,应首先进行的检查。该检查需要患者一定的配合,因此仅适用于 6 岁以上的患儿。相比于其他疾病,PCD 患者 nNO 含量更低,是正常人的 10%~20%。

高速视频显微成像:这项检查无创,具有较高的灵敏度和特异性,因此可与 nNO 共同位于诊断的第一步。

透射电镜:观察电子显微镜下纤毛超微结构,是诊断流程的第二步。大多数患者可通过透射电镜观察到纤毛超微结构的缺陷,有研究发现约30%患者没有明显超微结构缺陷,对具有典型PCD临床表现,第一步检查结果异常患者,但未观察到纤毛结构缺陷的,应进行第三步基因检测。

基因检测:随着高通量测序技术的发展,目前已发现33种致病基因。如果发现已知致病基因的双等位基因突变,且通过一代测序验证,则可从基因水平诊断,并明确其突变基因或位点。

免疫荧光分析:免疫荧光分析属于辅助诊断方法,有的患者通过透射电镜没有观察到超微结构缺陷,有可能通过免疫荧光分析发现异常。

四、治疗原则与策略

目前尚无PCD治疗指南,但PCD与囊性纤维化表现非常相似,因此对PCD的治疗多借鉴囊性纤维化。总体上以内科治疗为主,可根据适应证适当选择手术。内科治疗主要针对支气管扩张,促进黏液清除,控制气道感染,可使用促进纤毛运动的药物或黏液溶解剂,雾化吸入乙酰半胱氨酸促痰液排出;根据气道细菌种类合理应用抗生素,尤其对铜绿假单胞菌感染者应尽早应用抗生素;加强患者健康教育,雾霾天减少外出或戴口罩,掌握正确的咳嗽和排痰方法,定期复查肺功能检测气道微生物,每年接种肺炎球菌和流感疫苗。

五、常用治疗药物

乙酰半胱氨酸
Acetylcysteine

【其他名称】痰易净,易咳净。

【制剂】颗粒剂、吸入剂:0.1g,5g。

【药理作用】乙酰半胱氨酸为黏液溶解剂,具有较强的黏痰溶解作用。其分子中所含的巯基能使痰液中糖蛋白多肽链中的二硫键断裂,从而降低痰液的黏滞性,并使痰液化而易咳出。本品还能使脓性痰液中的DNA纤维断裂,因此不仅能溶解白色黏痰,也能溶解脓性痰。对于一般祛痰药无效患者,使用本品仍可有效。

【适应证】适用于以黏稠分泌物过多为特征的呼吸系统疾病,如COPD、支气管扩张症等。

【用法与用量】

(1)儿童剂量:喷雾吸入,用于黏痰阻塞的非急救情况下,以10%溶液喷雾吸入,每次1~3ml,每日2~3次;气管内滴入,用于黏痰阻塞的急救情况时,以5%溶液经气管插管或直接滴入气管内,婴儿每次0.5ml,儿童每次1ml,每日3~4次;气管内注入,黏痰阻塞急救时以5%溶液用注射器自气管的甲状软骨环骨膜处注入气管内,婴儿每次0.5ml,儿童每次1ml,每日3~4次。

(2)成人剂量:喷雾吸入,每次1~3ml,每日3~4次;气管滴入,急救时以5%溶液经气管插管或直接滴入气管内;气管注入,急救时以5%溶液用注射器自气管的甲状软骨环骨膜处注入气管腔内,每次1~3ml,每日3~4次。

【注意事项】本品含糖,糖尿病患者酌量使用;本品水溶液在空气中易氧化变质,因此应临用前配制。避免同时服用强力镇咳药。本品颗粒剂,可加少量温开水(禁用80℃以上热水)或果汁溶解后混匀服用,也可直接口服。不宜与金属、橡胶、氧化剂、氧气接触,故喷雾器必须用玻璃或塑料制作。

【禁忌证】

(1)因本品含甜味剂,有苯丙酮尿毒症患者禁用。

(2)对本品过敏者、支气管哮喘者、严重呼吸道阻塞者、严重呼吸功能不全的老年患者禁用。

【不良反应】可引起呛咳、支气管痉挛、恶心、呕吐、胃炎等不良反应,减量即可缓解,如遇恶心、呕吐,可暂停给药。支气管痉挛可用异丙肾上腺素缓解。本品直接滴入呼吸道可产生大量痰液,必要时需用吸痰器吸引排痰。

【药物相互作用】本品与碘化油、糜蛋白酶、胰蛋白酶有配伍禁忌。

与异丙肾上腺素合用或交替使用时可提高本药疗效,减少不良反应。

本品与异丙肾上腺素合用或交替使用时可提高本药疗效,减少不良反应。

与硝酸甘油合用,可增加低血压和头痛的发生。酸性药物可降低本品的作用。本品能明显增加金制剂排泄,减弱青霉素、四环素、头孢菌素类药物的抗菌活性,故不宜与这些药物合用,必要时可间隔4小时交替使用。

【应急处理】目前尚无药物过量的报道。

(吕剑涛　郭　其　张君利　王　浩)

参考文献

[1] 黄絮, 冯莹莹, 谭元菊. 治疗指南: 呼吸病分册 [M]. 北京: 化学工业出版社, 2018.

[2] 陈平, 罗红. 呼吸疾病临床流程及技术操作规范 [M]. 长沙: 湖南科学技术出版社, 2018.

[3] 杨仁恒. 实用呼吸系统疾病 [M]. 北京: 科学技术文献出版社, 2018.

[4] 吐尔尼萨, 曹玲. 61 例儿童支气管扩张症的病因及预后分析 [J]. 中国医刊, 2018, 53 (9): 1022-1026.

[5] 李晓华. CT 影像诊断对支气管扩张症的作用 [J]. 影像研究与医学应用, 2018, 20 (2): 33-34.

[6] 安娜, 丁翔宇, 张古英. 儿童医院毛细支气管炎住院患儿用药分析 [J]. 中国药业, 2018, 27 (19): 86-89.

[7] 刘灿霞, 刘小兰. 儿童支气管扩张症 32 例临床特征分析 [J]. 海南医学, 2018, 29 (17): 2483-2485.

[8] 邹思凡, 肖坤, 解立新. 罕见病原发性纤毛运动障碍综述 [J]. 解放军医学院学报, 2017, 38 (10): 981-983.

[9] 胡新月, 胡成平, 罗丽莎. 原发性纤毛运动障碍一例并文献复习 [J]. 现代生物医学进展, 2017, 17 (19): 3681-3685.

[10] 梁艳, 尹丹萍. 支气管扩张症的诊断概述 [J]. 临床医药文献杂志, 2018, 5 (61): 157-158.

[11] 李燕村, 王英. 张伟辨治原发性纤毛运动障碍经验 [J]. 山东中医杂志, 2017, 36 (5): 398-400.

第十三章

肺脓肿药物治疗

一、概述

肺脓肿（lung abscess）是肺化脓性炎症伴坏死液化形成。多由化脓性葡萄球菌或厌氧菌混合感染导致。临床表现起病急剧,有高热、胸痛、寒战、咳嗽、咳脓性痰等症状。根据其感染途径分为吸入性和血源性两类。X 线对肺脓肿的诊断有重要意义,其不仅能确定其脓肿部位、脓肿范围,而且还能指导体位引流的方向,还可确定有无脓胸、肺不张等症状。

肺脓肿是化脓菌引起的肺化脓性炎性反应和肺实质性病变,是带菌分泌物或感染物经支气管吸入肺内造成。肺脓肿的发病部位右肺野多于左肺野,中下野多于肺上野,单发者较多。多发于青壮年,男性多于女性。抗生素广泛应用后,肺脓肿的发生率大大减少。

二、病因与发病机制

小儿肺脓肿病位在肺,急性肺脓肿的感染细菌,一般为上呼吸道、口腔的常居菌。多为混合感染,包括需氧和厌氧革兰氏阳性与阴性球菌和杆菌。其中最常见有葡萄球菌、肺炎球菌、梭形菌、链球菌和螺旋体等。肺脓肿的发病与病因有着密切关系,可分为以下几种:

1. **吸入性肺脓肿**　病原体经口、鼻腔吸入,是肺脓肿发病的最主要原因。扁桃体炎、鼻窦炎、齿槽脓溢等脓性分泌物;口腔、鼻、咽部手术的血块或呕吐物等,在神志昏迷等情况下,经气管被误吸入肺内,造成细支气管阻塞,病原菌繁殖即可致病。

2. **血源性肺脓肿**　皮肤创伤、骨髓炎、感染、疖痈、产后盆腔感染等所致的败血症和脓毒血症,病原菌、脓毒栓子,经血液循环带至肺,引起小血管栓塞、肺组织炎症或坏死,形成脓肿。

3. **继发性肺脓肿**　多继发于其他疾病,如肺炎、空洞性肺结核、支气管囊肿、支气管扩张和支气管癌等继发感染,均可引起肺脓肿。肺邻近器官化脓性感染或外伤感染、肾周围脓肿、膈下脓肿、脊柱旁脓肿、食管穿孔等,亦可形成脓肿。

4. **阿米巴肺脓肿**　多继发于阿米巴肝脓肿。肝脓肿好发于肝右叶的顶部,因此右肺下叶,形成阿米巴肺脓肿。

三、临床表现与诊断

早期症状为肺炎症状,即发热、乏力、咳嗽、畏食、出汗等。痰为脓性,可伴血丝。腐败气味(离患者一定距离便可闻到一种强烈恶臭)是厌氧菌感染具诊断价值的特点,可使抗生素的选择简单化。肺脓肿的患者 30%~50% 有腐臭痰,因此无臭痰并不能排除厌氧菌的诊断。如果出现胸痛,常意味着累及胸膜。

X 线诊断:吸入性肺脓肿早期可见浓密模糊浸润阴影,其边缘不清或可见团片状浓密阴影。当脓肿形成,脓液排出后,则可见圆形透亮区及液平面。经脓液引流和抗生素治疗后,可见残留纤维条索状阴影,如果脓肿转为慢性,可见空洞壁变厚,周围的纤维组织增生,邻近胸膜肥厚,且纵隔可向患侧移位。血源性肺脓肿表现为两肺外侧有多发球形致密阴影,大小不均,中央有小脓腔或液平面。CT 能更准确定位并发现体积较小的脓肿。

依据口腔手术、昏迷呕吐、急性发作的畏寒、异物吸入,高热、咳嗽和咳大量脓臭痰等症状和病史,结合白细胞和中性粒细胞显著增高,浓密炎性阴影中有脓腔及液平面的 X 线征象,可作出诊断。血、痰培养,有助于作出病原性诊断。

四、治疗原则与策略

早期和彻底治疗是根治肺脓肿的关键,治疗原则是抗炎和引流。

1. 抗生素治疗　急性肺脓肿的感染细菌(包括厌氧菌)都对青霉素敏感,疗效较好,故最常用。剂量根据病情,严重者静脉滴注 240 万 ~1 000 万 U/d,一般患者使用 160 万 ~240 万 U,每日分 2~3 次肌内注射。在抗生素治疗下,体温 3~10 天可恢复正常,大多急性肺脓肿经青霉素治疗可获痊愈。对青霉素不敏感的脆性类杆菌感染,可选用林可霉素 0.5g,每日 3~4 次口服或 0.6g 每日 2~3 次肌内注射,病情严重者可用 1.8g 林可霉素加于 500ml 5% 葡萄糖溶液内静脉滴注,每日 1 次。或盐酸克林霉素 0.15~0.3g,每日 4 次口服,或甲硝唑 0.4g,每日 3 次口服。嗜肺军团杆菌导致的肺脓肿,可选用红霉素治疗。抗生素疗程一般为 8~12 周,直至临床症状完全消失:X 线片显示脓腔及炎性病变完全消散,仅残留条索状纤维阴影。在全身用药的基础上,可加用局部治疗,如环甲膜穿刺、鼻导管气管内或纤维支气管镜滴药,常用青霉素 80 万 U(稀释至 2~5ml),滴药后根据脓肿部位采取适当体位,静卧 1 小时以上。血源性肺脓肿是脓毒血症的并发症,应按照脓毒血症治疗。

2. 痰液引流　祛痰药如氯化铵 0.3g、氨溴索 30mg、化痰片 500mg,每日 3 次口服,可使痰液易于咳出。痰浓稠患者,可使用气道湿化如蒸汽吸入、超声雾化吸入等以利痰液的引流。患者情况较好,发热不高者,体位引流可助脓液排出。也可使脓肿部位处于高位,在患部轻拍,2~3 次 /d,每次 10~15 分钟。有明显痰液阻塞征象患者,可经纤维支气管镜冲洗并引出。

3. 外科治疗　支气管阻塞疑为支气管癌患者,慢性肺脓肿经内科治疗 3 个月,脓腔仍不能缩小,感染未能控制;或并发支气管扩张、支气管胸膜瘘、脓胸、大咯血等危及生命时,需作外科治疗。

五、常用治疗药物

青霉素、红霉素详见第四章第二节。

林 可 霉 素

Lincomycin

【其他名称】林洁霉素,氯林霉素,力派。

【制剂与规格】片剂、胶囊剂：0.25g。注射液：0.6g：2ml。

【药理作用】林可霉素作用于敏感菌核糖体的50S亚基，阻止肽链延长，从而抑制细菌细胞的蛋白质合成。林可霉素一般系抑菌剂，但在高浓度下，对高度敏感细菌也具有杀菌作用。

【适应证】本品用于骨髓炎治疗，口服适用于：葡萄球菌、化脓性链球菌、肺炎球菌及厌氧菌所致的呼吸道感染、皮肤软组织感染、女性生殖道及盆腔感染和厌氧菌所致的腹腔感染等。林可霉素注射液除上述指征外，尚可用于链球菌和葡萄球菌所致的败血症、骨和关节感染、慢性骨和关节感染的外科辅助治疗、葡萄球菌所致的急性血源性骨髓炎等。林可霉素渗入脑脊液浓度不能达到有效水平，不适用于脑膜炎的治疗。

【用法与用量】

(1)口服：成人每日1.5~2g(按林可霉素计，以下同)，分3~4次服；小儿每日按体重30~60mg/kg，分3~4次服；婴儿<4周者不宜服用。

(2)肌内注射：成人一般为每8~12小时0.6g；小儿每日按体重15~30mg/kg，分次注射。

(3)静脉滴注：成人一次0.6g，溶于100~200ml输液内，滴注1~2小时，每8~12小时1次；小儿每日按体重10~20mg/kg，分2~3次给药。

(4)为防止急性风湿热的发生，用本类药物治疗溶血性链球菌感染时的疗程，至少为10日。

(5)处理：林可霉素或克林霉素所致的假膜性肠炎，轻症单独用药可能有效，中等-重症患者需补充水、电解质和蛋白质。如经上述处理无效，则应给万古霉素口服，每6小时125~500mg，疗程5~10日。复发时可给第二疗程万古霉素。甲硝唑口服或杆菌肽口服也有效；甲硝唑250~500mg，一日3次，杆菌肽2.5万U，一日4次。

(6)不同菌株对林可霉素的敏感性可有一定差异，故药敏试验有重要意义。

【注意事项】

(1)可引起消化道症状，如恶心、呕吐、舌炎、肛门瘙痒等。长期使用可致假膜性肠炎，此由艰难梭菌滋生引起，其先驱症状为腹泻。遇此症状应立即停药，必要时可用万古霉素治疗。

(2)尚可导致过敏反应，如皮疹、荨麻疹、多形红斑以及白细胞减少、血小板减少等。

(3)可致转氨酶升高、黄疸等。肝功能不全者慎用。长期应用定期检查血常规和肝功能。

(4)不可直接静脉推注，进药速度过快可致心搏暂停和低血压。静脉给药时，每0.6~1g本品需用100ml以上输液稀释，滴注时间不少于1小时。

(5)尚有耳鸣、眩晕等不良反应。

(6)妊娠妇女及哺乳妇女慎用。

(7)对1月龄以下的新生婴儿禁用。

【禁忌证】

(1)患者对一种林可霉素过敏时有可能对其他林可霉素类也过敏。

(2)林可霉素经胎盘后可在胎儿肝中浓缩，虽人类应用时尚无发生问题的报道，但妊娠妇女应用时仍需考虑其利弊。

(3)林可霉素可排入乳汁中，哺乳期妇女应考虑利弊。

(4)下列情况应慎用：胃肠疾病或有既往史者,特别如溃疡性结肠炎、局限性肠炎或抗生素伴随肠炎(林可霉素可引起假膜性肠炎);肝功能减退;肾功能严重减退。除重度减退外,肾功能减退患者的林可霉素用量一般无须减少。患者有严重肾功能减退和/或严重肝功能减退,伴严重代谢异常,采用高剂量时需作血清药物浓度监测。1月龄以下婴儿禁用。

【不良反应】常见的不良反应有：①腹或胃绞痛、疼痛、严重气胀;②严重腹泻(水样或血样);③发热;④恶心、呕吐;⑤异常口渴;⑥异常疲乏或软弱;⑦显著体重减轻(假膜性肠炎)。

大剂量林可霉素静脉注射时可引起血压下降、心电图变化等,偶可引起心搏、呼吸停止。静脉给药可引起血栓性静脉炎。可引起胃肠道反应,如恶心、呕吐、食欲减退、腹胀、腹泻。可引起二重感染、假膜性结肠炎及光敏反应。可致皮疹、哮喘、耳鸣、眩晕、过敏性休克。亦有血常规改变的报道。偶尔出现手脚麻木。

心血管系统：大剂量本品快速静脉注射时可引起血压下降、心电图变化,有潮红及发热感,偶也可致心搏、呼吸停止。一例用200mg发生恶心、呕吐、低血压、呼吸困难及心电图改变约20分钟。因此,较大剂量静脉给药时宜稀释后静脉滴注,每2g量至少以250ml液体稀释,每小时输液速度不宜超过100ml。静脉用药时可导致血栓性静脉炎。

消化系统：本品易导致胆红素升高,口服或注射给药均可发生胃肠道反应,一般反应轻微,可表现为食欲减退、恶心、呕吐、胃部不适和腹泻;腹泻可为一过性,也可病程迁延,多于用药后3~10天内发生。腹泻产生可由药物直接刺激所致,也可能与肠道菌群失调有关。国外报道,口服本品后20%~50%病例发生腹泻。腹泻多属轻度,但亦有表现为严重的假膜性肠炎者。现已知本病发生与本品应用后肠道内艰难梭菌的大量繁殖并产生毒素有关,年老及腹部手术患者较易发生。除对症治疗外,万古霉素或甲硝唑口服,均有良效。应用本药治疗时罕见有肝功能异常者,仅见于大剂量(大约4g/d)用3周以上者。另一组静脉注射本品3.6g/d,氨基转移酶及胆红素升高,肝活检伴有相应的病理改变。

造血系统：对造血系统毒性不大,偶可引起中性粒细胞减少、嗜酸性粒细胞增多、血小板减少等。一般反应轻微,为一过性,部分患者继续用药血常规也可恢复。本品偶可引起过敏反应,表现为皮疹、血管神经性水肿、血清病,也可引起日光过敏。偶有剥脱性皮炎产生。

【药物相互作用】

(1)与吸入性麻醉药同用,神经肌肉阻断现象可有加强,导致骨骼肌软弱和呼吸抑制或麻痹(呼吸暂停),在手术中或术后同用也应注意。以抗胆碱酯酶药物或钙盐治疗可能有效。

(2)与抗蠕动止泻药、含白陶土止泻药同用,林可霉素类在疗程中,甚至在疗程后数周有引起伴严重水样腹泻的假膜性肠炎可能。因可使结肠内毒素延迟排出,从而导致腹泻延长和加剧,故抗蠕动止泻药不宜同用。含白陶土止泻药和林可霉素类同时口服,后者的吸收将显著减少,故两者不宜同时服用,须间隔一定时间(至少2小时)。

(3)林可霉素类具神经肌肉阻断作用,与抗肌无力药合用时,将导致后者对骨骼肌的效果减弱。为控制重症肌无力症状,在合用疗程中,抗肌无力药剂量应予调整。

(4)氯霉素或红霉素在靶位上均可置换林可霉素类,或阻抑后者与细菌核糖体50S亚基的结合,故林可霉素类不宜与氯霉素或红霉素合用。

(5)阿片类镇痛药：林可霉素类的呼吸抑制作用与阿片类的中枢呼吸抑制作用可因累加现象而有导致呼吸抑制延长或引起呼吸麻痹(呼吸暂停)的可能,故必须对患者进行密切观察或监护。

(6)林可霉素与新生霉素、卡那霉素在同瓶静脉滴注时有配伍禁忌。在试管内见到本品与大环内酯类抗生素拮抗。本品也可能影响青霉素及头孢菌素的杀菌作用。

【应急处理】林可霉素过量可致心动过速、中枢神经系统反应等,无特效解毒剂,需对症处理。

甲 硝 唑

Metronidazole

【其他名称】甲硝基羟乙唑,灭滴灵,灭滴唑。

【制剂与规格】片剂:每片 0.2g。注射液:50mg:10ml,100mg:20ml,500mg:100ml,1.25g:250ml,500mg:250ml。甲硝唑葡萄糖注射液:250ml,含甲硝唑 0.5g 及葡萄糖 12.5g。栓剂:每个 0.5g,1g;直肠给药,1 次 0.5g,1 日 1.5g。甲硝唑阴道泡腾片:每片 0.2g;阴道给药,1 次 0.2~0.4g,7 日为一个疗程。

【药理作用】除用于抗滴虫和抗阿米巴原虫外,近年来,广泛应用于抗厌氧菌感染。本品的硝基在无氧环境中还原成氨基而显示抗厌氧菌作用,对需氧菌或兼性需氧菌则无效。对下列厌氧菌有较好的抗菌作用:①拟杆菌属,包括脆弱拟杆菌;②梭形杆菌属;③梭状芽孢杆菌属,包括破伤风杆菌;④部分真菌杆菌;⑤消化球菌和消化链球菌等。

口服吸收良好(>80%),口服 250mg 或 500mg,1~2 小时血清药物浓度达峰值,分别为 6μg/ml 和 12μg/ml。静脉滴注本品 15mg/kg,以后每 6 小时滴注 7.5mg/kg,血浆药物浓度达稳态时峰浓度为 25μg/ml,谷浓度可达 18μg/ml。本品在体内分布广泛,可进入唾液、乳汁、肝脓肿的脓液中,也可进入脑脊液(正常人脑脊液中的浓度可达血液的 50%)。在体内,经侧链氧化或与葡萄糖醛酸结合而代谢,有 20% 药物则不经代谢。其代谢物也有一定活性。甲硝唑及其代谢物大量由尿排泄(占总量的 60%~80%),少量由粪排出(6%~15%)。$t_{1/2}$ 约为 8 小时。

【适应证】主要用于治疗或预防上述厌氧菌引起的系统或局部感染,如腹腔、消化道、女性生殖系、下呼吸道、皮肤及软组织、骨和关节等部位厌氧菌感染,对败血症、心内膜炎、脑膜感染以及使用抗生素引起的结肠炎也有效。治疗破伤风常与破伤风抗毒素(TAT)联用。还可用于口腔厌氧菌感染。

【用法与用量】静脉滴注。

(1)成人常用量:厌氧菌感染,静脉给药首次按体重 15mg/kg(70kg 成人为 1g),维持量按体重 7.5mg/kg,每 6~8 小时静脉滴注 1 次。

(2)小儿常用量:口服,若厌氧菌感染,每次 7.5mg/kg,每 8 小时 1 次,首次加倍,最大 4g/d。若幽门螺杆菌感染,15~20mg/(kg·d),分 2 次,一个疗程为 7~14 天;新生儿<7 天,每次 7.5mg/kg,体重<1.2kg 者每 48 小时 1 次,1.2~2kg 者每 24 小时 1 次,>2kg 者每 12 小时 1 次;新生儿>7 天,每次 7.5mg/kg,体重<1 200g 者每 48 小时 1 次,1.2~2kg 者每 12 小时 1 次,>2kg 者每次 15mg/kg,每 12 小时 1 次。静脉滴注,若厌氧菌感染,首剂 15mg/kg,继以 7.5mg/kg,每 8~12 小时 1 次。

【注意事项】

(1)对诊断的干扰:本品代谢产物可使尿液呈深红色。

(2)原有肝脏疾病患者,剂量应减少。出现运动失调或其他中枢神经系统症状时应停药。重复一个疗程之前,应做白细胞计数。厌氧菌感染合并肾衰竭者,给药间隔时间应由 8 小时延长至 12 小时。

(3)本品可抑制酒精代谢,用药期间应戒酒,饮酒后可能出现腹痛、呕吐、头痛等症状。

【禁忌证】有活动性中枢神经系统疾病和血液病者禁用。妊娠期妇女及哺乳期妇女禁用。

【不良反应】15%~30% 病例出现不良反应,以消化道症状最为常见,包括恶心、呕吐、食欲减退、腹部绞痛,一般不影响治疗;神经系统症状有头痛、眩晕,偶有感觉异常、肢体麻木、共济失调、多发性神经炎等,大剂量可致抽搐。少数病例发生荨麻疹、潮红、瘙痒、膀胱炎、排尿困难、口中金属味及白细胞减少等,均属可逆性,停药后可自行恢复。

【药物相互作用】

(1)本品能抑制华法林和其他口服抗凝药的代谢,加强它们的作用,引起凝血酶原时间延长。

(2)同时应用苯妥英钠、苯巴比妥等诱导肝微粒体酶的药物,可加强本品代谢,使血药浓度下降,而苯妥英钠排泄减慢。

(3)同时应用西咪替丁等抑制肝微粒体酶活性的药物,可减缓本品在肝内代谢及其排泄,延长本品血清半衰期,应根据血药浓度测定结果调整剂量。

(4)本品干扰双硫化代谢,两者合用患者饮酒后可出现精神症状。

(5)本品可干扰氨基转移酶和 LDH 测定结果,可使胆固醇、甘油三酯水平下降。

【应急处理】甲硝唑口服后吸收迅速、完全,主要在肝内代谢。故甲硝唑中毒主要对肝肾损害,有文献报道甲硝唑可引起肝功能异常。甲硝唑分子量小,能透过腹膜,因而及早采用透析可减少体内药物浓度,减轻其对肝脏损害,避免发生肝坏死。

氯 化 铵

Ammonium Chloride

【其他名称】氯化铔,卤砂。

【制剂与规格】片剂:0.3g。

【药理作用】本品反射性地增加呼吸道黏液的分泌,从而使痰液易于排出,有利于黏痰的清除。

【适应证】用于黏痰不易咳出者。

【用法与用量】口服。

成人:一次 1~2 片,一日 3 次。溶于水中,饭后服用。

小儿常用量:每日按体重 40~60mg/kg,或按体表面积 $1.5g/m^2$ 分 4 次服。

【注意事项】

(1)用药 7 天,症状未缓解,应立即就医。

(2)肝肾功能异常者及老年患者慎用。

(3)妊娠妇女、哺乳期妇女及消化性溃疡患者应在医师指导下使用。

(4)如服用过量或出现严重不良反应,应立即就医。

(5)对本品过敏者禁用,过敏体质者慎用。

(6)本品性状发生改变时禁止使用。

(7)请将本品放在儿童不能接触的地方。

(8)如正在使用其他药品,使用本品前请咨询医师或药师。

【禁忌证】

(1)肝肾功能不全者禁用。

(2)在镰状细胞贫血患者,可引起缺氧和/或酸中毒。

(3)溃疡病、代谢性酸血症患者忌用。

【不良反应】可引起恶心、呕吐、胃痛等刺激症状。

【药物相互作用】本品不应与磺胺嘧啶、呋喃妥因同用。如与其他药物同时使用,可能会发生药物相互作用,详情请咨询医师或药师。

【应急处理】氯化铵过量可致高氯性酸中毒、低钾血症及低钠血症。肝功能不全时,因肝脏不能将铵离子转化为尿素而发生氨中毒。

氨　溴　索
Ambroxol

【其他名称】溴己铵,必消痰,必咳平。

【制剂与规格】片剂:30mg。口服液:0.3g:100ml。注射液:2ml:15mg。

【药理作用】氨溴索具有黏液排除促进作用及溶解分泌物的特性。它可促进呼吸道内黏稠分泌物的排除及减少黏液的滞留,因而显著促进排痰,改善呼吸状况。应用氨溴索治疗时,患者黏液的分泌可恢复至正常状况。咳嗽及痰量通常显著减少,呼吸道黏膜的表面活性物质因而发挥其正常的保护功能。

【适应证】适用于伴有痰液分泌不正常及排痰功能不良的急性、慢性肺部疾病,例如慢性支气管炎急性加重、喘息型支气管炎及支气管哮喘的祛痰治疗。手术后肺部并发症的预防性治疗。早产儿及新生儿的婴儿呼吸窘迫综合征(infant respiratory distress syndrome,IRDS)的治疗。

【用法与用量】

(1)预防治疗:①成人及12岁以上儿童:每天2~3次,每次15mg,慢速静脉注射。严重病例可以增至每次30mg。②6~12岁儿童:每天2~3次,每次15mg。③2~6岁儿童:每天3次,每次7.5mg。④2岁以下儿童:每天2次,每次7.5mg。均为慢速静脉注射。

(2)婴儿呼吸窘迫综合征(IRDS)的治疗:每日用药总量以婴儿体重计算,30mg/kg,分4次给药。应使用注射器泵给药,静脉注射时间至少5分钟。

本注射液亦可与葡萄糖、果糖、盐水或复方氯化钠注射液混合静脉滴注使用。本品(pH=5.0)不能与pH>6.3的其他溶液混合,因为pH增加会导致产生氨溴索游离碱沉淀。

【注意事项】

(1)妊娠妇女及哺乳期妇女慎用。

(2)儿童用量请咨询医师或药师。

(3)应避免与中枢性镇咳药(如右美沙芬等)同时使用,以免稀化的痰液堵塞气道。

(4)本品为一种黏液调节剂,仅对咳痰症状有一定作用,在使用时应注意咳嗽、咳痰的原因,如使用7日后未见好转,应及时就医。

（5）如服用过量或出现严重不良反应,应立即就医。

（6）对本品过敏者禁用,过敏体质者慎用。

（7）本品性状发生改变时禁止使用。

（8）请将本品放在儿童不能接触的地方。

（9）儿童必须在成人监护下使用。

（10）如正在使用其他药品,使用本品前请咨询医师或药师。

【禁忌证】青光眼患者禁用。

【不良反应】本品通常能很好耐受。轻微上消化道不良反应曾有报道（主要为胃部灼热、消化不良和偶尔出现的恶心、呕吐等）。过敏反应极少出现,主要为皮疹。极少病例报道出现严重的急性过敏性反应,但其与盐酸氨溴索的相关性尚不能肯定,这类患者通常对其他物质亦产生过敏。

【药物相互作用】本品与抗生素（阿莫西林、头孢呋辛、红霉素）协同治疗可升高抗生素在肺组织浓度,与其他药物合用所致临床相关不良影响未见报道。

【应急处理】目前尚无药物过量的报道。

（吕剑涛　郭　其　张君利　王　浩）

参考文献

［1］李德爱, 陈志红, 傅平. 儿科治疗药物的安全应用 [M]. 北京: 人民卫生出版社, 2015.

［2］赵辉, 王冬杰. 肺脓肿临床表现与 X 线诊断 [J]. 影像研究与医学应用, 2017, 1 (1): 74-75.

［3］周好田, 孔庆民, 张俊青. 呼吸和消化系统药物治疗学 [M]. 天津: 天津科学技术出版社, 2011.

第十四章

肺水肿药物治疗

一、概述

肺水肿（pulmonary edema）是肺毛细血管外液体增多的病理状态，肺毛细血管内浆液漏出或渗出，当超过淋巴回流能力时，多余的液体进入肺间质或肺泡腔内，形成肺水肿，造成肺气体弥散障碍。本病可并发于多种疾病，病情常危重，应积极抢救。

二、病因与发病机制

基本病因是肺毛细血管及间质的静水压力差和胶体渗透压差间平衡被破坏。常见病因如下：

1. **肺内血管与组织间液体交换、运行出现障碍** 是肺水肿的重要病因。液体和蛋白从毛细血管内渗出，并超过淋巴组织引流能力，过多液体积聚于肺组织，即成肺水肿，可见于下列情况：①血容量过多：如果输血或输液过多、过快，尤其是原有心肺功能不全或严重贫血患儿，以及升压素分泌过多（如重症肺炎及哮喘等）或药物不良反应都会造成血容量过多；②左心室功能不全：左心室排血不足，致左心房舒张压增高，见于左心衰竭等。

2. **血浆蛋白渗透压降低** 严重肝脏疾病、肾疾病及严重低蛋白血症患儿等多见。肾衰竭时发生肺水肿和毛细血管通透性改变。

3. **肺毛细血管通透性增加** 也称中毒性肺水肿或非心源性肺水肿，肺毛细血管内皮损伤可由很多原因引起。常见原因是暴发型肺水肿，如内毒素、吸入胃酸或其他酸类、高浓度氧或其他有毒气体或休克肺等。其特点是因通透性增加，使蛋白进入间质和肺泡中，留下一层蛋白铺在肺泡内，组织学上类似新生儿呼吸窘迫综合征的透明膜，临床表现为肺顺应性下降和气体交换障碍。

4. **淋巴管阻塞** 淋巴回流障碍也是肺水肿的原因之一，在临床上并不多见。新生儿湿肺多认为是肺淋巴系统回流障碍。

5. **肺泡毛细血管膜气液界面表面张力增高** 肺泡表面活性物质缺乏时，肺泡表面张力就会增高，促使液体从血管进入间质再到肺泡。肺水肿出现又可导致表面活性物质合成减少，致使表面张力进一步增高，使肺水肿加重，形成恶性循环。

6. **其他原因**

（1）神经性肺水肿：见于头外伤或其他脑病变。可由肺泡毛细血管通透性增高，下丘脑功能失常,周围血管收缩,肺血容量增加,中枢交感神经兴奋,肺毛细血管压升高等造成。

(2)高原性肺水肿:可因肺动脉高压,或血管内皮机械性伸张,引起通透性增加及血浆蛋白漏出,也可因缺氧,造成肺毛细血管通透性增加。患儿肺灌洗液中可见大量的高分子量蛋白、红细胞和白细胞等。

(3)革兰氏阴性菌败血症:肺水肿由内毒素损伤肺泡、上皮细胞,造成肺血管收缩和毛细血管静水压增高引起,但主要原因是肺毛细血管通透性增加,如休克肺。

(4)呼吸道梗阻:如毛细支气管炎和哮喘。

三、临床表现与诊断

肺水肿的典型临床表现可分为四期:①间质水肿期:临床症状和体征不明显,患儿会感到胸闷、气急、心搏较快,但肺部无啰音,呈轻度低氧血症。②肺泡水肿期:此期出现明显症状,有严重呼吸困难、剧咳、咳大量白色或粉红色泡沫样痰等。肺部中下部开始至全肺出现哮鸣音及湿啰音。血气分析可出现 $PaCO_2$ 下降,呼吸性酸中毒。③休克期:可出现严重缺氧、呼吸循环衰竭及代谢紊乱。此期可能会出现神志改变和皮肤苍白湿冷。血气分析可有 $PaCO_2$ 显著下降,严重混合性酸中毒。④终末期:休克恶化,进入不可逆期。最终会发生多脏器功能衰竭而死亡。

辅助检查:① X 线检查:间质肺水肿可见索条状阴影,淋巴管扩张表现为肺门区斜直线条,小叶间隔积液表现为肺底水平条状的 Kerby A 和 B 线影。肺泡水肿可见小斑片状阴影。随着病程进展,阴影多融合在肺门附近和肺底部,形成典型蝴蝶状阴影或双侧弥漫片絮状阴影,心影模糊不清。②血气分析:氧分压在疾病早期主要表现为低氧,吸氧可使 PaO_2 明显增高。CO_2 分压在肺水肿早期主要表现为低 $PaCO_2$,后期则出现高 $PaCO_2$,出现呼吸性酸中毒和代谢性酸中毒。③其他检查:超声心动图、心电图、放射性核素检查,有助于查明基础心脏病变和评估心功能,有助于心源性肺水肿与非心源性肺水肿的鉴别。

根据病史,临床表现、体征及 X 线检查,一般的临床诊断并不困难。但目前尚缺乏满意、可靠的早期定量诊断肺水肿方法。临床症状及体征作为诊断依据的灵敏度低,当肺血管外液增加到 60% 时,临床表现才出现异常征象。X 线检查也只在肺水量增加 30% 以上时才会出现异常阴影。CT 和 MRI 对定量诊断及区分肺充血和肺水肿有一定的帮助。血浆胶体渗透压 - 肺毛细血管楔压梯度测定、指示剂稀释法测定肺血管外液、放射性核素扫描、胸部电阻抗测定等,均对早期诊断有所帮助,但尚未应用于临床。血气分析可帮助了解动脉血氧分压、二氧化碳分压及酸碱失衡的严重程度,并可作为动态变化随访指标。

四、治疗原则与策略

及时诊断并采取积极有效治疗措施,迅速降低肺静脉压和维持足够的血气交换,是抢救成功的关键。在对症治疗同时,应积极治疗病因及诱发因素。

治疗目的是改善气体交换,迅速减少液体蓄积和去除病因。

(一) 纠正缺氧

1. 面罩纯氧吸入。

2. 保持呼吸道通畅,清除气道水肿液。

3. 去泡剂 75% 酒精雾化吸入。

4. 充分镇静,减少氧耗,可采用吗啡静脉注射或地西泮静脉注射。

5. 可自主呼吸者,使用 CPAP(持续气道正压),必要时气管插管进行机械通气。

（二）减轻心脏负荷

1. 严格控制输液量。

2. 头高足低或坐位。

3. 快速利尿,给予呋塞米静脉注射或依他尼酸钠静脉注射。

4. 两腿下垂或肢体交替上止血带,止血带压力应介于动脉收缩压和舒张压之间。

（三）改善肺毛细血管通透性

1. 氢化可的松或地塞米松静脉注射。

2. 抗组胺药如异丙嗪或苯海拉明静脉注射。

3. 维生素 C 静脉注射。

（四）加强心脏收缩力

1. 去乙酰毛花苷 + 葡萄糖溶液,静脉缓慢注射。

2. 毒毛花苷 K+ 葡萄糖溶液,静脉缓慢注射。

3. 必要时上述药物可 4~12 小时重复 1 次。

（五）降低肺循环阻力

1. 氨茶碱 + 葡萄糖溶液,静脉缓慢注射。

2. 甲磺酸酚妥拉明 + 葡萄糖溶液,静脉缓慢注射或甲磺酸酚妥拉明(苄胺唑啉)+ 乳酸复方氯化钠注射液静脉滴注。

3. 东莨菪碱静脉注射,每隔 15~30 分钟 1 次,共 1~4 次。

4. 硝酸甘油或硝普钠,静脉滴注。

五、常用治疗药物

地 西 泮
Diazepam

【其他名称】安定,苯甲二氮䓬。

【制剂与规格】片剂:每片 2.5mg,5mg。注射液:2ml：10mg。

【药理作用】本品为长效苯二氮䓬类药。苯二氮䓬类为中枢神经系统抑制药,可引起中枢神经系统不同部位抑制,随着用量加大,临床表现可自轻度镇静到催眠甚至昏迷。本类药的作用部位与机制尚未完全阐明,认为可以加强或易化 γ- 氨基丁酸(GABA)的抑制性神经递质的作用,GABA 在苯二氮䓬受体相互作用下,主要在中枢神经各个部位起突触前和突触后的抑制作用。本类药为苯二氮䓬受体激动剂,苯二氮䓬受体为功能性超分子(supramolecular)功能单位,又称为苯二氮䓬 -GABA 受体 - 亲氯离子复合物的组成部分。受体复合物位于神经细胞膜,调节细胞放电,主要起氯通道的阈阀(gating)功能。GABA 受体激活导致氯通道开放,使氯离子通过神经细胞膜流动,引起突触后神经元超极化,抑制神经元的放电,这个抑制转译为降低神经元兴奋性,减少下一步去极化兴奋性递质。苯二氮䓬类增加氯通道开放频率,可能通过增强 GABA 与其受体的结合或易化 GABA 受体与氯离子通道的联系来实现。苯二氮䓬类还作用在 GABA 依赖性受体。

（1）抗焦虑、镇静催眠作用：通过刺激上行性网状激活系统内的 GABA 受体，提高 GABA 在中枢神经系统的抑制，增强脑干网状结构受刺激后皮层和边缘性觉醒反应的抑制和阻断。分子药理学研究提示，减少或拮抗 GABA 的合成，本类药镇静催眠作用降低，如增加其浓度则能加强苯二氮䓬类药的催眠作用。

（2）遗忘作用：地西泮在治疗剂量时可以干扰记忆通路的建立，从而影响近事记忆。

（3）抗惊厥作用：可能由于增强突触前抑制，抑制皮质 - 丘脑和边缘系统的致痫灶引起癫痫活动的扩散，但不能消除病灶的异常活动。

（4）骨骼肌松弛作用：主要抑制脊髓多突触传出通路和单突触传出通路。地西泮由于具有抑制性神经递质或阻断兴奋性突触传递而抑制多突触和单突触反射。苯二氮䓬类也可能直接抑制运动神经和肌肉功能。

【适应证】

（1）可用于抗癫痫和抗惊厥；静脉注射为治疗癫痫持续状态的首选药，对破伤风轻度阵发性惊厥也有效。

（2）静脉注射可用于全身麻醉的诱导和麻醉前给药。

【用法与用量】

（1）成人常用量：基础麻醉或静脉全身麻醉，10~30mg。镇静、催眠或急性酒精戒断，开始 10mg，以后按需每隔 3~4 小时加 5~10mg。24 小时总量以 40~50mg 为限。癫痫持续状态和严重频发性癫痫，开始静脉注射 10mg，每隔 10~15 分钟可按需增加甚至达最大限用量。静脉注射宜缓慢，每分钟 2~5mg。

（2）小儿常用量：抗癫痫、癫痫持续状态和严重频发性癫痫，出生 30 天至 5 岁，静脉注射为宜，每 2~5 分钟 0.2~0.5mg，最大限用量为 5mg。5 岁以上每 2~5 分钟 1mg，最大限用量 10mg。如需要，2~4 小时后可重复治疗。重症破伤风解痉时，出生 30 天至 5 岁 1~2mg，必要时 3~4 小时后可重复注射，5 岁以上注射 5~10mg。小儿静脉注射宜缓慢，3 分钟内按体重不超过 0.25mg/kg，间隔 15~30 分钟，可重复。新生儿慎用。

【注意事项】

（1）对苯二氮䓬类药物过敏者，可能对本药过敏。

（2）肝肾功能损害者能延长本药清除半衰期。

（3）癫痫患者突然停药可引起癫痫持续状态。

（4）严重的精神抑郁可使病情加重，甚至产生自杀倾向，应采取预防措施。

（5）避免长期大量使用而成瘾，如长期使用应逐渐减量，不宜骤停。

（6）对本类药耐受量小的患者初用量宜小，逐渐增加剂量。

【慎用】

（1）严重的急性乙醇中毒，可加重中枢神经系统的抑制作用。

（2）重度重症肌无力，病情可能被加重。

（3）急性或隐性发生闭角型青光眼可因本品抗胆碱能效应而使病情加重。

（4）低蛋白血症时，可导致易嗜睡难醒。

（5）多动症者可有反常反应。

（6）严重慢性阻塞性肺部病变，可加重呼吸衰竭。

（7）外科或长期卧床患者，咳嗽反射可受到抑制。

(8)有药物滥用和成瘾史者。

【禁忌证】

(1)对本品或其他 BDZ 类药物过敏者禁用。

(2)新生儿禁用。

【不良反应】

(1)常见不良反应,如嗜睡,头昏、乏力等,大剂量可有共济失调、震颤。

(2)罕见的有皮疹,白细胞减少。

(3)个别患者发生兴奋、多语、睡眠障碍,甚至幻觉。停药后,上述症状很快消失。

(4)长期连续用药可产生依赖性和成瘾性,停药可能发生撤药症状,表现为激动或忧郁。

【药物相互作用】

(1)与中枢抑制药合用,可增加呼吸抑制作用。

(2)与易成瘾和其他可能成瘾药合用时,成瘾的危险性增加。

(3)与酒及全身麻醉药、可乐定、镇痛药、吩噻嗪类、单胺氧化酶 A 型抑制药和三环类抗抑郁药合用时,可彼此增效,应调整用量。

(4)与抗高血压药和利尿降压药合用,可使降压作用增强。

(5)与西咪替丁、普萘洛尔合用,本药清除减慢,血浆半衰期延长。

(6)与扑米酮合用,由于减慢后者代谢,需调整扑米酮用量。

(7)与左旋多巴合用时,可降低后者的疗效。

(8)与利福平合用,增加本品消除,血药浓度降低。

(9)异烟肼抑制本品消除,致血药浓度增高。

(10)与地高辛合用,可增加地高辛血药浓度而致中毒。

【应急处理】 地西泮过量可出现安定、松弛横纹肌及抗惊厥作用,大剂量可使中枢神经系统及心血管抑制,由于肌肉松弛而引起呼吸障碍,为严重的合并症。由于心血管及呼吸抑制,可发生呼吸停顿、低血压、心肌停搏。目前尚无特效的解救方法,纳洛酮能使急性地西泮中毒患者的清醒时间明显提前,不良反应小,并且清醒后出现嗜睡、头昏、乏力、食欲减退等症状较轻,是一种安全、有效的治疗急性地西泮中毒的药物。

呋 塞 米
Furosemide

【其他名称】 速尿,呋喃苯胺酸。

【制剂与规格】 片剂:20mg。注射液:20mg:2ml。

【药理作用】

(1)对水和电解质排泄的作用:呋塞米能增加水、钠、氯、钾、钙、镁、磷等的排泄。与噻嗪类利尿药不同,呋塞米等袢利尿药存在明显的剂量 - 效应关系。随着剂量加大,利尿效果明显增强,且药物剂量范围较大。本类药物主要通过抑制肾小管髓袢厚壁段对 NaCl 主动重吸收,结果管腔液 Na^+、Cl^- 浓度升高,而髓质间液 Na^+、Cl^- 浓度降低,使渗透压梯度差降低,肾小管浓缩功能下降,从而导致水、Na^+、Cl^- 排泄增多。由于 Na^+ 重吸收减少,远端小管 Na^+ 浓度升高,促进 Na^+-K^+ 和 Na^+-H^+ 交换增加,K^+ 和 H^+ 排出增多。至于呋塞米抑制肾小管髓袢升支厚壁段重吸收 Cl^- 的机制,过去曾认为该部位存在氯泵,目前研究表明该部位基底膜

外侧存在与 Na^+/K^+-ATP 酶有关 Na^+、Cl^- 配对转运系统,呋塞米通过抑制该系统功能而减少 Na^+、Cl^- 的重吸收。另外,呋塞米可能尚能抑制近端小管和远端小管对 Na^+、Cl^- 的重吸收,促进远端小管分泌 K^+。呋塞米通过抑制亨氏袢对 Ca^{2+}、Mg^{2+} 的重吸收而增加 Ca^{2+}、Mg^{2+} 排泄。短期用药能增加尿酸排泄,而长期用药则可引起高尿酸血症。

(2)对血流动力学的影响:呋塞米能抑制前列腺素分解酶的活性,使前列腺素 E_2 含量升高,从而具有扩张血管作用。扩张肾血管,降低肾血管阻力,使肾血流量尤其是肾皮质深部血流量增加,在呋塞米的利尿作用中具有重要意义,也是其用于预防急性肾衰竭的理论基础。另外,与其他利尿药不同,袢利尿药在肾小管液流量增加的同时肾小球滤过率不下降,可能与流经致密斑的氯减少,从而减弱或阻断了球 - 管平衡有关。呋塞米能扩张肺部容量静脉,降低肺毛细血管通透性,加上其利尿作用,使回心血量减少,左心室舒张末期压力降低,有助于急性左心衰竭治疗。由于呋塞米可降低肺毛细血管通透性,为其治疗成人呼吸窘迫综合征提供了理论依据。

【适应证】

(1)水肿性疾病:包括充血性心力衰竭、肝硬化、肾脏疾病(肾炎、肾病及各种原因所致的急、慢性肾衰竭),尤其是应用其他利尿药效果不佳时,应用本类药物仍可能有效。与其他药物合用治疗急性肺水肿和急性脑水肿等。

(2)高血压:在高血压阶梯疗法中,不作为治疗原发性高血压首选药物,但当噻嗪类药物疗效不佳,尤其当伴有肾功能不全或出现高血压危象时,本类药物尤为适用。

(3)预防急性肾衰竭:用于各种原因导致肾脏血流灌注不足,例如失水、休克、中毒、麻醉意外以及循环功能不全等,在纠正血容量不足的同时及时应用,可减少急性肾小管坏死的机会。

(4)高钾血症及高钙血症。

(5)稀释性低钠血症:尤其是当血钠浓度低于 120mmol/L 时。

(6)升压素分泌过多症(antidiuretic hormone secretion,SIADH)。

(7)急性药物毒物中毒:如巴比妥类药物中毒等。

【用法与用量】

1. 成人

(1)治疗水肿性疾病:紧急情况或不能口服者,可静脉注射,开始 20~40mg,必须时每 2 小时追加剂量,直至出现满意疗效。维持用药阶段可分次给药。治疗急性左心衰竭时,起始 40mg 静脉注射,必要时每小时追加 80mg,直至出现满意疗效。治疗急性肾衰竭时,可用 200~400mg 加于氯化钠注射液 100ml 内静脉滴注,滴注速度每分钟不超过 4mg。有效者可按原剂量重复应用或酌情调整剂量,每日总剂量不超过 1g。利尿效果差时不宜再增加剂量,以免出现肾毒性,对急性肾衰竭功能恢复不利。治疗慢性肾功能不全时,一般每日剂量 40~120mg。

(2)治疗高血压危象时,起始 40~80mg 静脉注射,伴急性左心衰竭或急性肾衰竭时,可酌情增加剂量。

(3)治疗高钙血症时,可静脉注射,一次 20~80mg。

2. 小儿　口服,2~3mg/(kg·d),分 3 次;静脉注射,每次 0.5~1mg/kg,必要时每隔 2 小时再增加 1mg/kg,用生理盐水稀释,最大剂量为 6mg/(kg·d);新生儿的半衰期明显延长,故新生儿用药间隔时间应适当延长。

【注意事项】

(1) 交叉过敏:对磺胺药和噻嗪类利尿药物过敏者,对本药可能亦过敏。

(2) 对诊断的干扰:可致血糖升高、尿糖阳性,尤其是糖尿病或糖尿病前期患者。过度脱水可使血尿酸和尿素氮水平暂时性升高。血 Na^+、Cl^-、K^+、Ca^{2+} 和 Mg^{2+} 浓度下降。

(3) 下列情况慎用:①无尿或严重肾功能损害者,后者因需加大剂量,故用药间隔时间应延长,以免出现耳毒性等不良反应;②糖尿病;③高尿酸血症或有痛风病史者;④严重肝功能损害者,因水与电解质紊乱可诱发肝性脑病;⑤急性心肌梗死,过度利尿可促发休克;⑥胰腺炎或有此病史者;⑦有低钾血症倾向者,尤其是应用洋地黄类药物或有室性心律失常者;⑧红斑狼疮,本药可加重病情或诱发活动;⑨前列腺肥大。

(4) 随访检查:①血电解质,尤其是合用洋地黄药物或皮质激素类药物、肝肾功能损害者;②血压,尤其是用于降压,大剂量应用或用于老年人;③肾功能;④肝功能;⑤血糖;⑥血尿酸;⑦酸碱平衡情况;⑧听力。

(5) 药物剂量应从最小有效剂量开始,然后根据利尿反应调整剂量,以减少水与电解质紊乱等不良反应的发生。

(6) 肠道外用药宜静脉给药,不主张肌内注射。常规剂量静脉注射时间应超过 1~2 分钟,大剂量静脉注射时每分钟不超过 4mg。静脉用药剂量的 1/2 时即可达到同样疗效。

(7) 本药为加碱制成的钠盐注射液,碱性较高,故静脉注射时宜用氯化钠注射稀释,而不宜用葡萄糖注射液稀释。

(8) 存在低钾血症或低钾血症倾向时,应注意补充钾盐。

(9) 与降压药合用时,后者剂量应酌情调整。

(10) 少尿或无尿患者应用最大剂量后 24 小时仍无效时应停药。

(11) 运动员慎用。

【禁忌证】

(1) 交叉过敏:对磺胺药和噻嗪类利尿药过敏者,对本药可能亦过敏。

(2) 本药在新生儿的半衰期明显延长,故新生儿用药间隔应延长。

【不良反应】 常见者与水、电解质紊乱有关,尤其是大剂量或长期应用时,如直立性低血压、休克、低钾血症、低氯血症、低氯性碱中毒、低钠血症、低钙血症以及与此有关的口渴、乏力、肌肉酸痛、心律失常等。少见者有过敏反应(包括皮疹、间质性肾炎,甚至心搏骤停)、视觉模糊、黄视症、光敏感、头晕、头痛、食欲减退、恶心、呕吐、腹痛、腹泻、胰腺炎、肌肉强直等,骨髓抑制导致粒细胞减少,血小板减少性紫癜和再生障碍性贫血,肝功能损害,指(趾)感觉异常,高糖血症,尿糖阳性,原有糖尿病加重,高尿酸血症。耳鸣、听力障碍多见于大剂量静脉快速注射时(每分钟剂量大于 4~15mg),多为暂时性,少数为不可逆性,尤其当与其他有耳毒性的药物同时应用时。在高钙血症时,可引起肾结石。尚有报道本药可加重特发性水肿。

【药物相互作用】

(1) 肾上腺糖、盐皮质激素,促肾上腺皮质激素及雌激素能降低本药利尿作用,并增加电解质紊乱尤其是低钾血症的发生机会。

(2) 非甾体抗炎药能降低本药利尿作用,肾损害机会也增加,这与前者抑制前列腺素合成、减少肾血流量有关。

(3)与拟交感神经药物及抗惊厥药物合用,利尿作用减弱。

(4)与氯贝丁酯(安妥明)合用,两药的作用均增强,并可出现肌肉酸痛、强直。

(5)与多巴胺合用,利尿作用加强。

(6)饮酒及含酒精制剂和可引起血压下降的药物能增强本药的利尿和降压作用;与巴比妥类药物、麻醉药合用,易引起直立性低血压。

(7)本药可使尿酸排泄减少,血尿酸升高,故与治疗痛风药物合用时,后者剂量应作适当调整。

(8)降低降血糖药的疗效。

(9)降低抗凝药物和抗纤溶药物的作用,主要是利尿后血容量下降,致血中凝血因子浓度升高,以及利尿使肝血液供应改善、肝脏合成凝血因子增多有关。

(10)本药加强非去极化肌肉松弛药的作用,与血钾下降有关。

(11)与两性霉素、头孢菌素、氨基糖苷类等抗生素合用,肾毒性和耳毒性增加,尤其是原有肾损害时。

(12)与抗组胺药物合用时耳毒性增加,易出现耳鸣、头晕、眩晕。

(13)与锂合用肾毒性明显增加,应尽量避免。

(14)服用水合氯醛后静脉注射本药可致出汗、面色潮红和血压升高,此与甲状腺素由结合状态转为游离状态增多,导致分解代谢加强有关。

(15)与碳酸氢钠合用,发生低氯性碱中毒机会增加。

【应急处理】目前尚无药物过量的报道。

氢化可的松
Hydrocortisone

【其他名称】可的松,皮质醇。

【制剂与规格】片剂:25mg。注射液:25mg:5ml。

【药理作用】本品为糖皮质激素,具有抗炎、免疫抑制、抗毒素和抗休克作用。

(1)抗炎作用:对除病毒外各种病因引起的炎症均有作用,糖皮质激素减轻和防止组织对炎症反应,从而减轻炎症症状,亦可抑制炎症后期组织修复,减少后遗症。

(2)免疫抑制作用:防止或抑制细胞中介的免疫反应,延迟性过敏反应,并减轻原发免疫反应的扩展。

(3)抗毒、抗休克作用:糖皮质激素能提高机体的耐受能力,减轻细胞损伤,发挥保护机体的作用。还有扩张血管、增强心肌收缩力、改善微循环作用。

【适应证】肾上腺皮质功能减退症及垂体功能减退症,也用于过敏性和炎症性疾病,抢救危重中毒性感染。

【用法与用量】

(1)儿童剂量:替代治疗,口服,4~8mg/(kg·d),或20~25mg/(m²·d),分3~4次;急性肾上腺皮质功能减退、急性变态反应、急性哮喘、休克,静脉注射或静脉滴注,<1岁,每次25mg;1~5岁,每次50mg;6~12岁,每次100mg;缓慢静脉注射或静脉滴注,视病情严重程度及患者反应在24小时内可重复3~4次。

(2)成人剂量:替代治疗,口服,每次10~80mg,或20~25mg/(m²·d),每日3~4次;急性肾上腺皮质功能减退、急性变态反应、急性哮喘、休克,静脉注射或静脉滴注,每次 100~500mg,缓慢静脉注射或静脉滴注,视病情严重程度及患者反应在 24 小时内可重复 3~4 次,可用至 1~2g/d。用 5% 葡萄糖注射液或 0.9% 氯化钠注射液稀释至不超过 0.2mg/ml,同时加维生素 C 注射液静脉滴注。

【注意事项】

(1)并发感染:在激素作用下,原来已被控制的感染可活动起来,最常见者为结核感染复发。在某些感染时应用激素可减轻组织破坏、减少渗出、减轻感染中毒症状,但必须同时用有效的抗生素治疗,密切观察病情变化,在短期用本药后,即应迅速减量、停药。

(2)对诊断的干扰:①糖皮质激素可使血糖、血胆固醇和血脂肪酸、血钠水平升高,使血钙、血钾下降。②对外周血常规的影响为淋巴细胞、真核细胞及嗜酸、嗜碱细胞数下降,多核白细胞和血小板增加,后者也可下降。③长期大剂量服用糖皮质激素可使皮试结果呈假阴性,如结核菌素试验、组织胞浆菌素试验和过敏反应皮试等。④还可使甲状腺 ^{131}I 摄取率下降,减弱促甲状腺激素(TSH)对 TSH 释放素(TRH)刺激反应,使 TRH 兴奋实验结果呈假阳性。干扰促黄体素释放激素(LHRH)兴奋试验的结果。⑤使放射性核素脑和骨显像减弱或稀疏。

(3)下列情况应慎用:心脏病或急性心力衰竭、糖尿病、憩室炎、情绪不稳定和有精神病倾向、全身性真菌感染、青光眼、肝功能损害、眼单纯性疱疹、高脂蛋白血症、高血压、甲状腺功能减退(此时糖皮质激素反应增强)、重症肌无力、骨质疏松、胃溃疡、胃炎或食管炎、肾功能损害或结石、结核病等。

(4)随访检查:长期应用糖皮质激素者,应定期检查以下项目。

1)血糖、尿糖或糖耐量试验,尤其是糖尿病或糖尿病倾向者。

2)小儿应定期检测生长和发育情况。

3)眼科检查,注意白内障、青光眼或眼部感染的发生。

4)血清电解质和大便隐血。

5)高血压和骨质疏松的检查,尤其注意老年人。

6)用药过程中减量宜缓慢,不可突然停药。

【禁忌证】

(1)对肾上腺皮质激素类药物过敏者。

(2)接种疫苗前后 2 周内。

(3)病毒性皮肤病患者。

(4)角膜溃疡患者。

(5)严重的精神病和癫痫患者。

(6)活动性胃、十二指肠溃疡患者。

(7)新近胃肠吻合术者。

(8)创伤修复期。

(9)骨折患者。

(10)肾上腺皮质功能亢进者。

(11)较严重骨质疏松者。

(12)明显糖尿病患者。

（13）严重高血压患者。

（14）未能用抗菌药物控制病毒、细菌、真菌感染。对乙醇过敏者禁用。

【不良反应】本品在应用生理剂量替代治疗时,一般无明显不良反应。不良反应多发生在应用药理剂量时,而且与疗程、剂量、用药种类、用法及给药途径等有密切关系。常见不良反应有以下几类:

（1）长期使用可引起以下不良反应:医源性库欣综合征面容和体态、体重增加、下肢水肿、紫纹、易出血倾向、创口愈合不良、痤疮、月经紊乱、肱或股骨头缺血性坏死、骨质疏松及骨折(包括脊椎压缩性骨折、长骨病理性骨折)、肌无力、肌萎缩、低钾血症、胃肠道刺激(恶心、呕吐)、胰腺炎、消化性溃疡或穿孔,儿童生长受到抑制、青光眼、白内障、良性颅内压升高综合征、糖耐量减退和糖尿病加重。

（2）患者可出现精神症状:欣快感、激动、谵妄、不安、定向力障碍,也可表现为抑制。精神症状尤易发生于患慢性消耗性疾病的人及以往有过精神不正常者。

（3）并发感染为肾上腺皮质激素的主要不良反应。以真菌、结核菌、葡萄球菌、变形杆菌、铜绿假单胞菌和各种疱疹病毒为主。

（4）糖皮质激素停药综合征:有时患者在停药后出现头晕、昏厥倾向、腹痛或背痛、低热、食欲减退、恶心、呕吐、肌肉或关节疼痛、头疼、乏力、软弱,经仔细检查如能排除肾上腺皮质功能减退和原来疾病的复燃,则可考虑为对糖皮质激素的依赖综合征。

【药物相互作用】

（1）非甾体抗炎药可加强本品致消化道溃疡作用。

（2）可增强对乙酰氨基酚的肝毒性。

（3）与两性霉素 B 或碳酸酐酶抑制剂合用,可加重低钾血症,长期与碳酸酐酶抑制剂合用,易发生低血钙和骨质疏松。

（4）与蛋白质同化激素合用,可增加水肿发生率,使痤疮加重。

（5）与抗胆碱能药(如阿托品)长期合用,可致眼压增高。

（6）三环类抗抑郁药可使本品引起的精神症状加重。

（7）与降糖药如胰岛素合用时,因本品可使糖尿病患者血糖升高,应适当调整降糖药剂量。

（8）甲状腺激素可使本品代谢清除率增加,故与甲状腺激素或抗甲状腺药合用,应适当调整后者剂量。

（9）与避孕药或雌激素制剂合用,可加强本品治疗作用和不良反应。

（10）与强心苷合用,可增加洋地黄毒性及心律失常发生。

（11）与排钾利尿药合用,可致严重低钾血症,并由于水钠潴留而减弱利尿药的排钠利尿效应。

（12）与麻黄碱合用,可增强其代谢清除。

（13）与免疫抑制剂合用,可增加感染的危险性,并可能诱发淋巴瘤或其他淋巴细胞增生性疾病。

（14）可增加异烟肼在肝脏代谢和排泄,降低异烟肼的血药浓度和疗效。

（15）可促进美西律在体内代谢,降低血药浓度。

（16）与水杨酸盐合用,可减少血浆水杨酸盐浓度。

(17)与生长激素合用,可抑制后者的促生长作用。

【应急处理】氢化可的松过量可引起类肾上腺皮质功能亢进综合征。如及时发觉并停药症状可自行消退,症状严重者可进行相应对症治疗。

异 丙 嗪

Promethazine Hydrochloride

【其他名称】非那根,抗胺荨。

【制剂与规格】片剂:每片 12.5mg。注射液:50mg∶2ml。

【药理作用】异丙嗪是吩噻嗪类抗组胺药,也可用于镇吐、抗晕动以及镇静催眠。

(1)抗组胺作用:与组织释放的组胺竞争 H_1 受体,能拮抗组胺对胃肠道、气管、支气管或细支气管平滑肌收缩或挛缩,解除组胺对支气管平滑肌的致痉和充血作用。

(2)止吐作用:可能与抑制延髓的催吐化学感受区有关。

(3)镇静催眠作用:可能由于间接降低了脑干网状上行激活系统的应激性。

【适应证】

(1)皮肤黏膜的过敏:适用于长期的、季节性的过敏性鼻炎,血管运动性鼻炎,过敏性结膜炎,荨麻疹,血管神经性水肿,对血液或血浆制品的过敏反应,皮肤划痕症。

(2)晕动病:防治晕车、晕船、晕飞机。

(3)用于麻醉和手术前后的辅助治疗,包括镇静、催眠、镇痛、止吐。

(4)用于防治放射病性或药源性恶心、呕吐。

【用法与用量】肌内注射。

1. 成人用量

(1)抗过敏:一次 25mg,必要时 2 小时后重复;严重过敏时可用肌内注射 25~50mg,最高量不得超过 100mg。

(2)在特殊紧急情况下,可用灭菌注射用水稀释至 0.25%,缓慢静脉注射。

(3)止吐:12.5~25mg,必要时每 4 小时重复 1 次。

(4)镇静催眠:一次 25~50mg。

2. 小儿常用量

(1)抗过敏:每次按体重 0.125mg/kg 或按体表面积 3.75mg/m²,每 4~6 小时 1 次。

(2)抗眩晕:睡前可按需给予,按体重 0.25~0.5mg/kg 或按体表面积 7.5~15mg/m²。或一次 6.25~12.5mg,每日 3 次。

(3)止吐:每次按体重 0.25~0.5mg/kg 或按体表面积 7.5~15mg/m²,必要时每 4~6 小时重复;或每次 12.5~25mg,必要时每 4~6 小时重复。

(4)镇静催眠:必要时每次按体重 0.5~1mg/kg 或每次 12.5~25mg。

一般抗组胺药对婴儿特别是新生儿和早产儿有较大的危险性;<3 个月的婴儿体内药物代谢酶不足,不宜应用本品。此外,还有可能引起肾功能不全。新生儿或早产儿、患急性病或脱水小儿以及患急性感染儿童,注射异丙嗪后易发生肌张力障碍。

【注意事项】

(1)已知对吩噻嗪类药高度过敏的人,也对本品过敏。

(2)下列情况应慎用:急性哮喘,膀胱颈部梗阻,骨髓抑制,心血管疾病,昏迷,闭角型青光眼,肝功能不全,高血压,胃溃疡,前列腺肥大症状明显者,幽门或十二指肠梗阻,呼吸系统疾病(尤其是儿童,服用本品后痰液黏稠,影响排痰,并可抑制咳嗽反射),癫痫患者(注射给药时可增加抽搐的严重程度),黄疸,各种肝病以及肾衰竭,Reye 综合征(异丙嗪所致的锥体外系症状易与 Reye 综合征混淆)。应用异丙嗪时,应特别注意有无肠梗阻,或药物的过量、中毒等问题,因其症状体征可被异丙嗪镇吐作用所掩盖。

【不良反应】异丙嗪属吩噻嗪类衍生物,小剂量时无明显不良反应,但大量和长时间应用时可出现吩噻嗪类常见不良反应。

(1)较常见的有嗜睡;较少见的有视力模糊或色盲(轻度)、头晕目眩、口鼻咽干燥、耳鸣、皮疹、胃痛或胃部不适感、反应迟钝(儿童多见)、晕倒感(低血压)、恶心或呕吐(进行外科手术和 / 或并用其他药物时),甚至出现黄疸。

(2)增加皮肤对光敏感性,多梦魇,易兴奋,易激动,幻觉,中毒性谵妄,儿童易发生锥体外系反应。上述反应发生率不高。

(3)心血管不良反应很少见,可见血压增高,偶见血压轻度降低。白细胞减少、粒细胞减少症及再生障碍性贫血则属少见。

【药物相互作用】

(1)对诊断的干扰:葡萄糖耐量试验中可显示葡萄糖耐量增加。可干扰尿妊娠免疫试验,结果呈假阳性或假阴性。

(2)乙醇或其他中枢神经抑制剂,特别是麻醉药、巴比妥类、单胺氧化酶抑制剂或三环类抗抑郁药与本品同用时,可增加异丙嗪和 / 或这些药物的效应,用量要另行调整。

(3)抗胆碱类药物,尤其是阿托品类和异丙嗪同用时,后者的抗毒蕈碱样效应增加。

(4)溴苄铵、胍乙啶等降压药与异丙嗪同时用时,前者降压效应增强。肾上腺素与异丙嗪同用时,肾上腺素 α 作用可被阻断,使 β 作用占优势。

(5)顺铂、巴龙霉素及其他氨基糖苷类抗生素、水杨酸制剂和万古霉素等耳毒性药与异丙嗪同用时,其耳毒性症状可被掩盖。

(6)不宜与氨茶碱混合注射。

【应急处理】异丙嗪属吩噻嗪类抗组胺药,有抗组胺作用;作用较苯海拉明持久。作用于前庭和呕吐中枢、中脑髓质感受器,治疗晕动病;又具有镇静催眠作用。口服起效快,半衰期为 7~16 小时。适用于过敏性鼻炎、荨麻疹、结膜炎等过敏性疾病。同时能增强麻醉药、催眠药、镇痛药和局部麻醉药的作用。成人常用量为 12.5~25mg,2~3 次 /d。用于催眠时不良反应的发生率为 25%~60%。一般在摄入 3~5 倍于每天常用量后发生毒性。儿童更敏感。

临床表现:①常见不良反应有困倦和嗜睡、乏力、眩晕、耳鸣、共济失调、复视、欣快、烦躁不安、癔症等。罕见有恶心、呕吐,甚至黄疸发生。心血管反应可有血压升高,偶有血压轻度下降。②量过大时出现手足动作笨拙。严重时嗜睡或面色潮红,发热,口、鼻干燥,呼吸困难、心搏加快、肌肉痉挛(好发在颈部、背部肌肉、头部肌肉痉挛性抽动或双手震颤)。可有癫痫发作的危险。③人应用高剂量时出现锥体外系症状,儿童更易发生锥体外系症状。老年人易发生头晕、精神错乱、呆滞、低血压和锥体外系症状。④过敏反应,如荨麻疹、哮喘和血管神经性水肿等。⑤偶见白细胞减少、粒细胞减少和再生障碍性贫血。⑥作为栓剂,可发生直肠刺痛或烧灼感。

临床治疗(异丙嗪中毒的治疗要点):①过量立即予吞服活性炭,监护 6~8 小时。大量摄入者洗胃。②严重反应以对症、支持治疗为主。③血液灌流、血液透析等治疗不能清除体内的异丙嗪。

维生素 C
Vitamin C

【其他名称】抗坏血酸,Ascorbic Acid。

【制剂与规格】片剂:0.1g。注射剂:0.5g。

【药理作用】本品参与机体内抗体及胶原形成,组织修补(包括某些氧化还原作用),苯丙氨酸、酪氨酸、叶酸代谢,铁、碳水化合物的利用,脂肪、蛋白质合成,以及维持免疫功能,羟化 5- 羟色胺,保持血管完整,并促进非血红素铁的吸收。

【适应证】用于预防和治疗维生素 C 缺乏症以及各种急、慢性传染疾病以增强机体抵抗力,病后恢复期、创伤愈合期以及过敏性疾病的辅助治疗。

【用法与用量】

(1)儿童剂量:口服,预防,每次 50~100mg,每日 3 次;肌内注射,每次 50~100mg,每日 1~2 次;静脉注射或静脉滴注,每次 100~300mg,每日 1 次,心肌炎,每次 2~4g,每日 1 次。

(2)成人剂量:口服,每次 50~100mg,每日 3 次;肌内注射,每次 50~100mg,每日 1~2 次;静脉注射或静脉滴注,每次 100~500mg,每日 1 次,心肌炎,每次 5~10g,每日 1 次。

【注意事项】

(1)不宜长期过量服用本品,否则突然停药有可能出现维生素 C 缺乏症状。

(2)本品可通过胎盘并分泌入乳汁。妊娠妇女服用过量时,可诱发新生儿产生维生素 C 缺乏症。

(3)下列情况应慎用:①半胱氨酸尿症;②痛风;③高草酸盐尿症;④草酸盐沉积症;⑤尿酸盐性肾结石;⑥葡萄糖 -6- 磷酸脱氢酶缺乏症;⑦血色病;⑧铁粒幼细胞贫血或地中海贫血;⑨镰状细胞贫血;⑩糖尿病;⑪ 因维生素 C 干扰血糖定量。

(4)如服用过量或出现严重不良反应,应立即就医。

(5)对本品过敏者禁用,过敏体质者慎用。

(6)本品性状发生改变时禁止使用。

(7)请将本品放在儿童不能接触的地方。

(8)儿童必须在成人监护下使用。

(9)如正在使用其他药品,使用本品前请咨询医师或药师。

【禁忌证】

(1)肾功能较差的人不宜多服维生素 C。若长期超剂量服用维生素 C 有可能引起胃酸过多,胃液反流,甚至导致泌尿系统结石。尤其是肾亏的人更应少服维生素 C。

(2)大量服用维生素 C 后不可突然停药,如果突然停药会引起药物戒断反应,使症状加重或复发,应逐渐减量直至完全停药。

(3)维生素 C 不宜与异烟肼、氨茶碱、链霉素、青霉素及磺胺类药物合用;否则,会使上述药物因酸性环境而疗效降低或失效。

【不良反应】

(1)长期服用每日 2~3g 可引起停药后维生素 C 缺乏症,故宜逐渐减量停药。

（2）长期应用大量维生素 C 可引起尿酸盐、半胱氨酸盐或草酸盐结石。

（3）过量服用（每日用量 1g 以上）可引起腹泻、皮肤红而亮、头痛、尿频（每日用量 600mg 以上）、恶心、呕吐、胃痉挛。

【药物相互作用】

（1）口服大剂量维生素 C 可干扰抗凝药的抗凝效果。

（2）与巴比妥或扑米酮等合用，可促使维生素 C 排泄增加。

（3）纤维素磷酸钠可促使维生素 C 代谢为草酸盐。

（4）长期或大量应用维生素 C 时，能干扰双硫仑对乙醇的作用。

（5）水杨酸类能增加维生素 C 排泄。

（6）如与其他药物同时使用可能会发生药物相互作用，详情请咨询医师或药师。

【应急处理】目前尚无药物过量的报道。

去乙酰毛花苷
Deslanoside

【其他名称】毛花强心丙，西地兰。

【制剂与规格】注射液：每支 0.2mg（1ml）：0.4mg（2ml）。

【药理作用】

（1）正性肌力作用：本品选择性地与心肌细胞膜 Na^+/K^+-ATP 酶结合而抑制该酶活性，使心肌细胞膜内外 Na^+-K^+ 主动偶联转运受损，心肌细胞内 Na^+ 浓度升高，从而使肌膜上 Na^+、Ca^{2+} 交换趋于活跃，使细胞质内 Ca^{2+} 增多，肌质网内 Ca^{2+} 储量亦增多，心肌兴奋时，有较多 Ca^{2+} 释放；心肌细胞内 Ca^{2+} 浓度增高，激动心肌收缩蛋白从而增加心肌收缩力。

（2）负性频率作用：由于其正性肌力作用，使衰竭心脏心排血量增加，血流动力学状态改善，消除交感神经张力的反射性增高，并增强迷走神经张力，因而减慢心率、延缓房室传导。此外，小剂量时提高窦房结对迷走神经冲动的敏感性，可增强其减慢心率作用。由于其负性频率作用，使舒张期相对延长，有利于增加心肌血供；大剂量（通常接近中毒量）则可直接抑制窦房结、房室结和希氏束而呈现窦性心动过缓和不同程度房室传导阻滞。

（3）心脏电生理作用：通过对心肌电活动的直接作用和对迷走神经的间接作用，降低窦房结自律性；提高浦肯野纤维自律性；减慢房室结传导速度，延长其有效不应期，导致房室结隐匿性传导增加，可减慢心房纤颤或心房扑动的心室率；由于本药缩短心房有效不应期，当用于房性心动过速和心房扑动时，可能导致心房率加速和心房扑动转为心房纤颤；缩短浦肯野纤维有效不应期。

【适应证】

（1）主要用于心力衰竭。由于其作用较快，适用于急性心功能不全或慢性心功能不全急性加重患者。

（2）亦可用于控制伴快速心室率的心房颤动、心房扑动患者的心室率。

（3）终止室上性心动过速起效慢，已少用。

【用法与用量】静脉注射。

（1）成人常用量：用 5% 葡萄糖注射液稀释后缓慢注射，首剂 0.4~0.6mg（1~1.5 支），以后每 2~4 小时可再给 0.2~0.4mg（0.5~1 支），总量为 1~1.6mg（2.5~4 支）。

(2)小儿常用量:按下列剂量分 2~3 次间隔 3~4 小时给予。早产儿和足月新生儿或肾功能减退、心肌炎患儿,肌内或静脉注射按体重 0.022mg/kg,2 周至 3 岁,按体重 0.025mg/kg。本品静脉注射获满意疗效后,可改用地高辛常用维持量以保持疗效。

新生儿对本品耐受性不确定,其肾清除减少;早产儿与未成熟儿对本品敏感,按其不成熟程度而减小剂量。按体重或体表面积,1 个月以上婴儿比成人用量略大。

【注意事项】

(1)以下情况慎用:①低钾血症;②不完全性房室传导阻滞;③高钙血症;④甲状腺功能减退;⑤缺血性心脏病;⑥急性心肌梗死早期;⑦心肌炎活动期;⑧肾功能损害。

(2)用药期间应注意随访检查:①血压、心率及心律;②心电图;③心功能监测;④电解质尤其钾、钙、镁;⑤肾功能;⑥疑有洋地黄中毒时,应做地高辛血药浓度测定。

(3)过量时,由于蓄积性小,一般于停药后 1~2 天中毒表现可以消退。

【禁忌证】严重心肌损害及肾功能不全者慎用,禁与钙注射剂合用。

【不良反应】

(1)常见不良反应:新出现的心律失常、食欲减退或恶心、呕吐(刺激延髓中枢)、下腹痛、异常的无力、软弱。

(2)少见不良反应:视力模糊或"黄视"(中毒症状)、腹泻、中枢神经系统反应如精神抑郁或错乱。

(3)罕见不良反应:嗜睡、头痛及皮疹、荨麻疹(过敏反应)。

(4)在洋地黄的中毒表现中,心律失常最重要,最常见者为室性期前收缩,约占心脏反应的 33%。其次为房室传导阻滞,阵发性或加速性交界性心动过速,阵发性房性心动过速伴房室传导阻滞,室性心动过速、窦性停搏、心室颤动等。儿童中心律失常比其他反应多见,但室性心律失常比成人少见。新生儿可有 PR 间期延长。

【药物相互作用】

(1)与两性霉素 B、皮质激素或失钾利尿剂如布美他尼(Bumetanide,制品为丁尿胺)、依他尼酸(Ethacrynic Acid,利尿酸)等同用时,可引起低血钾而致洋地黄中毒。

(2)与制酸药(尤其三硅酸镁)或止泻吸附药如白陶土、果胶、考来烯胺(Cholestyramine,消胆胺)和其他阴离子交换树脂、柳氮磺吡啶(Sulfasalazine)或新霉素、对氨基水杨酸同用时,可抑制洋地黄强心苷吸收而导致强心苷作用减弱。

(3)与抗心律失常药、钙盐注射剂、可卡因、泮库溴铵(Pancuronium Bromide,潘可龙,巴活郎)、萝芙木碱、琥珀胆碱(司可林,Scoline,Suxamethonium Chloride)或拟肾上腺素类药同用时,可因作用相加而导致心律失常。

(4)有严重或完全性房室传导阻滞且伴正常血钾的洋地黄化患者不应同时应用钾盐,但噻嗪类利尿剂与本品同用时,常须给予钾盐,以防止低钾血症。

(5)β 受体阻滞剂与本品同用,有导致房室传导阻滞发生严重心动过缓的可能,应重视。但并不排除 β 受体阻滞剂用于洋地黄不能控制心室率的室上性快速心律失常。

(6)与奎尼丁同用,可使本品血药浓度提高约 1 倍,提高程度与奎尼丁用量相关,甚至可达到中毒浓度,即使停用地高辛,其血药浓度仍继续上升,这是奎尼丁从组织结合处置换出地高辛,减少其分布容积之故。两药合用时应酌减地高辛用量 1/3~1/2。

(7)与维拉帕米、地尔硫䓬、胺碘酮合用,由于降低肾及全身对地高辛的清除率而提高其血药浓度,可引起严重心动过缓。

(8)螺内酯可延长本品半衰期,需调整剂量或给药间期,随访监测本品血药浓度。

(9)血管紧张素转换酶抑制剂及其受体拮抗剂可使本品血药浓度增高。

(10)依酚氯铵(Edrophonium Chloride,Tensilon,腾喜龙)与本品合用可致明显心动过缓。

(11)吲哚美辛(Indometacin,消炎痛)可减少本品的肾清除,使本品半衰期延长,有中毒危险,需监测血药浓度及心电图。

(12)与肝素同用,由于本品可能部分抵消肝素的抗凝作用,需调整肝素用量。

(13)洋地黄化时静脉用硫酸镁应极其谨慎,尤其是静脉注射钙盐时,可发生心脏传导阻滞。

(14)红霉素由于改变胃肠道菌群,可增加本品在胃肠道的吸收。

(15)甲氧氯普胺(Metoclopramide,Maxolon,灭吐灵)因促进肠道运动而减少地高辛的生物利用度约25%。普鲁本辛因抑制肠道蠕动而提高地高辛生物利用度约25%。

(16)禁忌与钙注射剂合用。

(17)不宜与酸、碱类配伍。

【应急处理】去乙酰毛花苷是通过体内释放地高辛起作用,故中毒时,是测地高辛中毒。

(1)地高辛中毒浓度为>2.0ng/ml。

(2)如给予负荷量,需了解患者在2~3周之前是否服用过任何洋地黄制剂,如有洋地黄残余作用,需减少地高辛剂量,以免中毒。

(3)强心苷剂量计算应按标准体重,因脂肪组织不摄取强心苷。

(4)推荐剂量只是平均剂量,必须按照患者需要调整每次剂量。

(5)肝功能不全者,应选用不经肝脏代谢的地高辛。

(6)肾功能不全者,不宜应用地高辛,应选用洋地黄毒苷。

(7)洋地黄化患者常对电复律极为敏感,应高度警惕。

(8)透析不能从体内迅速去除本品。

(9)在本品引起严重或完全性房室传导阻滞时,不宜补钾。

(10)肾功能不全、老年及虚弱者在常用剂量及血药浓度时就可有中毒反应。婴幼儿尤其是早产儿和发育不全儿,要在血药浓度及心电监测下调整剂量。

(11)传统的治疗心力衰竭是在数日(1~3日)内给本品较大剂量(负荷量)以达到洋地黄化,然后逐日给予维持量来弥补消除量。目前认为,半衰期较短的本品(半衰期平均为36小时),每日口服0.25mg,经5个半衰期(6~8日)亦可达到最终血药浓度(洋地黄化)的96%,既达到治疗效果,又避免洋地黄中毒。如不能达到治疗效果,可适当增加剂量。如病情较急,为较快达到有效浓度,仍需先给负荷量,但剂量需个体化。

(12)当患者由强心苷注射液改为本品时,为补偿药物间药动学差别,需要调整剂量。

(13)应静脉给药,因为肌内注射有明显局部反应,且作用慢、生物利用度差。

(14)本品过量及毒性反应的处理:轻度中毒者,停用本品及利尿治疗,如有低钾血症而肾功能尚好,可给予钾盐。

心律失常者可用:①氯化钾静脉滴注,对消除异位心律往往有效。②苯妥英钠:该药能与强心苷竞争性争夺Na$^+$/K$^+$-ATP酶,因而有解毒效应。成人用100~200mg加注射用水20ml缓慢静脉注射,如情况不紧急,亦可口服,每次0.1mg,每日3~4次。③利多卡因:对消除室性心律失常有效,成人用 50~100mg 加入葡萄糖注射液中静脉注射,必要时可重复。④阿托品:对缓慢性心律失常者可用。成人用 0.5~2mg 皮下或静脉注射。⑤心动过缓或完全房室传导阻滞有发生阿 - 斯综合征的可能时,可安置临时起搏器。异丙肾上腺素,可以提高缓慢的心率。⑥依地酸钙钠(Calcium Disodium Edetate):以其与钙螯合的作用,也可用于治疗洋地黄所致的心律失常。⑦对可能有生命危险的洋地黄中毒可经膜滤器静脉给予地高辛免疫 Fab 片段,每 40mg 地高辛免疫 Fab 片段,大约结合 0.6mg 地高辛或洋地黄毒苷。⑧注意肝功能不良时应减量。同时服用苯妥英钠、苯巴比妥、保泰松、利福平会使血中洋地黄毒苷浓度降低 50%。

酚妥拉明
Regilin

【其他名称】酚苄胺,氧苯苄胺,竹林胺。

【制剂与规格】注射液:1ml:10mg。

【药理作用】甲磺酸酚妥拉明是短效的非选择性 α 受体(α₁、α₂)阻滞剂,能拮抗血液循环中肾上腺素和去甲肾上腺素的作用,使血管扩张而降低周围血管阻力;拮抗儿茶酚胺效应,用于诊治嗜铬细胞瘤,但对正常人或原发性高血压患者的血压影响甚少;能降低外周血管阻力,使心脏后负荷降低,左心室舒张末压和肺动脉压下降,心搏出量增加,可用于治疗心力衰竭。

【适应证】

(1)用于诊断嗜铬细胞瘤及治疗其所致的高血压发作,包括手术切除时出现的高血压,也可根据血压对本品的反应用于协助诊断嗜铬细胞瘤。

(2)治疗左心室衰竭。

(3)治疗去甲肾上腺素静脉给药外溢,用于防止皮肤坏死。

【用法与用量】

(1)成人常用量:①用于酚妥拉明试验,静脉注射 5mg,也可先注入 1mg,若反应阴性,再给 5mg,如此假阳性结果可以减少,也减少血压剧降的危险性。②用于防止皮肤坏死,在每 1 000ml 含去甲肾上腺素溶液中加入本品 10mg 作静脉滴注,作为预防之用。已经发生去甲肾上腺素外溢,用本品 5~10mg 加 10ml 氯化钠注射液作局部浸润,此法在外溢后 12 小时内有效。③用于嗜铬细胞瘤手术,术时如血压升高,可静脉注射 2~5mg 或滴注每分钟 0.5~1mg,以防肿瘤手术时出现高血压危象。④用于心力衰竭时减轻心脏负荷。

(2)小儿常用量:①用于酚妥拉明试验,静脉注射一次 1mg,也可按体重 0.15mg/kg 或按体表面积 3mg/m²。②用于嗜铬细胞瘤手术,术中血压升高时可静脉注射 1mg,也可按体重 0.1mg/kg 或按体表面积 3mg/m²,必要时可重复或持续静脉滴注。

【注意事项】做酚妥拉明试验时,在给药前、静脉给药后至 3 分钟内每 30 秒、以后 7 分钟内每 1 分钟测 1 次血压,或在肌内注射后 30~45 分钟内每 5 分钟测 1 次血压。对诊断的干扰,降压药、巴比妥类、阿片类镇痛药、镇静药都可以造成酚妥拉明试验假阳性,故试验前 24 小时应停用;用降压药必须待血压回升至治疗前水平方可给药。

【禁忌证】

(1)对酚妥拉明和有关化合物过敏,对亚硫酸酯过敏者。

(2)低血压、严重动脉硬化、心绞痛、心肌梗死、胃及十二指肠溃疡者禁用。

(3)肾功能不全者禁用。

(4)儿童、高龄老年人慎用。

【不良反应】较常见有直立性低血压,心动过速或心律失常,鼻塞、恶心、呕吐等;晕厥和乏力较少见;突然胸痛(心肌梗死)、神志模糊、头痛、共济失调、言语含糊等极少见。

【药物相互作用】尚不明确。

【应急处理】可引起低血压、心律不齐、全身静脉血量增加、休克、头痛、视力障碍、呕吐、低血糖等,必要时用升血压药。

硝 普 钠
Sodium Nitroprusside

【其他名称】Sodium Nitrofricyanide。

【制剂与规格】注射剂:50mg。

【药理作用】本品为一种速效和短时作用的血管扩张药。通过血管内皮细胞产生 NO,对动脉和静脉平滑肌均有直接扩张作用,但不影响子宫、十二指肠或心肌收缩。血管扩张使周围血管阻力减低,因而有降压作用。血管扩张使心脏前、后负荷均减低,心排血量改善,故对心力衰竭有益。后负荷减低可减少瓣膜关闭不全时主动脉和左心室阻抗而减轻反流。

【适应证】

(1)用于高血压急症,如高血压危象、高血压脑病、恶性高血压、嗜铬细胞瘤手术前后阵发性高血压等的紧急降压,也可用于外科麻醉期间进行控制性降压。

(2)用于急性心力衰竭,包括急性肺水肿。亦用于急性心肌梗死或瓣膜(二尖瓣或主动脉瓣)关闭不全时的急性心力衰竭。

【用法与用量】用前将本品 50mg(1 支)溶解于 5ml 5% 葡萄糖溶液中,再稀释于250~1 000ml 5% 葡萄糖液中,在避光输液瓶中静脉滴注。

(1)成人常用量:静脉滴注,开始每分钟按体重 0.5μg/kg。根据治疗反应以每分钟 0.5μg/kg 递增,逐渐调整剂量,常用剂量为每分钟按体重 3μg/kg,极量为每分钟按体重 10μg/kg。总量为按体重 3.5mg/kg。

(2)小儿常用量:静脉滴注,每分钟按体重 1.4μg/kg,按效应逐渐调整用量。

【注意事项】

(1)本品对光敏感,溶液稳定性较差,滴注溶液应新鲜配制并迅速将输液瓶用黑纸或铝箔包裹避光。新配溶液为淡棕色,如变为暗棕色、橙色或蓝色,应弃去。溶液保存与应用不应超过 24 小时。溶液内不宜加入其他药品。

(2)配制溶液只可静脉慢速滴注,切不可直接推注。最好使用微量输液泵,这样可以精确控制给药速度,从而减少不良反应发生率。

(3)对诊断的干扰:用本品时血二氧化碳分压、pH、碳酸氢盐浓度可能降低;血浆氰化物、硫氰酸盐浓度可能因本品代谢后产生而增高,本品超量时动脉血乳酸盐浓度可增高,提示代谢性酸中毒。

(4)下列情况慎用:①脑血管或冠状动脉供血不足时,对低血压的耐受性降低;②麻醉中控制性降压时,如有贫血或低血容量,应先予纠正再给药;③脑病或其他颅内压增高时,扩张脑血管可进一步增高颅内压；④肝、肾功能损害时，本品可能加重肝、肾损害；⑤甲状腺功能过低时，本品的代谢产物硫氰酸盐可抑制碘的摄取和结合，因而可能加重病情；⑥肺功能不全时，本品可能加重低氧血症；⑦维生素 B_{12} 缺乏时使用本品，可能使病情加重。

(5)应用本品过程中，应经常测血压，最好在监护室内进行；肾功能不全而本品应用超过 48~72 小时者，每天须测定血浆中氰化物或硫氰酸盐，保持硫氰酸盐不超过 $100\mu g/ml$；氰化物不超过 $3\mu mol/ml$，急性心肌梗死患者使用本品时须测定肺动脉舒张压或嵌压。

(6)药液有局部刺激性，谨防外渗，推荐自中心静脉给药。

(7)少壮男性患者麻醉期间用本品作控制性降压时，需要用大量，甚至接近极量。

(8)如静脉滴注已达每分钟 $10\mu g/kg$，经 10 分钟而降压仍不满意，应考虑停用本品，改用或加用其他降压药。

(9)左心衰竭时应用本品可恢复心脏的泵血功能，但伴有低血压时，须同时加用心肌正性肌力药如多巴胺或多巴酚丁胺。

(10)用本品过程中，偶可出现明显耐药性，此应视为氰化物中毒的先兆征象，此时减慢滴速，即可消失。

【禁忌证】

(1)有关本品致癌、致畸、对妊娠妇女和乳母的影响尚缺乏人体研究。在儿童中应用的研究也未进行。

(2)代偿性高血压如动静脉分流或主动脉缩窄时禁用本品。肝肾功能减退患者不用此药。

【不良反应】短期应用适量不致发生不良反应。

(1)本品毒性反应来自其代谢产物氰化物和硫氰酸盐，氰化物是中间代谢物，硫氰酸盐为最终代谢产物，如氰化物不能正常转换为硫氰酸盐，则造成氰化物血浓度升高，此时硫氰酸盐血浓度虽正常也可发生中毒。

(2)麻醉中控制降压时突然停用本品，尤其血药浓度较高而突然停药时，可能发生反跳性血压升高。

(3)以下情况出现不良反应：

1)血压降低过快过剧，出现眩晕、大汗、头痛、肌肉颤搐、神经紧张或焦虑，烦躁、胃痛、反射性心动过速或心律不齐，症状的发生与静脉给药速度有关，与总量关系不大。减量给药或停止给药可好转。

2)硫氰酸盐中毒或超量时，可出现运动失调、视力模糊、谵妄、眩晕、头痛、意识丧失、恶心、呕吐、耳鸣、气短。停止给药可好转。

3)氰化物中毒或超量时，可出现反射消失、昏迷、心音遥远、低血压、脉搏消失、皮肤粉红色、呼吸浅、瞳孔散大。应停止给药并对症治疗(参看【药物过量】)。

4)皮肤：光敏感与疗程及剂量有关，皮肤石板蓝样色素沉着，停药后经较长时间(1~2年)才渐退。其他过敏性皮疹，停药后消退较快。

【药物相互作用】

(1)与其他降压药同用时可使血压剧降。

(2)与多巴酚丁胺同用，可使心排血量增多而肺毛细血管嵌压降低。

(3)与拟交感胺类通用，本品降压作用减弱。

【应急处理】血压过低时减慢滴速或暂停本品即可纠正。如有氰化物中毒征象,吸入亚硝酸异戊酯或静脉滴注亚硝酸钠或硫代硫酸钠均有助于将氰化物转为硫氰酸盐而降低氰化物血药浓度。

（吕剑涛　郭　其　张君利　王　浩）

参考文献

［1］黄絮, 冯莹莹, 谭元菊. 治疗指南: 呼吸病分册 [M]. 北京: 化学工业出版社, 2018.

［2］陈平, 罗红. 呼吸疾病临床流程及技术操作规范 [M]. 长沙: 湖南科学技术出版社, 2018.

［3］杨仁恒. 实用呼吸系统疾病 [M]. 北京: 科学技术文献出版社, 2018.

［4］常志强. 12 例肺癌误诊为肺脓肿临床分析 [J]. 空军医学杂志, 2017, 33: 139-140.

［5］崔健, 张洪明, 赵新国, 等. 34 例肺脓肿临床分析 [J]. 临床肺科杂志, 2016, 19: 2096-2098.

［6］徐化凤, 杨雁, 张新荣. 儿童肺炎支原体性肺脓肿的 CT 表现 [J]. 放射学实践, 2017, 32: 1057-1059.

［7］王靖红. 肺脓肿的临床治疗分析 [J]. 中国卫生标准管理, 2017, 14: 41-42.

［8］赵辉, 王冬杰. 肺脓肿临床表现与 X 线诊断 [J]. 影像研究与医学应用, 2017, 1: 74-75.

［9］陈天翼, 郭彦荣, 李芸. 分期辨治小儿肺脓肿经验 [J]. 中医杂志, 2016, 57: 344-346.

［10］刘东军. 莫西沙星联合克林霉素治疗对急性肺脓肿疗效的影响及安全性分析 [J]. 智慧健康, 2017, 10: 91-92.

［11］宋学苓. 浅析抗生素治疗急性肺脓肿的临床效果以及对生活质量的影响 [J]. 中国现代药物应用, 2018, 12: 79-80.

［12］葛振华, 陈修富. 探讨 X 线与 CT 对急性肺脓肿的临床诊断效果对比研究 [J]. 影像研究与医学应用, 2018, 2: 134-135.

［13］王君崗. 探讨抗生素治疗急性肺脓肿的临床疗效以及对生活质量的影响 [J]. 中国卫生标准管理, 2018, 8: 76-78.

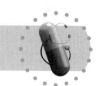

第十五章

肺栓塞药物治疗

一、概述

肺栓塞（pulmonary embolism，PE）是一种严重危害儿童健康的潜在致死性疾病，已成为国际化健康问题。由于近年来新诊断、新技术和治疗方案的出现，PE 的诊治水平不断提高。欧洲、美国均相继制定了有关 PE 诊治指南，我国专家学者亦不乏真知灼见，值得借鉴。

二、病因与发病机制

肺栓塞是以各种栓子堵塞肺动脉系统为其发病原因的一组疾病或临床综合征的总称，包括肺血栓栓塞、脂肪栓塞综合征、羊水栓塞等，肺血栓栓塞症（pulmonary thromboembolist，PTE）是指来自静脉系统或右心的血栓栓子进入肺循环，造成其分支堵塞，引起的肺循环障碍的临床和病理综合征，是 PTE 的最基本类型，通常所称 PE 即指 PTE，成人引起 PTE 的血栓主要来源于深静脉血栓形成（deep venous thrombosis，DVT）。儿童的栓子来源与成人不同，由于儿童下肢 DVT 和盆腔血栓较少见，故来自这些部位栓子脱落引起的 PE 并不常见，小儿的栓子来源较分散，因先天性疾病（如镰状细胞贫血、先天性心脏病等）或医源性因素（如胃肠外营养、留置静脉导管等）引起的更为常见，肺栓塞 90% 源于下肢静脉（股静脉及盆腔静脉）血栓，某些疾病如心肌炎、细菌性心内膜炎、肾病综合征激素治疗后，红细胞增多症、白血病、血小板减少症，或五官、肠道、尿路感染后并发症，以及静脉滴注、心内插管检查、外科手术后并发症等，还可见于长期卧床、营养不良、腹泻脱水患儿，脂肪性栓塞多见于骨折后。

静脉血栓的形成诱因有：

1. 静脉血流淤滞。

2. 血管内皮或上皮细胞受损伤。

3. 血液的凝度增高，血栓形成后由于某种原因使凝块脱落，从周围静脉系统顺着血流入右心室腔，再入肺动脉，并嵌入与阻塞大小不等的肺动脉中，由于血流被阻断，导致局部肺组织发生肺泡无效腔、肺萎陷及表面活性物质的丧失。

三、临床表现与诊断

（一）临床表现

PE 的临床表现多样，与疾病的缓急、单发或多发、栓塞血管大小及基础心肺功能等有关,可出现无症状到呼吸、循环衰竭甚至猝死等表现,但缺乏特异性。

急性 PE 患者中,表现为呼吸困难、胸痛、咳嗽的较常见,血痰、出汗、烦躁不安及心悸等症状少见;慢性 PE 患者中呼吸困难较常见。

急性 PE 患者体征中,呼吸频速和心动过速较常见,其次为发热、紫癜、休克等,水肿、肺部啰音、颈静脉怒张等较少见,其中呼吸频速是最常见的体征。急性 PE 是指 48 小时内临床症状恶化需要住院者;慢性 PE 是指基本相同症状维持 6 个月以上,平均肺动脉压>25mmHg 者;大块 PE 是指至少 2 支肺叶动脉或同等范围栓塞。

（二）辅助检查

1. 胸部 X 线片　胸部 X 线片对诊断 PE 不具敏感性和特异性,以心脏扩大、肺炎样浸润阴影、肺动脉扩张、肺野透光度增强、膈肌抬高等常见。

2. 心电图　多为一过性改变,对本病的诊断多采用动态观察。较常见的改变是 $V_1 \sim V_3$ 导联 T 波倒置、窦性心动过速、右束支传导阻滞、ST 段下降等,可作为鉴别急性心肌梗死和 PE 的重要方法之一。

3. 血气分析　急性 PE 时 PaO_2 为 (58 ± 16) mmHg,其中约 87% 患者<80mmHg,约 61% 患者<60mmHg,但也有小部分患者的 PaO_2 显示正常。$PaCO_2$ 多<35mmHg,尤其是致死性 PE 时常明显下降,但脑死亡或神经反射明显低下时 $PaCO_2$ 反而升高。

4. D- 二聚体　D- 二聚体可作为 PE 的筛选指标。

5. 超声心动图　经胸壁和食管二维超声心动图能直接或间接显示 PE 征象。

6. 肺通气 / 灌注扫描　PE 时可见灌注缺损而无通气缺损,而肺梗死时肺通气和灌注可均有缺损。

7. CT　CT 对肺门部动脉栓塞有较高诊断价值,对周围肺动脉栓塞的诊断价值较低。

8. 肺动脉造影　肺动脉造影安全性高,总的死亡率和严重并发症的发生率低。肺动脉造影的直接征象为肺动脉充盈缺损、肺动脉分支截断现象,间接征象为局部肺野无血流灌注、肺动脉分支充盈和排空延缓。

（三）诊断

PE 并不少见,但有资料显示 70% PE 患者被误诊,因此提高诊断意识是防误诊、漏诊的前提。对那些胸部 X 线片、血气分析、心电图检查正常的突发原因不明气短,尤其是劳力性呼吸困难者,应怀疑本病的可能。

当患者突然发病、有劳力性呼吸困难、胸部 X 线片或心电图有异常改变时应怀疑本病,在发病当时或发病 1 日之内可出现超声心动图检查右心负荷异常,当可疑 PE 患者有血流动力学改变并有生命危险时,可进行超声心动图检查,如果右室壁活动障碍或右室扩大,可诊断为急性 PE 并立即进行抢救。

四、治疗原则与策略

（一）内科治疗

1. 一般处理　对高度疑诊或确诊 PE 的患儿,应该进行严密的监护,对大块 PE 可收入 ICU 病房;为了防止栓子脱落,应绝对卧床,并保持大便通畅,避免用力;对有明显烦躁的患儿可适当镇静;胸痛者可给镇痛药;对发热、咳嗽症状可给予相应对症治疗。

2. 呼吸、循环支持治疗　约 10% 急性 PE 患儿在发病 1 小时内死亡,因此在抗凝和溶栓治疗之前,应快速稳定血流动力学、维持恰当的氧疗和通气,任何怀疑 PE 的患儿都要作好实施心肺复苏措施的准备。应避免行气管切开术,以免在抗凝或溶栓过程中局部大出血。

3. **溶栓治疗**　溶栓治疗适用于新形成血栓或 5 天内的肺血栓栓塞,适用于大面积的 PE 患儿及有休克和低血压的患者。常用的溶栓药物有尿激酶(UK)、链激酶(SK)和重组织型纤溶酶原激活剂(rtPA)等。

4. **抗凝治疗**　抗凝治疗是 PE 的基本治疗方法,可以有效防止血栓再形成,同时机体自身的纤溶机制可溶解已形成的血栓。目前临床上应用的抗凝药物主要是肝素,安全性高,临床用药时可不进行实验室常规监测凝血功能。

(二) 外科治疗

1. **外科血栓切除术**　适用于以下 3 类人:①急性大面积 PE 患儿;②有溶栓禁忌证者;③经溶栓和其他内科治疗无效者。

2. **静脉滤器**　用于预防 PE,适用于下肢静脉血栓者,可防止栓子脱落入肺,儿童应用的经验不多,Cahn 等对放置下腔静脉滤器的儿童长期随访显示,其预防 PE 的有效性和安全性较好,与成人相似。

患儿一旦诊断明确后,应积极正规治疗,以防复发。极大或广泛肺栓塞,采用外科栓塞切除术,但外科手术死亡率较高。急性呼吸衰竭和心力衰竭等,也常是造成患儿死亡的病因,不要忽视。

五、常用治疗药物

肝　素

Heparin

【**其他名称**】肝素钠。

【**制剂**】注射液:2ml : 1 000U,2ml : 5 000U,2ml : 1.25 万 U。

【**药理作用**】由于本品具有带强负电荷的理化特性,能干扰血凝过程的许多环节,在体内外都有抗凝血作用。其作用机制比较复杂,主要通过与抗凝血酶Ⅲ(antithrombin- Ⅲ,AT- Ⅲ)结合,而增强后者对活化的Ⅱ、Ⅸ、Ⅹ、Ⅺ和Ⅺ凝血因子的抑制作用。其后果涉及阻止血小板凝集和破坏,妨碍凝血激活酶的形成;阻止凝血酶原变为凝血酶;抑制凝血酶,从而妨碍纤维蛋白原变成纤维蛋白。

【**适应证**】用于防治血栓形成或栓塞性疾病(如心肌梗死、血栓性静脉炎、肺栓塞等);各种原因引起的弥散性血管内凝血(DIC);也用于血液透析、体外循环、导管术、微血管手术等操作中及某些血液标本或器械的抗凝处理。

【**用法与用量**】

(1)深部皮下注射:首次 5 000~10 000U,以后每 8 小时 8 000~10 000U 或每 12 小时 15 000~20 000U;每 24 小时总量为 30 000~40 000U,一般均能达到满意的效果。

(2)静脉注射:首次 5 000~10 000U 之后,或按体重每 4 小时 100U/kg,用氯化钠注射液稀释后应用。

(3)静脉滴注:每日 20 000~40 000U,加至氯化钠注射液 1 000ml 中持续滴注。滴注前可先静脉注射 5 000U 作为初始剂量。

（4）预防性治疗：高危血栓形成患者，大多是用于腹部手术之后，以防止深部静脉血栓。在外科手术前 2 小时先给 5 000U 肝素皮下注射，但麻醉方式应避免硬膜外麻醉，然后每隔 8~12 小时 5 000U，共约 7 日。

（5）儿童用药：

1）静脉注射：按体重一次注入 50U/kg，以后每 4 小时给予 50~100U。

2）静脉滴注：按体重注入 50U/kg，以后按体表面积 24 小时给予每日 20 000U/m²，加入氯化钠注射液中缓慢滴注。

【注意事项】用药期间应定时测定凝血时间。

【不良反应】毒性较低，主要不良反应是用药过多可致自发性出血，故每次注射前应测定凝血时间。如注射后引起严重出血，可静脉注射硫酸鱼精蛋白进行急救（1mg 硫酸鱼精蛋白可中和 100U 肝素）。

偶可引起过敏反应及血小板减少常发生在用药初 5~9 天，故开始治疗 1 个月内应定期监测血小板计数。偶见一次性脱发和腹泻。尚可引起骨质疏松和自发性骨折。肝功能不良者长期使用可引起抗凝血酶Ⅲ耗竭而血栓形成倾向。

【药物相互作用】本品与下列药物合用，可加重出血危险：

（1）香豆素及其衍生物，可导致严重的因子Ⅸ缺乏而致出血。

（2）阿司匹林及非甾体消炎镇痛药，包括甲芬那酸、水杨酸等均能抑制血小板功能，并能诱发胃肠道溃疡出血。

（3）双嘧达莫、右旋糖酐等可能抑制血小板功能。

（4）肾上腺皮质激素、促肾上腺皮质激素等易诱发胃肠道溃疡出血。

（5）其他尚有利尿酸、组织纤溶酶原激活物（t-PA）、尿激酶、链激酶等。

（6）肝素用碳酸氢钠、乳酸钠等纠正酸中毒的药物可促进肝素的抗凝作用。

（7）肝素与透明质酸酶混合注射，既能减轻肌内注射痛，又可促进肝素吸收；但肝素可抑制透明质酸酶活性，故两者应临时配伍使用，药物混合后不宜久置。

（8）肝素可与胰岛素受体作用，从而改变胰岛素的结合和作用；已有肝素致低血糖的报道。

（9）下列药物与本品有配伍禁忌：卡那霉素、阿米卡星、柔红霉素、乳糖酸红霉素、硫酸庆大霉素、氢化可的松琥珀酸钠、多黏菌素 B、阿柔比星、妥布霉素、万古霉素、头孢孟多、头孢氧哌唑、头孢噻吩钠、氯喹、氯丙嗪、异丙嗪、麻醉性镇痛药。

（10）甲巯咪唑、丙硫氧嘧啶与本品有协同作用。

【应急处理】本品过量可致自发性出血倾向。肝素过量时可用 1% 硫酸鱼精蛋白溶液缓慢滴注，如此可中和肝素作用。每 1mg 鱼精蛋白可中和 100U 肝素钠。

尿　激　酶
Urokinase

【其他名称】Uronase。

【制剂】注射剂：1 万 U，10 万 U。

【药理作用】本品直接作用于内源性纤维蛋白溶解系统，能催化裂解纤溶酶原成纤溶酶，后者不仅能降解纤维蛋白凝块，亦能降解血液循环中的纤维蛋白原、凝血因子Ⅴ和凝血因子Ⅷ等，从而发挥溶栓作用。本品对新形成的血栓起效快、效果好。本品还能提高血管ADP酶活性，抑制ADP诱导的血小板聚集，预防血栓形成。本品在静脉滴注后，患者体内纤溶酶活性明显提高；停药几小时后，纤溶酶活性恢复原水平。但血浆纤维蛋白或纤维蛋白原水平降低，以及它们的降解产物增加可持续12~24小时。本品显示溶栓效应与药物剂量、给药时间有明显相关性。

【适应证】本品主要用于血栓栓塞性疾病的溶栓治疗，包括急性广泛性肺栓塞、胸痛6~12小时内的冠状动脉栓塞和心肌梗死、症状短于3~6小时的急性期脑血管栓塞、视网膜动脉栓塞和其他外周动脉栓塞症状严重的髂-股静脉血栓形成者。也用于人工心瓣手术后预防血栓形成，保持血管插管和胸腔及心包腔引流管通畅等。溶栓疗效均需后继的肝素抗凝加以维持。

【用法与用量】本品临用前应以注射用灭菌生理盐水或5%葡萄糖溶液配制。

(1)儿童剂量：静脉注射，每次0.02~0.04万U/kg，溶于生理盐水中，每日1~2次，连用2~3天，继以维持量0.02~0.04万U/(kg·d)，维持7~10天；静脉滴注，负荷量40~80U/kg，溶于生理盐水30分钟内滴完，继以维持量40~80U/(kg·h)，溶于5%葡萄糖生理盐水或右旋糖酐40溶液中，连续12小时；大剂量冲击疗法，尽早经静脉导管插入右心房，滴入尿激酶1.5万U/kg，10分钟内滴完。

(2)成人剂量：

1)肺栓塞：初次剂量按体重4 400U/kg，以0.9%氯化钠溶液或5%葡萄糖溶液配制，以90ml/h速度在10分钟内滴完；其后以4 400U/h给药速度，连续静脉滴注2小时或12小时。肺栓塞时，也可按每千克体重15 000U用0.9%氯化钠溶液配制后肺动脉内注入；必要时，可根据情况调整剂量，间隔24小时重复1次，最多使用3次。

2)心肌梗死：建议以0.9%氯化钠溶液配制后，按6 000U/min速度冠状动脉内连续滴注2小时，滴注前应先行静脉给予肝素2 500~10 000U。也可将本品200万~300万U配制后静脉滴注，45~90分钟滴完。

3)外周动脉血栓：以0.9%氯化钠溶液配制本品(浓度2 500U/ml)，4 000U/min速度经导管注入凝血块。每2小时夹闭导管1次；可调整滴入速度为1 000U/min，直至血块溶解。

4)防治心脏瓣膜替换术后血栓形成：血栓形成是心脏瓣膜术后最常见的并发症之一。可用本品按体重4 400U/kg，0.9%氯化钠溶液配制后10~15分钟滴完。然后以每小时按体重4 400U/kg的速度静脉滴注维持。当瓣膜功能正常后，即停止用药；如用药24小时仍无效或发生严重出血倾向，应停药。

5)脓胸或心包积脓：常用抗生素和脓液引流术治疗。引流管常因纤维蛋白形成凝块而阻塞引流管。此时可胸腔或心包腔内注入灭菌注射用水配制的本品(浓度5 000U/ml)1万~25万U。既可保持引流管通畅，又可防止胸膜或心包粘连或形成心包缩窄。

6)眼科应用：用于溶解眼内出血引起的前房凝血块。使血块崩解，有利于手术取出。常用量为5 000U用2ml 0.9%氯化钠溶液配制冲洗前房。

【注意事项】

(1)应用本品前，应对患者进行血细胞比容、血小板计数、凝血酶时间(thrombin time，TT)、凝血酶原时间(prothrombin time，PT)、激活的部分凝血活酶时间(activated partial thromboplastin time，APTT)及优球蛋白溶解时间(euglobulin lysis time，ELT)的测定。TT和

APTT 应<2 倍延长的范围内。

(2)用药期间应密切观察患者反应,如脉率、体温、呼吸频率和血压、出血倾向等,至少每4 小时记录 1 次。如发现过敏症状如皮疹、荨麻疹等,应立即停用。

(3)静脉给药时,要求穿刺一次成功,以避免局部出血或血肿。

(4)动脉穿刺给药时,给药毕,应在穿刺局部加压至少 30 分钟,并用无菌绷带和敷料加压包扎,以免出血。

(5)下述情况使用本品会使所冒风险增大,应权衡利弊后慎用本品:①近 10 天内分娩、进行过组织活检、静脉穿刺、大手术患者及严重胃肠道出血患者;②极有可能出现左心血栓患者,如二尖瓣狭窄伴心房纤颤;③亚急性细菌性心内膜炎患者;④继发于肝肾疾病而有出血倾向或凝血障碍的患者;⑤妊娠妇女、脑血管病患者和糖尿病性出血性视网膜病患者。

(6)本品不得用酸性溶液稀释,以免药效下降。

【禁忌证】

(1)14 天内有活动性出血(胃与十二指肠溃疡、咯血、痔疮、出血等)、做过手术、活体组织检查、心肺复苏(体外心脏按压、心内注射、气管插管)、不能实施压迫部位的血管穿刺以及外伤史。

(2)控制不满意的高血压(血压>21.3/14.7kPa)或不能排除主动脉夹层动脉瘤者。

(3)有出血性脑卒中(包括一时性缺血发作)病史者。

(4)对扩容和血管加压药无反应的休克。

(5)妊娠、细菌性心内膜炎、二尖瓣病变并有心房颤动且高度怀疑左心腔内有血栓者。

(6)糖尿病合并视网膜病变者。

(7)出血性疾病或出血倾向,严重的肝、肾功能障碍及进展性疾病。

(8)意识障碍患者。

【不良反应】本品临床最常见不良反应是出血倾向。以注射或穿刺局部血肿最为常见。其次为组织内出血,发生率为 5%~11%,多轻微,严重者可致脑出血。本品用于冠状动脉再通溶栓时,常伴随血管再通后出现房性或室性心律失常,发生率高达 70% 以上。需严密进行心电监护。本品抗原性小,体外和皮内注射均未检测到诱导抗体生成。因此,过敏反应发生率极低。但有报道,曾用链激酶治疗的患者使用本品后,少数人引发支气管痉挛、皮疹和发热。也可能会出现头痛、头重感、食欲减退、恶心、呕吐等胃肠症状。

【药物相互作用】本品与其他药物相互作用尚无报道。鉴于本品为溶栓药,因此,影响血小板功能药物,如阿司匹林、吲哚美辛、保泰松等不宜合用。肝素和口服抗凝血药不宜与大剂量本品同时使用,以免出血危险增加。

【应急处理】本品静脉给予一般达 2 500U/min 方有明显疗效。成人总用药量不宜超过300 万 U。溶栓药效必然伴有一定出血风险。一旦出现出血症状,应立即停药,按出血情况和血液丧失情况补充新鲜全血,纤维蛋白原血浆水平(100mg/dl)伴出血倾向者应补充新鲜冷冻血浆或冷沉淀物,不宜用右旋糖酐、羟乙基淀粉。氨基己酸的解救作用尚无报道,但可在紧急情况下使用。

（吕剑涛　郭其　张君利　王浩）

参考文献

［1］黄絮, 冯莹莹, 谭元菊. 治疗指南: 呼吸病分册 [M]. 北京: 化学工业出版社, 2018.

［2］陈平, 罗红. 呼吸疾病临床流程及技术操作规范 [M]. 长沙: 湖南科学技术出版社, 2018.

［3］杨仁恒. 实用呼吸系统疾病 [M]. 北京: 科学技术文献出版社, 2018.

［4］彭卫军, 张海青, 杨雯. CT 肺动脉栓塞指数与急性肺栓塞病情严重程度相关性 [J]. 现代仪器与医疗, 2018, 24 (5): 11-13.

［5］唐炳俭. 不同溶栓方案治疗肺栓塞效果及出血风险 [J]. 现代仪器与医疗, 2018, 24 (4): 109-111.

［6］邹晓岩. 肺栓塞的诊断与治疗探讨 [J]. 世界最新医学信息文摘, 2018, 18 (7): 43.

［7］高敏. 肺栓塞呼吸内科疾病的临床治疗方法探究 [J]. 中国社区医师, 2018, 34 (27): 43-44.

［8］侯淑英. 肺栓塞呼吸内科疾病临床治疗研究 [J]. 黑龙江科学, 2018, 9 (18): 32-33.

［9］刘操, 林勇, 张志鸿. 肺栓塞误漏诊分析 [J]. 世界最新医学信息文摘, 2018, 18 (86): 127-128.

［10］苏力其夫. 急性肺栓塞的心脏超声检查及应用意义研究 [J]. 影像研究与医学应用, 2018, 2 (20): 181-182.

［11］魏桂莲. 急性肺栓塞患者的临床特点分析 [J]. 长治医学院学报, 2018, 32 (4): 270-272.

［12］张鑫, 董丽霞, 曹洁. 急性肺栓塞患者复发的危险因素分析 [J]. 中国呼吸与危重监护杂志, 2018, 17 (5): 514-517.

［13］张胜德. 青少年急性肺动脉栓塞 1 例 [J]. 医学理论与实践, 2018, 31 (19): 2944-2945.

第十六章

支气管肺发育不全药物治疗

一、概述

支气管肺发育不良（bronchopulmonary dysplasia，BPD）是指在出生后 28 天或纠正胎龄 36 周时需要辅助供氧。如胎龄<32 周，根据纠正胎龄 36 周或出院时是否需氧分为：①轻度：未用氧；②中度：吸入氧体积分数（FiO_2）<30%；③重度：$FiO_2 \geqslant 30\%$ 或需要机械通气。如胎龄>32 周，根据出生 56 天或出院时需氧程度分为轻、中、重度。BPD 是新生儿慢性肺疾病的常见形式，其发病率与新生儿胎龄成反比。

二、病因与发病机制

支气管肺发育不良是新生儿慢性肺疾病的常见形式，常继发于有严重呼吸窘迫综合征的 30~34 周早产儿。其发病机制极其复杂，涉及早产、氧中毒、气压伤、容量伤、感染和炎性反应、遗传易感性等多个方面。其本质是，在遗传易感性的基础上，各种环境因素导致发育不成熟肺的损伤及损伤后肺的异常修复。其中肺发育不成熟、急性肺损伤、损伤后异常修复是引起 BPD 的三个关键环节。

传统 BPD 的主要病理特征为早期肺泡、呼吸道损伤及晚期纤维化，而新型 BPD 的病理改变以肺泡和肺微血管发育不良为主要特征，表现为肺泡数目减少、体积增大、肺泡结构简单化、肺微血管形态异常，但肺泡和呼吸道损伤及纤维化较轻。感染和炎性反应是其发病的重要因素。

三、临床诊断与表现

支气管肺发育不良多表现为早产儿透明膜病后迁延不愈或好转后出现呼吸窘迫及缺氧，轻度肋间间隙凹陷，肺部有湿啰音和哮鸣音，偶有呼吸暂停发作，需要吸氧和辅助通气，病程迁延数周至数月，出现进行性呼吸衰竭和心力衰竭。常伴有右心衰竭的表现，如肝大、末梢水肿、颈静脉怒张等。动脉血气分析可发现有低氧血症和 / 或高碳酸血症。临床上可见患儿生长迟缓或停滞。恢复者于 1~2 岁内常有反复呼吸道感染、反复或持续喘息、依赖氧和呼吸机生存。

根据胸部 X 线变化可分为四期：出生后 3 天内（第一期），表现为透明膜病所见的网点状影；生后 4~10 天（第二期），肺实变明显，由网点状变成均匀一致大片影；生后 10~20 天

(第三期),双肺呈无数小囊泡;20 天后为慢性期(第四期),见充气过度和条索状阴影,示弥漫性肺气肿和肺不张。胸部 CT 提示 BPD 主要表现为支气管壁增厚、索条阴影、胸膜下阴影、囊泡或肺气肿以及密度减低。

长期机械通气的 BPD 患儿可出现黏液填塞、败血症和肺炎。严重的 BPD 患儿最终可出现心血管并发症,如肺动脉高压、肺源性心脏病、系统性高血压和左心室肥厚。BPD 患儿死亡原因多为呼吸衰竭、持续肺动脉高压伴肺源性心脏病,或脓毒症。死亡率增加与较长时间机械通气、脓毒症发作和肺动脉高压(PAH)相关。BPD 早产儿幸存者的呼吸系统疾病风险增加,包括呼吸道感染、哮喘样疾病和肺动脉高压。此外,BPD 患儿还有明显生长、营养和神经发育等方面的问题。

四、治疗原则与策略

BPD 患儿的医学处理包括供氧、呼吸支持、限制液量、营养管理和多种药物干预。经机械通气提供氧气、持续性正压通气或经鼻导管使氧饱和度维持在 93%~96%,以防止低氧血症。BPD 患儿液体量应限制在 80~100ml/(kg·d),以防止心源性疾病和肺水肿。BPD 患儿的营养管理应使用高热量配方方案,以避免患儿因能量不足增加氧中毒的毒性作用和气压伤。营养疗法需保证供给热量 140~160kcal/(kg·d)。BPD 的药物治疗主要包括利尿剂、支气管扩张剂和皮质类固醇,药物治疗目的在于减少患儿临床症状和改善肺功能,无法使 BPD 患儿的肺损伤得以修复。

1. 利尿剂　BPD 患儿因心源性和非心源性的因素特别容易患肺水肿,利尿剂使用有利于减少肺间质的液体,同时还可降低肺血管阻力,改善气体交换,减少患儿氧需求。常用药物包括呋塞米、氢氯噻嗪、螺内酯。呋塞米能够显著减轻患儿肺间质水肿,并能短期改善肺顺应性和氧饱和度。但长期使用可导致低氯、低钠和低钾血症,以及容量减少、高钙血症、肾钙质沉着、骨钙减少和耳毒性等不良反应。一般来说,为避免不良反应,长期治疗患儿初始治疗可选择呋塞米,然后改为联合应用利尿剂(螺内酯、氢氯噻嗪)。初始使用呋塞米治疗的适应证为:出生 1 周后早期 BPD、依赖机械通气婴儿,顽固性 BPD 因液体过量而明显加重患儿,慢性 BPD 没有改善患儿,需要增加液体量以提供足够热量患儿。使用呋塞米时应监测电解质,防止低钾血症、低钠血症和低氯血症,必要时可补充电解质如氯化钾、氯化钠。

2. 全身用支气管扩张剂　茶碱、咖啡因等甲基黄嘌呤类药物可直接扩张支气管,因而广泛用于治疗新生儿 BPD。甲基黄嘌呤类还能够改善横膈膜和骨骼肌的收缩作用,并有轻度利尿作用。茶碱和咖啡因可减少肺阻力,增加组织顺应性。

3. 吸入支气管扩张剂　新生儿 BPD 早期多有气道高反应性和平滑肌肥大,由于继发缺氧,气道阻力增加,患儿支气管收缩风险高,故支气管扩张剂治疗是有效的。常用的支气管扩张剂包括 β_2 受体激动剂(如沙丁胺醇)、胆碱能拮抗剂(异丙托品溴化物)。β_2 受体激动剂因松弛支气管平滑肌,能短时改善肺顺应性和肺阻力,但并非对所有 BPD 患儿均有效。胆碱能拮抗剂通过松弛支气管平滑肌,减少黏液分泌,对沙丁胺醇治疗无效或不耐受的患儿在协同使用沙丁胺醇治疗时作用更加突出。

4. 皮质类固醇　对于进展中的或已确诊的 BPD 患儿,皮质类固醇可能减少炎症并改善肺功能,作用机制包括:①减少多形核粒细胞向肺移动;②减轻肺炎性反应;③抑制前列腺素、白三烯、肿瘤坏死因子、白介素合成;④减少弹性蛋白生成;⑤刺激表面活性物质合成；⑥减轻血管渗透性和肺水肿；⑦增强 β 肾上腺素受体活性；⑧减少肺纤维连接蛋白；⑨刺激血清视黄醇浓度增加。因全身应用地塞米松的严重短期不良反应和长期不良反应，美国儿科协会不推荐早产儿应用类固醇预防和治疗 BPD。必须应用时，建议延迟到至出生后 28 天或采用小剂量、短疗程的治疗方案。吸入类固醇如二丙酸倍氯米松、布地奈德已用于 BPD 的治疗。吸入用类固醇的不良反应较全身使用较为少见。

五、常用治疗药物

(一) 利尿剂

呋 塞 米
Furosemide

【其他名称】呋喃苯胺酸, 速尿, Lasix。

【制剂与规格】片剂: 每片 20mg。注射剂: 2ml : 20mg, 2ml : 40mg。

【药理作用】呋塞米为强效髓袢利尿药, 能抑制肾小管髓袢对 NaCl 的主动重吸收, 导致水、Na^+、Cl^- 排泄增多, 从而产生强大的利尿作用; 呋塞米能够抑制前列腺素分解, 升高前列腺素 E_2 含量, 产生血管扩张作用。扩张肾血管、降低肾血管阻力, 增加肾血流量。呋塞米还能减少充血性心力衰竭患者的肺充血和降低左室充盈压。

【适应证】水肿性疾病(充血性心力衰竭、肝硬化、肾脏疾病、急性肺水肿、急性脑水肿等)、高血压、高钾血症、高钙血症、预防急性肾衰竭、升压素分泌过多症、急性药物毒物中毒。

【用法与用量】

(1) 口服给药: 每次 0.5~2mg/kg, 每天 1 次或 2 次。

(2) 静脉给药: 每次 0.5~2mg/kg, 间隔 12~24 小时; 新生儿半衰期明显延长, 因而用药时间间隔应适当延长。

【注意事项】

(1) 交叉过敏: 对磺胺类药物和噻嗪类利尿药过敏患者对本品可能过敏。

(2) 对诊断的干扰: 可致血糖升高、尿糖阳性, 尤其是糖尿病或糖尿病前期患者。

(3) 需慎用呋塞米的情况: 无尿或严重肾功能损害患者; 糖尿病; 高尿酸血症或有痛风病史; 严重肝功能损害者; 急性心肌梗死; 胰腺炎或有胰腺炎病史者; 低钾血症倾向者、红斑狼疮、前列腺肥大。

(4) 用药期间应监测项目: 血电解质、血压、肾功能、肝功能、血糖、血尿酸、酸碱平衡状况、听力。

(5) 给药剂量应从最小有效剂量开始上调, 避免水、电解质紊乱等不良反应发生。

(6) 肠道外给药宜静脉给药, 不主张肌内注射; 静脉注射给药时应选用氯化钠注射液稀释, 不宜使用葡萄糖注射液稀释。

(7) 存在低钾血症或有低钾血症倾向患者应注意补充钾盐。

(8) 与降压药合用时应注意减量, 避免直立性低血压。

(9) 少尿或无尿患者使用最大剂量后 24 小时仍无效者应停药。

(10) 应用洋地黄、室性心律失常、低钾血症、水电解质紊乱、肝性脑病、无尿或严重肾功能损害的患者禁用。

(11)剂量应个体化,自小剂量开始,大剂量应用可能导致暂时性耳聋或听力减退。

(12)肾病综合征患者不宜频繁使用。

【不良反应】

(1)常见不良反应多与水、电解质紊乱有关,尤其是大剂量使用时,可出现直立性低血压、休克、低钾血症、低氯碱中毒、低钠血症、低钙血症以及与此有关的口渴、乏力、肌肉酸痛、心律失常等。

(2)少见不良反应有过敏、视觉模糊、黄视症、光敏症、头晕、头痛、食欲减退、恶心、呕吐、腹痛、腹泻、胰腺炎、肌肉强直、骨髓抑制等。

(3)大剂量静脉快速注射时可见耳鸣、听力障碍等情况,多数为暂时性,少数情况不可逆,尤其是与其他具有耳毒性的药物一起合用时。

(4)在高钙血症时可引起肾结石。

【禁忌证】尚未明确。

【药物相互作用】

(1)肾上腺糖、盐皮质激素、促肾上腺皮质激素以及雌激素能够降低本药利尿作用,增加电解质尤其是低钾血症的发生率。

(2)非甾体抗炎药能降低本药利尿作用,肾损害机会也会增加。与前者抑制前列腺素合成、减少肾血流相关。

(3)与拟交感神经药物及抗惊厥药物合用时,利尿作用减弱。

(4)与氯贝丁酯合用时,两者作用均增强,可出现肌肉酸痛、强直。

(5)与多巴胺合用,利尿作用增强。

(6)饮酒及含酒精制剂和可引起血压降低的药物能够增强本品利尿和降压作用。

(7)与巴比妥类药物、麻醉药物合用易引起直立性低血压。

(8)本品可使尿酸排泄减少,尿酸升高。与痛风治疗药物合用时应调节后者的使用剂量。

(9)可降低降血糖药物的疗效。

(10)降低抗凝药物和抗纤溶药物的作用,与利尿后血容量下降,血中凝血因子浓度升高以及利尿使肝血液供应改善,肝脏合成凝血因子增多有关。

(11)本品可增强非去极化肌肉松弛药的作用,与血钾降低有关。

(12)与两性霉素、头孢菌素、氨基糖苷类抗生素合用时,耳肾毒性增加,易出现耳鸣、头晕、眩晕等症状。

(13)与锂剂合用时肾毒性明显增加,应尽量避免。

(14)服用水合氯醛后再静脉注射本品,可致出汗、面色潮红、血压升高。

(15)与碳酸氢钠合用,发生低氯性碱中毒机会增加。

【应急处理】本品在新生儿中代谢半衰期延长,故新生儿用药时间间隔应延长。

螺　内　酯
Spironolactone

【其他名称】安体舒通,Antisterone。

【制剂与规格】片剂：20mg。胶囊剂：20mg。

【药理作用】为醛固酮受体拮抗剂，作用于远曲小管与集合管，干扰醛固酮对钠的重吸收，促进钠离子和氯离子排出而利尿。由于 Na^+-K^+ 交换受抑制，钾排出减少，故称为保钾利尿药。本药利尿作用弱而缓慢，但较持久。本药单用效果较差，常与氢氯噻嗪合用利尿效果显著。

【适应证】用于醛固酮升高所致的水肿。

【用法与用量】口服 $2mg/(kg \cdot d)$，分 3 次口服。

【注意事项】

(1)本药与氢氯噻嗪合用能增强效果，两者合用可避免不良反应。

(2)肾功能受损及高血钾者禁用。

(3)服用本药时不能同服氯化钾。

(4)哺乳期妇女慎用。

【不良反应】头晕、嗜睡、精神错乱及运动失调，停药后症状消失。长期服用可引起月经失调、多毛、乳房不适等。

【禁忌证】高钾血症患者禁用。

【药物相互作用】

(1)肾上腺皮质激素，尤其是具有较强盐皮质激素作用者，促肾上腺皮质激素能减弱本药利尿作用，而拮抗本药潴钾作用。

(2)雄激素能引起水钠潴留，从而减弱本药利尿作用。

(3)非甾体抗炎药，尤其是吲哚美辛可以降低本药的利尿作用，且合用时肾毒性增加。

(4)拟交感神经药物降低本药降压作用。

(5)多巴胺能加强本药利尿作用。

(6)与降压药物一起合用时，利尿和降压效果均加强。

(7)与含钾药物、库存血、血管紧张素转换酶抑制剂制剂、血管紧张素Ⅱ受体拮抗剂和环孢素合用时，发生高钾血症的机会增加。

(8)与胰岛素、碱剂、钠型降钾交换树脂合用，发生高钾血症的机会减少。

(9)与地高辛合用能使后者半衰期延长。

(10)与氯化铵合用，易发生代谢性酸中毒。

(11)与肾毒性药物合用，会导致肾毒性增加。

【应急处理】用药期间如出现高钾血症，应立即停药。

氢 氯 噻 嗪

Hydrochlorothiazide

【其他名称】双氢氯噻嗪，双氢克尿塞。

【制剂与规格】片剂：每片 10mg，25mg，50mg。

【药理作用】

(1)利尿作用：主要作用于髓袢升支皮质段及远曲肾小管起始部，抑制 Na^+、Cl^- 重吸收，同时增加 K^+、Mg^{2+} 排出。对近曲小管可能有直接作用，抑制 Na^+ 重吸收，刺激 Ca^{2+} 吸收而减少尿钙排出。另外，可使近曲小管对尿酸盐的重吸收增加，血中尿酸浓度增加。

（2）降压作用：有中等程度降压作用，其机制可能因利尿减少血容量及排 Na^+ 有关，使 Na^+-Ca^{2+} 交换减少，细胞内 Ca^{2+} 浓度降低，减少了细胞壁的紧张性及增加血管壁的顺应性，使外周血管阻力减少而降压。

（3）抗利尿作用：噻嗪类药物能减少肾性尿崩症的尿量。机制尚不明确，可能与 Na^+ 排出增加，减少血浆渗透压有关，从而减少烦渴和多饮。

【适应证】 水肿性疾病、高血压、中枢性或肾性尿崩症、肾结石。

【用法与用量】 $1\sim2mg/(kg\cdot d)$，分 $2\sim3$ 次口服。

【注意事项】 肝、肾功能损害，痛风、糖尿病患者慎用。以间歇服用利尿效果明显，即服药 $3\sim4$ 天，停服 $3\sim4$ 天。本品可通过血胎屏障，妊娠妇女忌用。

【不良反应】 偶见恶心、呕吐、皮疹、光敏性皮炎、高血糖、粒细胞及血小板减少等。长期服用可能导致低钠血症、低氯血症、低钾血症。

【禁忌证】 未进行该项实验且无可靠参考文献。

【药物相互作用】

（1）肾上腺皮质激素、促肾上腺皮质激素、雌激素、两性霉素 B 能降低本品利尿作用，增加电解质紊乱的发生概率，尤其是低钾血症。

（2）非甾体抗炎药，尤其是吲哚美辛能够降低本品利尿作用，与前者抑制前列腺素合成有关。

（3）与拟交感类药物合用，利尿作用减弱。

（4）考来烯胺能减少胃肠道对本品吸收，故在口服考来烯胺 1 小时前或 4 小时后服药。

（5）与多巴胺合用，利尿作用加强。

（6）与降压药合用，利尿降压作用均加强。

（7）与抗痛风药物合用，后者应调整剂量。

（8）使抗凝药作用减弱，主要是由于利尿后机体血浆容量下降，血中凝血因子水平升高，加上利尿使肝脏血液供应改善，合成凝血因子增多。

（9）降低降糖药的作用。

（10）洋地黄药物、胺碘酮等与本品合用时，应慎防低钾血症引起的不良反应。

（11）与锂制剂合用，因本品可减少肾脏对锂的清除，增加锂的肾毒性。

（12）乌洛托品与本药合用，其转化为甲醛受抑制，疗效下降。

（13）增强非去极化肌肉松弛药的作用，与血钾下降有关。

（14）与碳酸氢钠合用，发生低氯性碱中毒机会增加。

【应急处理】 如服用药物过量，应尽早洗胃，给予支持、对症处理，并密切随访血压、电解质、肾功能。

（二）吸入用支气管扩张剂

沙　丁　胺　醇
Salbutamol Sulfate

【其他名称】 羟甲叔丁肾上腺素，舒喘灵，嗽必妥，柳丁氨醇。

【制剂与规格】 吸入溶液：$20ml:100mg$，$10ml:50mg$。

【药理作用】 选择性 β_2 受体激动剂，选择性兴奋支气管平滑肌 β_2 受体，产生强大而持久的支气管扩张作用,并能抑制肥大细胞等致敏细胞释放炎性介质,对支气管平滑肌有解痉作用,对心血管系统和中枢神经系统作用较弱。

【适应证】用于支气管哮喘、喘息型支气管炎、支气管痉挛、肺气肿等,也可用于变应性鼻炎。

【用法与用量】

(1)雾化给药:0.5% 溶液每次 0.02~0.04ml/kg(每次 0.1~0.2mg/kg)用生理盐水稀释至 1~2ml。

(2)喷雾给药:每 4~6 小时 1 次或每晚 1 次。最小剂量为 0.1ml(0.5mg),最大剂量为 1ml(5mg)。

【注意事项】

(1)高血压、心律失常、糖尿病、甲状腺功能亢进、心功能不全、疑有 QT 间期延长和对受体激动药过敏的患者应慎用。

(2)长期使用可能形成耐受,导致疗效降低,并有加重哮喘的风险。

(3)对肾上腺素受体激动剂敏感患者应慎用,使用时从小剂量逐渐增量。

(4)与茶碱类药物合用时,可能增强支气管平滑肌松弛作用,也可能增加不良反应。

(5)不宜与普萘洛尔同用。

(6)β_2 受体激动剂能够舒张子宫平滑肌,妊娠及哺乳期妇女应谨慎使用。

(7)与其他 β_2 受体激动剂及皮质激素、利尿药或黄嘌呤合用会增加低钾血症的发生。

(8)忌与三环类抗抑郁药合用。

【禁忌证】对本品成分及其他肾上腺素受体激动药过敏者禁用。

【不良反应】

(1)较常见的不良反应有震颤、恶心、心悸、头痛、失眠。

(2)较少见的不良反应有头晕、目眩、口咽发干。

(3)曾有过敏反应包括血管性水肿、荨麻疹、支气管痉挛、低血压、虚脱以及肌肉痉挛的罕见报道。

(4)β_2 受体激动剂可能引起严重的低血钾,必要时应监测血钾水平。

【药物相互作用】

(1)与其他肾上腺素受体激动剂合用时作用可增强,但不良反应发生率也相应增加。

(2)与茶碱类药物合用时可增强支气管平滑肌舒张作用,但不良反应发生率也相应升高。

(3)避免与单胺氧化酶抑制剂、三环类抗抑郁药同时使用。

【应急处理】

(1)逾量中毒的先兆表现:胸痛、头晕、头痛、高血压、恶心、呕吐、心率增快或心搏强烈、情绪烦躁不安等,一般减量即可恢复,严重时应停药。

(2)对于有心脏症状(心动过速、心悸)表现患者应考虑中断治疗,并予对症治疗,如选择具有心脏选择性 β 受体阻滞剂。

(3)持续雾化治疗时,停药可使药物过量产生的不良反应得到缓解。

异丙托溴铵
Ipratropine Bromide

【其他名称】溴化异丙阿托品,爱喘乐。

【制剂与规格】气雾剂:20μg×200喷。雾化溶液:0.25mg(2ml),0.5mg(2ml)。

【药理作用】阿托品的异丙基衍生物,强效抗胆碱药,对支气管平滑肌有较高选择性。能拮抗迷走神经释放的递质——乙酰胆碱,抑制迷走神经反射,阻止乙酰胆碱与支气管平滑肌上毒蕈碱受体相互作用,从而抑制细胞内环鸟苷酸浓度升高,产生较强的支气管平滑肌松弛作用,对呼吸道腺体作用较弱,不会增加痰量及痰液黏稠度,对心血管系统亦几乎无影响,不引起心率及血压的变化。

【适应证】主要用于支气管哮喘和哮喘型慢性支气管炎及其他慢性阻塞性呼吸道疾病。

【用法与用量】

(1)气雾吸入:<6岁,1喷/次,每日3次;>6岁,1~2喷/次,每日3次。

(2)雾化吸入:<6岁,每次0.125mg,每日3次;>6岁,每次0.25mg,每日3次或4次。

【注意事项】

(1)对阿托品类药物过敏、幽门梗阻及脑出血急性期禁用。

(2)儿童、心功能不全、高血压、闭角型青光眼、心血管系统有明显器质性病变及前列腺肥大或膀胱颈梗阻患者慎用。

(3)可有口干、口苦、恶心、呕吐、食欲减退等症状。

(4)偶有头晕、头痛、震颤、视物模糊等症状。

(5)可有心率加快、心悸、排尿不畅等症状。

(6)可出现皮疹、荨麻疹、口面部血管性水肿、喉痉挛等症状。

(7)与非诺特罗、色甘酸钠、茶碱、沙丁胺醇等合用,可相互增强作用。

(8)某些抗组胺药、三环类抗抑郁药、吩噻嗪类抗精神病药、单胺氧化酶抑制剂可增强本品的作用。

(9)黄嘌呤制剂可增强本品支气管平滑肌扩张作用。

(10)用量不宜过大,如效果不明显应加用或改用其他平喘药。

【禁忌证】禁用于对阿托品、阿托品衍生物及对该药中任一其他成分过敏的患者。

【不良反应】

(1)非呼吸系统中最常见的不良反应为头痛、恶心、口干。

(2)可能引起咳嗽、局部刺激,极少情况下出现吸入刺激产生的支气管收缩。

(3)变态反应如皮疹、舌、唇和面部血管性水肿、荨麻疹、喉痉挛和过敏反应有报道。

(4)心动过速、心悸、眼部调节障碍、胃肠动力障碍和尿潴留等抗胆碱能不良反应较少且可逆,但对有尿道梗阻患者,其尿潴留危险性增大。

【药物相互作用】

(1)β受体激动剂和黄嘌呤类制剂能增强支气管扩张作用。

(2)雾化吸入合并使用异丙托溴铵与β受体激动剂时,有窄角型青光眼病史患者可能增加急性青光眼发作危险。

【应急处理】因本品雾化吸入治疗范围广,且限于局部用药的给药方式,一般很少出现严重的抗胆碱能不良反应。轻微的全身性胆碱能作用表现为口干、视力模糊和心动过速等。一般停止使用症状即可缓解。

（三）雾化用皮质类固醇激素

二丙酸倍氯米松
Beclometasone

【其他名称】倍氯松,倍氯美松双丙酸酯,必可酮。

【制剂与规格】气雾剂:0.05mg×200喷,0.25mg×80喷。粉雾剂:0.1mg,0.2mg。鼻喷雾剂:0.05mg×200喷。

【药理作用】新型合成的局部用强效肾上腺皮质激素,肺选择性高,有抗炎、抗过敏及止痒等作用。能阻止过敏递质释放,抑制磷脂酶 A_2,增强 β 受体反应性,减少支气管分泌物分泌,减轻支气管壁水肿,缓解支气管痉挛。局部使用不会影响人体肾上腺皮质功能。

【适应证】可用于依赖肾上腺皮质激素的慢性哮喘患者。

【用法与用量】

(1)气雾吸入:每次 0.05~0.1mg,每日 3 次或 4 次,最大剂量不超过 0.4mg/d,症状缓解后再逐渐减量。

(2)粉雾吸入:每日 0.1mg,每次 3 次或 4 次。

【注意事项】

(1)结核患者及精神病患者禁用。

(2)婴幼儿慎用。

(3)偶有咽喉部刺激感。

(4)少数患者可出现声音嘶哑,停药后可好转。

(5)应用不当咽喉部可能有白念珠菌感染,每次用药后应漱口,避免药液残留在咽喉部。

(6)少数患者可出现皮疹等变态反应。

(7)使用鼻喷雾剂,偶有鼻咽部干燥或烧灼感、喷嚏或轻微出血,罕见鼻中隔穿孔。

(8)大剂量使用可抑制垂体 - 肾上腺功能的作用,引起较多不良反应。

(9)与胰岛素合用有拮抗作用。

(10)可影响甲状腺对碘的吸收、转运和清除。

(11)气雾吸入只用于慢性哮喘,急性发作时应先用其他平喘药物,待症状控制后,再用本品气雾剂。

(12)用药后应在哮喘控制良好情况下停药。

【禁忌证】严重高血压、糖尿病史、胃十二指肠溃疡、骨质疏松症、精神病史、癫痫病史及青光眼患者禁用。

【不良反应】

(1)少数患者可出现鼻、咽部干燥或烧灼感、打喷嚏、味觉及嗅觉改变以及鼻出血等。

(2)偶见过敏反应如皮疹、荨麻疹、瘙痒、皮肤红斑、眼、面、唇、咽喉水肿。

(3)罕见眼压升高、鼻中隔穿孔。

【药物相互作用】暂不明确。

【应急处理】正常使用情况下出现的鼻、咽部干燥在停药一段时间后可自动恢复。

布 地 奈 德
Budesonide

【其他名称】雷诺考特,普米克,布地缩松。

【制剂与规格】气雾剂:普米克气雾剂,0.2mg×100 喷。粉雾剂:普米克干粉吸入剂,0.1mg×200 吸。雾化混悬液:吸入用布地奈德混悬液,1mg:2ml。

【药理作用】局部用非卤素肾上腺皮质激素。具有较强的抗炎、抗过敏、止痒和抗渗出作用。吸入后能缓解早期支气管平滑肌痉挛,亦可抑制晚期变态反应,有效预防运动诱发性哮喘,可常规用于控制哮喘急性发作。还能改善哮喘患者肺功能,降低气道高反应性,缓解症状,减少疾病恶化频率及提高患者生活质量。

【适应证】用于对支气管哮喘扩张药和抗变态反应药治疗无效的支气管哮喘。

【用法与用量】

(1)气雾吸入:2~7 岁,0.2~0.4mg/d;>7 岁,0.2~0.8mg/d,均分 2~4 次,维持剂量以减少至最低有效剂量为准。

(2)粉雾吸入:≥6 岁,起始剂量每次 0.2~0.4mg,每日 1 次,或每次 0.1~0.2mg,每日 2次,最高剂量每次 0.4mg,每日 2 次。

(3)雾化吸入:起始剂量每次 0.5~1mg,每日 2 次,维持量应个体化或每次 0.25~0.5mg,每日 2 次。

【注意事项】

(1)中度或重度支气管扩张患者禁用。

(2)婴幼儿慎用。

(3)呼吸道有病毒和真菌感染者慎用,应同时加用抗病毒和抗真菌药。

(4)少数患者可见声音嘶哑,停药后可好转。

(5)偶有咽喉部刺激感。

(6)原本口服皮质激素患者改用本品后,可能出现下丘脑 - 垂体 - 肾上腺轴功能失调。

(7)酮康唑可抑制布地奈德代谢,提高该药血药浓度。

(8)雾化布地奈德见效慢,若需将口服皮质激素转换为吸入皮质激素时,应有数日过渡。

(9)哮喘急性加重或重症患者,不宜单独使用本品控制急性症状。

【禁忌证】对布地奈德或本品中其他成分过敏患者禁止使用。

【不良反应】常见呼吸系统不良反应包括局部刺激、鼻出血、鼻腔有轻度出血性分泌物。血管性水肿、荨麻疹、皮炎、皮疹和瘙痒等不常见。鼻中隔穿孔、鼻黏膜溃疡等不良反应罕见。

【药物相互作用】口服酮康唑可增加布地奈德的血药浓度,应避免两者联合使用。无法避免合用时,两者给药时间间隔应尽量延长。

【应急处理】长期大剂量使用可能出现全身性不良反应,如皮质醇增多症和肾上腺抑制。药物减量应缓慢,避免出现肾上腺皮质功能不全等情况。

(宿怀予 赵小琳 高 阳)

参考文献

[1] 胡亚美, 江载芳. 诸福棠实用儿科学 [M]. 8 版. 北京: 人民卫生出版社, 2015.

[2] 王秀兰, 主译. 临床药物治疗学- 儿科疾病 [M]. 8 版. 北京: 人民卫生出版社, 2007.

[3] 沈刚, 李智平. 新编实用儿科药物手册 [M]. 3 版. 北京: 人民军医出版社, 2013.

[4] 胡亚美, 张金哲. 儿科药物治疗学 [M]. 2 版. 北京: 中国医药科技出版社, 2000.

第十七章

特发性肺含铁血黄素沉着症药物治疗

一、概述

特发性肺含铁血黄素沉着症(idiopathic pulmonary hemosiderosis,IPH)是一组肺泡毛细血管出血性疾病,常反复发作,以大量含铁血黄素累积于肺内为特征。广义而言,肺含铁血黄素沉着症可分为原发性和继发性两类。

原发性又可分为4个亚型:①特发性肺含铁血黄素沉着症;②与牛奶过敏共同发病(Heiner综合征);③与心肌炎或胰腺炎共同发病;④与出血性肾小球肾炎共同发病(Goodpasture综合征)。

继发性多继发于下述病理情况:①各种原因所致左心房高压后;②肺血管炎和结缔组织疾病;③化学药物过敏(如含磷杀虫剂);④食物过敏(如麦胶蛋白,gliadin)。

二、病因及发病机制

特发性肺含铁血黄素沉着症的病因尚不明确,存在多种假说,包括遗传、自身免疫、环境因素、过敏等方面,但尚没有一种假说被证实。

1. 环境因素　环境因素可能参与IPH的发病,某些真菌可能在婴幼儿的发病过程中起着重要作用。葡萄状穗霉菌产生的单端孢霉烯毒素可能使毛细血管变得脆弱,继而增加患儿出血风险。黑葡萄穗霉菌属产生的溶血素对IPH的发病也起着一定作用。还有发现认为IPH的发病与杀虫剂暴露相关。

2. 遗传因素　该病的发病机制与遗传有一定相关性。

3. 免疫机制　抗原-抗体复合物介导的肺泡自身免疫性损伤,致使肺泡毛细血管通透性增加,导致肺小血管出血可能是最为重要的发病机制。

4. 过敏机制　在牛奶过敏引起的肺泡出血患儿血清中,可检测到抗牛乳自身抗体。这些患儿在给予免牛乳蛋白饮食后症状得到了显著改善,其机制可能为牛奶过敏,也可能是免疫复合物沉淀所致。

5. 其他　该病与感染及肺泡上皮细胞发育及功能异常也存在一定关系。

三、临床诊断与表现

主要在小儿时期发病,大多是幼儿。男女性别大致相仿,多在春季发病。临床常以反复肺出血和贫血同时存在为特点。可急性起病,突然出现咳嗽、气促,伴咯血或呕血;也可反复贫血伴嗜睡、衰弱,咯血并不明显或偶有痰中带血。该病在不同的进展时期表现略有差异。

1. **急性出血期**　发病突然,常见发作面色苍白伴乏力和体重下降、咳嗽、低热,咳嗽时痰中带血丝或暗红色小血块,偶见大量吐血及腹痛。也可见呼吸急促、发绀、心悸及脉搏加速。肺部体征不尽相同,可无阳性体征,亦可闻及呼吸音减弱或呈支气管呼吸音,少数可闻及干、湿啰音或哮鸣音,严重者可出现呼吸困难、血红蛋白急剧下降。急性起病的胸部 X 线片可见肺野中有边缘不清、密度浓淡不一的云絮状阴影,病灶有米粒大小至小片融合,多涉及双侧,一般右侧较多;亦可呈透光度一致性减低的磨玻璃样改变,肺尖多不受累。

2. **慢性反复发作期**　急性期过后大部分患儿进入此期,症状为反复发作,常有肺内异物刺激所致的慢性咳嗽、胸痛、低热、哮喘等;咯出物有少量较新鲜血丝或陈旧小血块。X 线肺片呈现两侧肺纹理增粗,纹理可见界限不清的细网纹、网粒状或粟粒状阴影,多为双侧,较多见于两肺的中野内带,肺尖及肋膈区很少受累,可同时并存新鲜出血灶。肺部 CT 在此期可见小结节影、磨玻璃影。

3. **静止期或后遗症期**　静止期指肺出血已停止,无明显临床症状的阶段。后遗症期指由于反复出血已形成较广泛的肺间质纤维化。临床表现为有多年发作病史及不同程度肺功能不全、小支气管出现不同程度狭窄扭曲,部分反复发作的儿童还存在通气功能障碍。胸部 X 线片显示纹理多而粗糙,可有小囊样透亮区或纤维化,并可有肺不张、肺气肿、支气管扩张或肺心病等,肺部 CT 可见弥漫小结节影、小叶间隔增厚,甚至蜂窝肺。

(1)实验室检查:痰内或幼儿胃液内以及气管肺泡灌洗液内可找到含铁血黄素巨噬细胞。约半数患儿可见肺门增大,2/3 患儿由于淋巴回流受阻,可见右侧叶间膜增厚;2/3 患儿胸部 X 线片可见心脏扩大。肺 CT 可见磨玻璃影或实变影。

(2)血常规:急性期显示不同程度小细胞低色素性贫血。

(3)其他检查:急性发作期血清胆红素可见增加。直接 Coombs 试验、冷凝集试验、嗜异凝集试验可偶呈阳性。大便隐血多为阳性。肺内虽堆积大量铁质,但由于禁锢于巨噬细胞中,不能用于造血,故血清铁浓度仍呈低水平。肺功能检测:该病严重时最大通气量及时间肺活量减低,肺纤维化者可有弥散功能损害及低氧血症。年龄较大的儿童可能出现限制性通气障碍。心电图及超声心动图检查:超声心动可用于协助诊断二尖瓣狭窄、左心房高压、肺循环淤血所致的继发性肺含铁血黄素沉着症。

四、治疗原则与策略

寻找可能致病的原因或诱因,如对牛奶过敏、对食物或化学物质过敏,合并心肌炎、肾炎等,针对致病原因及诱因治疗。根据疾病的不同进展时期,该病有下列治疗方案。

1. **急性发作期**　肺出血可导致患儿出现呼吸困难及血红蛋白急剧下降,应卧床休息,间歇正压供氧,严重贫血者可少量多次输新鲜血。肾上腺皮质激素多用于急性期控制症状。常用疗法包括甲泼尼龙 2mg/(kg·d)或氢化可的松 5~10mg/(kg·d)静脉滴注,出血控制后泼尼松 2mg/(kg·d)口服,症状完全缓解后逐渐减量至最低维持剂量,以能控制症状为标准,维持时间一般为 3~6 个月。症状较重,胸部 X 线片病变未静止或减量过程中症状有反复的,疗程多延长至 1~2 年。停药过早易复发,停药应缓慢而慎重,并继续严密观察。

2. **慢性反复发作期治疗**　慢性期治疗药物包括口服和吸入用糖皮质激素,但吸入用激素的疗效尚不确定。免疫抑制剂用于慢性反复发作的治疗也有效果,主要治疗药物包括硫唑嘌呤、羟氯喹、环磷酰胺、甲氨蝶呤。常用的为硫唑嘌呤,剂量从 1~2mg/(kg·d)增加到 3~5mg/(kg·d),一般维持使用约 1 年。

3. 静止期治疗　病变静止时或症状大部分消失后还需重视日常肺功能锻炼,注意生活护理。

五、常用治疗药物

(一)糖皮质激素

甲 泼 尼 龙

Methylprednisolone

【其他名称】甲基强的松龙,甲基氢化泼尼松。

【制剂与规格】注射剂:40mg,125mg,500mg。片剂:4mg,16mg。

【药理作用】人工合成的中效糖皮质激素,能够扩散透过细胞膜,与胞质内特异性受体结合。结合物进入细胞核内与 DNA 结合,启动 mRNA 转录,继而合成各种酶蛋白,最终通过酶蛋白发挥多种作用。糖皮质激素不仅对炎症和免疫过程有影响,同时也影响碳水化合物、蛋白质、脂肪代谢过程,对心血管系统、骨骼和肌肉、中枢神经也有作用。

【适应证】抗炎治疗、过敏状态、呼吸道疾病、免疫抑制治疗、肿瘤姑息治疗、休克治疗。

【用法与用量】

(1)急性发作期儿童静脉滴注治疗剂量:2mg/(kg·d)。

(2)出血控制后改用口服泼尼松剂量:2mg/(kg·d),症状完全缓解后逐渐减量至维持剂量,以能控制症状为准,维持期治疗剂量时间为 3~6 个月。

(3)症状较重,胸部 X 线片病变未静止或减量过程中症状有反复的,疗程多延长至 1~2 年。

【注意事项】

(1)免疫抑制作用可导致感染易感性升高:①皮质类固醇可能会增加感染易感性,掩盖感染症状,且在皮质类固醇的使用过程中可能出现新的感染;②正在服用抑制免疫系统药物的人比健康个体更容易感染;③对于患有或怀疑患有寄生虫感染的个体可能出现高度感染或感染灶迁移等情况;④对于正在接受皮质类固醇免疫抑制剂治疗患者,禁止接种活疫苗或减活疫苗;⑤活动性结核病患者仅在暴发性或扩散性结核病的情况下,联合使用皮质类固醇与适当的抗结核病疗法以控制病情。

(2)免疫系统影响:皮质类固醇药物的免疫抑制作用可能导致某些药物过敏反应被掩盖,因此对于有药物过敏史患者应该采取适当预防措施。

(3)内分泌影响:①皮质类固醇药物如突然停药,可能因急性肾上腺皮质功能不全导致致命性结果,因此服用糖皮质激素治疗患者应逐渐减少剂量,避免可能引起继发性肾上腺皮质功能不全;②糖皮质激素能引发或加重库欣综合征,因此对库欣综合征患者应避免使用糖皮质激素;③皮质类固醇对甲状腺功能减退症患者具有增强效应作用。

(4)营养和代谢:糖皮质激素能升高血糖,导致糖尿病恶化。

(5)精神影响:①服用皮质类固醇时,可能出现精神错乱,同时对原有情绪不稳定和精神倾向有加重作用;②全身大剂量类固醇皮质激素治疗时可能出现严重的精神不良反应,大多数不良反应在剂量减少或停药后即可恢复。

(6)神经系统影响:皮质类固醇应慎用于癫痫患者、重症肌无力患者。

(7)眼部影响:①皮质类固醇可能引起角膜穿孔,应慎用于眼部单纯疱疹患者;②还可能引起白内障、眼球突出、眼压升高、青光眼等疾病。

(8)心脏影响:可能导致血脂异常和高血压,全身性类皮质固醇应谨慎用于充血性心脏衰竭。

(9)胃肠道影响:糖皮质激素可能掩盖消化性溃疡症状,与非甾体抗炎药联用发生消化道溃疡的风险升高。

(10)肝胆影响:大剂量皮质类固醇可能会引发急性胰腺炎。

(11)肌肉骨骼影响:①大剂量皮质类固醇使用会引发急性肌肉病;②长期大剂量糖皮质激素治疗可能引起骨质疏松。

(12)皮质类固醇应慎用于肾功能不全患者。

【禁忌证】

(1)全身真菌感染者。

(2)已知对甲泼尼龙片或甲泼尼龙过敏者。

(3)禁止对正在接受皮质固醇类免疫制剂治疗患者使用活疫苗或减活疫苗。

【不良反应】可能存在全身性不良反应,短期治疗时较少出现,多见于长期用药治疗患者。可能不良反应包括:

(1)感染、机会性感染增多。

(2)血液及淋巴系统异常:白细胞增多;免疫系统异常,药物过敏等。

(3)内分泌异常:库欣综合征、垂体功能减退症、固醇类停药综合征。

(4)代谢和营养异常:糖耐量受损、血脂异常、水钠潴留。

(5)神经系统异常:情感障碍、意识模糊状态、精神障碍等。

(6)眼部异常:眼球异常、青光眼、白内障等。

(7)心脏异常:充血性心力衰竭、心律失常。

(8)血管异常:高血压或低血压。

(9)呼吸系统异常。

(10)胃肠道异常:胃出血、肠穿孔、消化道溃疡等。

(11)皮肤和皮下组织异常:血管性水肿、皮肤萎缩、皮疹、红斑等。

(12)肌肉骨骼和结缔组织异常:骨坏死、病理性骨折、发育迟缓等。

【药物相互作用】甲泼尼龙是细胞色素 P450 酶(CYP)的底物,主要经过 CYP3A4 代谢:

(1)如果合用 CYP3A4 的抑制剂,可能需要调整甲泼尼龙剂量。

(2)如果合用 CYP3A4 的诱导剂,可能需要增加甲泼尼龙剂量以达到预期效果。

(3)如与 CYP3A4 底物合用,甲泼尼龙的肝脏清除可能受到抑制或诱导,需要适当调整剂量。

【应急处理】皮质类固醇用药过量引起的急性中毒或死亡罕有报道。如果发生药物过量,没有特效的解毒剂,治疗是支持对症性的,可以通过透析排出。

氢化可的松
Hydrocortisone

【其他名称】皮质醇,Cortisol。

【制剂与规格】片剂:10mg,20mg。注射液:10mg:2ml,25mg:5ml,50mg:10ml,0.1g:20ml。

【药理作用】短效糖皮质激素类药物,可抑制葡萄糖利用、使血糖和肝糖原增加、促进蛋白质分解;改变脂肪分布,使血细胞及血红蛋白升高;大剂量使用还能升高血小板,提高蛋白质纤维原。还能改善病理性纤维组织增生;兴奋中枢神经系统,增加胃酸及胃蛋白酶分泌;还具有一定的盐皮质激素活性,能使水钠潴留并排钾;具有消炎、免疫抑制、抗毒、抗休克作用。

【适应证】主要用于急慢性肾上腺皮质功能减退症及垂体功能减退症的替代治疗,也可用于败血症、结缔组织病、哮喘、过敏性休克、急性淋巴细胞白血病、淋巴瘤、自身免疫性溶血症、原发性血小板减少性紫癜、病毒性脑炎及肾病综合征等。

【用法与用量】

(1)初始治疗:静脉氢化可的松 5~10mg/(kg·d),分 1~2 次使用。

(2)稳定后更改为泼尼松口服[2mg/(kg·d)],至症状完全缓解后减至维持剂量。

【注意事项】

(1)麻疹、水痘、肾上腺皮质功能亢进、手术后、消化道溃疡、慢性营养不良的患者慎用。

(2)活动性结核、严重真菌感染、高血压、心力衰竭、糖尿病、肾功能不全、精神病、癫痫患者慎用。

(3)本品注射剂为醇剂,其中含有 50% 乙醇,必须稀释至 0.2mg/ml 后静脉滴注。

(4)应限制水钠摄入量并补充钾盐。

(5)长期应用可加服钙剂、维生素 D、抗酸药,并予高蛋白饮食。

(6)注意定期监测血钾、钠、氯、钙,注意血压变化。

(7)使用本品 7~10 天或以上,停药时应逐渐减量。

【禁忌证】对本品及其他甾体激素过敏者禁用。当存在下列情况时一般不宜使用,特殊情况下可权衡利弊使用:严重的精神病、癫痫、活动性消化性溃疡病、新近胃肠吻合手术、骨折、创伤修复期、角膜溃疡、肾上腺皮质功能亢进、高血压、糖尿病、妊娠妇女、抗菌药物不能控制的感染、水痘、麻疹、较重的骨质疏松。

【不良反应】长期使用可引起以下不良反应:医源性库欣综合征、体重增加、下肢水肿、紫纹、易出血、创口愈合不良、痤疮、月经紊乱、肱 / 股骨头缺血性坏死、骨质疏松及骨折、肌无力、肌萎缩、低钾血症、胃肠道刺激、胰腺炎、消化性溃疡或穿孔、儿童生长受到限制、青光眼、白内障、良性颅内压升高综合征、糖耐量减退和糖尿病加重等。

【药物相互作用】

(1)苯妥英钠可降低本品糖皮质激素的作用。

(2)维生素 A 可抑制本品抗炎的作用。

(3)与噻嗪类、呋塞米合用可能导致低钾血症。

(4)与口服降糖药联用可降低降糖药的效果。

(5)与水杨酸衍生物合用可增加消化道溃疡的发生率。

(6)与强心苷合用可增加其毒性及心律失常发生的概率。

【应急处理】药物使用过量时可能引起肾上腺皮质功能亢进综合征,使用时务必关注患者的生命体征。必要时需减量停药,避免症状加重。

（二）免疫抑制剂

硫 唑 嘌 呤
Azathioprine

【其他名称】硫唑呤,杂氮硫代嘌呤,咪唑硫嘌呤,义木兰,阿芙兰。

【制剂与规格】片剂:每片 50mg。

【药理作用】本品是 6-硫基嘌呤的咪唑衍生物,进入人体后迅速分解为 6-巯嘌呤和甲基硝化咪唑。6-巯嘌呤可迅速通过细胞膜,并在细胞内转化为几种硫代嘌呤类似物,导致嘌呤合成障碍,继而抑制核酸生物合成,并向脱氧核糖链内掺入硫代嘌呤类似物,从而导致 DNA 链破坏,阻止参与免疫识别和免疫放大的细胞增殖。对 T 细胞抑制作用较 B 细胞强,较小剂量即可抑制细胞免疫。

【适应证】用于器官移植时排斥反应、多系统自身免疫性疾病、急慢性白血病、后天性溶血性贫血、特发性血小板减少性紫癜、系统性红斑狼疮、慢性风湿性关节炎、慢性活动性肝炎等。

【用法与用量】

(1)口服治疗剂量:1~2mg/(kg·d)逐渐增加,增加至 3~5mg/(kg·d)即可。

(2)口服维持剂量:3~5mg/(kg·d),一般维持使用约 1 年。

【注意事项】

(1)为监测本品对血液系统的影响,在治疗前 8 周内应至少每周检查 1 次血常规,并根据病情及时调整药物。

(2)接受大剂量药物治疗,或有肝、肾功能异常患者在治疗前 3 个月内,应每 0.5~1 个月检查 1 次肝肾功能,如有变化应减少药物剂量或停用。

(3)对精子、卵子有一定损伤,使用时应注意避孕。

【禁忌证】

(1)对硫唑嘌呤或其他成分过敏史者禁用。

(2)对 6-硫唑嘌呤过敏者也可能对本品过敏。

【不良反应】较巯嘌呤相似但毒性稍轻,可出现白细胞及血小板减少、巨红细胞血症、贫血。大剂量或用药过久时可有严重骨髓抑制。可继发感染、脱发、皮疹、黏膜溃疡、低血压、肾功能低下、腹膜出血、视网膜出血、肺水肿等。

【药物相互作用】

(1)别嘌醇可抑制巯嘌呤(硫基嘌呤的活性代谢产物)代谢成无活性产物,导致巯嘌呤毒性增大,两者同服时应减少硫唑嘌呤用量。

(2)多柔比星可增加本品毒性。

(3)可减弱法华林的抗凝血作用。

(4)使用本品治疗时应避免合用生长抑制药和骨髓抑制药。

(5)本品免疫抑制作用对活疫苗能够引起一种非特异性的潜在损害,且可能减弱无活性疫苗的作用。

【应急处理】高度过敏患者禁用本品,用药期间严格检查血常规,必要时应停药予对症治疗。

甲 氨 蝶 呤
Methotrexate

【其他名称】氨甲蝶呤,氨甲蝶啶,氨甲基叶酸,MTX。

【制剂与规格】片剂:2.5mg,5mg,10mg。注射剂:5mg,10mg,20mg,25mg,50mg,100mg。

【药理作用】叶酸还原酶抑制剂,具有较强的免疫抑制作用。主要通过抑制二氢叶酸还原酶,使二氢叶酸不能还原成具有生理活性的四氢叶酸,继而使嘌呤核苷酸和嘧啶核苷酸的生物合成过程中碳基转移受阻,导致 DNA 生物合成受到明显抑制。此外,还可抑制胸腺核苷酸合成酶,但抑制 RNA 与蛋白质合成的作用较弱。可选择性地作用于增殖中的细胞,阻止免疫母细胞进一步分裂增殖。对体液免疫的抑制作用强于对细胞免疫的抑制作用,对迟发型超敏反应亦有抑制作用。还有抗炎作用。

【适应证】本品原为抗肿瘤药,经剂量调整后为免疫抑制剂,可用于类风湿关节炎、银屑病关节炎、脊柱关节病的周围关节炎、多肌炎及皮肌炎、系统性红斑狼疮伴有中枢神经受累等自身免疫性疾病。

【用法与用量】口服,每次 0.1~0.15mg/kg 或每次 10mg/m^2,每周 1 次;如疗效不佳,每隔 1 个月后每周增加 2.5~5mg,一般连服 6 个月。

【注意事项】

(1)作为免疫抑制剂,本品每周只能服用 1 天,1 天内可以分次服用,或每周注射 1 次。

(2)治疗各种关节炎的起效期为 6~8 周,因此评价药效应在 8 周以后。

(3)对口服吸收不佳患者可改用静脉注射或肌内注射,1 个疗程为 3~6 个月至 1~1.5 年或以上。

【禁忌证】已知对本品高度过敏患者应禁用。

【不良反应】

(1)胃肠道反应:包括口腔炎、口腔溃疡、咽喉炎、恶心、呕吐、腹泻、腹痛、消化道出血等。食欲减退常见,偶见假膜性或出血性肠炎等。

(2)肝功能损害:包括黄疸、丙氨酸转移酶、碱性磷酸酶等增高,长期口服可导致肝细胞坏死、脂肪肝、纤维化甚至肝硬化。

(3)大剂量使用时,由于本品和其代谢产物沉积在肾小管而导致高尿酸血症肾病,可能出现血尿、蛋白尿、尿少、氮质血症甚至尿毒症。

(4)长期用药可能导致咳嗽、气短、肺炎或肺纤维化。

(5)骨髓抑制:主要表现为白细胞、血小板减少,长期小剂量口服可导致明显骨髓抑制,贫血和血小板下降而伴皮肤和内脏出血。

(6)脱发、皮肤发红、瘙痒或皮疹。

(7)白细胞低下时可并发感染。

【药物相互作用】

(1)乙醇和其他对肝脏有损伤药物如与本品同服,可能导致肝脏毒性增加。

(2)本品使用后可引起血液中尿酸水平增多,对痛风或高尿酸血症患者应相应增加别嘌醇等药剂量。

(3)本品可增加抗血凝作用,甚至引起肝脏凝血因子减少或血小板减少症,因此与其他抗凝药慎同用。

(4)与保泰松和磺胺类药物同用后,因与蛋白质结合竞争,可能会引起血药浓度增高而导致毒性反应。

(5)口服卡那霉素可减少本品吸收。

(6)与弱有机酸和水杨酸盐等同用,可抑制本品的肾排泄而导致血清浓度增加,继而毒性增加,应酌情减少用量。

(7)氨苯蝶啶、乙胺嘧啶等药物均有抗叶酸作用,如与本品同用可增加其不良反应。

(8)与氟尿嘧啶同用,或先用氟尿嘧啶后用本品均可产生拮抗作用。

【应急处理】尚无可靠的参考文献。

环 磷 酰 胺
Cyclophosphamide

【其他名称】环磷氮芥,癌得星,癌得散。

【制剂与规格】片剂:每片50mg,100mg。注射剂:100mg,200mg。

【药理作用】强而持久的免疫抑制剂。在体外无活性,进入人体后经肝脏P450药酶水解成醛磷酰胺,后者在转运至组织中形成环磷酰胺氮芥而发挥作用,具有强大的免疫抑制作用。本品是双功能烷化剂及细胞周期非特异性药物,与DNA发生交叉联结,抑制DNA合成和细胞分裂,对快速增殖组织其细胞毒性最强。可减少T细胞和B细胞数目,减少抗体生成,抑制淋巴细胞增殖,抑制迟发型超敏反应。

【适应证】本品为细胞毒性抗肿瘤药物,其免疫抑制作用也可用于系统性红斑狼疮、大动脉炎、韦格纳肉芽肿、结节性动脉周围炎、显微镜下多动脉炎、类风湿关节炎以及抗器官移植排斥反应。

【用法与用量】

(1)口服:每次1~3mg/kg,每日2次或3次。

(2)静脉注射:1~3mg/(kg·d),每日或隔日1次,或每次10~15mg/kg,每周1次,静脉注射应缓慢。

(3)口服和静脉注射均需联用4~6周。

【注意事项】

(1)本品代谢产物对尿路有刺激性,使用时应鼓励患者多饮水,大剂量使用时应水化、利尿,同时给尿路保护剂美司钠。

(2)大剂量使用时应密切关注骨髓功能是否受到抑制,还要注意非血液性毒性,如心肌炎、中毒性肝炎及肺纤维化。

(3)环磷酰胺水溶液仅能稳定2~3小时,最好现用现配。

【禁忌证】

(1)有骨髓抑制、感染、肝肾功能损害者禁用或慎用。

(2)对本品过敏患者应禁用。

(3)妊娠及哺乳期妇女禁用。

【不良反应】

(1)骨髓抑制:白细胞减少较血小板减少更为常见。

(2)胃肠道反应:包括食欲减退、恶心、呕吐,对肝功能也有影响。

(3)泌尿道反应:大剂量环磷酰胺静脉滴注时,若缺乏有效预防措施,可致出血性膀胱炎。

(4)其他反应:包括脱发、口腔炎、中毒性肝炎、皮肤色素沉着、月经紊乱、无精子或精子减少及肺纤维化。

【药物相互作用】

(1)环磷酰胺可使血清中假胆碱酯酶减少,使血清尿酸水平增高。因此与抗痛风药如别嘌醇、秋水仙碱、丙磺舒等同用时,应调整抗痛风药剂量。

(2)能够加强琥珀胆碱的神经肌肉阻滞作用,导致呼吸暂停延长。

(3)环磷酰胺可抑制胆碱酯酶活性,继而延长可卡因的作用并增加其毒性。

(4)大剂量巴比妥类、皮质激素类药物可影响环磷酰胺的代谢,同用时可增加环磷酰胺的毒性。

【应急处理】尚无可参考文献。

(宿怀予　赵小琳　高　阳)

参考文献

[1] 胡亚美,江载芳.诸福棠实用儿科学 [M]. 8 版.北京:人民卫生出版社,2015.

[2] 沈刚,李智平.新编实用儿科药物手册 [M]. 3 版.北京:人民军医出版社,2013.

[3] 胡亚美,张金哲.儿科药物治疗学 [M]. 2 版.北京:中国医药科技出版社,2000.

第十八章

几种少见的肺疾病药物治疗

第一节　特发性肺纤维化

特发性肺纤维化(idiopathic pulmonary fibrosis,IPF)即普通间质性肺炎(usually interstitial pneumonia,UIP)。

一、病理特征

出现片状、不均一、分布多变的间质改变。每个低倍镜下都不一致,包括间质纤维化、间质炎症和蜂窝变与正常肺组织间呈灶状分布、交替出现。成纤维细胞的广泛分布提示纤维化不断进行,由此可见成纤维细胞灶、伴胶原沉积瘢痕化和蜂窝变组成不同时相病变共存构成诊断 UIP 的重要特征。

二、临床特征

儿童少见,成年人多见,男性多见,起病隐匿,主要表现为气短干咳,活动后明显。可有发热、乏力、关节痛和体重下降。病程长者可及杵状指,肺部听诊可闻及爆裂音(velcro 音)。实验室检查可有血沉加快、ANA 阳性、RF 阳性等。影像学示间质性改变,CT 特别是高分辨率 CT 较为明显,以外周和下肺明显。肺功能表现为限制性通气功能障碍及弥散障碍。

三、药物治疗

无特效治疗,10%~20% 患者对全身糖皮质激素应用有效;少数患者环磷酰胺、硫唑嘌呤亦有一定效果;治疗无效者可以考虑肺移植。

泼 尼 松
Prednisone

【其他名称】强的松,去氢可的松。

【制剂与规格】片剂:每片 5mg。

【药理作用】本品具有抗炎、抗过敏、抗风湿和免疫抑制作用,能抑制结缔组织增生,降低毛细血管壁和细胞膜的通透性,减少炎性渗出,并能抑制组胺及其他毒性物质的形成与释放。还能促进蛋白质分解转变为糖,减少葡萄糖的利用。因而使血糖及肝糖原都增加,可出现糖尿,同时增加胃液分泌,增进食欲。当严重中毒性感染时,与大量抗菌药物配合使用,可有良好的降温、抗毒、抗炎、抗休克及促进症状缓解作用。其水钠潴留及排钾作用比可的松少,抗炎及抗过敏作用较强,不良反应较少,故比较常用。

【适应证】用于结缔组织病、系统性红斑狼疮、严重的支气管哮喘、皮肌炎、血管炎等过敏性疾病,急性白血病、恶性淋巴瘤等病症。

【用法与用量】

(1)补充替代疗法:口服,1 次 5~10mg,一日 10~60mg,早晨起床后服用 2/3,下午服用 1/3。

(2)抗炎:口服,一日 5~60mg。剂量及疗程因病种及病情不同而异。根据皮质激素昼夜分泌的节律,采用隔日 1 次给药法,以减少不良反应。

(3)自身免疫性疾病:口服,每日 40~60mg,病情稳定后可逐渐减量。

(4)过敏性疾病:口服,每日 20~40mg,症状减轻后减量,每隔 1~2 日减少 5mg。

(5)防止器官移植排斥反应:一般在术前 1~2 天开始每日口服 100mg,术后 1 周改为每日 60mg,以后逐渐减量。

(6)治疗急性白血病、恶性肿瘤等:每日口服 60~80mg,症状缓解后减量。

【注意事项】

(1)已长期应用本药的患者,在手术时及术后 3~4 日内常须酌增用量,以防皮质功能不足。一般外科患者应尽量不用,以免影响伤口愈合。

(2)本品及可的松均需经肝脏代谢活化为泼尼松龙或氢化可的松才有效,故肝功能不全者不宜应用。

(3)本品因其盐皮质激素活性很弱,故不适用于原发性肾上腺皮质功能不全症。

(4)高血压、血栓症、胃与十二指肠溃疡、精神病、电解质代谢异常、心肌梗死、内脏手术、青光眼等患者一般不宜使用,特殊情况下权衡利弊,注意病情恶化的可能。

【禁忌证】对本品过敏者禁用。

【不良反应】见甲泼尼龙,糖皮质激素类药物不良反应。

【药物相互作用】见甲泼尼龙,糖皮质激素类药物相互作用。

【应急处理】支持治疗,无特效解毒剂。

环 磷 酰 胺

Cyclophosphamide

【其他名称】环磷氮芥,癌得星,CYTOXAN,ENDOXAN,CTX。

【制剂与规格】片剂:每片 50mg。粉针剂:每支 100mg,200mg。

【药理作用】本品细胞周期非特异性抗癌药,在体外无抗瘤活性,在体内经肝细胞微粒体混合功能氧化酶细胞色素 P450 水解成醛磷酰胺,再转运到组织中形成磷酰胺氮芥而发挥作用。本品作用机制与氮芥相同,磷酰胺氮芥与 DNA 交叉连接,或在 DNA 和蛋白质之间交叉连接,阻止 DNA 复制,造成细胞损伤或死亡。环磷酰胺可由脱氢酶转变为羧磷酰胺而失活,或以丙烯醛形式排出,导致泌尿道毒性。

【适应证】用于恶性淋巴瘤、多发性骨髓瘤、淋巴细胞白血病、实体瘤如成神经细胞瘤、卵巢癌、乳腺癌、各种肉瘤及肺癌等。

【用法与用量】静脉滴注。

（1）诱导治疗：一日 10~20mg/kg，或一日 150~400mg/m²，用 1~5 天。联合用药单剂可用一日 0.6~1g/m²。

（2）维持治疗：50~150mg/m²，一周 2 次。

（3）大剂量：一日 250~1 800mg/m²，每 3~4 周用 1~4 日。

【注意事项】

（1）下列情况慎用：骨髓抑制、有痛风病史、肝功能损害、感染、肾功能损害、肿瘤细胞浸润骨髓、泌尿道结石史、以前曾接受过化疗或放射治疗。

（2）用药期间须定期检查白细胞计数及分类、血小板计数、肾功能（尿素氮、肌酐清除率）、肝功能（血清胆红素、谷丙转氨酶）及血清尿酸水平。

（3）对诊断的干扰：本品可使血中假胆碱酯酶减少，血及尿中尿酸水平增加。

【禁忌证】妊娠妇女禁用。对本品过敏者禁用。

【不良反应】

（1）骨髓抑制为最常见的毒性，白细胞往往在给药后 10~14 日最低，多在第 21 日恢复正常，血小板减少比其他烷化剂少见；常见的不良反应还有恶心、呕吐。严重程度与剂量有关。

（2）本品代谢产物可引起严重的出血性膀胱炎，可用水化碱化尿液及美司钠注射液预防。本品也可致膀胱纤维化。

（3）当大剂量本品（按体重 50mg/kg）与大量液体同时给予时，可产生水中毒，同时给予呋塞米有预防作用。

（4）常规剂量本品不产生心脏毒性，但当高剂量时可产生心肌坏死，偶有肺纤维化发生。

（5）本品可引起生殖系统毒性，如停经或精子缺乏。

（6）长期给予环磷酰胺可产生继发性肿瘤。

（7）本品可产生中等 - 严重的免疫抑制。

（8）用于白血病或淋巴瘤治疗时，易发生高尿酸血症及尿酸性肾病。

（9）少见发热、过敏、皮肤及指甲色素沉着、黏膜溃疡、谷丙转氨酶升高、荨麻疹、口咽部感觉异常或视力模糊。

【药物相互作用】

（1）本品可增加血清尿酸水平，与抗痛风药如别嘌醇、秋水仙碱、丙磺舒等同用，应调整抗痛风药剂量，使其能控制高尿酸血症与痛风疾病；别嘌醇可增加本品骨髓毒性，如必须同用，应密切观察其毒性作用。

（2）与大剂量巴比妥或皮质激素同用，可增加急性毒性。

（3）与多柔比星同用时，可增加心脏毒性。

（4）本品可抑制胆碱酯酶而延缓可卡因的代谢，因此可延长可卡因的作用并增加毒性。

（5）本品可降低血中假胆碱酯酶的浓度，因此加强琥珀胆碱神经 - 肌肉阻滞作用，可使呼吸暂停延长。

【应急处理】药物过量时，可伴有骨髓抑制和白细胞下降，骨髓抑制严重程度和持续时间取决于药量；其他可能发生的毒性反应包括严重的左室功能不全、呼吸窘迫、转氨酶升高等。至今尚无环磷酰胺的解毒剂。透析可以帮助环磷酰胺的排出，在治疗环磷酰胺药物过量和药物中毒时,应尽快进行血液透析治疗。如出现中性粒细胞减少,应根据情况预防或治疗感染。如出现血小板减少,应根据需要输注血小板。为防止出血性膀胱炎,可在 24~48 小时内静脉注射美司钠及水化、碱化尿液治疗。美司钠剂量为环磷酰胺给药剂量 20%,分别在环磷酰胺给药后的 0 小时(或在发现环磷酰胺过量后尽快给予)、第 4 小时和第 8 小时静脉注射给药。

环磷酰胺外渗不会引起静脉周围组织的损害,因其需经肝脏代谢后才产生细胞抑制作用。如出现较大面积的药物外渗,应停止输注,作局部处理以排出渗漏液体,并用生理盐水冲洗,同时建议输注部位肢体固定不动。

硫 唑 嘌 呤
Azathioprine

【其他名称】依木兰,咪唑巯嘌呤,氮杂硫代嘌呤,IMURAN,IMUREL,IMUREK,AZP。

【制剂与规格】片剂:50mg。

【药理作用】本品是 6- 巯嘌呤咪唑衍生物,进入人体后迅速分解为 6- 巯嘌呤和甲基硝化咪唑。6- 巯嘌呤可迅速通过细胞膜,并在细胞内转化为几种硫代嘌呤类似物,导致嘌呤合成障碍。进而抑制核酸的生物合成,并向脱氧核糖核酸(DNA)链内掺入硫代嘌呤类似物,而导致 DNA 破坏,阻止参与免疫识别和免疫放大的细胞增殖。本品对 T 淋巴细胞的抑制作用较强。

【适应证】

(1)器官移植时抑制排斥反应,如肾移植、心脏移植及肝移植。

(2)多系统的自身免疫性疾病,如系统性红斑狼疮、皮肌炎、多肌炎、系统性血管炎、类风湿关节炎、白塞综合征、自身免疫性溶血性贫血、特发性血小板减少性紫癜、慢性活动性肝炎、溃疡性结肠炎、天疱疮和类天疱疮及重症肌无力等。

【用法与用量】口服。

(1)器官移植:一日开始 2~5mg/kg,维持剂量通常为一日 0.5~3mg/kg。

(2)类风湿:起始剂量一日 1mg/kg,用 6~8 周,后可每月增加 0.5mg/kg,至一日 2.5mg/kg。

【注意事项】

(1)对巯嘌呤过敏者也可能对本品过敏。

(2)为监测本品对血液系统的影响,在患者治疗的前 8 周内应至少每周检查 1 次包括血小板在内的血常规,并根据病情及时调整药物。

(3)接受大剂量药物治疗,或有肝、肾功能异常患者,在治疗前 3 个月内,应每 0.5~1 个月检查 1 次肝肾功能,如有变化,应减少药品剂量或停用。

(4)有证据显示,使用本品男女患者均可出现染色体异常,但停药后可逐渐恢复。除极罕见的病例外,接受本品治疗患者的下一代中,未观察到明显的身体异常证据。

(5)接受本品治疗的各种疾病患者,用长波紫外线照射会产生协同的致畸作用。

(6)有限的证据显示,服用本品对患有次黄嘌呤 - 鸟嘌呤 - 磷酸核糖转移酶缺乏综合征(莱施 - 奈恩综合征,Lesch-Nyhan syndrome)患者不利,故应慎用本品。

【禁忌证】对本品过敏者禁用。对巯嘌呤过敏者也可能对本品过敏。

【不良反应】

(1)过敏反应:偶见数种不同的过敏反应综合征,主要表现为全身不适、头晕、恶心、呕吐、腹泻、发热、寒战、皮疹、脉管炎、肌痛、关节痛、低血压及肝肾功能异常。

(2)骨髓抑制:最常见白细胞减少,有时有贫血或血小板减少,罕见粒细胞缺乏和再生障碍性贫血。此系统不良反应与用药剂量有相关性。

(3)增加感染的易感性:单独接受本品,或与糖皮质激素或其他免疫抑制剂联合使用时,患者对病毒、真菌和细菌等微生物感染的易感性增加。

(4)肝毒性:本品引起的肝损害发生率较高,有报道达71.4%。主要表现有氨基转移酶增高、黄疸、肝大、腹水、肝硬化及肝性脑病等。

(5)胃肠道:少数患者首次服用本品出现恶心和呕吐,餐后服药可减轻此反应。

(6)其他:少见的有胰腺炎、脱发、黏膜溃疡、腹膜出血、视网膜出血和肺水肿等;与其他免疫抑制药相似,发生淋巴瘤和其他肿瘤的危险性增加。

【药物相互作用】

(1)与别嘌醇合用能增加本品疗效与毒性,故本品剂量应减至原剂量的25%。

(2)本品可增强去极化药物如琥珀胆碱的神经-肌肉阻滞作用,以及减弱非去极化药物如筒箭毒碱神经-肌肉阻滞作用。

(3)本品可减弱华法林抗凝血作用。

(4)使用本品时,尽量避免并用细胞生长抑制药和骨髓抑制药如青霉胺。个案报道指出本品与曲莫沙明或与卡托普利合用可致血液系统异常。

(5)体外试验资料显示,氨基水杨酸衍生物(如柳氮磺吡啶、奥沙拉秦)对硫嘌呤甲基转移酶有抑制作用,故患者正在使用硫唑嘌呤时应慎用上述药物。

(6)本品免疫抑制作用对活疫苗能够引起一种非特异潜在性损害。因此,接受本品治疗患者在理论上是禁止使用活疫苗的。本品可能减弱无活性疫苗的作用。

(7)硒对本品肝损伤有防护作用。

【应急处理】本品过量表现有不明原因的感染、喉部溃疡、紫癜和出血等,多见于用药9~14日,多因骨髓抑制所致,应立即停药。本品尚无有效的解毒药,洗胃、透析对用药过量患者的效果不能确定。对药物过量患者,应针对所出现的不良反应迅速进行相应的处理。

第二节　肺泡微石症

肺泡微石症(pulmonary alveolar microlithiasis,PAM)为罕见疾病,目前原因尚不清楚,病理变化为肺泡内充满磷酸盐的微小圆形结石,病变发展缓慢,可长达数十年,儿童少见。

一、病理特征

肺部主要病理改变为肺泡腔内形成无数直径为0.1~3mm的同心圆钙化小体,周围可见巨噬细胞,但无炎症反应。晚期可形成肺间质纤维化和巨细胞形成,使细胞壁增厚,出现肺大疱,可并发气胸。

二、临床表现

早期无症状,多由体检发现。主要表现为活动后气急、胸闷、胸痛、干咳。早期无异常体征,晚期可出现呼吸困难、青紫及杵状指。晚期可出现慢性缺氧和肺部反复感染,进而出现呼吸衰竭和心力衰竭。

三、实验室检查

肺功能检查重症时表现为限制性通气功能障碍和弥散功能下降;血气分析可有低氧血症;影像学可有弥漫性细砂样钙化影,中、下肺野较肺尖部更明显,亦可融合成大片状斑片状阴影,CT 表现更为明显。

四、治疗

目前无特效治疗方法,以对症支持治疗为主,如吸氧、维持心肺功能等。可行支气管肺泡灌洗,但仅能洗出较小结石,对症状改观不明显。

第三节　肺泡性蛋白沉积症

肺泡蛋白沉积症(pulmonary alveolar proteinosis,PAP)是以肺泡腔内充满大量过碘酸雪夫(eriodic acid Schiff reaction,PAS)反应阳性的蛋白物质为主要病理特征,以儿童肺通气和换气功能异常为表现的儿科罕见病。

一、病因和发病机制

根据发病机制不同,可将 PAP 分为 3 型。

1. **先天性 PAP**　多由于肺泡表面活性物质代谢途径中一系列蛋白质基因先天性缺陷所致,包括 SP-B、SP-C、ABCA3、TTF-1、GM-CSF 等,造成肺泡内大量脂质蛋白沉积所致。

2. **继发性 PAP**　任何原因造成肺泡巨噬细胞数量减少或功能障碍所致的肺泡表面活性蛋白清除异常所致的 PAP,如免疫缺陷病、恶性肿瘤和特殊物质吸入等。

3. **特发性 PAP**　不明原因造成 GM-CSF 缺乏的状态,目前多认为是机体自身抗体产生导致本病的发生。

二、病理改变

光镜下,肺泡结构正常,但腔内大量 PAS 染色阳性的磷脂蛋白样物质充盈,可有肺泡间隔淋巴细胞浸润、成纤维细胞增生及胶原沉积形成小叶间隔增厚;电镜下,可见肺泡腔内有絮状及颗粒状沉着物,肺泡Ⅱ型上皮增生。

三、临床表现

表现为气促和呼吸困难,呈进行性加重,病程长者可有发绀、杵状指等,可有全身消耗表现；体检可有慢性缺氧表现，少数可有爆裂音；肺功能多边形为限制性通气功能障碍和弥散功能降低，血气可有低氧血症；影像学表现为间质性改变，中、下肺野更常见，典型者呈磨玻璃样改变，严重者呈现"网格样改变"和"铺路石征"。

四、治疗

1. 全肺灌洗　是目前公认有效的方法，通过软式支气管镜以温生理盐水注入，逐个肺段彻底灌洗，可明显改善临床症状和肺功能，提高生存率。

2. GM-CSF 应用　主要用于特发性 PAP 患者，疗效确定，但需注意其用法与用量，尽量减少不良反应。

3. 骨髓、造血干细胞移植及基因疗法　主要针对先天性 PAP 的治疗，关键在于确定病变基因，选择合适治疗手段。

4. 肺移植　针对上述治疗无效的患者可以考虑肺移植方法，但若病因未去除，疾病仍有可能复发。

重组人粒细胞巨噬细胞刺激因子
Recombinant Human Granulocyte-Macrophage Colony-Stimulating Factor

【其他名称】沙格司亭，生白能，沙格莫丁，rhGM-CSF，LEVCOMAX。

【制剂与规格】粉针剂：50μg，75μg，100μg，150μg，300μg。注射液：75μg，150μg，300μg。

【药理作用】本品是一种调节造血和白细胞功能的造血生长因子，主要由 127 个氨基酸组成的非糖基化蛋白质，通过重组 DNA 技术经大肠埃希菌表达产生。属 I 类造血生长因子，其作用无细胞系特异性。本品与粒系及单核 - 巨噬细胞前体细胞表面的特异性受体相结合，促进其增殖、分化，产生粒细胞及单核 - 巨噬细胞。体外研究表明，本品尚可促进单核 - 巨噬细胞对肿瘤细胞裂解作用。本药有种族特异性。

【适应证】

(1) 恶性肿瘤、白血病化疗或放疗引起的白细胞减少及其并发的感染。

(2) 造血干细胞或祖细胞移植后髓系造血功能受抑及延迟植活与移植排斥。

(3) 与 rhG-CSF 等造血生长因子联合或单独应用于外周血造血干细胞或祖细胞移植前的干细胞或祖细胞动员。

(4) 再生障碍性贫血等骨髓衰竭性疾病及各种严重感染并发的中性粒细胞减少。

(5) 也可用于艾滋病本身，或因药物治疗所致的中性粒细胞减少。

【用法与用量】静脉注射或皮下注射，其剂量及疗程视适应证与病情而定。

(1) 造血干细胞或祖细胞移植及白血病化疗患者的推荐剂量为每日 5μg/kg，待白细胞升至 $\geqslant 2 \times 10^9/L$ 即可停药。

(2) 实体瘤患者每日剂量可适当减少，常用剂量为每日 2~3μg/kg，待白细胞升至 $\geqslant 5 \times 10^9/L$ 时停药。

(3) 再生障碍性贫血等骨髓衰竭性疾病及严重感染伴中性粒细胞减少患者，每日剂量一般不超过肿瘤患者，但疗程宜长。

(4) 若与 rhG-CSF 联合用于自体外周血干细胞移植前的干细胞或祖细胞动员，宜于化疗后白细胞降至最低点(一般为停化疗后 2 周左右)时开始用药，剂量为两者各每日 5μg/kg，至

血白细胞升至 ≥ 5×10^9/L 时开始采集,并继续用药至采集结束。

【注意事项】

(1)对酵母制品或大肠埃希菌蛋白过敏的患者,应用此药可能出现交叉过敏反应。

(2)接受本品患者少数情况下可发生急性过敏反应,表现为过敏性休克、血管神经性水肿及支气管痉挛等,应立即停药,及时应急处理。

(3)体外实验证实,本品对某些肿瘤细胞,尤其是髓性白血病细胞有刺激增殖作用,故急、慢性髓性白血病及 MDS 的 RAEB 及 RAEB-t 型不宜应用,通常首选 rhG-CSF。实体瘤及其他白血病应用本品过程中,也应严密监测,若肿瘤病情进展或外周血原始细胞增多,应及时停用。

(4)本品多次用药后有时可产生中和抗体,发生率<4%。重复使用时应注意监测及观察。

【禁忌证】对本品过敏者禁用。

【不良反应】

(1)常见发热、骨痛及关节肌肉酸痛、皮疹和/或瘙痒、腹痛、腹泻,多数患者连续几次用药可逐渐减轻或消失。

(2)少数患者初次用药可出现首次剂量反应,表现为面部潮红、出汗及血压下降、血氧饱和度降低,再次用药则通常不重现。

(3)罕见严重不良反应有支气管痉挛、血管神经性水肿、过敏性休克、心功能不全、室上性心动过速、毛细血管渗漏综合征(包括水肿、多浆膜腔积液、肺水肿等)、脑血管疾病、精神错乱、惊厥、晕厥、高血压或低血压、颅内高压等。

【药物相互作用】

(1)本品若与化疗药同时应用,由于其使造血祖细胞迅速分化,可增加对化疗药的敏感性,有可能影响本效果。

(2)接受细胞毒药物治疗的肿瘤患者,或用抗病毒药物的艾滋病患者,应用本品时有可能出现血小板减少,此可能由于化疗或抗病毒药物对造血的抑制,但尚不能完全排除药物间的相互作用。

(3)本品可引起血浆白蛋白降低,如同时使用和血浆白蛋白具有高结合力药物,应注意调整剂量。

【应急处理】使用本品超过安全剂量时,会出现尿隐血,尿蛋白阳性,血清碱性磷酸酶活性升高,但在 5 周恢复期后各项指标均可恢复正常。当注射本品剂量严重超过安全剂量时,会出现食欲减退、体重偏低、活动减弱等现象,出现尿隐血,尿蛋白阳性;肝脏出现病变。这些变化可在恢复期后消除或减轻。

第四节　囊性纤维性变

囊性纤维性变(cystic fibrosis,CF)为常染色体隐性遗传病,白种人常见。主要累及外分泌腺的氯、钠离子通道,导致腺体分泌物黏稠,引起各脏器功能障碍。

一、病因及发病机制

CF 为单基因病，主要病变基因为囊性纤维化跨膜传导调节因子（cystic fibrosis transmembrane conductance regulator，CFTR）突变所致，其功能为氯离子通道蛋白，其突变后导致上皮细胞氯离子和水分子分泌减少，同时钠离子重吸收增加，造成胞内高渗而外分泌腺液体减少，黏稠度增加，引起一系列临床表现。在呼吸道主要表现为气道堵塞和细菌定植，常见为 G⁻ 为主，如大肠埃希菌、肺炎克雷伯菌等，最后主要是铜绿假单胞菌的定植。长期的炎症反应最终造成支气管扩张、肺功能下降直至呼吸衰竭。

二、临床表现

少数患儿在新生儿期即有症状表现，主要是胎粪性肠梗阻伴有穿孔和腹膜炎，婴幼儿期常表现为反复呼吸道感染、消化功能不良，致年长时多表现为反复呼吸道感染包括鼻窦炎和下呼吸道反复感染、支气管扩张等，致成年男性可表现为不育，胰腺或肝脏病变。

三、辅助检查

1. 汗液氯离子检测　为确诊依据，汗液中钠和氯离子浓度>60mmol/L，可确诊；40~60mmol/L 为可疑；<40mmol/L 为正常。

2. 基因检测　直接检测 *CFTR* 基因，并可检测家族相关成员，便于遗传学干预。

3. 肺部病原细菌检测　可以通过痰液或 BALF 培养方法确定，最为常见为铜绿假单胞菌感染，儿童期常见金黄色葡萄球菌和流感嗜血杆菌，少见细菌有真菌、分枝杆菌等。

4. 肺功能检测　早期以阻塞性通气功能障碍为主，病情进展后可表现为混合性通气功能障碍，晚期可进展为换气功能障碍。

5. 影像学　早期可无明显表现，进展后可表现为肺部感染性病变，后期可有典型支气管扩张表现。

四、治疗

1. 肺部病变治疗　早期未有细菌定植前，主要通过隔离、吸引痰液、接种疫苗、预防性使用抗生素等方法，防止肺部感染发生；中期患者需选用抗生素治疗，并使用大环内酯类等药物减轻炎症反应，需根据个体情况不同个体化选用药物；晚期患者以对症处理为主，必要时需行肺移植。

2. 其他　如消化系统紊乱处理，胰腺等内、外分泌功能不足的替代治疗，电解质紊乱的补充治疗等。

3. CFTR 增效剂　旨在通过增加细胞表面 CFTR 蛋白的门控活性（离子跨膜能力）来增加缺陷型 CFTR 蛋白的功能，能根治 CF，目前国外上市的药物包括 Kalydeco、Orkambi 和 SYMDEKO。

依 伐 卡 托
Ivacaftor

【其他名称】Kalydeco。

【制剂与规格】片剂：150mg。颗粒剂：50mg，75mg。

【药理作用】本品是 CFTR 蛋白增效剂。CFTR 蛋白是存在于多个器官中上皮细胞表面的氯离子通道。本品通过增强位于细胞表面的 CFTR 蛋白的通道开放概率（或门控）来促进增加的氯转运。本品介导 CFTR 氯化物转运的总体水平取决于细胞表面上 CFTR 蛋白的量以及特定突变 CFTR 蛋白对本品增效的响应性。

【适应证】本品是一种囊性纤维化跨膜传导调节因子（CFTR）增效剂，适用于治疗 12 个月及以上患者的囊性纤维化，这些患者在 *CFTR* 基因中有一个突变，某个突变对本品的增强作用有反应。如果患者基因型未知，则应使用 FDA 批准的 CF 突变检测来检测 *CFTR* 突变的存在，然后在使用突变检测说明推荐时进行双向测序验证。

【用法与用量】与含脂肪食物一起口服。

（1）对 6 岁及以上成人和儿童患者：每 12 小时口服 150mg（每日总剂量 300mg）。

（2）12 个月至 6 岁儿童：≥7kg 且 <14kg 患儿每 12 小时口服 50mg，≥14kg 患儿每 12 小时口服 75mg。

（3）12 个月以下儿童不推荐使用本品。

（4）与 CYP3A 抑制剂合用时，剂量调整见药物相互作用部分。

【注意事项】

（1）据报道接受本品 CF 患者转氨酶升高。建议在开始前评估 GPT 和 GOT，治疗第一年每 3 个月 1 次，之后每年 1 次。对于有转氨酶升高史患者，应考虑更频繁地监测肝功能。应密切监测转氨酶水平升高患者，直至异常消退。对于 GPT 或 GOT 大于正常上限（ULN）5 倍患者，应中断给药。

（2）与具有强 CYP3A 诱导剂（如利福平）联用可显著降低本品的暴露，这可能会降低本品的治疗效果。因此，不建议与强 CYP3A 诱导剂联合使用。

（3）在使用本品的儿科患者中报道了非先天性晶状体混浊 / 白内障的病例。虽然在某些情况下存在其他风险因素（例如使用皮质类固醇和 / 或暴露于辐射），但不能排除可归因于本品的可能风险。对于开始本品治疗儿科患者，建议进行基线和随访眼科检查。

【禁忌证】无。

【不良反应】本品治疗 221 例患者中最常见不良反应是头痛、上呼吸道感染、鼻塞、恶心、皮疹、鼻炎、头晕、关节痛和痰中细菌生长。

【药物相互作用】

（1）本品是一种敏感的 CYP3A 底物。与强效 CYP3A 抑制剂、酮康唑共同给药，显著增加了本品暴露［以曲线下面积（AUC）测量］8.5 倍。基于这些结果的模拟，当与强效 CYP3A 抑制剂以及如酮康唑、伊曲康唑、泊沙康唑、伏立康唑、泰利霉素和克拉霉素共同给药时，推荐降低剂量，如下：患者 6 岁及以上，减少剂量至每周 2 次，每次 150mg。患者 12 个月至 6 岁以下，若体重为 7~14kg 以下，每周减少至 1 次 50mg，每周 2 次；若体重为 14kg 或以上，减少剂量至 75mg，每周 2 次。

（2）与氟康唑（CYP3A 的中度抑制剂）共同给药时，本品暴露增加 3 倍。因此，对于同时服用中度 CYP3A 抑制剂（如氟康唑和红霉素）的患者，建议降低本品剂量如下：患者 6 岁及以上，减少剂量至 150mg 片剂，每日 1 次。患者 12 个月至 6 岁以下，若体重为 7~14kg 以下，50mg 每日 1 次；若体重为 14kg 或以上，75mg 每日 1 次。

（3）与葡萄柚汁联用时,其含有一种或多种适度抑制 CYP3A 的成分,可增加本品的暴露。因此,在使用该药期间,应避免使用含有葡萄柚或塞维利亚橙子的食物。

（4）本品及其代谢物具有抑制 CYP3A 和 P-gp 的潜力。与口服咪达唑仑共同给药,使咪达唑仑暴露增加 1.5 倍。与地高辛同用,使地高辛暴露增加 1.3 倍。因此,当联合给予本品与敏感的 CYP3A 和 / 或 P-gp 底物（如地高辛、环孢素和他克莫司）时,建议谨慎和适当监测。

【应急处理】目前尚无药物过量的报道。没有特定解毒剂可用于过量使用。治疗过量用药包括一般支持措施,包括监测生命体征和观察患者临床状态。

鲁玛卡托（Lumacaftor）/ 依伐卡托（Ivacaftor）

【其他名称】喹啉甲酰胺,艾伐卡托,Orkambi。

【制剂与规格】片剂:鲁玛卡托 200mg 和依伐卡托 125mg。

【药理作用】CFTR 蛋白是存在于多个器官中的上皮细胞表面的氯离子通道。F508del 突变导致蛋白质错误折叠,导致细胞加工和运输中的缺陷,其靶向蛋白质降解并因此减少细胞表面的 CFTR 量。与野生型 CFTR 蛋白相比,到达细胞表面的少量 F508del-CFTR 不太稳定并且具有低通道开放概率（有缺陷的门控活性）。鲁玛卡托改善了 F508del-CFTR 的构象稳定性,导致成熟蛋白质加工和运输到细胞表面的增加。依伐卡托是一种 CFTR 增效剂,通过加强细胞表面 CFTR 蛋白的通道开放概率（或门控）,促进氯离子增加。

【适应证】本品用于治疗 12 岁及以上患者的囊性纤维化,这些患者是 CFTR 基因中 F508del 突变的纯合子。

【用法与用量】与含脂肪食物一起口服。

（1）12 岁及以上和儿童患者:2 片（各含鲁玛卡托 200mg/ 依伐卡托 125mg）每 12 小时服用。

（2）当已经服用本品患者开始使用 CYP3A 抑制剂时,无须调整剂量。但是,当前在口服本品患者中开始加服强效 CYP3A 抑制剂（例如伊曲康唑）,第 1 周本品剂量减少至每日 1 片（鲁玛卡托 200mg/ 依伐卡托 125mg 总日剂量）,在此期间后,继续推荐的每日剂量。

【注意事项】

（1）在晚期肝病患者中使用:在这些患者中应被慎用和仅获益胜过风险。如在这些患者中使用该药,治疗开始后应严密监视,并且剂量应减低。

（2）肝相关事件:在有些病例中曾观察到升高的转氨酶（GPT/GOT）伴随升高的胆红素。开始治疗前第一年期间每 3 个月和其后每年测量血清转氨酶和胆红素。对有 GPT、GOT 或胆红素升高史患者,应考虑更频繁监测。在有 GPT 或 GOT>5 × 正常上限（ULN）,或 GPT 或 GOT>3 × ULN 与胆红素>2 × ULN 患者中应中断给药。恢复后,考虑恢复给药获益和风险。

（3）呼吸事件:开始用药期间更常观察到胸部不适、呼吸困难和呼吸异常。

（4）白内障:曾报道依伐卡托引起非先天性晶状体混浊 / 白内障。建议儿童患者开始给药时检查基线和随访。

【禁忌证】无。

【不良反应】在有晚期肝病患者中使用、肝相关事件和呼吸事件见注意事项。呼吸困难、鼻咽炎、恶心、腹泻、上呼吸道感染、疲乏、呼吸异常、血肌酸磷酸激酶增高、皮疹、胀气、鼻漏和流感。

【药物相互作用】

(1) Ivacaftor 的药物相互作用见 Kalydeco 药物相互作用部分。

(2) Lumacaftor 有潜在诱导 CYP2B6、CYP2C8、CYP2C9 和 CYP2C19 潜能；在体外还曾观察到 CYP2C8 和 CYP2C9 的抑制作用。此外，在体外研究提示 Ivacaftor 可能抑制 CYP2C9。因此，与 CYP2B6、CYP2C8、CYP2C9 和 CYP2C19 底物同时使用可能改变这些底物的暴露。

(3) Lumacaftor 有抑制和诱导 P-gp 两方面潜能。因此，本品与 P-gp 底物同时使用可能改变这些底物的暴露。监测地高辛血清浓度，调整地高辛剂量。

(4) 可能降低孟鲁司特的暴露，可能降低其疗效。

(5) 可能降低泼尼松和甲泼尼龙暴露和有效性，可能需要一个较高剂量的这些全身皮质激素，以求得到想要的临床效应。

(6) 可能降低布洛芬暴露和有效性，可能需要一个较高剂量的布洛芬，以求得到想要的临床效应。

(7) 可能降低西酞普兰、艾司西酞普兰和舍曲林的暴露和有效性，可能需要一个较高剂量的这些抗抑郁药，以求得到想要的临床效应。

(8) 可能降低激素避孕药暴露，降低有效性。

(9) 可能降低瑞格列奈的暴露和有效性，可能改变磺脲类的暴露。可能需要剂量调整，以求得到想要的临床效应。建议对二甲双胍无须剂量调整。

(10) 可能减低质子泵抑制剂例如奥美拉唑、埃索美拉唑和兰索拉唑的暴露和有效性，可能改变雷尼替丁的暴露。可能需要剂量调整以求得到想要临床效应。建议对碳酸钙抗酸药无剂量调整。

(11) 可能改变华法林暴露，当与华法林共同给药时，需要监测国际标准化比率。

【应急处理】目前尚无药物过量报道。没有特定解毒剂可用于过量使用。治疗过量用药包括一般支持措施，包括监测生命体征和观察患者的临床状态。

替扎卡托(Tezacaftor)/依伐卡托(Ivacaftor)

【其他名称】Symdeko。

【制剂与规格】片剂：替扎卡托 100mg/依伐卡托 150mg 固定剂量组合片和单独依伐卡托 150mg 片。

【药理作用】促进正常和选择的 CFTR 突变形式(包括 F508del-CFTR)细胞加工和运输，以增加递送至细胞表面的成熟 CFTR 蛋白的量。依伐卡托是一种 CFTR 增效剂，通过加强细胞表面 CFTR 蛋白的通道开放概率(或门控)，促进氯离子的增加。依伐卡托可以增强通过替扎卡托递送至细胞表面的 CFTR 蛋白，导致氯化物转运比单独的任一种药剂进一步增强。替扎卡托和依伐卡托的联合作用是增加细胞表面 CFTR 的数量和功能，导致氯离子转运增加。

【适应证】适用于治疗 12 岁及以上囊性纤维化(CF)患者，这些患者为 F508del 突变纯合子或在囊性纤维化跨膜传导调节因子(CFTR)基因中至少有一个突变，该突变对替扎卡托/依伐卡托有反应。

【用法与用量】与含脂肪食物一起口服。

推荐剂量是早晨服用 1 片(替扎卡托 100mg/ 依伐卡托 150mg)和晚上服用 1 片(依伐卡托 150mg),间隔约 12 小时。与 CYP3A 抑制剂合用时剂量需调整。

【注意事项】详见 Kalydeco。

【禁忌证】无。

【不良反应】转氨酶升高、头痛、恶心、鼻窦充血和头晕。

【药物相互作用】

(1)依伐卡托的药物相互作用见 Kalydeco 药物相互作用部分。

(2)当与地高辛或其他具有较窄治疗指数 P-gp 底物如环孢素、依维莫司、西罗莫司和他克莫司同时使用,应谨慎使用并进行适当监测。

【应急处理】没有特定解毒剂可用于过量服用。过量治疗包括一般支持措施,包括监测生命体征和观察患者临床状态。

第五节　变异性支气管肺曲霉菌病

变异性支气管肺曲霉菌病(ABPA)是曲霉抗原引起的过敏性肺疾病。

一、病理改变

ABPA 的典型病理改变为中央气道扩张,常有黏液堵塞,少数病例可形成肉芽肿,但远端气道多不受影响。

二、临床表现

咳嗽,咳痰,痰液多为黏液栓样,常呈棕色,可有咯血、间断性发热、胸痛和喘息等;影像学表现为同一部位反复出现或游走性浸润影,可伴有典型黏液栓形成的分支状阴影和中心性支气管扩张征象,严重堵塞时也可有肺不张征象;外周血和痰液嗜酸性粒细胞升高,痰培养或涂片发现真菌菌丝;血 IgE 和烟曲霉特异性 IgG 明显升高。

三、治疗

(一)抗真菌治疗

一线药物为伏立康唑和两性霉素,二线药物为伊曲康唑和卡泊芬净。

伏 立 康 唑
Voriconazole

【其他名称】活力康唑,威凡,Vfend,VRC。

【制剂与规格】片剂:50mg,200mg。胶囊剂:50mg。粉针剂:50mg,100mg,200mg。

【药理作用】本品属三唑类抗真菌药,具广谱抗真菌作用。对多数曲霉具杀菌作用;对赛多孢菌和镰孢霉的作用不同菌株间差异较大;对白念珠菌及非白念珠菌,包括耐氟康唑菌株均具抗菌活性。对新型隐球菌、皮炎芽生菌、粗球孢子菌、马尔尼菲蓝状菌、组织胞浆菌和孢子丝菌属均具抗菌作用。

【适应证】适用于治疗侵袭性曲霉病;食管念珠菌病;不能耐受其他药物或其他药物治疗无效的赛多孢菌和镰孢霉,包括腐皮镰孢霉所致的严重真菌感染;非中性粒细胞缺乏症患者念珠菌属血流感染;念珠菌属所致播散性皮肤感染、腹部、肾脏、膀胱及伤口感染。

【用法与用量】

(1)成人及青少年(12~14 岁且体重 ≥ 50kg 者;15~17 岁者)的推荐剂量(表 18-1):

表 18-1 推荐剂量

	静脉滴注	口服	
		患者体重 ≥ 40kg*	患者体重 < 40kg*
负荷剂量(第 1 个 24 小时)	6mg/kg,12 小时 1 次	400mg,12 小时 1 次	200mg,12 小时 1 次
维持剂量(开始用药 24 小时后)	4mg/kg,每日 2 次	200mg,每日 2 次	100mg,每日 2 次

注:* 适用于 15 岁或以上患者。

(2)2~12 岁以下儿童和轻体重青少年(12~14 岁且体重 < 50kg 者)推荐剂量(表 18-2):

表 18-2 推荐剂量

	静脉滴注	口服
负荷剂量(第 1 个 24 小时)	9mg/kg,每 12 小时	未建议
维持剂量(开始用药 24 小时后)	8mg/kg,每日 2 次	9mg/kg,每日 2 次(最大剂量 350mg,每日 2 次)

【注意事项】

(1)本品禁止与 CYP3A4 底物,特非那丁、阿司咪唑、西沙必利、匹莫齐特、奎尼丁合用,因为本品可增加上述药物的血药浓度,导致 QT 间期延长,可引起尖端扭转型室性心动过速。

(2)禁止与利福平、利福布汀、利托那韦、卡马西平和长效巴比妥类合用,因为这些药物可以显著降低本品血药浓度。

(3)禁与麦角生物碱类药物(麦角胺、二氢麦角胺)或西罗莫司合用,因本品可使上述药物血药浓度增加。

(4)用药期间应注意监测肝、肾功能,尤其是肝功能、胆红素和血肌酐值。

(5)部分吡咯类,包括本品与心电图 QT 间期延长有关。极个别服用本品患者可发生尖端扭转型室性心动过速。此类多为重症患者,存在多种复杂危险因素,如采用心脏毒性药物化疗、心肌病、低血钾和合用其他药物。存在潜在心律失常情况患者慎用本品。应用本品前应纠正血钾、血镁和血钙紊乱。

【禁忌证】对本品中任一成分过敏者禁用。有其他吡咯类过敏史者慎用。

【不良反应】最常不良反应为视力障碍、发热、皮疹、恶心、呕吐、腹泻、头痛、幻觉、周围性水肿和腹痛，这些不良反应通常为轻 - 中度。最常导致中止治疗的治疗相关不良事件为肝功能异常、皮疹和视力障碍。

（1）视力障碍：约 30% 用药者曾出现视觉改变、视力模糊、色觉改变或畏光。视觉障碍通常为轻度，罕有导致停药者。视觉障碍可能与较高的血药浓度和 / 或剂量有关。

（2）皮肤及其附件：皮疹发生率约 6%，皮疹、瘙痒、斑丘疹常见；皮肤光敏反应、脱发、剥脱性皮炎、固定性药物疹、湿疹、银屑病、Stevens-Johnson 综合征、荨麻疹少见；偶见有盘状红斑狼疮、多形红斑、中毒性表皮溶解坏死。

（3）血清氨基转移酶异常发生率为 13.4%。肝功能异常可能与较高的血药浓度和 / 或剂量有关。绝大部分患者不影响继续用药，或者调整剂量最后继续用药（包括停药）均可缓解。在伴有其他严重基础疾病患者中，偶可发生严重的肝毒性反应，包括黄疸。肝炎、肝性脑病或者致死性的肝衰竭极为少见。

（4）全身反应：常见者有发热、寒战、头痛、腹痛、胸痛等；少见反应有腹胀、衰弱、背痛、水肿、面部水肿、流感样症状、注射部位疼痛等。

（5）心血管系统：常见者有心动过速、高血压、低血压、血管扩张；少见反应有心律失常、房室传导完全阻滞、深静脉血栓、QT 间期延长、晕厥、室性心动过速（包括尖端扭转型室性心动过速）等。

（6）消化系统：常见者有恶心、呕吐、腹泻、肝功能异常、胆汁淤积性黄疸、口干；少见反应有食欲减退、便秘、胰腺炎；偶见假膜性肠炎。

（7）血液系统：常见者有血小板减少、贫血；少见反应有中性粒细胞缺乏症、嗜酸性粒细胞增多、骨髓抑制；偶见淋巴管炎。

（8）神经系统：眩晕、幻觉等常见；精神错乱、抑郁、焦虑、震颤、激动、感觉异常、运动失调、复视、感觉障碍、眼球震颤、中毒性脑病少见。

（9）静脉滴注相关反应：有过敏性休克样即刻反应，包括脸红、发热、出汗、心动过速、胸闷、呼吸困难、晕厥、恶心、瘙痒和皮疹。

（10）泌尿与生殖系统：血肌酐及血尿素氮增高、蛋白尿及血尿发生率为 1%~10%，有报道重症患者应用本品时可发生急性肾衰竭。本品与具有肾毒性药物合用以及用于合并其他基础疾病患者时，发生肾功能减退可能性增加。

【药物相互作用】本品通过 CYP2C19、CYP2C9 和 CYP3A4 代谢，这些同工酶抑制药或诱导药可以分别增加或降低本品血药浓度。

（1）苯妥英钠可使本品的 Cmax 和 AUC 显著降低，合用时可能需要调整本品维持剂量。

（2）体外研究显示 HIV 蛋白酶抑制药茚地那韦、非核苷类反转录酶抑制药均可抑制本品的代谢，使本品 Cmax 和 AUC 增加。本品与上述药物合用时，应注意监测与本品相关的不良事件和毒性反应。

（3）本品可使环孢素的 AUC 显著增加，对其 Cmax 作用不显著。应用环孢素治疗的患者开始使用本品时，建议其环孢素剂量减半，并严密监测其血药浓度。当停用本品时，仍需严密监测环孢素浓度，必要时增加环孢素剂量。

（4）他克莫司、苯妥英钠、奥美拉唑、非核苷类反转录酶抑制药、苯二氮䓬类、他汀类、二氢吡啶钙通道阻滞剂、磺脲类口服降糖药、长春碱类药物与本品合用时,本品可使上述药物的 Cmax 和 AUC 显著增加。合用时应密切监测上述药物相关的不良事件和毒性反应,必要时调整上述药物剂量,并监测他克莫司、苯妥英钠血药浓度。

(5)本品可使华法林凝血酶原时间显著延长。因此,当两者合用时,需严密监测凝血酶原时间,可能需要调整华法林的剂量。

【应急处理】伏立康唑药物过量可能导致视觉障碍、肝功能异常和皮肤损害等。目前尚无已知的伏立康唑的解毒剂,血液透析有助于清除伏立康唑和注射剂型敷料磺丁倍他环糊精钠(SBECD)。

两性霉素 B
Amphotericin B

【其他名称】二性霉素 B,FUNGIZONE。

【制剂与规格】两性霉素 B 粉针剂:5mg(5 000U),25mg(25 000U),50mg(50 000U)。两性霉素 B 胆固醇复合体粉针剂:50mg,100mg。两性霉素 B 脂质复合体注射剂:20ml:100mg。两性霉素 B 脂质体粉针剂:2mg(2 000U),10mg(10 000U),50mg,100mg。

【药理作用】本品为多烯类抗真菌药,可与敏感真菌细胞膜上的甾醇结合,损伤膜的通透性,导致细胞内重要物质如钾离子、核苷酸和氨基酸等外漏,从而破坏了细胞的正常代谢,抑制其生长,导致真菌死亡。常用剂量通常对真菌仅具抑菌作用,加大剂量(治疗剂量范围内)可能对某些真菌起杀菌作用。

【适应证】

(1)适用于下列真菌感染治疗:隐球菌病、皮炎芽生菌病、播散性念珠菌病、球孢子菌病、组织胞浆菌病、马尔尼菲蓝状菌病,由毛霉属、根霉属、犁头霉属、内胞霉属、蛙粪霉属和暗色真菌、申克孢子丝菌、烟曲霉、黄曲霉、黑曲霉等所致的血流感染、心内膜炎、脑膜炎(隐球菌及其他真菌)、腹腔感染(包括与透析有关或无关者)、尿路感染和眼内炎等。

(2)亦可作为美洲利什曼虫病的替代治疗药物。

【用法与用量】

(1)两性霉素 B:

1)静脉滴注:开始给药时可先试从一次 1~5mg 或按体重一次 0.02~0.1mg/kg 给药,以后根据患者耐受情况每日或隔日增加 5mg,当增加至一次剂量 0.6~0.7mg/kg 时即可暂停增加剂量。最高单次剂量按体重不超过 1mg/kg,每日或隔 1~2 日给药 1 次,总累积量为 1.5~3.0g,疗程为 1~3 个月,也可延长至 6 个月,需视患者病情及感染种类而定。对敏感真菌所致感染宜采用较小剂量,即成人单次剂量 20~30mg,疗程仍宜较长。

2)鞘内给药:首次为 0.05~0.1mg,以后逐渐增至每次 0.5mg,最大量每次不超过 1mg,每周给药 2~3 次,总量为 15mg 左右。鞘内给药时宜与小剂量地塞米松或琥珀酸氢化可的松同时给予,并需用脑脊液反复稀释药液,边稀释边缓慢注入以减少不良反应。

3)持续膀胱冲洗:每日 50mg 加入 1 000ml 灭菌注射用水中,按每小时注入 40ml 药液的速度进行膀胱冲洗 5~10 日。

(2)两性霉素 B 胆固醇复合体:成人及儿童推荐剂量为每日 3~4mg/kg。若无改善或病情持续进展,最大剂量可增加至 6mg/kg。

(3)两性霉素 B 脂质复合体：成人及儿童推荐剂量为每日 5mg/kg，每日单剂静脉滴注。

(4)两性霉素 B 脂质体：本品需静脉滴注，每剂滴注时间为 2 小时。如患者耐受良好，滴注时间可缩短至 1 小时。如患者滴注期间感到不适，滴注时间可适当延长。成人及儿童中性粒细胞缺乏伴发热患者经验治疗，推荐剂量为每日 3mg/kg；侵袭性曲霉病、念珠菌病和隐球菌病，推荐剂量为每日 3~5mg/kg。治疗免疫功能正常患者内脏利什曼原虫病第 1~5 天、第 14 天、第 21 天，每日 3mg/kg；治疗免疫功能缺陷患者内脏利什曼原虫病第 1~5 天、第 10 天、第 17 天、第 24 天、第 31 天、第 38 天，每日 4mg/kg。

【注意事项】

(1)肝肾功能不全者慎用。

(2)应用两性霉素 B 或其他含两性霉素 B 的药物可发生过敏反应，如发生严重过敏反应，应立即停止滴注本品，而且以后不得继续应用本品。

(3)本品需静脉滴注。输注相关不良反应包括发热、寒战、缺氧、低血压、恶心及呼吸急促，通常发生在开始静脉滴注后 1~3 小时，两性霉素 B 脂质体的输注相关不良反应发生率较低，但仍需密切观察。初始数剂时反应较为频繁、严重，继续应用可能逐渐减弱。预先应用抗组胺药和肾上腺皮质激素和 / 或减慢滴速可减少反应发生。应避免快速静脉滴注。

(4)用药期间需定期检测肝、肾功能，血电解质（尤其是血钾）、全血细胞计数。

(5)静脉滴注如漏出血管外，可引起局部炎症，可用 5% 葡萄糖注射液抽吸冲洗。

(6)本品主要在体内灭活，仅在肾功能重度减退时半衰期轻度延长，因此伴有肾损害的患者仍可每日或隔日静脉滴注本品，重度肾功能损害者给药间期略予延长，然而由于应用本品时常发生肾功能损害，且肾毒性与剂量有关，故宜给予最小有效量。

【禁忌证】对两性霉素 B 及本品中任何其他组分过敏者禁用。

【不良反应】

(1)静脉滴注过程中或静脉滴注后数小时可发生寒战、高热、严重头痛、恶心和呕吐，有时还可出现血压下降、呼吸急迫、眩晕等。

(2)几乎所有患者在疗程中均可出现不同程度肾功能损害，尿中可出现红细胞、白细胞、蛋白和管型，血尿素氮及肌酐升高，肌酐清除率降低，也可引起肾小管性酸中毒。

(3)可出现腹泻、消化不良、食欲减退、体重减轻等不良反应。

(4)由于大量钾离子排出，可致低钾血症。

(5)可发生正常红细胞性贫血等血液系统毒性反应，白细胞或血小板减少也偶可发生。

(6)肝毒性较为少见，偶可发生肝细胞坏死、急性肝功能衰竭。

(7)滴速过快可引起心室颤动或心搏骤停。本品所致的低钾血症亦可导致心律失常。本品局部刺激性大，注射部位可发生血栓性静脉炎。

(8)可发生视力模糊或复视、癫痫样发作等神经系统毒性反应，偶见多发性神经病变。鞘内注射本品可引起严重头痛、发热、呕吐、颈项强直、下肢疼痛、尿潴留等，严重者导致下肢截瘫。

(9)偶有过敏性休克、皮疹等发生。

(10)随机、双盲、多中心、对照研究显示，两性霉素 B 脂质体发生寒战、高血压、低血压、心动过速、低氧血症、低钾血症和各种与肾功能相关的事件均显著低于两性霉素 B 去氧胆酸盐。

【药物相互作用】

(1)本品可诱发低钾血症,因此:①除了为减轻本品不良反应可合用肾上腺皮质激素(可加重低钾血症)外,一般不推荐两者合用;如需合用,则肾上腺皮质激素宜给予最小剂量和最短疗程,并需监测血钾浓度和心脏功能。②可增强潜在的强心苷不良反应。③可增强神经 - 肌肉阻滞作用,与具有神经 - 肌肉阻滞作用药物合用时应监测患者的血钾浓度。④避免与可延长 QT 间期的药物合用。

(2)本品与氟胞嘧啶合用可增强两者药效;但也可增强氟胞嘧啶毒性,因本品可增加宿主细胞摄取氟胞嘧啶并影响其自肾排泄。

(3)氨基糖苷类、抗肿瘤药、卷曲霉素、多黏菌素类、万古霉素等具有肾毒性药物,以及环孢素等有肾毒性的免疫抑制药与本品合用时,肾毒性增强。

(4)骨髓抑制药、放射治疗等均可加重患者贫血,与上述药物同用时需减少本品剂量。

(5)同时应用使尿液碱化药物可增加本品排泄,并防止或减少肾小管性酸中毒发生。同时应用利尿药可能增加引起低钾血症的可能,应监测血钾浓度。

(6)与三氧化二砷合用,QT 间期延长的发生风险增加。

【应急处理】普通两性霉素 B 过量可能引起呼吸循环衰竭,应立即中止给药并进行临床及实验室监测,给予对症支持治疗。两性霉素 B 脂质体不能通过血液透析清除。

伊 曲 康 唑
Itraconazole

【其他名称】依他康唑,斯皮仁诺。

【制剂与规格】片剂:0.1g。胶囊剂:0.1g。颗粒剂:0.1g。口服溶液剂:150ml:1.5g。注射液:25ml:0.25g。

【药理作用】本品系通过干扰细胞色素 P450 活性,抑制真菌细胞膜主要成分麦角固醇的合成,从而损伤真菌细胞膜和改变其通透性,导致细胞内重要物质外漏而使真菌死亡。本品体外对皮炎芽生菌、荚膜组织胞浆菌、烟曲霉、黄曲霉、白念珠菌和新型隐球菌均具抗菌活性。对申克孢子丝菌、毛发癣菌属、克柔念珠菌和其他非白念珠菌的抗菌活性差异较大。本品对实验动物中皮炎芽生菌、杜氏组织胞浆菌、烟曲霉、粗球孢子菌、新型隐球菌、巴西副球孢子菌、申克孢子丝菌和毛发癣菌的感染具有抑制作用。本品代谢物羟基伊曲康唑具一定抗真菌活性,但其对组织胞浆菌和皮炎芽生菌的作用缺乏资料。

【适应证】

(1)胶囊剂:适用于治疗肺部及肺外芽生菌病;组织胞浆菌病,包括慢性空洞型肺部和非脑膜组织胞浆菌病;以及不能耐受两性霉素 B 或两性霉素 B 治疗无效的肺部或肺外曲霉病。本品还适用于皮肤真菌所致的足趾和 / 或手指甲癣。

(2)口服液:适用于中性粒细胞缺乏伴发热患者经广谱抗生素治疗无效高度怀疑真菌感染的经验治疗,应先用注射液滴注后继以口服液治疗;口咽部和食管念珠菌病的治疗。

(3)静脉注射液:适用于中性粒细胞缺乏伴发热患者经广谱抗生素治疗无效高度怀疑真菌感染的经验治疗;肺部及肺外芽生菌病;组织胞浆菌病,包括慢性空洞性肺部和非脑膜组织胞浆菌病;以及不能耐受两性霉素 B 或两性霉素 B 治疗无效的肺部或肺外曲霉病。

【用法与用量】

(1)口服液:用于轻度深部真菌病的治疗或其他抗真菌药物序贯治疗,或免疫缺陷患儿的长期预防治疗。儿童推荐剂量为一日 5mg/kg,6 个月以上、2 岁以下患儿可增加 2 倍剂量。最大剂量不超过一日 200mg。

(2)静脉制剂:第 1、2 天,2.5mg/kg,一日 2 次,以后改为一日 1 次,最大剂量不超过一日 200mg。静脉用药不超过 14 天。

【注意事项】

(1)不推荐本品在儿童患者中应用。

(2)对于有充血性心力衰竭危险因素患者,包括缺血性心脏病、瓣膜性心脏病、慢性阻塞性肺疾病、肾衰竭和其他水肿性疾病患者,应权衡利弊谨慎使用伊曲康唑,并在使用中严密观察充血性心力衰竭的症状和体征,一旦出现充血性心力衰竭,立即停止本品的治疗。

(3)使用本品时偶有患者出现严重的肝毒性,包括肝衰竭和死亡,某些患者治疗前并无肝病史,也无严重原发病,因此疗程中应监测肝功能。用药过程中如持续有肝病症状和体征出现,需立即停药并进行肝功能检查。原已有肝酶升高者、活动性肝病者,或接受过其他肝毒性药物者不宜应用本品,除非使用本品后患者利大于弊。如应用本品,需严密监测肝功能变化,一旦患者出现肝功能不全的症状和体征,应立即停药,并予以相应处理。

(4)如本品治疗过程中出现周围神经病变,且与伊曲康唑有关时,需停药。

(5)有报道在本品治疗过程中,患者出现一过性或持续性失聪,一旦出现,应停用。

(6)本品胶囊及口服液不可互换使用,因为其吸收程度不同,胶囊口服吸收较口服水溶液差,仅后者治疗食管念珠菌病有效。

(7)胃酸降低时可影响本品吸收,因此接受抗酸药者,应在服用本品后至少 2 小时方可服用抗酸药物。

(8)应用本品胶囊时,宜与食物同服,以增加吸收,但应用本品口服溶液时宜空腹服用。

(9)本品主要自肝脏代谢,肝硬化患者消除半衰期延长,需调整剂量。

(10)本品静脉注射液中含赋形剂羟丙基 -β- 环糊精,静脉注射后,80%~90% 羟丙基 -β-环糊精自肾清除。因此,肌酐清除率＜30ml/min 患者不可使用本品注射液。

【禁忌证】

(1)对本品中任一成分过敏者禁用。

(2)伴有充血性心力衰竭或有充血性心力衰竭病史患者禁用本品,因在动物实验和志愿者试验中已发现伊曲康唑注射剂可减弱心肌收缩力,左心室射血分数一过性下降。

(3)妊娠期妇女禁用。

(4)本品禁止与西沙必利、多非利特、阿普唑仑、咪达唑仑、匹莫齐特、左醋美沙多、奎尼丁等由 CYP3A4 代谢药物,洛伐他汀、辛伐他汀等 HMG-CoA 还原酶抑制药,麦角碱、麦角胺、甲基麦角新碱或三唑仑同时应用。

【不良反应】本品偶可致严重肝毒性,表现为肝功能衰竭和死亡,其中某些病例用本品前并无肝病,也无严重的原发病,因此在使用本品时应监测肝功能。其他主要不良反应包括恶心、呕吐、腹泻、皮疹、瘙痒、头痛、头晕、水肿、疲劳、发热、高血压、低钾血症、胆红素血症、出汗增多、充血性心力衰竭、周围神经病变等。因不良事件中止治疗者主要为肝酶升高、胃肠道功能紊乱、皮疹等。

【药物相互作用】

(1)与本品合用后可能引起 QT 间期延长或导致严重心律失常(如尖端扭转型室性心动过速、室性心动过速、心脏停搏)以及猝死等严重心血管事件的药物有:特非那定、阿司咪唑、匹莫齐特、奎尼丁、西沙比利、左醋美沙多等。

(2)与胺碘酮、溴苄胺、吡二丙胺、伊布利特、卤泛群或索他洛尔合用,QT 间期延长的作用相加,QT 间期延长、尖端扭转型室性心动过速、心脏停搏等心脏毒性反应的发生风险增加。

(3)本品干扰 CYP3A4 的代谢,可使下列药物的血药浓度增加:芬太尼、氟替卡松、伊沙匹隆、沙美特罗、华法林、茚地那韦、里托那韦、依曲韦林、长春碱类、咪达唑仑、三唑仑、地西泮、二氢吡啶类钙通道阻滞剂、克拉霉素、红霉素、依维莫司、西罗莫司、他克莫司、甲泼尼龙、地高辛、文拉法辛、瑞格列奈、伊马替尼、吉非替尼、厄洛替尼、拉帕替尼、达沙替尼、舒尼替尼、尼罗替尼等。

(4)苯妥英钠、苯巴比妥、卡马西平、异烟肼、利福平、利福布汀、利福喷丁、依发韦仑、奈韦拉平、葡萄柚汁等肝药酶诱导药,可降低本品血药浓度。抗酸药、质子泵抑制药、H_2 受体拮抗剂等可减少吸收,降低本品血药浓度。

(5)可以增加本品血药浓度的药物有大环内酯类抗生素、蛋白酶抑制药等。

(6)与阿托伐他汀、洛伐他汀、辛伐他汀等 HMG-CoA 还原酶抑制药合用,产生肌病或横纹肌溶解风险增大。

(7)与环孢素同用,CYP3A4 调节的环孢素代谢被抑制,环孢素的血药浓度增高,发生肾功能障碍、胆汁淤积、感觉异常等毒性反应的风险增加。

【应急处理】伊曲康唑无特效解救药。当发生药物过量时,应采取支持疗法。口服剂型在摄入后 1 小时内可采取洗胃法;若有必要,可给予活性炭。本品不能通过血液透析清除。

卡 泊 芬 净
Caspofungin

【其他名称】科赛斯,Cancidas,GRIVULFIN。

【制剂与规格】粉针剂:50mg,70mg。

【药理作用】本品属半合成棘白菌素类,通过非竞争性抑制 β-(1,3)-D- 糖苷合成酶,破坏真菌细胞壁组成成分 β-(1,3)-D- 葡聚糖合成,从而破坏真菌结构,使之溶解。

本品在体外具有广谱抗真菌活性,对烟曲霉、黄曲霉、土曲霉和黑曲霉具良好的抗菌活性;对念珠菌属具有杀菌作用,对白念珠菌、光滑念珠菌、吉列蒙念珠菌、克柔念珠菌、近平滑念珠菌和热带念珠菌具有高度抗真菌活性,明显优于氟康唑及氟胞嘧啶,与两性霉素 B 相仿。对组织胞浆菌和肺孢菌也有一定的作用。新型隐球菌对本品天然耐药。

【适应证】

(1)念珠菌属血流感染、腹腔脓肿、腹膜炎和胸腔感染。

(2)食管念珠菌病。

(3)难治性或不能耐受其他药物治疗(如两性霉素 B、两性霉素 B 含脂制剂、伊曲康唑)的侵袭性曲霉菌病。

(4)中性粒细胞缺乏伴发热经广谱抗生素治疗无效可能为侵袭性真菌感染患者经验

治疗。

【用法与用量】缓慢静脉输注 1 小时以上。儿童患者(3 个月至 17 岁):对于所有适应证,第一天均应给予 70mg/m² 单次负荷剂量,随后给予 50mg/m² 每日 1 次治疗。如 50mg/m² 剂量临床反应欠佳且耐受性好,可将每日剂量提高至 70mg/m²。最大负荷剂量和每日维持剂量不应超过 70mg。

【注意事项】

(1)不得使用任何含有右旋糖(α-D-葡聚糖)的稀释液。

(2)本品不宜与环孢素合用,除非利大于弊。

(3)肝功能不全患者应调整剂量。

【禁忌证】对本品或其任何成分过敏者禁用。

【不良反应】常见临床不良反应有发热、寒战、头痛、恶心、呕吐、皮疹以及静脉炎。常见实验室检查异常有血清氨基转移酶、胆红素、碱性磷酸酶、血肌酐、血尿素氮升高,血钾、血细胞比容和血红蛋白降低。

【药物相互作用】

(1)本品可致他克莫司血药浓度减低。两者合用时应监测他克莫司的血药浓度,并调整他克莫司剂量。

(2)环孢素可使本品 AUC 增加 35%,但本品不影响环孢素血药浓度。两者合用时可发生血清氨基转移酶水平升高,故应避免两者合用。

(3)应用利福平可使本品血药谷浓度降低 30%。应用利福平患者,应予以本品每日 70mg/m²。合用依法韦司、奈韦拉平、苯妥英、地塞米松或卡马西平等药酶诱导药,可使本品血药浓度降低。应用上述药物患者,应予以本品每日 70mg。

【应急处理】临床研究中,曾在 6 名成人健康受试者中单次给予过的最大剂量为 210mg,耐受性良好;曾在 15 名成人健康受试者中使用过每日 100mg 连续给予 21 天,耐受性良好。卡泊芬净不能经血液透析清除。

(二) 全身激素的应用

详见本章第一节。

(三) 外科治疗

内科治疗无效或合并大咯血可行外科手术治疗。

(王颖硕 朱正怡 郭 睿 沈 雁)

参考文献

[1] 江载芳, 申昆凌, 沈颖. 诸福棠实用儿科学 [M]. 8 版. 北京: 人民卫生出版社, 2015.

[2] 国家药典委员会. 临床用药须知化学药和生物制品卷 [M]. 北京: 中国医药科技出版社, 2015.

[3] 陈新谦, 金有豫, 汤光. 新编药物学 [M]. 北京: 人民卫生出版社, 2014.

[4] 中国国家处方集编委会. 中国国家处方集化学药品与生物制品卷儿童版 [M]. 北京: 人民军医出版社, 2013.

第十九章

胸膜炎药物治疗

胸膜炎（pleurisy）是指由致病因素（通常为病毒或细菌）刺激胸膜所致胸膜炎症，又称肋膜炎。胸腔内可无液体积聚干性胸膜炎，或伴有液体积聚渗出性胸膜炎，后者又可根据渗出液的性质分为浆液性胸膜炎和化脓性胸膜炎。炎症消退后，胸膜可恢复至正常，或发生两层胸膜相互粘连。由多种病因引起，如感染、恶性肿瘤、结缔组织病、肺栓塞等。

第一节　干性胸膜炎

一、病因和发病机制

干性胸膜炎，又称纤维蛋白性胸膜炎，通常是胸膜炎早期表现，往往由于肺部炎症或肺结核蔓延至胸膜所致。干性胸膜炎时，胸膜局部渗出少量纤维蛋白而无胸腔积液，胸膜充血、水肿，白细胞浸润并有多数内皮细胞脱落，胸膜表面有少量纤维蛋白渗出，致使胸膜增厚、粗糙。

二、临床表现和诊断

起病往往较急，症状轻重不一。起病时常有畏寒，轻、中度发热，干咳，胸痛。胸痛为主要症状，常发生于胸廓扩张度最大部位，如胸侧腋下部。如病变在膈肌的中心部，可放射至同侧肩部；如在膈肌的周缘部，可放射至上腹壁和心窝部。疼痛性质为剧烈尖锐针刺样痛，深呼吸及咳嗽时胸痛加重，浅吸气、平卧或卧于患侧，胸痛可减轻。由于胸痛患者多不敢深吸气，故呼吸急促而表浅。患侧呼吸运动受限制，局部有压痛及呼吸音减低。胸侧腋下部常有局限、恒定的胸膜摩擦音，咳嗽后摩擦音不变，可与肺啰音鉴别。

根据发热、干咳、剧烈尖锐的针刺样胸痛和胸膜摩擦音等特点，可作出诊断。

三、治疗原则与策略

主要针对病因，进行对症治疗。根据肺部感染或肺结核病灶性质及范围给予抗感染或抗结核药物治疗,胸痛可局部热敷或使用镇痛剂。

异 烟 肼
Isoniazid

【其他名称】雷米封,INH,RIMIFON。

【制剂与规格】片剂:每片 0.05g,0.1g,0.3g。注射液:2ml∶0.05g,2ml∶0.1g。粉针剂:0.1g。

【药理作用】异烟肼是一种具有杀菌作用合成抗感染药,本品只对分枝杆菌,主要是生长繁殖期的细菌有效。其作用机制尚未阐明,可能抑制敏感细菌分枝菌酸的合成而使细胞壁破裂。

【适应证】主要用于各型肺结核进展期、溶解播散期,吸收好转期,尚可用于结核性脑膜炎和其他肺外结核等。本品常需和其他抗结核病药联合应用,以增强疗效和克服耐药性。此外,对痢疾、百日咳、睑腺炎等也有一定疗效。

【用法与用量】

(1)口服:①预防:一日按体重 10mg/kg,一日总量不超过 0.3g,顿服。②治疗:儿童,按体重一日 10~15mg/kg,一日不超过 0.3g,顿服。某些严重结核病患儿(如结核性脑膜炎),一日按体重可高达 30mg/kg(一日量不超过 600mg)。

(2)肌内注射或静脉滴注:极少肌内注射;一般在强化期或对于重症或不能口服用药患者可用静脉滴注,用氯化钠注射液或 5% 葡萄糖注射液稀释后使用,一日 10~15mg/kg,最高 0.3g。

【注意事项】

(1)肝功能不全者、有精神病和癫痫病史者、妊娠期妇女慎用。

(2)维生素 B_6 可防治神经系统反应的发生,每日用量 10~20mg,分 1~2 次服,但不应作为一种常规来普遍应用。遇异烟肼急性中毒时,大剂量维生素 B_6 可对抗,并需进行其他对症治疗。

(3)1 日 0.3g,1 次顿服或按 1 周 2 次,1 次 0.6~0.8g 的给药方法可提高疗效并减少不良反应的发生率。

(4)用药期间注意检查肝功能。

【禁忌证】对本品过敏者包括药源性肝炎者禁用。急性肝病患者禁用,有异烟肼肝脏损害史者禁用,有异烟肼引起的药物热、寒战、关节炎者禁用。

【不良反应】胃肠道症状(如食欲减退、恶心、呕吐、腹痛、便秘等);血液系统症状(贫血、白细胞减少、嗜酸性粒细胞增多,引起血痰、咯血、鼻出血、眼底出血等);肝损害;过敏(皮疹或其他);内分泌失调(男子女性化乳房、泌乳、月经不调、阳痿等);中枢症状(头痛、失眠、疲倦、记忆力减退、精神兴奋、易怒、欣快感、反射亢进、幻觉、抽搐、排尿困难、昏迷等);周围神经炎(表现为肌肉痉挛、四肢感觉异常、视神经炎、视神经萎缩等)。上述反应多在大剂量或长期应用时发生。慢乙酰化者较易引起血液系统、内分泌系统和神经系统的反应,而快乙酰者则较易引起肝脏损害。

【药物相互作用】

(1)可加强香豆素类抗凝血药、某些抗癫痫药、降压药、抗胆碱药、三环抗抑郁药等的作用,合用时须注意。

（2）与利福平合用,有协同抗结核分枝杆菌作用,肝毒性可能增强。

（3）阿司匹林乙酰化作用较强,可使异烟肼部分乙酰化,减少吸收和排泄,疗效减低。

（4）抗酸药尤其是氢氯化铝可抑制本品吸收,不宜同服。

【应急处理】过量时的处理:保持呼吸道通畅。采用短效巴比妥制剂和维生素 B_6 静脉内给药。维生素 B_6 剂量为每 1mg 异烟肼用 1mg 维生素 B_6,如服用异烟肼的剂量不明,可给予 5g,每 30 分钟 1 次,直至抽搐停止,患者恢复清醒。继以洗胃,洗胃应在服用本品后 2~3 小时内进行。立即抽血测定血气、电解质、尿素氮、血糖等。立即静脉给予碳酸氢钠,纠正代谢性酸中毒,需要时重复给予。采用渗透性利尿药,并在临床症状已改善后继续应用,促进异烟肼排泄,预防中毒症状复发。严重中毒患者应及早配血,做好血液透析的准备,不能进行血液透析时,可进行腹膜透析,同时合用利尿剂。采取有效措施,防止出现缺氧、低血压及吸入性肺炎。

利　福　平
Rifampicin

【其他名称】甲哌利福霉素,RIFAMPIN,RFP。

【制剂与规格】片剂:0.15g。胶囊:0.15g,0.3g。

【药理作用】对结核分枝杆菌和其他分枝杆菌(包括麻风杆菌等),在宿主细胞内、外均有明显的杀菌作用。对脑膜炎球菌、流感嗜血杆菌、金黄色葡萄球菌、表皮链球菌、肺炎军团菌等也有一定的抗菌作用。对某些病毒、衣原体也有效。

【适应证】用于各型肺结核和其他结核病,包括对多种抗结核药物已产生耐药性患者。亦用于麻风病及敏感菌感染性皮肤病等。

利福平与万古霉素联合可用于甲氧西林耐药葡萄球菌所致的严重感染。

【用法与用量】口服给药。

（1）抗结核:1 个月以上儿童,一日按体重 10~20mg/kg,顿服。一日量不超过 0.6g。

（2）脑膜炎奈瑟菌带菌者(无症状)1 个月以上儿童,每日 10mg/kg,每 12 小时 1 次,连服 4 次。

【注意事项】

（1）肝功能不全者、婴儿、3 个月以上妊娠期妇女慎用。

（2）用药期间应检查肝功能。

（3）服药后尿、唾液、汗液等排泄物均可显橘红色。

（4）食物可阻碍本品吸收,宜空腹服药。

【禁忌证】对本品或利福霉素类过敏者禁用。有活动性脑膜奈瑟菌感染者禁用。严重肝功能不全、胆管阻塞者禁用。

【不良反应】可致恶心、呕吐、食欲减退、腹泻、胃痛、腹胀等胃肠道反应,还可致白细胞减少、血小板减少、嗜酸性粒细胞增多、肝功能受损、脱发、头痛、疲倦、蛋白尿、血尿、肌病、心律失常、低血钙等反应。还可引起多种过敏反应,如药物热、皮疹、急性肾衰竭、胰腺炎、剥脱性皮炎和休克等,在某些情况下尚可发生溶血性贫血。

【药物相互作用】

(1)与异烟肼联合使用,对结核分枝杆菌有协同的抗菌作用,但肝毒性也加强,应加以注意。与对氨基水杨酸钠合用也可加强肝毒性。

(2)与乙胺丁醇合用,有加强视力损害的可能。

(3)有酶促作用,可使双香豆素类抗凝血药、口服降糖药、洋地黄类、皮质激素、氨苯砜等药物加速代谢而降效。长期服用本品,可降低口服避孕药的作用而导致避孕失败。

(4)有活动性脑膜炎奈瑟菌感染者禁用,严重肝功能不全、胆管阻塞者禁用。

【应急处理】 支持治疗,无特效解毒剂。

吡 嗪 酰 胺
Pyrazinamide

【其他名称】 氨甲酰基吡嗪,吡嗪甲酰胺,异烟酰胺。

【制剂与规格】 片剂:0.25g,0.5g。胶囊:0.25g。

【药理作用】 本品只对结核分枝杆菌有杀灭作用,对其他细菌无抗菌活性。其抗结核分枝杆菌作用强弱与环境 pH 密切相关,pH 为 5~5.5 时,抗菌活性最强。pH 为 7 时,抗菌作用明显减弱。本品与其他抗结核药物间无交叉耐药性,单独应用极易产生耐药性。作用机制可能是通过渗入到含结核分枝杆菌的巨噬细胞内,转化为吡嗪酸而发挥抗菌作用。

【适应证】 与其他抗结核药联合用于经一线抗结核药(如链霉素、异烟肼、利福平及乙胺丁醇)治疗无效的结核,本品仅对分枝杆菌有效。

【用法与用量】 儿童:除非必须,通常不宜应用。必须应用时应充分权衡利弊后决定。如临床需要,根据《适用小儿结核病学(2006)》推荐,即一日 20~30mg/kg,顿服或分 2~3 次口服,儿童一日最大量不超过 1.5g。

【注意事项】

(1)对诊断的干扰:①本品可与硝基氰化钠作用产生红棕色,影响尿酮测定结果;②可使谷丙转氨酶、谷草转氨酶、血尿酸浓度测定值增高。

(2)糖尿病或有痛风史者慎用。本品具较大毒性,儿童不宜应用。

(3)应用本品疗程中血尿酸常增高,可引起急性痛风发作,需进行血清尿酸测定。

(4)用药期间定期检测肝功能。

(5)哺乳期妇女使用本品对乳儿的危害不能排除。

(6)肝功能减退者除非必要,通常不宜采用本品。肾功能减退者应用时不需要减量。严重肝功能不全患者禁用,急性痛风患者禁用。

(7)交叉过敏:对乙硫异烟胺、异烟肼、烟酸或其他化学结构相似的药物过敏患者可能对该品也过敏。

【禁忌证】 对本品过敏者禁用。急性痛风患者禁用。严重肝功能不全患者禁用。

【不良反应】 发生较多者关节痛(由于高尿酸血症引起,常轻度,有自限性)、食欲减退、恶心、呕吐。发生较少者发热、异常乏力或软弱、眼或皮肤黄染(肝毒性)、畏寒、贫血。偶见贫血、诱发溃疡病发作、排尿困难等。过敏反应,如发热和皮疹,宜停药抗过敏治疗,个别患者对光敏感,皮肤暴露部位呈鲜红棕色,停药后可恢复。不良反应发生与剂量、疗程有关。

【药物相互作用】

(1)与别嘌醇、秋水仙碱、丙磺舒、磺吡酮合用,吡嗪酰胺可增加血尿酸浓度从而降低上述药物对痛风疗效。合用时应调整剂量以便控制高尿酸血症和痛风。

(2)与乙硫异烟胺合用时,可增强不良反应。与异烟肼、利福平合用有协同作用,并可延缓耐药性的产生。

(3)与齐多夫定合用,可使本品血药浓度显著降低,有效性降低。

(4)环孢素与吡嗪酰胺同用时,前者的血浓度可能减低,因此需监测环孢素血浓度,据以调整剂量。

【应急处理】支持治疗,无特效解毒剂。

盐酸乙胺丁醇
Ethambutol Hydrochloride

【其他名称】Hyambutol,EB。

【制剂与规格】片剂:0.25g,0.4g,0.5g。胶囊:0.25g。

【药理作用】本品为合成抑菌抗结核药。其作用机制尚未完全阐明。本品可渗入分枝杆菌体内干扰 RNA 合成,从而抑制细菌繁殖,本品只对生长繁殖期的分枝杆菌有效。单独应用时结核分枝杆菌易对本品产生耐药性;迄今未发现本品与其他抗结核药物有交叉耐药性。

【适应证】适用于与其他抗结核药联合治疗结核分枝杆菌所致的各型结核病,亦可用于非结核分枝杆菌感染的治疗。

【用法与用量】口服给药。

(1)成人常用量:与其他抗结核药合用。

1)结核初治:按体重 15mg/kg,一日 1 次顿服,或一次口服 25mg/kg,最高一日 1.25g,每周 2~3 次。

2)复治:按体重 25mg/kg,一日 1 次顿服,最高一日 1.25g,连续 2~3 个月,继以按体重 15mg/kg,一日 1 次顿服。

3)非结核分枝杆菌感染:一日 15~25mg/kg,1 次顿服,亦需与其他抗结核药合用。

(2)儿童常用量:13 岁以上儿童用量,与成人相同;13 岁以下儿童用量,每日 15mg/kg。

【注意事项】

(1)乙胺丁醇可分泌至乳汁,乳汁中的药物浓度与血药浓度相近,虽然在人类中未证实有问题,但哺乳期妇女用药需权衡利弊后决定用药与否。

(2)对诊断的干扰:服用本品可使血尿酸浓度测定值增高。

(3)痛风、视神经炎、肾功能减退者慎用。

(4)治疗期间应检查:①眼部:视野、视力、红绿鉴别力等,在用药前、疗程中每日检查 1 次,尤其是疗程长、每日剂量超过 15mg/kg 的患者;②本品可使血清尿酸浓度增高,引起痛风发作,因此在疗程中应定期测定血清尿酸。

(5)13 岁以下儿童尚缺乏临床资料,由于在幼儿中不易监测视力变化,故本品不推荐用于 13 岁以下儿童。

(6)有 HIV 感染者或艾滋病患者需延长疗程或无限期用药。鉴于目前尚无切实可行的测定血药浓度方法,剂量应根据患者体重计算。

(7)肝或肾功能减退患者,本品血药浓度可能增高,半衰期延长。肾功能减退患者应用本品时需减量。

(8)不能理解和报道药物对视力的不良反应或视力变化者禁用。

【禁忌证】对本品过敏者禁用。不能理解和报道药品对视力的不良反应或视力变化者禁用。

【不良反应】

(1)发生较多者为视力模糊、眼痛、红绿色盲或视力减退、视野缩小(视神经炎:每日按体重 25mg/kg 以上时易发生)。视力变化可为单侧或双侧的,因此检查时应左、右分开测试。另有恶心、呕吐、躁狂等。

(2)发生较少者为畏寒、关节肿痛(尤其大趾、踝、膝关节)、病变关节表面皮肤发热、有拉紧感(急性痛风、高尿酸血症)。

(3)发生极少者为皮疹、发热、关节痛等过敏反应;或麻木、针刺感、烧灼痛或手足软弱无力(周围神经炎)。另有失明、中性粒细胞减少、血小板减少、过敏样反应等严重不良反应。

【药物相互作用】

(1)与乙硫异烟胺合用,可增加不良反应。

(2)与氢氧化铝合用,能减少乙胺丁醇的吸收。

(3)与可能引起神经系统不良反应的药物合用,可增加本品神经毒性,如视神经炎或周围神经炎。

【应急处理】支持治疗,无特效解毒剂。

链　霉　素
Streptomycin

【其他名称】硫酸链霉素。

【制剂与规格】粉针剂:0.75g,1g,2g,5g。

【药理作用】对布鲁氏菌、土拉伦杆菌、鼠疫杆菌、小螺菌肉芽肿荚膜杆菌、结核分枝杆菌等有良好的抗菌作用。虽然一些肠道需氧革兰氏阴性杆菌,如沙门菌、痢疾杆菌、克雷伯菌、大肠埃希菌、肠杆菌属等也包括在本品的抗菌谱中,但由于耐药菌株广泛存在而不能应用于这些微生物感染的疾病。

【适应证】主要用于结核分枝杆菌感染,也用于布鲁氏菌病、鼠疫以及其他敏感菌所致的感染。

【用法与用量】肌内注射给药。

(1)结核病:与其他抗结核药合用,20mg/kg,一日 1 次,一日最大剂量不超过 1g。

(2)其他感染:一日 15~25mg/kg,分 2 次给药。

【注意事项】

(1)肾功能损害、第 8 对脑神经损害、重症肌无力或帕金森病及失水患者应慎用。儿童应慎用,尤其是早产儿和新生儿。

(2)交叉过敏:对一种氨基糖苷类过敏患者可能对其他氨基糖苷类也过敏。用前应做皮试,与其他氨基苷类交叉过敏。本品皮试的阳性率低,与临床上发生过敏反应符合率也不高,不应过于信赖。

(3)用药期间应定期检查肾功能和听力。

(4)引起过敏性出血性紫癜,应即停药,并给予大量维生素 C 治疗。

(5)重症肌无力或帕金森病,因该品可引起神经肌肉阻滞作用,导致骨骼肌软弱。

(6)对诊断的干扰:该品可使谷丙转氨酶(GPT)、谷草转氨酶(GOT)、血清胆红素浓度及乳酸脱氢酶浓度的测定值增高;血钙、镁、钾、钠浓度的测定值可能降低。

【禁忌证】对链霉素或其他氨基糖苷类过敏者禁用。

【不良反应】血尿、排尿次数减少或尿量减少、食欲减退、口渴等肾毒性症状,少数可产生血液中尿素氮及肌酐值增高。影响前庭功能时可有步履不稳、眩晕等症状;影响听神经出现听力减退、耳鸣、耳部饱满感。部分患者可出现面部或四肢麻木、针刺感等周围神经炎症状。偶可发生视力减退(视神经炎)、嗜睡、软弱无力、呼吸困难等神经肌肉阻滞症状,偶可出现皮疹、瘙痒、红肿及过敏性休克。少数患者停药后仍可发生听力减退,耳鸣、耳部饱满感等耳毒性症状。

【药物相互作用】

(1)与青霉素类药联用对草绿色链球菌、肠球菌有协同抗菌作用,但不能置于同一容器中,易发生配伍禁忌。

(2)具有肾毒性及耳毒性药物均不宜与本品合用或先后应用,如其他氨基苷类、卷曲霉素顺铂、依他尼酸呋塞米或万古霉素(或去甲万古霉素)、头孢噻吩或头孢唑林、多黏菌素类等。

【应急处理】由于缺少特异性拮抗剂,该品过量或引起毒性反应时,主要用对症疗法和支持疗法。血液透析或腹膜透析有助于从血中清除链霉素。新生儿可以考虑换血疗法。

第二节　浆液性胸膜炎

一、病因和发病机制

浆液性胸膜炎是浆液和纤维蛋白渗出积聚于胸腔内,常由结核、细菌、肿瘤性胸膜炎所致。

二、临床表现和诊断

主要临床表现为胸痛、胸闷、气急,以及呼吸困难,感染性胸膜炎或胸腔积液继发感染时,可有寒战、发热。不同病因所致的胸膜炎可伴有相应疾病临床表现。根据影像学检查、胸腔液体取样生化及病原学检查,可明确诊断,并确定积液性质。

三、治疗原则与策略

浆液性胸膜炎首先是治疗原发病,其次为支持及对症治疗。儿童最常见浆液性胸膜炎多为感染性胸腔积液,如结核性胸膜炎、支原体肺炎合并胸膜炎等。

（一）结核性胸膜炎治疗原则与策略

1. 抗结核治疗　多采用短程化疗,常用 9~12 个月 HR 方案;耐药性结核性胸膜炎、粟粒型肺结核伴结核性胸腔积液、双侧结核性胸膜炎以及多发性结核浆膜炎的治疗按血行播散性结核处理,采用 2SHRZ/1HRZ/6HR/3H 方案。详见本章第一节。

2. 胸腔穿刺　大量胸腔积液可行胸腔穿刺抽液以减轻结核中毒症状、促使肺复张、纵隔复位并保护肺功能。

3. 糖皮质激素　严重结核中毒症状,明显呼吸困难者,可在应用足量抗结核药物的同时予以激素治疗:口服泼尼松 1~2mg/（kg·d）,待全身症状改善,积液明显吸收减少时,可逐渐减量,如每 3 天减少 2.5mg,疗程一般为 1~2 个月。

甲 泼 尼 龙
Methylprednisolone

【其他名称】甲基强的松龙,甲强龙,美卓乐。

【制剂与规格】片剂:每片 2mg,4mg。甲泼尼龙醋酸酯混悬注射液（局部注射）:每支 20mg（1ml）,40mg（1ml）。甲泼尼龙琥珀酸钠注射液:每支相当于甲泼尼龙 40mg,125mg,500mg。

【药理作用】抗炎作用较强,对钠潴留作用微弱,作用同泼尼松。甲泼尼龙醋酸酯混悬剂为分解缓慢,作用持久,可供肌内、关节腔内注射。甲泼尼龙琥珀酸钠为水溶性,可供肌内注射或静脉滴注。$t_{1/2}$ 为 2~3 小时,故治疗严重休克时,应于 4 小时后重复给药。

【适应证】用于抗炎治疗风湿性疾病、肌原疾病、皮肤疾病、过敏状态、眼部疾病、胃肠道疾病、呼吸道疾病、水肿状态;免疫抑制治疗、休克、内分泌失调等。

【用法与用量】

（1）口服:开始 1 日 16~24mg,分 2 次,维持量 1 日 4~8mg。

（2）关节腔内及肌内注射:1 次 10~40mg。用于危重病情作为辅助疗法时,推荐剂量是 30mg/kg,将已溶解的药物与 5% 葡萄糖注射液、生理盐水注射液或两者混合后至少静脉输注 30 分钟。此剂量可于 48 小时内,每 4~6 小时重复 1 次。

（3）冲击疗法:每日 1g,静脉注射,使用 1~4 天;或每月 1g,静脉注射,使用 6 个月。对于系统性红斑狼疮,每日 1g,静脉注射,使用 3 天。对于多发性硬化症,每日 1g,静脉注射,使用 3 天或 5 天。对于肾小球肾炎、狼疮性肾炎,每日 1g,静脉注射,使用 3 天、5 天或 7 天。

【注意事项】注射液在紫外线和荧光下易分解破坏,故应避光,其他注意事项同泼尼松。

【禁忌证】全身性霉菌感染禁用。

【不良反应】

（1）体液与电解质紊乱:钠潴留、体液潴留、充血性心力衰竭、低钾性碱中毒和高血压等。

（2）肌肉骨骼系统:肌无力、类固醇性肌病、骨质疏松、压迫性脊椎骨折、无菌性坏死和病理性骨折等。

（3）消化系统:消化道溃疡、消化道出血、胰腺炎、食管炎和肠穿孔等。

（4）皮肤:妨碍伤口愈合、皮肤薄脆、瘀点和瘀斑、皮肤萎缩等。

（5）神经系统:颅内压升高、假性脑肿瘤、癫痫发作和精神错乱等。

(6)内分泌系统：月经失调、糖耐量降低、糖尿病和抑制儿童生长等。

(7)免疫系统：掩盖感染、潜在感染发作、机会性感染和过敏反应等。

(8)其他：青光眼、眼球突出、负氮平衡、心脏停搏、心律不齐和支气管痉挛等。

【药物相互作用】

(1)同时服用甲泼尼龙和环孢素会引起惊厥。因为上述两种药物会互相抑制对方的代谢，所以服用任一药物时引起的惊厥和其他不良反应在同时服用两种药物时更易发生。

(2)甲泼尼龙与他克莫司合用时，可以降低或升高他克莫司的血浆浓度。

(3)糖皮质激素升高血糖，减弱口服降糖药或胰岛素的作用。

(4)苯巴比妥、苯妥英钠、利福平等肝药酶诱导剂可加快糖皮质激素代谢，故糖皮质激素需适当增加剂量。

(5)糖皮质激素与噻嗪类利尿剂或两性霉素 B 均能促使排钾，合用时注意补钾。

【应急处理】支持治疗，无特效解毒剂。

泼　尼　松
Prednisone

【其他名称】强的松，去氢可的松。

【制剂与规格】片剂：5mg。

【药理作用】本品具有抗炎、抗过敏、抗风湿和免疫抑制作用，能抑制结缔组织增生，降低毛细血管壁和细胞膜的通透性，减少炎性渗出，并能抑制组胺及其他毒性物质的形成与释放。还能促进蛋白质分解转变为糖，减少葡萄糖利用。因而使血糖及肝糖原都增加，可出现糖尿，同时增加胃液分泌，增进食欲。当严重中毒性感染时，与大量抗菌药物配合使用，可有良好的降温、抗毒、抗炎、抗休克及促进症状缓解作用。其水钠潴留及排钾作用比可的松少，抗炎及抗过敏作用较强，不良反应较少，故比较常用。

【适应证】用于结缔组织病、系统性红斑狼疮、严重的支气管哮喘、皮肌炎、血管炎等过敏性疾病，急性白血病、恶性淋巴瘤等病症。

【用法与用量】

(1)补充替代疗法：口服，1 次 5~10mg，一日 10~60mg，早晨起床后服用 2/3，下午服用 1/3。

(2)抗炎：口服，1 日 5~60mg。剂量及疗程因病种及病情不同而异。根据皮质激素昼夜分泌的节律，采用隔日 1 次给药法，以减少不良反应。

(3)自身免疫性疾病：口服，每日 40~60mg，病情稳定后可逐渐减量。

(4)过敏性疾病：口服，每日 20~40mg，症状减轻后减量，每隔 1~2 日减少 5mg。

(5)防止器官移植排斥反应：一般在术前 1~2 天开始每日口服 100mg，术后 1 周改为每日 60mg，以后逐渐减量。

(6)治疗急性白血病、恶性肿瘤等：每日口服 60~80mg，症状缓解后减量。

【注意事项】

(1)已长期应用本药患者，在手术时及术后 3~4 日内常须酌增用量，以防皮质功能不足。一般外科患者应尽量不用，以免影响伤口愈合。

(2)本品及可的松均需经肝脏代谢活化为泼尼松龙或氢化可的松才有效，故肝功能不全者不宜应用。

(3)本品因其盐皮质激素活性很弱,故不适用于原发性肾上腺皮质功能不全症。

(4)高血压、血栓症、胃与十二指肠溃疡、精神病、电解质代谢异常、心肌梗死、内脏手术、青光眼等患者一般不宜使用,特殊情况下权衡利弊,注意病情恶化的可能。

【禁忌证】对本品过敏者禁用。

【不良反应】见甲泼尼龙,糖皮质激素类药物不良反应。

【药物相互作用】见甲泼尼龙,糖皮质激素类药物相互作用。

【应急处理】支持治疗,无特效解毒剂。

(二)支原体肺炎合并胸膜炎治疗原则与策略

1. 首选大环内酯类抗生素 红霉素、阿奇霉素或罗红霉素,疗程为 2~3 周。

2. 糖皮质激素 大量胸腔积液、严重喘憋及感染中毒症状明显者,甲泼尼龙 2mg/(kg·d)静脉滴注 3~5 天,之后予泼尼松减量口服 1~2mg/(kg·d)7 天,详见本章第二节。

3. 生物制剂 静脉注射丙种球蛋白(IVIG)。

4. 大量胸腔积液,应予胸腔穿刺抽液。

红 霉 素
Erythromycin

【其他名称】新红康。

【制剂与规格】片剂(肠溶):0.1g(10 万 U),0.125g(12.5 万 U),0.25g(25 万 U)。粉针剂:每瓶 0.25g(25 万 U),0.3g(30 万 U)。

【药理作用】本品系抑菌药,但在高浓度时对某些细菌也有杀菌作用。本品可透过细菌细胞膜,与细菌核糖体的 50S 亚基呈可逆性结合,阻断转肽作用和信使核糖核酸(mRNA)的位移,抑制细菌蛋白质合成。抗菌谱与青霉素近似,对革兰氏阳性菌,如葡萄球菌、化脓性链球菌、绿色链球菌、肺炎球菌、粪链球菌、梭状芽孢杆菌、白喉杆菌、李斯特菌等有较强的抑制作用。对淋病奈瑟菌、螺杆菌、百日咳杆菌、布鲁氏菌、军团菌,以及流感嗜血杆菌、拟杆菌(口咽部菌株)也有相当的抑制作用。此外,对支原体、放线菌、螺旋体、立克次体、衣原体、少数分枝杆菌和阿米巴原虫有抑制作用。金黄色葡萄球菌对本品耐药。

【适应证】

(1)作为青霉素过敏患者对下列感染的替代选用药:链球菌引起的扁桃体炎、急性咽炎、鼻窦炎,猩红热、白喉及带菌者,李斯特菌病等。

(2)用于军团菌病,肺炎支原体肺炎及其他支原体感染,肺炎衣原体感染及其他衣原体感染。

(3)化脓性链球菌、金黄色葡萄球菌青霉素敏感株所致的皮肤及软组织感染。

(4)厌氧菌所致口腔感染。

(5)空肠弯曲菌肠炎。

(6)百日咳。

上述感染中如军团菌病、支原体肺炎、空肠弯曲菌肠炎等,红霉素为首选用药。

【用法与用量】

(1)口服:成人 1 日 1~2g,分 3~4 次服用,整片吞服;儿童每日 30~50mg/kg,分 3~4 次服用。

(2)静脉滴注:成人 1 日 1~2g,分 3~4 次滴注;儿童每日 30~50mg/kg,分 3~4 次滴注。

【注意事项】

(1)红霉素主要由肝脏代谢、胆管排出,肝功能损害者使用本品,发生不良反应的风险增加。肝功能损害患者尽可能避免应用;如确有必要使用红霉素时,需适当减量并密切随访肝功能。

(2)有重症肌无力病史患者使用本品,有疾病加重风险。

(3)红霉素片应整片吞服,若服用药粉,则受胃酸破坏发生降低疗效。幼儿可服用对酸稳定的酯化红霉素。

(4)静脉滴注易引起静脉炎,滴注速度宜缓慢。

(5)红霉素在酸性输液中破坏降效,一般不应与低 pH 的葡萄糖输液配伍。在 5%~10% 葡萄糖输液 500ml 中,添加维生素 C 注射液 1g 或 5% 碳酸氢钠 0.5ml 使 pH 升高到 5 以上,再加红霉素乳糖酸盐,则有助于稳定。

【禁忌证】

(1)对红霉素及药品中的任何成分过敏,以及对任何其他大环内酯类药物过敏者禁用。

(2)本品禁止与特非那定、阿司咪唑、西沙必利、匹莫齐特合用。

【不良反应】

(1)胃肠道反应有腹泻、恶心、呕吐、中上腹痛、口舌疼痛、食欲减退等,其发生率与剂量大小有关。

(2)肝毒性少见,患者可有乏力、恶心、呕吐、腹痛、发热及肝功能异常,偶见黄疸。

(3)大剂量(≥4g/d)应用于肝、肾疾病患者或老年患者,可引起听力减退,主要与血药浓度过高有关,停药后大多可恢复。

(4)过敏反应表现为药物热、皮疹、嗜酸性粒细胞增多等,发生率为 0.5%~1%。

(5)偶有心律不齐、尖端扭转型室性心动过速、口腔或阴道念珠菌感染、幽门狭窄、溶血性贫血、间质性肾炎和急性肾衰竭、可逆性 X 因子缺乏和急性肝功能衰竭的个例报道。

【药物相互作用】

(1)与氯霉素、林可霉素类合用,因竞争药物结合位点,可产生拮抗作用。

(2)红霉素可抑制 CYP1A2、CYP3A4,与许多经此酶代谢的药物可发生相互作用,导致严重不良反应,如与阿司咪唑、特非那丁和西沙必利合用可引起室性心律失常。

(3)长期服用抗凝药患者应用红霉素时可导致凝血酶原时间延长,从而增加出血危险性。两者必须合用时,抗凝药剂量宜适当调整,并严密观察凝血酶原时间。

(4)本品可干扰茶碱代谢,使茶碱血药浓度升高,毒性增加。与地高辛合用,可使后者的血药浓度升高。

(5)红霉素与其他肝毒性药物合用,可能增强肝毒性。大剂量红霉素与耳毒性药物合用,尤其对肾功能减退患者可能增加耳毒性。

【应急处理】药物过量可引起腹痛,乳糖酸盐具有特异性肝毒性。给药量超过 4g/d 可引起耳鸣、耳毒性。红霉素有 QT 间期延长及尖端扭转型室性心动过速等不良反应,药物过量时应注意心电监护。红霉素极少能通过血液和腹膜透析清除。

阿 奇 霉 素
Azithromycin

【其他名称】希舒美,泰力特,芙奇星,丽珠奇乐。

【制剂与规格】片剂:0.1g,0.125g,0.25g,0.5g。胶囊剂:0.125g,0.25g。颗粒剂:0.1g,0.125g,0.25g,0.5g。干混悬剂:0.1g,0.125g,0.25g。注射液:0.1g,0.2g,0.25g,0.5g。粉针剂:0.125g,0.25g,0.5g。

【药理作用】作用机制与红霉素相同,抗菌谱与红霉素近似。本品对化脓性链球菌、肺炎球菌及流感嗜血杆菌具杀菌作用,对甲氧西林敏感葡萄球菌属具抑菌作用。阿奇霉素对葡萄球菌属、链球菌属等革兰氏阳性球菌的抗菌作用较红霉素略差,对流感嗜血杆菌及卡他莫拉菌的抗菌作用较红霉素强4~8倍及2~4倍,对少数大肠埃希菌、沙门菌属、志贺菌属也具抑菌作用。对消化链球菌属等厌氧菌、肺炎支原体及沙眼衣原体等也具良好抗微生物作用。

【适应证】

(1)化脓性链球菌引起的急性咽炎、急性扁桃体炎。

(2)流感嗜血杆菌、卡他莫拉菌或肺炎球菌引起的细菌性急性支气管炎、慢性支气管炎急性细菌性感染。

(3)肺炎球菌、流感嗜血杆菌以及肺炎支原体所致的社区获得性肺炎;衣原体所致的尿道炎等。

(4)沙眼。

(5)敏感菌所致皮肤及软组织感染。

(6)与其他药物联合,用于HIV感染者中鸟分枝杆菌复合体感染的预防与治疗。

【用法与用量】

(1)成人:①常用量:口服第1日,500mg顿服,第2~5日,每日250mg顿服;或每日500mg顿服,连服3天。静脉滴注,社区获得性肺炎500mg,一日1次,至少连续用药2日后改为口服一日500mg,疗程7~10日。②预防鸟分枝杆菌复合体感染,每周1 200mg顿服,可与利福喷丁合用。③鸟分枝杆菌复合体感染治疗,每日500mg口服,疗程10~30天,与15mg/kg乙胺丁醇合用。

(2)儿童:①治疗中耳炎、肺炎,第1日10mg/kg顿服(一日最大量不超过500mg),第2~5日,一日5mg/kg顿服(一日最大量不超过250mg);或按医嘱用药给药。②治疗儿童咽炎、扁桃体炎,第1天10mg/kg顿服,第2~5天一日5mg/kg顿服。

【注意事项】

(1)肝、肾功能损害者,QT间期延长者慎用。

(2)口服宜空腹服用。注射剂不宜肌内注射。

(3)其他参见红霉素。

【禁忌证】对本品、红霉素或其他大环内酯类、酮内酯类抗生素过敏者禁用。

【不良反应】服药后可出现腹痛、腹泻、恶心、呕吐等胃肠道反应,其发生率较红霉素低。可出现头晕、头痛及发热、皮疹、关节痛等过敏反应,但极为少见。少数患者可出现一过性中性粒细胞减少、血清氨基转移酶升高。严重的不良反应有角膜糜烂、重症多形红斑、中毒性表皮坏死、血管性水肿、过敏性休克和重症肌无力,均少见。

【药物相互作用】

(1)避免本品与含铝或镁的抗酸药同时服用,因可降低本品血药峰浓度;必须合用时,阿奇霉素应在服用上述药物前 1 小时或后 2 小时给予。

(2)本品与其他药物相互作用少,但与氨茶碱合用时,应注意监测后者的血药浓度;与华法林合用,应严密监测凝血酶原时间;与卡马西平、地高辛、环孢素及经 CYP450 代谢药物合用时,也应注意观察有无不良反应发生。

【应急处理】药物过量时发生不良反应事件与推荐剂量的不良反应类似。大环内酯类均有 QT 间期延长及尖端扭转型室性心动过速等不良反应,阿奇霉素发生尖端扭转型室速可能性在大环内酯类药物中最小。发生药物过量时,应根据病情予以对症支持治疗。

罗 红 霉 素
Roxithromycin

【其他名称】罗力得,罗迈欣,欣美罗,严迪。

【制剂与规格】片剂:50mg,75mg,150mg。胶囊剂:50mg,75mg,150mg。颗粒剂:25mg,50mg,75mg,150mg。干混悬剂:25mg,50mg,75mg,100mg。

【药理作用】本品为半合成 14 元环大环内酯类,其作用机制与红霉素相同,抗菌谱与红霉素相近。对革兰氏阳性菌作用较红霉素略差,对嗜肺军团菌的作用较红霉素强。对肺炎衣原体、肺炎支原体、溶脲脲原体的抗微生物作用与红霉素相仿或略强。

【适应证】适用于化脓性链球菌引起的咽炎及扁桃体炎,敏感菌所致的鼻窦炎、中耳炎、急性支气管炎、慢性支气管炎急性细菌感染,肺炎支原体或衣原体所致的肺炎;沙眼衣原体引起的尿道炎和宫颈炎;敏感菌引起的皮肤及软组织感染。

【用法与用量】

(1)成人:每次 150mg,一日 2 次,空腹口服;也可一次给药 300mg,一日 1 次。

(2)儿童:每次 2.5~5mg/kg,一日 2 次,空腹口服。

【注意事项】

(1)肝功能不全者慎用本品或减量应用。肾功能减退患者,不需调整剂量。

(2)本品与红霉素间存在交叉耐药性。

(3)餐前空腹服用有利于吸收及提高疗效。

(4)其他参见红霉素。

【禁忌证】对本品或其他大环内酯类过敏者禁用。

【不良反应】主要为腹痛、腹泻、恶心、呕吐等胃肠道反应,发生率低于红霉素。偶见皮疹、瘙痒、头晕、头痛、急性间质性肾炎、急性嗜酸性粒细胞肺炎、胰腺炎、嗜酸性粒细胞增多、血小板增多等。严重的不良反应有 QT 间期延长、肝功能衰竭等,均属少见。

【药物相互作用】本品对 CYP450 同工酶亲和力远低于红霉素,药物相互作用较少。本品对氨茶碱的代谢影响小,与抗酸药、卡马西平、口服避孕药、泼尼松龙、雷尼替丁等几乎无相互作用。

【应急处理】目前尚无药物过量报道。估计急性药物过量最可能表现为恶心、呕吐、腹泻等消化道症状。对于药物过量患者,应采取对症治疗。

静脉注射用人免疫球蛋白
Human Immunoglobulin

【其他名称】丙种球蛋白。

【制剂与规格】注射液：1g，1.25g，2.5g，5g。粉针剂：1g，1.25g，2.5g，5g。

【药理作用】阻断 Fc 受体介导效应。抗炎症反应：调节补体系统，减少免疫复合物炎症反应活性。调节细胞因子和细胞因子拮抗物释放。

【适应证】

(1)原发性免疫球蛋白缺乏症，如 X829 联锁低免疫球蛋白血症，常见变异性免疫缺陷病、免疫球蛋白 G 亚型缺陷病等。

(2)继发性免疫球蛋白缺陷病，如重症感染、新生儿败血症和艾滋病等。

(3)自身免疫性疾病，如原发性血小板减少性紫癜、川崎病。

(4)其他如重症系统性红斑狼疮、原发和继发性抗磷脂综合征等。

【用法与用量】静脉滴注给药。

(1)原发性免疫球蛋白缺乏或低下症：首次剂量 400mg/kg 体重；维持剂量 200~400mg/kg 体重，给药间隔时间视患者血清 IgG 水平和病情而定。

(2)原发性血小板减少性紫癜：每日 400mg/kg 体重，连续 5 日；维持剂量每次 400mg/kg 体重，间隔时间视血小板计数和病情而定，一般每周 1 次。

(3)重症感染：每日 200~400mg/kg 体重，连续 3~5 日。

(4)川崎病：发病 10 日内应用，儿童治疗剂量 2.0g/kg 体重，一次输注。

【注意事项】

(1)本品专供静脉输注用，不得与其他药物混合输注。如需要，可以用 5% 葡萄糖溶液稀释本品，但糖尿病患者应慎用。

(2)重溶后的药液呈现混浊、沉淀、异物或瓶子有裂纹、过期失效，不得使用。

(3)本品开启后，应一次输注完毕，不得分次或给第二人输用。

(4)输注过程中出现寒战、发热，应暂停或减慢滴注速度，并加用盐酸异丙嗪或皮质激素。

【禁忌证】对人免疫球蛋白过敏或有其他严重过敏史者、有抗 IgA 抗体的选择性 IgA 缺乏者禁用。

【不良反应】

(1)一般反应：在输注过程中出现中度头痛，或发生寒战、肌痛及胸部不适、恶心、乏力、发热、关节痛和血压升高，减慢输液速度或停止输液可缓解。

(2)可使血液黏滞性增加。

(3)无菌性脑膜炎：发生在输注后 48~72 小时，症状可以自行缓解，应用强止痛药有效。

(4)原料为人血浆，因此有传播血源病毒性疾病的可能。

【药物相互作用】尚不明确。

【应急处理】目前尚无药物过量报道。估计急性药物过量最可能表现为恶心，伴随或不伴随呕吐。尚无药物过量处理的报道。

第三节 化脓性胸膜炎

一、病因和发病机制

化脓性胸膜炎是由于肺内感染灶的病原菌侵袭胸膜或经淋巴管感染；少数是肺脓肿、纵隔炎、膈下脓肿蔓延或胸部创伤、手术、穿刺等操作直接污染，引起胸膜腔感染而积脓，故又称脓胸。

二、临床表现和诊断

脓胸其最初症状多为肺炎症状，但病情进展迅速，全身中毒症状明显，持续高热不退。婴儿发生脓胸时，可只显示呼吸困难加重，较大患儿则出现中毒症状和重度呼吸困难，咳嗽胸痛较明显。极易出现营养不良和贫血以及精神萎靡、淡漠等神经精神症状。新生儿脓胸临床表现缺乏特异性，当出现呼吸困难、口周发绀时都应引起重视。脓胸查体可见患侧胸廓饱满、肋间隙增宽、呼吸运动减弱，气管和心脏向健侧移位，叩诊出现浊音或实音，语颤降低呼吸音减低或完全消失。

根据严重的感染中毒症状和呼吸困难，气管和心浊音界向对侧移位，患侧叩诊大片浊音且患侧呼吸音明显降低，结合影像学以及胸腔穿刺液化验可诊断。

三、治疗原则与策略

化脓性胸膜炎多由金黄色葡萄球菌引起，其次为革兰氏阴性菌及厌氧菌。

根据不同的病原菌选择有效的抗菌药物：

金黄色葡萄球菌：甲氧西林敏感者首选苯唑西林，耐甲氧西林者选用万古霉素。

肺炎球菌：首选青霉素或氨苄西林。

大肠埃希菌：首选三代头孢菌素或碳青霉烯类。

重症患儿予静脉给药，观察疗效并及时调整药物和剂量，抗菌药物使用至体温正常后2~3周，金黄色葡萄球菌及肺炎球菌因脓液吸收缓慢，疗程应3~4周或更长，直至症状消失，血常规正常，局部无脓液或每天引流量<20ml。

苯唑西林钠

Oxacillin Sodium

【其他名称】苯唑青霉素钠，新青霉素Ⅱ，BACTOCIL。

【制剂与规格】粉针剂（按苯唑西林计算）：0.5g，1g，2g。注：苯唑西林钠1.05g相当于苯唑西林1g。

【药理作用】本品为耐青霉素酶青霉素。苯唑西林对产青霉素酶葡萄球菌具有良好的抗菌活性，对各种链球菌及不产青霉素酶的葡萄球菌抗菌活性则逊于青霉素G。苯唑西林抗菌作用机制与青霉素相仿，通过抑制细菌细胞壁合成而发挥杀菌作用。

【适应证】主要用于耐青霉素葡萄球菌所各种感染,如血流感染、呼吸道感染、脑膜炎、软组织感染等,也可用于化脓性链球菌属或肺炎球菌属与耐青霉素葡萄球菌所致的混合感染。肺炎球菌、化脓性链球菌、其他链球菌属或对青霉素敏感的葡萄球菌感染则不应采用本品治疗。本品不适用于治疗甲氧西林耐药葡萄球菌感染。

【用法与用量】肌内注射或静脉滴注。

(1)体重超过 40kg 儿童予以成人剂量,一次 0.5~1g,每 4~6 小时 1 次,病情严重者剂量可增加,血流感染和脑膜炎患者的每天剂量可增至 12g。

(2)体重 40kg 以下的儿童,每 6 小时按体重给予 12.5~25mg/kg。

(3)新生儿体重超过 2kg 者,出生 1~14 天时,每 8 小时 25mg/kg;出生 15~30 天时,每 6 小时按体重 25mg/kg。

(4)新生儿体重低于 2kg 者,出生 1~14 天时,每 12 小时 25mg/kg;出生 15~30 天时,每 8 小时 25mg/kg。

(5)早产儿每天剂量为 25mg/kg,分次给予,但需谨慎使用。

【注意事项】

(1)应用本品前需详细询问药物过敏史并进行青霉素皮肤过敏试验。对一种青霉素过敏者可能对其他青霉素类药物、青霉胺过敏。

(2)有过敏性疾病、肝病或新生儿患者也应慎用本品。

(3)对轻、中度肾功能减退患者不需调整剂量,严重肾功能减退患者应避免应用大剂量,以防中枢神经系统毒性反应发生。由于本品在肝内代谢较多,其血清半衰期较短,对严重感染采用的剂量仍可较其他异噁唑类青霉素为大。

【禁忌证】参阅青霉素钠。用药前必须先进行青霉素皮试,阳性者禁用本品。

【不良反应】

(1)青霉素引起的各种过敏反应皆可发生于本品。

(2)已报道可引起肝毒性,但罕见,患者通常无肝大的症状,可逆转。儿童肝毒性和皮疹的发生率相对高。

(3)静脉注射大剂量苯唑西林可引起抽搐等中枢神经系统毒性反应,此反应尤易见于肾功能减退患者。

(4)偶见有中性粒细胞减少症或粒细胞缺乏症,急性间质性肾炎伴肾衰竭也有报道,婴儿使用大剂量本品后有发生血尿、蛋白尿和尿毒症者。

【药物相互作用】

(1)本品与庆大霉素、土霉素、四环素、新生霉素、多黏菌素 B、磺胺嘧啶、呋喃妥因、去甲肾上腺素、间羟胺、苯巴比妥、戊巴比妥、水解蛋白、维生素 B 族、维生素 C、琥珀胆碱等药物存在配伍禁忌,不宜同瓶滴注。

(2)阿司匹林、磺胺药在体内外均可抑制本品对血浆蛋白的结合,磺胺药可减少本品在胃肠道的吸收。丙磺舒可延长本品半衰期和提高本品血药浓度。

(3)二盐酸奎宁在体外减弱苯唑西林对金黄色葡萄球菌抗菌活性;与西索米星或奈替米星联用可增强本品对金黄色葡萄球菌的抗菌作用。

(4)本品与氨基糖苷类混合后,两者抗菌活性明显减弱,因此两者不能在同一容器内给药。

【应急处理】药物过量可引起抽搐等神经毒性反应、肝脏毒性，婴儿亦可发生肾毒性。发生药物过量应及时停药并予对症、支持治疗。血液透析和腹膜透析不能清除苯唑西林。

万 古 霉 素
Vancomycin

【其他名称】盐酸万古霉素，稳可信，来可信，方刻林，VANCOR。

【制剂与规格】粉针剂：0.5g，1g。

【药理作用】属于糖肽类抗生素。对金黄色葡萄球菌、表皮葡萄球菌、化脓性链球菌、肺炎球菌等有较强抗菌活性，对厌氧链球菌、艰难梭菌、炭疽杆菌、放线菌、白喉杆菌、淋病奈瑟菌、草绿色链球菌、粪链球菌等有一定的抗菌作用。本品对革兰氏阳性菌有较强的杀菌作用，对多数革兰氏阴性菌、分枝杆菌属、立克次体属、衣原体属或真菌均无效。

【适应证】临床用于革兰氏阳性菌严重感染，尤其是对其他抗菌药耐药的耐甲氧西林菌株。血液透析患者发生葡萄球菌属所致的动静脉分流感染。口服用于对甲硝唑无效的假膜性结肠炎或多重耐药葡萄球菌小肠结肠炎。

【用法与用量】

(1)全身感染：①儿童常用量：出生0~7天新生儿，首剂15mg/kg，继以10mg/kg，每12小时1次，静脉滴注；出生8天至1个月新生儿，首剂15mg/kg，继以10mg/kg每8小时1次，静脉滴注；儿童，10mg/kg，每6小时1次，静脉滴注，或20mg/kg，每12小时1次，静脉滴注。用药时需做血药浓度监测。②成人常用量：每6小时静脉滴注0.5g或7.5mg/kg，或每12小时静脉滴注1g或15mg/kg。

(2)艰难梭菌引起的假膜性结肠炎经甲硝唑治疗2个疗程无效者可口服本品。口服剂量：儿童一次10mg/kg，每6小时1次，5~10天；成人一次125~500mg，每6小时1次，5~10天。需要时可重复给药。

【注意事项】

(1)本品对耐甲氧西林金黄色葡萄球菌所致感染明确有效，但对葡萄球菌肠炎非口服用药，其有效性尚未明确。

(2)用药期间监测血药浓度。

(3)快速推注或短时间内静脉滴注本药可使组胺释放，出现红人综合征(面部、颈躯干红斑性充血、瘙痒等)、低血压等不良反应，所以每次静脉滴注应在60分钟以上。

(4)肾功能损害及老年患者应调节用药量和用药间隔，监测血中药物浓度慎重给药。

【禁忌证】对本品或去甲万古霉素过敏者禁用。

【不良反应】早期制剂中有较多杂质，耳肾毒性及皮疹等不良反应发生率较高。目前使用的制剂较纯，不良反应尤其肾毒性明显减少。

(1)发生率较少者有听力减退、耳鸣或耳部饱满感(耳毒性)、血尿、呼吸困难、嗜睡、尿量或排尿数显著增多或减少、食欲减退、恶心或呕吐、异常口渴、软弱(肾毒性)等。

(2)红人综合征发生率低，多见于快速大剂量静脉滴注后，症状有食欲不佳、寒战或发热、晕厥、瘙痒、恶心或呕吐、心搏加速、皮疹或面红，颈根、上半身背、臂等处发红或麻刺感(释放组胺)。用药前使用抗组胺药常可使症状减轻或避免出现。

(3)偶有药物热、皮疹、瘙痒、过敏样反应等变态反应，静脉给药可引起血栓性静脉炎，偶有中性粒细胞或血小板减少、心力衰竭等。

【药物相互作用】

(1)氨基糖苷类、两性霉素 B 注射剂、阿司匹林、其他水杨酸盐、杆菌肽(注射)、布美他尼注射剂、卷曲霉素、卡氮芥、顺铂、环孢素、依他尼酸注射剂、呋塞米注射剂、链佐星、巴龙霉素及多黏菌素类等药物与万古霉素合用或先后应用,有增加耳毒性和 / 或肾毒性的潜在可能;可能发生听力减退,即使停药后仍可能继续进展至耳聋。反应可呈可逆性,但往往成为永久性的。本品与其他耳毒性抗感染药合用或先后应用时需监测听力,万古霉素与氨基糖苷类联合应用时需进行肾功能测定及血药浓度监测,以调整给药剂量或给药间期。

(2)布克力嗪、赛克力嗪(Cyclizine)等抗组胺药,吩噻嗪类、噻吨类抗精神病药以及曲美苄胺等与本品合用时,可能掩盖耳鸣、头晕、眩晕平衡失调等耳毒性反应。

(3)万古霉素与碱性溶液有配伍禁忌,遇重金属可发生沉淀。

(4)与二甲双胍合用,可减少二甲双胍清除,从而使二甲双胍血药浓度升高。

(5)与琥珀酰胆碱合用,可增强琥珀酰胆碱的神经 - 肌肉阻滞作用。

(6)与华法林合用,可增加出血风险。

【应急处理】 支持治疗,无特效解毒剂。

替 考 拉 宁

Teicoplanin

【制剂与规格】 粉针剂:0.2g,0.4g。

【药理作用】 对金黄色葡萄球菌、链球菌、李斯特菌、肠球菌等革兰氏阳性和一些厌氧菌有抗菌作用。对所有革兰氏阴性菌、分枝杆菌、真菌等均无效。

【适应证】 临床用于耐甲氧西林金黄色葡萄球菌和耐氨苄西林肠球菌所致的系统感染(对中枢感染无效)。本类药物(万古霉素与本品)限用于上述适应证,其目的是防止过度应用(即用于其他抗生素能控制的一些病原菌感染而造成耐药菌滋长)。

【用法与用量】 可通过静脉注射或肌内注射给药。可通过 3~5 分钟推注或 30 分钟输液进行静脉注射给药。新生儿应采用输液给药。

(1)新生儿和 2 月龄以下婴儿:负荷剂量单次 16mg/kg 体重,第一天静脉输液。维持剂量单次 8mg/kg 体重,每天 1 次静脉输液。儿童(2 月龄 ~12 岁):负荷剂量每 12 小时按 10mg/kg 体重单次静脉给药,重复给药 3 次。维持剂量按 6~10mg/kg 体重单次静脉给药,每天 1 次。

(2)成人:首剂 400mg,次日开始每日 200mg;严重感染,每次 400mg,每 12 小时 1 次,共 3 次,继以 400mg,每天 1 次。

【注意事项】

(1)用药期间需注意肾、耳毒性的发生,必须定期随访肾功能、尿常规、血常规、肝功能,注意听力改变,必要时监测听力。

(2)妊娠期妇女不宜使用,哺乳期妇女应用本品,建议暂停哺乳。

(3)本品可与万古霉素(去甲万古霉素)有交叉过敏反应。对万古霉素过敏者慎用。

【禁忌证】 对本品过敏者禁用。对万古霉素、去甲万古霉素等糖肽类抗生素过敏者禁用。

【不良反应】与去甲万古霉素近似而较轻。本品有肾毒性,可引起血清肌酐短暂升高;有耳毒性反应;曾有引起白细胞减少,中性粒细胞减少,血小板增多的报道,尚有头晕和消化道症状,肝功能一时性障碍,皮肤过敏反应以及肌内注射部位红肿等。

【药物相互作用】本品与环丙沙星合用,增加癫痫发作风险。目前尚缺乏本品与其他药物同时应用发生相互作相关报道。静脉麻醉药成瘾患者对本品肾清除加快,常需加大剂量。

【应急处理】支持治疗,无特效解毒剂。

利奈唑胺
Linezolid

【其他名称】利奈唑德,Zyvox。

【制剂与规格】片剂:600mg。注射液:600mg。

【药理作用】本品为合成的恶唑烷酮类(oxazolidinones)抗菌药,能抑制细菌蛋白质合成,其特点是与细菌50S亚基的23S核糖体RNA上的位点结合,阻止70S初始复合物的形成而产生杀菌作用。由于其结构特殊和作用机制独特,故与其他抗菌药无交叉耐药性。对多重耐药的革兰氏阳性球菌,包括MRSA、MRSE、PRSP、CRSP,尤其是对万古霉素耐药肠球菌最有效。

【适应证】本品用于治疗由特定微生物敏感株引起的下列感染:

(1)万古霉素耐药屎肠球菌引起的感染,包括伴发菌血症。

(2)院内获得性肺炎:由金黄色葡萄球菌(甲氧西林敏感或耐药菌株)或肺炎球菌(包括耐多药菌株)引起的院内获得性肺炎。

(3)复杂性皮肤和皮肤软组织感染,包括未并发骨髓炎的糖尿病足部感染,由金黄色葡萄球菌(甲氧西林敏感或耐药菌株)、化脓性链球菌或无乳链球菌引起的复杂性皮肤和皮肤软组织感染。尚无利奈唑胺用于治疗压疮的研究。

【用法与用量】口服或静脉滴注给药。儿童(出生至11岁者),每次10mg/kg,每12小时1次,疗效欠佳可增至每8小时1次。成人和超过12岁儿童,每次600mg,每12小时1次。治疗耐万古霉素肠球菌感染疗程为14~28天,肺炎、菌血症及皮肤软组织感染疗程为10~14天。

【注意事项】

(1)本品应严格控制使用指征,避免滥用。妊娠期妇女和哺乳妇女慎用。

(2)空腹或饭后服用须避开高脂性饮食及含酪胺食物和含醇饮料。本品具有单胺氧化酶抑制作用。

(3)有高血压病史者使用本品应注意观察。

(4)在应用利奈唑胺的患者中有出现骨髓抑制报道(包括贫血、白细胞减少、全血细胞减少和血小板减少)。在已知转归的病例中,停用利奈唑胺后血常规指标可以上升并恢复到治疗前水平。对应用利奈唑胺的患者应每周进行全血细胞计数检查,尤其是那些用药超过2周,或用药前已有骨髓抑制,或合并应用能导致骨髓抑制的其他药物,或有慢性感染既往或目前合并接受其他抗生素治疗患者。对发生骨髓抑制或骨髓抑制发生恶化患者应考虑停用利奈唑胺治疗。

(5)应用利奈唑胺过程中,有乳酸性酸中毒报道。在报道的病例中,患者反复出现恶心和呕吐。患者在接受利奈唑胺时,如发生反复恶心或呕吐、有原因不明的酸中毒或低碳酸血症,需要立即进行临床检查。

(6)在利奈唑胺治疗的患者中有周围神经病和视神经病变的报道,主要为治疗时间超过了 28 天最长推荐疗程患者。在视神经病变进展至视力丧失的病例中,患者治疗时间超过了最长推荐疗程。在利奈唑胺治疗<28 天的患者中,有视力模糊的报道。

(7)在利奈唑胺治疗过程中有惊厥的报道。其中一些病例原有癫痫发作病史或有癫痫发作的危险因素。

(8)正在使用任何能抑制单胺氧化酶 A 或 B 药物(如苯乙肼、异卡波肼)患者,或 2 周内曾经使用过这类药物的患者不应使用利奈唑胺。除非能够对于患者可能出现血压升高进行监测,否则利奈唑胺不应用于高血压未控制的患者、嗜铬细胞瘤、甲状腺功能亢进的患者和 / 或使用以下任何药物的患者,包括直接或间接拟交感神经药物(如伪麻黄碱)、血管升压药物(如肾上腺素、去甲肾上腺素)、多巴胺类药物(如多巴胺、多巴酚丁胺)。除非密切观察患者 5- 羟色胺综合征的体征和 / 或症状,否则利奈唑胺不应用于类癌综合征的患者和 / 或使用任何以下药物的患者,包括 5- 羟色胺再摄取抑制剂、三环类抗抑郁药、5- 羟色胺 5-HT$_1$ 受体激动剂(曲普坦类药物)、哌替啶或丁螺环酮。

【禁忌证】对利奈唑胺或本品其他成分过敏者禁用。禁止本品与 MAO 抑制药合用或使用间隔不足 2 周。

【不良反应】不良反应有消化道症状,失眠、头晕、药热、皮疹等。可见血小板减少,尚有白细胞、中性粒细胞减少骨髓抑制,GOT、GPT、LDH、ALP、脂酶、淀粉酶、总胆红素、BUN 和肌酐等变化,舌变色、口腔白假丝酵母病,罕见乳酸性酸中毒。

【药物相互作用】

(1)本品有 MAO 抑制作用,禁忌并用拟肾上腺素药物(伪麻黄碱、多巴胺、肾上腺素等)和 5-HT 再摄取抑制药(如抗抑郁药),禁用含酪胺食物(奶酪、肉干等)和某些含醇饮料(啤酒、红酒等),以免引起血压异常升高。

(2)避免与减少血小板药物合用。

(3)与抗组胺药合用,抗组胺药抗胆碱能作用延长并增加。

(4)与利福平合用,利奈唑胺的 Cmax 和 AUC 显著下降。

【应急处理】支持治疗,无特效解毒剂。

青 霉 素 钠
Benzylpenicillin

【其他名称】苄青霉素,青霉素 G,Penicillin G。

【制剂与规格】粉针剂:0.12g(20 万 U),0.24g(40 万 U),0.48g(80 万 U),0.6g(100 万 U),0.96g(160 万 U),1.2g(200 万 U),1.5g(250 万 U),2.4g(400 万 U),3g(500 万 U),3.84g(640 万 U),4.8g(800 万 U)。

【药理作用】青霉素对多数革兰氏阳性菌、革兰氏阴性球菌、个别革兰氏阴性杆菌(如嗜血杆菌属)、螺旋体和放线菌均有抗菌活性,但多数葡萄球菌菌株(>90%)包括金黄色葡萄球菌和凝固酶阴性葡萄球菌均可产生青霉素酶水解青霉素,使之灭活。本品为杀菌药。青霉素、其他青霉素类和头孢菌素类等 β- 内酰胺类抗生素系通过干扰细菌细胞壁的合成而产生抗菌作用,作用靶位为青霉素结合蛋白(penicillin binding proteins,PBPs),青霉素类与PBPs结合可导致细胞壁破坏,细菌溶解。

【适应证】青霉素适用于A族溶血性链球菌、B族溶血性链球菌、肺炎球菌、对青霉素敏感金黄色葡萄球菌(但目前90%以上金黄色葡萄球菌可产生青霉素酶,使青霉素失活)等革兰氏阳性球菌所致的各种感染,如血流感染、肺炎、脑膜炎、扁桃体炎、中耳炎、猩红热、丹毒、产褥热等。也用于治疗草绿色链球菌和肠球菌属所致的心内膜炎(与氨基糖苷类联合);梭状芽孢杆菌所致的破伤风、气性坏疽、白喉、流行性脑脊髓膜炎、鼠咬热、梅毒、钩端螺旋体病、樊尚(Vincent)咽峡炎、放线菌病等。

【用法与用量】青霉素G常通过肌内注射或静脉滴注给药。

(1)肌内注射:儿童2.5万U/kg,每12小时给药1次。

(2)静脉注射:每日5万~20万U/kg,分2~4次给药。新生儿(足月产)一次5万U/kg,静脉给药,出生第1周每12小时1次,>7天每8小时1次,严重感染每6小时1次。早产儿第1周3万U/kg,每12小时1次,2~4周时每8小时1次,以后每6小时1次,静脉滴注。

【注意事项】

(1)应用青霉素类前必须详细询问过去病史,包括用药史,是否有青霉素类、头孢菌素类或其他β-内酰胺类抗生素过敏史,或过敏性疾病史。

(2)用药前必须先做青霉素皮试,阳性反应者禁用。皮试液为青霉素钾盐或钠盐以生理盐水配制成的500U/ml的青霉素溶液,皮试液0.1ml(含青霉素50U),做皮内注射成一皮丘(儿童注射0.02~0.03ml)。经20分钟后,如局部出现红肿,直径>1cm或局部红晕或伴有小水疱者为阳性。对可疑阳性者,应在另一前臂用生理盐水做对照试验。

(3)下列情况应慎用本品:有哮喘、湿疹、花粉症、荨麻疹等过敏性疾病史者;老年人和肾功能严重损害时需调整剂量。

(4)青霉素水溶液在室温不稳定,应现配现用。

(5)大剂量使用本品时应定期检测血电解质。

【禁忌证】对任何青霉素类过敏患者禁用本品。

【不良反应】

(1)青霉素毒性虽低,但过敏反应较常见,在各种抗感染药物中居首位。严重的过敏反应——过敏性休克(Ⅰ型变态反应)的发生率为0.004%~0.015%,若不及时抢救,病死率高。因此,此反应一旦发生,必须就地抢救,立即给患者肌内注射0.1%肾上腺素0.5~1ml,必要时以5%葡萄糖注射液或氯化钠注射液稀释后做静脉注射。血清病样反应(Ⅲ型变态反应)亦较常见,发生率为1%~7%。其他过敏反应尚有溶血性贫血(Ⅱ型变态反应)、药物性皮疹、接触性皮炎、间质性皮炎、哮喘发作等。

(2)毒性反应少见,青霉素肌内注射区可发生周围神经炎。鞘内注射超过2万U或静脉滴注大剂量青霉素可引起肌肉阵挛、抽搐、昏迷等反应(青霉素脑病)。此反应多见于婴儿、老年人和肾功能减退患者。青霉素偶可致精神病发作,应用普鲁卡因青霉素后个别患者可出现焦虑、发热、呼吸急促、高血压、心率快、幻觉、抽搐、昏迷等。此反应发生机制不明。

(3)青霉素钾100万U含钾离子1.5mmol,青霉素钠100万U含钠离子1.7mmol,大剂量给药后可能引起电解质紊乱。

(4)用青霉素治疗梅毒、钩端螺旋体病或其他感染时可有症状加剧现象,称为赫氏反应,系大量病原体被杀灭引起的全身反应。治疗矛盾也见于梅毒患者,系由于治疗后梅毒病灶消失过快,但组织修复较慢,或纤维组织收缩,妨碍器官功能所致。

【药物相互作用】

(1)氯霉素、红霉素、四环素类、磺胺类等抑菌药可能减弱本品杀菌作用,故不宜与这些药物合用。

(2)丙磺舒、阿司匹林、吲哚美辛、保泰松和磺胺药可减少青霉素在肾小管的排泄而延长本品半衰期,不良反应也可能增加。

(3)本品与重金属,特别是铜、锌、汞呈配伍禁忌。

(4)青霉素静脉输液中加入头孢噻吩、林可霉素、四环素、万古霉素、琥乙红霉素、两性霉素B、去甲肾上腺素、间羟胺、苯妥英钠、盐酸羟嗪、异丙嗪、维生素B族、维生素C等后将出现混浊。故本品不宜与其他药物同瓶滴注。

(5)青霉素可增强华法林的抗凝作用。

(6)本品与氨基糖苷类抗生素混合后可导致两者抗菌活性降低,因此不能置同一容器内给药。

【应急处理】药物过量主要表现是中枢神经系统不良反应,应及时停药并予对症、支持治疗,血液透析可清除青霉素G。

氨苄西林钠
Ampicillin Sodium

【其他名称】氨苄青霉素,安比西林,安必欣。

【制剂与规格】胶囊剂(按氨苄西林计):0.25g,0.5g。粉针剂:0.5g,1g,2g,4g。

【药理作用】氨苄西林对革兰氏阳性球菌和杆菌(包括厌氧菌)的抗菌作用基本和青霉素相同,但对粪肠球菌的作用较后者为强。革兰氏阴性细菌中脑膜炎奈瑟菌、淋病奈瑟菌、流感嗜血杆菌、百日咳鲍特菌、布鲁氏菌属、奇异变形杆菌、沙门菌属等皆对本品敏感。部分大肠埃希菌对本品敏感,但多数耐药,其余肠杆菌科细菌、铜绿假单胞菌、脆弱拟杆菌等对本品耐药。

【适应证】用于治疗敏感细菌所致的上、下呼吸道感染,胃肠道感染,尿路感染,皮肤及软组织感染,脑膜炎,血流感染,心内膜炎等。

【用法与用量】

(1)成人:①肌内注射:剂量为一日2~4g,分4次给予。②静脉给药:剂量一日4~12g,分2~4次给予,一日最高剂量为14g。③口服:一日1~2g,分4次服用。

(2)儿童:①肌内注射:剂量为一日50~100mg/kg,分4次给予。②静脉给药:剂量为一日100~200mg/kg,分2~4次给予,一日最高剂量为300mg/kg。③口服:剂量为25mg/kg,一日2~4次。

(3)新生儿:①足月产儿:每次12.5~50mg/kg;出生后48小时内每12小时1次;第3日至2周每8小时1次,以后每6小时1次。②早产儿:出生第1周、1~4周和4周以上每次12.5~50mg/kg,分别为每12小时、8小时和6小时1次,静脉滴注给药。不推荐口服用药。

(4)肾功能减退、肾衰竭患者:氨苄西林半衰期可自正常人的1.5小时延长至7~20小时,因此氨苄西林给药间期在肾小球滤过率(GFR)为10~15ml/min和<10ml/min时应分别

延长至 6~12 小时和 12~16 小时,或一日 0.5g。

【注意事项】

(1)用药前必须先做青霉素皮肤过敏试验,阳性者禁用。

(2)严重肾功能损害者,有哮喘、湿疹、荨麻疹等过敏性疾病,均应慎用。

(3)用药期间若出现严重的持续性腹泻,可能是假膜性肠炎,应立即停药,确诊后采用相应抗生素治疗。

(4)本品针剂应溶解后立即使用,溶解放置后致敏物质可增多。

(5)本品在弱酸性葡萄糖液中分解较快,因此宜用中性溶液做溶剂。

【禁忌证】

(1)妊娠后期妊娠妇女应用氨苄西林可使血浆中结合雌激素浓度减少,但对未结合的雌激素和孕激素无影响。

(2)传染性单核细胞增多症、巨细胞病毒感染、淋巴细胞白血病、淋巴瘤等患者应用本品时易发生皮疹,因此,本品应避免用于这些患者。

【不良反应】

(1)本品不良反应与青霉素钠相仿,以过敏反应较为多见。皮疹是最常见的反应,多发生于用药 7 天后,呈荨麻疹或斑丘疹,多形红斑也有报道。注射给药的皮疹发生率高于口服者。传染性单核细胞增多症患者用本品后易发生斑丘疹,淋巴细胞白血病患者和 HIV 感染者也较易发生。

(2)中性粒细胞和血小板减少偶见,氨苄西林相关肠炎也极为罕见。

(3)少数患者出现血清谷丙转氨酶升高。氨苄西林所致的间质性肾炎亦有报道。

(4)大剂量氨苄西林静脉给药可发生抽搐等神经系统毒性症状,婴儿应用氨苄西林后可出现颅内压增高,表现为前囟隆起。重症肌无力的女性患者使用本品可加重症状。

【药物相互作用】

(1)氨苄西林与氯霉素联合应用后,氯霉素在低浓度(1~2mg/L)时可使氨苄西林的杀菌作用减弱。氨苄西林与氯霉素联合后在体外对脑膜炎奈瑟菌抗菌活性多数呈拮抗作用;对肺炎球菌大多呈现累加作用或协同作用。

(2)本品与下列药品有配伍禁忌:硫酸阿米卡星、卡那霉素、庆大霉素、链霉素、磷酸克林霉素、盐酸林可霉素、多黏菌素甲磺酸钠、多黏菌素 B、琥珀氯霉素、红霉素乙基琥珀酸盐和乳糖酸盐、四环素类注射剂、新生霉素、肾上腺素、间羟胺、多巴胺、阿托品、盐酸肼屈嗪、氯化钙、葡萄糖酸钙、维生素 B 族、维生素 C、含有氨基酸的营养注射剂、多糖(如右旋糖酐 40)和氢化可得松琥珀酸钠,这些药物可使氨苄西林的活性降低。

(3)别嘌醇与氨苄西林合用后皮疹发生率增加。

【应急处理】过量时易在泌尿系统结晶沉积,严重时可能导致急性肾衰竭。β- 内酰胺类药物过量可能出现可逆的中枢神经系统毒性反应(神志模糊、异常动作、惊厥发作)。过量时处理:呼吸支持;有昏迷、惊厥、低血压、过敏反应或溶血等症状出现时,应给予对症处理;胃肠道丢失液体应以晶体液补充;给予充足液体维持尿量可缓解结晶尿;通常无须血液透析治疗,但对发生肾衰竭的患者,氨苄西林可经血液透析清除。

头孢曲松钠

Ceftriaxone Sodium

【其他名称】头孢三嗪,罗氏芬,菌必治,罗塞秦,ROCEPHIN。

【制剂与规格】粉针剂:0.25g,0.5g,0.75g,1g,1.5g,2g,2.5g,3g,4g。

【药理作用】本品为半合成第三代头孢菌素,对革兰氏阳性菌、革兰氏阴性杆菌及部分厌氧菌具广谱抗菌作用。本品对金黄色葡萄球菌青霉素敏感株及甲氧西林敏感菌株均具抗菌活性,甲氧西林耐药葡萄球菌对本品耐药。本品对青霉素中介及耐药肺炎球菌、无乳链球菌、草绿色链球菌亦具抗菌活性。肠球菌属、单核细胞增多性李斯特菌、星形诺卡菌通常对本品耐药。

本品对流感嗜血杆菌、卡他莫拉菌、脑膜炎奈瑟菌及淋病奈瑟菌,包括产 β- 内酰胺酶菌株具高度抗菌活性。绝大多数肠杆菌科细菌如大肠埃希菌、克雷伯菌属、变形杆菌属、普罗威登菌属、摩氏摩根菌、沙雷菌属、枸橼酸菌属、沙门菌属、志贺菌属对本品极为敏感,但阴沟肠杆菌敏感性较差。气单胞菌属、莫拉菌属、伴放线放线杆菌、小肠结肠炎耶尔森菌、假结核耶尔森菌对本品敏感。本品对支气管炎博德特菌、黄杆菌属、胎儿弯曲菌无抗菌活性。但百日咳鲍特菌、马耳他布鲁氏菌、土拉热弗朗西丝菌对本品敏感。

绝大多数铜绿假单胞菌对本品耐药。食酸假单胞菌、施氏假单胞菌对本品敏感,其他假单胞菌对本品耐药。洋葱伯克霍尔德菌及嗜麦芽窄食单胞菌对本品高度耐药。

本品对消化球菌、消化链球菌、产气荚膜杆菌具有抗菌活性,但艰难梭菌通常耐药,对脆弱拟杆菌及多数拟杆菌属作用差。

【适应证】用于敏感菌所致肺炎、支气管炎、腹膜炎、胸膜炎,以及皮肤和软组织、尿路、胆道、骨及关节、五官、创面等部位感染,还用于败血症和脑膜炎。

【用法与用量】

(1)成人:肌内或静脉给药,每 24 小时 1~2g 或每 12 小时 0.5~1g。每日最大剂量 4g。治疗单纯性淋病及软下疳均为 250mg,单剂肌内注射。

(2)儿童:静脉给药。

1)新生儿(出生体重>2kg 者):日龄≤7 日者,每日 25mg/kg;日龄>7 日者,每日 50mg/kg。

2)1 个月至 12 岁儿童:一日 50mg/kg,脑膜炎患者可增至一日 100mg/kg,分 2 次给予,但一日总量不超过 4g。

3)12 岁以上儿童:用成人剂量。

【注意事项】

(1)本品不能加入哈特曼以及林格等含有钙的溶液中使用。本品与含钙剂或含钙产品合并用药有可能导致致死性结局不良事件。

(2)为避免在肺或肾中沉淀头孢曲松 - 钙盐,造成致命危害,应避免本品静脉给药与含钙药品(包括胃肠外营养液)静脉给药同时进行。如前后使用,之间应有其他静脉输液间隔,新生儿应有 48 小时以上的时间间隔。

(3)对一种头孢菌素过敏者,对其他头孢菌素也可能过敏。在青霉素过敏患者中,少数患者应用头孢菌素可发生交叉过敏,故有青霉素过敏性休克史者避免使用本品。

(4)胆囊中的头孢曲松 - 钙盐沉淀有可能因超声异常被误诊为胆囊结石。有胆汁淤积和胆汁沉积危险因素(疾病严重、全胃肠外营养)者使用本品,继发于胆道阻塞胰腺炎发生风险增加。胃肠道疾病史,尤其是结肠炎史者,慎用本品。

(5)已有致溶血性贫血的报道,并有病例致死。一旦出现溶血性贫血,应立即停药。维生素 K 合成损害或维生素 K 储存低的患者使用本品,凝血酶原时间改变的风险增加。营养不良者使用本品,因本身维生素 K 储存低,凝血酶原时间改变的风险增加。

【禁忌证】

(1)对本品及其他头孢菌素类抗生素过敏者禁用。

(2)本品禁止与含钙药品同时静脉给药,包括继续静脉输注胃肠外营养液等含钙输液。

(3)新生儿高胆红素血症患者禁用。

【不良反应】不良反应与治疗的剂量、疗程有关。局部反应有静脉炎,此外可有皮疹、发热、瘙痒、支气管痉挛和血清病等过敏反应,头痛或头晕,腹泻、恶心、呕吐、腹痛、结肠炎、黄疸、胀气、味觉障碍和消化不良等消化道症状。实验室检查异常包括嗜酸性粒细胞增多、血小板增多或减少、白细胞减少,肝、肾功能异常。严重的不良反应有多形红斑、Stevens-Johnsons 综合征、中毒性表皮坏死、变态反应、溶血性贫血、新生儿胆红素脑病、肺和肾的钙盐沉淀等,但均属少见。

【药物相互作用】

(1)本品静脉输液中加入红霉素、四环素、两性霉素 B、血管活性药(间羟胺、去甲肾上腺素等)、苯妥英钠、氯丙嗪、异丙嗪、维生素 B 族、维生素 C 等时将出现混浊。由于本品配伍禁忌药物甚多,故应单独给药。

(2)应用本品期间,饮酒或应用含乙醇的药物时,个别患者可出现双硫仑样反应。

【应急处理】药物过量时可致假性胆囊结石。血液透析或腹膜透析均不能有效清除头孢曲松。

头 孢 他 啶
Ceftazidime

【其他名称】头孢噻甲羧肟,复达欣,FORTUM。

【制剂与规格】粉针剂: 0.5g,0.75g,1g,1.5g,2g,3g。

【药理作用】对革兰氏阳性菌的作用与第一代头孢菌素近似或较弱;葡萄球菌、A 和 B 族链球菌、肺炎球菌对本品敏感。对革兰氏阴性菌的作用突出,对大肠埃希菌、肠杆菌属、克雷伯菌、枸橼酸杆菌、奇异变形杆菌、普通变形杆菌、流感嗜血杆菌(包括耐氨苄西林菌株)、脑膜炎球菌等有良好的抗菌作用。对铜绿假单胞菌的作用强,超过其他 β- 内酰胺类和氨基苷类抗生素。对某些拟杆菌也有效。肠球菌、耐甲氧西林的葡萄球菌、李斯特菌、螺杆菌、艰难梭菌和脆弱拟杆菌(大部分菌株)对本品耐药。

【适应证】主要用于敏感革兰氏阴性杆菌尤其铜绿假单胞菌等所致的下列感染:

(1)由铜绿假单胞菌及其他假单胞菌、流感嗜血杆菌(包括氨苄西林耐药菌株)、克雷伯菌属、肠杆菌属、奇异变形杆菌、大肠埃希菌、沙雷菌属、枸橼酸菌属等所致的下呼吸道感染(包括肺炎)。

(2)由铜绿假单胞菌、克雷伯菌属、大肠埃希菌、变形杆菌属(包括奇异变形杆菌和吲哚阳性变形杆菌)、肠杆菌属和沙雷菌属所致的皮肤及软组织感染。

（3）由铜绿假单胞菌、肠杆菌属、变形杆菌属（包括奇异变形杆菌和吲哚阳性变形杆菌）、克雷伯菌属和大肠埃希菌所致的尿路感染。

（4）由铜绿假单胞菌及其他假单胞菌、克雷伯菌属、流感嗜血杆菌（包括氨苄西林耐药菌株）、大肠埃希菌和沙雷菌属所致的血流感染。

（5）由铜绿假单胞菌及其他假单胞菌、克雷伯菌属和肠杆菌属所致的骨、关节感染。

（6）由大肠埃希菌等肠杆菌科细菌所致子宫内膜炎、盆腔炎性疾病和其他妇科感染。

（7）由大肠埃希菌、克雷伯菌属以及其他肠杆菌科细菌所致的腹腔感染。

（8）脑膜炎奈瑟菌、流感嗜血杆菌和铜绿假单胞菌所致的中枢神经系统感染，包括脑膜炎。

治疗腹腔感染和盆腔感染时需与甲硝唑等抗厌氧菌药合用。

【用法与用量】新生儿静脉给药，儿童肌内注射或者静脉给药。

（1）成人常用量：每日 1.5~6g，分 3 次给药。

（2）儿童：每日剂量 50~150mg/kg，分 3 次给药。

（3）新生儿：出生体重>2kg，日龄 ≤ 7 日者，每 12 小时 50mg/kg；日龄>7 日者，每 8 小时 50mg/kg，静脉滴注。

【注意事项】

（1）对青霉素过敏或过敏体质者慎用。早产儿及 2 个月以内新生儿慎用。慎用于有胃肠道疾病病史者，尤其是结肠炎患者。

（2）肾功能不全患者应用常规剂量时，可发生药物浓度增高、半衰期延长，因此肾功能不全患者需减量应用。

【禁忌证】对本品及其他头孢菌素过敏者禁用。

【不良反应】本品不良反应轻而少见。可发生皮疹，偶见药物热、溶血性贫血和血小板增多；静脉炎、注射部位疼痛、嗜酸性粒细胞增多、血清氨基转移酶升高较为常见。少数患者可发生腹泻，血肌酐和 / 或血尿素氮值增高。严重的不良反应尚有神经 - 肌肉阻滞、脑病以及癫痫发作。

【药物相互作用】

（1）与氨基糖苷类、抗肿瘤药或强利尿剂同用，可加重肾毒性。

（2）与氨基糖苷类合用，有协同抗菌作用。

（3）与氯霉素合用，有相互拮抗作用。

（4）与美洛西林或哌拉西林联用，对大肠埃希菌、铜绿假单胞菌有协同或累加作用。

（5）本品遇碳酸氢钠不稳定，不可配伍。

【应急处理】药物过量可能表现为惊厥、脑病、震颤、神经 - 肌肉兴奋和肌阵挛等中枢神经系统毒性反应；另需注意本品对肝肾功能造成的影响。头孢他啶药物过量可由血液透析和腹膜透析清除。

头孢噻肟钠

Cefotaxime Sodium

【其他名称】头孢氨噻肟，凯福隆，治菌必妥，泰可欣，CLAFORAN。

【制剂与规格】粉针剂：0.5g，1g，2g，3g。

【药理作用】本品为半合成的第三代头孢菌素。对革兰氏阳性菌的作用与第一代头孢菌素近似或较弱,对链球菌(肠球菌除外)抗菌作用较强。对革兰氏阴性菌有较强的抗菌作用。奈瑟菌属、流感杆菌、大肠埃希菌、奇异变形杆菌、克雷伯菌、沙门杆菌等有良好的抗菌作用。枸橼酸杆菌对本品中度敏感;沙雷杆菌、吲哚阳性变形杆菌等对本品也有一定的敏感性。铜绿假单胞菌、阴沟杆菌、脆弱拟杆菌等对本品较不敏感。

【适应证】对敏感菌株所致呼吸道、皮肤和软组织、泌尿道、中耳炎等部位感染,还可用于败血症、中枢感染。

【用法与用量】

(1)成人:一日剂量一般为 2~6g,分 2~3 次静脉注射或静脉滴注。①严重感染者,每 6~8 小时 2~3g,一天最大剂量不超过 12g;②治疗无并发症的肺炎球菌肺炎或急性尿路感染,每 12 小时 1g。

(2)儿童:静脉给药。①新生儿日龄 ≤7 日者,每 12 小时 50mg/kg;日龄>7 日者,每 8 小时 50mg/kg。② 1 个月以上儿童,每 8 小时 50mg/kg,脑膜炎患者可增至每 6 小时 75mg/kg。

【注意事项】

(1)对青霉素过敏和过敏体质者、严重肾功能不全者慎用。溃疡性结肠炎、克罗恩病或假膜性肠炎慎用。

(2)本品快速静脉注射(<60 秒)可能引起致命性心律失常。

(3)肾功能不全患者应用本品时需根据患者肾功能、病原体敏感性及疾病严重程度调整剂量。

(4)应用本品治疗可能发生中性粒细胞减少及罕见的中性粒细胞缺乏症,尤其是疗程长者。因此,疗程超过 10 日者应监测血常规。

(5)本品对局部组织有刺激作用。在绝大多数病例中,改变注射部位即可解决血管周围外渗。极个别情况下可能发生广泛血管周围外渗,并导致组织坏死,可能需要外科治疗。

【禁忌证】对本品及其他头孢菌素过敏者禁用。

【不良反应】过敏反应可致皮疹、发热、瘙痒等。消化系统出现食欲减退、恶心、呕吐、腹泻等。肝功能异常,一过性血尿素氮和肌酐增高。偶见白细胞、中性粒细胞、血小板减少,嗜酸性粒细胞增多。长期用药可致二重感染,如念珠菌病、假膜性肠炎等。

【药物相互作用】

(1)与庆大霉素或妥布霉素联用,对铜绿假单胞菌有协同作用。与阿米卡星合用,对大肠埃希菌、肺炎克雷伯菌和铜绿假单胞菌有协同作用。

(2)与氨基糖苷类、强利尿剂合用时,可加重肾毒性。

(3)与脲基青霉素阿洛西林或美洛西林等合用,本品总清除率降低,如两者合用需减低剂量。

(4)与丙磺舒合用,可抑制本品在肾脏的排泄,提高血药浓度及延长血浆半衰期。

(5)本品可用氯化钠注射液或葡萄糖注射液稀释,但不能与碳酸氢钠液混合。

【应急处理】β-内酰胺类药物过量可能出现可逆中枢神经系统毒性反应(神志模糊、异常动作、惊厥发作);另需注意本品对肝肾功能造成的影响。本品无特效拮抗剂,药物过量时主要给予对症治疗、大量饮水及补液等。血液透析可部分清除血中头孢噻肟。

亚胺培南西司他丁
Imipenem Cilastatin

【其他名称】亚胺硫霉素 - 西拉司丁钠,伊米配能 - 西司他丁钠,泰能,TIENAM。

【制剂与规格】粉针剂:0.5g,1g,2g。

【药理作用】亚胺培南为具有碳青霉烯(Carbapenem)环的硫霉素类(Thienamycin)抗生素由链霉菌 *S.cattleya* 培养液中分离出硫霉素经半合成制取。西司他丁系由合成法制取。亚胺培南对革兰氏阳性、阴性需氧和厌氧菌具有抗菌作用。肺炎球菌、化脓性链球菌、金黄色葡萄球菌(包括产酶株)、大肠埃希菌、克雷伯菌、不动杆菌部分菌株、脆弱拟杆菌及其他拟杆菌、消化球菌和消化链球菌的部分菌株对本品甚敏感。粪链球菌、表皮链球菌、流感嗜血杆菌、奇异变形杆菌沙雷杆菌、产气肠杆菌、阴沟肠杆菌、铜绿假单胞菌、气性坏疽梭菌、艰难梭菌等对本品也相当敏感。本品有较好的耐酶性能,与其他 β- 内酰胺类药物间较少出现交叉耐药性。

【适应证】用于敏感菌所致腹膜炎、肝胆感染、腹腔内脓肿、阑尾炎、妇科感染、下呼吸道感染、皮肤和软组织感染、尿路感染、骨和关节感染以及败血症等。

【用法与用量】静脉给药。

(1)儿童:年龄 3 个月以上儿童剂量,每次 15~25mg/kg,每 6 小时给药 1 次,一日最大剂量为 2g;年龄 4 周至 3 个月儿童,每次 25mg/kg,每 6 小时给药 1 次;年龄 1~4 周儿童每次 25mg/kg,每 8 小时给药 1 次;年龄<1 周儿童,每次 25mg/kg,每 12 小时给药 1 次。

(2)成人:肾功能正常患者根据感染严重程度、细菌对本品的敏感性以及患者体重而定,每日 2~3g,每 6~8 小时给药 1 次;每日最大剂量不得超过 50mg/kg 或 4g,目前无资料显示剂量超过 4g 可提高疗效。

【注意事项】

(1)本品与其他 β- 内酰胺类抗生素、青霉素类和头孢菌素类抗生素有部分交叉过敏反应,因此在使用本品前,应详细询问患者过去有无对 β- 内酰胺类抗生素的过敏史。对 β- 内酰胺类有过敏性休克史者禁用。若在使用本品时出现过敏反应,应立即停药并作相应处理。

(2)可产生中枢神经系统的不良反应,如肌肉阵挛、精神错乱或癫痫发作,尤其当使用剂量超过了根据体重和肾功能状态所推荐的剂量时,但这些不良反应大多发生于已有中枢神经系统疾病的患者(如脑损害或有癫痫病史)和 / 或肾功能损害者,因为这些患者会发生药物蓄积。

【禁忌证】对亚胺培南、西司他丁或其他碳青霉烯类药物过敏者禁用,或对 β- 内酰胺类有过敏性休克史者禁用。

【不良反应】本品可引起恶心、呕吐、腹泻等胃肠道症状,也偶引起假膜性肠炎。血液学方面不良反应有嗜酸性粒细胞增多、白细胞减少、中性粒细胞减少、粒细胞缺乏、血小板减少或增多、血红蛋白减少等,并可致 Coombs 试验阳性。对肝脏不良反应有氨基转移醇、血胆红素或碱性磷酸酶升高。肾功能方面不良反应有血肌酐和血尿素氮升高。但儿童用本药时常可发现红色尿,这是由于药物引起变色并非血尿。也可发生神经系统方面症状,如肌痉挛、精神障碍等。也可致过敏反应,如皮肤瘙痒、皮疹、荨麻疹、药热等。可引起注射部位疼痛、血栓性静脉炎等。

【药物相互作用】

(1)合并碳青霉烯类用药,包括亚胺培南,患者接受丙戊酸或双丙戊酸钠会导致丙戊酸浓度降低。因为药物相互作用,丙戊酸浓度会低于治疗范围,故癫痫发作风险增加。

(2)与丙磺舒合用,可使亚胺培南血药浓度升高,半衰期延长。

(3)与环孢素同用,可增加神经毒性作用。

(4)亚胺培南与更昔洛韦合用,可引起癫痫发作。

(5)与氨基苷类合用,对铜绿假单胞菌有协同抗菌作用。

【应急处理】支持治疗,无特效解毒剂。

美 罗 培 南
Meropenem

【其他名称】倍能,美平,海正美特,MEPEM。

【制剂与规格】粉针剂:0.5g,1g。

【药理作用】对大肠埃希菌和铜绿假单胞菌的青霉素结合蛋白(PBP)2、3、4 和金黄色葡萄球菌的 PBP1、2、4 有强的亲和力。抗菌谱与亚胺培南近似,经临床证实有效菌有肺炎球菌(耐青霉株除外)、绿色链球菌、大肠埃希菌、流感嗜血杆菌(包括产 β- 内酰胺酶株)、肺炎克雷伯菌、脑膜炎奈瑟球菌、铜绿假单胞菌、脆弱拟杆菌、丙酸消化球菌等。此外,在体外对下列菌显示明显抗菌作用:金黄色葡萄球菌和表皮葡萄球菌(包括产酶株)、不动杆菌、气单胞菌、弯曲菌、枸橼酸杆菌、阴沟肠杆菌、流感嗜血杆菌(耐氨苄西林和非产酶株)、哈夫尼亚菌、卡他莫拉菌(包括产酶株)、摩根杆菌、巴斯德杆菌、奇异变形杆菌、普通变形杆菌、沙门菌属、志贺菌属、结肠炎耶尔森菌、多种拟杆菌、艰难梭菌、真杆菌、梭杆菌等。本品对多数 β- 内酰胺酶有良好的耐抗力(除金属 β- 内酰胺酶外)。本品不用于耐甲氧西林的葡萄球菌(MRSA、MRSE)感染,对李斯特菌无效。与其他碳青霉烯类显示交叉耐药性。

【适应证】用于敏感菌所致呼吸道、尿路、肝胆、外科、骨科、妇科、五官科感染以及腹膜炎、皮肤化脓性疾病等。本品可适用于敏感菌所致脑膜炎。

【用法与用量】

(1)3 个月以上儿童一次 20mg/kg,每 8 小时给药 1 次;细菌性脑膜炎患者,一次 40mg/kg,每 8 小时给药 1 次;体重超过 50kg 者按 50kg 给药。

(2)成人:肾功能正常患者根据感染严重程度、细菌对本品敏感性以及患者体重等而定,常用量为一次 0.5~1g,每 8~12 小时给药 1 次;细菌性脑膜炎患者可增至一次 2g,每 8 小时给药 1 次;一日最大剂量不得超过 6g。

【注意事项】

(1)对过敏体质可致过敏性休克,其他过敏反应者、曾有青霉素或头孢菌素过敏史者应慎用。

(2)严重肝肾功能不全、癫痫、潜在神经疾病者慎用。

【禁忌证】对本品或其他碳青霉烯类药物过敏者禁用,或对 β- 内酰胺类有过敏性休克史者禁用。

【不良反应】不良反应占用药者的<1%,其中包括腹泻(5%)、恶心和呕吐(3.9%)、头痛(2.8%)、皮疹(1.7%)、瘙痒(1.6%)、窒息(1.2%)和便秘(1.2%),其他尚有腹痛、药物热、腹胀、背

痛、肝功能异常、心脏症状、肺栓塞、低血压、晕厥、黄疸、贫血、外周水肿、缺氧、呼吸障碍、出汗、少尿、肾衰竭,本品尚可致多种神经、精神症状,尤其是对有癫痫史、细菌性脑膜炎和肾衰竭患者。注射局部的刺激反应也有时发生。

【药物相互作用】

(1)与氨基苷类合用,对某些铜绿假单胞菌有协同抗菌作用。

(2)与丙磺舒合用,可抑制美罗培南肾脏排泄,导致血药浓度升高,半衰期延长。

(3)与丙戊酸合用,可致后者血药浓度降低而导致癫痫复发。

【应急处理】支持治疗,无特效解毒剂。

(1)糖皮质激素:大量胸腔积液、严重喘憋及感染中毒症状明显者,短期使用糖皮质激素(同支原体肺炎合并胸膜炎治疗)。

(2)穿刺引流:胸腔穿刺或闭式引流排除脓液是治疗脓胸的关键。

（林　茹　　张玺城　　倪映华　　陈瑞杰）

参考文献

［1］桂永浩, 申昆玲, 尚云晓. 儿科呼吸系统疾病诊疗规范 [M]. 北京: 人民卫生出版社, 2015.

［2］国家药典委员会. 临床用药须知化学药和生物制品卷 [M]. 北京: 中国医药科技出版社, 2015.

［3］陈新谦, 金有豫, 汤光. 新编药物学 [M]. 北京: 人民卫生出版社, 2014.

［4］中国国家处方集编委会. 中国国家处方集化学药品与生物制品卷儿童版 [M]. 北京: 人民军医出版社, 2013.

［5］OLSON K R, ANDERSON I B, BENOWITZ N L, et al. Poisoning and Drug Overdose [M]. 7th ed. New York, NY: McGraw Hill Medical, 2017.

第二十章

气胸及脓气胸药物治疗

一、概述

气胸(pneumothorax)指胸膜腔内有气体蓄积。脓气胸(pyopneumothorax)指胸膜腔内有脓液积聚并同时有气体进入,则形成脓气胸。早产儿到年长儿均可见气胸或脓气胸。气胸多为自发性气胸或继发性气胸,脓气胸则多继发于肺部感染和邻近器官感染及败血症。

二、病因和发病机制

自发性气胸原因不明,较常见于青年及年长儿童,较易复发。继发性气胸多为穿通性或非穿通性外伤、医源性损伤、呼吸道严重梗阻、肺部病变(粟粒性肺结核、空洞性肺结核、先天性肺囊肿等)以及各种原因所致食管溃烂使空气逸入胸腔。小儿脓气胸大多继发于肺部感染如肺炎、肺脓肿、脓胸,严重感染致肺组织坏死,穿破脏层胸膜可发生脓气胸,婴幼儿多见。

三、临床表现和诊断

气胸症状和体征依胸腔内气体量及是否为张力性而异。小量局限性气胸可全无症状,只有 X 线检查可发现。如果气胸范围较大,临床多见原有疾病突然恶化,出现咳嗽加重,呼吸窘迫加剧,发绀,烦躁惊恐,患侧呼吸减弱,胸部叩诊鼓音及患侧呼吸音减弱或消失等。发生张力性气胸时,气体只进不出,可突发呼吸急促、鼻翼扇动、发绀,查体可见肋间饱满,膈肌下移,气管及心脏均被推移至健侧,甚至血压降低、休克等。

脓气胸临床表现为脓胸和气胸的总和,如果以脓胸为主,可表现为持续高热不退伴感染中毒症状。若以气胸为主,则有上述呼吸困难表现。少量胸腔积脓时可无明显体征,或仅呼吸音降低,叩诊呈鼓音或浊音,可因患者体位变化而变化。大量胸腔积脓时患侧胸廓饱满,肋间隙增宽,呼吸运动减弱,气管和纵隔向健侧移位,X 线立位检查可见液气面。

根据临床表现、影像学检查及血常规、病原学检查,可诊断气胸及脓气胸。

四、治疗原则与策略

1. 一般疗法　保持室内空气流通,有缺氧表现者予吸氧,保持水与电解质平衡,加强支持疗法,给予高蛋白、高热量,易于消化饮食,进食困难者可予以肠外营养。

2. 胸腔穿刺引流　胸腔穿刺或行闭式引流,排除脓液及引流气体是治疗的关键。

3. **控制感染**　大量全身治疗抗菌药物或中药治疗,根据药敏试验结果正确选择抗生素,对症给药治疗 2~3 周。

常用抗菌药物详见第四章。

4. **手术治疗**　对于气胸反复发作保守治疗效果不佳,或存在肺大疱、支气管胸膜瘘可行肺大疱切除或瘘修补术。

（林　茹　张玺城　谢珊珊　朱正怡）

参考文献

［1］桂永浩, 申昆玲, 尚云晓. 儿科呼吸系统疾病诊疗规范 [M]. 北京: 人民卫生出版社, 2015.

［2］江载芳, 申昆玲, 沈颖. 诸福堂实用儿科学 [M]. 8 版. 北京: 人民卫生出版社, 2015.

第二十一章

儿童阻塞性睡眠呼吸暂停药物治疗

一、概述

睡眠相关呼吸障碍可发生于任何年龄,儿童自然亦不例外。同成人相仿,儿童睡眠呼吸障碍是在同一病理基础上持续性发展的不同疾病过程。临床最轻的是间歇性打鼾,虽恼人却不影响其健康;最严重的是阻塞性睡眠呼吸暂停低通气综合征,可伴有严重并发症。

二、病因与发病机制

阻塞性睡眠呼吸暂停低通气综合征(obstructive sleep apnea-hypopnea syndrome,OSAHS),是指睡眠时上气道塌陷阻塞引起的呼吸暂停和通气不足,伴有打鼾、睡眠结构紊乱、频繁发生血氧饱和度下降、白天嗜睡等病征。虽然儿童睡眠医学领域中仍有许多混淆不确定的问题,但在儿童OSAHS方面研究显示,其发病率较以往想象得要高。由于目前有关儿童OSAHS流行病学调查大都基于问卷调查,被调查人群地区性差异、采用标准差异等诸多因素导致所得到的调查结果颇不一致。总体来说,鼾症最常见,患病率为3%~12%,OSAHS则从0.7%~10.3%不等。但大部分学者研究显示,OSAHS趋于2%左右,以2~8岁儿童好发,且睡眠呼吸障碍伴有显著的种族差异性。

(一) 病因

从婴幼儿到青少年的任一时期都可出现OSAHS,其原因也多种多样(表21-1)。

表 21-1　儿童睡眠呼吸障碍发病因素

气道狭窄或功能异常	与 OSAHS 相关综合征
1. 解剖性因素 鼻 / 鼻咽部(慢性鼻炎、鼻窦炎、腺样体肥大、鼻部肿块、鼻道狭窄、鼻中隔偏曲等)	颅缝早闭相关综合征、Apert 综合征、Crouzon 综合征、Pfeiffer 综合征、Saethre-Chotzen 综合征、Carpeenter 综合征
口咽部(腭、舌扁桃体肥大,咽瓣术后、腭部肥厚瘢痕、口咽部肿块、巨舌、小颌、上或下颌后缩等)	Arthrogryposismultiplex congenital(先天性多关节弯曲症)、Beckwith-wiedemann 综合征(脐疝 - 巨舌 - 巨体综合征)、Down 综合征(又称 21- 三体综合征,trisomy 21 syndrome)

续表

气道狭窄或功能异常	与 OSAHS 相关综合征
喉咽部（喉软骨软化病、乳头状瘤、声带麻痹、声门下狭窄、粗短颈、颈椎疾病等）	Fragile X 综 合 征（脆 性 X 综 合 征）、Hemifacial microsomia（半侧颜面发育不足）
2. 神经性因素 神经性损害（脑积水、脊膜脊髓突出症、强直性肌营养不良、延髓空洞症、脑颞叶星形细胞瘤、缺氧性脑病、脑瘫等）	Hunter 综合征（黏多糖贮积症 Ⅱ 型）、Hurler 综合征（黏多糖贮积症 Ⅰ -H 型）、Klippet-Feil 综合征（短颈畸形）、Mucopolysaccharidosis type Ⅳ（黏多糖贮积症 Ⅳ 型）
3. 药物气道调节机制受抑（麻醉剂、水合氯醛、镇静剂、酒精等）	Rubinstein-Taybi 综合征、Pierre-Robin 序列征
4. 肥胖	Goldenhar 综合征（第一、二鳃弓综合征）
5. 家族遗传	Treacher Collins 综合征

1. **气道结构狭窄或功能异常**　扁桃体及腺样体肥大是儿童 OSAHS 最常见的原因。从出生后 6 个月到青春期间、儿童上气道淋巴组织体积增加，尤其是学龄前期，而这一时期也正是儿童 OSAHS 高发期。鼻部及口咽喉部病变，如鼻炎、鼻窦炎、鼻中隔偏曲、口咽部脉管瘤等部位可引起上气道通气不畅。另外，腭裂患者手术关闭裂隙后，可能会出现夜间上气道轻微阻塞症状，咽成形术对上气道的影响更为明显。

颅颌面发育畸形是儿童睡眠呼吸障碍的另一主要原因，如发育性小下颌畸形、上颌或下颌后缩等。

2. **神经性因素**　患有全身性神经肌肉障碍儿童可因呼吸肌软弱无力而并发 OSAHS。此外，上气道神经肌肉调节机制是儿童 OSAHS 一个重要病理生理基础。OSAHS 患儿清醒期颏舌肌肌电（EMGgg）明显高于正常儿童，通过颏舌肌反射性神经肌肉活动代偿气道解剖结构上的不足，而随着睡眠开始，该反射大大减少导致 EMGgg 大幅度下降。因此，镇静剂、麻醉剂等可抑制气道调节机制，诱发气道功能障碍。

3. **与 OSAHS 相关综合征**　与 OSAHS 相关的综合征很多，如颅缝早闭引起相关颅颌畸形 Crouzon 综合征、Apert 综合征、Pfeiffer 综合征等，伴小下颌畸形的 Pierre-Robin 序列征、Treacher Collins 综合征，第一、二鳃弓综合征等，其他还包括 Down 综合征和脐疝 - 巨舌 - 巨体综合征等。值得注意的是，伴有颅颌面发育畸形患者，其 OSAHS 症状会随畸形发展而逐渐变化，即使在早期检查没有发现异常，也不能保证随着生长发育，日后不出现 OSAHS 症状。

4. **肥胖**　与成人不同，虽然肥胖也是儿童 OSAHS 的致病因素之一，且 OSAHS 程度与肥胖程度是成比例的，但大部分 OSAHS 儿童并不肥胖，相反，OSAHS 患儿往往生长发育迟缓。

5. **家族遗传**　Ovchinsky 1994—2000 年问卷调查研究 115 名 OSAHS 儿童及其 445 名一级亲属，结果显示，相对于 OSAHS 整体人群患病率（2%~4%），OSAHS 具有家族性。但遗传因素在 OSAHS 中的作用目前并不明确。

（二）发病机制

OSAHS 形成是多因素的，包括解剖因素（扁桃体和 / 或腺样体增生、颌面部软硬组织发育不足等)和神经肌肉功能异常。对儿童而言,解剖因素较神经肌肉功能更主要些,但诸多现象说明 OSAHS 是由解剖结构因素和神经肌肉因素共同作用结果。

首先,OSAHS 儿童清醒状态下不会出现气道阻塞,说明解剖结构因素不是唯一的原因。其次,研究并未发现上气道大小、扁桃体和/或腺样体大小与 OSAHS 的相关性。再次,小部分扁桃体和/或腺样体肥大的 OSAHS 儿童在扁桃体和/或腺样体摘除术后未治愈,但找不出其他致病原因。最后,部分 OSAHS 患儿扁桃体和/或腺样体摘除术后治愈,但在青春期复发。所有这些都表明儿童 OSAHS 是解剖结构和神经肌肉运动异常共同作用下的动态发展过程,而非单一解剖异常。

睡眠状态下上气道内腔狭窄阻塞,导致患者缺氧和高碳酸血症,继而刺激外周压力感受器和化学感受器,出现皮质或皮质下层觉醒,恢复咽部张力和呼吸,从而结束一个睡眠呼吸暂停周期。反复觉醒使睡眠片段化和 REM 睡眠减少,睡眠质量下降,体力与精力都得不到有效恢复,从而产生日间症状。儿童 OSAHS 患者 REM 睡眠和慢波睡眠减少还将影响生长激素的产生。

三、临床表现与诊断

(一) 临床表现

相对成人由呼吸暂停到觉醒,睡眠片段化,继而日间思睡、疲劳这一过程,儿童多表现为部分气道阻塞,导致 REM 睡眠期缺氧和高碳酸血症,伴随响亮的鼾声和偶尔呼吸暂停,儿童患者以多动、注意力不集中、具进攻性等行为异常为主,而很少出现成人那样的日间思睡。因而儿童的 OSAHS 不能简单地理解为发生在孩子身上的成人疾病,儿童 OSAHS 的一些主要特征与成人有显著差别(表 21-2)。了解这些区别有助于临床筛选诊断。

表 21-2 成人与儿童睡眠呼吸障碍临床特征的区别

临床特征	成人	儿童
好发年龄	中年以后	学龄前期
性别差异	男:女(8:1)	男:女(1:1)
主要病因	肥胖	扁桃体和/或腺样体肥大
体重	肥胖常见	多低于标准体重
打鼾	间歇性	持续性
口呼吸	不常见	常见
日间思睡症状	常见	不常见
神经行为表现	记忆力、认知力减退	多动症,生长发育迟缓

1. 夜间症状

(1)打鼾:是最常见的临床症状。儿童打鼾表现两种主要类型,一种是连续的打鼾,另一种是被响亮的喘息声或鼻息声中断的间歇性打鼾。

(2)呼吸努力(respiratory effort)增加:绝大多数 OSAHS 患儿呼吸努力会增加。当呼吸道阻塞需要增加呼吸努力时,会表现出肋间隙、胸骨上凹和锁骨上凹吸气性凹陷,肋缘张开,胸廓反常内向运动(paradoxical inward rib cage motion,PIRCM)。对新生儿、婴幼儿而言,REM 期睡眠中的胸廓反常内向运动是正常的。Kohyama 采用呼吸感应体积描记仪(respiratory inductive plethysmography)检测呼吸用力指数(labored breathing index,LBI)来定量分析胸廓反常内向运动,无 OSAHS 的正常儿童 LB 将随着年龄增长而逐渐下降,到 35 个月时达最低点。同时呼吸用力指数也能很好地反映出 OSAHS 的严重程度,认为胸廓反常内向运动是儿童 OSAHS 诊断中的重要症状。

(3)睡眠结构:目前有关儿童 SDB 对睡眠结构的影响尚知之甚少。Goh 比较分析了 20 名 OSAHS 患儿和 10 名正常儿童的 PSG 结果,得出两者睡眠结构相似的结果。这一点与成人相反,OSAHS 患儿大部分睡眠结构正常。但是儿童 55% 阻塞性呼吸暂停发生在 REM 睡眠期,暂停指数、呼吸暂停持续时间、血氧饱和度降低程度都甚于 NREM 睡眠期,从而改变 REM 睡眠期睡眠时间。然而,日间嗜睡在儿童 OSAHS 患者中很少见,其原因在于:一方面,儿童 REM 睡眠期时间长,受到影响后无论从量上还是质上仍可保证足够的睡眠,且儿童 OSAHS 以部分气道阻塞低通气为主,不易引起睡眠片段化;另一方面,儿童睡眠障碍的白天症状易被幼儿白天小睡所掩盖而未被识别,且 OSAHS 患儿发生的微觉醒,临床甚至脑电图常不易察觉。随着睡眠呼吸暂停进一步加重,影响到睡眠结构和导致睡眠片段化,其症状也将更接近成年患者。

(4)睡眠姿态:有学者将 OSAHS 患儿睡眠描写成躁动不安,即睡眠过程中持续反复的身体移动、觉醒和短暂唤醒。65% OSAHS 患儿睡眠时采用奇怪的睡姿,如颈项过伸(neck extension)、俯卧、半坐位、膝胸卧位(kneeling knee-chest position)等。睡眠中自发体位改变主要是为了改善气道通气,但其机制尚不明确。

(5)口呼吸:64%~95% OSAHS 患儿可伴有口呼吸,多数因扁桃体和/或腺样体肥大或鼻阻塞引起。口呼吸会影响面部发育,是造成"长面综合征"或"腺样体面容"的重要因素。

(6)出汗:约 50% OSAHS 患儿睡眠时大量出汗,而对照组儿童仅 16%。

(7)遗尿:Brooks 对 160 名疑有 SDB 儿童观察并行 PSG 监测后发现 66 名(41%)出现遗尿,其中 RDI ≤ 1 的患儿遗尿发生率(17%)明显低于 RDI>1 者(47%),作者认为这是由于阻塞性睡眠呼吸暂停对觉醒反应、膀胱压力或泌尿激素分泌产生的作用。

2. 日间症状 儿童 OSAHS 患儿相对成人很少伴随日间症状,约 14% 患儿可出现日间嗜睡症状。其他日间症状还包括晨醒口干、头痛、白天疲乏等。

3. 并发症 行为认知障碍是 OSAHS 儿童常见症状与并发症,儿童在校表现不佳,包括多动症、学习能力差、注意力不集中、具进攻性等。Gozal 对 297 名在校表现处于末尾 10% 一年级学生做 OSAHS 筛选研究,结果发现,18% 存在睡眠时气体交换异常,22% 为鼾症,扁桃体和/或腺样体摘除术后,患儿在学校表现显著改善,而未治疗患儿则无改变。

生长发育迟缓是儿童 OSAHS 患者一个重要并发症,患儿身材矮小,体重偏低。通常扁桃体和/或腺样体摘除术后可得到改善,其可能机制主要包括:①生长激素在 NREM 睡眠 3 期时释放,OSAHS 患儿的睡眠片段化阻碍了生长激素的释放;② CO_2 潴留和酸中毒使组织器官对生长激素的反应性降低;③腺样体和/或扁桃体肥大导致患儿食欲减退,吞咽困难,影响卡路里的摄入而使发育不良;④上气道阻塞使得呼吸做功增加,能量消耗过多。目前认为,营养摄入少、热量消耗增加、低血氧和睡眠紊乱等综合因素限制了患儿的生长发育。

儿童 OSAHS 随病情发展,可出现全身性并发症,其中以心血管系统常见,包括肺源性心脏病、肺动脉高压等。OSAHS 纠正后,多数可以自行缓解。儿童 OSAHS 并发症还包括胃食管反液、误吸、漏斗胸、神经系统症状等。

4. 其他表现　腺样体面容是 OSAHS 特别是扁桃体、腺样体肥大儿童常见特征,具有颌面狭长、面高增加、下颌后缩、鼻底长度过短、切牙间角度加大、腭盖高拱等特点。OSAHS 儿童也可能因腺样体肥大、鼻中隔偏曲、鼻炎等原因,造成鼻咽腔狭窄阻塞而出现过低鼻音伴发声障碍。

（二）诊断

1. 病史　OSAHS 诊断需从全面的病史开始,其内容包括：①睡眠方面：睡眠环境、就寝时间、睡眠时间、睡眠质量、睡眠姿态、身体移动、觉醒、晨唤醒情况和任何与年龄不相符的日间思睡;②呼吸方面：打鼾强度、类型,喘息、鼻息声或其他噪声,有无呼吸暂停、发绀、呼吸困难、口呼吸、突发惊醒及其他呼吸困难症状;③其他生长发育异常、白天症状、行为问题、心理社会干扰、学习障碍或个性改变等。

2. 体格检查　首先测量身高、体重和血压,观察呼吸类型,是否口呼吸。其次要检查是否有颅颌面结构异常（尤其上、下颌骨发育不足）和神经肌肉功能异常。口鼻咽腔检查包括牙列及咬合情况、咽部软组织结构、舌形态大小及其与口咽气道的关系、软硬腭形态、腭垂大小、腭咽闭合功能、扁桃体和/或腺样体肥大程度等。排除其他上气道阻塞原因及相关综合征。

3. 辅助检查　实验室检查可分为两类,一类是直接使用 PSG 检测评估睡眠呼吸障碍类型、严重程度、睡眠结构等;另一类是检测 OSAHS 相关特征和并发症及其严重程度,如颅面、上气道形态分析（头影测量、CT、MRI 等）和思睡评价等。

（1）多导睡眠监测：单纯临床病史不足以区分鼾症和 OSAHS,对治疗计划的制订也不具备足够的灵敏度和特异性,整晚 PSG 监测是诊断 OSAHS 的"金标准"。相对成人,对儿童成功完成 PSG 监测更困难,要注意以下两个方面：一是营造舒适、温暖、富有童趣的监测环境,耐心解答孩子的问题,操作时动作要轻柔,不能让患儿感到陌生害怕,最大限度争取患儿的合作;二是整个监测过程中要有父母陪伴参与,既可安抚稳定患儿情绪,又可协助确认患儿监测当晚睡眠是否具代表性,有利于判断该次监测是否有效。由于儿童 OSAHS 在生理结构、临床表现等方面特异性,其 PSG 特征与成人存在一定的差异性（表 21-3）。

表 21-3　成人与儿童睡眠呼吸障碍 PSG 特征的区别

PSG 特征	成人	儿童
阻塞类型	呼吸暂停为主	低通气为主
睡眠结构	NREM 3 期睡眠和 REM 睡眠减少	多正常
OSAHS 出现阶段	REM 睡眠和 NREM 睡眠	REM 睡眠
皮质觉醒	每次呼吸暂停后	<50% 呼吸暂停
睡眠连续性中断	常见	不常见
治疗	CPAP/ 手术治疗 / 行为减肥治疗	大部分 T&A* 小部分 CPAP

注：*T&A,扁桃体和腺样体摘除术（tonsillectomy & adenoidectomy）。

1）阻塞性呼吸暂停：儿童"有意义"的呼吸暂停不似成人那样持续10秒以上。儿童正常呼吸节律较成人快，可达到20~24次/min，且随年龄而变化。因此，对儿童"有意义"的呼吸暂停较为统一的观点为呼吸暂停持续时间>1~2倍呼吸周期，引起血氧饱和度下降。具体持续时间随年龄而变化，婴儿比年长儿童呼吸暂停时间更为短暂。

2）阻塞性低通气：儿童阻塞性低通气可根据呼气末CO_2分压（$P_{ET}CO_2$）来确定，患儿整夜睡眠时间的25%以上存在$PaCO_2>50mmHg$，并伴打鼾或吸气时鼻内压波形扁平或胸腹矛盾运动，则认为是阻塞性低通气。

3）阻塞类型：儿童阻塞性低通气较完全性上气道阻塞更常见。不同患儿及同一患儿整晚阻塞类型可表现出多样性，有些患儿以反复阻塞性呼吸暂停为主；有些表现为持续性阻塞性低通气；诸多患儿则在一晚内既有阻塞性低通气，又出现呼吸暂停。

4）反常胸廓运动：正常情况下，婴幼儿可在睡眠各个时期出现胸廓反常内向运动，主要在REM睡眠期，出生后3年内REM睡眠期PIRCM将逐渐减少，到3岁时胸廓反常内向运动已不再是正常现象。当上气道阻塞导致胸腔内负压时，胸廓反常内向运动便可发生。因此，3岁以上儿童NREM睡眠期和REM睡眠期发生胸廓反常内向运动预示上气道阻塞。

5）低氧血症：血氧降低是OSAHS儿童常见症状。不同研究对血氧降低定义有所区别，有的采用最低血氧饱和度，有的则倾向于血氧饱和度下降幅度。对儿童而言，睡眠中最低血氧饱和度<92%，或血氧饱和度下降超过3%~5%则被认为是异常的。虽然目前诊断OSAHS儿童PSG标准尚未最后统一，但目前大部分学者认同根据下列指标判断患儿的PSG是否正常：①阻塞性或混合性呼吸暂停或低通气事件≥1次/h；②阻塞性低通气（定义为整夜睡眠时间的25%以上存在$PaCO_2>50mmHg$），伴打鼾或吸气时鼻内压波形扁平或胸腹矛盾运动。

儿童鼾症、UARS（上气道阻力综合征）及OSAHS的临床和PSG表现不尽相同，其差别详见表21-4。

表21-4　儿童睡眠呼吸障碍的临床及PSG特征比较

项目	鼾症	UARS	OSAHS
鼾声	有	常有	常有
扁桃体和/或腺样体肥大	有	有	有
思睡	无	可有	可有
白日行为改变	无	可有	有
睡眠紊乱片段化（微觉醒）	无	有	有
阻塞性低通气	无	有	有
呼吸暂停	无	无	有
血O_2、CO_2水平异常	无	常无	有
严重指数：RDI（或AHI）	正常	RDI<5次/h	RDI≥5次/h
严重指数：AI	正常[（0.1±0.5）次/h]	AI<1次/h	AI≥1次/h

注：RDI，睡眠呼吸紊乱指数；AHI，睡眠呼吸暂停低通气指数；AI，睡眠呼吸暂停指数。

儿童睡眠呼吸障碍症状表现多样,其诊断标准也与成人有所区别,且目前各个研究中心对儿童睡眠呼吸障碍 PSG 监测结果解释并不一致,其诊断标准尚未完全统一。因而对儿童睡眠呼吸障碍诊断及分期不能仅依靠病史、临床表现,也不能完全依赖 PSG 监测,而应由医师综合各项检查结果作出全面评价。

(2)上气道评估、颅颌骨发育状态评估:①头影测量分析、三维 CT 或 MRI 上呼吸道重建分析等,主要测量、分析颅颌面软硬组织结构、上呼吸道形态等,可结合 Müller 测试判断上呼吸道阻塞平面;②鼻咽纤维内镜检查,结合 Müller 测试可判断上呼吸道阻塞平面;③食管压动态监测。

(3)其他检查:①筛选检查(out-of-center sleep testing,OCST):是对睡眠呼吸障碍患者的初步筛查方法,也可作为治疗效果或跟踪随访措施,但不推荐用于儿童 OSAHS 的确诊;②检测并发症及确定严重性:对中重度 OSAHD 患儿应行心电图和超声心动图检查,CO_2 水平和血细胞比容测定有助于确定严重程度。

四、治疗原则与策略

1. 腺样体和 / 或扁桃体切除术　腺样体和 / 或扁桃体肥大是儿童 OSAHS 的最主要原因,因此腺样体和 / 或扁桃体切除术是目前治疗儿童 OSAHS 的一线治疗方式,对于扁桃体和腺样体肥大合并某些其他疾病的病情复杂患儿,也可作为一线治疗方式。大多数研究报道显示,腺样体和 / 或扁桃体切除术纠正患儿 PSG 异常的成功率为 75%~100%。而 Lipton 和 Gozal 进行 Meta 分析后发现,其成功率为 80%。针对术后临床阻塞症状缓解与否的相关研究显示,腺样体和 / 或扁桃体切除术的治愈率在 90%~100%。

2. 腺样体和 / 或扁桃体肥大综合序列治疗　通常腺样体和 / 或扁桃体肥大术后并不是治疗的结束,而是序列治疗的开始。应该清楚张口呼吸危害,对于腺样体和 / 或扁桃体切除术后的患儿,必须转口腔正畸科或口腔颌面外科随访或治疗。

腺样体和 / 或扁桃体肥大、张口呼吸会给牙颌带来改变,如不尽早干预,最终的结果就是形成牙颌面畸形(腺样体面容)。儿童或少年时期的口腔正畸干预能阻断和矫正畸形形成。尽早消除张口呼吸习惯、在儿童少年发育期进行口腔正畸治疗可以最小的代价恢复患儿牙颌面发育异常。

腺样体和 / 或扁桃体肥大治疗序列包括:①腺样体和 / 或扁桃体切除、打通上呼吸道;②张口呼吸习惯纠正,功能训练和 / 或正畸;③牙颌畸形的正畸和 / 或正颌。肥大腺样体和 / 或扁桃体切除是治疗第一步,后续的治疗在于矫正习惯性张口呼吸继发的牙颌畸形治疗。

五、常用治疗药物

孟鲁司特钠
Montelukast

【其他名称】Montelukast,Montelukast Sodium Chewable Tablets,Singulair,顺尔宁。

【制剂与规格】片剂:4mg/ 片,10mg/ 片。

【药理作用】半胱氨酰白三烯(LTC_4、LTD_4、LTE_4)是炎症介质,由包括肥大细胞和嗜酸性粒细胞在内的多种细胞释放。这些重要的哮喘前介质与半胱氨酰白三烯(cysteinyl leukotriene，CysLT）受体结合。Ⅰ型半胱氨酰白三烯（$CysLT_1$）受体分布于人体的气道（包括气道平滑肌细胞和气道巨噬细胞）和其他前炎症细胞（包括嗜酸性粒细胞和某些骨髓干细胞）。CysLT 与哮喘和过敏性鼻炎病理生理过程相关。在哮喘中，白三烯介导效应包括一系列气道反应，如支气管收缩、黏液分泌、血管通透性增加及嗜酸性粒细胞聚集。在过敏性鼻炎中，过敏原暴露后的速发相和迟发相反应中，鼻黏膜均会释放与过敏性鼻炎症状相关的 CysLT。鼻内 CysLT 激发会增加鼻部气道阻力和鼻阻塞症状。

【适应证】本品适用于 2 岁及 2 岁以上儿童和成人哮喘预防和长期治疗，包括预防白天和夜间的哮喘症状，治疗对阿司匹林敏感哮喘患者以及预防运动诱发支气管收缩。本品适用于 2 岁及 2 岁以上儿童和成人以减轻季节性过敏性鼻炎引起的症状。

【用法与用量】每日 1 次。哮喘患者应在睡前服用。季节性过敏性鼻炎患者可根据自身的情况在需要时间服药。

同时有哮喘和季节性过敏性鼻炎的患者应每晚用药 1 次。

15 岁及 15 岁以上患有哮喘和 / 或季节性过敏性鼻炎的成人患者每日 1 次，每次 10mg。

6~14 岁哮喘和 / 或季节性过敏性鼻炎儿童患者每日 1 次，每次 5mg。

2~5 岁哮喘和 / 或季节性过敏性鼻炎儿童患者每日 1 次，每次 4mg。

【注意事项】

（1）口服本品治疗急性哮喘发作的疗效尚未确定。因此，不应用于治疗急性哮喘发作。

（2）虽然在医师指导下可逐渐减少合并使用的吸入皮质类固醇剂量，但不应用本品突然取代吸入或口服皮质类固醇。

（3）接受包括白三烯受体拮抗剂在内的抗哮喘药物治疗患者，在减少全身皮质类固醇剂量时，极少病例发生以下一项或多项情况：嗜酸性粒细胞增多症、血管性皮疹、肺部症状恶化、心脏并发症和 / 或神经病变（有时诊断为 Churg-Strauss 综合征——一种系统性嗜酸性粒细胞性血管炎）。虽然尚未确定这些情况与白三烯受体拮抗剂的因果关系，但在接受本品治疗患者减少全身皮质类固醇剂量时，建议应加以注意并作适当的临床监护。

【不良反应】本品上市使用后有以下不良反应报道：超敏反应（包括过敏反应、血管性水肿、皮疹、瘙痒、荨麻疹和罕见的肝嗜酸性粒细胞浸润）、夜梦异常和幻觉、嗜睡、兴奋，激惹包括攻击性行为，烦躁不安、失眠、感觉异常 / 触觉障碍及较罕见的癫痫发作、恶心、呕吐、消化不良、腹泻、GPT 和 GOT 升高，罕见的胆汁淤积性肝炎；关节痛，包括肌肉痉挛的肌痛；出血倾向增加，挫伤；心悸和水肿。

【药物相互作用】本品可与其他一些常规用于哮喘预防和长期治疗及治疗季节性过敏性鼻炎的药物合用。

在药物相互作用研究中，推荐剂量的本品不对下列药物产生有临床意义的药代动力学影响：茶碱、泼尼松、泼尼松龙、口服避孕药（乙炔雌二醇 / 炔诺酮 35/1）、特非那定、地高辛和华法林。在合并使用苯巴比妥的患者中，孟鲁司特的血浆浓度 - 时间曲线下面积（AUC）减少大约 40%。但是不推荐调整本品使用剂量。

【应急处理】尚无关于临床治疗中本品过量专门资料。在大部分药物过量的报道中，未报道出现不良事件。观察到的最多不良事件是口渴、嗜睡、瞳孔散大、运动功能亢进和腹痛。尚不清楚本品是否能经腹膜或血液透析清除。

布地奈德鼻喷雾剂
Rhinocortauqa（Budesonide Nasal Spray）

【其他名称】Rhinocort,雷诺考特。

【制剂与规格】鼻喷雾剂:32μg/喷(0.64mg/ml);64μg/喷(1.28mg/ml),10ml/支(120喷/支)。

【药理作用】本品为糖皮质激素类药物,具有强效的局部抗炎与抗过敏作用。

【适应证】

(1)季节性的过敏性鼻炎、经年性的过敏性及非过敏性鼻炎。

(2)治疗鼻息肉、预防鼻息肉切除后再生。

【用法与用量】剂量应个体化。

(1)鼻炎:成人及6岁以上儿童:推荐起始剂量为一日256μg,此剂量可于早晨1次喷入或早晚分2次喷入。例如早晨每个鼻孔内喷入128μg(2×64μg);或早晚2次,每次每个鼻孔内喷入64μg。一日量超过256μg,未见作用增加。在获得预期临床效果后,减少用量至控制症状所需的小剂量。临床试验证明,一些患者每天早晨每个鼻孔喷入32μg作为维持剂量是足够的。

一些患者在开始治疗后5~7小时即可缓解症状。在治疗数天后才可获全效(少数患者需要2周)。因此,治疗季节性鼻炎,如果可能的话,最好在接触过敏原前开始使用。

(2)伴有严重的鼻充血时,可能需配合使用缩血管药物。为控制过敏所致的眼部症状,有时可能需要同时给予辅助治疗。

(3)治疗或预防鼻息肉:推荐剂量为128μg/次(每个鼻孔64μg,两个鼻孔共128μg),2次/d。

【注意事项】

(1)肝功能损害使口服摄入布地奈德的全身利用率增加,但对于雷诺考特,其临床意义不大,因为鼻腔喷用后,经口摄入部分对全身利用率贡献很小。

(2)肺结核患者使用该品应慎重。

(3)长期使用高剂量,可能发生糖皮质激素全身作用。长期接受本品治疗儿童和青少年,可能引起生长发育迟缓,应在医师指导下使用。

(4)伴有鼻部真菌感染和疱疹患者慎用。

(5)使用全身性糖皮质激素转而使用本品者,应在医师指导下使用。

(6)本品仅为鼻腔用药,不得接触眼睛,若接触眼睛,请立即用水清洗。

(7)6岁以下儿童不推荐使用本品。

【不良反应】约5%患者会发生局部刺激的不良反应。

(1)常见(>1/100):气道,如局部刺激、轻微血性分泌物、鼻出血。

(2)少见(<1/1 000):全身,如血管性水肿;皮肤,如荨麻疹、皮疹、皮炎、瘙痒;气道,如鼻中隔穿孔和黏膜溃疡。速发或迟发过敏反应,包括荨麻疹、皮疹、皮炎、血管神经性水肿和瘙痒,已有报道。极少数患者在鼻腔内给予糖皮质激素后出现黏膜溃疡和鼻中隔穿孔。这些不良反应的原因(可能由糖皮质激素、这些疾病或其他因素引起)尚不清楚。

【药物相互作用】尚未观察到布地奈德与其他用于治疗鼻炎的药物有相互作用。

(1)细胞色素P450 3A是皮质激素主要代谢酶,酮康唑是该酶的强效抑制剂,可增加口服布地奈德的血浆浓度。

（2）在推荐剂量，西咪替丁对口服布地奈德的药代动力学有轻微影响，但无明显的临床意义，而奥美拉唑对此无影响。

【应急处理】短期使用雷诺考特过量，即使用非常大的剂量，也不会产生临床上的问题。长期过量使用，可能会出现糖皮质激素全身性作用，如肾上腺皮质功能亢进和肾上腺抑制。

糠酸莫米松鼻喷剂
Mometasone Furoate Nasal Spray

【其他名称】糠酸莫米松鼻喷雾剂，逸青。

【制剂与规格】50μg×60 揿 / 瓶。

【药理作用】糠酸莫米松是一种局部用糖皮质激素，发挥局部抗炎作用的剂量并不引起全身作用。

【适应证】本品适用于治疗成人、青少年和 3~11 岁儿童季节性或常年性鼻炎，对于曾有中 - 重度季节性过敏性鼻炎症状的患者，主张在花粉季节开始前 2~4 周用本品作预防性治疗。

【用法与用量】季节过敏性或常年性鼻炎：通常先手揿喷雾器 6~7 次作为启动，直至看到均匀的喷雾，然后鼻腔给药，每喷喷出糠酸莫米松混悬液 100mg，内含糠酸莫米松一水合物，相当于糠酸莫米松 50μg，如果喷雾器停用 14 日以上，则在以后应用时应重新启动。在每次用药前充分振摇容器。

（1）成人（包括老年患者）和青年：用于预防和治疗的常用推荐量为每侧鼻孔 2 喷（每喷为 50μg），一日 1 次（总量为 200μg），症状被控制后，剂量可减至每侧鼻孔 1 喷（总量 100μg），即能维持疗效。如果症状未被有效控制，可增剂量至每侧鼻孔 4 喷（总量 400μg），在症状控制后减小剂量。在首次给药后 12 小时即能产生明显的临床效果。

（2）3~11 岁儿童：常用推荐量为每侧鼻孔 1 喷（每喷为 50μg），一日 1 次（总量为 100μg）。

【注意事项】

（1）对于涉及鼻黏膜的局部感染，在未经处理时不应使用本品。

（2）由于皮质激素具有抑制伤口的作用，故对于新近接受鼻部手术或受外伤的患者，在伤口愈合前不应使用鼻腔用皮质激素。

（3）使用本品治疗 12 个月后未见鼻黏膜萎缩，同时糠酸莫米松可使鼻黏膜恢复至正常组织学表现。与任何一种药物长期使用一样，对于使用本品达数月或更长时间患者，应定期检查鼻黏膜，如果鼻咽部发生局部真菌感染，则应停止本品或需给予适当处理。持续存在鼻咽部刺激可能是停用本品的一项指征。

（4）对于活动性或静止性呼吸道结核感染，未经处理的真菌、细菌、全身性病毒感染或眼单纯疱疹的患者慎用本品。

（5）长期使用本品后未见下丘脑 - 垂体 - 肾上腺皮质（HPA）轴受到抑制，但对于原先长期使用全身作用皮质激素而换用本品的患者，需仔细注意。这些患者可因停止使用全身用皮质激素而造成肾上腺功能不全，需经数月后，下丘脑 - 垂体 - 肾上腺皮质轴功能才得以恢复。如果这些患者出现肾上腺功能不全的症状和体征时，应恢复使用全身用皮质激素，并给予其他治疗，采取适宜措施。

（6）在全身用皮质激素换用本品时，某些患者尽管鼻部症状有所缓解，但可发生全身用药时皮质激素的停药症状如关节和 / 或肌肉痛、乏力及抑郁,这时需鼓励患者继续使用本品。此外,全身用激素转为鼻腔局部应用时亦可暴露出原先存在过敏性疾病,如过敏性结膜炎和湿疹,这些病症在全身用药时受到抑制。

(7)接受皮质激素治疗的患者,免疫功能可能受到抑制,故应警惕面临某些感染(如水痘、麻疹)的危险,如果发生这种情况,必须得到医师指导。

(8)在鼻腔内气雾吸入皮质激素后,罕见报道鼻中隔穿孔或颅内压升高的病例。请仔细阅读说明书并遵医嘱使用。

【禁忌证】对本品中任何成分(活性成分为糠酸莫米松一水合物;非活性成分为纤维素、甘油、枸橼酸钠二水合物、枸橼酸水化物、聚山梨酯 80、苯扎氯铵、苯乙醇、纯水)过敏者禁用。

【不良反应】季节过敏性或常年性鼻炎:

(1)在临床研究中,报道与本品有关的局部不良反应(成人及青少年患者)包括鼻出血如明显出血、带血黏液和血斑(8%),咽炎(4%),鼻灼热感(2%)及鼻部刺激感(2%),这些不良反应常见于使用皮质激素类鼻喷雾剂时。鼻出血一般具有自限性,同时程度较轻,与安慰剂(5%)相比发生率较高,但与阳性对照的皮质激素(15%)相比发生率接近或较低,其他反应均与安慰剂相当。

(2)在小儿患者中,不良反应如头疼(3%)、鼻出血(6%)、鼻部刺激感(2%)及流涕(2%)均与安慰剂相当。鼻腔吸入糠酸莫米松一水合物很少发生即刻过敏反应,极少有过敏和血管性水肿的报道。

【药物相互作用】本品与氯雷他定合用,对氯雷他定及其主要代谢物血浆浓度未见明显影响,未能检出糠酸莫米松的血浆浓度,两药合用的耐受情况良好。

【应急处理】由于本品全身生物利用度可忽略不计,故发生药物过量时除观察外,不需任何治疗,恢复后可重新使用适宜剂量药物。

茶碱缓释片
Theophylline Sustained-release Tablets

【制剂与规格】0.1g/ 片。

【药理作用】本品对呼吸道平滑肌有直接松弛作用。其作用机制比较复杂,过去认为通过抑制磷酸二酯酶,使细胞内 cAMP 含量提高所致。近来实验认为,茶碱的支气管扩张作用部分是由于内源性肾上腺素与去甲肾上腺素释放结果,此外,茶碱是嘌呤受体阻滞剂,能对抗腺嘌呤等对呼吸道的收缩作用。茶碱能增强膈肌收缩力,尤其在膈肌收缩无力时作用更显著,因此有益于改善呼吸功能。

【适应证】适用于支气管哮喘、喘息型支气管炎、阻塞性肺气肿等缓解喘息症状;也可用于心力衰竭时喘息。

【用法与用量】口服。本品不可压碎或咀嚼。成人或 12 岁以上儿童,起始剂量为0.1~0.2g(1~2 片)、一日 2 次,早、晚用 100ml 温开水送服。剂量视病情和疗效调整,但日量不超过 0.9g(9 片),分 2 次服用。

【注意事项】

(1)与其他茶碱缓释制剂一样,本品不适用于哮喘持续状态或急性支气管痉挛发作患者。

（2）应定期监测血清茶碱浓度，以保证最大的疗效而不发生血药浓度过高的危险。

（3）肾功能或肝功能不全患者，年龄超过55岁特别是男性和伴发慢性肺部疾病患者，任何原因引起的心力衰竭患者，持续发热患者。使用某些药物患者及茶碱清除率减低者，在停用合用药物后，血清茶碱浓度的维持时间往往显著延长。应酌情调整用药剂量或延长用药间隔时间。

（4）茶碱制剂可致心律失常和 / 或使原有的心律失常恶化；患者心率和 / 或节律的任何改变均应进行监测和研究。

（5）低氧血症、高血压或者消化道溃疡病史患者慎用本品。

（6）新生儿血浆清除率可降低，血清浓度增加，应慎用。12岁以下儿童服用本品安全性、有效性尚不确定。12岁以上儿童使用时请遵医嘱。

【禁忌证】对本品过敏患者，活动性消化溃疡和未经控制的惊厥性疾病患者禁用。

【不良反应】茶碱毒性常出现在血清浓度为15~20μg/ml，特别是在治疗开始，早期多见的有恶心、呕吐、易激动、失眠等，当血清浓度超过20μg/ml，可出现心动过速、心律失常，血清中茶碱超过40μg/ml，可发生发热、失水、惊厥等症状，严重的甚至呼吸、心搏停止致死。

【药物相互作用】

（1）地尔硫䓬、维拉帕米可干扰茶碱在肝内的代谢，与本品合用，增加本品血药浓度和毒性。

（2）西咪替丁可降低本品肝清除率，合用时可增加茶碱的血清浓度和 / 或毒性。

（3）某些抗菌药物，如大环内酯类红霉素、罗红霉素、克拉霉素，喹诺酮类依诺沙星、环丙沙星、氧氟沙星、左氧氟沙星，克林霉素、林可霉素等可降低茶碱清除率，增高其血药浓度，尤以红霉素和依诺沙星为著，当茶碱与上述药物伍用时，应适当减量。

（4）苯巴比妥、苯妥英、利福平可诱导肝药酶，加快茶碱的肝清除率；茶碱也干扰苯妥英吸收，两者血浆中浓度均下降，合用时应调整剂量。

（5）与锂盐合用，可使锂的肾排泄增加。影响锂盐的作用。

（6）与美西律合用，可降低茶碱清除率，增加血浆中茶碱浓度，需调整剂量。

（7）与咖啡因或其他黄嘌呤类药并用，可增加其作用和毒性。

【应急处理】个体化给药，血药浓度测定，当茶碱血清浓度超过20μg/ml，可出现心动过速、心律失常，血清中茶碱超过40μg/ml，可发生发热、失水、惊厥等症状，严重的甚至呼吸、心搏停止致死。调整用药剂量并对症治疗。

盐酸丙米嗪
Imipramine

【其他名称】丙帕明，Imipramine Hydrochloride Tablets。

【制剂与规格】片剂：12.5mg/ 片，25mg/ 片。

【药理作用】本品为三环类抗抑郁药，主要作用在于阻断中枢神经系统对去甲肾上腺素和 5- 羟色胺这两种神经递质的再摄取，从而使突触间隙中这两种神经递质浓度增高，发挥抗抑郁作用。本品还有抗胆碱、抗 β_1 受体及抗 H_1 组胺受体作用，但对多巴胺受体影响甚小。

【适应证】用于各种抑郁症。因具有兴奋作用,适用于迟钝型抑郁,但不宜用于激越型抑郁或焦虑性抑郁。亦可用于小儿遗尿症。

【用法与用量】口服常用量:开始一次 25~50mg,一日 2 次,早上与中午服用,晚上服药易引起失眠,不宜晚上使用。以后逐渐增加至一日总量 100~250mg。

高量:一日不超过 300mg。维持量一日 50~150mg。小儿遗尿症,一次 25~50mg,一日 1 次,睡前 1 小时服用。

【注意事项】本品不得与单胺氧化酶抑制药合用,应在停用单胺氧化酶抑制剂后 14 天,才能使用本品。用药期间应定期检查血常规,肝、肾功能。患者有转向躁狂倾向时应立即停药。用药期间不宜驾驶车辆、操作机械或高空作业。

【禁忌证】

(1)6 岁以下儿童禁用。6 岁以上儿童酌情减量。

(2)严重心脏病、青光眼、排尿困难、支气管哮喘、癫痫、甲状腺功能亢进、谵妄、粒细胞减少、肝功能损害者禁用。对三环类药过敏者禁用。

【不良反应】治疗初期可能出现失眠与抗胆碱能反应,如多汗、口干、震颤、眩晕、心动过速、视物模糊、排尿困难、便秘或麻痹性肠梗阻等。大剂量可发生心脏传导阻滞、心律失常、焦虑等。其他有皮疹、直立性低血压。偶见癫痫发作和骨髓抑制或中毒性肝损害。

【药物相互作用】

(1)本品与乙醇合用,可使中枢神经抑制作用增强。

(2)本品与抗惊厥药合用,可降低抗惊厥药的作用。

(3)本品与抗组胺药或抗胆碱药合用,药效相互加强。

(4)本品与雌激素或含雌激素的避孕药合用,可增加本品不良反应。

(5)本品与肾上腺素受体激动药合用,可引起严重高血压与高热。

(6)本品与甲状腺制剂合用,可互相增效,导致心律失常。

(7)与单胺氧化酶合用,有发生高血压危险。

【应急处理】中毒症状:

(1)超剂量服用可致谵妄、幻觉、昏迷、痉挛、血压下降、呼吸抑制、瞳孔散大。

(2)循环系统可见窦性心动过速、心肌缺血、多灶性期外收缩及房室或室内传导阻滞、室性纤颤。

处理:洗胃、催吐,以排除毒物,并依病情进行相应对症治疗及支持疗法。

阿 米 替 林

Amitriptline

【其他名称】盐酸阿米替林,依拉维,Amitriptyline Hydrochloride Tablets。

【制剂与规格】片剂:25mg/ 片。

【药理作用】本品为三环类抗抑郁药,其作用在于抑制 5- 羟色胺和去甲肾上腺素的再摄取,对 5- 羟色胺再摄取抑制更强,镇静和抗胆碱作用亦较强。

【适应证】用于治疗各种抑郁症,本品的镇静作用较强,主要用于治疗焦虑性或激动性抑郁症。

【用法与用量】口服,成人常用量开始一次 25mg,一日 2~3 次,然后根据病情和耐受情况逐渐增至一日 150~250mg,一日 3 次,高量一日不超过 300mg,维持量一日 50~150mg。6 岁以下儿童禁用。6 岁以上儿童酌情减量。

【注意事项】

(1)肝、肾功能严重不全、前列腺肥大、老年或心血管疾病者慎用。使用期间应监测心电图。

(2)不得与单胺氧化酶抑制剂合用,应在停用单胺氧化酶抑制剂后 14 天,才能使用本品。

(3)患者有转向躁狂倾向时应立即停药。用药期间不宜驾驶车辆、操作机械或高空作业。

(4)肝硬化和门脉系外科手术患者、肾衰竭患者需减量。

【禁忌证】严重心脏病、近期有心肌梗死发作史、癫痫、青光眼、尿潴留、甲状腺功能亢进、肝功能损害,对三环类药物过敏者。

【不良反应】治疗初期可能出现抗胆碱能反应,如多汗、口干、视物模糊、排尿困难、便秘等。中枢神经系统不良反应可出现嗜睡、震颤、眩晕。可发生直立性低血压。偶见癫痫发作、骨髓抑制及中毒性肝损害等。

【药物相互作用】

(1)本品与舒托必利合用,有增加室性心律失常危险,严重可致尖端扭转心律失常。

(2)本品与乙醇或其他中枢神经系统抑制药合用,中枢神经抑制作用增强。

(3)本品与肾上腺素、去甲肾上腺素合用,易致高血压及心律失常。

(4)本品与可乐定合用,后者抗高血压作用减弱。

(5)本品与抗惊厥药合用,可降低抗惊厥药的作用。

(6)本品与氟西汀或氟伏沙明合用,可增加两者的血浆浓度,出现惊厥,不良反应增加。

(7)本品与阿托品类合用,不良反应增加。

(8)与单胺氧化酶合用,可发生高血压。

【应急处理】过量中毒对症处理:洗胃、催吐,以排除毒物。

盐酸多塞平
Doxepin Hydrochloride Tablets

【其他名称】多虑平。

【制剂与规格】片剂:25mg/ 片。

【药理作用】本品为三环类抗抑郁药,其作用在于抑制中枢神经系统对 5- 羟色胺及去甲肾上腺素的再摄取,从而使突触间隙中这两种神经递质浓度增高而发挥抗抑郁作用,也具有抗焦虑和镇静作用。

【适应证】用于治疗抑郁症及焦虑性神经症。

【用法与用量】口服常用量:开始一次 25mg,一日 2~3 次,以后逐渐增加至一日总量 100~250mg。高量:一日不超过 300mg。儿童慎用。

【注意事项】肝、肾功能严重不全、前列腺肥大、老年或心血管疾病者慎用,使用期间应监测心电图。本品不得与单胺氧化酶抑制剂合用,应在停用单胺氧化酶抑制剂后 14 天,才能使用本品。患者有转向躁狂倾向时应立即停药。用药期间不宜驾驶车辆、操作机械或高空作业。用药期间应定期检查血常规,心、肝、肾功能。

【禁忌证】严重心脏病、近期有心肌梗死发作史、癫痫、青光眼、尿潴留、甲状腺功能亢进、肝功能损害、谵妄、粒细胞减少、对三环类药物过敏者。

【不良反应】治疗初期可出现嗜睡与抗胆碱能反应,如多汗、口干、震颤、眩晕、视物模糊、排尿困难、便秘等。其他有皮疹、直立性低血压,偶见癫痫发作、骨髓抑制或中毒性肝损害。

【药物相互作用】

(1)本品与舒托必利合用,有增加室性心律失常危险,严重者可致尖端扭转心律失常。

(2)本品与乙醇或其他中枢神经系统抑制药合用,中枢神经抑制作用增强。

(3)本品与肾上腺素、去甲肾上腺素合用,易致高血压及心律失常。

(4)本品与可乐定合用,后者抗高血压作用减弱。

(5)本品与抗惊厥药合用,可降低抗惊厥药的作用。

(6)本品与氟西汀或氟伏沙明合用,可增加两者的血浆浓度,出现惊厥,不良反应增加。

(7)本品与阿托品类合用,不良反应增加。

(8)与单胺氧化酶合用,可发生高血压。

【应急处理】中毒症状:可致心脏传导阻滞、心律失常,也可产生显著的呼吸抑制。
处理:催吐、洗胃和采用支持疗法及对症治疗。

氯丙米嗪片
Chlorpromazine

【其他名称】冬眠灵,Clomipamraminemine Hydrochloride Tablets。

【制剂与规格】片剂:10mg/片,20mg/片。

【药理作用】三环类抗抑郁药物,动物实验证实具有抗强直性昏厥(僵住症)、抗震颤等作用,作用与丙米嗪相似。其作用机制是抑制神经元对去甲肾上腺素和5-羟色胺的再摄取;它抑制5-羟色胺的再摄取作用比其他三环类抗抑郁剂强。能加强肾上腺素和去甲肾上腺素的升压作用。

【适应证】适用于治疗各种抑郁状态,包括内因性(单相性、双相性、更年期)、外因性(反应性、神经症性)、体因性(躯体疾病性、药物性)抑郁症状。

【用法与用量】成人一日3次,最初量为25mg(老人、儿童酌减),1周内加至最适宜治疗量。最高量为0.3g/d,或遵医嘱。

【注意事项】对其他三环类抗抑郁症过敏者,也可对本药过敏。

【禁忌证】严重心、肝、肾功能障碍者,外周血常规明显异常者,癫痫、青光眼患者,妊娠妇女禁用或慎用。出现皮肤过敏应停止用药。

【不良反应】在治疗初期可能产生抗胆碱能作用,如多汗、口干、震颤、眩晕、视力模糊、运动失调、排尿障碍,一般几天后即可自行消失或减少剂量后消失。大剂量用药偶尔发生毒性反应,如心脏传导阻滞、心律不齐、失眠、焦虑等。

【药物相互作用】详见盐酸丙米嗪。

【应急处理】详见盐酸丙米嗪。

(张煊烃　张春玲　吕宏宇　饶跃峰)

参考文献

[1] 赵忠新. 睡眠医学 [M]. 北京: 人民卫生出版社, 2016.

[2] 高和, 王莞尔. 睡眠医学基础 [M]. 北京: 人民军医出版社, 2014.

[3] 高和. 睡眠障碍国际分类 [M]. 3 版. 北京: 人民卫生出版社, 2017.

[4] 余爵波. 分析不同治疗方法对轻度儿童阻塞性睡眠呼吸暂停综合征的影响 [J]. 中华临床医师杂志, 2017, 2 (1): 351-356.

[5] 罗桂珍, 蓝建平. 痰热清注射液治疗阻塞性睡眠呼吸暂停低通气综合征患儿的疗效及其对血清瘦素水平的影响 [J]. 中国药物经济学, 2017, 12 (5): 46-48.

[6] 文武林. 孟鲁斯特钠咀嚼片联合糠酸莫米松鼻喷剂治疗儿童 OSAHS 的中短期疗效观察 [J]. 宁夏医科大学学报, 2016, 38 (5): 570-571.

[7] 马冬梅. 孟鲁司特钠治疗轻度儿童睡眠呼吸障碍疗效的 Meta 分析 [J]. 中国全科医学, 2013, 32 (16): 3828-3832.

[8] 任华丽. 茶碱缓释片治疗阻塞性睡眠呼吸暂停综合征的疗效观察 [J]. 中国呼吸与危重监护杂志, 2005, 4 (5): 358-361.

[9] 黄灵芝. 阻塞性睡眠呼吸暂停的药物治疗.[J] 国外医学: 药学分册, 2005, 32 (3): 194-197.

[10] 李敏. 阻塞性睡眠呼吸暂停综合征的药物治疗进展 [J]. 国际呼吸杂志, 2007, 27 (17): 1325-1327.

[11] 李玉柱. 睡眠呼吸暂停低通气综合征的药物治疗 [J]. 中国药物应用与监测, 2008, 5 (5): 24-27.

第二十二章

小儿结核病药物治疗

第一节 肺 结 核

一、原发性肺结核

原发性肺结核又称初染结核,为结核菌第 1 次侵入人体肺部发生原发感染,主要是原发肺结核及其演变,其特点:机体对结核菌的高度敏感性,淋巴系统受累,全身淋巴结肿大。原发感染在机体未产生特异性免疫力之前,原发病灶与淋巴结内的结核菌均可经淋巴行、血行、淋巴血行播散,进入血液循环发生早期菌血症。引起病理改变,且有临床表现。原发感染后约有 5% 的人发展为原发性肺结核。原发性肺结核多见于未接种过卡介苗儿童,青年约占 20%,成人占 8%~10%。感染率低的美国成人原发性肺结核占 25%。本型包括原发综合征与胸内淋巴结结核,两者在临床上难以区分,只有在 X 线检查时才有不同表现。

(一)病因与发病机制

结核病作为个体的疾病,结核菌是结核病的致病菌。自 Koch 于 1882 年发现结核菌以来,结核病发生学仍有许多问题尚在研究解决中。下面对这些困扰人类结核病发生学问题进行讨论。

1. 结核病发生学的"旧学说" 根据 1884 年出版的结核病病因论,Koch 对感染与发病尚未加以区别,认为结核病接触者多数不发生结核病就是未受感染;感染只有在呼吸道上皮细胞剥脱和分泌物贮留等特定条件下才成立,而一旦感染成立,就将发病。上述结核病病因将感染与发病未加区分,认为感染即发病。

1909 年,Hamburger 等在维也纳进行了小儿结核菌素反应阳性率调查,结合病理研究和感染率调查结果形成"小儿期感染学说",其要旨是:①几乎所有人都是小儿期感染,感染者大部分到成人时发病;②成人的慢性肺结核病是从肺尖小病灶开始,向肺下前方向进展。此学说认为结核病是终生疾病,是全身性疾病,是在儿童期受到感染;慢性肺结核病是由肺尖部开始及锁骨下的病灶发展而成等。这就完成了所谓的"旧学说"论点。

2. 结核病发生学的"新学说" 19 世纪 20 年代后期,由德意志学派 Redeker、Assmann、Braeuning 等提出了"新学说"。其要旨是:①旧学说中所谓肺尖部小病灶容易治愈,进展者只有 7%~8%;②慢性肺结核病不是由肺前下方进展而来,是由阶段性恶化发展为慢性肺结核病的；③慢性肺结核病最初表现多数情况是出现在锁骨下渗出性浸润阴影。

"新学说"形成后，对成人在健康肺野突然出现的"锁骨下早期浸润"虽然认为是"内源性复燃"引起的，但多数主张新学说的学者认为，主要是"外来性再感染"所引起的。

3. 结核病发生学的初感染发病学说　　初感染发病学说的要点：①受结核初感染不久发病叫"初感染结核"，除极少数进展为急性结核病继而死亡或转归为慢性肺结核病外，绝大部分趋于自然痊愈；②慢性肺结核的发病主要是由于被封闭于病灶内"初感染菌"重新活动，即处于休眠状态结核菌的再繁殖（内源性复燃）。

当人体抵抗力降低时，经呼吸道或消化道初次侵入机体的结核菌常在肺部或肠壁形成原发灶，约 95.9% 发生在肺部，肠道约占 1.14%。含有结核菌微滴被人体吸入后，经上呼吸道、气管、支气管而到达肺泡腔，迅速被巨噬细胞吞噬，但不能全部被巨噬细胞杀死。未被杀灭毒力大的结核菌便在细胞内繁殖，使巨噬细胞崩解；重新释放出来的结核菌在肺泡繁殖，引起肺泡炎（为渗出性炎性病灶），形成原发灶或称初感染灶。原发病灶在肺部任何部位都可形成，但多发生在上叶底部、中叶或下叶上部（肺通气较大的部位），尤以右肺为多见。病灶较小，通常直径为 2~3mm；大多为单个，有时也有 2 个或多个；常靠近胸膜，因此，原发感染时胸膜易被波及。在原发病灶的形成过程中，结核菌循所属淋巴管到达肺门和纵隔淋巴结，引起淋巴管炎和淋巴结炎；淋巴管炎和淋巴结炎同样有干酪样改变。不仅原发病灶同侧引流淋巴结肿大，有时对侧或远隔淋巴结也可受累。由于幼儿淋巴组织对各种感染都具有强烈反应，淋巴结常显著肿大。肺内原发病灶、肺门淋巴结炎和连接两者间的淋巴管炎三者统称为原发综合征。

（二）临床表现与诊断

原发性肺结核从 X 线表现上分为原发综合征与胸内淋巴结结核两个亚型。而在临床上，原发性肺结核分为隐匿性原发性肺结核与典型原发性肺结核。

1. 临床表现　　原发性肺结核大多发生于儿童，也可见于边远山区、农村初次进入城市的成人。

此病起病缓慢，症状多轻微而短暂，初起时仅有微热、咳嗽、食欲减退，持续数周。临床上常误认为感冒或支气管炎而被忽视。稍重者结核中毒症状较明显，可有长期不规则的午后低热、盗汗、消瘦、乏力等。偶有急性发病者，如突然高热、头痛、周身不适、咳嗽、气短，历时 1~3 周，可被误认为流感、肺炎或伤寒等，经抗感染治疗无效。

淋巴结肿大明显时，婴幼儿易产生压迫症状：若压迫气管分叉处可出现类似于百日咳的痉挛性咳嗽；压迫支气管使其部分阻塞可引起喘鸣，有时产生肺气肿；若完全阻塞可导致肺不张，患儿可有气短。若淋巴结肿大蚀破气管时，偶尔见到百日咳样呛咳、气短、发绀。若肿大的淋巴结压迫食管、喉返神经或大血管时，可出现相应的压迫症状。成人原发性肺结核病情较轻，不易发现。

本型病灶范围较小，肺代偿功能较好，多无明显体征。若呈慢性经过，患儿可发育延缓、营养不良、贫血、消瘦等。胸部检查幼儿常呈鸡胸或串珠胸（佝偻病患儿童易患肺结核）。少数患者病灶较大而表浅者肺部轻度叩浊，听诊呼吸音减低、粗糙或有少许干湿啰音，如有支气管受压可听到哮鸣音。周围淋巴结亦有程度不同的肿大（尤以颈外侧多见），或出现结节性红斑或疱疹性结膜炎。

2. X线特点

(1)原发综合征:典型原发综合征 X 线表现是由肺内原发病灶、淋巴管炎和肿大淋巴结所组成哑铃状"双极影"。但这种典型影像现已少见,现多见原发灶及肺门淋巴结肿大这一类型。在急性进展阶段可见原发病灶、淋巴管炎、淋巴结炎及病灶周围炎融合成大片状阴影,易误诊为肺炎,只在炎症阴影吸收后才能见到典型"双极影"。原发病灶常发生在肺上叶底部或中下叶上部,近胸膜处呈现密度均匀片状阴影;也可见到不规则三角形阴影,底部靠近边缘,尖端向肺门;也可形成原发空洞;肺门阴影增宽,突向肺野内带,肿大的淋巴结也可形成类三角形影。肺门肿大淋巴结和原发病灶之间可有条索状影相连,即淋巴管炎。

(2)胸内淋巴结结核(亦称支气管淋巴结结核):急性期淋巴结肿大的 X 线表现主要有两型。

1)肿瘤型:国内报道占 53.8%~65.9%。肺门区可见肿大的淋巴结,密度高而均匀,边缘清晰锐利,呈分叶状或波浪状,多个淋巴结肿大重叠,呈团块状阴影,似马铃薯。

2)炎症型:国内报道占 16.9%~18.4%。肿大的淋巴结及其周围炎融合成团块状阴影,使肺门阴影增大,轮廓征消失,其中心密度较外围为高,边界模糊,在团块状阴影中可见高密度肿大淋巴结影。

上纵隔淋巴结轻度肿大时,在后前位片上表现为纵隔阴影浓密。肺门淋巴结肿大直径超过肺门血管根部宽度,即成人超过 2cm、幼儿超过 1.5cm 才能显影。气管旁、气管、支气管淋巴结和大血管处淋巴结明显肿大时才能呈半圆突出影,边缘整齐,密度高而一致,并与纵隔密切相连。如单纯表现纵隔增宽的阴影(称烟囱状阴影),此为纵隔内气管旁淋巴结结核并发纵隔胸膜炎所致。

3. 诊断与鉴别诊断　原发肺结核诊断是困难的,尤其是在普种卡介苗的国家。另外,原发肺结核病还多伴有轻度呼吸道症状,故易误诊、漏诊或过度诊断。

(1)诊断的主要依据有:①结核菌素强阳性反应或最新为转阳性者,高度疑为结核;结核菌素阴性时,要用原结核菌素浓度或提高浓度进行重复试验,重复试验并排除假阴性的影响后方可定为阴性,亦可参考既往结核菌素试验记录。新近转阳者诊断意义更大。所以要详细记录结核菌素试验的情况。②优良正侧位胸部 X 线片或 CT 显示肺内原发灶或肺门、纵隔淋巴结肿大的证据。③痰、胃液或其他病理证实有结核菌。痰菌阳性率仅 5% 左右,胃液为 30% 左右。成人可做纤维支气管镜检查或淋巴结活检。④血液或分泌物中结核抗体与 PCR 检测阳性。⑤有相应的临床症状和体征,尤其结核中毒症状和 / 或有结核体外过敏表现,如眼角结膜疱疹、结节性红斑等。⑥伴有肺外结核。⑦有与肺结核患者(尤其是痰菌阳性、空洞型肺结核患者)的接触史。

其中①②两项为诊断的必备依据;③为确诊依据;④⑤⑥⑦ 4 项为重要的参考依据,不可缺少。如婴幼儿仅有结核菌素阳性,亦应视为有活动性结核病,所以结核菌素试验是诊断隐匿型原发结核、结核中毒的唯一依据。

(2)鉴别诊断:主要与支气管肺炎、大叶性肺炎、支原体肺炎、病毒性肺炎和过敏性肺炎相鉴别。

1)支气管肺炎:多见于婴幼儿,表现为高热、咳喘重;肺内啰音显著;白细胞增多;X 线病变多在左肺下或双肺下,肺外带多不受侵犯,2 周左右吸收。

2)大叶性肺炎:见于年长儿,婴幼儿少见,高热,起病急,咳嗽;白细胞增多,中性细胞增多及核左移;有肺实变体征,2 周左右吸收。

3)支原体肺炎(原发性非典型肺炎):年龄多在 5 岁以上;症状轻重不等;体征亦不明显;冷凝集试验阳性;X 线阴影淡而模糊,呈羽毛状,自肺门向外扩散,多在中下部,1 周内即可减少或消失。

4)病毒性肺炎(小儿多为腺病毒感染):起病急、高热、喘憋、神萎或烦躁;体征出现晚但严重,可有肝脾大等一系列症状,啰音多;白细胞不高;X 线以间质改变为主。

5)过敏性肺炎:症状较轻,表现为低热、咳嗽;体征少;血常规示嗜酸性粒细胞增多;X 线改变多样,阴影淡,位置不定,呈游走性,短期内消失或再在另一处出现。

(三)治疗原则与策略

主要是抗结核药物治疗。理想的抗结核药物应具有杀菌、灭菌及预防耐药能力,能在血液中达到有效浓度,并能渗入吞噬细胞、浆膜腔和脑脊液内;毒性低,不良反应少;使用方便;价廉。

国际上通用的一线药物有异烟肼(INH)、利福平(RFP)、吡嗪酰胺(PZA)、链霉素(SM)、乙胺丁醇(EMB)。针对耐药病例的二线药物有卷曲霉素(CPM)、卡那霉素(KM)、阿米卡星(AMK)、紫霉素(VM)、乙(丙)硫异烟胺(1314TH、1321TH)、氨硫脲(TB1)、环丝氨酸(CS)、氧氟沙星(OFLX)、左氧氟沙星(LVFXL)、对氨基水杨酸(PAS)。

按杀菌与抑菌分:

1. 全杀菌药 ①凡常规剂量在试管内能达到最低抑菌浓度(MIC)的 10 倍以上具有杀菌作用者;②对细胞内与外、环境酸或碱、生长快与慢的细菌均有杀菌作用者称为全杀菌药。目前只有 INH 与 RFP(含 RFT)。

2. 半杀菌药 SM 与 PAZ。两者合用,作用相当于一个全杀菌药。

3. 抑菌药 PAS、EMB、1314TH、1321TH、TB1、CS、CPM。

4. 其他新抗结核药 链霉素、卷曲霉素、卡那霉素、阿米卡星、紫霉素均属氨基糖苷类抗生素,胃肠吸收差,故用其注射液。

(四)预后

原发性肺结核预后大多良好,绝大多数患者 1~2 年病灶可逐渐自行吸收或钙化。肺内原发病灶在机体抵抗力较好时,即使不经治疗,也可自行吸收,形成硬结或钙化。治疗关键在于有淋巴结结核时,如早期发现,及时采用合理化疗,中毒症状将迅速改善,肿大的淋巴结消失;但晚期淋巴结结核则主要为干酪性病变,化疗效果收效往往很慢、疗程很长,甚至收效甚微、迁延数年,个别须经手术治疗。原发性肺结核愈合后,可在肺或其他脏器遗留少量休眠菌;当机体免疫功能低下时,成为内源性"复燃",发展成继发性肺结核病或肺外结核病,如骨、关节结核多在 3 年内发生,肾及皮肤结核多在 5 年内发生,也可长达 10~20 年以上。

(五)常用治疗药物

常用治疗药物详见本章第三节。

二、急性粟粒性肺结核

血行播散性肺结核是结核菌进入血液后,广泛散布到肺或各器官而引起的肺结核。根据结核菌浸入血液循环途径、数量、次数、间隔时间和机体反应性不同,而分为急性、亚急性及慢性 3 种类型,占肺结核的比例为 2%~3%。

急性血行播散性肺结核又称为急性粟粒性肺结核,多见于儿童和青少年,未接种过卡介苗儿童发生机会更多,但也见于患过原发感染后成人。近年来,老年人患粟粒性肺结核的比率也在上升。

(一) 病因与发病机制

原发感染后,在机体对结核菌的特异性免疫接种尚未形成之前,原则上均应有少量结核菌随淋巴血行播散,多数为亚临床菌血症(又称隐性菌血症),不产生临床症状,结核菌被及时消灭或留下微小潜伏病灶。只有当机体抵抗力降低时,毒力强的大量结核菌 1 次或在极短时间内多次侵入血液循环。此时,由于机体变态反应增高,可致血管壁通透性增强,结核菌可通过血管壁侵入肺间质,进而侵入肺实质形成粟粒大小的结节。

急性血行播散性肺结核是原发性肺结核和继发性肺结核间的一个中间类型。此型肺结核多由原发性肺结核支气管淋巴结核发展而来,故多见于小儿及青少年。成人的急性血行播散性肺结核多由继发性肺结核或肺外结核病灶溃破到血管而引起。结核菌侵入血流途径大致有以下几条:

1. 肺内原发灶或肺门、纵隔干酪样坏死淋巴结内的结核菌侵入血管或淋巴管,但一般是从纵隔淋巴结进入静脉,或通过胸导管进入锁骨下静脉而入血流。

2. 结核菌从结核性血管内膜炎或血管壁上的干酪病灶内溃入血流。

3. 肺内结核菌经毛细血管直接进入血流。

4. 结核菌从体内某一部位如泌尿生殖器官、骨关节结核病灶,或肺外干酪样坏死性淋巴结核内溃入血管或淋巴管。

机体免疫力降低患者,如患有急性传染病(麻疹、百日咳、艾滋病)、糖尿病、恶性肿瘤、重感冒、分娩或长期大量应用免疫抑制剂的患者均可诱发本病。

(二) 临床表现与诊断

1. 症状 急性粟粒性肺结核起病有急有缓,但多为急骤发病。临床常有严重的中毒症状,如高热,呈稽留热或弛张热(39~40℃),也有的病例呈规则或不规则低热,持续数周或数月,常伴有寒战、盗汗、全身不适等菌血症表现。肺部症状常有咳嗽、咳少量痰或痰中带血、气短、呼吸困难、发绀、胸痛等。部分患者可出现胃肠道症状,表现为食欲减退、腹胀、腹泻、便秘等。如果并发结核性脑膜炎,患者常有头痛、恶心、呕吐、畏光等脑膜刺激征。婴幼儿及高龄患者症状多不典型,主要表现为一般中毒症状,如发热、食欲减退、消瘦和倦怠等,因此常被误诊或漏诊。

ARDS 如果合并粟粒性肺结核,患者表现为病情突然加重、呼吸困难、频率加速,常伴有呼吸性碱中毒;发绀,动脉血氧进行性下降,并难以纠正;双肺可闻及明显啰音。

2. 体征 患者多表现为衰弱、面色苍白,有些病例可有周身浅表淋巴结肿大,皮肤可有"结核疹"。有的患者呼吸快,呈轻度发绀,脉搏细速,心率快。胸部检查常无阳性体征,有的肺部稍叩浊,听诊呼吸音减弱、粗糙,晚期可有少量啰音。不少患者有肝脾大。合并结核性脑膜炎时,则出现颈项强直、克尼格征(Kernig sign)及巴宾斯基征(Babinski sign)等脑膜刺激征。眼底检查 20%~80% 患者在脉络膜上发现粟粒结节或结节性脉络膜炎,多与肺粟粒阴影同时出现。

3. 实验检查及结核菌素试验 多数患者红细胞沉降率(血沉)增速并有不同程度贫血;少数患者白细胞总数增多,核左移,有中毒颗粒;也有的白细胞总数减少,或出现类白血病反应。痰结核菌检查阳性率较低,一般为25%~50%。血培养阳性率极低,但常有L型菌生长,临床应予重视。部分患者可有轻度肝功能异常和氨基转移酶升高。

结核菌素试验阴性与阳性各半,尤其老年及体质差患者多是阴性或弱阳性,经治疗病情好转后可转为阳性。但TB-PCR及TB-Ab有较高的诊断价值。

4. 儿童急性粟粒性肺结核的临床特点

(1)大部分急性起病,持续高热,中毒症状重,持续时间长。

(2)肺部体征不多,但咳、喘、发绀等呼吸道症状却很严重。

(3)多数有肺外病变,比如体表淋巴结肿大,50%肝脾大,13%~87%眼底有结核结节,51.3%伴有结脑,婴幼儿70%伴有结核性脑膜炎(北京儿童医院资料)。

(4)临床表现多种多样,易误诊。可分为6种临床类型,目前虽已不再沿用此种分型,但在提示诊断线索上仍有其临床意义(据北京市儿童医院资料)。

1)脑膜型:特点是除发热外很快出现脑膜刺激征,酷似脑膜炎表现,多见于婴幼儿,本型占53.9%。

2)肺型:以发热、咳嗽、气急和发绀为特征,多见于5岁以下小儿,本型占31.5%。

3)伤寒型:以高热及明显中毒症状为主,似伤寒病程经过,多见于3岁以上儿童,本型占5.5%。

4)消化不良型:少数患儿症状不明显,多有慢性结核中毒症状,以消化不良、腹泻、营养不良为主要表现,以3岁以下婴幼儿多见,本型占5.5%。

5)败血症型:弛张热,中毒症状重,全身紫癜及出血点,本型占3.6%。

6)混合型。

5. X线及胸部X线片表现 早期(2周以内)急性粟粒性肺结核X线不易显示。发病2周后,病灶发展到一定大小与密集度,方能在肺片上显影。

(1)X线片:粟粒性病灶在透视下一般不易辨认,有时仅见肺透光度普遍减低,呼气期与吸气期透光度无明显改变。如果病灶密集偶可在两侧肺野呈现为毛玻璃状模糊影像。但亦有报道称在性能较好的X线机上用小光圈透视可以发现粟粒阴影。

(2)胸部X线片:在粟粒阴影出现之前,因肺脏充血和肺间质炎性浸润,胸部X线片可表现为肺纹理增多和变粗,且发出小的分叉,形成网状影;继之从肺尖到肺底两肺野网络阴影上布满大小、密度、分布均匀一致的粟粒状阴影,称为"三均匀"X线征。"三均匀"X线征为本病的特征性表现,但近年来不典型X线表现增多。初期粟粒状阴影直径为1~2mm,以后发展到3~5mm,呈圆形或椭圆形,境界较为清楚,广泛、均匀地弥散于两侧整个肺野,接近肺门部分略为浓密,周围较淡薄。有时密集的粟粒样结核病灶可将正常肺纹理遮盖,使之不易辨认。在未能及时发现和治疗时病变进展,粟粒样阴影可逐渐增大,密度增高,境界模糊,并有互相融合倾向,较大的融合灶可出现空洞。也有个别粟粒样阴影局限于1侧肺或部分肺野,但仍可保持病灶形态大小、密度和分布都均匀的特点。有时胸部X线片可同时见到原发性肺结核如肺门、纵隔淋巴结的肿大阴影,或可见到单侧或双侧渗出性胸膜炎。1个月后胸部X线片上可见许多小气泡影,甚至发生自发性气胸。个别病例可见粟粒影与细圆影同时存在,可能是结核性淋巴管炎的阴影。AIDS/TB的X线可见分布不均、大小不等、新旧不同的点状或小片状阴影,以后呈弥漫性双侧肺浸润;部分患者出现弥漫性间质浸润。

早期合理化疗,大多数患者粟粒性病灶可逐渐吸收消散,甚至不留痕迹;少数患者形成纤维化或钙化而愈合。愈合速度与病灶密度和有无干酪变有关。肺部病变一般于2~10周开始吸收,6~7个月即能完全吸收。结节较大的粟粒性肺结核,在治疗愈合过程中偶尔可呈现广泛的蜂窝状肺气肿现象,平片上表现为两肺广泛性大小不一的薄壁肺气囊,部分气囊可融合。这些气囊是病变纤维化后,细支气管产生不完全活瓣性阻塞以及肺泡壁弹性减弱所致,常为自发性气胸的成因。

6. CT 表现 CT 对早期粟粒状结节影的显示明显优于普通胸部 X 线片。因此,当疑有血行播散时应尽早进行 CT 检查,可早期发现结节、毛玻璃样混浊、网状影形成及小叶间隔增厚。

7. 诊断与鉴别诊断

(1) 诊断:

1) 发病前可有机体抵抗力下降的因素,如患急性传染病、糖尿病、扁桃体炎、白血病,醉酒着凉,分娩和长期大量使用激素等。

2) 发病急剧,有畏寒、高热、盗汗、虚弱及轻咳、气急等症。肺部呼吸音粗糙或可闻及干湿性啰音,肝脾大,或有脑膜刺激征。

3) 血白细胞计数增多或减少,血沉增快;结核菌素试验阳性(阴性亦不能除外);痰结核菌阳性(早期多为阴性);痰 TB-PCR 及血 TB-Ab 阳性。

4) 眼部检查可见脉络膜结核病变。

5) 胸部 X 线片早期可无发现,2 周后复查,可见两肺有分布、大小、密度"三均匀"的粟粒状阴影。CT 检查有助于诊断。

(2) 鉴别诊断:

1) 当急性粟粒结核病发展过程不典型,或被黄疸、严重贫血、紫癜、肥达阳性反应等假象掩盖时,容易误诊。

2) 中毒症状重,似感染性中毒症,虽结核菌素试验阳性但胸部 X 线片未见典型粟粒状改变者,易误诊。

3) 胸部 X 线片显示粟粒样改变,但肺内无原发灶改变,中毒症状不典型,且结核菌素试验阴性者,易误诊。

(三) 治疗原则与策略

抗结核药物治疗:给予强有力的 3 种或 3 种以上杀菌药,如异烟肼(成人 600mg/d 静脉滴注)、利福平、链霉素与吡嗪酰胺等,强化期 2~3 个月,尽快杀死生长繁殖旺盛和代谢低下的结核分枝杆菌。这种治疗方法不仅对原发耐药病例有效,而且还可防止或减少继发耐药菌株产生。继之采用异烟肼 + 利福平巩固治疗至满疗程(12 个月),如合并结核性脑膜炎,则疗程延长至 18 个月。

其他药物:有严重中毒症状及呼吸困难者,在应用足量抗结核药物的同时,可并用肾上腺皮质激素治疗。上述疗法常能获得良好的疗效,不仅中毒症状改善,也可加速病灶吸收和缩短疗程。一般多用泼尼松或氢化可的松,疗程随病情而定。该病成人并发低钾血症者多见,为防止低血钾,可根据病情需要适当补钾。对免疫功能缺陷者可采用免疫调节剂治疗。

(四) 预后

由于化学疗法进展,本病若能早期诊断、积极合理治疗,可以治愈,对肺功能基本无影响。但若发现、治疗较晚或变态反应性高,或者患者(尤其是婴幼儿)免疫功能低下,常因严重的毒血症、呼吸衰竭或合并结核性脑膜炎而预后不良。

（五）常用治疗药物

参见本章第三节。

第二节　肺外结核病

一、结核性胸膜炎

结核性胸膜炎（tuberculous pleurisy）是由结核分枝杆菌侵犯胸膜而引起的炎症，多见于青少年。结核性胸膜炎可发生于原发性肺结核和继发性肺结核。根据炎症特点，分为渗出性结核性胸膜炎、增生性结核性胸膜炎和结核性脓胸。

渗出性结核性胸膜炎是机体对通过血行或淋巴播散至胸膜的结核菌或菌体蛋白发生过敏反应所致。常发生于患侧，表现为胸膜充血、纤维素渗出，继之浆液渗出，同时有细胞渗出。如红细胞含量多，则为血性胸腔积液，应与恶性肿瘤胸腔积液相鉴别。结核性胸膜上可发现典型结核肉芽肿，其中央可发生干酪样病变。

增生性结核性胸膜炎多见于靠近肺结核病灶胸膜，病变比较局限，渗出物为纤维素，逐步纤维化，同时胸膜肉芽肿亦可纤维化、机化，形成粘连，胸膜肥厚、钙化。

结核性脓胸多由于肺结核空洞或胸膜下干酪病灶破溃入胸腔而造成。脓胸常伴有气胸，故称脓气胸。此外，脓胸亦可由脊柱结核的椎旁脓肿溃入胸腔而造成脓胸。胸外科手术后，胸膜支气管瘘或胸腔感染亦可造成脓胸。在临床上，由于渗出性结核性胸膜炎的渗液长期不吸收，可因感染而导致脓胸。

（一）病因与发病机制

结核分枝杆菌引起胸膜炎可有以下机制：

1. 肺部原发综合征的局部淋巴结炎后期经淋巴管逆流至胸膜。

2. 肺部继发性结核病灶或脊柱结核病灶直接蔓延至胸膜。

3. 肺部或身体其他部位结核分枝杆菌经血行播散到达胸膜，引发结核性胸膜炎。

（二）临床表现与诊断

1. **病理表现**　结核性胸膜炎早期胸膜充血、表面有纤维素渗出，为干性（纤维蛋白性）胸膜炎。继而浆液渗出，形成胸腔积液，甚至胸膜上有结核结节形成，即结核性浆液渗出性胸膜炎。胸膜包裹积液局限于某一部位，称包裹性胸膜炎；局限于肺叶间，称叶间胸膜积液。胸腔积液经治疗后很快吸收；如不吸收，可引起胸膜肥厚、粘连，甚至机化，收缩包裹肺致胸廓变形，影响呼吸功能。若渗出性胸膜炎长期不吸收、肺结核空洞或胸膜下干酪样病灶破溃，感染胸膜并出现白细胞浸润形成化脓性病变，称结核性脓胸。

2. **临床表现**　多发生于儿童或青壮年，起病可较急，亦可缓慢，有结核分枝杆菌中毒的症状。

（1）结核性干性胸膜炎：表现为不同程度发热和胸痛，胸痛多位于胸廓呼吸运动幅度最大腋前线或腋后线下方，为剧烈尖锐的针刺样疼痛，深吸气或咳嗽时加剧。炎症累及膈胸膜时,疼痛可放射至颈、肩或上腹部。体检发现患侧呼吸运动受限,呼吸音弱,腋下常有局限而恒定胸膜摩擦音。

(2)结核性渗出性胸膜炎:有明显的全身中毒症状;随着胸腔积液增多,胸痛逐渐减轻或消失;但随之出现逐渐加重的胸闷和呼吸困难。积液体征与积液量有关,积液多时,纵隔移向健侧,语颤减弱或消失,叩诊呈浊音或实音,呼吸音减弱或消失。积液上方可闻及支气管肺泡呼吸音或支气管呼吸音。

3. 实验室和其他检查

(1)实验室检查:结核性胸膜炎早期外周血白细胞计数正常或增高,以中性粒细胞为主;中、后期白细胞计数多在正常范围内,淋巴细胞比例增高,红细胞沉降率增快。

(2)胸腔积液检查:为渗出液,多呈草黄色,透明或稍混浊或血性,放置后可自行凝固。比重>1.018、蛋白定量>30g/L、黏蛋白定性试验阳性、pH 为 7.0~7.3、葡萄糖<3.35mmol/L、乳酸脱氢酶(LDH)>200U/L、胸腔积液 LDH/ 血清 LDH>0.6、腺苷酸脱氢酶(ADA)≥45U/L,积液沉渣结核分枝杆菌培养阳性率为 20%。

(3)X 线检查:胸腔积液少于 300ml 者,X 线检查无异常;积液量达 300~500ml 时,肋膈角变钝;大量积液可显示向外、向上的弧形上缘的积液影。平卧时积液散开,整个肺野透亮度降低。特殊类型积液如包裹性积液、叶间积液等,X 线也可见边缘光滑饱满、不随体位改变而变动低密度阴影。

(4)其他检查:包括结核菌素试验(PPD)、超声波、胸膜活体组织检查(阳性率达60%~80%)等。

4. 诊断与鉴别诊断

(1)诊断要点:

1)起病急骤,常有发热、胸痛、干咳或气急等症状。胸腔积液增多时,气短加重,而胸痛减轻或消失。

2)在干性胸膜炎中,患侧呼吸运动受限、局部压痛,病变部位可闻及胸膜摩擦音;渗出性胸膜炎有胸腔积液体征,积液量多时,纵隔被推向健侧。

3)胸部 X 线检查显示胸腔积液征象。

4)超声检查见患侧胸腔有液平面。超声可了解积液量,并有助于胸腔穿刺定位。

5)白细胞计数常正常,血沉增快。

6)胸腔积液化验为渗出液,细胞分类以单核细胞为主,胸腔积液结核分枝杆菌培养或胸膜活检有助于确诊。结核性胸膜炎须与化脓性、癌性或其他原因引起的渗出性胸膜炎作鉴别诊断。

7)结核菌素试验常阳性或强阳性。

根据病史、结核分枝杆菌中毒症状和胸膜炎表现,结合实验室及其他检查等综合分析可作出诊断。

(2)鉴别诊断:

1)流行性胸膜痛:是由柯萨奇 B 病毒感染引起的。初起有发热、乏力、食欲减退、腹泻等症状,胸痛急起,可放射到肩、颈及腹上区。胸部可有压痛,可伴少量胸腔积液。胸痛多在1 周左右自行消失。咽拭子及大便中病毒分离及有关血清学检查可以确诊。

2)肺炎球菌性肺炎:具有发热、咳嗽、胸痛、气急等表现,与胸膜炎相似。但常有铁锈色痰及肺实变体征而无胸腔积液。胸部透视时,改变体位阴影形状不变。

3)支气管癌伴胸膜转移:多缓慢起病,常无发热,呈进行性消瘦,持续性针刺样胸痛。胸腔积液常为血性,可找到癌细胞。

（三）治疗原则与策略

1. 治疗原则　包括休息、营养支持和对症治疗。一般按活动性肺结核进行治疗,卧床休息至发热和胸腔积液消退后。咳嗽、胸痛者可适当给予镇咳、止痛。预防和治疗后发的肺结核,消除症状,防止胸膜粘连。

2. 治疗策略

(1)抗结核药物治疗:为治疗结核性胸膜炎的主要措施,用药参照肺结核。

(2)肾上腺皮质激素治疗:适用于全身中毒症状明显、胸腔积液量大患者,口服泼尼松15~30mg/d,好转后减量,疗程为 1 个月左右。

(3)胸腔抽液:定期抽液,以减少胸膜肥厚与粘连。急性期隔日 1 次或 1 周 2 次,每次抽液量不超过 800ml,抽液速度不宜过快,以防止复张性肺水肿发生。胸腔内可注入抗结核药物或肾上腺皮质激素。

(4)休息与随访:临床症状消失、胸腔积液吸收、血沉正常后,继续抗结核巩固治疗 6 个月,并休息 3 个月。每 3 个月胸透或胸部 X 线检查 1 次。随访 1~2 年。

（四）常用治疗药物

参见本章第三节。

二、结核性脑膜炎

结核性脑膜炎(tuberculous meningitis)简称结脑,是结核分枝杆菌侵犯脑膜所引起的炎症,常为血行播散所致的全身粟粒性结核的一部分,为小儿结核病最严重的类型,是小儿结核病死亡的主要原因。结脑多见于 3 岁以内的小儿,常在结核原发感染后 1 年内发生,尤其在初染结核 3~6 个月最易发生结脑。

（一）病因与发病机制

结脑常为血行播散所致的全身粟粒性结核一部分,由于小儿中枢神经系统发育不成熟、血-脑屏障功能不完善、免疫功能低下,入侵的结核分枝杆菌易血行播散而引起脑膜炎。少数病例也可因脑实质或脑膜的结核病灶破溃,结核菌进入蛛网膜下隙及脑脊液中所致。偶见脊椎、颅骨或中耳、乳突的结核病灶直接蔓延侵犯脑膜。

（二）临床表现与诊断

1. 病理特点　软脑膜充血、水肿、炎性渗出,并形成许多结核结节。蛛网膜下隙大量炎性渗出物积聚;可致脑神经损害,常见第Ⅶ、Ⅲ、Ⅳ、Ⅵ、Ⅱ对脑神经障碍临床症状。脑部血管及脑实质病变以及脑室管膜炎时可以导致脑积水;有的炎症蔓延至脊髓膜、脊髓及脊神经根,脊膜肿胀、充血、水肿、粘连可致蛛网膜下隙完全闭合。

2. 临床表现　典型结脑起病缓慢。根据临床表现,病程大致可分为 3 期。

(1)早期(前驱期):1~2 周。主要表现为性格改变,如少言、懒动、易倦、易怒、烦躁等,还可有低热、畏食、盗汗、消瘦、便秘及不明原因呕吐,年长儿可诉头疼。

(2)中期(脑膜刺激期):1~2 周。由于颅内压渐高,患儿出现剧烈头痛、喷射性呕吐、感觉过敏、嗜睡或烦躁不安、惊厥等;出现明显脑膜刺激征(颈强直、Kernig 征及 Brudzinski 征)。

婴幼儿则表现为前囟隆起、骨缝裂开。此期可出现脑神经障碍,其中面神经瘫痪最常见;其次为动眼神经和展神经瘫痪。部分患儿出现语言障碍、运动障碍等脑炎表现。

(3)晚期(昏迷期):1~3 周。上述症状逐渐加重,由意识蒙眬、半昏迷进入昏迷。阵挛性、强制性惊厥频繁发作,患儿极度消瘦,腹部检查呈舟状腹,伴水、电解质紊乱。患儿有明显的颅内高压及脑积水时,呼吸节律不规则、前囟隆起、骨缝裂开及头皮静脉怒张,最终可因颅内高压导致脑疝而致呼吸循环衰竭而死亡。

3. 实验室和其他检查

(1)脑脊液检查:脑脊液压力增高,外观透明或呈毛玻璃状;白细胞总数多在$(50\sim500)\times10^6$/L,分类以淋巴细胞为主;糖和氯化物均降低是结脑的典型改变。脑脊液静置 24 小时后可有蜘蛛网状薄膜出现,取其表面薄膜涂片可找到抗酸杆菌。脑脊液培养阳性可确诊。

(2)胸部 X 线检查:85%~90% 患儿胸部 X 线片有结核病变,其中 90% 为活动性肺结核。

(3)结核菌素试验:阳性者对诊断有帮助,但晚期可呈假阴性。

(4)眼底检查:可见脉络膜上有粟粒状结节病变。

4. 诊断与鉴别诊断　早期诊断主要依靠病史询问,如结核接触史、卡介苗接种史、近期传染病史(如麻疹、百日咳)等。该病的诊断有赖于周密体格检查和临床观察、对本病高度警惕性和对综合资料全面分析,最可靠的诊断依据是脑脊液中查见结核分枝杆菌。本病须与化脓性脑膜炎、病毒性脑膜炎、隐球菌脑膜炎相鉴别。

(三)治疗原则与策略

1. 抗结核治疗　联合应用易透过血-脑屏障的抗结核杀菌药物,分阶段治疗。

(1)强化治疗阶段:联合使用异烟肼(INH)、利福平(RFP)、吡嗪酰胺(PZA)及链霉素(SM),疗程为 3~4 个月。

(2)巩固治疗阶段:继续用 INH、RFP 或 EMB 9~12 个月。抗结核治疗的总疗程不得少于 12 个月。

2. 降低颅内压

(1)20% 甘露醇:一般每次 0.5~1.0g/kg,于 30 分钟内快速静脉滴注,每 4~6 小时 1 次,2~3 天后减量,7 天后停用。

(2)利尿药:乙酰唑胺,一般于停用甘露醇前 1~2 天使用,每日 20~40mg 口服。

(3)侧脑室穿刺引流术:适用于出现急性脑积水而应用其他降低颅内压措施无效或疑有脑疝形成时。

3. 肾上腺皮质激素应用　早期可使用以减轻炎性反应,降低颅内压,并可减少粘连,减少或减轻脑积水发生。一般使用泼尼松,每日 1~2mg/kg,1 个月后减量,疗程为 8~12 周。

(四)预后

与下列因素有关:

1. 治疗　早晚治疗,越晚,死亡率越高。早期病例无死亡,中期死亡率为 3.3%,晚期死亡率高达 24.9%。

2. 年龄　年龄越小,死亡率越高。

3. 病期和病程　早期脑膜炎预后好,晚期脑膜炎预后差。

4. 结核分枝杆菌耐药性　原发耐药菌株已成为影响结脑预后的重要因素。

5. 治疗方法　剂量不足或方法不当可使病程延长,易出现并发症。

（五）常用治疗药物

参见本章第三节。

三、结核性腹膜炎

结核性腹膜炎是浆膜结核的一种,它是由结核分枝杆菌引起的一种慢性、弥漫性腹膜感染,是临床上较为常见腹腔结核病。本病可发生于任何年龄,但主要见于 20~29 岁,女性比男性多见,男女之比可为 1:(1.77~4.6)。

（一）病因与发病机制

1. 继发感染（直接蔓延）　多数患者继发于体内其他部位的结核病,占 64.7%。肠结核、肠系膜淋巴结结核、输卵管结核、阑尾结核是常见的原发病灶。上述部位结核分枝杆菌直接蔓延至腹膜,这是本病主要感染途径。有时腹腔内干酪样坏死病灶溃破,感染腹膜而引起急性弥漫性腹膜炎。

2. 淋巴、血行播散感染　在肺部或其他部位原发感染灶内结核分枝杆菌可通过淋巴、血行播散感染腹膜,引起粟粒性结核性腹膜炎,此为全身血行播散性结核的一部分,占 35.3%。其他器官如脑膜、骨、肾、睾丸或浆膜等可同时受累。

3. 关于牛奶致病学说　目前国外有学者仍把喝进患有结核病奶牛的牛奶视为结核性腹膜炎致病原因之一,但并无直接证据支持这一说法。

（二）临床表现与诊断

1. 病理表现　根据本病病理解剖特点可分为渗出型、粘连型和干酪型 3 型。以粘连型最为多见,渗出型次之,干酪型最少。在病情发展过程中,可有上述 2 种或 3 种类型并存,称为混合型。

（1）渗出型:腹膜充血、水肿,表面覆以纤维蛋白渗出物,可见有许多黄白色或灰白色小结核结节,或见有互相融合较大的结节或斑块。腹腔内有程度不等的浆液纤维蛋白渗出积聚,腹水为草黄色,有时微呈血性。

（2）粘连型:有大量纤维增生,腹膜明显增厚,肠系膜短缩。肠袢互相粘连并可同其他脏器紧密缠结在一起或粘连,肠曲常因受压和束缚而发生肠梗阻。大网膜亦增厚变硬,蜷缩成团块。严重者腹腔完全闭塞。本型起始多为渗出型,至腹水吸收后形成粘连;但也可开始即以粘连为主。

（3）干酪型:以干酪样坏死为主要病变,肠曲、大网膜、肠系膜或腹腔内脏器之间互相粘连而分隔成多数小房,小房内有混浊或脓性积液,同时有干酪样坏死的肠系膜淋巴结参与其间,形成结核性脓肿。有时小房可向肠曲、胆壁、阴道或腹腔穿破形成瘘管。某些病例中干酪灶可钙化。本型系由渗出型、粘连型演变而来,是本病重症型。

2. 临床表现　结核性腹膜炎随原发病灶、感染途径、病理类型及机体反应性的不同,其临床表现也各异,各型表现主要归纳如下。

（1）渗出型（腹水型）:临床表现除一般的结核中毒症状外,尚有腹痛（约为 74.5%）。早期疼痛不明显,以后有持续性隐痛或钝痛,亦可为阵发性疼痛。疼痛多位于脐周或右下腹,常伴有腹胀、恶心、呕吐或腹泻、便秘交替出现;腹泻者每日大便 2~3 次,便溏。腹部逐渐胀大出现腹水(约占 43%)。在大量腹水出现后,腹壁静脉曲张,体检腹壁有柔韧感,触诊腹腔波动感,全腹压痛,甚至反跳痛,肠鸣音亢进。晚期患者可明显消瘦,消瘦的四肢与胀满的腹部形成鲜明对比。叩诊有明显移动性浊音。由于大量腹水存在,可使双侧膈肌升高,肝肺浊音界上升,有的可达第 4 前肋间,甚或第 3 前肋间。少数病例腹水呈包裹性肿物,多在脐部及下腹部出现,似卵巢囊肿包块。

渗出型结核性腹膜炎亦可同时合并腹腔脏器的结核病变,如肠系膜淋巴结结核、肠结核、输卵管结核等。在合并肠结核时可能造成肠穿孔,引起泛发性化脓性腹膜炎。

(2)粘连型:腹腔内仅有少量渗出液或者无渗出液,而以纤维蛋白渗出及纤维组织增生为主,以致腹膜逐渐增厚,腹腔内脏器官广泛粘连,固定于腹后壁或腹前壁。临床上除一般结核中毒症状外,可有腹痛、腹胀、腹泻、恶心与呕吐。另外,由于患者病期较长,呈慢性消耗,体质比较消瘦,可有轻或中度贫血,常出现不同程度肠梗阻症状。触诊全腹呈柔韧感,有不甚明显腹部压痛,肌紧张不显著。1/4 病例可在不同部位扪及不同大小的包块,包块多在脐周或右下腹,造成两侧腹部不对称。叩诊时有固定的实音区,当腹部明显胀满时,叩诊鼓音很明显,但在鼓音区内仍可有实音区,且不随体位移动发生移位。这种情况是由大量纤维沉着而导致腹腔脏器粘连或淋巴结肿大等共同所致,或因粘连后形成某一局部有少量腹水所致。听诊肠鸣音亢进,甚至可出现气过水声。

(3)干酪溃疡型结核性腹膜炎:也称为小房型结核性腹膜炎。多为急性结核性腹膜炎、渗出型结核性腹膜炎发展的结果。其主要特点是各小房中的结核干酪样病变迅速趋于干酪样坏死和液化,所以结核中毒症状特别严重。患者出现高热,可表现为弛张型,经常有腹泻、腹痛甚至有呕吐、不排便、不排气等肠梗阻现象;有进行性消瘦、低蛋白血症、中或重度贫血,甚至出现恶病质。腹部体征望诊有不对称的胀满,或呈扁平状,可以见到肠型;触之板状有柔韧感,压痛与触摸痛较显著,甚至可有轻度反跳痛;亦可触到大小不等、不规则的包块,包块可以有压痛。叩诊有不规则浊音区和鼓音区,这些浊音区和鼓音区比较固定,不随体位变动发生改变。听诊多数患者肠鸣音有不同程度亢进,可有气过水声。

以上各种类型的结核性腹膜炎在许多情况下无明显界限,主要病理改变和其临床表现错综复杂,比如有的患者既有大量腹水,又有大量的干酪样坏死病灶,甚至腹腔脏器可以有大块粘连,病变也不单纯局限在腹膜。在这种情况下,将其归属于哪一种类型的结核性腹膜炎是较为困难。

3. 实验室检查

(1)常规化验:病程长而病变活动患者可有轻、中度贫血。白细胞多数处于正常范围内,干酪型结核病灶急性扩散或有并发症时增高。血沉一般增快,少数在正常范围内。

(2)结核菌素试验、PCR 与结核抗体检查:结核菌素反应强阳性有助于诊断,但国外有报道,结核菌素试验在排除腹部结核时的作用似乎不很可靠,因为晚期重症患者阳性反应人数仅占受检人数的 65%。血或腹水的结核抗体阳性反应有较大的意义。

(3)腹水检查:多为草黄色透明液,也可微混,部分为浆液血性。蛋白含量在 30g/L(3%)以上,比重多为 1.016~1.020,李凡他(Rivalta)反应阳性,静置易凝固。白细胞计数多于 $5 \times 10^8/L(500/mm^3)$,以淋巴细胞为主,少数病例的腹水为乳糜性、化脓性或胆固醇性。合并低蛋白血症或肝硬化时,腹水性质接近漏出液;腹水涂片找结核菌很少有阳性结果。结核菌培养阳性率也较低。

4. 影像学检查

(1)X 线检查：胃肠 X 线检查约 80% 病例可有阳性发现,主要为小肠广泛分节段舒张、胀气及动力减退。有粘连时,则见肠管固定、压迫及牵引现象,后者可使肠黏膜向相反的一侧纠集,呈梳子状排列。如有腹水存在,可见肠管漂浮征象、距离增宽,可出现两侧膈肌升高,有时可达第 4 前肋或第 3 前肋水平;X 线平片示全腹部密度增高,大量腹水时在骨盆腔内形成半月征,还可见肋腹壁向外膨出、肝脏左移及小肠肠管分离、间隔增宽,含气肠祥漂浮集中于中腹部。有时可见钙化结核灶,提示肠系膜淋巴结结核存在。如果出现小肠机械性或麻痹性梗阻,则可分别出现相应的 X 线特征。

结核性腹膜炎经治疗后,小肠的分节段舒张、胀气和动力减退等改变可恢复正常、腹块缩小或消失,但广泛的粘连往往难以完全吸收且会持久存在。

(2)CT 检查：CT 检查具有很高的诊断价值。须指出的是 CT 扫描显示的结核性腹膜炎结节和渗出的模糊影像与恶性肿瘤时的腹膜受累相似,故 CT 检查不能完全鉴别炎症和恶性肿瘤。但 CT 加强扫描获得影像比磁共振要好一些。

(3)超声检查：超声检查尤其对腹水及干酪型患者诊断最有帮助,能准确探测到腹腔内的积液,内有细小光点,或多个细光带,或不规则液平内有分隔状;腹膜回声增厚,可见腹膜呈不规则粘连。如粘连呈包块,则见含气肿块,轮廓不清,强回声,其间分布光点或光团。

5. 腹腔镜检查　临床上怀疑为结核性腹膜炎,特别是渗出型的病例,经详细询问病史、体格检查以及其他有关检查仍不能明确诊断者,可考虑腹腔镜检查。腹腔镜检查对早期腹水型结核性腹膜炎是安全而有效的诊断方法。腹腔镜下可窥见本病典型病变,如腹膜充血、水肿、黄白或灰白色粟粒结节;慢性病变呈腹膜增厚、较粗大纤维性结节、腹腔内条索状或幕状粘连等。国外有学者研究后发现,仅腹腔镜直视 1 项就可对 80%~95% 病例进行推测性诊断,腹腔镜活检标本的抗酸杆菌检查阳性率达 75%,肉芽肿检出率达 85%~95%。

6. 诊断与鉴别诊断

(1)诊断要点：

1)患者多为青壮年,尤其是女性。

2)伴有腹膜外结核或有结核病史,缓慢起病。

3)发热的同时有乏力、食欲减退、消瘦、腹痛、腹胀和腹泻与便秘交替等症状。

4)腹壁柔韧、肠鸣音活跃、伴或不伴腹水、腹块、有压痛等体征。

5)腹部超声检查发现腹水或不规则液平,与分隔征或腹腔穿刺获得渗出性腹水,或找到抗酸杆菌,或其他实验室检查阳性发现。

6)胃肠钡餐 X 线检查及腹部 X 线片有肠梗阻、肠粘连、散在钙化点等现象。

7)CT 扫描发现结节及渗出征象,经皮腹膜活检发现肉芽等也可作为参考。

8)诊断时要注意有无合并肠梗阻、肠穿孔及其他腹腔脏器结核。

(2)鉴别诊断：

1)腹水型结核性腹膜炎：须与心脏病、肾脏病、肝病及营养不良引起的腹水相鉴别,还应与急性化脓性腹膜炎、巨结肠症、腹腔囊肿和腹膜后巨大脓肿相鉴别。

2)粘连型和干酪型结核性腹膜炎：应与卵巢囊肿和腹部其他恶性肿瘤相鉴别。①卵巢囊肿或肿瘤：女患者的结核性腹膜炎常起源于输卵管结核,其形成的结核肉芽肿或包裹性腹水征应和卵巢囊肿或肿瘤相鉴别;②腹腔恶性肿瘤：腹腔恶性肿瘤特别是淋巴瘤也可表现为发热、腹痛、腹泻、腹部肿块或腹水等,但患者一般状态呈进行性恶化,腹部肿瘤迅速增大,腹水大多为血性,有时可找到瘤细胞,ADA 与 TB-Ab 对鉴别肿瘤有较大意义,抗结核治疗无效。

（三）治疗原则与策略

1. 一般治疗　调整饮食,加强营养,有明显的结核中毒症状者应卧床休息。

2. 抗结核药物治疗　治疗方案、具体药物参见"原发性肺结核"部分。鉴于国内结核菌初始耐药水平较高,对于初治结核性腹膜炎患者,如果经正规抗结核治疗效果不佳,尤其腹水培养发现耐药结核菌,则应根据药敏试验结果调整用药,比如可合并使用二线抗结核药物或喹诺酮类药物。临床经验显示 PAS 静脉滴注对该病疗效较好。

异烟肼、链霉素、对氨基水杨酸或盐酸小檗碱腹腔离子透入:在化疗同时选取 INH、SM、PAS、盐酸小檗碱中的任意 1 种。如用 0.1% 盐酸小檗碱溶液 5ml 行直流电正极透入,30 天为 1 个疗程,共 3~4 个疗程,对减轻疼痛、减少粘连、软化肿块、促进腹水吸收有较好的作用。

穿刺放液和腹腔给药:腹水过多者可做腹腔穿刺术,适当放液后腔内注入异烟肼 100~300mg 及氢化可的松 10~20mg 或地塞米松 5~10mg/ 次。

3. 糖皮质激素　一般认为糖皮质激素有促进毒血症好转及加速渗出物吸收和减轻浆膜纤维化的作用,早期应用对渗出型有肯定的疗效。印度 Singh 等辅用泼尼松 30mg/d 治疗了 1 组结核性腹膜炎患者,疗程为 3 个月。在以后随访中无 1 例发生肠梗阻,而未用皮质激素对照组的 4 例患者(共 24 例)发生了肠梗阻。用法参考"结核性胸膜炎"部分。

4. 外科手术　剖腹探查适应证:并发完全性或不完全性急性或慢性肠梗阻而内科治疗不缓解者;肠穿孔性并发急性腹膜炎或局限性化脓性腹膜炎,经抗生素治疗不见好转者;肠瘘经加强营养和抗结核治疗未闭合者;结核性腹膜炎诊断未定且与腹腔内肿瘤或急腹症鉴别有困难者等。

（四）常用治疗药物

参见本章第三节。

第三节　常用治疗药物

异 烟 肼
Isoniazid

【其他名称】雷米封,异烟酰肼,INH。

【制剂与规格】片剂:50mg,100mg,300mg。注射剂:100mg:2ml。

【药理作用】本品对各型结核分枝杆菌都有高度选择性抗菌作用,是目前抗结核药物中具有最强杀菌作用的合成抗菌药,对其他细菌几乎无作用。对生长繁殖期结核分枝杆菌作用强,对静止期作用较弱且慢。其作用机制可能是抑制敏感细菌分枝菌酸合成而使细胞壁破裂。

异烟肼在试管内对结核菌的最低抑菌浓度(MIC)为 0.02~0.05μg/ml,1μg/ml 生长者作为耐药界限;每毫升含 10μg 异烟肼,有杀菌作用。异烟肼抑菌作用不受病灶环境酸碱度影响。由于异烟肼分子小、渗透力强,能渗入细胞内和病变组织中,所以对细胞内、外的所有菌群均有杀菌作用,特别对生长代谢旺盛的繁殖期菌杀菌作用强,故称为全杀菌药。

本药可通过正常脑膜,浓度约为血药浓度 1/5,高峰浓度比血药浓度晚出现 1~2 小时。当脑膜炎时,渗透力增强,脑脊液中浓度与血药浓度相似,不需椎管内注射。

【适应证】与其他抗结核药联合用于各种类型结核病及部分非结核分枝杆菌病的治疗。

【用法与用量】口服:一日 10~20mg/kg。最高日剂量为 300mg,顿服。

(1)肌内注射、静脉注射或静脉滴注:国内极少肌内注射,一般在强化期或对于重症或不能口服用药的患者采用静脉滴注的方法,用氯化钠注射液或 5% 葡萄糖注射液稀释后使用。

1)成人 1 日 0.3~0.4g(3~4 支)或 5~10mg/kg;儿童每日按体重 10~15mg/kg,1 日不超过 0.3g(3 支)。

2)急性粟粒性肺结核或结核性脑膜炎患者,成人按体重 1 日 10~15mg/kg,每日不超过 0.9g(9 支)。

3)采用间歇疗法时,成人每次 0.6~0.8g(6~8 支),每周 2~3 次。

(2)局部用药:

1)雾化吸入:每次 0.1~0.2g(1~2 支),每日 2 次。

2)局部注射(胸膜腔、腹腔或椎管内):每次 50~200mg。

【注意事项】

(1)精神病、癫痫、肝功能损害及严重肾功能损害者应慎用本品或剂量酌减。

(2)本品与乙硫异烟胺、吡嗪酰胺、烟酸或其他化学结构有关药物存在交叉过敏性。

(3)异烟肼的结构与维生素 B_6 相似,大剂量应用时可使维生素 B_6 大量随尿排出,抑制脑内谷氨酸脱羧变成 γ- 氨酪酸而导致惊厥,同时也可引起周围神经系统的多发性病变,因此成人每日同时口服维生素 B_6 50~100mg 有助于防止或减轻周围神经炎和 / 或维生素 B_6 缺乏症状。如出现轻度手脚发麻、头晕,可服用维生素 B_1 或维生素 B_6;若有重度手脚发麻、头晕或有呕血现象,应立即停药。

(4)肝功能减退者剂量应酌减。

(5)用药前、疗程中应定期检查肝功能,包括血清胆红素、GOT、GPT,疗程中密切注意有无肝炎的前驱症状;一旦出现肝毒性症状及体征时应即停药,必须待肝炎症状、体征完全消失后方可重新应用本品。此时必须从小剂量开始,逐步增加剂量,如果有任何肝毒性表现应立即停药。

(6)如疗程中出现视神经炎症状,须立即进行眼部检查,并定期复查。

(7)慢乙酰化患者较易产生不良反应,故宜用较低剂量。

(8)对实验室检查指标的干扰:用硫酸铜法进行尿糖测定可呈假阳性反应,但不影响酶法测定结果。本品可使血清胆红素、谷丙转氨酶及谷草转氨酶的测定值增高。

【不良反应】

(1)周围神经炎:为最主要不良反应,最初表现为双下肢感觉减退、蚁走感、肢端麻木、刺痛和灼热感,以后可发展至手部,通常见于慢型乙酰化者。周围神经炎发生可能因为异烟肼与维生素 B_6 结构相似,竞争同一酶系统(如阿朴氨酸酶),导致妨碍维生素 B_6 的利用;或异烟肼与维生素 B_6 结合促进其排泄,造成维生素 B_6 缺乏。

(2)对中枢神经系统的影响：有兴奋作用，表现为躁动不安、欣快感、记忆力减退、注意力不集中、头痛、眩晕、失眠、嗜睡，甚至精神失常，可能与破坏体内辅酶Ⅰ、Ⅱ有关，加用烟酰胺即可消除。因异烟肼可抑制体内单胺氧化酶（MAO）的活性，使组胺在体内蓄积。组胺可使动脉扩张、毛细血管通透性增强、血浆渗出，出现皮肤潮红、皮疹、平滑肌痉挛、药物热等变态反应。当服异烟肼而又食用含组氨酸较高的鱼类时，可有头痛、头晕、恶心、呕吐、腹痛、腹泻、眼结膜充血，甚至呼吸困难、血压下降、心率加快等。此类鱼多数是青皮红肉的热带鱼，如马鲛鱼、青占鱼、沙丁鱼、金枪鱼等。患有癫痫或精神病史者应慎用，以防诱发，但非绝对禁忌。

(3)对肝脏的影响：一般剂量很少损害肝脏。约10%患者在治疗过程中出现无症状的一过性谷丙转氨酶升高现象，可以自行下降。约1%患者发生明显肝损害，预后不良。肝损害可能系INH在某些特异体质的个体内（基因相关）代谢特殊（与P450同工酶有关），使INH变成有毒物质而致肝损害。肝功能损害以老年人及INH慢乙酰化患者多见；如与RFP联用，每日给药，发生率为16%~30%，也有报道仅为2.4%；每周2次给药，发生率为5%；INH+RFP+PZA的肝损害与INH+RFP相似，PZA不增加肝损害。一般发生在用药最初的3~4个月内。

(4)其他：偶可出现视神经炎，一旦发生立即停药，以防发生视神经萎缩。老年偶可发生排尿困难、便秘；内分泌障碍（性欲减退、痛经、男子乳房发育、甲状腺功能障碍）以及类红斑狼疮综合征、弥漫性关节周围纤维变、粒细胞减少、高血糖、高血钾、低血钙等。

【药物相互作用】

(1)服用异烟肼时，每日饮酒易引起本品诱发肝脏毒性反应，并加速本品代谢。因此对饮酒者须调整本品剂量，并密切观察肝毒性征象。应劝告患者服药期间避免饮用含乙醇的饮料。

(2)与肾上腺皮质激素（尤其泼尼松龙）合用时，可增加本品在肝内的代谢及排泄，导致本品血药浓度减低而影响疗效，在快乙酰化者更为显著，此时应适当调整剂量。

(3)抗凝血药（如香豆素或茚满双酮衍生物）与本品合用时，由于抑制了抗凝药的酶代谢，可使抗凝作用增强。

(4)异烟肼为维生素B_6拮抗剂，可增加维生素B_6经肾排出量，易致周围神经炎发生。同时服用维生素B_6者，须酌情增加用量。

(5)本品不宜与其他神经毒药物合用，以免增加神经毒性。

(6)与环丝氨酸合用时可增加中枢神经系统的不良反应（如头昏或嗜睡），须调整剂量，并密切观察中枢神经系统毒性征象，尤其对于从事需要灵敏度较高工作的患者。

(7)与乙硫异烟胺、吡嗪酰胺、利福平等其他有肝毒性的抗结核药合用时，可增加本品肝毒性，尤其是已有肝功能损害者或为异烟肼快乙酰化者，因此应尽量避免合用或在疗程前3个月密切随访有无肝毒性征象出现。

(8)本品可抑制卡马西平代谢，使其血药浓度增高，引起毒性反应；卡马西平则可诱导异烟肼微粒体代谢，导致具有肝毒性中间代谢物增加。

(9)与对乙酰氨基酚合用时，由于异烟肼可诱导肝细胞色素P450，使前者形成毒性代谢物量增加，可增加肝毒性及肾毒性。

(10)与阿芬太尼合用时，由于异烟肼为肝药酶抑制剂，可延长阿芬太尼的作用；与双硫仑合用可增强其中枢神经系统作用,产生眩晕、动作不协调、易激惹、失眠等;与恩氟烷合用可增加具有肾毒性无机氟代谢物形成。

(11)本品不宜与酮康唑或咪康唑合用,因为可使后两者血药浓度降低。

(12)与苯妥英钠或氨茶碱合用时可抑制两者在肝脏中的代谢,而导致苯妥英钠或氨茶碱血药浓度增高,故本品与两者先后应用或合用时,苯妥英钠或氨茶碱剂量应适当调整。

(13)不可与麻黄碱、颠茄同时服用,以免发生或增加不良反应。

【应急处理】

(1)过量表现:除上述不良反应外,主要表现为抽搐、神志不清、昏迷等,处理不及时还可发生急性肝坏死。

(2)过量处理:

1)停药。

2)保持呼吸道通畅。

3)采用短效巴比妥制剂和维生素 B_6 静脉内给药。维生素 B_6 的剂量为每 1mg 异烟肼用 1mg 维生素 B_6;如服用异烟肼剂量不明,可给予维生素 B_6 5g,每 30 分钟 1 次,直至抽搐停止,患者恢复清醒。继以洗胃,洗胃应在服用本品后 2~3 小时内进行。

4)立即抽血测定血气、电解质、尿素氮、血糖等。

5)立即静脉给予碳酸氢钠,纠正代谢性酸中毒,必要时重复给予。

6)采用渗透性利尿药,并在临床症状已改善后继续应用,促进异烟肼排泄,预防中毒症状复发。

7)严重中毒患者应及早配血,做好血液透析的准备,不能进行血液透析时可进行腹膜透析,同时合用利尿药。

8)采取有效措施,防止出现缺氧、低血压及吸入性肺炎。

链　霉　素
Streptomycin

【制剂与规格】注射剂:0.75g(75 万 U),1g(100 万 U),2g(200 万 U)。

【药理作用】本品为广谱的氨基糖苷类抗生素,对结核菌和革兰氏阴性菌、某些葡萄球菌有强大的抑菌效能,在试管内最低抑菌浓度为 0.5~1.0μg/ml。在体内链霉素只有 10% 透过细胞膜。在碱性环境中,对细胞外生长代谢旺盛结核菌有杀灭作用;在酸性环境下,对细胞外生长代谢旺盛结核菌及细胞内生长代谢低下的结核菌无作用,故链霉素为半杀菌药。其作用机制是抑制结核菌蛋白质合成,主要作用部位在核糖体的 30S 亚基。

链霉素能渗入到大部分组织细胞外,空洞内最高,并大量积聚于肾皮质及内耳中,难以通过血 - 脑屏障,但在脑膜有炎症时渗透性增加;也可由胎盘进入胎儿循环及羊水中。

链霉素极易产生耐药,10μg/ml 的浓度下结核菌仍生长者判定为耐药;现耐药率已达60%,且耐药菌毒力与敏感菌相似,甚至可发生链霉素依赖耐药菌。链霉素与卡那霉素、庆大霉素有交叉耐药性,与阿米卡星无交叉耐药性。

【适应证】

(1)本品主要与其他抗结核药联合用于结核分枝杆菌所致的各种结核病初治病例,或其他敏感分枝杆菌感染。

（2）本品可单用于治疗土拉菌病，或与其他抗菌药物联合用于鼠疫、腹股沟肉芽肿、布鲁氏菌病、鼠咬热等治疗。

（3）本品亦可与青霉素或氨苄西林联合治疗草绿色链球菌或肠球菌所致心内膜炎。

【用法与用量】

（1）成人：1 次 0.5g，每 12 小时 1 次；或每日 1 次，每次 1.0g。60 岁以上者以每日 0.5g 为宜，或 0.75g 隔日 1 次，疗程为 2 个月。

（2）儿童：按体重每日 15~25mg/kg，分 2 次给药；治疗结核病，按体重 20mg/kg，1 日 1 次，每日最大剂量不超过 1g（1 支），与其他抗结核药合用。

（3）肾功能减退患者：肌酐清除率>50~90ml/min 者，每 24 小时给予正常剂量的 50%；肌酐清除率为 10~50ml/min 者，每 24~72 小时给正常剂量的 50%；肌酐清除率<10ml/min 者，每 72~96 小时给予正常剂量的 50%。

【注意事项】

（1）交叉过敏：对 1 种氨基糖苷类过敏的患者可能对其他氨基糖苷类也过敏。

（2）下列情况应慎用链霉素：①失水：可使血药浓度增高，易产生毒性反应；②第八对脑神经损害：因本品可导致前庭神经和听神经损害；③重症肌无力或帕金森病：因本品可引起神经肌肉阻滞作用，导致骨骼肌软弱；④肾功能损害：因本品具有肾毒性。

（3）疗程中应注意定期进行下列检查：①尿常规和肾功能测定，以防止出现严重的肾毒性反应；②听力检查或听电图（尤其高频听力）测定，这对老年患者尤为重要。

（4）有条件时应监测血药浓度，并据此调整剂量，尤其对新生儿、年老和肾功能减退患者。

（5）对诊断的干扰：本品可使谷丙转氨酶（GPT）、谷草转氨酶（GOT）、血清胆红素浓度及乳酸脱氢酶浓度的测定值增高；血钙、镁、钾、钠浓度的测定值可能降低。

【不良反应】

（1）第八对脑神经损害（位觉与听觉）：链霉素的血药浓度峰值达 40~50μg/ml 或持续血药浓度>20μg/ml 时易出现耳毒反应。分为以下 3 期：

1）急性期：先有 1~2 天的剧烈头痛，以后恶心、呕吐、眩晕，继之出现平衡失调，行走时如踩海绵，向前俯倾，转身时如欲翻滚，不能阅读。如果此时立即停药治疗，多数患者可以恢复。

2）慢性期：特征为行走困难，向一侧倾斜，急速动作时共济失调，行走蹒跚。积极治疗，一般 2 个月可以恢复；个别可达数年，始终行走不稳，也可突然晕眩跌倒，以晚上为甚。

3）代偿期：症状只在闭眼时出现，需 12~18 个月方能完全恢复；个别患者遗留终生，但症状可因视力调节代偿而减轻。

（2）耳蜗损害：开始为耳痛、耳堵塞感或耳鸣，有高音调耳鸣或吼哮音；如果迅速停药，立即治疗，约 1 个月耳鸣消失，可避免发展至耳聋。如果继续用药，首先高频区听力下降，耳内有胀满感，以后影响及中、低音区（属感音性耳聋）；即使积极治疗，往往仍成为永久性损害。关于损伤机制目前尚无定论，以往认为是链霉素在内耳外淋巴中有较高浓度积累和较长的滞留时间，使柯蒂器内、外毛细胞及神经细胞死亡。近年研究提示，人体内一种与链霉素有亲和作用的免疫球蛋白催化链霉素的分解，分解产物可严重损伤内耳毛细胞。

（3）常见不良反应还有口周发麻、局部肌肉抽搐，注射后几小时即可出现。此种反应是由药物中所含杂质如甲醛链霉胍、甲醛链霉素对三叉神经的毒性作用所致,发生率为 30%,1~2 小时后即自行消退。一般无须停药,但症状严重或继续加重时可考虑停药,注射葡萄糖钙溶液可缓解。

(4)链霉素对肾脏有一定损害,比如尿中出现红细胞、蛋白及管型,可短期停药或减量观察。如果血中尿素氮(BUN)及肌酐(Cr)上升、尿少,则必须停药,以防严重肾衰竭。

(5)过敏反应:链霉素可与血清蛋白形成复合抗原,引起过敏反应,常见的有皮疹、发热、嗜酸性粒细胞增多、关节痛等。多发生在治疗后 2~4 周,应及时停药。否则皮疹加重,甚至发生严重的剥脱性皮炎。个别病例出现过敏性休克,严重时可能致死,须立即抢救。

(6)少见的有溶血性与再生障碍性贫血、粒细胞缺乏症、血小板减少、狼疮样反应、视神经炎、视力障碍、肺纤维化等。

【药物相互作用】

(1)本品与其他氨基糖苷类合用或先后连续局部或全身应用,可增加其产生耳毒性、肾毒性以及神经肌肉阻滞作用可能性。

(2)本品与神经肌肉阻滞药合用,可加重神经肌肉阻滞作用。本品与卷曲霉素、顺铂、依他尼酸、呋塞米或万古霉素(或去甲万古霉素)等合用,或先后连续局部或全身应用,可能增加耳毒性与肾毒性。

(3)本品与头孢噻吩或头孢唑林局部或全身合用,可能增加肾毒性。

(4)本品与多黏菌素类注射剂合用,或先后连续局部或全身应用,可增加肾毒性和神经肌肉阻滞作用。

(5)其他肾毒性药物及耳毒性药物均不宜与本品合用或先后应用,以免加重肾毒性或耳毒性。

【应急处理】由于缺少特异性拮抗剂,本品过量或引起毒性反应时主要用对症疗法和支持疗法,同时补充大量水分。血液透析或腹膜透析有助于从血中清除链霉素。

利 福 平
Rifampicin

【其他名称】利福霉素,甲哌利福霉素,RFP。

【制剂与规格】片剂/胶囊:0.1g,0.15g,0.3g,0.6g。

【药理作用】本品为利福霉素 B 经分解后的半合成衍生物,属复合大环类广谱抗生素,对革兰氏阳性和阴性菌、部分非结核分枝杆菌、麻风菌和病毒均有抑制作用。杀菌机制为干扰 DNA 转录和 RNA 链的延伸,从而阻碍了结核菌蛋白质合成。利福平对动物实验结核病效果与异烟肼相似,表现为低浓度时抑菌、高浓度时杀菌,其 MIC 为 0.02~0.5μg/ml。本药对细胞内、外代谢旺盛和偶尔繁殖的(B、C 菌群)结核菌均有作用,所以亦是全杀菌及灭菌药。单用利福平极易产生耐药,1 个月治疗后产生耐药者占 10%,3 个月为 67%,6 个月可能全部耐药,因此不能单独使用。

【适应证】

(1)本品与其他抗结核药联合用于各种结核病的初治与复治,包括结核性脑膜炎治疗。

(2)本品与其他药物联合用于麻风、非结核分枝杆菌感染治疗。

(3)本品与万古霉素(静脉)可联合用于甲氧西林耐药葡萄球菌所致的严重感染。利福平与红霉素联合方案用于军团菌属严重感染。

（4）用于无症状脑膜炎奈瑟菌带菌者，以消除鼻咽部脑膜炎奈瑟菌；但不适用于脑膜炎奈瑟菌感染治疗。

【用法与用量】

（1）抗结核治疗：成人口服 1 日 0.45~0.60g，空腹顿服，每日不超过 1.2g；1 个月以上的小儿每日按体重 10~20mg/kg，空腹顿服，每日不超过 0.6g。

（2）脑膜炎奈瑟菌带菌者：成人 5mg/kg，每 12 小时 1 次，连续 2 日；1 个月以上小儿每日 10mg/kg，每 12 小时 1 次，连服 4 次。

（3）老年患者：口服，按每日 10mg/kg，空腹顿服。

【注意事项】

（1）乙醇中毒、肝功能损害者慎用。婴儿、3 个月以上的妊娠妇女和哺乳期妇女慎用。

（2）对诊断干扰：可引起直接 Coombs 试验阳性；干扰血清叶酸和血清维生素 B$_{12}$ 浓度测定结果；可使磺溴酞钠试验滞留出现假阳性；可干扰利用分光光度计或颜色改变而进行的各项尿液分析试验结果；可使血液尿素氮、血清碱性磷酸酶、血清谷丙转氨酶、谷草转氨酶、血清胆红素及血清尿酸浓度测定结果增高。

（3）利福平可致肝功能不全，在原有肝病患者或与其他肝毒性药物同服时有伴发黄疸死亡病例的报道，因此原有肝病患者仅在有明确指征情况下方可慎用，治疗开始前、治疗中严密观察肝功能变化；肝损害一旦出现，立即停药。

（4）高胆红素血症：系肝细胞性和胆汁潴留混合型，轻症患者用药过程中自行消退，重者须停药观察。血胆红素升高也可能是利福平与胆红素竞争排泄结果。治疗初期 2~3 个月应严密监测肝功能变化。

（5）单用利福平治疗结核病或其他细菌性感染时，病原菌可迅速产生耐药性，因此本品必须与其他药物合用。治疗可能需持续 6 个月至 2 年，甚至数年。

（6）利福平可能引起白细胞和血小板减少，并导致齿龈出血和感染、伤口愈合延迟等。此时应避免拔牙等手术，并注意口腔卫生，刷牙及剔牙均须慎重，直至血常规恢复正常。用药期间应定期检查血常规。

（7）利福平应于餐前 1 小时或餐后 2 小时服用，清晨空腹 1 次服用吸收最好，因进食影响本品吸收。

（8）肝功能减退患者常需减少剂量，每日剂量 ≤ 8mg/kg。

（9）肾功能减退者不需减量。在肾小球滤过率减低或无尿患者中利福平血药浓度无显著改变。

（10）服药后尿、唾液、汗液等排泄物均可显橘红色。

【不良反应】

（1）肝损害：一般多发生在用药的第 6~50 天。损害的机制为：①肝细胞中毒性损害。②过敏。③引起肝内胆管、毛细胆管胆汁潴留。④肝肠循环存在增加了 RFP 毒性。⑤与 INH 合用，因 RFP 有肝微粒体酶诱导作用，可使 INH 毒性代谢产物增加，肝毒性亦增加。另外，RFP 影响维生素 K 的摄入、合成、吸收。⑥出血倾向：一般情况下因为肝脏拥有强大的储备功能可进行代偿，但长期持续肝损害易造成明显的凝血障碍，所以手术、咯血或血尿时需补充维生素 K，促进凝血因子合成，否则无法止血，甚至加重出血。若咯血致纤维蛋白原减低,补充维生素 K 效果不明显,须输新鲜全血、血浆或凝血酶原复合物(PPSB)。

(2)胃肠道反应:食欲减退、烧心、恶心、呕吐,有时伴有腹痛、腹泻等。必要时改为饭后服,不必停药。

(3)皮肤综合征:皮肤发红,有或无皮疹,尤以面部和头皮为重。通常伴有发热、结膜充血和流泪。

(4)流感样综合征:常见发冷、寒战、发热、乏力,伴头痛、肌痛,多见于间歇用药时。尤其在高剂量间歇使用时,血液中可产生利福平抗体,因而产生免疫反应和不良反应更为多见。流感样综合征也可能是肝、肾功能损害信号,应予注意。

(5)肾功能损害:利福平可引起急性间质性肾炎或急性肾小球肾炎,甚至急性肾衰竭,表现为血尿、蛋白尿及全身过敏症状。此时应停药处理,否则可导致肾衰竭。国内外至今报道仅 100 例,多见于间歇用药时。

(6)血小板减少、白细胞减少、贫血(包括溶血性贫血),告诉患者如有喉痛、异常出血、乏力时应及时报告医师。

(7)罕见有视力障碍、精神错乱的表现。

(8)动物实验有致畸胎作用,妊娠头 3 个月内禁用,3 个月后慎用。

【药物相互作用】

(1)本药能诱导肝微粒体酶,可加速某些药物在肝内分解灭活,降低疗效,合用时需增加或调整它们的用量。包括皮质激素、口服降血糖药、口服抗凝药、苯妥英钠、西咪替丁、环孢素、口服雌激素、巴比妥、普萘洛尔、镇痛药。

(2)利福平可减弱口服避孕药药效,建议在服用利福平期间服用 1 种含高剂量雌激素(50mg)避孕丸,或者使用非激素避孕方法,或者采用男性避孕方法。

(3)利福平加速洋地黄糖苷类药物的分解代谢,所以合用时要监测血药浓度,以调整药量。如果合用地高辛时,需增加地高辛药量 30%~100% 方可维持地高辛的有效浓度;停用利福平后,需减少地高辛药量 50% 方能使地高辛的血药浓度降至安全水平。

(4)服用利福平患者给予维拉帕米时,90 分钟以后方可测出维拉帕米的血药浓度,所以合用时要监测维拉帕米的血药浓度,以保证维拉帕米抗心律失常与高血压的疗效。

(5)与非那西丁、环磷酰胺合用可增加毒性。

【应急处理】成人致死性的急性过量剂量范围为 14~60g;1~4 岁儿童患者中已有使用 100mg/kg 利福平 1~2 次后未致死的过量报道。

(1)症状和体征:服用利福平后短时间内可出现恶心、呕吐、腹痛、瘙痒、嗜睡;在严重肝病患者可出现意识丧失;可出现一过性肝酶和 / 或胆红素升高;可出现皮肤、尿液、汗液、唾液、泪液和排泄物变为褐红色或橙色。

儿童患者中尚报道过使用利福平后出现面部和眶周水肿。在一些致死性病例中报道过低血压、窦性心动过速、室性心律失常、癫痫发作和心搏骤停。

(2)治疗:出现上述过量症状时应加强支持治疗并给予个体化对症治疗。由于可能出现恶心、呕吐,故洗胃可能是较为合适的催吐方法。在胃内容物吐出后,可以给予药用炭以吸附残留药物,防止胃肠道将其吸收。为控制严重的恶心和呕吐,可能须给予止吐剂。利尿药可促进药物排出(须测定摄入和排出的量)。血液透析对于一些患者可能有效。

利 福 喷 丁

Rifapentine

【其他名称】环戊哌利福霉素,RFT,RPE。

【制剂与规格】片剂/胶囊:100mg,150mg,300mg。

【药理作用】本品是一种半合成长效利福霉素族类抗生素,主要作用于细菌 RNA 多聚酶,影响合成中的磷酸酯键形成,对原核细胞多聚酶有高度选择性。利福喷丁与利福平、利福定之间有交叉耐药性,与其他抗结核药物无交叉耐药性。利福喷丁对结核分枝杆菌、麻风杆菌、某些革兰氏阳性及某些阴性菌有抑制或杀灭作用,其抗结核分枝杆菌的作用比利福平强 2~10 倍。口服吸收迅速,可分布到全身组织和体液中,以肺、肝、肾浓度较高,在骨或脑组织中也有相当浓度。利福喷丁的半衰期为 11 小时,体内抗菌活性明显高于利福平。

【适应证】

(1)本品与其他抗结核药联合用于各种结核病初治与复治,但不宜用于结核性脑膜炎治疗。

(2)适合医务人员直接观察下的短程化疗。

(3)亦可用于非结核性分枝杆菌感染治疗。

(4)与其他抗麻风药联合用于麻风治疗可能有效。

【用法与用量】口服:成人每次 0.6g,每周 1 次;必要时每次 0.45g,每周 2 次。宜早饭前空腹顿服。儿童每次 10mg/kg,每周 1 次空腹顿服,或分 2 次服用。

【注意事项】

(1)本品与其他利福霉素有交叉过敏性。

(2)乙醇中毒、肝功能损害者慎用。对肝功能减退患者必须密切观察肝功能变化。

(3)服用本品后引起白细胞和血小板减少患者,应避免进行拔牙等手术,并注意口腔卫生,剔牙须谨慎,直至血常规恢复正常。

(4)对诊断干扰:可引起直接 Coombs 试验阳性;干扰血清叶酸和血清维生素 B_{12} 浓度的测定结果;可使磺溴酞钠试验滞留出现假阳性;可干扰利用分光光度计或颜色改变而进行的各项尿液分析试验结果;可使血液尿素氮、血清碱性磷酸酶、血清谷丙转氨酶、谷草转氨酶、血清胆红素及血清尿酸浓度测定结果增高。

(5)应用本品过程中应经常观察血常规和肝功能的变化情况。

(6)如果间歇服用利福平患者曾因产生循环抗体而发生变态反应,如血压下降、休克、急性溶血贫血、血小板减少或急性间质性肾小管肾炎者,均不宜再用本品。

(7)本品应在空腹时(餐前 1 小时)用水送服;国外推荐给予高脂和少量碳水化合物的早餐后服用本品,可提高生物利用度。服用利福平出现胃肠道刺激症状者可改服本品。

(8)本品单独用于治疗结核病可能迅速产生细菌耐药性,必须联合其他抗结核药物治疗。

(9)患者服用本品后,大小便、唾液、痰液、泪液等可呈橙红色。

【不良反应】本品不良反应比利福平轻微,少数病例可出现白细胞、血小板减少,谷丙转氨酶升高,皮疹、头昏、失眠等。应用本品后,胃肠道反应较少。应用本品未发现流感样综合征和免疫性血小板降低,也未发现过敏性休克样反应。如果出现这类不良反应须及时停药。

【药物相互作用】

(1)同时摄入乙醇可导致本品肝毒性增加。

(2)对氨基水杨酸盐可影响本品吸收,导致其血药浓度减低;如必须联合应用时,两者服用间隔至少 6 小时。

(3)苯巴比妥类药可能会影响本品吸收,故不宜与本品同时服用。

(4)本品与口服抗凝药同时应用时会降低后者的抗凝效果,应加以注意。

(5)本品与异烟肼合用可致肝毒性的发生危险增加,尤其是原有肝功能损害者和异烟肼乙酰化患者。

(6)本品与乙硫异烟胺合用可加重其不良反应。

(7)与制酸药合用会明显降低本品生物利用度。

(8)肾上腺皮质激素(糖皮质激素、盐皮质激素)、氨茶碱、茶碱、氯霉素、氯贝丁酯、环孢素、维拉帕米(异搏定)、妥卡胺、普罗帕酮、甲氧苄啶、香豆素或茚满二酮衍生物、口服降血糖药、促皮质素、氨苯砜、洋地黄苷类、丙吡胺、奎尼丁等与本品合用时,由于本品诱导肝微粒体酶活性,可使上述药物的药效减弱,因此除地高辛和氨苯砜外,在用本品前和疗程中,上述药物须调整剂量。与香豆素或茚满二酮类合用时,应每日或定期测定凝血酶原时间,据以调整剂量。

(9)本品可诱导肝微粒体酶,增加抗肿瘤药达卡巴嗪(Dacarbazine)、环磷酰胺的代谢,形成烷化代谢物,促使白细胞减低,因此须调整剂量。

(10)与地西泮合用可增加后者的消除,使其血药浓度减低,故须调整剂量。

(11)本品可增加苯妥英在肝脏中的代谢,故两者合用时应测定苯妥英血药浓度并调整用量。

(12)本品可增加左甲状腺素在肝脏中的降解,因此两者合用时,左甲状腺素剂量应增加。

(13)本品亦可增加美沙酮、美西律在肝脏中的代谢,引起美沙酮撤药症状和美西律血药浓度减低,故合用时后两者须调整剂量。

(14)丙磺舒可与本品竞争被肝细胞摄入,使本品血药浓度增高并产生毒性反应。但该作用不稳定,故通常不宜加用丙磺舒,以免增高本品血药浓度。

(15)氯法齐明可减少本品吸收,使达峰时间延迟且半衰期延长。

(16)与咪康唑或酮康唑合用,可使后两者的血药浓度减低,故本品不宜与咪唑类合用。

【应急处理】逾量的处理:

(1)洗胃:洗胃后给予药用炭糊,以吸收胃肠道内残余的利福喷丁;有严重恶心、呕吐者给予止吐剂。

(2)输液:给利尿药促进药物排泄。

(3)出现严重肝功能损害达 24~48 小时以上者,可考虑进行胆汁引流,以切断本品的肝肠循环。

乙 胺 丁 醇
Ethambutol

【其他名称】乙二胺丁醇,Dexambutol,EMB。

【制剂与规格】片剂/胶囊：0.25g。

【药理作用】本品只对生长繁殖期的分枝杆菌有效，对静止期结核菌无效。因系抑菌药，不能单独使用。乙胺丁醇渗透性极好，能渗入干酪性及纤维病灶中，易进入细菌内；因能储于红细胞内，故维持时间较长。正常情况下不易透过血-脑屏障，而当脑膜炎时，脑脊液内可达到足够的治疗浓度（为血药浓度的15%~40%）。

【适应证】适用于与其他抗结核药联合治疗结核分枝杆菌所致的肺结核。亦可用于结核性脑膜炎及非典型分枝杆菌感染治疗。

【用法与用量】

（1）成人常用量：与其他抗结核药合用用于结核初治患者，按体重15mg/kg，每日1次顿服；或每次口服25~30mg/kg，最高2.5g（10片），每周3次；或50mg/kg，最高2.5g（10片），每周2次。对结核复治患者，按体重25mg/kg，每日1次顿服，连续60天；继以按体重15mg/kg，每日1次顿服。非典型分枝杆菌感染，每日15~25mg/kg，1次顿服。

（2）小儿常用量：13岁以下不宜应用本品；13岁以上儿童用量与成人相同。

【注意事项】

（1）本品可分泌入乳汁中，乳汁中的浓度与血液相近。应权衡利弊后使用。

（2）下列情况应慎用：痛风、视神经炎、肾功能衰退。

（3）治疗期间应检查眼部、视野、视力、红绿鉴别力等，在用药前、疗程中每日检查1次，尤其是疗程长、每日剂量超过15mg/kg的患者。还应进行血清尿酸测定，由于本品可使血清尿酸浓度增高，引起痛风发作，因此在疗程中应定期测定血清尿酸浓度。

（4）如果发生胃肠道刺激，乙胺丁醇可与食物同服。1日剂量分次服用可能达不到有效血药浓度，因此本品1日剂量宜1次顿服。

（5）乙胺丁醇单用时，细菌可迅速产生耐药性，因此必须与其他抗结核药联合应用。本品用于曾接受抗结核药患者时，应与1种以上药物合用。

（6）肝或肾功能减退患者，本品血药浓度可能增高，半衰期延长。有肾功能减退患者应用时需减量。

【不良反应】

（1）视力模糊、眼痛、红绿色盲或视力减退、视野缩小的发生率较高。每日按体重剂量25mg/kg以上时易发生视神经炎，视力变化可为单侧或双侧。

（2）畏寒、关节肿痛（尤其大趾、踝、膝关节）、病变关节表面皮肤发热、拉紧感（急性痛风、高尿酸症）的发生率较低。

（3）皮疹、发热、关节痛等过敏反应，或麻木、针刺感、烧灼痛或手足软弱无力（周围神经炎）发生率极低。

【药物相互作用】

（1）与乙硫异烟胺合用可增加不良反应。

（2）与氢氧化铝同用能减少本品吸收。

（3）与神经毒性药物合用可增加本品神经毒性，如视神经炎或周围神经炎。

【应急处理】药物过量主要表现为上述不良反应中所述症状，重症者可发生永久性视神经萎缩。

药物过量处理：

(1)停药。

(2)对症处理:球后视神经炎者可用维生素 B₆、复合维生素及锌铜制剂等。

(3)恢复视力:可选用地塞米松 5mg,每日静脉滴注或球后注射;妥拉苏林 12.5mg,每日球后注射;氢化可的松 200mg,每日静脉滴注;也可口服泼尼松 20mg,每日 2~3 次。同时给予维生素。恢复期可予针刺治疗,口服地巴唑、烟酸等,或胎盘组织液每日肌内注射。

(4)必要时进行血液透析和腹膜透析。

吡 嗪 酰 胺
Pyrazinamide

【其他名称】异烟酰胺,PZA。

【制剂与规格】片剂/胶囊:0.25g,0.5g。

【药理作用】本品对人型结核分枝杆菌有较好的抗菌作用,在 pH 为 5~5.5 时杀菌作用最强;尤其对处于酸性环境中缓慢生长的吞噬细胞内的结核分枝杆菌,吡嗪酰胺是目前最佳的杀菌药物。本品在体内抑菌浓度为 12.5μg/ml,达 50μg/ml 可杀灭结核分枝杆菌。本品在细胞内抑制结核分枝杆菌的浓度是在细胞外的 1/10,在中性、碱性环境中几乎无抑菌作用。

作用机制可能与吡嗪酸有关,吡嗪酰胺渗透入吞噬细胞并进入结核分枝杆菌菌体内,菌体内的酰胺酶使其脱去酰胺基,转化为吡嗪酸而发挥抗菌作用。另因吡嗪酰胺在化学结构上与烟酰胺相似,通过取代烟酰胺而干扰脱氢酶,阻止脱氢作用,妨碍结核分枝杆菌对氧的利用,而影响细菌的正常代谢,造成细菌死亡。

【适应证】本品仅对分枝杆菌有效,与其他抗结核药(如链霉素、异烟肼、利福平及乙胺丁醇)联合用于治疗结核病。

【用法与用量】口服:成人常用量,与其他抗结核药物联合,每日 15~30mg/kg 顿服,或 1 日 1.5g;间歇疗法可增至每日 2g,顿服或分 2~3 次服,疗程不超过 6 个月。儿童,每日 20~30mg/kg,分 3~4 次,疗程为 2~3 个月。

【注意事项】

(1)交叉过敏:对乙硫异烟胺、异烟肼、烟酸或其他化学结构相似药物过敏患者可能对本品也过敏。

(2)对诊断干扰:本品可与硝基氰化钠作用产生红棕色,影响尿酮测定结果;可使谷丙转氨酶、谷草转氨酶、血尿酸浓度测定值增高。

(3)糖尿病、痛风或严重肝功能减退者慎用。

(4)应用本品疗程中血尿酸常增高,可引起急性痛风发作,须进行血清尿酸测定。

(5)3 岁以下儿童、急性痛风、有卟啉症患者禁用。

【不良反应】

(1)常见氨基转移酶升高、肝大、中毒性肝炎等肝损害,亦可发生肝坏死、皮肤或巩膜黄染、血浆蛋白减少等。

(2)食欲减退、恶心、呕吐、腹痛等胃肠道反应。

(3)可有皮疹、多形红斑、痤疮、药物热、光敏反应等。

(4)可引发高尿酸血症,出现关节痛、活动受限、痛风等。

【药物相互作用】

(1)本品与别嘌醇、秋水仙碱、丙磺舒、磺吡酮合用,可增加血尿酸浓度而降低上述药物对痛风的疗效,因此,合用时应调整剂量,以便控制高尿酸血症和痛风。

(2)与乙硫异烟胺合用时可增强不良反应。

(3)环孢素与吡嗪酰胺同用时,前者血药浓度可能减低,因此须监测血药浓度,据以调整剂量。

【应急处理】口服过量药物可进行洗胃、药用炭吸附等常规处理。血液透析 4 小时可降低吡嗪酰胺血药浓度 55%。

对氨基水杨酸钠
Sodium Aminosalicylate

【其他名称】对氨基柳酸钠,PAS。

【制剂与规格】片剂: 0.5g。注射剂: 2g,4g。

【药理作用】本品为对氨基苯甲酸(PABA)的同类物,通过对叶酸合成竞争抑制作用而抑制结核分枝杆菌的生长繁殖。本品只对结核分枝杆菌有抑菌作用,仅作为第二线药物。

【适应证】主要用作二线抗结核药。适用于结核分枝杆菌所致的肺及肺外结核病。

【用法与用量】

(1)口服:成人 8~12g/d,最高 20g/d,分 3~4 次;儿童为 200~300mg/(kg·d),分 3~4 次服。

(2)静脉滴注:成人 4~12g,溶于 5% 葡萄糖溶液 500ml 中,每日或隔日静脉滴注 1 次,60~90 次为 1 个疗程;儿童按每日 200~300mg/kg 计算。

【注意事项】

(1)交叉过敏反应:对其他水杨酸类包括水杨酸甲酯(冬青油)或其他含对氨基苯基团药物(如某些磺胺药或染料)过敏患者对本品亦可呈过敏。

(2)对诊断干扰:使硫酸铜法测定尿糖出现假阳性;使尿液中尿胆原测定呈假阳性反应(氨基水杨酸类与 Ehrlich 试剂发生反应,产生橘红色混浊或黄色,某些根据上述原理做成的市售试验纸条的结果也可受影响);使谷丙转氨酶(GPT)和谷草转氨酶(GOT)的正常值增高。

(3)下列情况应慎用:充血性心力衰竭、胃溃疡、葡萄糖 -6- 磷酸脱氢酶(G-6-PD)缺乏症、严重肝功能损害、严重肾功能损害。

(4)静脉滴注的溶液须新配,滴注时应避光,溶液变色即不得使用。静脉滴注久用易致静脉炎。

【不良反应】

(1)胃肠道刺激症状:最多见,其发生率约为 10%,常见为上腹部不适、烧灼感、食欲减退、恶心、呕吐、腹胀、腹痛、腹泻等,个别可引起胃溃疡及出血。饭后服用或同时服抗酸剂可减少胃肠道反应。

(2)肝功能损害:对肝脏的过敏反应发生率为 0.5%~5%,毒性发生率约为 1%,均可有氨基转移酶升高和 / 或其他肝功能异常,少数出现黄疸或中毒性肝炎。应用大剂量 PAS 能抑制肝脏中凝血酶原生成,可用维生素 K 防治。每月进行肝功能检查。

(3)服用本品后可出现过敏反应:发生率为 0.3%~5%,表现为发热、皮疹、全身无力、关节痛。在治疗开始后前几周,如果突然发热而有全身不适、疲劳、全身淋巴结肿大、脾大、喉痛、轻度瘙痒、关节痛、头痛等症状,表明发生了较强的过敏反应,应立即向医务人员汇报。

(4)血液系统反应:如白细胞减少、嗜酸性粒细胞增多、粒细胞增多、血小板减少、溶血性贫血等。

(5)由于本品在尿中的浓度高,故可出现结晶尿或血尿。应鼓励患者多饮水,避免吃酸果、梅脯等酸性食物,因为尿液酸化将增加结晶的可能;服用碳酸氢钠可保持尿中性或碱性。

(6)本品不良反应尚有精神病反应、吸收不良及甲状腺肿。

【药物相互作用】

(1)对氨基苯甲酸与本品有拮抗作用,两者不宜合用。

(2)本品可增强抗凝药(香豆素或茚满二酮衍生物)的作用,因此在用对氨基水杨酸类时或用后,口服抗凝药剂量应适当调整。

(3)与乙硫异烟胺合用时可增加不良反应。

(4)丙磺舒或苯磺唑酮与氨基水杨酸类合用可减少后者从肾小管分泌量,导致血药浓度增高和持续时间延长及毒性反应发生。因此,氨基水杨酸类与丙磺舒或苯磺唑酮合用时或合用后,前者的剂量应予适当调整,并密切随访患者。但目前多数不用丙磺舒作为氨基水杨酸类治疗时辅助用药。

(5)氨基水杨酸可能影响利福平的吸收,导致利福平浓度降低。

丙硫异烟胺
Protionamide

【制剂与规格】片剂:每片 0.1g。

【药理作用】本品为异烟酸衍生物。同类药物还有乙硫异烟胺,两药的抗结核作用、体内代谢过程、毒性及应用剂量都基本相同,但丙硫异烟胺胃肠道反应轻。其抑菌机制不详。有人认为是干扰结核菌蛋白质合成,或阻碍细胞壁组成所需要的分枝酸合成;或在菌体内转化成替代性异烟酸,干扰烟酰胺腺嘌呤核苷酸脱氢酶的活性,起到抑菌作用。

【适应证】本品仅对分枝杆菌有效,本品与其他抗结核药联合用于结核病经一线药物(如链霉素、异烟肼、利福平和乙胺丁醇)治疗无效者。

【用法与用量】口服:成人常用量为与其他抗结核药合用,1 次 250mg,1 日 2~3 次;小儿常用量为与其他抗结核药合用,1 次按体重口服 4~5mg/kg,1 日 3 次。

【注意事项】

(1)交叉过敏:患者对异烟肼、吡嗪酰胺、烟酸或其他化学结构相近的药物过敏者可能对本品也过敏。

(2)对诊断干扰:可使谷丙转氨酶、谷草转氨酶测定值增高。

(3)有糖尿病或严重肝功能减退时慎用。

(4)治疗期间须进行检验:①用药前和疗程中每 2~4 周测定谷丙转氨酶、谷草转氨酶,但上述试验值增高不一定预示发生临床肝炎,并可能在继续治疗过程中恢复;②眼部检查:如治疗过程中出现视力减退或其他视神经炎症状时,应立即进行眼部检查并定期复查。

【不良反应】

(1)发生率较高者:精神忧郁(中枢神经系统毒性)。

(2)发生率较少者：步态不稳或麻木、针刺感、烧灼感、手足疼痛(周围神经炎)、精神错乱或其他精神改变(中枢神经系统毒性)、眼或皮肤黄染(黄疸、肝炎)。

(3)发生率极少者：视力模糊或视力减退、合并或不合并眼痛(视神经炎)、月经失调或怕冷、性欲减退(男子)、皮肤干而粗糙、甲状腺功能减退、关节疼痛、僵直肿胀。

(4)如持续发生以下情况者应予注意：腹泻、唾液增多、流口水、食欲减退、口中金属味、恶心、口痛、胃痛、胃部不适、呕吐(胃肠道紊乱、中枢神经系统毒性)、眩晕(包括从卧位或坐位起身时)、嗜睡、软弱(中枢神经系统毒性)。

【药物相互作用】

(1)与环丝氨酸同服，可使中枢神经系统反应的发生率增加，尤其是全身抽搐症状。应适当调整剂量，并严密监察中枢神经系统毒性症状。

(2)本品与其他抗结核药合用，可能加重其不良反应。

(3)本品为维生素 B_6 拮抗剂，可增加其肾脏排泄。因此，接受丙硫异烟胺治疗的患者，维生素 B_6 的需要量可能增加。

环 丝 氨 酸
Cycloserine

【其他名称】东方霉素，太素霉素，Cycloserinum，Oxamycin，CS。

【制剂与规格】胶囊：0.25g。

【药理作用】本品化学结构类似于 D-丙氨酸，干扰细菌细胞壁合成早期阶段，通过竞争性抑制 L-丙氨酸消旋酶和 D-丙氨酸合成酶抑制细菌细胞壁合成。本品对结核分枝杆菌和其他分枝杆菌有效，单独应用时可迅速产生耐药性。

【适应证】与其他抗结核药物联合应用于经一线抗结核药物治疗失败结核病患者，还可用于鸟复合分枝杆菌等感染。

【用法与用量】口服：成人每日 500mg，分 2 次服用，必要时可增加剂量至每 6~8 小时 250mg，口服并监测血药浓度。1 日最大剂量为 1g。儿童每日 10mg/kg，分 2~4 次服用。

【注意事项】

(1)本品可进入乳汁中，浓度接近于血药浓度，哺乳期妇女应用须权衡利弊。

(2)日剂量超过 500mg，须密切观察中枢神经系统毒性症状。每日服用维生素 B_6 200~300mg 可预防和治疗神经毒性。

(3)治疗期间应监测血红蛋白、肌酐、尿素氮等。

(4)禁用于妊娠妇女、儿童及癫痫、精神病患者。

【不良反应】主要对中枢神经系统有损害。轻者为头昏、失眠、记忆力减退、肌肉抽搐、痉挛、视力模糊和情绪上的反应，重者可发生惊厥和精神失常。不良反应的发生与用量成正比，多数发生在 1g/d 以上。

【药物相互作用】

(1)避免与乙醇同用，可增加癫痫发作风险。

(2)与异烟肼或乙硫异烟胺同时服用可增加中枢神经系统不良反应，应调整剂量。

(3)与维生素 B_6 同用，可对抗贫血、外周神经炎等。

【应急处理】(药物过量时)

(1)洗胃：洗胃后给予药用炭糊以吸收残留药物。

(2)癫痫发作时给予抗惊厥药物。

(3)每日服用维生素 B_6 200~300mg 治疗神经毒性。

(4)必要时可进行血液透析。

（邓小玲　宋　军　吴　坚）

参考文献

［1］励建安, 卫芳盈, 胡忠亚, 等. 临床疾病概要 [M]. 北京: 人民卫生出版社, 2008.

［2］彭卫生, 王英年, 肖成志, 等. 新编结核病学 [M]. 2 版. 北京: 中国医药科技出版社, 2008.

［3］韩涛. 实用中西医内科诊疗 [M]. 兰州: 兰州大学出版社, 2009.

［4］李德爱, 陈志红, 傅平, 等. 儿科治疗药物的安全应用 [M]. 北京: 人民卫生出版社, 2015.

［5］胡亚美, 江载芳. 诸福堂实用儿科学 [M]. 北京: 人民卫生出版社, 2016.

［6］李德爱, 孙伟, 童荣生, 等. 呼吸内科治疗药物的安全应用 [M]. 北京: 人民卫生出版社, 2012.